LEHRBUCH
DER
INNEREN MEDIZIN

VON

H. ASSMANN · G. v. BERGMANN · R. DOERR · E. GRAFE
L. HEILMEYER · F. HILLER · F. O. HÖRING · A. JORES
G. KATSCH · H. v. KRESS · C. OEHME · R. SCHOEN
H. SCHWIEGK · R. SIEBECK · W. STEPP

SECHSTE UND SIEBENTE NEUBEARBEITETE AUFLAGE

HERAUSGEGEBEN VON

H. SCHWIEGK
HEIDELBERG

A. JORES
HAMBURG

MIT 360 ABBILDUNGEN

ZWEITER BAND

SPRINGER-VERLAG BERLIN HEIDELBERG GMBH
1949

URSPRÜNGLICH ERSCHIENEN BEI SPRINGER-VERLAG OHG, IN BERLIN GÖTTINGEN AND HEIDELBERG 1949
SOFTCOVER REPRINT OF THE HARDCOVER 7TH EDITION 1949

ISBN 978-3-642-49137-5 ISBN 978-3-642-87317-1 (eBook)
DOI 10.1007/978-3-642-87317-1

Inhaltsverzeichnis.

Spezieller Teil.

Seite

Inhalt des ersten Bandes.

Organische Nervenkrankheiten.

Von

FRIEDRICH HILLER.

Mit 51 Abbildungen.

In diesem Kapitel soll versucht werden, dem Umstand Rechnung zu tragen, daß dem Studenten selbst fundamentale Tatsachen der normalen wie pathologischen Anatomie und Physiologie meist so wenig gegenwärtig sind, daß ihm die Grundlage für das Verständnis der Fragen klinischer Neurologie fehlt. Deshalb werden anatomische, pathologisch-anatomische und physiologische Bemerkungen vorausgeschickt. Diese und daran anschließende pathophysiologische Darlegungen sollen das Verständnis krankhafter Störungen spezieller Art erleichtern. Eine derartige Anordnung des Stoffes hat ihre größten Vorteile für den, der das Kapitel wirklich studiert. Wer erst einmal die Grundtatsachen der Anatomie und Physiologie des Zentralnervensystems[1] wieder im Kopf hat und gelernt hat, in welch gesetzmäßiger Weise Funktionen des ZNS durch Läsionen verschiedener Lokalisation gestört werden, dem ist die einzelne Krankheit des ZNS nicht mehr ein fremdes, anscheinend wahlloses Nebeneinander von Symptomen. Er wird vielmehr das jeweilige klinische Syndrom als einen Spezialfall sinnvoller Gruppierung ihm nun bereits vertrauter Funktionsstörungen erkennen. Eine solche Behandlung des Stoffes im allgemeinen Teil wirkt sich auch auf den speziellen Teil aus. Hier bestimmen nun nicht mehr symptomatische oder topistische Gesichtspunkte die Einteilung von Krankheiten, sondern nach Möglichkeit nur ätiologische und pathogenetische Faktoren. Dies hat dazu geführt, daß entgegen bisheriger Gepflogenheit auch die Gruppierung in Erkrankungen der peripheren Nerven, des Rückenmarks[2] und Gehirns aufgegeben worden ist. Das mag ein Nachteil sein für ein Buch, welches als Nachschlagewerk dienen soll; für ein kompendiöses Lehrbuch jedoch, das zum *Lesen* bestimmt ist, überwiegen die daraus entstehenden Vorteile; schon weil der Leser immer wieder zum Nachschlagen, d. h. zur Mitarbeit bei der Lektüre der einzelnen Krankheiten angeregt wird.

Allgemeiner Teil.

I. Anatomie des Zentralnervensystems (ZNS).

1. Die topographische Anatomie der Hirn- und Rückenmarksoberfläche.

Die Abb. 1a—c, auf deren Betrachtung besonders hingewiesen sei, sollen dem Leser dazu dienen, sich die Anatomie von Hirn und Rückenmark in großen Zügen plastisch zu vergegenwärtigen. Auf eine eingehende Beschreibung der in diesen Abbildungen ersichtlichen Tatsachen wird aus Raumersparnis verzichtet.

Von besonderer Wichtigkeit für fast alle Erkrankungen des ZNS und seiner Hüllen ist die Kenntnis der Topographie der **Hirn-** und **R-Nerven.** Zur Erläuterung der Abb. 1c, aus der der *Ursprung* der Hirnnerven aus den verschiedenen Hirnteilen zu ersehen ist, seien diese Hirnnerven der Reihenfolge nach aufgezählt. In dieser Ordnung müssen sie dem Arzt auch stets gegenwärtig sein. Einzelheiten werden später zu besprechen sein.

---

[1] In der weiteren Darstellung ZNS geschrieben.

[2] Weiterhin mit R bezeichnet.

Hirnnerven: I. N. olfactorius; II. N. opticus; III. N. oculomotorius; IV. N. trochlearis; V. N. trigeminus, VI. N. abducens; VII. N. facialis; VIII. N. acusticus (N. cochlearis und

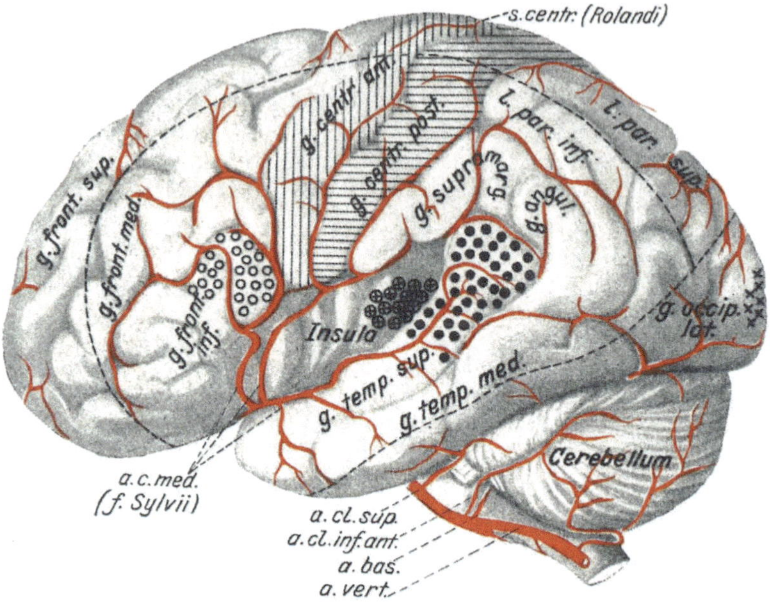

Abb. 1a.

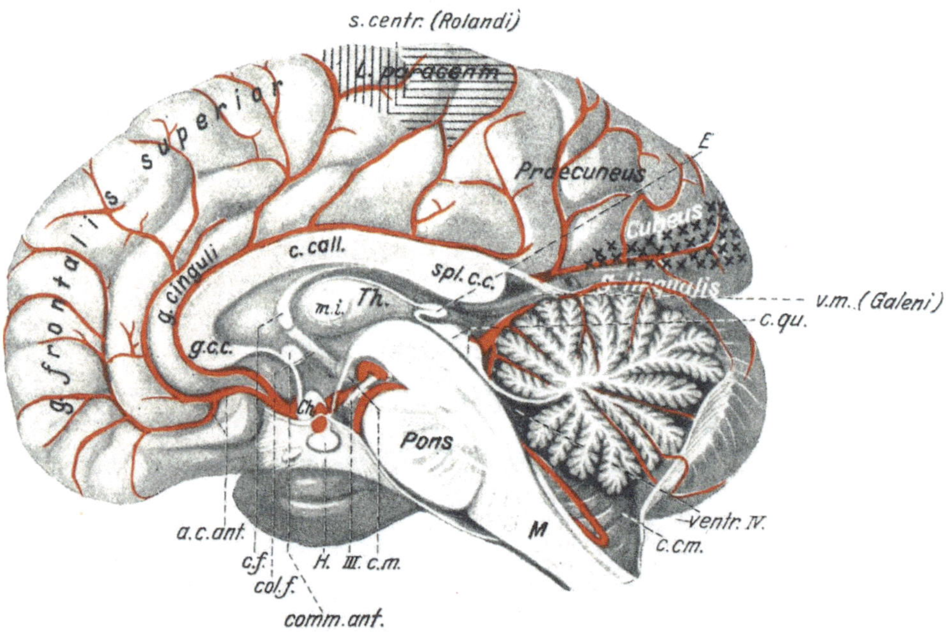

Abb. 1b.

N. vestibularis); IX. N. glossopharyngeus; X. N. vagus; XI. N. accessorius; XII. N. hypoglossus. Den Austritt der Hirnnerven durch die Foramina der Schädelbasis gibt Abb. 2 wieder.

Bei der Betrachtung der topographischen Verhältnisse des R. hat man sich daran zu erinnern, daß dieses Organ sein Längenwachstum früher abgeschlossen hat als seine knöcherne Umhüllung, die Wirbelsäule. Dies äußert sich am R des Erwachsenen daran, daß sein

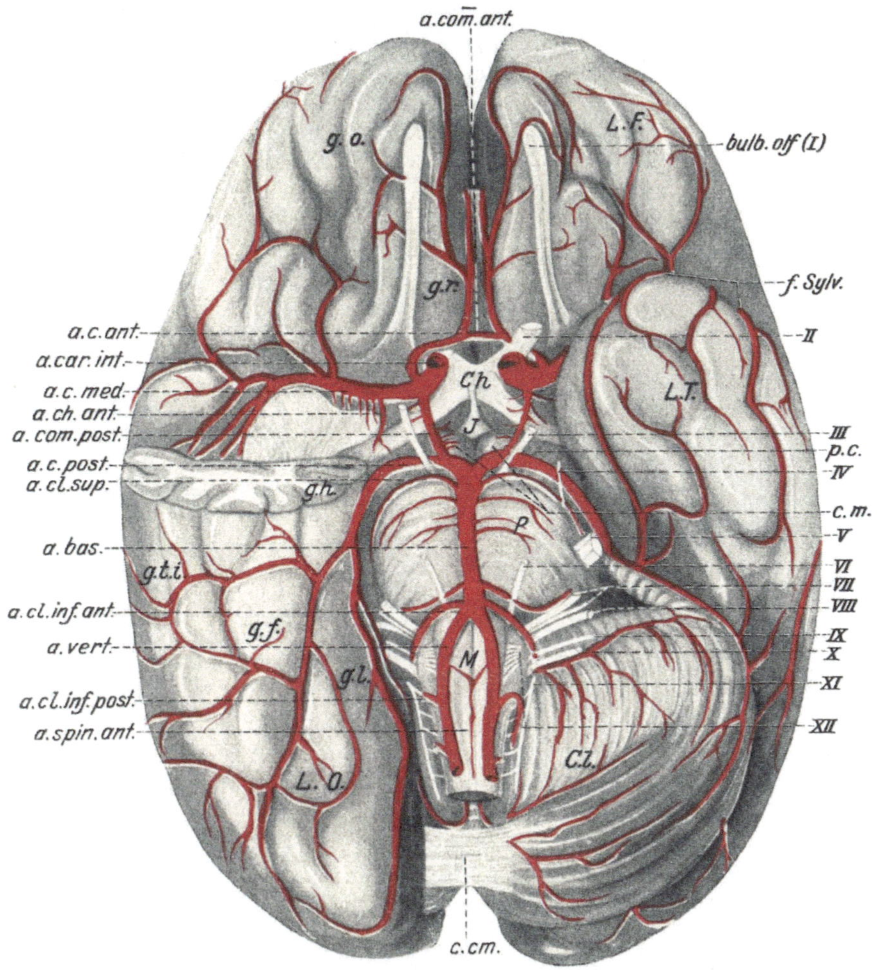

Abb. 1 c.

Abb. 1c. a Arteria; a.ch. Arteria chorioidea; c Cerebrum; c.c. Corpus callosum; c.cm. Cysterna cerebellomedullaris; c.f. Corpus fornicis; Cl. Cerebellum; c.m. Corpora mamillaria; col.f. Columna fornicis; comm: Commissura; c.qu. Corpora quadrigemina; Ch Chiasma; E Epiphyse; f Fissura; g Gyrus; g.f. G. fornicatus; g.h. G. hippocampi; g.l. G. lingualis; g.o. G. olfactorius; g.r. G. rectus; g.t.i. G. temporalis inf.; H Hypophyse; J Infundibulum; l Lobulus; LF Lobus front.; LO L. occipit.; LT L. temporalis; m.i. Massa intermedia; M Medulla oblongata; p.c. Pedunculi cerebri; P Pons; s Sulcus; spl. Splenium; Th Thalamus; v.m. Vena magna.

||| motorisches Feld, ≡ sensibles Feld; ×× Sehsphäre; ⊕⊕ Hörsphäre; ∘∘ BROCAS Feld; •• WERNICKES Feld; unterbrochene Linie in Abb. 1a Abgrenzung der Versorgungsgebiete der aa. cer. ant., med. und post.

(Unter Benützung der neurologischen Wandtafeln von MÜLLER-HILLER-SPATZ.)

caudales Ende nur bis zum 1. bzw. 2. Lendenwirbel reicht und die das Mark verlassenden und in dasselbe eintretenden Wurzeln unter caudalwärts zunehmend spitzem Winkel zum R zu liegen kommen. Die Wurzelnerven des R werden benannt nach den korrespondierenden Wirbeln, aus deren Löcher sie austreten, nicht aber jener, in deren Höhe sie das R verlassen. Die innerhalb der R-Hüllen, aber bereits caudal vom R-Ende — *Conus medullaris* — liegenden Nerven, die Paare L_2—S_5, bilden die *Cauda equina*. Die Kenntnis der topischen Beziehung der R-Segmente zu den Wirbelkörpern und ihren Dornfortsätzen ist ein unerläßliches Erfordernis für die R-Diagnostik. Wir unterscheiden am R 8 Halsnerven- (C 1—8), 12 Brustnerven- (D 1—12), 5 Lumbalnerven- (L 1—5) und 5 Sacralnervenpaare (S 1—5) sowiel Coccygealpaar. Zwei Anschwellungen des R kennzeichnen die Region des Ursprungs der vielen zu den Armen bzw. zu den Beinen abgehenden Nerven (vgl. Abb. 3a). Schon anatomisch sind die R-Wurzeln in *Hinter-* und *Vorderwurzeln* zu trennen. Diese Tatsache hat eine große physiologische Bedeutung: Die Hinterwurzeln leiten zentripetale Impulse,

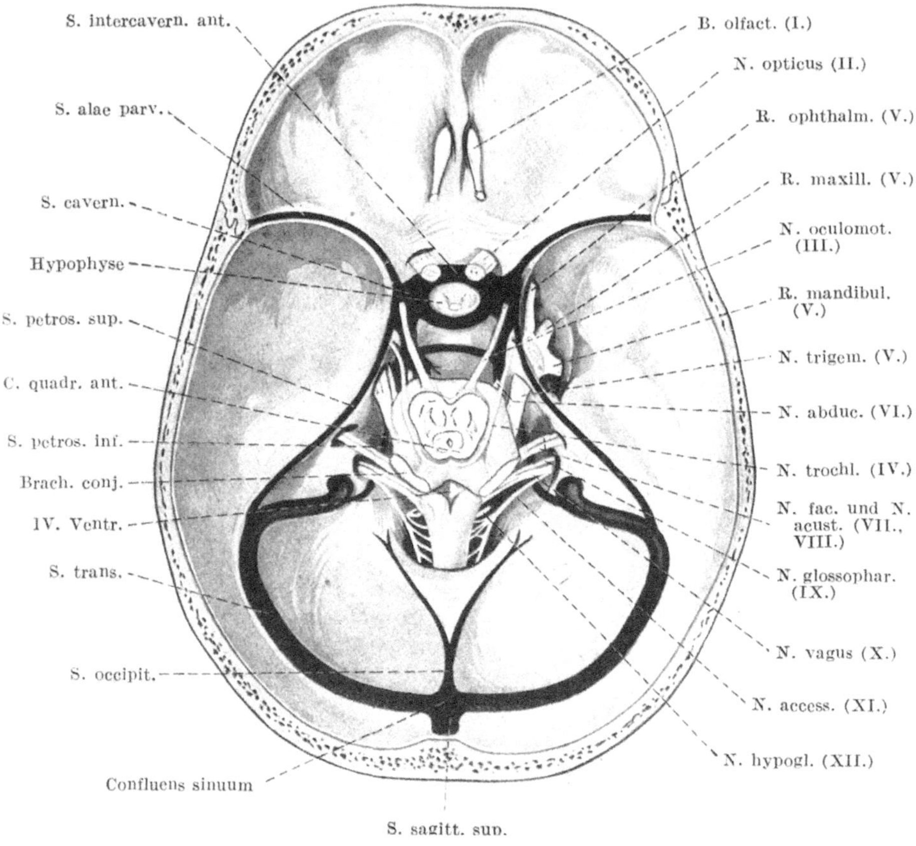

Abb. 2. Schädelbasis mit den Sinus durae matris und den intrakranialen Strecken der Hirnnerven. (Nach CORNING.)

die Vorderwurzeln zentrifugale; mit anderen Worten: *Die Hinterwurzeln sind sensible, die Vorderwurzeln motorische Nerven.* Dieses von BELL gefundene Gesetz, dessen Geltung für die somatischen Nerven unerschüttert ist, hat gewisse Ausnahmen für vegetative Nerven. Die Vorderwurzeln entspringen aus den Vorderhörnern des R, die Hinterwurzeln dagegen *außerhalb* des R, aus den Spinalganglien, die geschützt in den Intervertebrallöchern liegen. Über die Beziehungen des *sympathischen Grenzstrangs* zum R orientiert im groben Abb. 3a u. b. Einzelheiten über die Zusammenhänge des großen *somatischen* (motorisch-sensibel-sensorischen) Systems mit dem *autonomen* (vegetativen, animalen, visceralen, sympathisch-parasympathischen) System werden später besprochen werden.

2. Histologie des ZNS.

Histologisch ist das ZNS aufgebaut aus Zellen und Fasern *ektodermaler* Herkunft — dem eigentlichen nervösen Parenchym — und *mesodermalen* Gewebsteilen, die als *Hirnhäute* (Meningen) und mit den Gefäßen in die nervöse Substanz eingewachsenes Bindegewebe einen wesentlichen Teil des *Stützgewebes* des ZNS ausmachen. Außer diesen

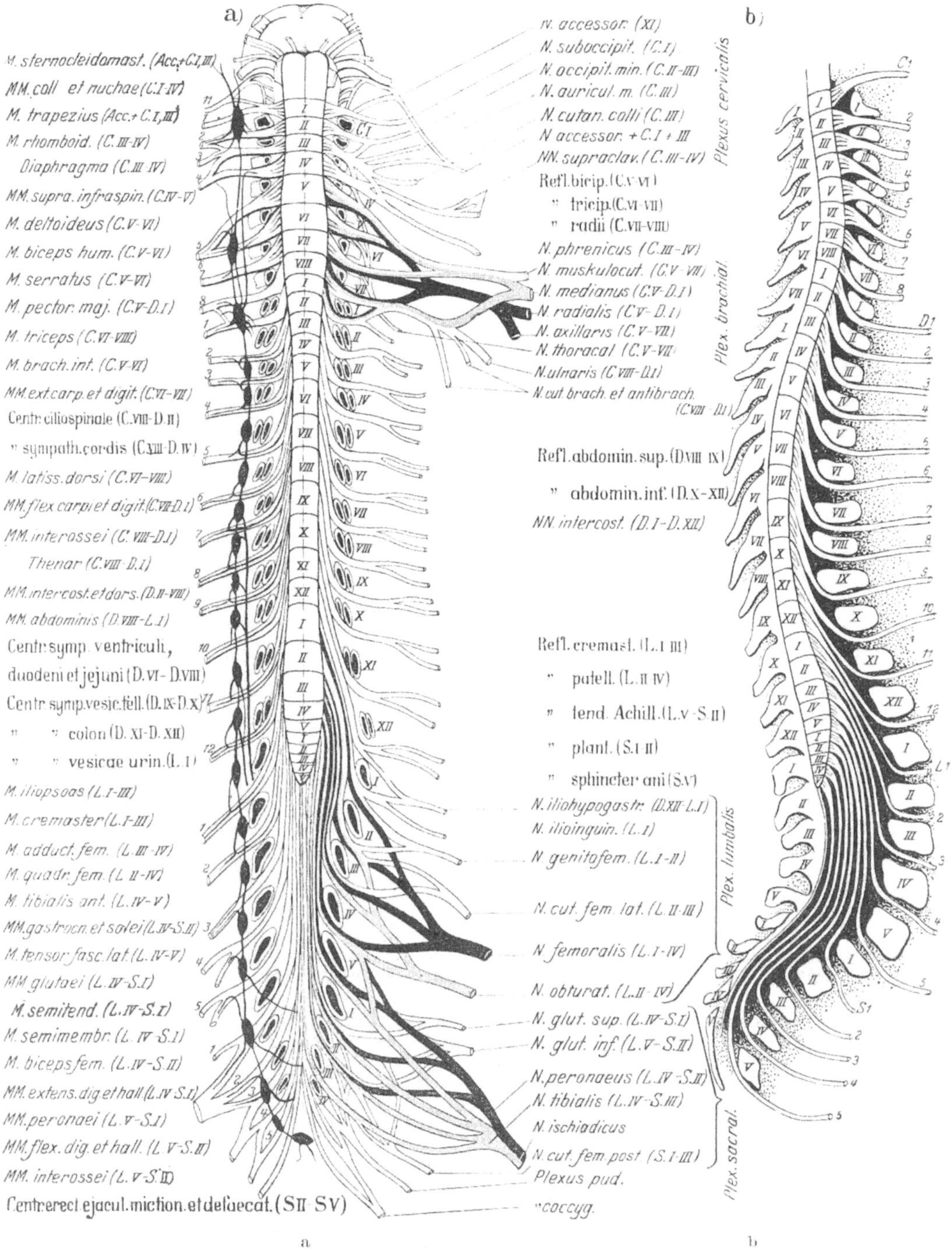

Abb. 3a u. b. a Die topographischen Verhältnisse des R mit den austretenden Nerven mit dem sympathischen Grenzstrang in schematischer Darstellung; Ansicht von vorn. Die segmentale Zuordnung der wichtigsten Muskeln und Reflexe. b Die topographischen Beziehungen der R-Segmente und R-Wurzeln zu den Wirbelkörpern und den Dornfortsätzen. (Nach den neurologischen Wandtafeln von MÜLLER-HILLER-SPATZ.)

mesodermalen Elementen hat sich auch ektodermales Gewebe im ZNS zu einem Stützgewebe differenziert. Es ist dies der größte Teil der sog. *Neuroglia*, der wir als der ektodermalen Grundsubstanz, d. h. einem feinen Fasergerüst — dichter im Markweiß als in der grauen Substanz — allenthalben im ZNS begegnen. Die Mutterzellen des ektodermalen Stützgerüsts sind die der *Makroglia* angehörigen und wie auch die übrigen Gliazellen, von den Spongioblasten abstammenden *Astrocyten*, unter denen wir eigentliche faserbildende von protoplasmatischen unterscheiden. Mit dem Fasergerüst bilden die Gliazellen ein echtes Syncytium. Außer den Makrogliazellen kennen wir noch die kleinen *Oligodendrogliazellen*,

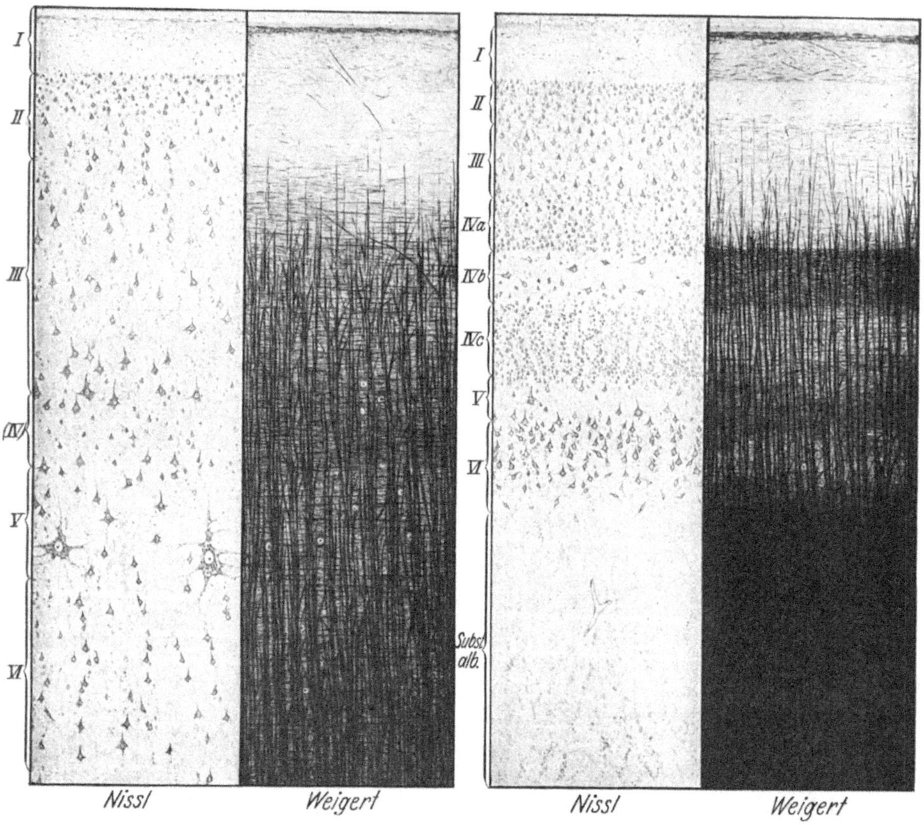

a b

Abb. 4a u. b. I Molekularschicht; II äußere Kornerschicht; III äußere Pyramidenzellschicht; IV innere Körnerschicht; V ganglionäre Schicht oder innere Pyramidenzellschicht; VI Spindelzellschicht.

die sich in besonders großer Menge in der weißen Substanz entlang den Nervenfasern, aber auch im Hirngrau finden. Von ihrer Aufgabe — „SCHWANNsche Zellen" der zentralen Substanz ? — unter physiologischen wie pathologischen Verhältnissen sind wir noch nicht genügend unterrichtet. Das dritte Gliaelement, die *Mikroglia-*, auch *Hortega-Zellen* genannt, dürften zum Teil ektodermaler, überwiegend aber mesodermaler Herkunft sein. Als besondere Form wären noch die *Ependymzellen* als differenzierte Ventrikelwandzellen und die *Plexusepithelzellen* zu nennen.

Die *Ganglienzellen*, das nervöse Parenchym sensu strictiori, sind zu sog. grauen Massen angeordnet. Es sei verwiesen auf die der Rinde von Groß- bzw. Kleinhirn eigene Formation der grauen Substanz, auf den charakteristischen Aufbau der großen Ganglien und der grauen Kerngebiete im Gehirn, die Kernsäulen bzw. Hörner und die Spinalganglien des R. Nach NISSL unterscheidet man zwei Typen von Ganglienzellen: Solche, denen die distinkten basophilen „Nisslkörperchen" ihres Protoplasmas das Gepräge geben, z. B. die Pyramiden-, Purkinje- und Spinalganglienzellen, und andere, bei denen man vom Protoplasma wenig sieht. Nach GOLGI werden gleichfalls einige Typen von Ganglienzellen unterschieden; und zwar stellt hier das Verhalten des die Ganglienzellen als solche charakterisierenden Achsenzylinderfortsatzes das entscheidende Merkmal dar. Typ 1: Ganglienzellen mit kurzen Dendriten und einem langen Achsenzylinder; Typ 2: Solche, bei denen sich der Achsenzylinder rasch aufzweigt; Typ 3: Die Ganglienzellen der spinalen und kranialen Ganglien. Diesen, die als bipolare Zellen angelegt sind, entspringt ein Fortsatz, aus welchem — in T-Form —, der einem Achsenzylinder entsprechende Dendrit sich zur Peripherie wendet, während der andere Dendrit zentralwärts zieht.

Die Ganglienzelle mit ihren Dendriten — einer Aufnahmeantenne vergleichbar — und dem Achsenzylinder wird als *Neuron* bezeichnet. Man unterscheidet Neuronen erster, zweiter und höherer Ordnung, je nachdem wie viele Neurone in der ganzen Länge einer Nervenbahn — etwa der motorischen Bahn vom Cortex bis zum Muskel — aneinandergekoppelt sind. Diese Koppelung erfolgt mit Hilfe sog. *Synapsen.* Eine Synapse nennt man die Verknüpfung der letzten Verzweigungen eines Achsenzylinders mit der Oberfläche einer neuen Ganglienzelle. Dies geschieht offenbar mit Hilfe einer protoplasmatischen Zwischensubstanz, die in ihren biologischen Qualitäten, z. B. der Richtung ihrer Durchströmbarkeit, ihrem Leitungswiderstand, ihrer Polarisierbarkeit u. a. m. besondere Gesetzmäßigkeiten aufweist. Die Achsenzylinder sind zum größten Teil umgeben von *Markscheiden,* deren eigentliche Substanz das Myelin von ektodermalen gliösen Elementen aufgebaut wird. In den peripheren Nerven bilden die SCHWANNschen Zellen — auch periphere Glia genannt — das Myelin. Eine weitere Hülle erhalten die peripheren Nerven durch das sie einscheidende bindegewebige Endo-, Peri- und Epineurium.

Der Aufbau der *Hirnrinde* weist sehr auffällige Verschiedenheiten in den einzelnen Hirnterritorien auf. Von besonderer Wichtigkeit sind die folgenden in Abb. 4a und b wiedergegebenen sog. *Areae.* Der spezifische Aufbau der motorischen Rindenzone mit den BETZschen Riesenpyramidenzellen und der der Area striata, der Sehrinde mit ihrer Spaltung der inneren Körnerschicht durch den GENNARIschen Streifen waren die Grundtatsachen für alle spätere zellarchitektonische Forschung (vgl. Lit. v. ECONOMO).

Neben der Zellarchitektonik vermag auch das Studium der Myeloarchitektonik Aufschluß über die Felderung der Hirnrinde (Abb. 1a und b) zu geben. Gut zu unterscheiden sind in den verschiedenen Areae sechs Zellschichten. Man nimmt mit guten Gründen an, daß der sog. *granuläre* Typ in seiner heterotypen extremen Form, d. h. mit stark ausgebildeter granulärer 2. und 4. Schicht und dicht gelagerten kleinen Pyramidenzellen der *sensorischen* Rinde entspricht; während die *agranuläre Rinde,* d. h. die ohne oder mit nur angedeuteten Körnerschichten und zahlreichen großen Pyramidenzellen hauptsächlich efferent und zum Teil *motorisch* zu sein scheint.

3. Die Hüllen des ZNS.

Gehirn und R sind von drei Hüllen umgeben, den *Meningen.* Die äußerste ist die *Dura mater,* deren zwei Lamellen innerhalb des Schädels über weiteste Strecken dem Knochen dicht anliegen und äußere Hirnhaut wie inneres Schädelperiost in einem bilden. An bestimmten Stellen senkt sich das innere Blatt als eine Falte mehr oder minder tief zwischen Hirnteile ein — Falx, Tentorium cerebelli und Diaphragma des Türkensattels. Sowohl am Abgang dieser Falten als auch an anderen, jedoch ganz bestimmten Stellen, nehmen die Durablätter die großen venösen Blutleiter des Gehirns — die *Sinus* — zwischen sich auf (vgl. Abb. 2). Im Bereich des R bleibt zwischen den beiden Duralamellen ein mit Fett, Bindegewebe und venösen Plexus gefüllter Raum — der *Epiduralraum* — frei. Der von dem inneren Durablatt gebildete Sack reicht hier hinab bis zum 2. Sacralwirbel.

Unter der Dura, getrennt durch den potentiellen *Subduralraum,* befindet sich die *Arachnoidea,* die zusammen mit der innersten Hirnhaut — *Pia mater* —, von der sie durch einen relativ weiten Raum, den *Subarachnoidalraum* mit dem *Liquor cerebrospinalis* als Inhalt getrennt ist, die weichen Hirnhäute *(Leptomeningen)* bildet. Der Subarachnoidalraum erweitert sich an einigen Stellen zu größeren liquorgefüllten Räumen, den sog. *Zisternen.* Von der seitlichen Circumferenz des R senken sich in Form von Zacken Duplikaturen der Leptomeninx in die Dura ein und bilden das *Lig. denticulatum,* das Aufhängeband des R. Die austretenden Hirn- und R-Nerven werden von den Meningen umscheidet. Während der Duraüberzug sich bis auf die Spinalganglien erstreckt, findet die Arachnoidalhülle bereits im Bereich des Wurzelnerven ihr Ende.

4. Die Blutversorgung des ZNS.

Das Gehirn erhält sein *arterielles* Blut aus der Carotis int. und den Aa. vertebrales. Die Verteilung der Arterien über die Hirnoberfläche ist aus der Abb. 1a, b und c ersichtlich. Erfahrungen haben gelehrt, daß jeder Teil des ZNS zum Versorgungsgebiet bestimmter Gefäße gehört. Man muß die Topographie der Hirngefäße kennen, um zu verstehen, daß der Ausfall bestimmter arterieller Gebiete — etwa durch eine Embolie oder eine Thrombose — zu Symptomen führt, die eigentlich *Syndrome bestimmter Arterien* sind. Die

Arterien des R werden aus den Aa. vertebrales (A. spinalis ant. et post.) sowie mittels feiner, entlang den Spinalnerven ziehenden Arterien aus den Aa. intercostales, lumbales, iliolumbales und sacrales gespeist. — Die Gefäße auf der Oberfläche des ZNS verlaufen im subrachnoidalen Raum, innerhalb dessen sie von der Arachnoidea einen feinen Überzug erhalten. Beim Eintritt in die Nervensubstanz stülpen sie die Pia vor sich her (Piatrichter), wodurch, als äußere Gefäßhülle, ein durch viele Septen gekammerter Spaltraum — der intraadventitielle Virchow-Robinsche Raum — entsteht. Dem äußersten Adventitialblatt haftet die Glia — Membrana gliae limitans — fest an. Jenseits der Membran finden sich die von Held beschriebenen Gliakammerräume. Von mancher Seite angenommene selbständige perivasculäre, sogar periganglionäre Lymphspalten existieren als präformierte Räume nicht; das sind Kunstprodukte. — Die Blutgefäßplexus der Ventrikel — *Pl. chorioidei* — sind von einem aus der Ventrikelwand stammenden sezernierenden Epithel überzogen und enthalten, ähnlich den größeren ins Hirn eintretenden Gefäßen ein leptomeningeales Stützgewebe. — Der von Cohnheim stammende bekannte Grundsatz, daß die Hirnarterien Endarterien seien, ist durch die Arbeiten von R. A. Pfeifer, der auch im Hirn anastomotische Gefäßverbindungen und ein capilläres Gefäßkontinuum fand, erschüttert worden. Freilich langt bei *plötzlichen* und *totalen* Gefäßverschlüssen zumal in alten arteriosklerotischen Hirnen die kollaterale Blutversorgung in der Regel nicht aus, um die Bildung anämischer Infarkte von weitgehend konstanter Lokalisation zu verhindern.

Der *venöse Blutabfluß* aus dem Gehirn geschieht in die großen Sinus hinein, teils durch die Vena magna *Galeni*, die das Blut aus den Plexus der Seiten- und des III. Ventrikels aufnimmt und es in den Sinus rectus entleert, teils durch die großen Venen der Konvexität, die hauptsächlich in den Sinus longitudinalis münden. Über die für die Klinik wichtige Topographie der Sinus der Schädelbasis gibt Abb. 2 Aufschluß.

5. Der Liquor cerebrospinalis.

Der *L. cerebrospinalis* — etwa 145 ccm insgesamt — wird vorwiegend von den Plexus bereitet, doch dürften auch das Ependym und vor allem die Capillaren der Pia an seiner Produktion beteiligt sein. Er enthält nur Stoffe, die auch im Blutplasma vorkommen, darf aber schon seines geringen Eiweißgehaltes wegen nicht als Lymphe bezeichnet werden; vielmehr nennt man ihn am besten eine besondere Art von Filtrat. Sämtliche Liquorräume stehen untereinander in Verbindung. Die besonders wichtigen Kommunikationsstellen des ventrikulären mit dem subarachnoidalen Liquor sind die den IV. Ventrikel eröffnenden Foramina *Luschkae* und das Foramen *Magendie*. Die Resorption des Liquors in das Blut erfolgt vor allem durch die Pacchionischen Granulationen, von der Arachnoidea gebildete, in die Sinus sich einsenkende Zotten. Außer Narkoticis und wenigen anderen Stoffen treten normalerweise artefiziell dem Blut zugesetzte Substanzen, wahrscheinlich auch Immunkörper und dergleichen nicht in den Liquor über; wohl ist dies aber der Fall unter krankhaften Bedingungen. Die abnorme Durchlässigkeit der *Blut-Liquorschranke* ist ein wichtiger pathogenetischer Faktor und kann z. B. mittels der Brommethode (Walter) nachgewiesen werden. Der Druck des Liquors beträgt im Liegen um 120 mm H_2O, sein spezifisches Gewicht etwa 1006—1007; die Reaktion ist schwach alkalisch (p_H 7,6—7,8); die Chloride betragen bis 0,74%; Harnstoff und harnsaures Na sind in gleichen Mengen wie im Serum vorhanden; der normale Eiweißgehalt schwankt zwischen 0,013—0,03%; der Zuckergehalt beträgt etwa 60 mg-%. An Zellen hat der normale Liquor nicht mehr als 6—9 in einem Kubikmillimeter.

II. Allgemeines über die Reaktionen des ZNS und des Liquors bei Schädigungen des Organs.

Ganglienzellen, Glia, Fasersysteme und periphere Nerven besitzen ihre eigenen Reaktionsweisen, die oft nur mit Hilfe komplizierter Methoden erkannt werden können. Das Nebeneinander eines ekto- und mesodermalen Stützgewebes hat ganz eigenartige Reaktionsbilder bei verschiedenen Schädigungen des Organs zur Folge. Ganz allgemein ist zu sagen, daß abgesehen von Schädigungen, die spezifisch auf besondere Gewebselemente wirken, eine gewisse Rangordnung der Vulnerabilität der verschiedenen Elemente im ZNS besteht. Am empfindlichsten sind die Ganglienzellen, ihnen folgt die Makroglia, die Oligodendroglia und schließlich die Mikroglia, die zu vermehrter Aktivität angeregt sein kann, wo die erstgenannten Elemente der Noxe bereits erlegen sind. Am widerstandsfähigsten sind die mesodermalen Elemente, von denen bei vollkommenem Untergang des Nervengewebes die Reparation — Abbau des nekrotischen Materials und Narbenbildung — geleistet wird. Sowohl innerhalb des ZNS als auch im peripheren Nerven ist die Markscheide gegen Schädigung empfindlicher als der Achsenzylinder. Fernerhin scheint auch eine höhere Vulnerabilität der sog. langen Bahnen verglichen mit kurzen zu bestehen. Die Synapsen reagieren augenscheinlich eher auf gewisse Noxen als andere Teile der Neuronen.

An den Ganglienzellen kennen wir nur regressive Erscheinungen; progressive, ganz zu schweigen von Zellvermehrung, werden an Ganglienzellen nicht beobachtet. Die regressiven Merkmale sind markant genug, um verschiedene Typen von Erkrankungen zu unterscheiden: man spricht von akuter Schwellung, ischämischer, homogenisierender und schwerer Zellerkrankung, Sklerose, Verfettung, Einlagerung von Pigmenten und anderen Stoffen in die Zellen. Diesen pathologischen Veränderungen der Ganglienzellen gehen zumeist parallel Reaktionen der Glia, die teils progressiver, teils regressiver Natur sind. Die Makroglia zeigt dabei eine Wucherung entweder hypertrophischer oder hyperplastischer Art, also Zeichen einfacher Aktivierung wie auch solche der Zellvermehrung und Bildung neuer, der Reparation dienender Fasersubstanz. Unter den progressiven Reaktionen fällt der Mikroglia (ekto- wie mesodermaler Abkunft) eine besonders wichtige Rolle zu. Aus normalerweise zarten, schmalen Zellen mit feinen, oft bizarr geformten Protoplasmaverzweigungen wandelt sie sich entweder zu den sog. Stäbchenzellen (etwa bei der Paralyse) oder aber unter dem Reiz zerfallender ektodermaler Elemente zu den bekannten Körnchenzellen, den eigentlichen Totengräbern nekrotischen Materials, um. Die regressiven Merkmale an der Glia gleichen im Prinzip jenen anderer Zellen. — Auf **Störungen der Blutversorgung** reagiert das Gewebe des ZNS in typischer Weise: Angefangen mit umschriebenen Ausfällen vor allem der Ganglienzellen und mäßigen regressiven und progressiven Erscheinungen an der Glia — den unvollständigen Nekrosen — bis zu schwerem, oft sehr umfangreichem Gewebsuntergang mit Einschmelzung des Gewebes und Abbau durch Körnchenzellen: echten Kolliquationsnekrosen, den sog. *Erweichungen*. Das Ende solcher Prozesse ist immer die Narbenbildung, die je nach der Schwere der primären Läsion variiert, zwischen der faserig gliösen bis zur bindegewebigen Narbe und bei ausgedehnten Läsionen auch zur narbig begrenzten Höhlenbildung, Zysten führen kann. Eine besondere Rolle spielen die *Blutungen* im ZNS, die mit und ohne Erweichungsprozesse vorkommen. — Während allgemeine *Intoxikationen* sich vorwiegend am ektodermalen Gewebe auswirken, äußern sich *infektiöse* Noxen an ektodermalen wie mesodermalen Bestandteilen und verursachen das Bild der **Entzündung**. Von proliferativen Reizzuständen der Glia abgesehen, ist auch im ZNS die Entzündung charakterisiert durch das Verhalten des Gefäßbindegewebes. Die zellige Infiltration — leukocytäre, lymphocytäre, plasmocytäre — in und um die Gefäße sowie in den Hirnhäuten ist das Wesentliche. Wie überall im Körper wird die sekundäre Reaktion auf primär degenerative Prozesse als „*symptomatische Entzündung*" bezeichnet. — Von großer Bedeutung ist der Ablauf rein **degenerativer Prozesse** für das ZNS, deren Prototyp die sog. WALLERsche sekundäre Degeneration, d. h. der gesetzmäßige Untergang des peripheren Endes eines Achsenzylinders samt seiner Markscheide nach seiner Trennung von der Ganglienzelle ist. Die WALLERsche Degeneration verläuft im zentralen Gewebe prinzipiell gleich wie im peripheren Nerven. Sie beginnt mit Degenerationszeichen am Achsencylinder und progressiven Reaktionen der ektodermalen Stützsubstanz (Myeloklastenbildung bzw. Proliferation der SCHWANNschen Zellen), führt zu einem Umbau des Myelins zu Neutralfetten, die schließlich von ekto- bzw. mesodermalen Gitterzellen aufgenommen und abtransportiert werden, und endet mit der Bildung einer Narbe, einer *Sklerose*, welche im ZNS von der Glia geleistet wird. Wo immer im ZNS nervöses Parenchym zugrunde geht, stets kombiniert sich der fokale Gewebsuntergang mit einer sekundären Degeneration, welche — wenn lange Bahnen betroffen sind — sich über deren ganze Längsausdehnung hin erstrecken kann.

Regeneration im Sinne der Wiederherstellung der Funktion gibt es nach zerstörenden Läsionen im ZNS nicht; hingegen sind die peripheren Nerven hierzu befähigt. Am raschesten und vollkommensten tritt sie ein, wenn, wie bei leichten Traumen, toxischen oder entzündlichen Schädigungen, der Achsenzylinder intakt geblieben ist und nur die Markscheide gelitten hat. Mit Wegfall der Noxe stellen dann die wuchernden SCHWANNschen Zellen die Markscheide wieder her. Komplizierter ist die Regeneration, wenn der Achsenzylinder an einer Stelle zerstört wurde. Stets erfolgt dann zunächst der totale Zerfall des peripheren Achsencylinders bis zur Peripherie. Die Bildung neuer Nervenfasern erfolgt durch die SCHWANNschen Zellen unter Mitwirkung des zentralen Reizes der Ganglienzellen

Viele Infektionen können zu einer Hirnhautentzündung (**Meningitis**) führen. Das anatomische Bild entspricht dabei jenen der Entzündung anderer seröser Häute im Körper. Meningeale Narbenbildung wird *Arachnoiditis adhaesiva* genannt.

Die verschiedenen krankhaften Zustände der Meningen und viele derjenigen, die sich im Innern des ZNS abspielen, äußern sich in einer **krankhaften Beschaffenheit des Liquor cerebrospinalis.** Entzündung führt zum Auftreten von Zellen, die teils aus dem Blut, teils aus den Meningen stammen. So finden wir bei *akut* entzündlichen Prozessen *polynucleäre Leukocyten* im Liquor, ja sogar Ausfüllung der Liquorräume mit dickem Eiter. *Chronisch* entzündlichen Prozessen, besonders der Tuberkulose und der Syphilis, aber auch akuten *Virusinfektionen* ist das Auftreten großer Mengen von Lymphocyten im Liquor eigen. Bisweilen finden sich dann auch *Plasmazellen.* Bei *Tumoren,* die in die Liquorräume reichen, können auch Tumorzellen im Liquor gefunden werden. — *Blutungen* verschiedenster Ätiologie erfolgen nicht selten in den Liquor und lassen unter Umständen — z. B. wenn sie sich in die Ventrikel oder über die Hirnoberfläche ergießen — den Liquor wie reines Blut erscheinen. Als Restzustand findet sich oft für geraume Zeit eine *Gelbfärbung (Xanthochromie)* des Liquors. Außer nach Blutungen beobachtet man Xanthochromie auch bei abnormen Transsudationsvorgängen, wie sie vor allem bei extramedullären R-Tumoren vorkommen. — Die Vermehrung des Liquoreiweißes wird als Trans- bzw. Exsudationsvorgang bei vielen und verschiedenen Erkrankungen des ZNS beobachtet. Wie überall im Körper gehen auch hier akut und chronisch entzündliche Prozesse mit Eiweißvermehrung im Liquor einher. Schon geringe Veränderungen, Vermehrung des Gesamteiweiß wie auch Relationsstörungen seiner Albumin- und Globulinfraktion äußern sich im Ausfall der Kolloidreaktionen (vgl. Abb. 35a und b). — *Fibringerinnsel* im Liquor finden sich bei Meningitiden und sind als zartes Fibrinnetz mit Tuberkelbacillen typisch für tuberkulöse Meningitis. — Das Übertreten normalerweise liquorfremder oder solcher Stoffe in den Liquor, die sich darin unter gesunden Verhältnissen nicht oder nur in bestimmten Mengen finden, ist von großer theoretischer und praktischer Bedeutung. Einzelheiten hierüber müssen in den größeren Werken nachgelesen werden. Retention von Stoffwechsel-, Zwischen- und Endprodukten im Blut teilt sich auch dem Liquor mit, so z. B. bei *urämischen* Zuständen. Von Bedeutung kann auch das Verhalten des *Liquorzuckers* sein. Er ist im allgemeinen vermindert infolge des Zuckerabbaues durch Leukocyten bei meningitischen Prozessen, oft hingegen vermehrt bei der Encephalitis und Poliomyelitis. *Bakterien* finden sich meist nur bei eitrigen Meningitiden. — Über die Wa.R. im Liquor wird im speziellen Teil zu sprechen sein. — Der *Liquordruck* kann unter pathologischen Verhältnissen stark erhöht sein, so bei vermehrter Bildung und verminderter Resorption, bei Hirnschwellung verschiedenster Ätiologie, vor allem bei Hirntumoren. Entzündliche exsudative Prozesse führen gleichfalls zu Vermehrung des Liquors und Erhöhung seines Druckes. Abnorme Druckdifferenzen in den einzelnen Abschnitten des Liquorsystems finden sich bei Verschlüssen innerhalb des großen einheitlichen Liquorraumes an verschiedenen Stellen; so eine Vermehrung des Ventrikelinnendruckes bei Verschluß des Aquäduktes oder der Foramina des IV. Ventrikels. Krankhafte *Liquordruckerniedrigung* kommt nach Lumbalpunktion und in seltenen Fällen nach Hirntraumen vor.

III. Physiologische Voraussetzungen.

Unsere Kenntnisse der Anatomie des peripheren und zentralen Nervensystems ermöglichen uns an sich noch kein Verständnis für das erstaunlich zweckentsprechende körperliche Verhalten, wie es der Mensch und alle Lebewesen schon von niedrigsten Entwicklungsstufen an, unter wechselnden inneren und äußeren Bedingungen erkennen lassen. Wir wissen, daß das Zentralnervensystem gewissermaßen die ,,Zentrale" darstellt, in der die sinngemäße Verarbeitung von nervösen Impulsen aus dem Inneren des Körpers und der Umwelt geleistet wird. Eine der wesentlichsten Aufgaben des ZNS ist die Einordnung einzelner und lokal beschränkter Vorgänge in eine allgemeine Aktions- und Reaktionsweise, ein eingeborenes ,,Funktionsschema" mit individuell wechselnden Besonderheiten. In diesem Sinn spricht man von der *integrierenden* Funktion des ZNS. — Das, was wir an jedem normalen Bewegungsakt immer wieder feststellen, ist die vollkommene *Koordination,* mit der nicht nur eine einzelne Bewegung in sich selbst, sondern auch im Rahmen des körperlichen Gesamtverhaltens ausgeführt wird. Diese Koordination beruht nach SHERRINGTON auf jener Mitarbeit (Kooperation) nervöser Vorgänge, die die gehörige Durchführung einer Bewegungsaktion ermöglicht. Einen Maßstab für die Vollkommenheit dieser Leistung besitzen wir unter anderem in der Exaktheit des zu einem gewollten Zweck erforderlichen Ausmaßes einer Bewegung und in dem adäquaten Aufwand der hierfür erforderlichen Energie. Dabei sehen wir, daß jeder einzelne in den verschiedenen Phasen einer Aktion in Tätigkeit tretende Muskel immer gerade optimal innerviert wird. Wir erkennen diese Koordination aber auch z. B. in dem Ausgleich, den eine lokal beschränkte Aktion — etwa das Heben eines Beines — im Verhalten des übrigen Körpers, z. B. zur Sicherung des Körpergleichgewichts bei verändertem Schwerpunkt auslöst. Die vollkommene Koordination ist eine erlernte Fähigkeit; d. h. der Organismus lernt im Laufe seiner normalen Entwicklung über seine Muskulatur unter stets wechselnden Bedingungen zu verfügen. Das gilt nun aber nicht nur für die vielen, z. B. manuellen Fertigkeiten, die wir uns mit der Zeit aneignen, sondern auch für so elementare Leistungen wie zielgerichtete Greifbewegungen, den aufrechten Gang usw. Gerade bei den letztgenannten, elementaren Bewegungen ist offenbar, daß die koordinierte Leistung aus einer schon in ihrer *Anlage vorhandenen* Fähigkeit des ZNS Erregungen in einer gesetzmäßigen Weise auf in Tätigkeit gesetzte Muskelgruppen, überhaupt auf den ganzen Körper zu verteilen, entsteht. Dieser koordinativen Möglichkeiten und des unter physiologischen Bedingungen sich ausbildenden sog. „*kinetischen Gedächtnisses*“ (LIEPMANN) bedient sich sowohl das reflektorische Verhalten wie das bewußte Wollen.

Wichtige Teilfunktionen dieser mit der Kompliziertheit der Aufgaben im Leben sich vervollkommnenden Koordination sind jene anscheinend elementaren Vorgänge, die wir als **Reflexe** bezeichnen. Die Erforschung der Reflexe hat in mühsamer Experimentierarbeit uns Aufschluß verschafft über eine ganze Reihe prinzipiell wichtiger Vorgänge im Nervensystem, die wir gewissermaßen als Elementarfunktionen in dem komplizierten Geschehen der Koordination aufzufassen haben. Nur das Allerwichtigste sei hier erwähnt. Die anatomischen Elemente eines Reflexes bestehen in dem zentripetalen Abschnitt (Rezeptionsorgane in der Haut, dem Muskel usw. und dem afferenten Nerven), dem sog. Reflexzentrum im ZNS (R) und dem zentrifugalen Nerven mit dem zugehörigen Erfolgsorgan (Muskel- oder Sekretionsorgan). In den verschiedenen Rezeptionsorganen werden Impulse ausgelöst, die in dem sie leitenden peripheren Nerven in Form von Aktionsströmen nachweisbar sind (wahrscheinlich auch selbst elektrische Phänomene darstellen) und in einer Geschwindigkeit von etwa 80 m/sek. das R erreichen. Im peripheren Nerven gilt das „Alles- oder Nichts-Gesetz“. Die verschiedene Stärke der Impulse findet ihren Ausdruck nur in der variablen Frequenz der Impulse in der einzelnen Nervenfaser und natürlich auch der Einbeziehung einer je nachdem wechselnden Zahl mit Impulsen beschickter Nervenfasern. Jeder Impuls führt zu einem etwa 1—5 σ dauernden Refraktärzustand, in dem der Nerv erregungs- und leistungsunfähig ist. Impulse, von denen jeder etwa 1 σ dauert, fließen also nicht als kontinuierliche Ströme, sondern in Form unterbrochener Impulssalven dem ZNS zu. Durch einen einzelnen Reiz erzielt man — sei es durch direkte Reizung eines *motorischen* Nerven oder aber auch auf reflektorischem Wege — d. h. durch Reizung eines *afferenten* Nerven — eine einzelne sog. Muskelzuckung. Eine Häufung solcher nervöser Reizungen führt — wenn sie 70 je Sekunde überschreitet — zu einer *tetanischen Muskelkontraktion*. Diese Form der Muskeltätigkeit, bei der nur der Aktionsstrom ihre Zusammensetzung aus einzelnen Muskelzuckungen verrät, finden wir bei allen Bewegungen — willkürlichen wie auch reflektorischen. — Im R (bzw. den Wurzelgebieten der Hirnnerven) gehen afferente Impulse wohl nur zum kleinsten Teil auf kürzestem Wege (Abb. 7) auf die Vorderhornzellen über; meist werden sie mittels auf- und absteigender Kollateralen auf eine je nach der Qualität des Rezeptionsorganes (z. B. Sehne oder Haut) bzw. nach der Intensität des Impulses wechselnde Zahl zentraler Neuronen übertragen. Dabei kommt es zu einer Beeinflussung des Erregungszustandes verschiedenster Gebiete des ZNS und zu einem Übergreifen einer reflektorischen Reaktion über den Ort der primären Reizentstehung hinaus auf weite Körpergebiete. Die Impulse erschöpfen sich nur zum Teil in der unmittelbar meßbaren Reaktion. Unterschwellige Reize erhöhen z. B. in Form einer Erregungsspeicherung die zentrale Reizempfindlichkeit (Summation), oder sie vernichten gewisse Erregungsrückstände und vermindern damit die Erregbarkeit zentralnervöser Apparate (Hemmung). — Alle sich in Bewegungsakte umsetzende Impulse, seien sie reflektorischer oder willkürlicher Natur, münden schließlich an der motorischen Vorderhornzelle; wobei sie sich teils der mehr oder minder direkten Reflexbahnen aus dem Hinterhorn, teils der aus Hirnstamm und Stammganglien kommenden zentralen Haubenbahn (zentrifugale Bahn des extrapyramidal-motorischen Systems), teils schließlich der Pyramiden-Vorder- und Seitenstrangbahn (zentrifugale Bahn aus der Großhirnrinde) bedienen. Die Übertragung eines Impulses von den Endverzweigungen einer Nervenfaser auf ein neues Neuron — z. B. also eine Vorderhornzelle — erfolgt nicht mittels Gewebskontinuität, sondern durch sich berührende Grenzschichten, sog. *Synapsen*. Hierbei spielen chemische Prozesse, wie die Wirkung von Acetylcholin eine sehr wichtige Rolle. Man kann sagen, daß die Erregungen konvergierenderweise auf die Vorderhornzellen treffen; denn schon rein anatomisch beträgt ja die Zahl der motorischen Hirn- und R-Nervenfasern nur $^1/_5$ der afferenten sensiblen Fasern. Hier am nutritiven und funktionellen Zentrum der motorischen Fasern treffen alle erregenden und hemmenden Impulse zusammen. In dem unfaßbar fein abgestimmten Maß an Erregung, welches jede einzelne der vielen Vorderhornzellen trifft, haben wir die Resultante der Einwirkung verschiedenster zentripetaler Reize und des jeweiligen zentralnervösen Erregungszustandes zu sehen.

Die im motorischen Nerven hinausgehenden Impulse innervieren die Fasermasse eines Muskels unvollständig, oder vollständig, je nach der Stärke des Impulses. Wie Abb. 13 zeigt, entspringen die uns als Einheiten imponierenden peripheren motorischen Nerven aus uneinheitlichen Wurzelgebieten, wie ja auch die afferenten Nerven sich in sehr komplizierter Weise in der Wurzeleintrittszone aufteilen. Diese Tatsache ist für die Art, Stärke und Ausbreitung reflektorischer Erregungen außerordentlich wichtig; gibt sie doch die morphologische Erklärung für eine ganze Reihe wichtiger Besonderheiten im Reflexgeschehen. Der afferente Nerv verzweigt sich innerhalb des R, und seine Aufzweigungen treten mit Neuronen *verschiedener* Muskeln in Kontakt. Dadurch ist die

Möglichkeit gegeben z. B. für die *Addition* mehrerer zentripetaler Impulse zu *einem* motorischen Effekt (Allianz) oder aber auch zu gleichzeitig eintretenden Wirkungen *gegensinniger* Art an verschiedenen Muskeln, oder zu gleichzeitiger reflektorischer Einwirkung von *einem* Reizfeld aus auf Muskelgruppen *synergistischer* Funktion. Eine der allerwichtigsten reflektorischen zentralnervösen Funktionen zur Gewährleistung koordinierter Bewegungen besteht darin, daß ein Impuls nicht nur zu einer Synergisten-Kontraktion verwertet wird, sondern daß durch einen zentralen Mechanismus zugleich ein Teil der einströmenden Energie dazu verwendet wird, daß, *in dem gleichen Maß als ein Agonist sich kontrahiert, die Kontraktion in seinem Antagonisten nachläßt.* Dies ist SHERRINGTONs Gesetz der „*reziproken Innervation*". Man kann diesen Vorgang z. B. daran erkennen, daß, wenn ein Muskel wie der Quadriceps femoris nach Schlag auf die Patellarsehne sich reflektorisch kontrahiert, mit der Verkürzung der Kniestrecker die Kniebeuger erschlaffen; daß jedoch in dem Augenblick, wo durch Dehnung dieser Beuger in ihnen selbst eine reflektorische Spannungszunahme eintritt, die Kontraktion der Quadricepsmuskulatur nachläßt.

Reflexe von der Art des eben genannten Patellarreflexes nennen wir nach P. HOFFMANN „*Eigenreflexe*", weil bei ihnen der Ort der Erregungsentstehung und der Auswirkung auf denselben Muskel beschränkt bleiben. Als *Reflexe* künstlich ausgelöst sind sie praktisch unerschöpflich und haben eine äußerst kurze Reflexzeit. Irgendwelche muskuläre Anstrengungen — z. B. der sog. JENDRASSIKsche Handgriff — wirken im Sinn einer Impulssummation, d. h. *bahnend* auf die Eigenreflexe. Dies ist ein deutlicher Hinweis darauf, daß auch dieser anscheinend primitive Eigenreflex in Wirklichkeit von dem Zustand des ganzen ZNS beeinflußt wird. Bewiesen wird dieser Einfluß auch durch das Erlöschen oder die Steigerung der Eigenreflexe bei Läsionen des Klein- und Großhirns.

Im Bewegungsgeschehen stellen diese Reflexe eine unaufhörliche Reihe von propriozeptiven Impulsen dar, die aus den jeweilig gedehnten Muskeln dem ZNS zufließen und dort ein dauerndes Balancespiel zwischen Agonisten- und Antagonisteninnervation auslösen. Es ist leicht verständlich, daß dieser Vorgang der reziproken Innervation für die Ausführung auch der willkürlichen Bewegungen von größter Bedeutung sein muß. Darüber hinaus ist aber im Grunde *jeder* Kontraktionszustand der Muskulatur, nicht nur der für den normalen Ablauf von Bewegungen fein abgestimmte, sondern auch jener noch in der Ruhelage vorhandene, den wir als *Muskeltonus* bezeichnen, nichts anderes als das Resultat dieses automatischen reflektorischen Geschehens, an dem freilich außer spinalen auch cerebrale und cerebellare Vorgänge wesentlich beteiligt sind. — Koordinierte Muskelaktion und Muskeltonus leiden bei Unterbrechung der afferenten Impulse durch Zerstörung der hinteren Wurzeln. Ihre Folge ist die als *Ataxie* bezeichnete motorische „Unordnung" und die Hypotonie der deafferentierten Muskelgruppen.

Wir sehen bei Mensch und Tier einen weiteren Typ von komplizierten Reflexen — sog. *Fremdreflexe* —, die in ihrer Stereotypie und offenbaren Zweckhaftigkeit den Charakter von Schutzmechanismen bzw. dem unbewußten Instinkt dienender Mechanismen verraten. Das gilt z. B. vom Saug- und Schluckreflex des Säuglings, dem Umklammerungsreflex des Frosches, dem Kratzreflex des Hundes und dem *Plantarreflex*. Die bei Isolierung des R vom Einfluß übergeordneter Teile des ZNS auftretende *Beugesynergie*, d. h. die Beugung im Fuß-, Knie- und Hüftgelenk ist offenbar die Reaktion auf einen schmerzhaften (nociceptiven) Reiz an der Fußsohle. Das Gesetz der reziproken Innervation führt dabei nun nicht allein zu einer Erschlaffung der antagonistischen Strecker des gleichen, sondern auch zu deren Anspannung im gegenseitigen Bein. Das Sinnvolle dieses Vorgangs — *Strecksynergie* des kontralateralen Beins bei reflektorischer Beugung des gereizten — ist ja klar. Bei den Fremdreflexen spielt die Reizsummation eine viel größere Rolle als bei den Eigenreflexen. Die Einbeziehung so vieler Synapsen — die „Reflexbögen" reichen offenbar bis ins Großhirn hinauf! — erklärt das zwanglos. Der Untersucher kann sich hiervon leicht überzeugen, wenn er sieht, wie ein kontinuierlicher Reiz —z. B. ein Bestreichen der Fußsohle — zur Reaktion führt, wo eine einfache oder selbst mehrfache Berührung *einer* Stelle wirkungslos war. Aus ganz analogen Ursachen tritt bei der Auslösung von Fremdreflexen auch ziemlich rasch eine *Ermüdung* ein. Man sieht dies z. B. an dem so wechselhaften Verhalten der Bauchdeckenreflexe, die auch in diese Gruppe der Fremdreflexe gehören.

Über diese relativ einfach zu deutenden und leicht reproduzierbaren reflektorischen Phänomene hinaus gelangen wir in ein Gebiet zentralveröser Tätigkeit, wo man mit dem Begriff des „Reflexes" nicht mehr viel anfangen kann. (Obgleich selbst im somatischpsychischen Grenzgebiet der Reflexbegriff wieder auftaucht.) Wir sprechen deshalb in Hinblick auf die den spinalen, bulbären, pontinen und mesencephalen reflektorischen Leistungen übergeordnete Tätigkeit des Groß- und Kleinhirns von einer integrierenden Funktion. Diese ist Voraussetzung für jede höhere Funktion des Organismus, sowohl unsere psychischen und somatischen Beziehungen zur Umwelt wie auch die Aufrechterhaltung der vegetativen Ordnung. — Den Anteil, den die verschiedenen Teile des ZNS an dieser integrierenden Tätigkeit nehmen, kann man bis zu einem gewissen Grade aus

Experimenten erschließen. Man hat zu diesem Zweck verschiedene Teile des Groß- und Kleinhirns abgetragen, hat sich sog. „spinale, Mittelhirn-, Thalamus-, decerebrierte und decerebellierte Präparate" geschaffen und so wichtige Feststellungen, die in den Lehr- und Handbüchern der Physiologie zu finden sind, gemacht. — Beim Menschen ermöglicht die Krankheit, d. h. der Ausfall bestimmter Systeme, wie z. B. des Cerebellums, des zumeist in den Stammganglien repräsentierten extrapyramidalmotorischen zentralen Apparats, des pyramidalmotorischen und des sensiblen Systems (den Thalamus inbegriffen) das Verständnis für die ungeheuer komplizierte Funktion des ZNS.

Die höchste Stufe integrierender Tätigkeit wird in der *Großhirnrinde*, vor allem vom *Stirnhirn* geleistet. Dieser Hirnteil, der beim Menschen gegenüber allen Tieren eine dominierende Entwicklung erfahren hat, beherrscht unser gesamtes Verhalten zur Umwelt. Dies gilt von den somatischen Vorgängen wie auch den psychischen. Bestimmte Leistungen des Stirnhirns in umschriebene Partien, sog. *Rindenfelder*, wie sie von BRODMANN, v. ECONOMO und KOSKINAS auf Grund cytoarchitektonischer Merkmale herausgearbeitet worden sind, zu lokalisieren, ist nur in Einzelfällen möglich. Wir kennen die Bedeutung des *Operculums* (Feld 4 nach BRODMANN) *für die Sprache* (vgl. BROCAsche Aphasie S. 573) und die der sog. *extrapyramidalen motorischen Rindenfelder* FOERSTERS (Feld 6 bzw. 8 nach BRODMANN) für die Motorik bzw. die Bewegung der Augen. Elektrische Reizungen dieser Felder führen zu *komplexen* Bewegungen und zu bestimmten *Bewegungssynergien*, welche wir im Fall lokaler Krankheitsprozesse an diesen Orten (Traumafolgen, Tumoren usw.) im Syndrom der *Herdepilepsie* wiederfinden. Dieser motorische Stirnhirnapparat, dessen Leitungsbahnen in den subcorticalen Ganglien, dem roten Kern, der Substantia nigra und der Brücke (vgl.) Abb. 31) zahlreiche Umschaltungen erfahren, ist dem sog. *pyramidalen* System (vgl. S. 513 ff.) für den Vollzug synergischer Bewegungen übergeordnet. Das Stirnhirn kontrolliert und integriert aber auch die Funktionen des *extrapyramidalmotorischen* (vgl. S. 547) und des *vestibulär-cerebellaren Systems* (vgl. S. 543). Stirnhirnläsionen führen gar nicht selten zu einem Freiwerden phylogenetisch alter Automatismen (Greifbewegungen, Stützreaktion, Gegenhalten usw.), also ausgesprochenen Enthemmungserscheinungen; während phylogenetische Neuerwerbungen (z. B. der aufrechte Gang) geschädigt werden. Die innige Verbindung cerebellarer Funktionen mit dem Stirnhirn äußert sich in den häufigen und differentialdiagnostisch so wichtigen Symptomen wie Ataxie, Koordinationsstörungen, Fallneigung, Tonusanomalien usw. bei Stirnhirnprozessen. Störungen in dem „obersten Integrationsorgan" — wozu außer dem Stirnhirn sicherlich auch ausgedehnte Bezirke des *Parietal-* und *Temporalhirns* gehören — verursachen u. a. gewisse allgemeine, nicht lokalisierbare agnostische, apraktische und aphasische Störungen (vgl. S. 569). Hier gehen somatische in psychische Störungen über. Bei Schädigungen gerade wieder des Stirnhirns begegnen wir Defekten, die von einfachen Konzentrations- und Gedächtnisstörungen angefangen bis zu schweren Veränderungen der Persönlichkeit reichen. Die Apathie, Dösigkeit, mangelnde Aufmerksamkeit und Konzentrationsstörung bei Stirnhirnverletzten, scheint zum Teil in dieser Desintegration des normalerweise automatischen Zusammenspiels sensibelsensorischer und motorischer Vorgänge zu bestehen. So kommt es zu einer Lockerung der persönlichen Reaktionen gegenüber dem äußeren und wohl auch inneren Milieu.

IV. Das sensible System.

1. Die periphere Sensibilität.

a) Die Rezeptionsorgane.

Das ZNS ist für den Ablauf seiner Funktionen auf Reize angewiesen. Die Quelle dieser Reize ist einmal der Organismus selbst, dessen Organe sämtlich mit dem ZNS in nervöser Verbindung stehen. Die aus dem inneren Milieu strömenden Erregungen nennt man *Enterozeptionen* und versteht darunter Impulse, welche zum großen Teil den Zentren des *vegetativen* Systems zuströmen. Eine besondere Art von Enterozeptionen stellen die *Propriozeptionen* dar, unter denen wir solche Erregungen verstehen, die dem somatischen System vor allem aus den Muskeln, Sehnen und Gelenken zugehen. Diese Art von Rezeptionen löst nur zum geringeren Teil bewußte Empfindungen aus, sondern dient in erster Linie dazu, auf reflektorische Weise den optimalen Ablauf von Bewegungen zu gewährleisten. Von ihnen war in dem vorigen Kapitel die Rede. Hier werden sie nur insoweit Berücksichtigung finden, als sie Beziehungen haben zur dritten Kategorie von Rezeptionen, den *Exterozeptionen*, d. h. zu den Empfindungen, die wir von den Beziehungen unseres Körpers zur Außenwelt haben.

Tangoreceptoren sind diejenigen Sinnesorgane der Haut und Schleimhäute und der darunterliegenden Gewebe, die durch Berührung in Erregung geraten. Die Empfindungen, die sie vermitteln, sind: Druck, Berührung, Kitzel und Schwirren. Ihnen entsprechen die sog. *Druckpunkte*. Diese finden sich an behaarten Körperstellen stets über den Haarbälgen und an den unbehaarten am Ort der von MEISSNER beschriebenen Körperchen. Die Tangoreceptoren leiten auch die *Vibrationsempfindung*. Diese ist weder eine eigene Empfindungsqualität, noch wird sie durch einen tiefen Drucksinn (etwa den der Knochen) vermittelt. Mittels einer Stimmgabel über einer knöchernen Unterlage geprüft, wird sie dort nur wegen der weiteren Ausdehnung der Erregung über eine größere Hautfläche leichter ausgelöst. Nichtädaquate, den Drucksinn erregende Reize lösen *Schwirren* aus, so z. B. der faradische Strom, während ein wandernder adäquater schwacher Reiz *Kitzel* hervorruft. Innerhalb verschieden großer Hautareale, deren Radius für jede Stelle der Körperoberfläche ziemlich konstant ist, werden in der Norm zwei simultane Reize als zwei solche empfundene (WEBERsche Kreise). *Der Drucksinn verbindet sich mit den Rezeptionen aus tiefer gelegenen Teilen wie auch aus dem Vestibularapparat zur Wahrnehmung der Bewegung und Lage unseres Körpers.*

Die *Thermoreceptoren* sind diejenigen Sinneseinrichtungen, die der Aufnahme von Kälte- und Wärmereizen dienen. Sie entsprechen den sog. Kälte- und Wärmepunkten der Haut, deren Dichte regionär verschieden ist. Ihr anatomisches Substrat kennen wir noch nicht mit Sicherheit. Die Empfindlichkeit dieser Punkte schwankt an verschiedenen Stellen. Temperaturen, die etwa 1—3° und mehr unter oder über der Eigentemperatur liegen, werden gerade als kalt bzw. warm empfunden. Hitzeempfindung, welche bei Temperaturen zwischen 43—45° auftritt, scheint auf gleichzeitiger Reizung von Wärme- und Kältepunkten zu beruhen. Temperaturschmerz entspricht einer Addition von Temperatur und Schmerzempfindung bei Temperaturen von 45° und darüber. Die Auslösung von Kälteempfindung durch Wärmereize nennt man *paradoxe Kälteempfindung*, die von Wärmeempfindung durch Kältereize, *paradoxe Wärmeempfindung*.

Die *Schmerzreceptoren* dürften nach v. FREY die in den tiefen Lagen der Oberhaut frei endigenden Nerven sein. Die ihnen entsprechenden Schmerzpunkte sollen das 8fache der Zahl der Druckpunkte betragen. Zur Empfindung des Schmerzes steht die des *Juckens* in ähnlicher Beziehung wie die des Kitzels zum Drucksinn. Der Schmerz hat, wie kein anderer Sinn, eine charakteristische, affektive, erlebnismäßige Komponente und weist in seinen Reaktionen innige reflektorische Beziehungen zu dem vegetativen NS auf.

Die *Receptoren* der *Tiefensensibilität* (Kraftsinn oder Muskelsinn) dienen, soweit die Schwelle des Bewußtseins erreicht, d. h. die Aufmerksamkeit auf diesen Vorgang gelenkt wird, dazu, die im Innern eines Gliedes stattfindende Spannungsentwicklung zu erkennen. In diesen Bewußtseinsakt gehen durch die Oberflächensensibilität vermittelte Reize untrennbar ein. Dies gilt besonders für die Empfindung passiver, sog. geführter Bewegungen. Die Receptoren des Kraftsinnes stellen die Muskelspindeln dar; daneben spielen noch freie Nervenendigungen und sie sog. VATER-PACINIschen und GOLGI-MAZZONIschen Körperchen eine Rolle. Die Existenz eines eigenen „*tiefen Drucksinnes*“ darf man wohl verneinen.

b) Die peripheren sensiblen Nerven sowie die bei peripheren Nervenläsionen auftretenden Sensibilitätsstörungen (Prinzipielles über die Neuralgie, den Kopfschmerz und die Neuritis).

Von den Rezeptionsorganen sammeln sich die Nervenfasern zur Bildung der *peripheren Nerven*, als deren sensibler Anteil sie zu dem *Spinalganglion* ziehen. Ein Spinalganglion enthält Nervenzellen, deren Achsencylinder sich T-förmig aufzweigen. Der eine Zweig geht als einer der vielen Achsencylinder eines peripheren Nerven in die Organe, soweit sie sensible Nerven enthalten, bzw. in die Haut, während der andere Zweig als *hintere Wurzelfaser* in das Hinterhorn des R eintritt (vgl. Abb. 7). — Die Zusammensetzung der peripheren Nerven aus bestimmten Nervenfasern ist so gesetzmäßig, daß es möglich ist, bestimmte Gebiete der Körperoberfläche bestimmten Nerven als ihrem sensiblen Versorgungsgebiet zuzuordnen. Man muß sich bei der Verwendung diesbezüglicher Schemata aber dessen bewußt sein, daß eine von einem Nervenast versorgte Hautstelle an ihrer Peripherie eine Kollateralinnervation benachbarter Äste erhält. So kommt es, daß die „Autonomgebiete“ der Nerven auf der Haut, d. h. die Orte ihrer ausschließlichen Versorgung, meist erheblich kleiner sind als die auf Abb. 5 vermerkten Maximalgebiete.

Die peripheren Nerven ziehen nicht als solche zum R, sondern verbinden sich — wieder gesetzmäßig — zu größeren Nervenstämmen und Nervengeflechten, den *Plexus*. Aus diesen erreichen sie, aufgelöst als *Wurzelnerven*, über die Spinalganglien, wo sich den somatischen afferenten Nerven afferente sympathische Fasern zugesellen, das R (vgl. Abb. 7). Die Zusammensetzung der Plexus und ihr anatomisches Verhältnis zu den peripheren Nerven ist im groben aus Abb. 3a zu ersehen.

Die Folgen der Schädigung peripherer sensibler Nerven.

Diejenige periphernervöse Störung, die offenbar mit der geringsten organischen Veränderung im Nerven einhergeht, deswegen auch am häufigsten und relativ gutartigen Charakters ist, ist die **Neuralgie.** Als Erkrankung der *sensiblen* Nerven ist ihr Hauptkennzeichen der in das Versorgungsgebiet eines Nerven ausstrahlende *Schmerz.* Der neuralgische Nerv weist offenbar eine erniedrigte Reizschwelle auf und vermittelt Reize als Schmerz, die sonst kaum oder wenigstens nicht schmerzhaft wahrgenommen werden. So entsteht z. B. der bei Neuralgien häufig beobachtete „pulsierende Schmerz". Daß Zustände, welche die nervöse Reizbarkeitsschwelle generell erniedrigen, wie Ermüdung, die verschiedensten Erkrankungen, Schlafmangel, Unterernährung und vor allem auch abnorm psychische Zustände neuralgische Schmerzen exacerbieren lassen können, ist eine oft beobachtete Tatsache. Druck, hyperämisierende Momente (Bettwärme, Alkohol usw.) pflegen den Schmerz zu verstärken. Die passive Dehnung des kranken Nerven ist besonders schmerzhaft. Die im erkrankten Nervengewebe dauernd entstehenden und geleiteten Reize schaffen außerdem noch einen *zentralen hyperalgetischen* Zustand, der seinerseits wieder mit einer Reizschwellenerniedrigung einhergeht; ein Circulus vitiosus, typisch für viele, besonders die chronischen Neuralgien. Bei der Abhängigkeit neuralgischer Schmerzen von so vielen Faktoren ist es leicht erklärlich, warum die Schmerzen meist in Unterbrechungen, oft in Anfällen auftreten und zuweilen eine gewisse Periodizität sekundärer Natur zeigen; bedingt z. B. durch Stoffwechseländerungen, sei es nach Nahrungsaufnahme, in der Ruhe oder infolge endokriner Einflüsse, z. B. zur Zeit der Periode. — Der Charakter des neuralgischen Schmerzes kann recht verschieden sein: Hell, dumpf, bohrend, reißend, oft dem Zahnschmerz ähnelnd. Eine seiner Eigentümlichkeiten ist auch das *Irradiieren,* dessen Ursache wohl vor allem in der natürlichen Ausbreitung des Schmerzes in dem Substrat ist, in dem er entsteht, aber auch mitunter sekundär bedingt ist durch abnorme schmerzhafte Kontraktionen der Muskeln in der Zone des kranken Nerven oder durch Störungen im visceralen System, auf das der somatische Erregungszustand übergreift.

Ein dem neuralgischen Schmerz verwandter Zustand ist der **Kopfschmerz.** Gewisse Formen des Kopfschmerzes sind tatsächlich *Neuralgien,* wie z. B. jene *schmerzhaften extrakraniellen Zustände* bei Reizung der die Weichteile des Schädels innervierenden Nerven, im Occipitalbereich der Nerven aus C_1 und C_2 und frontal der Zweige des ersten Trigeminusastes. Diese neuralgischen Kopfschmerzen sind sehr häufig und oft die Folge infektiöser Prozesse in den Nebenhöhlen, Zähnen usw., aber auch häufig Symptom arthritischer Prozesse der Halswirbelsäule oder einer allgemeinen „rheumatischen" Erkrankung. Gelegentlich handelt es sich um reflektorische schmerzhafte Zustände, wie wir sie z. B. als Occipitalschmerz bei Refraktionsanomalien oder muskulären Störungen der Augen finden. *Myositische* Prozesse können ganz ähnliche Beschwerden machen. Kennzeichnend ist der Schmerz in den Weichteilen, in der Galea, im Bereich der Austrittstellen der verschiedenen Nerven und in ihrem Verlauf sowie häufig der schmerzhafte Muskelspann, besonders charakteristisch bei dem vorwiegend myositischen „*Hexenschuß*". — Neuralgische Schädelschmerzen sieht man gelegentlich auch nach *Kopftraumen,* welche direkt zu Reizungen oder anderen traumatischen Schädigungen bestimmter Nerven geführt haben.

Die große Mehrzahl der echten Kopfschmerzen sind *schmerzhafte intrakranielle Zustände.* Über die *Pathogenese des Kopfschmerzes* wissen wir mehr seit den Untersuchungen H. G. WOLFFs über den Mechanismus der Kopfschmerzen unter verschiedenen Bedingungen. Man darf annehmen, daß Reizung schmerzempfindlicher Gewebe oberhalb des Tentorium cerebelli das Bewußtsein über den Trigeminus erreicht und daß daher der Schmerz gewöhnlich in den vorderen Kopfpartien, frontal von einer durch die Ohren gelegten Ebene

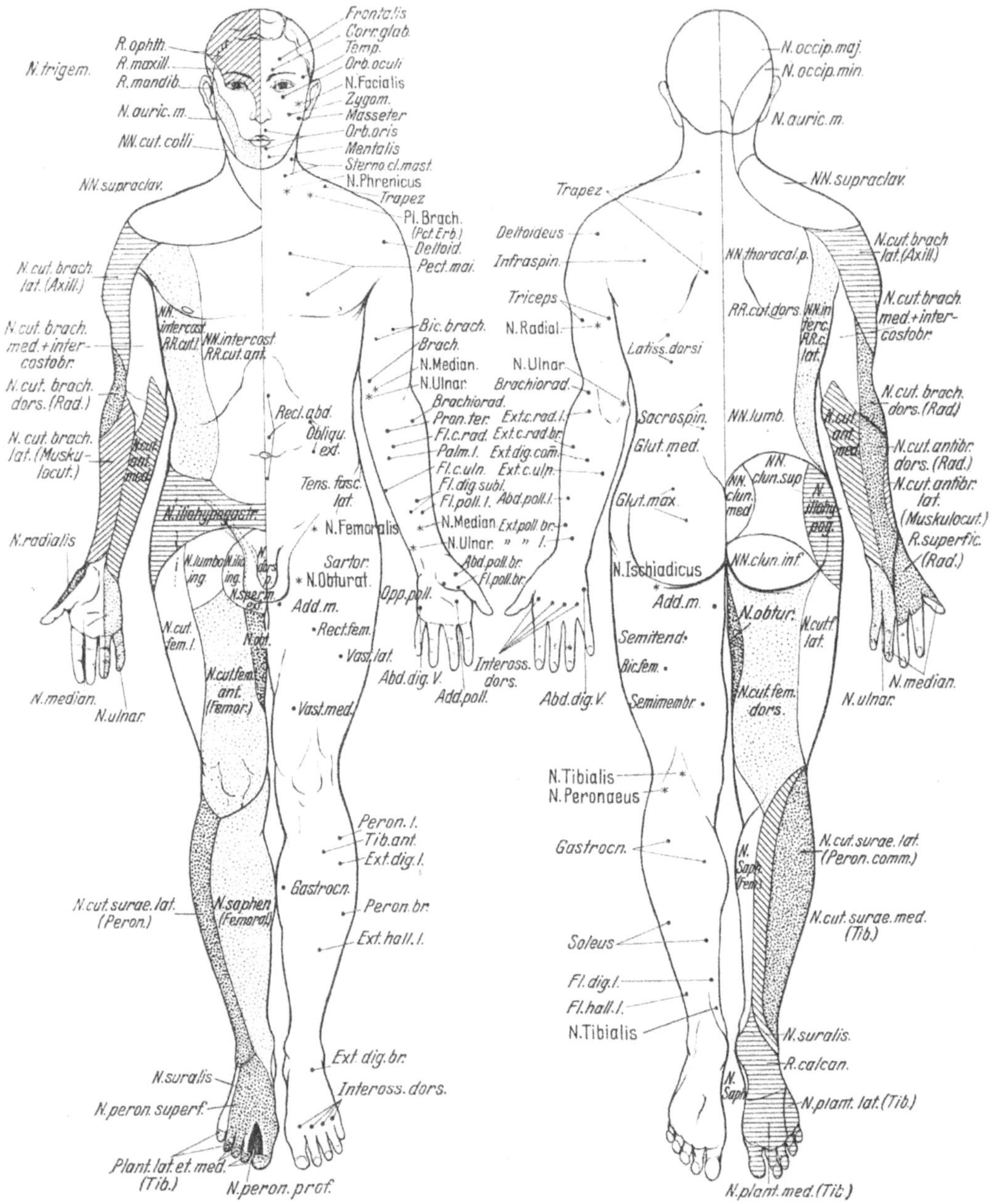

Abb. 5. Peripheres Sensibilitätsschema und die elektrischen Reizpunkte der Nerven und Muskeln. (Nach den neurologischen Wandtafeln von MULLER-HILLER-SPATZ.)

empfunden wird. Schmerzen von Geweben unterhalb des Tentoriums werden über Äste des IX. und X. Hirnnerven und die beiden oberen Halsnerven geleitet und als occipitale oder Nackenschmerzen geklagt. *Schmerzempfindliche Gewebe innerhalb des Schädels* sind: 1. Teile der Dura mater, 2. die Arterien der Dura, 3. die venösen Hirnsinus und einzelne der in sie einströmenden Venen und 4. die basalen Hirnarterien. Soweit intrakranielle schmerzerzeugende Prozesse nicht direkt die oben genannten *sensiblen Nervenfasern irritieren*, wie es vor allem bei *meningitischen Prozessen* und Druck der Fall ist, wirken sie über *Vasodilatation* und *Zug an den schmerzempfindlichen Blutgefäßen. Vasodilatorische Kopfschmerzen* können ausgelöst werden durch alle Mittel, Gifte, Stoffwechselprodukte usw., welche direkt oder indirekt zu einer Erweiterung und Zunahme des Binnendruckes in arteriellen oder venösen intrakraniellen Gefäßen führen. Hierbei spielt, wie bei Besprechung der *Migräne* des Näheren ausgeführt wird, offenbar die vasodilatorische Wirkung des *Histamins* eine bedeutsame Rolle. Aber auch funktionelle, „nervöse" Schwankungen der Gefäßkontraktion, wie sie so typischerweise bei der *essentiellen Hypertension* vorkommen, sowie Anstieg des intrakraniellen venösen Druckes bewirken Gefäßwandreizung und somit Kopfschmerz. — Demgegenüber wird der *Kopfschmerz beim Hirntumor* oder anderen raumbeengenden intrakraniellen Prozessen vorwiegend verursacht durch Zug und Spannung der Gefäße und gewisser schmerzempfindlicher Partien der Dura mater. In ähnlicher Weise kommt auch der *Kopfschmerz nach Lumpalpunktion* zustande. Zug an Gefäßen, hier durch raschen Druckabfall, der durch künstliche Erhöhung des Liquordrucks (intravenöse Infusion hypotonischer NaCl-Lösung) überwunden werden kann. — Oft sind *Kopfschmerzen funktioneller* oder *psychogener Natur*, was natürlich nichts über die individuelle Pathogenese im konkreten Fall aussagt. Als dominierendes pychoneurotisches Symptom mag der Kopfschmerz nichts anderes als ein „Ausdrucksmittel" für einen emotionellen Konflikt sein, während in Fällen konstitutioneller Minderwertigkeit oder bei Neurasthenikern an eine Herabsetzung der Reizschwellen insgesamt und damit auch der Reaktion der Hirngefäße zu denken ist.

Übergänge von Neuralgie zu **Neuritis** sind häufig. Sind *Parästhesien*, d. h. Mißempfindungen, wie Prickeln, Kribbeln, Ameisenlaufen, das Gefühl des Eingeschlafenseins eines Gliedes an sich häufige Begleiterscheinungen neuralgischer Schmerzen, d. h. von Nervenreizung, so weist doch der Befund von *Hyp-* oder *Anästhesien* auf eine *Leitungsunterbrechung im Nerven* und somit auf eine schwerere Nervenschädigung hin. Der Name *Neuritis* ist cum grano salis zu nehmen. Nur eine Minderzahl neuritischer Erkrankungen sind entzündlicher Natur! Bei Neuritiden sind sensible Störungen fast immer verbunden mit *Reflex-* und *Motilitätsstörungen* (vgl. S. 522f). Die *Arreflexie* auf neuritischer Basis kann bedingt sein durch Leitungsstörung im sensiblen oder motorischen Nerven. Die rein sensible Neuritis geht einher ohne motorische Lähmung und ohne Atrophie. Der Ausfall der *Fremdreflexe*, also der von der Haut und Schleimhaut auslösbaren Reflexe, kann die Folge einer Anästhesie der betreffenden Haut- oder Schleimhautpartie sein. So kann z. B. von der anästhetischen Fußsohle kein Plantarreflex, von der anästhetischen Cornea kein Cornealreflex und der anästhetischen Nasenschleimhaut kein Niesreflex mehr ausgelöst werden. Andererseits führen aber auch unter Umständen motorische Lähmungen zu Störungen dieser Reflexe; z. B. eine Facialislähmung zur Aufhebung des Cornealreflexes. Besonders frühzeitig pflegen die *Eigenreflexe* gestört zu sein, weil bei Neuritiden häufig diejenigen Fasern, welche die *Tiefensensibilität* leiten, relativ schwerer lädiert sind als die Fasern für die Oberflächensensibilität. Daraus resultieren charakteristische Störungen, deren Eigenart in der sog. *Ataxie*, verbunden *mit* mehr oder minder schweren *Hypästhesien*, besteht (vgl. S. 509). Schwere Ataxien findet man in der Regel dann, wenn eine Noxe viele Nerven geschädigt hat. Wir sprechen dann von einer *Polyneuritis*, wohl auch einer *polyneuritischen Pseudotabes* (vgl. S. 669f). Solche Kranke sind oft nicht imstande, über die Lage eines Gliedes bei geschlossenen Augen Auskunft zu geben, und die Ausführung von Bewegungen leidet unter der Ungenauigkeit und Unangepaßtheit der mangelhaft regulierten Innervationen. Von den dabei auftretenden Störungen kann man sich leicht eine Vorstellung machen, wenn man an die Hilflosigkeit und Ungeschicklichkeit denkt, womit wir Bewegungen mit einer eingeschlafenen Extremität ausführen. Entsprechend der Bedeutung der Eigenreflexe für die Aufrechterhaltung des *Muskeltonus* sehen wir bei schweren Neuritiden — unter Umständen auch ohne stärkere motorische Lähmung — eine deutliche *Hypotonie* der Muskulatur in dem kranken Glied.

Daß bei einer peripheren Störung der Tiefen- und Oberflächensensibilität der Hände auch eine sog. *Tastlähmung* oder *Astereognose* entsteht, die sich darin äußert, daß Gegenstände weder nach ihrer Form noch ihren anderen Qualitäten erkannt werden können, ist nicht verwunderlich. Es handelt sich bei dieser peripheren Tastlähmung wie auch bei ähnlichen Störungen infolge Läsionen der sensiblen Bahnen hinauf bis in den sensiblen Cortex um die Aufhebung der elementaren Voraussetzungen zum Erkennen, nicht etwa um Störungen des Erkennens selbst. Bei peripheren Tastlähmungen ist die Störung auf die gelähmte Hand beschränkt und stets mit anderen Gefühlslähmungen verbunden.

Läsionen sensibler Nerven führen auch zu *trophischen* Störungen. Diese bestehen in Veränderungen der Haut und Schleimhäute — z. B. auch der Cornea —, wo sich geschwürige Prozesse entwickeln können, in verändertem Aussehen und Wachstum der Nägel und Haare, in Störung der Blut- und Lymphzirkulation in Pigmentverschiebung, in Veränderungen der Knochen, Gelenke und Muskeln. Ein Teil dieser krankhaften Vorgänge erklärt sich ungezwungen aus dem Fehlen von Schutzreflexen gegen schädliche äußere Reize. Darüber hinaus sind jedoch solche Befunde das Ergebnis der Unterbrechung vegetativer Nervenfasern in den sensiblen Nerven. Die den sensiblen Wurzelfasern beigemischten Vasodilatatoren spielen dabei sicher eine wesentliche Rolle. — Die reinsten Bilder peripherer Sensibilitäts- und natürlich auch Motilitätsstörungen erhält man nach schweren *Traumen* (vgl. S. 523), besonders nach **Kontinuitätstrennung** peripherer Nerven, wie sie bei den verschiedensten Unfällen vorkommen. Bei derartigen Läsionen ermöglicht das Studium der anästhetischen Hautbezirke — falls keine anatomischen Anomalien vorliegen — die exakte Diagnose des unterbrochenen Nerven.

2. Die zentrale Sensibilität.

a) Der Wurzeleintritt. Segmentales Sensibilitätsschema. Radikuläre sensible Reizerscheinungen und Lähmungen.

Die Betrachtung der topographischen Verhältnisse des R (vgl. Abb. 3a) zeigt, daß die sensiblen wie auch die motorischen Wurzeln in gesetzmäßiger Anordnung in bestimmtes Segmente der R *(Metameren)* münden bzw. aus ihnen entspringen. Den *Typ der Sensibilitätsverteilung*, welcher der gesetzmäßigen Zuordnung bestimmter Hautareale zu sensiblen Wurzeln bzw. Segmenten entspricht, nennt man den *segmentalen*. Die ursprünglichen Beziehungen der segmentalen Innervation zur Körperachse sind noch deutlich erkennbar am Rumpf; während an den Extremitäten die segmentale Anordnung, welche auf die Zeit des Auswachsens der Extremitäten aus dem Stamm zurückgeht, am ehesten verständlich ist, wenn der Mensch in die Stellung eines Vierfüßlers gebracht wird. Abb. 6 ist ein segmentales Sensibilitätsschema, in dem auf der rechten Körperseite die *Dermatome*, von welchen jedes einem Metamer des R entspricht, eingetragen sind. Wie für die periphere Sensibilität gilt auch hier, daß die Grenzen der Dermatome im allgemeinen durchaus nicht scharf zu sein pflegen, zwei Segmente überlagern sich dachziegelartig. Tatsächlich ist ja auch fast jeder Punkt der Körperoberfläche von mindestens zwei sensiblen Wurzeln versorgt. Eine Ausnahme machen die durch stärkere Linien gekennzeichneten Grenzen zwischen Dermatomen, welche *nicht* einander benachbarten Metameren entsprechen.

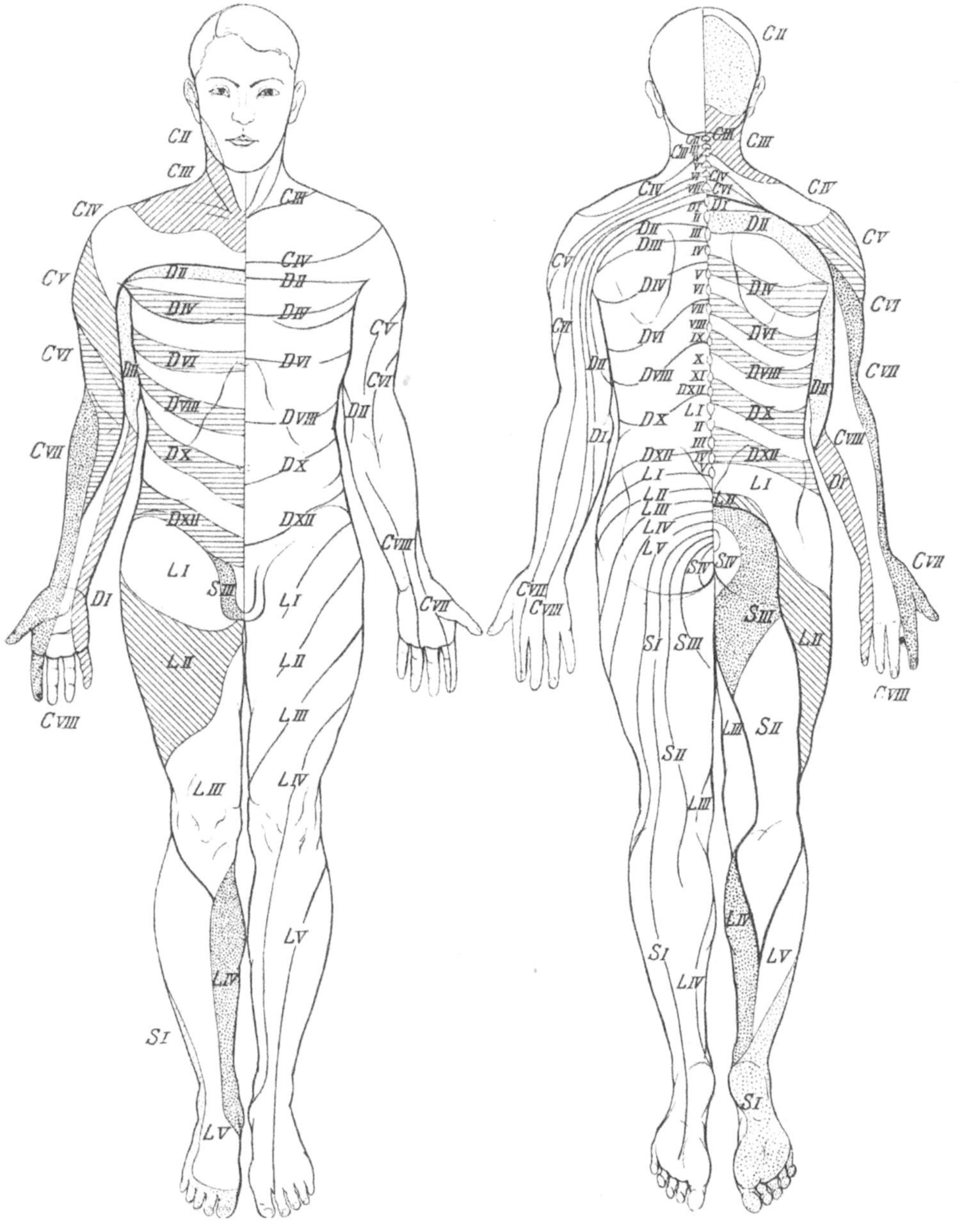

Abb. 6. Segmentales Sensibilitätsschema, in welchem auf der rechten Körperseite die sensiblen Segmentgrenzen — (die starken Linien bezeichnen die Grenzen nicht benachbarter Segmente) — und auf der linken Körperseite die sog. Richtungslinien der Achsen der Segmentgebiete (EDINGER) eingezeichnet sind. (Nach den neurologischen Wandtafeln von MÜLLER-HILLER-SPATZ.)

Die Folgen der Läsion der hinteren Wurzeln. Die Durchschneidung zweier oder mehrerer hinterer Wurzeln bzw. eine Läsion ihres Einstrahlungsgebietes in einem Metamer des R ist von Sensibilitätsausfällen in der Peripherie von charakteristischer Ausbreitung gefolgt. Wurzelläsionen führen zu Sensibilitätsstörungen anderer Verteilung als periphere Nervenläsionen. Dies wird verständlich, wenn man sich klarmacht, daß *eine* sensible Wurzel Fasern aus *mehreren* peripheren Nerven, welche benachbarte Hautareale versorgen, erhält. So erklärt es sich auch, daß die Läsion einer einzelnen Hinterwurzel meist zu keinen objektiven Sensibilitätsstörungen führt. *Hinterwurzelsymptome* können — wie z. B. beim Herpes zoster — verursacht werden durch Läsionen der *Spinalganglien*, der *Wurzelfasern (Radiculitis)* selbst sowie schließlich der *Eintrittszone der hinteren Wurzeln im Hinterhornbereich des R.* (vgl. Tabes dorsalis!). Die Wurzelfasern leiden besonders leicht bei krankhaften Prozessen an den Meningen. So entsteht bei diffusen *Meningitiden* eine Überempfindlichkeit des ganzen Körpers für Berührung, bei Erschütterungen und passiven Bewegungen. Jede Dehnung der Nerven und Wurzeln wird mit einer reflektorischen Abwehrspannung und Verkürzungsreaktion beantwortet. So wehrt sich der Meningitiskranke, der seine Beine in Hüften und Knien gebeugt hält, gegen passive Kniestreckung durch eine reaktive Streckung des Beines in der Hüfte und eine Lordose der Lendenwirbelsäule — *positives* Kernig*sches Phänomen* —; andererseits beantworten diese Kranken eine passive Kopfbeugung mit Anziehen der Beine — Brudzinskisches *Symptom.* Schon in der Ruhelage schaffen die reaktiven Muskelspannungen abnorme Haltungen, wie den sog. *Opisthotonus*, d. h. eine krampfhafte Rückwärtsbeugung des Kopfes, Beugehaltung der Extremitäten; kahnförmige Einziehung des Leibes.

Bei *lokalisierten* Reizungen der Hinterwurzeln und Spinalganglien, wie sie Erkrankungen der Wirbelsäule verursachen können, sieht man irradiierende Schmerzen von der Art, wie wir sie als *Neuralgien* kennengelernt haben, jedoch mit einer Ausbreitung auf Körperregionen, die ihren Wurzel- und Segmentcharakter verrät. Umschriebene Prozesse an den hinteren Wurzeln, z. B. Tumoren, führen zu diagnostisch sehr wichtigen scharf *segmental begrenzten Hyperästhesien* besonders für Schmerz und Kälte, später *Hypästhesien*; vgl. S. 560. Die Grenzen segmentaler Sensibilitätsausfälle sind infolge des weiteren Übergreifens der Tastdermatome besser mittels des Schmerz- bzw. Temperatursinnes als des Drucksinnes zu bestimmen.

Segmentale Läsionen — sofern sie zur Unterbrechung afferent geleiteter Reize führen — können auch eine *Arreflexie* verursachen. Diese gibt oft sehr wertvolle Hinweise für die Lokalisation einer Störung (vgl. Topographie der Reflexe). Schließlich sind auch die sog. Head*schen Zonen* (vgl. S. 554) als Reizsymptom der Spinalganglien hier zu erwähnen.

Läsionen der Hinterhörner haben charakteristische *dissoziierte Sensibilitätsstörungen* zur Folge. Abb. 7 veranschaulicht, weshalb das *Hinterhornsyndrom* segmentale Aufhebung der Schmerz- und Temperaturempfindung, nicht aber der Berührung und Tiefensensibilität enthält. Dieses Syndrom ist typisch für die *Syringomyelie.*

b) Die sensiblen Bahnen im R, ihre Funktionen und Läsionsfolgen.

Mit dem Eintritt in das R verteilen sich die Hinterwurzelfasern auf die Fasersysteme, welche die afferenten Impulse weiterzuleiten haben; vgl. Abb. 7. Ein Teil der Fasern bildet den afferenten Schenkel des spinalen *Reflexbogens.* Diese Fasern verlaufen im lateralen Teil des Hinterhorns und gelangen direkt wie auch mittels auf- und absteigender Faserverbindungen an die Vorderhornzellen des gleichen sowie der darunter- wie darüberliegenden Segmente. (Die Aufspaltung in auf- und absteigende Kollateralen gilt für die meisten der ins R eintretenden Fasern.) Den Reflexbögen zu den Vorderhörnern entsprechende Verbindungen bestehen auch zu der intermediolateralen Sympathicuszellgruppe. Am meisten medial in der Wurzeleintrittszone verlaufen die Fasern für die *Hinterstränge.* Diese sind noch erstes Neuron. Während in den caudalen Abschnitten des R die Hinterstränge ein ungeteiltes Areal einnehmen, das bis an die hintere Fissur reicht, wird vom

Brustmark an eine Teilung des Hinterstrangfeldes in einen medialen und lateralen Strang deutlich. Im mittleren Halsmark ist es zur völligen Ausbildung des *medialen fun. gracilis* (GOLL) und des *lateralen fun. cuneatus* (BURDACH) gekommen. Dies ist der anatomische Ausdruck für ein allgemeingültiges Prinzip im Aufbau der langen Bahnen, daß die ins R eintretenden bzw. hier neuformierten Fasermassen sich zunächst nahe der grauen Substanz zu Bahnen sammeln, um von den zuströmenden neuen Fasermassen von der grauen Substanz weg nach der Peripherie abgedrängt zu werden (d. h. im Bereich der Hinterstränge aus ihrem lateralen — dem Grau nahen Teil — in den medialen, vom Grau entfernten Abschnitt). Es entspricht somit im Halsmark das Areal des fun. gracilis vor allem den aus den Beinen stammenden sensiblen Fasern, während der fun. cuneatus zusammengesetzt

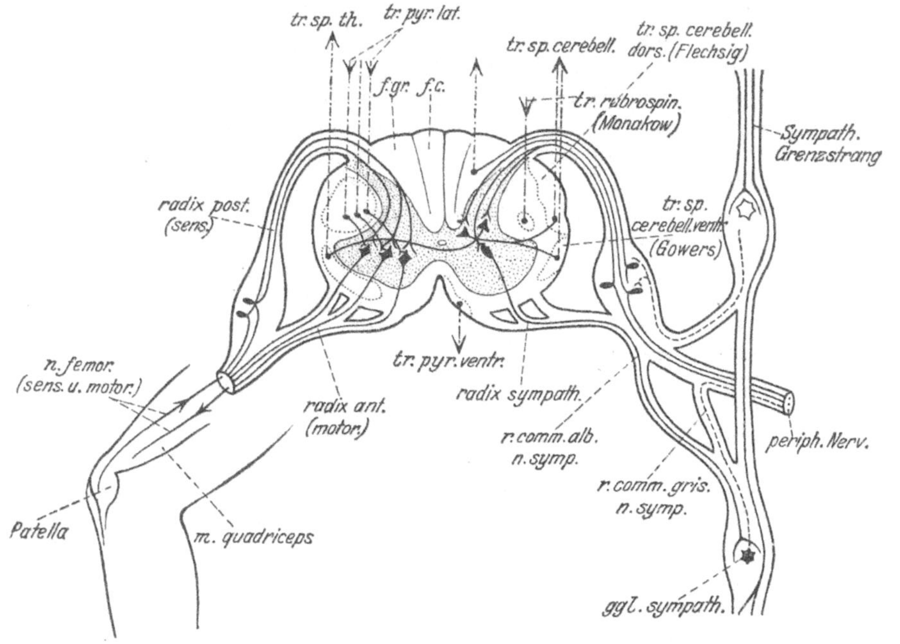

Abb. 7. Schema des Rückenmarksquerschnittes mit den ein- und austretenden Wurzeln und ihren Beziehungen zu den R-Bahnen (↑: aufsteigende, ↓: absteigende Bahnen). Auf der linken Bildseite ist zudem schematisch das anatomische Substrat des Patellarreflexes und der Weg willkürlicher Impulse in die Quadricepsmuskulatur dargestellt. Auf der rechten Seite erkennt man die Beziehungen der sympathischen Fasern und des Grenzstranges zu den somatischen Nerven.

ist aus den den oberen Körperteilen, besonders den Armen entstammenden Fasern. — Im Bereich der Hinterstränge verlaufen — wie es systematische Degenerationsversuche zeigen — auch absteigende Fasern, die jedoch im Gegensatz zu den aufsteigenden wenigstens *teilweise* in den Hinterhörnern entspringen, also bereits *zweites* Neuron sind und daher endogene Fasern darstellen. — *Zweites Neuron* sind auch die anderen afferenten langen R-Bahnen: die beiden *Tr. spinocerebellares (dors.* et *ventr.)* und der *Tr. spinothalamicus.* Die in ihnen zentralwärts geleiteten Impulse erreichen das R in Wurzelfasern, die lateral von den Hinterstrangfasern liegen und im Bereich der Hinterhörner auf ein neues Neuron umgeschaltet werden. — Der *Tr. spinocerebell. dors.* (FLECHSIG) entspringt im wesentlichen aus der als CLARKEsche Säule bezeichneten Zellgruppe im medialen Teil der Hinterhornbasis (von L_2 an aufwärts). Die Ursprungszellen des *Tr. spinocerebell. ventr.* (GOWERS) liegen zum Teil in den seitlichen Bezirken der Hinterhornbasis, von wo die Fasern dem homolateralen, zum Teil aber auch auf dem Weg der Commissura ant. dem kontralateralen Strang sich anschließen. Der *Tr. spinothalamicus* (und *-tectalis*) entspringt aus großen Ganglienzellen etwa in der Mitte des Hinterhorns, die ihre langen endogenen Fasern durch die Commissura ant. zum *gegenseitigen* Strang senden. Die Fasern kreuzen innerhalb der Höhe *eines* Segments zur Gegenseite. Ein geringer Teil bleibt auf der homolateralen Seite. Andere endogene, kurze sog. *Assoziationsbahnen* verlaufen in den *Grundbündeln des Vorderseitenstrangs.*

Die ungekreuzten **Hinterstränge** vermitteln die Reize, die von den Receptoren der *Tiefensensibilität*, also den sensiblen Organen der Muskeln, Sehnen,

Gelenke usw. aufgenommen werden. Außerdem werden vor allem Berührungs- und nur wenig Schmerzempfindungen über die Hinterstränge geleitet. Läsionen der Hinterstränge führen daher, und zwar auf der Seite der Läsion, zur Störung *dieser* Empfindungen. Die bewußte Komponente des Spannungs- und Lagegefühls der Glieder ist beeinträchtigt. Der Kranke erkennt nicht oder ungenügend die Stellung seiner Glieder. Es entwickelt sich das Bild der spinalen *Ataxie,* die je nach der Lokalisation der Läsion im GOLLschen oder BURDACHschen Strang die unteren oder oberen Extremitäten befällt. Die reine *Hinterstrangataxie* unterscheidet sich von der peripheren dadurch, daß die übrigen sensiblen Qualitäten meist nur wenig geschädigt, daß ihr motorische Lähmungen fremd sind, und daß sie meist symmetrisch beide Körperseiten befällt. Entgegen der cerebellaren Ataxie, der Sensibilitäts- und Reflexstörungen nicht zukommen, pflegt die Hinterstrangataxie durch Augenschluß erheblich stärker zu werden. Ob die *Eigenreflexe* aufgehoben oder erhalten sind, hängt ganz davon ab, ob die Hinterwurzeln oder die Wurzeleintrittszone und damit der intramedulläre Abschnitt des spinalen Reflexbogens geschädigt ist. Bei der *Tabes* pflegen die Eigenreflexe schon frühzeitig erloschen zu sein. Mit der Zeit entsteht eine *Hypotonie der Muskulatur.* Diese äußert sich in einer Verminderung des Dehnungswiderstandes der Muskeln bei passiven und in mangelhafter Innervation bei aktiven Bewegungen, wodurch die Ataxie erheblich verschlimmert wird. Die *Fremdreflexe* sind bei der Hinterstrangataxie erhalten. — Genauere Untersuchung, vor allem der Vibrationsempfindung und Diskrimination (vgl. S. 578), lehrt, daß auch der *Drucksinn* mitgeschädigt ist; doch kommt es nie zu einer völligen Aufhebung der Berührungsempfindung, weil die Berührungsreize mit den anderen Reizqualitäten auch in den gekreuzten aszendierenden Bahnen zentralwärts geleitet werden. — Bei Läsionen der Hinterstränge werden bisweilen sog. *Hyperpathien* beobachtet, die in der Regel mit einer *Verlangsamung* der *Schmerzempfindung* einhergehen. Die schmerzleitenden Bahnen sind dabei völlig intakt.

Die Läsion des **Vorderseitenstranges** verursacht eine *gekreuzte Hyp.*- bzw. *Analgesie* und *Thermanästhesie.* Dabei kommt es nicht selten vor, daß die Empfindungen für Schmerz, Kälte und Wärme verschieden stark betroffen sind, woraus zu schließen ist, daß die diese Qualitäten leitenden Fasern getrennt voneinander verlaufen. Die Verteilung dieser, wie man sagt, **dissoziierten Sensibilitätslähmung** folgt dem auch hier gültigen Gesetz, nach dem die Schmerz- und Temperaturfasern aus den distalen Enden der unteren Extremitäten am weitesten an der Peripherie des R liegen. (Die aus der Peritonealgegend stammenden Fasern scheinen — entsprechend der besonderen Funktion dieser Region — auch einen besonderen Verlauf im R zu haben.) Infolge der Umgruppierung der Fasern in den R-Bahnen folgen die *Grenzen spinaler Sensibilitätsstörungen* nicht dem segmentären Schema. Eine *gliedabschnittsweise* Anordnung ist relativ häufig.

Eine isolierte Erkrankung der spinothalamischen Bahn im Rückenmarksquerschnitt kommt höchst selten vor. Ihre charakteristischen Symptome finden sich aber als ein Teil klinischer „Syndrome". Wir werden ihnen begegnen bei den Zuständen nach Zerstörung der zentralen grauen R-Substanz, wodurch die in der vorderen Commissur kreuzenden Fasern der Schmerz- und Temperaturempfindung betroffen werden, wie auch bei den Querschnitts- und Halbseitenläsionen des R. Die *Chordotomie,* d. h. die chirurgische Durchschneidung des Tr. spinothalamicus beseitigt die meisten Schmerzempfindungen auf der Gegenseite unterhalb des Eingriffs. Auch nach völligen Zerstörungen des Tr. spinothalamicus wird noch ein unbestimmter, unbehaglicher dumpfer Tiefenschmerz empfunden, für dessen Leitung wohl jene in den sog. *Grundbündeln* aufsteigenden, vielfach unterbrochenen Fasern sorgen.

Von den beiden **Tr. spinocerebellares,** die gleichseitige und gekreuzte Impulse leiten, scheint die ventrale Bahn die wichtigere zu sein. Ihr Ausfall führt zu ähnlichen Störungen,

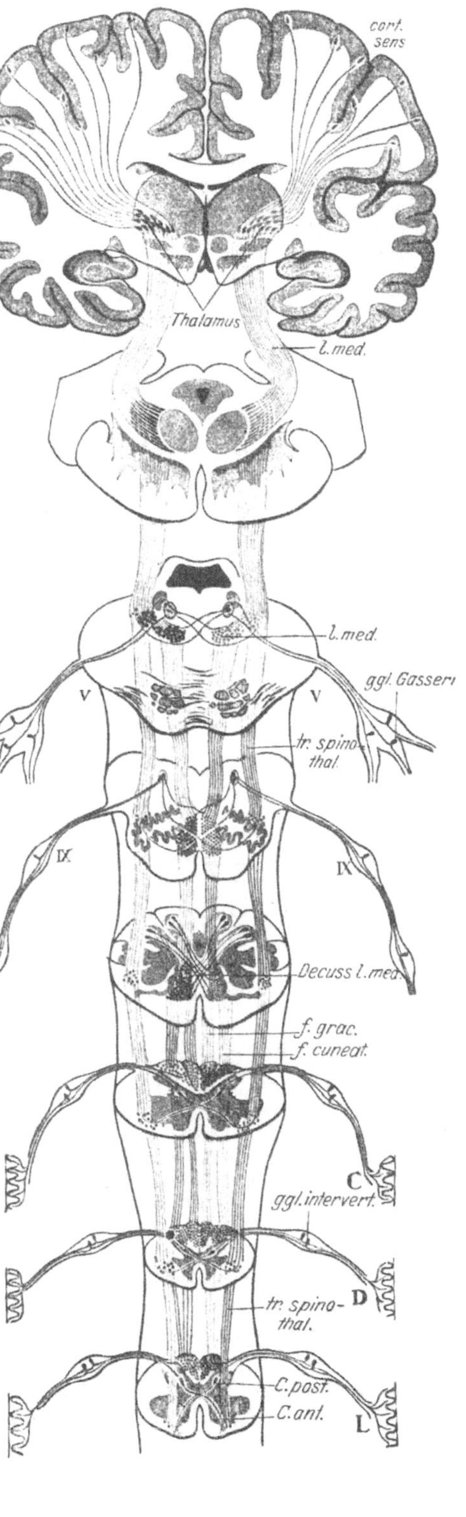

Abb. 8. Ursprung der sensiblen Fasern und ihr Verlauf in den langen aufsteigenden R-Bahnen im homolateralen f. gracilis und cuneatus sowie im gekreuzten tr. spinothalamicus —, durch den Lemniscus medialis in den Thalamus und schließlich den sensiblen Cortex. (Nach den neurologischen Wandtafeln von MULLER-HILLER-SPATZ.)

wie wir sie später bei cerebellaren Läsionen kennenlernen werden. Die uns *unbewußt* bleibenden, d. h. die Mehrzahl der Erregungen der *Tiefensensibilitat* werden auf diesen Bahnen geleitet, und ihr Ausfall führt zu Störungen des *Muskeltonus* und höherer Koordinationen, besonders der *Prinzipalbewegungen*, d. h. des Sitzens, Aufstehens, Stehens und Gehens.

c) Die sensiblen Bahnen im Hirnstamm und Großhirn und die Folgen ihrer Läsion.

Über den Verlauf der Bahnen gibt das Naturexperiment Aufschluß, das wir als *sekundäre* oder WALLERsche *Degeneration* kennengelernt haben. Eine Querdurchtrennung des R läßt die aufsteigenden Bahnen in der ganzen Länge ihres Neurons, d. h. bis zur nächsten Synapse degenerieren. — Wie Abb. 8 zeigt, ziehen die *Hinterstränge* ungekreuzt bis in die Höhe des caudalen Bereichs der Medulla oblongata, wo sie in den Hinterstrangkernen (dem Nucl. gracilis bzw. cuneatus) enden. Hier erst beginnt ihr *zweites Neuron*, der *Tr. bulbothalamicus*, der über die Mittellinie hinüber *kreuzt* und als sog. *mediale Schleife* bis zum Thalamus zieht. Der *Vorderseitenstrang* ist in Höhe der Medulla oblongata noch durch die Olive von der Schleife getrennt. In Höhe der Brücke schließt er — dessen Fasern ja bereits vor seiner Bildung im R die Mittellinie gekreuzt hatten — sich lateral der Schleife an und zieht mit ihr in der Brückenhaube zu dem caudalen Abschnitt des *ventrolateralen* Kerns des *Thalamus*. Diesen gekreuzten sensiblen Bahnen legt sich die *sensible Trigeminusbahn*, die noch in Höhe der hinteren vier Hügel als gesondertes Bündel dorsal von der medialen Schleife zu liegen kam, an. Im *Thalamus* haben wir ein erstes gemeinsames Ziel aller sensiblen Bahnen — mit Ausnahme derer, die zum Cerebellum ziehen — zu sehen und erkennen daraus, daß der Thalamus ein außerordentlich wichtiges Koordinationzentrum darstellt. Die einzelnen Thalamuskerne stehen in doppelter zentripetaler wie zentrifugaler Verbindung nicht nur mit der Hirnrinde, sondern auch mit den motorischen Teilen des extrapyramidalen

Apparates (vgl. Abb. 31). Man muß annehmen, daß die Funktion des Thalamus gemäß seiner mehrfachen Bahnenverbindung mit nach ihrer Leistung ganz verschiedenen Hirnregionen sehr mannigfach ist. Die Thalamusfunktion im Rahmen subcorticaler Mechanismen veranschaulicht das Verhalten des *Neugeborenen*, bei dem die Hirnrinde noch funktionslos ist und doch enterozeptive und exterozeptive Reize zu bestimmten Reaktionen führen. Man nimmt an, daß auch beim Erwachsenen zentripetale Impulse, die zu mehr automatischen und unbewußten motorischen Äußerungen führen, vom Thalamus direkt, d. h. unter Umgehung der Rinde auf das Striatum und die ihm untergeordneten Apparate einwirken. Den kürzeren Reflexweg über den Thalamus nehmen wohl viele rein affektive Äußerungen, auch mimische Reaktionen. Der Thalamus steht in Beziehung zu den subthalamischen, vegetativen Zentren. *Offenbar wirken sowohl exterozeptive Reize über den Thalamus auf die verschiedensten Organfunktionen und den ganzen Stoffwechsel, als auch führen enterozeptive Reize über den Thalamus zu motorischen Äußerungen von verschiedenem Bewußtseinsgrad und gehen schließlich auch uber die thalamocorticale Faserung ins Bewußtsein ein. Die affektive Komponente von Empfindungen entsteht nicht zum wenigsten aus der vom Thalamus geleisteten Integration extero- und enterozeptiver Impulse.*

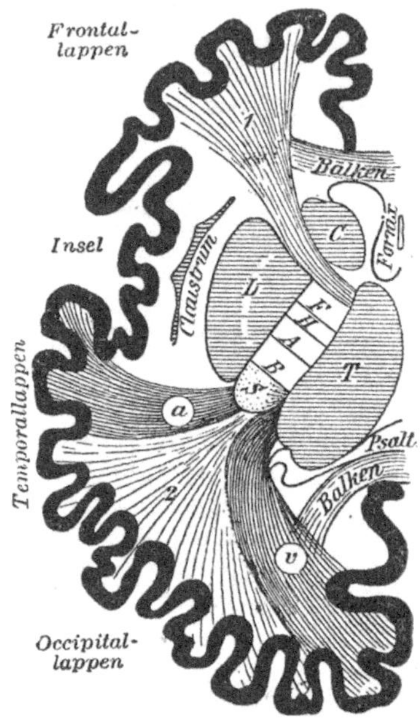

Abb. 9. Innere Kapsel und Corona radiata. F Supranucleäre Bahn für den Facialis; H supranucleäre Bahn fur denHypoglossus;A supranucleäre Bahn für den Arm; B supranucleäre Bahn für das Bein; S sensible, a akustische, v visuelle Bahn. (Aus Handbuch der inneren Medizin, Bd. V/1, S 86.)

Aus dem ventralen Teil des lateralen Thalamuskerns ziehen die sensiblen Bahnen nach Umschaltung auf ein weiteres Neuron zur Hirnrinde. Die allgemeine, auch in Abb. 9 wiedergegebene Anschauung vom Verlauf der thalamocorticalen Bahn im hintersten Teil der inneren Kapsel wird den Tatsachen nicht gerecht. F. v. MÜLLER hat nachgewiesen, daß im retrolentikulären Abschnitt der Caps. int. nur die Seh- und Hörbahn verläuft, während die sensible Bahn im sog. FORELschen Haubenfeld medial vom Corp. genicul. lat. liegt. Aus der Haubenregion wendet sich die Masse der corticopetalen sensiblen Fasern durch die laterale Thalamusschicht (Gitterschicht) zur inneren Kapsel, *vermengt* sich in ihr — wenigstens in den hinteren vier Fünfteln des hinteren Schenkels — mit den motorischen Fasern und begibt sich schließlich aus der Kapsel, sich fächerartig entfaltend zu ihrer corticalen Endigungsstätte, der *Regio postcentralis.* Die Verteilung der Sensibilität auf die Hirnoberfläche ist aus Abb. 10 ersichtlich.

Eine Repräsentation der verschiedenen *Empfindungsqualitäten* in der Hirnrinde besteht insofern, als die Oberflächensensibilität nächst dem Sulcus centralis, der Muskelsinn, Lageempfindung und Ortssinn mehr nach dem Parietalhirn vertreten ist. — Eigenarten corticaler Sensibilitätsstörungen machen jedoch die Annahme einer Lokalisation der Sensibilität in dem Gyrus postcentralis noch nach anderen Gesichtspunkten wahrscheinlich. In der Rinde ist die Sensibilität verschiedener Körperregionen ihrer Wertigkeit nach in begrenzter bzw. mehr diffuser Weise vertreten. Letzteres gilt besonders für die Hand, die weit über ihr eigentliches Hirnareal hinaus repräsentiert sein dürfte. Selbst funktionelle Zusammenhänge haben ein gewissermaßen anatomisches Abbild im sensiblen Cortex; wie z. B. solche der Hand und des Mundes. Die in ihrer Sensibilität viel differenzierteren Teile, vor allem die Hände, werden nur vom kontralateralen Cortex innerviert, während die Sensibilität der proximalen Teile und vor allem des Rumpfes — ähnlich wie es für die Motilität gilt — mit beiden Hemisphären in Beziehung steht.

Sensibilitätsstörungen infolge Läsionen der Medulla oblong. und des Pons sind gern kombiniert mit Motilitätsstörungen und Ausfällen seitens einzelner Hirnnerven, wie sie durch die Eigenart des topographisch-anatomischen Verhältnisses bedingt sind (vgl. das auf S. 562ff. über die Syndrome dieser Region Gesagte). Partielle und totale unkomplizierte *Hemianästhesien* kommen um so eher zustande, je näher die Läsion — meist sind es Zirkulationsstörungen — dem ventrolateralen *Thalamusgebiet* liegt; sei es, daß die *Hirnschenkelhaube* (vgl. Syndrom des Nucl. ruber!), der Thalamus selbst oder die zur inneren

Kapsel sich begebende corticopetale sensible Faserung betroffen ist. Ist der **Thalamus** in seinen ventrocaudalen lateralen Abschnitten lädiert, so resultiert ein höchst charakteristisches als sog. „*Thalamussyndrom*" bekanntes Krankheitsbild. Schon relativ kleine Herde führen da zu schweren Störungen vor allem der Tiefensensibilität und des Lagegefühls, was zu Hemiataxie und Hemiastereognose führt, während Berührungs-, Schmerz- und Temperaturreize nur mehr oder minder abgeschwächt empfunden werden. Charakteristtisch für das Thalamussyndrom ist besonders die „Dysästhesie" oder „*Hyperpathie*", die darin besteht, daß sensible Reize Mißempfindungen hervorrufen, und die oft hochgradigen und schwer beeinflußbaren halbseitigen *Schmerzen* auf der Seite der Lähmung. Sie können unter Umständen jahrelang dauern und sind offenbar eine Enthemmungs- bzw. Isolierungserscheinung. Eine Mitläsion des hinteren Teils der **inneren Kapsel** (Abb. 9) verstärkt die thalamischen Sensibilitätsstörungen und kombiniert sie mit Ausfällen sowohl motorischer als auch bisweilen hemianopischer Art. Choreatische oder auch athetotische unwillkürliche Bewegungen, meist in der Hand, kommen dabei auch vor. Die Ursache dieses sog. „*großen Thalamussyndroms*" ist in der Regel ein Verschluß der A. cerebri post. Am häufigsten begegnen uns *sensible Halbseitenlähmungen* in Verbindung mit motorischen Hemiparesen bzw. Hemiplegien. Die enge Verflechtung sensibler und motorischer Fasern in der *inneren Kapsel* erklärt diesen Befund. Reicht der Herd weiter caudal, so wird die Sehstrahlung bzw. das Corp. genicul. lat. mitlädiert, und eine kontralaterale homonyme *Hemianopsie* (evtl. leichte Gehörherabsetzung auf der Gegenseite infolge Schädigung des Corp. genicul. med. oder der zentralen Hörbahn) ist die Folge. Eine mehr oder minder komplette Hemianästhesie so gut wie ohne motorische Paresen kann verursacht sein durch einen Herd im retrolentikulären Gebiet im Bereich des FORELschen Haubenfeldes, also dorsal vom Hirnschenkelfuß.

Unter pathologischen Bedingungen (krankhaften Zuständen an den Meningen, wie auch der Hirnrinde, also Entzündungen, Zirkulationsstörungen, Tumoren, traumatischen Einwirkungen) sehen wir **Reizungen des sensiblen Cortex** in Gestalt von *Parästhesien* — wie z. B. in der *sensiblen Aura* vor gewissen epileptischen Anfällen. Diese Parästhesien können in einem Gefühl der Steife, des Eingeschlafenseins, Prickelns, Summens, Brummens, des elektrischen Schlages usw. bestehen und sind meist auffällig streng auf umschriebene Körperbezirke lokalisiert.

Die **corticalen Sensibilitätsstörungen** sowie die durch Herde im Centrum semiovale verursachten begegnen uns meist in Form von *sensiblen Monoparesen*, oder auch von Sensibilitätsstörungen in sog. funktionellen Zusammenhängen, z. B. Daumen und Mundwinkel usw. Vor allem neigen *umschriebene* corticale Läsionen zu dergleichen Ausfällen. Manchmal sieht man auch sog. pseudosegmentale Sensibilitätsstörungen, die mit Vorliebe die ulnare Seite der Hand und des Unterarms betreffen. — Bei *diffusen*, aber nicht zu hochgradigen corticalen Läsionen beobachtet man gelegentlich eine charakteristische Kombination von distalen mit lateralen (d. h. Ohr, seitliche Brust- und Bauchpartien) Sensibilitätsstörungen. Eine Eigenheit corticaler Sensibilitätsstörungen ist außerdem die bevorzugte Schädigung *komplizierter* sog. *epikritischer* Empfindungsqualitäten gegenüber dem primitiven Schmerzsinn. So ist bzw. bleibt unter Umständen der Sinn für das Ausmaß einer Bewegung und ihre Richtung schwer gestört, *corticale Ataxie*, oder es wird die Fähigkeit, Reize richtig zu lokalisieren, nicht wiedergewonnen (Störung in der Verknüpfung sensibler Eindrücke mit sog. kinästhetischen Erinnerungsbildern [Engrammen] vgl. S. 567f). Man beobachtet ferner, daß gemeinsam mit diesen Störungen die Fähigkeit des *Tast-* und *Formerkennens* verlorengegangen ist (*Astereognosis* bei Übergreifen der Läsionen auf die Umgebung des G. supramarginalis), und daß, je mehr sich eine Läsion der *optischen Sphäre* nähert, um so schwerere Ausfälle des Erkennens als einer kombiniert taktil-optischen Leistung auftreten (*taktile Agnosie* bei Läsionen im Bereich des G. angularis). — Die *hysterische Hemianästhesie* betrifft dementgegen mit Vorliebe die *Schmerzempfindung,*

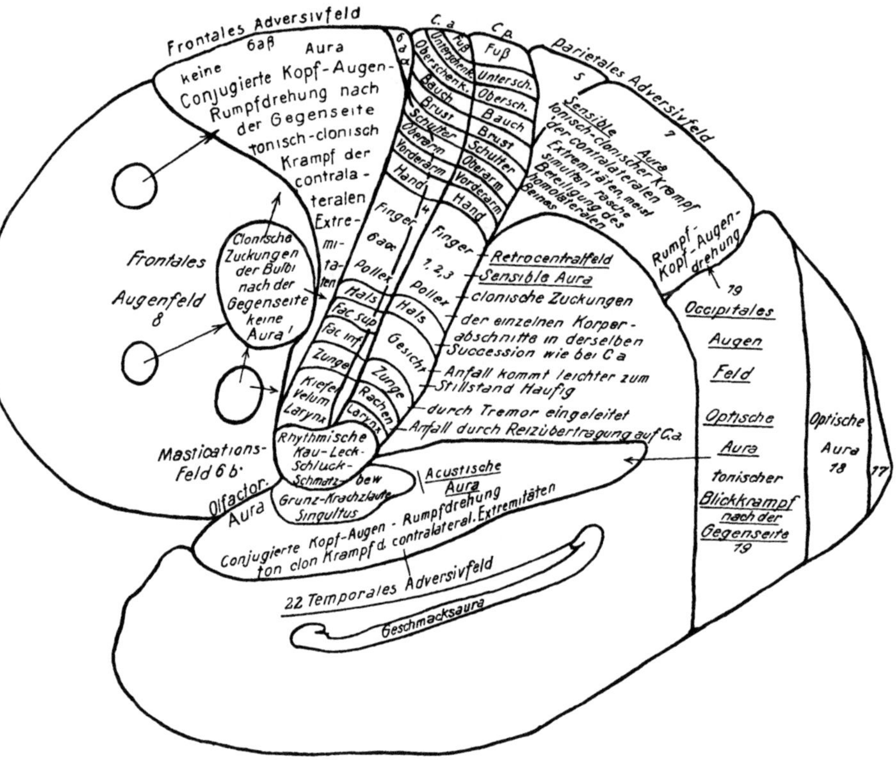

Abb. 10. Reizstellen an der Großhirnrinde des Menschen. (Nach O. FOERSTER: Aus KROLL, Syndrome.)

reicht bis scharf an die Mittellinie des ganzen Körpers, befällt wohl auch Geschmack und Geruch — was die organische Hemianästhesie nie tut — und läßt die koordinierte Bewegung der Glieder, zu der das normale Funktionieren der Tiefensensibilität unerläßlich ist, evtl. auch sogar das taktile Erkennungsvermögen mittels der „gelähmten" Hand ungeschädigt.

V. Das motorische (pyramidale) System.

1. Das zentrale motorische Neuron (die motorische Rinde und die Pyramidenbahn). Ihre Läsionsfolgen.

Die *Regio praerolandica* oder *praecentralis*, die durch kurze Assoziationsfasern mit dem sensiblen Cortex und durch längere Fasersysteme mit ausgedehnten Bezirken auch der übrigen Hirnrinde verbunden ist, enthält den Ursprung der *Pyramidenbahn*. Sie ist das dem afferenten spinocorticalen Projektionssystem korrespondierende, stärkste efferente System motorischer Fasern. Der Gyrus praecentralis mit seinen BETZschen Riesenpyramidenzellen der V. Schicht (vgl. Abb. 4a) ist das motorische Feld im engeren Sinn. In diesem motorischen Feld sind die Ursprungsgebiete der motorischen *Pyramidenfasern* für die Körperperipherie, dem sensiblen Cortex entsprechend, auf ganz bestimmte Areale verteilt. Elektrische Reizungen (FRITSCH und HITZIG), wie sie z. B. von O. FOERSTER in

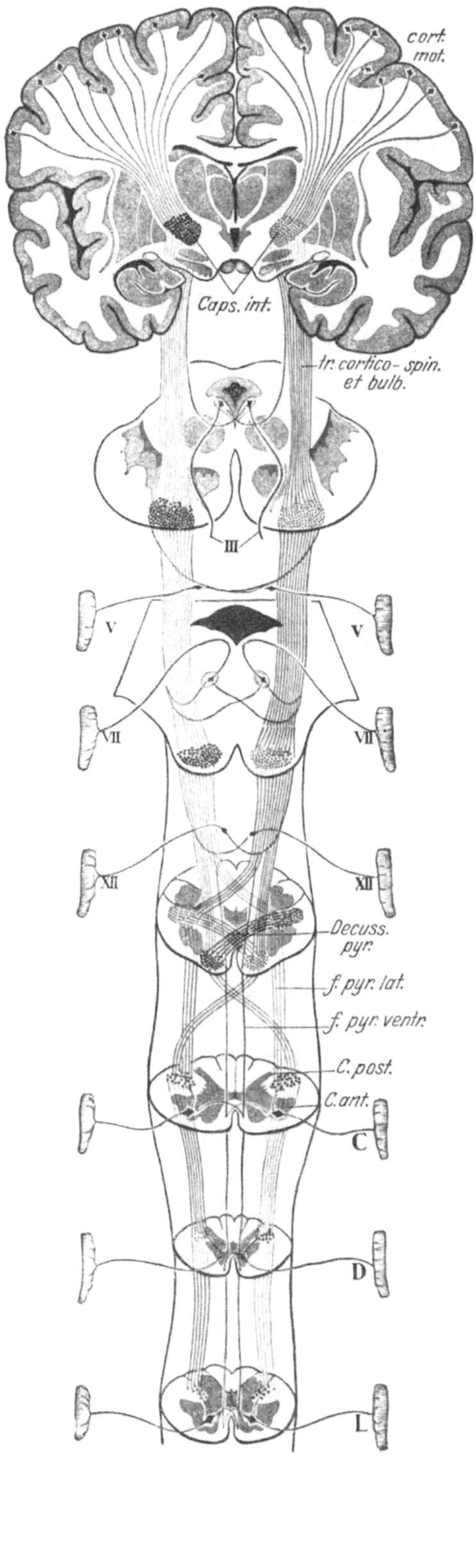

großer Zahl auch an menschlichen Hirnen vorgenommen worden sind, Reizerscheinungen infolge kleiner Tumoren, aber auch Lähmungen durch umschriebene Rindenschädigungen haben erwiesen, daß die Felderung der motorischen Hirnrinde jenen gesetzmäßigen Aufbau zeigt, wie ihn Abb. 10 wiedergibt. Diese *somatotopische Gliederung der Hirnrinde* ist so konstant und scharf unterteilt, daß von einem bestimmten winzigen Punkt sogar ein bestimmter Muskel zur Kontraktion gebracht werden kann. Jeder Rindenfokus stellt einen Konzentrationspunkt motorischer Rindenelemente für eine bestimmte Muskelgruppe dar, um den herum diese Muskelgruppe durch Pyramidenzellen in abnehmender Dichte repräsentiert wird. Die Foki der einzelnen Muskelgruppen in der Hirnrinde bilden also einander überschneidende Kreise. Der von einem bestimmten Rindenfokus ausgehende *epileptische Anfall* vom JACKSON-Typ (vgl. S. 750) gibt in seinem gesetzmäßigen Fortschreiten konvulsiver Entladungen von einem Fokus auf den ihm benachbarten eine besonders augenfällige Illustration dieser fokalen Gruppierung der Muskulatur und Repräsentierung des Körpers in der Hirnrinde.

Die Zerstörung des motorischen Cortex ist von einer sekundären Strangdegeneration hinab bis ins R gefolgt. Dieser sichtbare Ausfall an Nervenfasern betrifft die Fasern, die als **Pyramidenbahn**[1] in der motorischen Rinde entspringen und im Hirnstamm an die Hirnnervenkerne und im R an die Vorderhörner herantreten.

In der *inneren Kapsel* kommt die motorische Bahn vor die sensible zu liegen. Wie aus Abb. 9 zu ersehen ist, liegen die in den basalsten Teilen des G. praecentralis entspringenden Fasern für das Gesicht und die Zunge in der inneren Kapsel am weitesten oral, dicht am sog. Knie; ihnen folgen der Reihe nach die Fasern für den Arm und das Bein. — Aus der Caps. int. zieht die Pyr.B. als geschlossenes Bündel in den Hirnschenkelfuß. Hier grenzt sie lateral an den Tr. temporopontinus und medial an den Tr. frontopontinus (vgl. Abb. 11 und 20). Im Pons und der Medulla oblongata zweigen diese corticobulbären

[1] Weiterhin mit Pyr.B. bezeichnet.

Abb. 11. Schema des Verlaufs der Pyr.B. von motor. Cortex durch die Capsula interna, den Hirnschenkelfuß in die Med. oblongata; die Decussatio pyramidum und der Verlauf der Pyramidenseitenstrang- und Vorderstrangbahn im Ruckenmark. Schematische Darstellung der Lagebeziehungen der corticospinalen zu corticobulbaren Fasern. (Nach den neurologischen Wandtafeln von MULLER-HILLER-SPATZ.)

Bahnen zu den *kontralateralen* Kernen der motorischen Hirnnerven ab. Für jene Muskeln, die normalerweise bilateral innerviert werden, ziehen corticobulbäre Fasern zu ihren homo- *und* kontralateralen Hirnnervenkernen. Das ist sichergestellt für den oberen Ast des Facialis, die Kau-, Schlund-, Kehlkopf- und teilweise auch die Zungenmuskulatur. Komplizierter angeordnet ist die zentrale Innervation der Augen, deren willkürlich-motorischer Cortex wohl in F_2 zu suchen ist. Von dort ziehen die Fasern durch das Knie der inneren Kapsel in den Hirnschenkelfuß, von wo ein Teil sich in der Höhe der vorderen vier Hügel wahrscheinlich zum kontralateralen Oculomotorius begibt, während ein anderer größerer Teil weiter caudal zum kontralateralen Kern des N. abducens über die Raphe hinüber kreuzt, von wo mittels des hinteren Längsbündels die Verbindung zum Kern des M. rectus int. der Gegenseite bewerkstelligt wird.

Man muß die Lagebeziehung der corticobulbären Bahnen zu den corticospinalen kennen, um die komplizierten nervösen Ausfälle zu verstehen, die durch Läsionen in dieser Gegend verursacht werden (vgl. S. 562 und 507). Die im Hirnschenkelfuß geschlossenen Bündel des Tr. corticospinalis der Pyr.B. lösen sich, wie Abb. 19 zeigt, in der ventralen Hälfte der Brücke in eine große Menge kleiner Bündel auf, was auf eine Beziehung zu den Fasern und Kernen der Brücke, also zu den die Brücke mit den Kleinhirnhemisphären verbindenden mittleren Kleinhirnstielen schließen läßt. Am caudalen Ende der Brücke und in der Med. oblongata liegen die Pyr.B. wieder als kompakte Stränge beisammen. Im Bereich des caudalen Abschnittes der Oblongata wenden sich die Pyr.B.-Fasern nach und nach zum Zentralkanal, um ventral von ihm zum größten Teil in der *Decussatio pyramidum* zur Gegenseite hinüber zu kreuzen. Die Kreuzung reicht bis hinunter ins zweite Cervicalsegment. Die der Innervation der Beine dienenden Faserbündel kreuzen oral von denen für die Arme. Normalerweise gehen etwa 95% aller Pyr.B.-Fasern hinüber in den *kontralateralen Pyramidenseitenstrang* (Pyr.S.Str.) und nur etwa 5% bleiben ungekreuzt und bilden den *homolateralen Pyramidenvorderstrang* (Pyr.-V.Str.). Seine Fasern reichen in der Regel nur bis ins Halsmark und kreuzen vor ihrer Endigung am letzten motorischen Neuron zur anderen Seite. Die Lage des Pyr.S.Str. im R zeigen Abb. 7 und 11. Der Pyr.S.Str. nimmt entsprechend der Abgabe von Fasern zu den Vorderhörnern caudalwärts an Dicke ab und verschwindet im unteren Sacralmark. Die nach cerebralen Läsionen in der Pyr.B. eintretende *sekundäre Degeneration* zeigt sich im kontralateralen Pyr.S.Str. und homolateralen Pyr.V.Str., betrifft jedoch die Stränge nicht in einer solchen Totalität, wie es eine Verletzung der spinalen Pyr.B. tut. Das weist darauf hin, daß mit der Pyr.B. im R noch andere als Pyr.-Fasern, offenbar motorische Fasern extrapyramidaler Natur, ziehen. Diese Fasern stammen aus dem Feld 6 der Großhirnrinde.

a) Spastische Lähmungen im allgemeinen.

Läsionen der Präzentralwindung, Area IV nach Brodmann, welche den Ursprung der Pyramidenfasern zerstören, machen an sich schlaffe Lähmungen. Es ist die Zerstörung des hinteren Abschnitts der Area VI, welche die schlaffe Lähmung in eine spastische verwandelt. Fasern aus beiden Rindenfeldern scheinen sich im weiteren Verlauf mit der Pyr.B. innig zu verflechten. Die Unterbrechung der Pyramidenbahn in ihrem Verlauf durch die innere Kapsel, den Hirnstamm und das Rückenmark macht *spastische Lähmungen*. Motorische *Schwäche* bezeichnet man als *Parese*, motorische Lähmung als *Paralyse* oder *Plegie*. *Diese pyramidalen Lähmungen zeigen keine echte Atrophie, auch keine elektrische Entartungsreaktion.* Die gelähmten Muskeln geraten in einen Zustand *reflektorischer Übererregbarkeit,* welche offenbar auf eine Enthemmung subcorticaler und spinaler Mechanismen zu beziehen ist.

Im Zustand der Hyperreflexie antwortet z. B. der M. quadriceps fem. bzw. die Wadenmuskulatur auf rasche Dehnung nicht, wie normal, mit *einer* Zuckung, sondern mit einer ganzen Reihe von Kontraktionen, d. h. einem mehr oder minder erschöpfbaren *Patellar-* bzw. *Achillessehnen-Klonus.* Einen echten Klonus von dem Pseudoklonus z. B. eines übererregten Neurasthenikers mit gesteigerten Reflexen und überhaupt allgemeiner Reizschwellenerniedrigung zu unterscheiden, gelingt bisweilen erst unter Würdigung des Gesamtbildes, besonders anderer spastisch-paretischer Symptome. Zu diesen gehört eine *Erweiterung* der *reflexogenen Zone,* wobei der Eigenreflex auch von anderen als den üblichen Reizstellen ausgelöst werden kann. Die reflexogene Zone für ein gelähmtes Bein kann auch auf das andere gesunde oder gleichfalls spastisch gelähmte Bein übergreifen. So sieht man bei Auslösung auf der gesunden Seite den *Adductorenreflex* auf der kranken Seite also *gekreuzt* auftreten.

Die durch *passive Bewegungen* in einer derart gelähmten Muskulatur dauernd ausgelösten gesteigerten Eigenreflexe, welche besonders bei *brüsker* Muskeldehnung einen elastisch federnden Rückstoß verursachen, erscheinen der Hand des Untersuchers als *Spasmen*. Sie sind es aber auch, die dem Kranken selbst das Gefühl der *spastischen Hemmung aktiver Bewegungen* bereiten und der Aktion eines spastisch-paretischen Gliedes jenen mühseligen, langsamen, oft sakkadierten Charakter verleihen. Behutsam einschleichendes Manipulieren mit einem spastischen Glied hilft gelegentlich diese Spasmen zu überwinden. Die reflektorische spastische Muskelspannung wird vermehrt durch verschiedenartige sensible Reize unterhalb des Läsionsniveaus: Kälte, Schmerz, mechanische Einflüsse usw. Durch Addition von Haut- und Muskelsinnerregungen kann bei Pyr.B.-Läsionen (aber auch bei Unterbrechung der frontopontinencerebellaren Bahn, z. B. bei *Stirnhirnprozessen*) die sog. *Stützreaktion* ausgelöst werden. Diese besteht darin, daß bei kräftigem Druck auf die Zehenballen und gleichzeitiger Dorsalflexion des Fußes das ganze Bein in einen Streckerspasmus gerät. (Unter negativer Stützreaktion versteht man die reflektorische Beinbeugung bei passiver Plantarflexion des Fußes). Die reflektorische Kontraktion betrifft aber nicht nur den gedehnten, sondern auch den zwischen seinen Ansatzpunkten *verkürzten Muskel*. Dieser sog. *Verkürzungs-* oder *Adaptionsreflex* erschwert nicht nur die Bewegungen einer spastischen Extremität, sondern *begünstigt ganz besonders die ja in der Ruhe auftretenden Kontrakturen*. Auch bei der später zu besprechenden extrapyramidalen Muskelstarre, dem Rigor ist der gesteigerte Verkürzungsreflex wirksam; obschon bei rein extrapyramidalen Syndromen weder ein Klonus noch eine eigentliche motorische Lähmung vorhanden ist. Diese und die folgenden reflektorischen Erscheinungen an den spastisch gelähmten Beinen finden sich vor allem bei Unterbrechung der Pyr.B. im Rückenmark. Spastisch-paretische Glieder zeigen bei aktiven wie reflektorischen Bewegungen häufig *synergische Mitbewegungen* anderer zum Bewegungseffekt nicht benötigter Muskelgruppen. Zum Teil liegt hier eine rein muskulär bedingte Mitbewegung mehr oder minder spastischer, mehrgelenkiger Synergisten vor; zum anderen sind diese Mitbewegungen *(Synkinesien)* begründet in den Eigenheiten der Erregungsverteilung im R. Solche Synkinesien sieht man z. B. auf der gelähmten Seite bei Innervation der gesunden, oder aber auch auf der gesunden bei forciertem Versuch, die kranke Seite zu bewegen. Eine bekannte Mitbewegung stellt das *Tibialisphänomen* (Strümpell) dar, das in einer nicht unterdrückbaren Dorsalflexion des Fußes mit Hebung des inneren Fußrandes bei dem Versuch das spastische Bein in Knie und Hüfte zu beugen, besteht. Ähnliche, unter Umständen nicht unterdrückbare Mitbewegungen macht bisweilen die paretische Hand oder auch der ganze Arm bei Willensbewegungen der gesunden Seite.

Die *Hautreflexe*, in erster Linie die Bauchdecken, Cremasterreflexe und der normale Plantarfluchtreflex sind bei Pyr.B.-Läsionen auf der Seite der Lähmung *aufgehoben*. Nicht so selten ist ihr Verlust überhaupt das erste und einzige Zeichen einer leichten Pyr.B.-Schädigung. Bei spastischen Paresen tritt an Stelle des aufgehobenen normalen Plantarreflexes, der in einer Plantarflexion von Fuß und Zehen besteht, eine Dorsalflexion der großen Zehe, oft verbunden mit einer Spreizung der übrigen Zehen (Babinski). Der *Babinski* — wie dieser pathologische Reflex genannt wird — ist häufig eingeschaltet in eine reflektorische Mitbewegung des ganzen Beines, die in einer langsamen Beugung des Hüft-

und Kniegelenks und Dorsalflexion des Fußes besteht (vgl. S. 577). Der *Babinski* ist jedenfalls ein spinaler Reflex und ist ein sicheres Zeichen für die Läsion der Pyr.B. Er ist normalerweise beim Säugling vorhanden, solange die Pyr.B. noch nicht markreif, d. h. noch nicht funktionsfähig geworden ist. In eine Kategorie mit dem *Babinski* gehören der OPPENHEIMsche, GORDONsche und an der Hand der MAYERsche Reflex, während das LERIsche *Phänomen* weit weniger zuverlässig ist. Auch der HOFFMANNsche Daumenreflex weist auf eine Schädigung der Pyr.B. hin.

b) Die klinischen Symptome bei Läsionen der Hirnrinde und der inneren Kapsel.

Corticale Lähmungen zeichnen sich dadurch aus, daß sie meist nur einzelne Glieder *(Monoparesen)* oder sogar nur begrenzte Muskelgruppen betreffen. Diesen isolierten Ausfällen entsprechen kleine umschriebene Läsionen jener oben genannten Rindenfelder (vgl. Abb. 10). Wie bei corticalsensiblen Lähmungen können *Funktionszusammenhänge*, etwa bestimmte Finger, Daumen und Mundwinkel, Daumen und große Zehe von der Lähmung betroffen sein. Der *distale* Lähmungstyp überwiegt auch hier. Die häufigste corticale Lähmung ist die *Monoplegie*, die je nach dem Körperteil, der gelähmt ist, eine Monoplegia brachialis, cruralis oder facio-lingualis genannt wird. *Corticale Hemiparesen* oder gar Hemiplegien sind seltener. Meist handelt es sich bei solchen Unterbrechungen der Pyr.B. corticalwärts von der inneren Kapsel um Läsionen im Centrum semiovale; obschon rasch entstehende corticale Prozesse (wie z. B. Zirkulationsstörungen) im akuten Stadium eine spastische Schwäche einer ganzen Körperseite machen können. — *Corticale Paraparesen*, d. h. Schwäche oder Lähmung beider Beine infolge Schädigung des Lobi paracentrales (Meningiome, subdurale Hämatome, arterielle und venöse Thrombosen) sind häufiger als allgemein angenommen wird und diagnostisch wichtig. — *Corticale Gesichtslähmungen* sind meist mit einer Armlähmung verbunden und bei linksseitigem Herd bei einem Rechtshänder mit einer *motorischen Aphasie*. Die Gesichtslähmung ist oft eine *facio-linguale Monoplegie*, wobei die vorgestreckte Zunge zur Seite der Lähmung abweicht. Die spastische Lähmung der von den Hirnnerven innervierten Muskeln ist nicht oder kaum nachweisbar an allen normalerweise simultan doppelseitig kontrahierten Muskeln, welche ihre Impulse von *beiden* Hirnhälften empfangen. Dies ist die Kehlkopf-, Kau- und Stirnmuskulatur. Corticale Augenlähmungen sehen wir stets als eine beide Augen betreffende *Blicklähmung*, niemals in Form isolierter Augenmuskellähmungen. Man spricht hier von *Déviation conjuguée*, d. h. einem Abweichen beider Augen, und zwar zur Seite der Läsion in der frontalen Rinde, weil die willkürliche Blickbewegung zur gelähmten Seite nicht möglich ist. Man merke sich die Regel, daß „im Fall einer corticalen Lähmung der Kranke seinen Herd anschaut", „im Fall einer corticalen Reizung von ihm fortblickt".

Schließlich finden sich nach Läsionen, vor allem der motorischen Rinde, auch kontralaterale *trophische Störungen*, die man *Inaktivitätsatrophien* nennt, da sie bedingt sind durch Wegfall der *Funktion*. Sie müssen prinzipiell unterschieden werden von der *echten Atrophie* (vgl. oben). Nicht so selten sieht man *vasomotorische* Störungen: Rötung, Cyanose, Schwellung, Schwitzen, Temperatursenkung und Gefäßtonusdifferenzen auf der gelähmten Seite; desgleichen wird Wachstumsstörung an den Nägeln und Haaren und bei der cerebralen Kinderlähmung auch am Skelet beobachtet.

Subcorticale oder kapsuläre Lähmungen, hervorgerufen durch Läsionen im Centrum semiovale oder der Capsula interna sind meist Hemiparesen oder Hemiplegien. Die dichte Nachbarschaft sensibler und motorischer Fasern führt dabei meist zu *kombiniert motorisch-sensiblen Halbseitenlähmungen* und im Fall einer den hintersten Kapselabschnitt erreichenden Läsion auch zu einer *kontralateralen Hemianopsie.*

Die vorübergehend schlaffe Hemiplegie bildet sich in ziemlich gesetzmäßiger Weise zur **residuären Hemiplegie** um. Das erste ist in der Regel die Rückkehr und krankhafte Steigerung der *Eigenreflexe.* Im weiteren Verlauf einer Hemiplegie sieht man in der Regel allmählich die Beweglichkeit in den großen Gelenken, meist zuerst im Hüftgelenk zurückkehren. Zu einer Zeit, wenn die großen Beinstrecker schon wieder leidlich funktionieren, sind die Beuger in der Regel noch fast völlig gelähmt. Innenrotation und Adduktion des Beines wird langsam möglich, während Außenrotation und Abduktion meist schwer gestört bleiben. Der Fuß kann bald leidlich plantarflektiert, aber kaum gehoben oder abduziert werden. — Wenn, meist zu einem erheblich späteren Zeitpunkt, der gelähmte Arm Zeichen wiederkehrender Beweglichkeit aufweist, so sind es auch hier die proximalen Muskelgruppen, vor allem die Adductoren und Innenrotatoren des Oberarms, die sich zuerst erholen. Die anderen Schultermuskeln bleiben meist schwach. Allmählich kommt auch die Beugung des Unterarms und seine Pronation zustande, während die Streckung und Supination meist schwer gestört bleiben. An der gelähmten Hand sieht man eine gewisse Rückkehr der Fingerbeugung, die bald zu einem dauernden Faustschluß mit eingeschlagenem Daumen führt.

Eine besondere Eigentümlichkeit der residuären Hemiplegie ist, daß gewisse Muskeln, z. B. der Latissimus dorsi oder die Beugegruppe des Oberschenkels (Mm. semimembranosus, semitendinosus und biceps) zu einer Funktion ganz gut tauglich werden, hingegen für eine andere, ihnen normalerweise auch zukommende, versagen. Der Latissimus dorsi funktioniert z. B. gut beim Herabziehen der Schulter und der Adduktion des Armes, aber nicht bei der Außenrotation des Armes. Dergleichen Eigenheiten der wiederkehrenden Funktion zeigen, daß hier *Leistungen* gestört sind, nicht aber einzelne Muskeln gelähmt sind.

Die beschränkte Brauchbarkeit der paretischen Glieder nur zu Massen- oder Gemeinschaftsbewegungen, der immer stärker sich ausbildende *distale Lähmungstyp mit schwerster Störung der später erworbenen Einzelbewegungen*; all dies offenbart uns gewissermaßen im Negativ die Funktion der ausgefallenen Pyr.B. Die reflektorischen Synkinesien sind spinaler oder extrapyramidaler Natur.

Späterhin treten in den gelähmten Gliedmaßen *Kontrakturen* auf. Passagere, frühzeitige, allgemeine Starrezustände der gelähmten Muskulatur bezeichnet man als „*Frühkontrakturen*". Die eigentlichen *Spätkontrakturen* bilden sich langsam aus und befallen unter Umständen auch die gelähmte Gesichtsseite. Besonders bei willkürlichen Bewegungen reagiert die paretische Gesichtsmuskulatur als Masse und nicht mit den normalerweise fein abgestimmten Einzelbewegungen gewisser Muskelgruppen. Wenn infolge von Spasmen die Falten auf der paretischen Gesichtsseite abnorm tief sind, kann bei oberflächlicher Betrachtung die kranke Seite für die gesunde gehalten werden. *Cortical oder subcortical bedingte Facialisparesen treten bei automatisch reflektorischen, z. B. mimischen Bewegungen, oft weniger in Erscheinung als bei willkürlicher Innervation.* Die *Verteilung der Kontrakturen* an den Extremitäten ist für die cerebrale Hemiplegie charakteristisch. Diejenige Gliederstellung, die wir dabei gewöhnlich sehen, bezeichnet man als den „*Prädilektionstyp*" (WERNICKE-MANN). Die Kontraktur ist an Eigenheiten des reflektorischen Geschehens geknüpft. Spinale und höhere Reflexmechanismen, nämlich das Verhalten der Eigenreflexe, die Verkürzungs- und Verlängerungsreaktion, sowie eine allgemeine, subcorticale Strecktendenz für die Beine, beeinflussen die Gestaltung der Kontrakturen an der unteren Extremität. Man kann auch die Verteilung der Kontrakturen durch Maßnahmen modifizieren, die eindeutig reflektorischer Art sind. Schon die einfache Lagerung des gelähmten Beines schafft geänderte Voraussetzungen für die Kontraktur, da diese wesentlich mitbestimmt wird von der Tonuszunahme in den Muskeln mit genäherten Insertionspunkten. Durch künstliche Beugehaltung des Beines kann man bei Fernhaltung vor allem noxiphorer Reize den Prädilektionstyp künstlich umkehren. Ähnlich der Lage wirken auch andere Reize wie auf die Spasmen (vgl. S. 591) so auch modifizierend auf die prädilektive Streckerkontraktur. So lernen spastisch Gelähmte mit Hilfe solcher selbstgesetzter Reize ihre Beine sich reflektorisch bewegen zu lassen, wobei synergisch gekoppelte Gruppenbewegungen und bei Diplegien auch alternierende Bewegungen auftreten können. Sensible *Dauerreize* führen andererseits mit Regelmäßigkeit zu einer zunehmenden Versteifung der Glieder, manchmal auch zu einer solchen der Beine in *Beugekontraktur*. — Zur Erklärung der prädilektiven Beugekontraktur des spastisch gelähmten Arms nimmt man außer dem Einfluß der Verkürzungsreaktion eine subcorticale reflektorische Beugetendenz der Arme und die Einwirkung der Schwere des hängenden Arms auf die Eigenreflexe der gedehnten Beuger an. Auch den Kontrakturzustand der Arme kann man durch künstliche Lagerung und sensible Reize modifizieren.

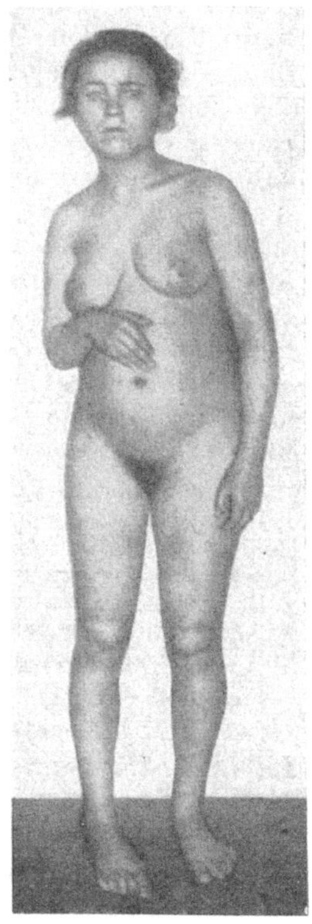

Abb. 12. Rechtsseitige Hemiplegie. WERNICKE-MANNscher Prädilektionstypus. Universitäts - Nervenklinik Minsk. (Aus KROLL: Die neuropathologischen Syndrome.)

Schließlich scheint für den Typ der Kontrakturen von großem Einfluß auch die Haltung des Kopfes und die Lage des Gesamtkörpers zu sein. Erst in neuerer Zeit haben MAGNUS und seine Schüler die Aufmerksamkeit auf komplizierte Reflexmechanismen gelenkt, die die gegenseitige Wirkung einzelner Teile des Körpers aufeinander, vor allem aber die der Hals- bzw. der Kopfstellung auf die Tonusverteilung des ganzen Körpers aufzeigen. Hierzu gehören auch tonische Reflexe, die von den Labyrinthen ausgehen. Während der Nachweis dieser Reflexe am normalen Erwachsenen nicht einwandfrei zu erbringen ist, finden sie sich beim Säugling und unter pathologischen Bedingungen. Bei schweren cerebralen Läsionen oder bei spinalen, bei denen nur die Pyr.B. lädiert ist, kann man feststellen, daß extreme *Kopfwendung* die Spasmen — bzw. den Strecker- oder Beugetonus bei Synkinesien — so beeinflußt, daß der Streckertonus zunimmt beim Wenden des Kopfes zur homolateralen Seite und der Beugertonus bei dem zur kontralateralen. Auch die Stärke der Eigenreflexe ist in dem gleichen Sinn beeinflußbar. *Kopfbeugung* kann an den paretischen Beinen zu einer Verminderung des Streckertonus und *Kopfstreckung* zu ihrer Vermehrung führen. An den Armen pflegt es umgekehrt zu sein.

Eine posthemiplegische Kontraktur kennzeichnen auch *Körperhaltung* und *Gang* des Kranken. Namentlich jüngere Individuen pflegen einige Monate nach der Lähmung wieder gehen zu lernen. Die aus der Hüfte entwickelten Gemeinschaftsbewegungen zusammen mit der Steifheit des Unterschenkels und Fußes gewährleisten ein leidliches Gehvermögen. Dem entgegen bleibt der Arm und besonders die gelähmte Hand meist für die Dauer gebrauchsunfähig. Man sieht in der Abb. 12 die dem Prädilektionstyp eigenen abnormen Gliederhaltungen, und auch wie die Patientin in typischer Weise das wie eine Stelze gebrauchte gelähmte Bein beim Gehen um das Standbein *circumduziert*. Das Schleifen der Fußspitze auf dem Boden kann unter Umständen bei leichten Hemiparesen oder Restzuständen das einzige auffällige Symptom sein. — Sind corticale bzw. *subcorticale Lähmungen in früher Kindheit* entstanden (vgl. LITTLEs Syndrom, S. 726), so führen sie in der ersten Zeit häufig zu einem gerade entgegengesetzten Prädilektionstyp der Kontrakturen. Späterhin gleicht sich dieser *infantile Typ* dem Prädilektionstyp der Erwachsenen weitgehend an. Die Arme geraten dann in eine Mittelstellung, an den gestreckten Beinen aber beherrschen — zumal bei den doppelseitigen Lähmungen — die *Adductorenspasmen* das Bild. — Bei juvenilen, corticalen Diplegien vermissen wir in der Regel die oben geschilderten Synkinesien. *Die Lähmung der von beiden Hemisphären innervierten Muskelgruppen* führt zu einer besonders *schweren Gangstörung* und — falls Gesicht-, Mund-, Rachen- und Larynxmuskulatur mitbefallen sind, zum Bild der *Pseudobulbärparalyse* (vgl. S. 589).

c) Die Folgen einer Läsion der Pyramidenbahn im Hirnstamm und Rückenmark.

Läsionen, welche die Pyr.B. in ihrem Verlauf durch die *Brücke und Medulla oblongata* treffen, verursachen in der Regel auch Mitverletzungen anderer Systeme und Kerngebiete, wodurch eine *Hemiplegia alterna* und andere Syndrome entstehen können (vgl. Abb. 34 und S. 563). Die nicht seltene *Doppelseitigkeit* pontiner Läsionen (Zirkulationsstörungen!) führt zu Tetraplegien oder Paraparesen der Beine. — *Im Bereich des R* entscheidet die Segmenthöhe den Typ der motorischen Paresen; daneben die Ausdehnung der Läsion auf benachbarte Bahnen das gesamte neurologische Syndrom. Die folgende kurze Übersicht über die motorischen R-Funktionen in verschiedenen Höhen hilft auch zur ungefähren **Höhenlokalisation einer Pyr.B.-Läsion.** *Die spinale Höhenlokalisation wird sich mit Vorteil an die segmentalen und Wurzelsymptome aus dem Läsionsniveau halten.*

Sacralmark: Fußmuskulatur. Sphincteren. Damm-Muskeln.

Lumbalmark: Oberes: Beugung im Hüftgelenk. Adduktion des Oberschenkels. *Unteres:* Die übrigen Ober- und Unterschenkelbewegungen.

Thorakalmark: Intercostalmuskulatur. Bauchmuskeln.

Cervicalmark, Oberes: Bewegungen von Kopf und Hals. Heben der Schultern *Mittleres:* Zwerchfellatmung. Bewegungen des Oberarmes und des Unterarmes. *Unteres:* Bewegungen der Hände und der Finger.

Man bedenke stets das *Gesetz der exzentrischen Lagerung der langen Bahnen, auch der Pyr.B.!* Läsionen der peripheren Anteile der Pyr.B. — durch schädigende Einwirkungen auf die R-Oberfläche — machen vorwiegend distale Lähmungen und täuschen einen zu tiefen Sitz der Läsion vor. Binnenläsionen des R können hingegen die distale Muskulatur verschonen und womöglich auf eine umschriebene proximale Muskelgruppe beschränkte spastische Lähmungen verursachen.

Die *Spasmen* befallen — zumal bei spinalen spastischen Diplegien — in besonderer Stärke wieder die *Adductoren.* Hier entwickeln sich später auch schwere *Kontrakturen*, deren allgemeine Verteilung an den Beinen meist die Strecker bevorzugt, obschon durch sensible und viscerale Reize wie auch durch die Lagerung der Beine nur allzu leicht schwere *Beugekontrakturen der Beine* entstehen können. Die Füße werden dabei meist in Equinovarus-, die große Zehe in Babinskistellung gehalten. — Bei den spinalen Paresen tritt die *reflektorische R-Eigentätigkeit* besonders deutlich hervor. Das STRÜMPELLsche *Tibialisphänomen* ist hier häufig. Hautreize am Leib oder der Analgegend können eine Beinbeugung in Hüften und Knien, solche am Unterschenkel oder Fuß eine Beinstreckung mit Plantarflexion des Fußes auslösen. Bisweilen sieht man auch einen Streckreflex des einen Beines sich gleichzeitig mit einem synergischen Beugereflex des anderen entwickeln; oder aber es schließt sich an einen Streckreflex automatisch eine spontane Beugung — sog. *Rückschlagphänomen* — an. Näheres auf S. 577ff. und S. 579.

2. Die periphere Motilität (das letzte motorische Neuron).

a) Die motorischen Vorderhörner und Vorderwurzeln sowie die Folgen ihrer Läsion. Die spinale Lokalisation der Reflexe.

Offenbar besteht die ganze nervöse Bahn vom motorischen Cortex bis zum Muskel nur aus zwei Neuronen. Dies geht aus der Ausdehnung der sekundaren Degeneration nach einer cerebralen Läsion der Pyr.B. hervor. Sie betrifft die Pyr.B. bis zur Aufzweigung ihrer Fasern an den *motorischen Ganglienzellen* der *Vorderhörner*. — Die Abzweigung der Pyr.-Fasern zu den Vorderhörnern geschieht aus dem nächst dem Rückenmarksgrau gelegenen Bündeln der Pyr.S.Str.˙ Daraus ist zu ersehen, daß die der R-Peripherie nahen Bündel des Pyr.S.Str. die für die caudalen Körperabschnitte bestimmten Fasern enthalten. Die Zellen der Vorderhörner, aus denen die vorderen Wurzeln entspringen, nennt man *Wurzelzellen* (Cell. radiculares), von denen es in den beiden R Anschwellungen fünf Gruppen gibt: zwei vordere, zwei hintere und eine zentrale. Diese Gruppen, die *Zellsäulen* darstellen, haben gesetzmäßige Beziehungen zu der Muskulatur des Rumpfes,

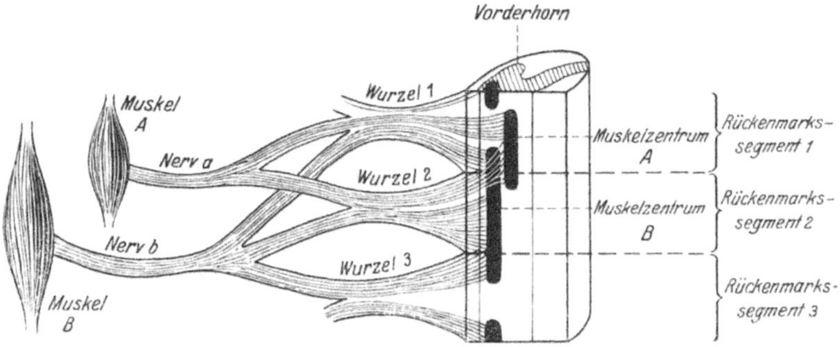

Abb. 13. Schema zum Verstandnis der segmentalen Muskelinnervation. (Nach BING: Kompendium der Gehirn-Ruckenmarksdiagnostik.)

der proximalen und distalen Extremitätenabschnitte. Die aus der Zellsäule innerhalb eines oder mehrerer gegebenen R-Segmente (Metamere) entspringenden Fasern ziehen nun nicht alle in *einen* peripheren motorischen Nerven, sondern verteilen sich auf mehrere Nerven; und jeder einzelne Nerv wiederum erhalt motorische Wurzelfasern aus mehreren Kernsäulen verschiedener R-Segmente (vgl. Abb. 13). Wie sich nun die einzelne *sensible* Wurzel als radikuläre bzw. segmentäre Zone auf die Haut als eine funktionelle Einheit *(Dermatom)* — unabhängig von der peripheren Sensibilität — projiziert, so innerviert ein *motorischer* Wurzelnerv einen Muskel maßgeblich seines ontogenetischen Aufbaues aus *Myotomen,* also nur teilweise und niemals in seiner Totalitat. Daher führen auf ein bis zwei Segmente beschränkte Vorderhorn-Läsionen nur zu einer *Schwächung* eines Muskels. Über die topographischen Beziehungen der aus dem Rückenmarkskanal austretenden motorischen Wurzeln zum R und zur Muskulatur vgl. Abb. 3.

Läsionen, die mit **Reizung** *der Vorderhornzellen* einhergehen, können zu *fibrillären* bzw. *fasciculären Zuckungen* in denjenigen Muskelfibrillen, welche von den erkrankten Vorderhornzellen innerviert werden, führen. *Reizung der Vorderwurzeln* führt hingegen zu abnormen Spannungszuständen der betreffenden Muskeln. Solche *Reizkontrakturen* sind unter Umständen für die *Höhendiagnose* spinaler Prozesse sehr wichtig.

Lähmungen durch Läsion des letzten motorischen Neurons zeigen die Eigenarten schlaffer Lähmungen; *gleichgültig ob verursacht durch Läsion der Vorderhörner, Vorderwurzeln oder peripher-motorischen Nerven, immer gehen sie einher mit Verlust der Reflexe, Atrophie der Muskulatur und abnormen Verhalten der Muskeln für elektrische Reize (Entartungsreaktion).* Das letzte Neuron und der quergestreifte Muskel sind eine funktionelle Einheit. Infolge einer nervösen Unterbrechung durch eine Läsion irgendwo zwischen Vorderhornzelle und Muskel wird dieser seiner zum Leben notwendigen Reize beraubt und degeneriert. Das Ausmaß dieser Degeneration folgt den in Abb. 13 dargestellten besonderen topographischen Beziehungen zwischen motorischen R-Kernen, Vorderwurzeln, peripheren Nerven und der Muskulatur. Alle Läsionen des letzten motorischen Neurons gehen mit *Reflexstörungen* einher. Der Verlust des Patellarreflexes kann durch eine Läsion des N. femoralis oder durch Schädigung der Segmente L_2 bis L_4 bzw. der entsprechenden Vorderwurzeln bedingt sein. *Dieser Verlust der Eigenreflexe ist neben den Paresen das wichtigste Hilfsmittel zur segmentalen Lokalisation einer spinalen Lähmung.* Die folgende tabellarische Übersicht zeigt die Zugehörigkeit muskulärer Funktionen zu bestimmten Segmenten.

Reflexe	Auslösungsart	Reaktion	Zentrale Lokalisation des Reflexes
Masseterreflex	Beklopfen des auf das Kinn bei halbgeöffnetem Mund gelegten Fingers	Schließung des Mundes	Trigeminus, Kerngebiet (Brücke)
Bicepsreflex	Schlag auf Bicepssehne bei leicht gebeugtem Arm	Beugung des Vorderarms	C_{5-6}
Tricepsreflex	Schlag auf die Tricepssehne bei adduziertem Arm und leicht gebeugtem Vorderarm	Streckung des Vorderarms	C_{6-7}
Brachioradialisreflex (Radiusreflex)	Schlag auf den Proc. styloid. radii bei gebeugtem und halb supin. Vorderarm	Beugung des Vorderarms und geringe Pronation.	C_{7-8}
Fingergrundgelenkreflex (MAYER)	Kräftige Flexion des 3. Fingers im Grundgelenk	Adduktion und Opposition des Daumens.	C_{6-8}
Bauchdeckenreflex (oberer)	Leichter Strich über die Haut im seitlichen Oberbauch	Einziehung im seitlichen Gebiet des Oberbauchs.	D_{8-9}
Bauchdeckenreflex (unterer)	Leichter Strich über die Haut im seitlichen Unterbauch	Einziehung im seitlichen Gebiet des Unterbauchs.	D_{10-12}
Cremasterreflex	Bestreichen der Haut an der Innenseite des Oberschenkels	Heraufziehen des Hodens.	L_{1-2}
Adductorenreflex	Schlag auf Condylus med. femoris	Adduktion des Oberschenkels.	L_{2-3}
Patellarreflex	Beklopfen der Quadricepssehne bei leicht gebeugtem Knie	Streckung des Unterschenkels.	L_{2-4}
Achillessehnenreflex	Schlag auf Achillessehne bei passiv leicht dorsal flekt. Fuß	Plantarflexion des Fußes	L_5-S_2
Plantarreflex	Bestreichen der Fußsohle	Beugung der Zehen.	S_{1-2}
Analreflex	Reizung um Anus oder Einführen des Fingers in den Anus	Kontraktion des Sphincter ext.	S_5

Spinale Lähmungstypen werden gern nach dem Ort der Lähmung bezeichnet. So spricht man von einem *Handtyp* infolge Läsion in C_7 bis C_8 einem *Oberarmtyp* bei einem Herd in C_5 bis C_6 einem *Oberschenkeltyp* bei Läsionen in L_1 bis L_4, wobei die Hüftbeuger, die Adductoren und die Quadricepsmuskulatur, nicht aber die Hüftstrecker, Adductoren und Kniebeuger gelähmt sind, einem *Unterschenkel-Fußtyp* (L_4 bis S_1), bei dem mit den zuvor verschonten Oberschenkelmuskeln alle Unterschenkel- und Fußmuskeln betroffen sind. — Den Vorderhornläsionen des R entspricht die *Bulbärparalyse*, d. h. die Lähmung der motorischen Hirnnervenkerne im *Pons* und der *Med. oblongata* (vgl. S. 734). Vorderhorn- und die entsprechenden Bulbarlähmungen sind stets rein motorisch, wie es die spinale Muskelatrophie, die Bulbärparalyse und die Poliomyelitis zeigen. Vorderwurzelläsionen sind — z. B. bei Wirbelaffektionen, lokalen tumorösen und entzündlichen Prozessen — häufig begleitet von Schädigungen auch der hinteren Wurzeln und deshalb öfters mit Sensibilitätsstörungen kombiniert. Bei kombiniert motorisch-sensiblen Lähmungen ist die Unterscheidung zwischen radikulären und Plexusläsionen oft sehr schwierig.

b) Die motorischen Nerven; periphere motorische und Hirnnerven-Lähmungen.

Schon beim Studium der sensiblen Nerven haben wir die *Plexusbildung* erwähnt. Das Wesentliche der Plexusbildung ist die gesetzmäßige Zusammenfügung von Wurzelnerven zu sog. primären und sekundären Plexusstämmen, aus denen schließlich mit konstanter

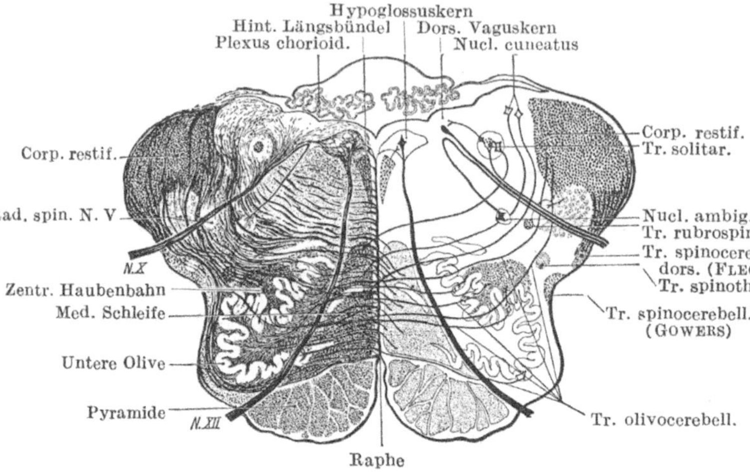

Abb. 14. Oblongata mit Vagus- und Hypoglossuskern.

Regelmäßigkeit als eine Verbindung bestimmter Wurzeln aus bestimmten Segmenten zu bestimmten neuen peripheren Einheiten die peripheren Nerven entstehen (vgl. Abb. 3a und 13). Es gibt einen *Plexus cervicalis* (C_{1-4}), *brachialis* (C_5 bis D_2), *lumbalis* (D_{12} bis L_5)

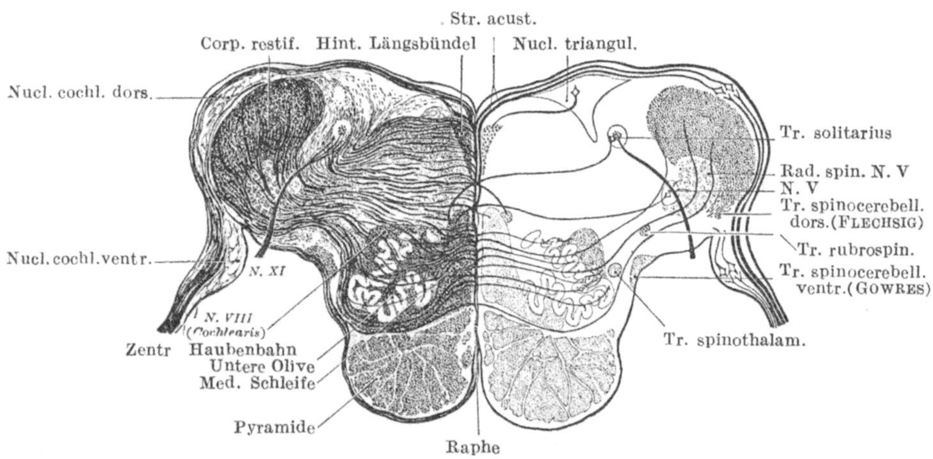

Abb. 15. Oblongata mit N. cochlearis und seinen Kernen, Corpus restiforme, Glossopharyngeuskern.

und *sacralis* (D_5 bis S_2). Vergessen wir nicht, daß in den Plexus die motorischen mit den sensiblen Wurzelfasern zu einem nicht mehr entwirrbaren Geflecht zusammengewachsen sind. Aus diesem also *gemischtnervigen* Plexus entstehen die *peripheren Nerven*, von denen der bei weitem größte Teil auch aus motorischen *und* sensiblen Fasern besteht.

Auf S. 505 war bereits darauf hingewiesen worden, daß schwerere *Schädigungen der peripheren Nerven* — wie traumatische Läsionen und Neuritiden — nicht nur sensible, sondern auch *motorische Lähmungen* verursachen können. Im speziellen Teil dieses Kapitels wird an verschiedenen Beispielen gezeigt werden, daß es Neuritiden und Polyneuritiden gibt, bei denen die Funktionsstörungen die motorischen und sensiblen Anteile der peripheren Nerven *nicht* gleichmäßig betreffen, sondern wo sogar die eine *oder* die andere geradezu charakteristisch für eine bestimmte Form der Neuritis ist. An dieser Stelle wollen wir uns nur prinzipiell mit den wichtigsten anatomischen und physiologischen Eigenschaften der motorischen Hirn- und R-Nerven und den bei ihrer Läsion zu erwartenden klinischen Merkmalen beschäftigen, wobei zufolge der natürlichen Verhältnisse auch die sensiblen Hirnnerven mitbesprochen

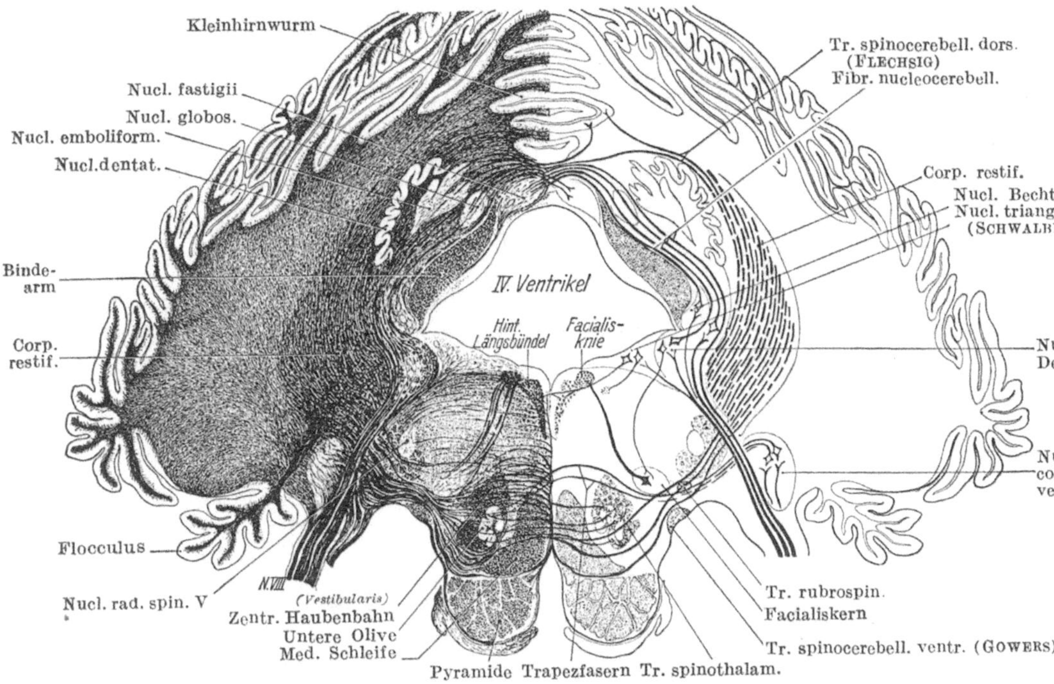

Abb. 16. Oberstes Ende der Oblongata in ihrer Beziehung zum Kleinhirn mit N. vestibularis, Deitersschen Kern, Olive, Schleifenbahn und Pyramide.

werden. (Das Studium der Abb. 14 und 20 soll den Text ergänzen! Bezüglich des I., II., III., IV., VI. und VIII. Hirnnerven sei auf S. 534f. verwiesen.)

Der **N. trigeminus** (V. Hirnnerv) ist ein *gemischter* Nerv; seine sensiblen Fasern entspringen aus dem Ggl. *Gasseri* in Form von 3 kräftigen Ästen, den Rr. ophthalm., maxill. und mandibularis (vgl. Abb. 21). Das Ggl. *Gasseri* entspricht in seiner Funktion durchaus einem Spinalganglion, auch darin, daß den *sensiblen* Fasern sich hier zur Peripherie ziehende *sympathische* Fasern beimischen, die für die *Trophik* der versorgten Gebiete — vor allem die *Cornea* des Auges — eine erhebliche Rolle spielen. Das Hautinnervationsgebiet der 3 Äste kann aus Abb. 5 entnommen werden. — Im einzelnen versorgt der 1. Trigeminusast (R. ophthalmicus) mit sensiblen Fasern den Augapfel, das Oberlid, die Schleimhaut des oberen und vorderen Nasenabschnittes, die Stirn- und Siebbeinhöhle, sowie mit sekretorischen Fasern die Tränendrüse (Anastomosen mit dem Facialis). — Der 2. Ast (R. maxillaris) versorgt außer der Haut noch die Schleimbaut des unteren Augenlides, die Oberlippe, die Zähne und das Zahnfleisch des Oberkiefers, die Schleimhaut des hinteren und unteren Nasenabschnittes, die Kieferhöhle und den harten Gaumen. — Der 3. Ast (R. mandibularis) ist der sensible Nerv des Unterkiefers mit seinen Zähnen und dem Zahnfleisch, der Wangenschleimhaut, der Unterlippe, des Mundbodens und der Zellen des Warzenfortsatzes. Die Zunge erhält lediglich sensible, aber keine Geschmacksfasern aus dem Trigeminus (vgl. S. 527). In allen 3 Trigeminusästen ziehen schließlich sensible Fasern zur Dura mater.

Die *sensiblen Wurzelfasern* des Trigeminus treten in die Brücke ein und verhalten sich analog den Wurzelfasern sensibler Spinalnerven. Die die Tiefensensibilität und Berührung

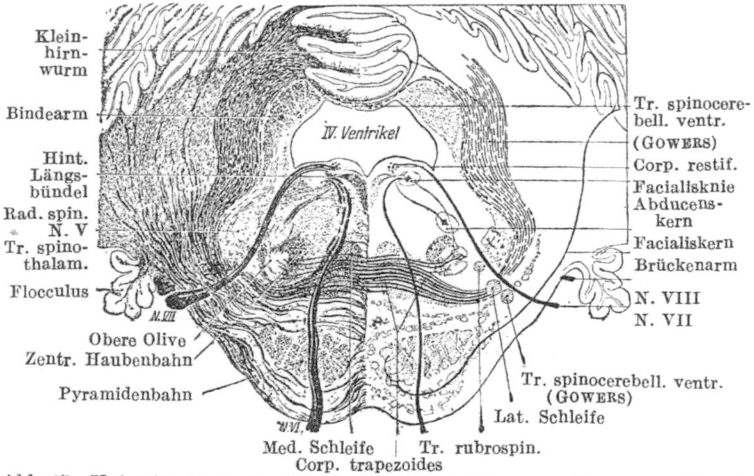

Abb. 17. Unterstes Ende der Brücke mit Ausstrahlung der Corpora restiformia in das Kleinhirn, Facialis- und Abducenskern. Corpus trapezoides.

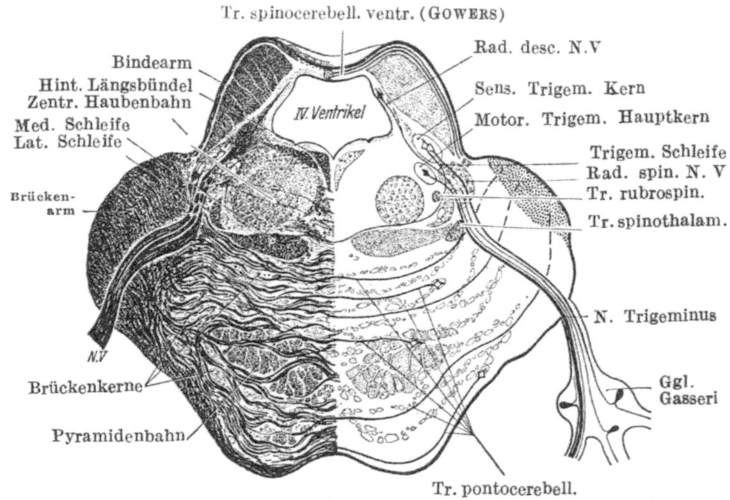

Abb. 18. Brücke mit seitlichen Brückenarmen, Bindearmen vom Kleinhirn, vierten Ventrikel, Trigeminusursprung.

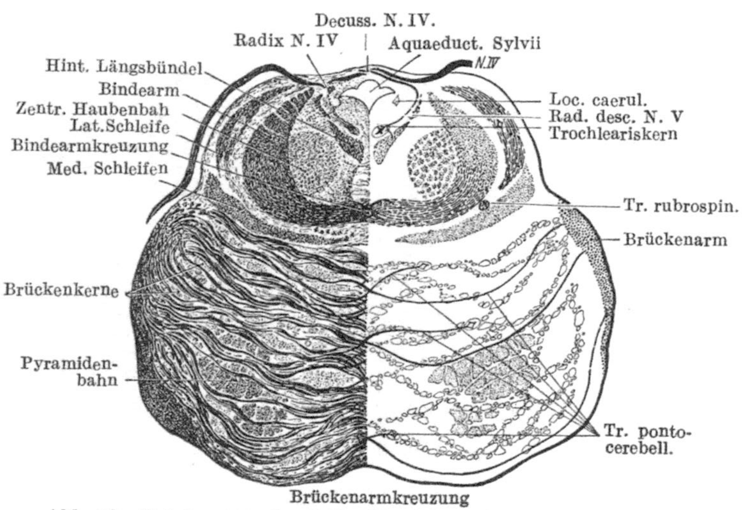

Abb. 19. Brückengegend mit Trochleariskern, hinterem Längsbündel, Bindearmkreuzung, lateraler und medialer Schleife und Brückenarmkreuzung.

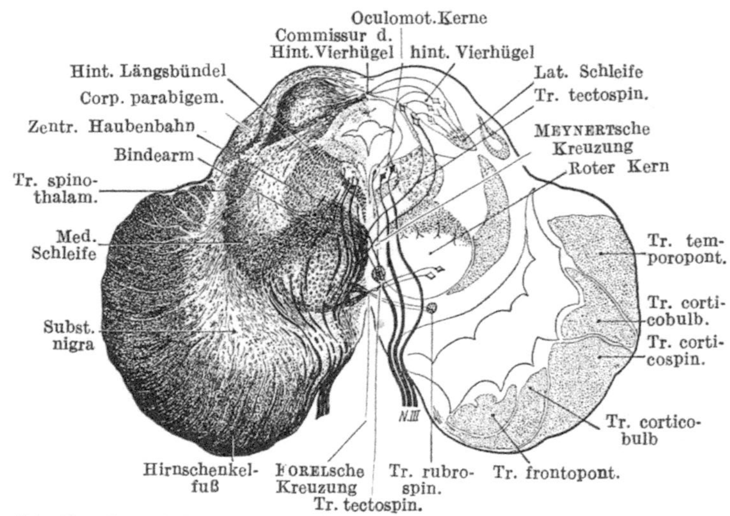

Abb. 20. Gegend der hinteren Vierhügel mit Aquaeductus Sylvii, lateraler Schleife und Hirnschenkelfuß, Oculomotoriuskernen.

leitenden Fasern treten alsbald in den *sensiblen Kern des Locus coeruleus* ein. Der Verlauf der Schmerz- und Temperaturfasern des Trigeminus gleicht jenem der Spinalnerven. Auch sie ziehen zur Lissauerschen *Zone* bzw. ihrer oralen Fortsetzung in der Brücke. Dort enden sie im spinalen Wurzelkern. Als neues Neuron kreuzen sie zur gegenüberliegenden Seite, um sich als *Tr. nucleothalamicus* dorsal dem *Tr. spinothalamicus* anzulagern. — Dem spinalen Tractus spinocerebellaris entspricht die doppelt angelegte, ungekreuzte Verbindung des Trigeminus mit dem Kleinhirn, der *Tr. nucleocerebellaris.*

Die *motorischen* Fasern des N. trigeminus verlaufen im R. mandibularis, der durch das For. ovale den Schädel verläßt. Sie stammen aus dem sog. motorischen Hauptkern des Trigeminus im dorsolateralen Feld der Brückenhaube. Die motorischen Trigeminuskerne sind mit der Hirnrinde durch gekreuzte wie ungekreuzte Bahnen — Tr. corticobulbaris (vgl. Abb. 11) — verbunden. *Einseitige supranucleäre Trigeminuslähmungen* kommen daher nicht vor.

Innervationsgebiet. Die Masseteren, M. temporalis, Mm. pterygoidei ext. et int., M. mylohyoid., Venter ant. m. digastrici.

Reizerscheinungen und *Lähmungen.* Die häufigste Erkrankung des N. trigeminus ist die *Trigeminusneuralgie*, die im speziellen Teil ausführlich besprochen wird. Die Ausdehnung der sonstigen Sensibilitätsstörungen nach Läsion eines der drei Trigeminusäste ergibt sich aus den oben erwähnten Einzelheiten über das sensible Innervationsgebiet. Besonders wichtig ist, daß bei Trigeminusanästhesien eine Anzahl Reflexe herabgesetzt bis aufgehoben sein können: der Lidreflex, Cornealreflex, Niesreflex (typische Aufhebung der stechenden Sensationen in der Nase bei Riechen von Ammoniak und Verlust des Kitzels bei Berührung der Nasenschleimhaut). *Motorische Reizerscheinungen* kennt man in Form von Kaumuskelkrämpfen, tonischer (-Trismus) und klonischer Form (mastikatorischer Gesichtskrampf, ein Symptom bei verschiedenen Leiden), bisweilen kombiniert mit neuralgischen Schmerzen im Gesicht.

Durch Läsion der Trigeminuswurzelfasern sowie der Endstätten in der Brücke entstehen *segmentale Sensibilitätsstörungen im Trigeminusgebiet.* Diese betreffen bisweilen den Schmerz- und Temperatursinn allein, eine *dissoziierte Sensibilitätsstörung,* ermöglicht durch jenen zuvor erwähnten besonderen anatomischen Verlauf der betreffenden Bahnen. Affektionen der caudaleren Teile der Subst. gelatinosa machen Sensibilitätsstörungen der Stirne, während die Wange erst bei weiter oral sitzenden Schädigungen betroffen wird. — Über die zum Teil recht komplizierten klinischen Syndrome, welche dadurch entstehen, daß Herde in der Medulla und vor allen Dingen im Pons die Trigeminuswurzelfasern, Kerngebiete *und* womöglich die *bereits gekreuzten* zentralen Trigeminusbahnen zerstören, wird auf S. 562f. berichtet werden.

Die *Ätiologie* der verschiedenen Trigeminusläsion wird auf S. 688 besprochen werden.

Der **N. facialis** (VII. Hirnnerv) ist im wesentlichen ein *motorischer* Nerv. Seine *motorischen* Fasern entspringen aus einem Kern im seitlichen Gebiet der Haube der caudalen Brückenregion ventrolateral vom Abducenskern (vgl. Abb. 16). Der Nerv tritt in den Schädel ein durch den Porus acusticus int. und zieht im Fallopischen Kanal in einen sehr konstanten Verlauf im Bogen um das Innenrohr herum durch das Felsenbein zum Foramen stylomastoideum, aus dem er den Schädel verläßt; alle Einzelheiten zeigt Abb. 21. Betreffend der *supranucleären Facialisbahn* sei auf S. 514f. und Abb. 11 verwiesen.

Innervationsgebiet. Die mimische Gesichtsmuskulatur, die Muskeln des Schädels und des äußeren Ohres; Mm. stapedius, venter post. m. digastr., stylohyoideus und Platysma.

Die im N. facialis verlaufenden *sensorischen* und *sekretorischen* (und wahrscheinlich auch Fasern für die *Tiefensensibilität* der Gesichtsmuskulatur) haben ihr nutritives Zentrum im *Ggl. geniculi.* Von hier ziehen die sensorischen Fasern, welche die *Geschmacksempfindung* der vorderen zwei Drittel der Zunge leiten, in einem vom Facialis gesonderten Nerven, dem sog. **N. intermedius** *(Wrisbergi)* zur Medulla oblongata, und zwar in den Tr. solitarius. Durch die *Chorda tympani* (vgl. Abb. 21) verlaufen sekretorische Fasern zum Ggl. submaxillare, um sich von da in die *Glandulae submaxill.* und *sublingualis* zu begeben. Über das *Ggl. sphenopalatinum* gehen auch den Tränendrüsen sekretorische Impulse zu. — (Die vielfachen Anastomosen zwischen Facialis, Trigeminus und Glossopharyngeus erschweren die Zuordnung bestimmter Fasern zu einem bestimmten dieser Nerven außerordentlich.)

Die Ursachen wie die Symptomatologie der *Facialislähmung* finden sich auf S. 700 eingehend besprochen. *Reizerscheinungen* im Facialisgebiet werden wir als *Tic, Blepharospasmus* auf S. 742 wieder begegnen.

Der **N. glossopharyngeus** (IX. Hirnnerv), der den Schädel durch das For. jugulare verläßt, ist ein *gemischter* Nerv. Die *motorischen* Fasern, die ganz analog jenen des N. vagus sowohl aus einem viscero- wie somatisch-motorischen Kern stammen, gehen mit den entsprechenden Vagusfasern enge Verbindungen ein. Der N. IX innerviert vor allem den M. pharyngeus sup. Die Hauptmasse des Nerven besteht aus *sensiblen, sensorischen* und *sekretorischen* Fasern. Das einem Spinalganglion entsprechende *nutritive Zentrum* der *sensiblen Fasern* ist das *Ggl. petrosum.* Von diesem ziehen die Wurzelnerven zur Medulla oblongata, wo sie als aufsteigende Äste im Nucl. areae cinereae enden und

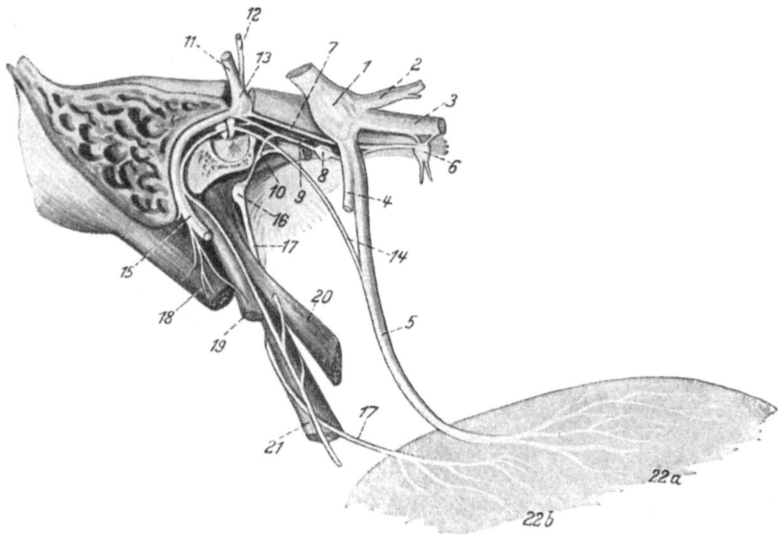

Abb. 21. Der Facialis im FALLOPIschen Kanal samt seinen Verbindungen von außen her freigelegt. Die äußeren Abteilungen des Warzen- und Felsenteiles des Schläfenbeines sind durch einen nahezu senkrechten Schnitt entfernt; der Canalis facialis ist in seiner ganzen Lange eröffnet; der Anulus tympanicus samt Trommelfell sind zum Teil erhalten, ebenso die mediale Wand des Canalis pterygoideus N. facialis: sein Verlauf im FALLOPIschen Kanal und seine wichtigsten Verbindungen mit dem N. trigeminus und glossopharyngeus (unter Benützung der Abbildung von RAUBER-KOPSCH und HERRICK). 1 Ggl. Gasseri n. V.; 2 N. ophthalm.; 3 N. maxill.; 4 N. mandibul.; 5 N. lingualis; 6 Ggl. sphenopalatin; 7 N. petros. superf. maj.; 8 Ggl. oticum; 9 N. petros. superf. min.; 10 N. tympans (JACOBSON); 11 N. facialis; 12 N. intermed.; 13 Ggl. geniculi; 14 Chorda tympani; 15 N. facialis (extrakranieller Teil); 16 Ggl. petrosum; 17 N. glossopharyngeus; 18 M. sternocleidom.; 19 M. stylohyoid.; 20 M. digastr.; 21 Anastomose des N. fac. zum N. glossophar.; 22a Ausbreitungsgebiet des N. trigem.; 22b des N. glossopharyng. in der Zungenschleimhaut.

als absteigende den Tr. solitarius bilden und in dessen Kern münden (vgl. Abb. 15). Die *zentrale, sensible Bahn* dürfte mit der inneren Schleife verlaufen. — *Sekretorisch* innerviert der Nerv die Glandula parotis. — Die *sensible* Innervation betrifft den Pharynx mit den Tonsillen und Gaumenbögen, den hinteren Abschnitt der Zunge, einen Teil der Epiglottis, die Tube und die Schleimhaut der Mastoidzellen. — Als sensorischer Nerv enthält der Glossopharyngeus Achsencylinder, die aus den Geschmacksknospen des hinteren Drittels der Zunge, des weichen Gaumens und Rachens stammen und sich in den *Tr. solitarius* begeben. Dieses sensorische „Zentrum" steht in *Reflexverbindung* mit den dem *Kauen* und *Schlucken* dienenden motorischen Kernen des Trigeminus, Glossopharyngeus-Vagus und Hypoglossus. — Die *zentrale sensorische Bahn* scheint sich dem olfaktorischen System anzuschließen (vgl. S. 534).

Die peripheren *Lähmungen* führen zu *Schlucklähmung* mit Regurgitieren von Flüssigkeit durch die Nase und *Schlingbeschwerden* für festere Speisen infolge der M. pharyng. sup.-Lähmung wie auch infolge Sensibilitätsstörungen im Schlund. Der *Würgreflex ist aufgehoben.* Man sieht beim Phonieren, Schlucken und Würgen die hintere Pharynxwand zur gesunden Seite hin — schief nach oben — „wie ein Vorhang" gezogen. — Die *Geschmackslähmung*

(Ageusie) betrifft das hintere Zungendrittel. Näheres ist auf S. 580 nachzulesen, wo auch die Ursachen der Glossopharyngeuslähmungen besprochen werden. Man vergleiche ferner das Kapitel über diphtherische Polyneuritis.

Der **N. vagus** (X. Hirnnerv) geht mit dem N. glossopharyngeus so vielfache Anastomosen sensibler und motorischer Fasern ein, daß eine Trennung beider fast unmöglich ist. Mit dem IX. Hirnnerv beteiligt sich der Vagus an der Bildung des *Plexus pharyngeus.* Der Vagus ist ein gemischt *somatischer und visceraler* Nerv und enthält *motorische wie sensible* Fasern. Die *motorischen* zu den Eingeweiden ziehenden Fasern (vgl. S. 523ff.) entspringen aus dem *dorsalen* Vaguskern; die *sensiblen* Fasern, welche ihren Ursprung in den *Ggl. jugul.* und *nodosum* nehmen, enden mit den Glossopharyngeusfasern im *Tr. solitarius.* Die zum *Pharynx* und *Larynx* ziehenden motorischen Fasern entspringen aus dem *Nucl. ambiguus.* Im Bereich dieses Kerns haben wir das *Reflexzentrum* für die verschiedenen die Schlund- und Kehlkopfmuskulatur einbeziehenden *Automatismen* zu sehen. Die Wurzelfasern verlassen die Med. oblong. hinter der Olive und der vereinte Nerv den Schädel durch das For. jugulare. — Von besonderer praktischer Bedeutung ist die *Innervation* des *Kehlkopfes:* Man merke sich, daß der *sensible* Larynxnerv der N. *laryngeus sup.* ist (er versorgt motorisch nur den M. cricothyreoideus); hingegen die *Motilität* vom N. *laryngeus inf.* (= *recurrens*) gewährleistet wird.

Die Folgen einer Kehlkopflähmung finden sich auf S. 475, Bd. I dieses Lehrbuchs beschrieben. Die *peripheren Lähmungen* des *N. recurrens* sind fast stets *einseitig*; *nucleäre können doppelseitig sein.* — Lähmungen der Schlund- und Oesophagusmuskulatur führen zu Schlingbeschwerden und Aufhebung der Rachenreflexe. Gaumenmuskellähmung hält die Kommunikation von Schlund und Nase offen, woraus Schluckstörung, näselnde Sprache, Reflexverlust resultieren. Bei einseitiger Lähmung sieht man bei Auslösung des Schlundreflexes den weichen Gaumen mit dem Zäpfchen nach der *gesunden* Seite hin abweichen. — Sind die *visceralen* Vagusfasern mitgelähmt, so pflegt eine *Tachykardie* aufzutreten. — *Doppelseitige* viscerale Vaguslähmungen können sehr ernste Störungen verursachen; man vgl. das Kapitel „Poliomyelitis".

Ätiologie. Die ursächliche Läsion kann intracerebral, extracerebral oder auch extrakraniell auf die Vaguskerne bzw. den peripheren Nerv einwirken. Ist ein bulbärer Prozeß auszuschließen, so kommen bei Verdacht auf ein intrakranielles Leiden vor allem tumoröse und menigitische Prozesse in Betracht. Die *Recurrenslähmung* kann zustande kommen durch Verletzungen, Druck einer pathologisch veränderten Schilddrüse, eines Aortenaneurysmas, Drüsen tuberkulöser und anderer Art, Pleuraerkrankungen, retropharyngeale Prozesse, Erkrankungen an der Schädelbasis. Infektiös-toxische Schädigungen sieht man unter anderem bei Diphtherie, Influenza, auch als sogenannte „rheumatische Lähmungen".

Der **N. accessorius** (XI. Hirnnerv) entspringt zum Teil aus einem Kern, der die Fortsetzung des Nucl. ambiguus bildet, zum größeren Teil aus Zellen der Vorder- und Seitenhörner bis hinab zu C_6. Der Nerv verläßt den Schädel durch das For. jugulare. — *Innervation*: M. sternocleidomast. und trapezius.

Eine einseitige *Lähmung* führt zum *Caput obstipum,* wobei das Kinn gehoben und zur gelähmten Seite gerichtet steht, wie auch zu abnormer Haltung des Schulterblattes, das vom Arm nach außen gekippt und hinabgezogen wird (Schaukelstellung der Schulter). Hinaufziehen der Schulter, Erhebung des Armes über die Horizontale ist geschädigt. Der obere Teil des Trapezius bleibt oft lange verschont. *Reizerscheinungen:* Klonische Krämpfe des Sternocleidomast., wenn doppelseitig, dann Nickkrämpfe *(Spasmus nutans).* Einseitig tonische Krämpfe führen zum *Torticollis, Caput obstipum spast.* (vgl. S. 743).

Ätiologie. Accessoriuslähmungen kommen vor bei Erkrankungen des oberen Halsmarks (Kernlähmungen z. B. bei Poliomyelitis), der Meningen (vor allem Pachymeningitis), der Halswirbel (Tuberkulose, Syphilis) und bei Affektionen, im Bereich des For. jugulare.

Der **N. hypoglossus** (XII. Hirnnerv) entspringt aus einem nahe dem Zentralkanal im mittleren bis unteren Abschnitt der Med. oblong. gelegenen Kern und tritt mit 10—15 Wurzelfasern zwischen Pyramide und Olive aus. Den Schädel verläßt er durch den Canalis hypoglossi. Anastomosen bilden die mit Wurzeln aus C_1, C_2 und C_3 Ansa hypoglossi.

Innervation. Die Zunge (Mm. genio-, hyo-, styloglossus und Binnenmuskeln der Zunge); die unteren Zungenbeinmuskeln und M. geniohyoid. werden aus der Ansa hypogl. versorgt.

Lähmung. Einseitiges Abweichen der herausgestreckten Zunge nach der *gelähmten* Seite durch Überwiegen des gesunden M. genioglossus. Unfähigkeit bzw. Schwäche beim Versuch, den in die Wange gelegten Finger hinwegzudrücken (Styloglossus). Atrophie einer Zungenhälfte. Schwere Kau-, Schlingbeschwerden und Sprachstörungen bestehen nur bei doppelseitiger Lähmung.

Ätiologisch kommen verschiedenartige intramedulläre, andererseits die bereits genannten Affektionen an der Schädelbasis, der Halswirbelsäule sowie Traumen und Druck am Hals in Betracht. Toxische Läsionen sind selten. (Betreffs nukleärer und supranukleärer *Hypoglossuslähmung* vgl. Bulbär- und Pseudopulbärparalyse!)

Der **N. phrenicus** (aus C_3 bis C_4) *innerviert* das Zwerchfell und enthält sensible Fasern, welche aus dem Perikard, der Pleura und dem Peritoneum stammen.

Reizung, Singultus, nicht nur bei peripheren Nerven- und Zwerchfellreizungen sondern auch gelegentlich zentraler Natur, z. B. bei epidem. Encephalitis.

Lähmung. Wenig Symptome bei einseitiger, schwere Störungen der Atmung bei beidseitiger Läsion; Fehlen des sog. Zwerchfellphänomens (LITTEN).

Ätiologie. Spinale, vor allem poliomyelitische Läsionen; Traumen nahe dem ERBschen Punkt, z. B. bei Zangengeburten. Toxische und infektiöse ein-, aber auch doppelseitige Lähmungen kommen vor (Alkohol, Blei, Diphtherie, Polyarthritis usw.).

Der **Plexus brachialis** (aus C_4 bis D_1) kann sowohl im ganzen wie in bestimmten Teilen lädiert sein. Mit dem Plexus werden häufig auch die Wurzeln vor ihrer Vereinigung zum Plexus betroffen. Der Brachialplexus ist wie kein anderer traumatischen Schädigungen ausgesetzt, wobei typische *Lähmungen* entstehen. Man unterscheidet: Die obere oder ERB*sche Plexuslähmung,* die dem spinalen *Oberarmtyp* gleichen kann und auf eine Läsion des Armplexus an einer bestimmten Stelle, dem ERBschen Punkt (der in der Regel daumenbreit oberhalb der Clavicula, etwas lateral vom Rand des M. sternocleidomast. zu suchen ist) zurückzuführen ist. Bei ihr werden die von C_5 bis C_6 innervierten Muskeln (also die Mm. deltoid., biceps, brachialis, brachioradialis, supra- und infraspinatus und bisweilen auch der subscapularis) betroffen. Schultermuskulatur- und Armbeugerlähmung beherrschen demnach das Bild; Sensibilitätslähmungen sind dabei inkonstant. — Die andere, seltenere typische Lähmung ist die untere oder KLUMPKEsche *Plexuslähmung,* die dem spinalen *Handtyp* gleichen kann, und bei der vor allem die Wurzeln aus C_7—D_1 betroffen sind. Meist stellt sie den Effekt einer partiellen Plexuslähmung aus den verschiedensten Ursachen oder aber den Restzustand einer totalen Plexusaffektion dar. Lähmungen der kleinen Handmuskeln und der Handbeuger *mit* entsprechenden Sensibilitätsstörungen ist das Charakteristische dieses Lähmungstyps. (Ein HORNER-*Syndrom,* d. h. Lähmung des *Halssympathicus* weist auf eine Wurzelläsion hin.) *Brachialneuralgien:* vgl. S. 696.

Ätiologisch kommen in Betracht vor allem Traumen, Luxationen und Frakturen am Schultergürtel und des Schultergelenks; forcierte Zerrung des abduzierten und extendierten Armes; ferner Geschwülste, z. B. der Lungenoberlappen, die auf den Plexus einwirken, Aneurysmen usw. Eine besondere Rolle spielen *Entbindungslähmungen,* bei denen nach DUCHENNE in der Regel betroffen sind die Mm. deltoid., biceps, brach. int. brachiorad. und infraspinatus. Mit oder ohne Knochenfrakturen einhergehende Traumen des Schultergürtels führen besonders leicht zum Abriß der 5. und 6. Cervicalwurzel.

Der **N. dors. scapulae** (aus C_5) *innerviert* den M. levator scapulae und Mm. rhomboidei.

Lähmung. Verschiebung des Schulterblattes lateralwärts. Die isolierte Erkrankung ist selten. Meist kompensiert der Trapezius die Lähmung.

Der **N. thoracalis longus** (C_5 bis C_7) *innerviert* den M. serratus ant.

Lähmung. Das Bild der Serratuslähmung ist typisch und besteht in der Ruhe in Hochstand des Schulterblattes; beim Vorwärtsheben des Armes in flügelförmigem Abstehen des Schulterblattes (Scapula alata); in Behinderung des seitlichen Erhebens des Armes über die Horizontale. Manche Kranken klagen über Schmerzen in der Axilla. Eine sekundäre Skoliose kann sich ausbilden.

Ätiologie. Mechanisch, z. B. Zerrung, Druck durch Lasten auf der Schulter, anstrengende Armhebung, toxisch, infektiös (Diphtherie, Typhus, Malaria usw).

Der **N. suprascapularis** (C_5 bis C_6) *innerviert* die Mm. supra- und infraspin., sowie die Schultergelenkkapsel.

Lähmung. Deutliches Hervortreten der Spina scapulae, Schwächung der Hebung und Außenrotation des Armes; typische Muskelatrophie unterhalb der Spina scapulae. Bisweilen *Sensibilitätsstörungen* an der Schulter.

Ätiologie. Die isolierte Erkrankung ist ungewöhnlich und meist traumatischer Natur. Fall auf die Hand oder den Ellbogen, Fraktur des Schulterblatts; Beschäftigungslähmung bei schwerem Druck auf die Schulter.

Der **N. subscapularis** (C_5 bis C_7) *innerviert* die Mm. subscapularis und teres major.

Lähmung., Der Arm steht leicht auswärts rotiert, seine Innenrotation ist erschwert. Die Funktionsstörung wird meist durch andere Muskeln kompensiert.

Der **N. thoracodorsalis** (C_7 bis C_8) *innerviert den* M. latissimus dorsi.

Lähmung. Schwäche bei Rückwärtsbewegung des Armes.

Der **N. axillaris** (C_5 bis C_7) *innerviert* die Mm. deltoideus, teres min. und die Schultergelenkkapsel, sowie eine schmale Hautpartie über der Schulter und dem Oberarm.

Lähmung. Unvermögen, den Arm vorwärts, seitwärts oder nach hinten zu heben. Neigung zu Subluxation des Armes. *Sensibilitätsstörungen* sind bisweilen im Gebiet des Cut. brachii lat. (vgl. Abb. 5) vorhanden. Der Konturverlust der Schulter und Hervorstehen des Akromions sind deutlich. Chronische Schultergelenkerkrankung mit Muskelatrophie kann eine Lähmung vortäuschen. In diesen Fällen folgt aber das Schulterblatt der Armbewegung.

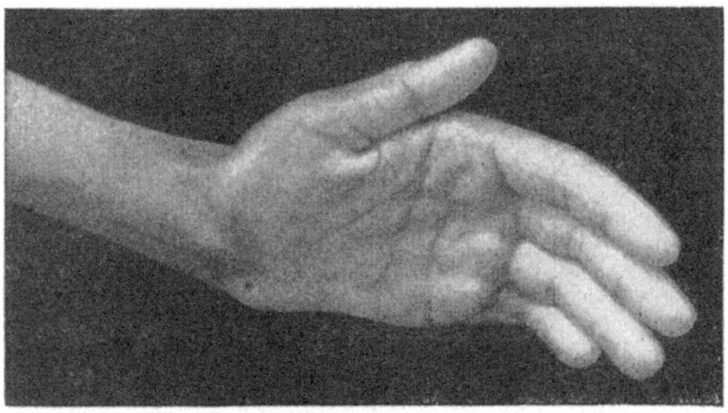

Abb. 22. Medianuslähmung. Affenhand.
(Aus KROLL: Die neuropathologischen Syndrome.)

Ätiologie. Meist traumatisch, z. B. nach Schleuderbewegungen, Dislozierung der Schulter, hoher Humerusbruch, Krückenlähmung; aber auch toxisch (Blei, Diabetes, Puerperium usw.).

Der **N. musculocutaneus** (C_5 bis C_7) *innerviert* die Mm. coracobrach., biceps und brachialis.

Lähmung. Beugung des Vorderarms nur noch mittels M. brachioradialis möglich, sind stets verbunden mit Pronation. Beugung im Ellbogen in Supination ist unmöglich. *Sensibilitätsstörung* im Gebiet des Cut. antebrach. lat. (vgl. Abb. 5).

Ätiologie. Traumatisch, z. B. nach Luxation oder Druck. Auch toxisch-infektiös.

Der **N. medianus** (C_5 bis C_7 und C_8 bis D_1) *innerviert:* 1. Mm. pronator teres, flex. carpi rad.; palmaris longus, flex. digit. subl. 2. Mm. flex. poll. long. et digit. prof. (Zeige- und Mittelfinger), pronator quadr. 3. Mm. abduct. et flex. poll. brevis, oppon. poll.

Lähmung. Bei peripherer Läsion (ad 3): Atrophie des Daumenballens und Verlagerung des Daumens in die Ebene der anderen Finger infolge Lähmung des Flexors und Opponens. *Affenhand* (vgl. Abb. 22). Die Lähmung zeigt sich besonders gut beim Versuch, den Daumen fest an die Spitze des Kleinfingers anzulegen. Bei höherer Lähmung (ad 2): Zu den genannten Ausfällen addiert sich die Unfähigkeit der Flexion von Zeige- und Mittelfinger in allen Gelenken und Schwäche der Pronation der Hand. (Besonders auffällig beim Versuch zu schreiben, nähen usw.) Bei hoher Läsion in Höhe der Ellenbeuge (ad 1) kommt hinzu: Schwäche der Handflexion, die dann unter Ulnarbeugung geschieht; Lähmung der Pronation der Hand sowie der Flexion der Endphalangen des 2. und 3. Fingers bei erhaltener Beugung der Finger in den Grundphalangen. Die *Sensibilitätsstörungen* sind typisch in der radialen Hälfte der Hand (vgl. Abb. 5). Dazu kommen häufig *trophische* Störungen.

Ätiologie. Häufig traumatisch, z. B. Ellenbogenluxation, Kompression und vor allem sog. „Beschäftigungsneuritiden", also Folgen von Überanstrengung.

Der **N. ulnaris** (C_8 und D_1) *innerviert:* 1. M. flex. carpi uln. et digit. prof. (4. und 5. Finger). 2. Mm. abduct. flex. et oppon. dig. V; adduct. poll., flex. poll. brev., lumbricales, interossei.

Lähmung. Peripherer Typ (ad 2): Atrophische Lähmung im Bereich des Kleinfingerballens. Aufhebung der Fingerbeugung im Grundgelenk besonders des 3., 4. und 5. Fingers und Beeinträchtigung der Streckung in den Interphalangealgelenken (lumbricales und interossei) — typische *Krallenhand* nach längerem Bestehen der Lähmung (vgl. Abb. 23). Aufhebung der Ab- und Adduktion (Spreizen) der Finger infolge Lähmung der Interossei, in deren

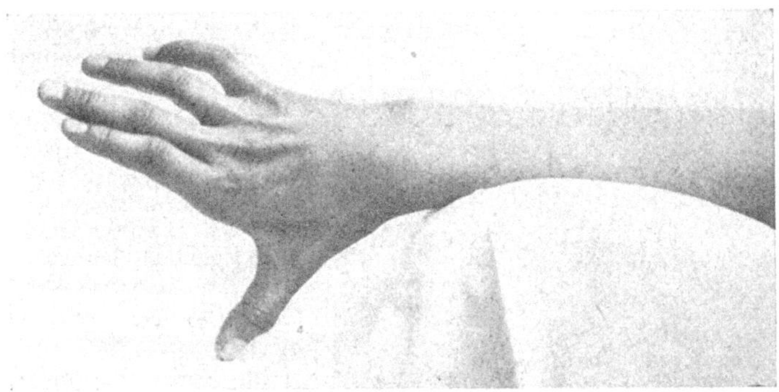

Abb. 23. Ulnarislähmung nach Läsion der Nerven durch Humerusfraktur nahe am Ellbogengelenk. (Nach VERAGUTH: Aus Handbuch der inneren Medizin, Bd. V/1.)

Gebiet eine charakteristische Atrophie auftritt; Unfähigkeit den Daumen dem Zeigefinger anzulegen. Hoher Typ (ad 1): Zu den genannten Ausfällen addieren sich Lähmung der Ulnarflexion der Hand und der Flexion des 4. und 5. Fingers in allen Gelenken. Die Hand wird radial flektiert. Die *Sensibilitätsstörungen* sind von typischer Ausbreitung im ulnaren Handbereich (vgl. Abb. 5).

Ätiologie. Häufig traumatisch, z. B. Fraktur des Condylus med. humeri, Luxation im Ellenbogen; Drucklähmungen im Schlaf und bei Beschäftigung (Aufstützen des Ellenbogens). Infektiöse und toxische Schädigungen auf den Ulnaris beschränkt sind selten; (z. B. bei Lues und Typhus). Polyneuritiden befallen den Ulnaris häufig.

Der **N. radialis** (C_5 bis D_1) *innerviert:* 1. Mm. triceps, anconaeus, 2. Mm. brachiorad. und extensor carpi rad. long., 3. Mm. extens. carpi rad. brev., carpi uln., digit. comm. et dig. V., supinator. 4. Mm. abduct. und extens. poll. longus, ext. poll. brev. et indicis.

Lähmung. Peripherer Typ (ad 4): Der leicht flektierte Daumen hängt herab und kann weder gestreckt noch abduziert werden. Der Zeigefinger kann im Grundgelenk nicht gestreckt werden. Bei höherer Läsion noch *peripher* vom Ellenbogen (ad 3): Typisches Bild der schlaff herabhängenden Hand (vgl. Abb. 24). Die Hand kann weder radial noch ulnar, noch können die Finger gestreckt werden. Der Vorderarm ist proniert und kann nur bei gebeugtem Ellenbogen durch den Biceps supiniert werden. Kräftiger Händedruck ist nur möglich bei passiv gestreckter Hand. Bei Läsionen über dem Ellenbogen (ad 2): Zu den genannten Symptomen kommt Schwäche bei der Beugung und Pronation des Vorderarms hinzu. Totale Radialislähmung (ad 1): Es addiert sich schlaffe Lähmung des Triceps und Anconaeus mit Unfähigkeit, den Arm zu strecken. — *Sensibilitätsstörungen* treten nur auf in dem schmalen Versorgungsgebiet der Radialis an der Hand; evtl. bei hoher Lähmung im Gebiet des Cut. brach. dors.; vgl. Abb. 5.

Ätiologie. Traumatisch wird der Radialis öfter als andere Nerven geschädigt; besonders auch im Schlaf und durch verschiedenste Druckschädigungen (z. B. Umschnürung des Oberarms). Toxisch wird der Radialis in typischer Weise durch Blei (vgl. S. 679), aber auch durch andere toxische und infektiöse Einflüsse gelähmt.

Die **Nn. thoracales,** *Rr. post. et ant.* (D_1 bis D_{12}) *innervieren* mit ihren Rr. post. die Rückenmuskulatur, durch die Rr. ant. die des Brustkorbes und des Bauches.

Periphere *Lähmungen* der Rückenmuskeln kommen nicht zur Beobachtung, wohl aber spinale (vgl. spinale Muskelatrophie). Periphere Lähmungen der Bauchmuskulatur sind selten. Die gelähmten Muskeln geben dann dem Innendruck der Bauchhöhle nach (z. B. beim Husten, Pressen usw.). Der Bauch-

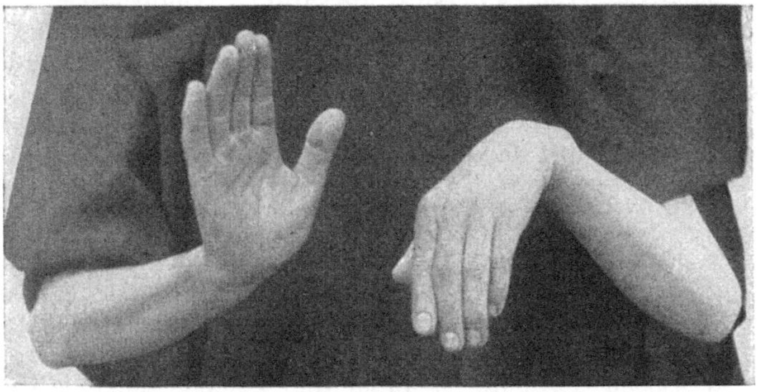

Abb. 24. Linksseitige Radialislähmung. Bei aktivem Extensionsversuch gelingt es nur, die Finger im Grundgelenk etwas zu strecken. Zu beachten ist dabei die Streckung der Endphalangen (Lumbricales). (Aus KROLL: Die neuropathologischen Syndrome.)

deckenreflex ist im Sektor der Lähmung aufgehoben. Reizerscheinungen der sensiblen Nerven sind hier als *Intercostalneuralgien* häufig; dazu kommen bisweilen auch *Sensibilitätsstörungen.*

Der **Plexus lumbalis** (D_{12} bis L_4) erkrankt viel seltener als der Brachialplexus. *Ätiologisch* kommen in Frage allerhand Prozesse im Becken, die auf die Nerven einwirken; doch ist die Regel, daß totale oder gleichmäßige Lähmung aller die Plexus bildender Nerven dabei nicht auftreten.

Der **N. femoralis** (L_1 bis L_4) *innerviert* die Mm. ileopsoas, quadric. fem., sartorius.

Lähmung. Sie führt vor allem zum Verlust der Beinstreckung im Kniegelenk, wodurch besonders Treppensteigen unmöglich gemacht wird (infolge atrophischer Lähmung des M. quadriceps). Der Patellarreflex ist dabei aufgehoben. Bei höherer Läsion tritt auch Schwächung der Hüftbeugung ein. Bemerkt sei, daß die Lähmung *nicht* zu genu recurvatum führt. *Sensibilitätsstörungen* finden sich im Gebiet der Cut. fem. ant. und N. saphenus.

Ätiologie. Außer grobmechanischen Einwirkungen am Oberschenkel (Fraktur, Luxationen, Quetschung, Aneurysmen usw.), die aber den geschützt liegenden N. femoralis nur selten lädieren, können auch Prozesse im Becken (Psoasabsceß, Tumoren, Appendicitis usw.) den Nerven schädigen. Toxische Neuritiden können gleichfalls vorkommen (z. B. Alkohol, Diabetes, über Neuralgie des Nerven vgl. S. 676).

Der **N. cutaneus fem. lat.** (L_2 und L_3) ist wahrscheinlich infolge seiner anatomischen Lage leicht zu Schädigungen disponiert. Die häufig resultierende Meralgia paraesthetica wird auf S. 699 besprochen.

Der **N. obturatorius** (L_2 bis L_4) *innerviert* die Mm. obtur. ext., adduct. gracilis, pectineus.

Lähmung. Hochgradige Schwächung der Adduktion des Oberschenkels, Behinderung der Schenkelrotation. *Sensibilitätsstörungen* an der Innenseite des Oberschenkels; vgl. Abb. 5.

Ätiologie. Die seltene Lähmung wird meist traumatisch bedingt (Beckenbrüche, Entbindung, Tumoren), bisweilen durch fortgeleitete Entzündung der Beckenorgane.

Der **Plexus sacralis** (L_5 bis S_3) erkrankt, von Traumafolgen abgesehen, selten. Lähmungen in seinem Bereich sind meist einseitig und betreffen *nicht* Blase und Mastdarm; dies zum Unterschied gegen ähnliche Krankheitsbilder bei *Cauda-* und *Conus*-Erkrankungen (vgl. S. 557).

Der **N. glutaeus sup.** (L_4 bis S_1) und **N. glutaeus inf.** (L_5 bis S_2) *innervieren* die Mm. glutaei max., med. et minim., tensor fasc. lat., piriformis.

Lähmung. Ausfall des Tensor fasc. führt infolge Überwiegen des Ileopsoas zu Außenrotation des Beines bei der Beugung; der des Glutaeus med. et min. behindert Abduktion und Innenrotation des Oberschenkels und hebt die Fixation des Beines am Becken auf, so daß beim Stehen auf dem kranken Bein das Becken nach der gesunden Seite überkippt. (Doppelseitig führt dies zu typisch schaukelndem Gang.) — Lähmung des Glutaeus maximus beeinträchtigt aufs schwerste die Streckung des Rumpfes in der Hüfte (sekundäre Wirbelsäulenverkrümmungen!). Die gelähmte Gesäßhälfte erscheint stark abgeflacht. *Sensibilitätsstörungen* fehlen bei isolierter Verletzung dieser Nerven.

Ätiologie. Die Nn. glutaei sind häufig mitbefallen bei traumatischer Verletzung des Ischiadicus sowie bei Läsionen des Sacrums oder des Beckens überhaupt.

Der **N. ischiadicus** (L_4 bis S_3) *innerviert* 1. die Mm. gemelli, obturat. int., quadrat. fem., semitend., semimembr., biceps, adduct. magn. (teilweise). 2. Durch die Nn. *peronaeus* und *tibialis* die gesamte Unterschenkel- und Fußmuskulatur.

Lähmung. Es ist die Regel, daß Schädigungen verschiedenster Art — selbst wenn sie den Ischiadicus hoch im Becken betreffen — doch zumeist nur im Peronaeusgebiet eine Lähmung verursachen. Bei der sehr seltenen Lähmung des ganzen Stammes ist außer den Zeichen einer Tibialis und vor allem Peronaeuslähmung die Außenrotation des Oberschenkels und die Beugung des Unterschenkels gestört. Die Kranken gehen in lordotischer Haltung mit überstrecktem Knie und dorsal flektiertem Fuß.

Der **N. peronaeus** (L_4 bis S_2) *innerviert* die Mm. peron. long. et brev., tibialis ant., extens. digit. et hall. long. et brev.

Lähmung. Unfähigkeit, den Fuß dorsal zu flektieren. Das Profil der Strecksehnen auf dem Fußrücken ist verwischt. Die Fußspitze und der laterale Fußrand schleifen beim Gehen, das Bein wird kompensatorisch übermäßig gebeugt gehalten, der Fuß „klatschend“ aufgesetzt *(Steppergang)*. Sekundäre Kontrakturen führen zum Pes equinovarus. Bei isolierter oder überwiegender Lähmung des M. tib. ant. kann der mediale Fußrand nicht gehoben werden (Pes planus valgus) Der Extens. hall. long. kann unter Umständen kompensatorisch hypertrophieren. Sensibilitätsstörungen in charakteristischer Ausbreitung an der lateralen Fläche des Unterschenkels und des Fußes.

Der **N. tibialis** (L_4 bis S_3) *innerviert:* 1. Mm. gastrocnemius, soleus, plant., poplit., tib. post., flex. digit. et hall. long. 2. Mm. flex. digit. et hall. brev.; abduct., flex., oppon. digit. V., adduct. hall., lumbrical. et interossei.

Lähmung. Beim sog. distalen Typ findet sich starke Schwäche der Flexoren der Zehen und Ausfall der kleinen Fußmuskeln, wodurch analog der Krallenhand ein *Krallenfuß* entsteht. Lähmung der Wadenmuskulatur allein führt nach längerer Zeit zum *Hohlfuß*; der Verlust des Achillessehnenreflexes ist ein frühes Zeichen dieser Lähmung. Bei totaler Tibialislähmung kann der Patient nicht auf den Zehen stehen, nicht springen, einen Druck gegen die Zehenballen nicht überwinden. Daneben finden sich die erstgenannten Lähmungen der Fußmuskeln. *Sensibilitätsstörungen* in typischer Ausbreitung über der Wade, der Fußsohle und den Zehenspitzen (vgl. Abb. 5).

Ätiologie. Als hauptsächlichste Noxen seien genannt: Grobe Traumen, d. h. Verletzungen, Hüftgelenkluxationen, Zangengeburten, Brüche, vor allem auch des Fibulaköpfchens, toxische Einflüsse, wie Alkohol, Arsen, Kohlenoxyd, Blei oder Stoffwechselgifte (beim Diabetes) und schließlich solche infektiöser Art, wie sie bei allen Neuritiden und Polyneuritiden wirksam sind. Die für die Ischias ätiologisch bedeutsamen Faktoren können auch zur Neuritis des Ischiadicus führen; Einzelheiten sind in dem Kapitel „*Ischias*“ nachzulesen.

VI. Das olfactorische System und seine Störungen.

Beim Menschen ist dieses System nur ein Rudiment jenes großen *Rhinencephalons*, das auf den untersten Stufen der Tierreihe fast das gesamte Endhirn einnimmt. Die *Geruchsreceptoren*, d. h. die spezifischen Ganglienzellen des ersten Neurons, finden sich in einem schmalen Feld der Nasenschleimhaut oberhalb der oberen Muschel. Sie senden marklose Achsencylinder durch die Foramina des Os ethmoidale in den *Bulbus olfactorius*, von welchem sie im Tr. olfactorius zur Area olfactoria, als dem zweiten Zentrum ziehen. Gerüche gelangen ins Bewußtsein über den Gyrus hippocampi und seine Faserung zur Großhirnrinde.

Bei der Prüfung des Geruchsvermögens ist stets zu bedenken, daß scharfe ätzende Gerüche auch mittels des *Trigeminus* und nur die eigentlich *aromatischen* allein durch den Olfactorius wahrgenommen werden. Das Geruchsvermögen kann durch verschiedene Schädigungen der Nasenschleimhaut beeinträchtigt werden. Eine diagnostisch wichtige *Lähmung* des Geruchssinns, „*Anosmie*", sieht man bei Tumoren (Meningeomen) der Olfactoriusrinne und bei Kontusionsverletzungen der Stirnhirnbasis. Gelegentlich wird auch bei der Tabes, multiplen Sklerose und Paralyse über Geruchsstörungen geklagt. — *Zentrale* Geruchsstörungen kommen bei Schläfenlappenprozessen (gekreuzt) vor. — *Reizerscheinungen* können sich in Form einer *Hyperosmie* äußern; *Geruchshalluzinationen* sind als Aura bei symptomatischer Epilepsie nicht selten.

VII. Das optische System.

1. Anatomie und Physiologie.

Das *optische Rezeptionsorgan* ist die *Retina* des *Auges*. Sie ist ein *Teil* des *Hirns*. Die Licht-Receptoren sind bestimmte in der Retina befindliche Ganglienzellen, die sog. *Stäbchen* und *Zapfen*, von denen die Erregungen über Schaltzellen in den *N. opticus* weitergeleitet werden. Das funktionelle und nutritive Zentrum der Fasern des N. opticus liegt also in der Retina. Stäbchen und Zapfen dürften getrennte rezeptive Funktionen haben, die einen für verschiedene Intensität von Licht, die andere für das Erkennen von Farben.

Die im *N. opticus* vereinten Fasern erfahren an der Hirnbasis, dicht oral von der Hypophyse im *Chiasma* eine *partielle Kreuzung*. Abb. 25 gibt in schematischer Weise die Eigenheiten dieser Kreuzung wieder. Wir sehen, daß es sich um eine *Hemidecussatio* handelt, in der nur die medial gelegenen Fasern aus den medialen Hälften der beiden Retinae kreuzen, während die aus den lateralen Retinahälften ungekreuzt bleiben. Jenseits vom Chiasma bilden die zum Zwischenhirn ziehenden optischen Fasern den *Tractus opticus*. Dieser ist also *kein* neues Neuron, sondern nur die Fortsetzung des N. opticus in einer anderen Fasergruppierung. Während der N. opticus einer Seite nur die Sehfasern aus dem homolat. Auge enthält, sind in einem Tr. opticus die Fasern der beiden homolat, d. h. homonymen Retinahälften beider Augen vereinigt. Diese anatomischen Tatsachen sind für die Pathologie besonders wichtig. Die in den Tr. optici verwirklichte Funktionsverknüpfung der homolat. Retinahälften beider Augen setzt sich bis in den sensorischen Cortex fort. Die Tr. optici ziehen zu den *primären Sehzentren*, den *Corp. geniculata lat.* (den äußeren Kniehöckern). Hier wird die Mehrzahl der Fasern unterbrochen, und nur eine gewisse Anzahl zieht am Kniehöcker vorbei durch den vorderen Vierhügelarm nach dem Dach des Mittelhirns, um im *vorderen* der *Vierhügel* — Corp. quadrigem. ant., also dorsal von den Augenmuskelkernen, zu enden. Ein schmaler Faserstrang zieht zum *Pulvinar*. — Die *zentrale Sehbahn* beginnt im Corpus genicul. lat. und zieht durch den hintersten Teil des hinteren Schenkels der Caps. interna (vgl. Abb. 9) im Bogen zum *Occipitallappen*. Diese Bahn, die *Radiatio optica* oder Gratioletsche Sehstrahlung, verläuft in der der lateralen Wand des Hinterhorns angrenzenden Markschicht. Ein Teil der Fasern gelangt auf ihrem Weg bis in das Mark des Temporallappens. Die Gratioletsche Sehstrahlung findet ihr Ende im *Cuneus*, speziell in der Rinde um die *Fissura calcarina* (vgl. Abb. 1b). Diese ist strukturell durch den Gennarischen oder Vicq d'Azyrschen Streifen gekennzeichnet (vgl. Abb. 4b) und wird *Area striata* genannt.

Die Linse wirft auf die Retina ein umgekehrtes Bild: Es entspricht der temporalen Retinahälfte die nasale Hälfte des *Gesichtsfeldes* und der nasalen die temporale. Im N. opticus werden daher die Eindrücke eines kompletten Gesichtsfeldes geleitet, wohingegen im Tr. opticus nur die jeweils *kontralateralen* Gesichtsfeldhälften repräsentiert sind (vgl. Abb. 25).

Während die Funktion der äußeren Kniehöcker, die sich parallel zur Sehrinde entwickelt haben, offenbar in innigster Beziehung zur Area striata selbst steht, stellen die vorderen *Vierhügel* ein funktionell andersartiges, phylogenetisch sehr altes *Reflexzentrum*

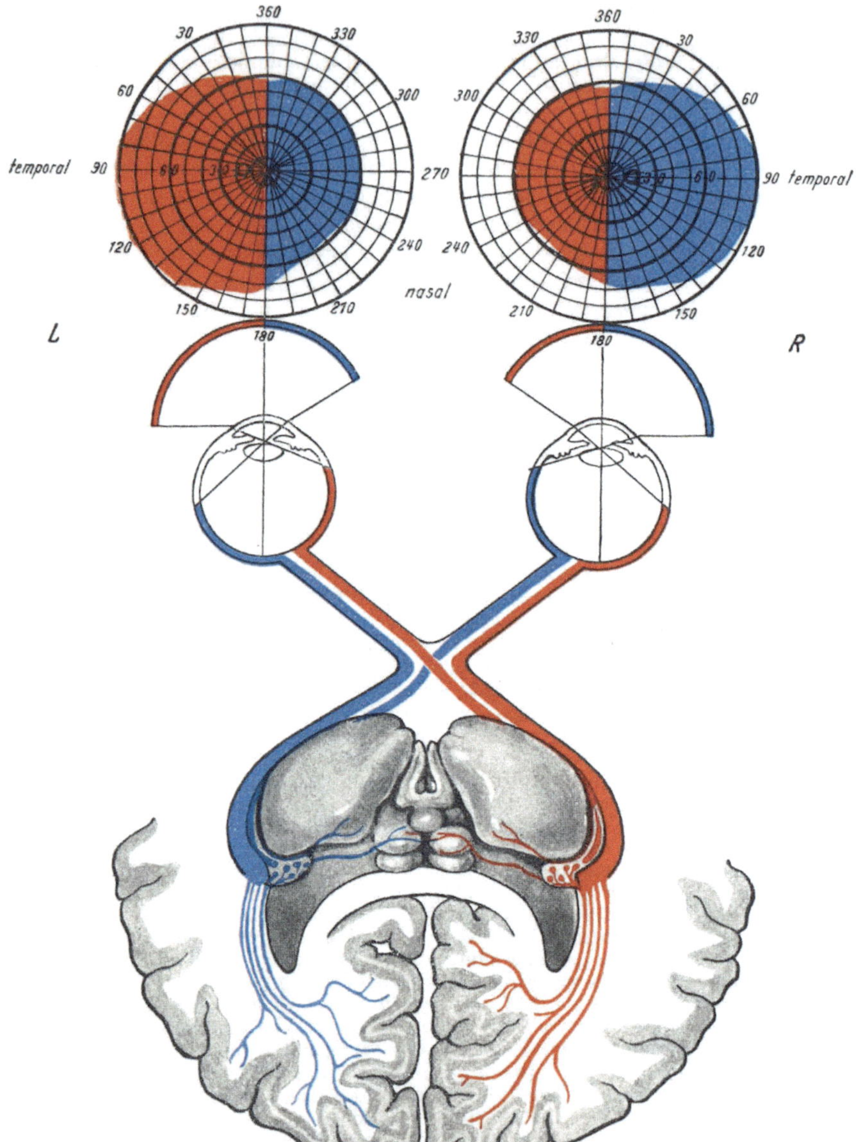

Abb. 25. Schematische Darstellung der Sehbahnen mit ihren Beziehungen zum Gesichtsfeld, zum Corpus geniculatum lateral., zum Thalamus, zur Vierhügelgegend und zum Occipitallappen. (Nach den neurologischen Wandtafeln von MULLER-HILLER-SPATZ.)

dar. Hier werden optische Reize übergeleitet einmal auf die äußeren Augenmuskelkerne, also auf die Kerne des III. und den IV. Kern und mittels des Fasc. longitudinalis med. auch auf den VI. Kern. Dieses *hintere Längsbundel* dient der koordinierten, besonders konjugierten Bewegung der beiden Augen, sowohl reflektorischer wie willkürlicher Art. Reflexfasern ziehen aber auch zu den visceralen inneren Augenmuskelkernen der gleichen und gekreuzten Seite (offenbar eine zweite „Hemidecussatio“), dem medialen Kern für den Musc. ciliaris und dem lateralen oder Edinger-Westphalschen Kern für den Sphincter pupillae. Sie dienen der funktionell gekoppelten Akkommodation der Linse und der Sphincterkontraktion. Reflexe für die Zuwendung des Kopfes und des Körpers zum optischen Reiz gehen teils über das hintere Längsbündel, teils durch die Fasern der Meynertschen Commissur (vgl. Abb. 20) über den Tr. tectospinalis in das Halsmark.

Die Lage der *Augenmuskelkerne* im Mittelhirn zeigen Abb. 17f. Die Fasern für die äußeren Augenmuskeln verlaufen im III., IV. und VI. Hirnnerven, und zwar innerviert der Trochlearis den M. obliqu. sup., der Abducens den Rectus ext. und der Oculomotorius alle übrigen Augenmuskeln einschließlich des Levator palpebrae. Von den inneren Augenmuskeln innerviert der Oculomotorius den M. ciliaris und Sphincter pup., während der

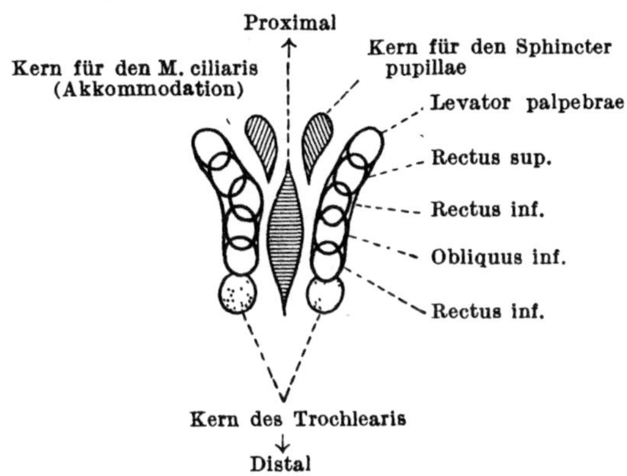

Abb. 26. Anordnung der einzelnen Kerne des Oculomotorius im Mittelhirn. (Nach Sahli: Lehrbuch der klinischen Untersuchungsmethode. Bd. II/2.)

Dilatator pup. vom Sympathicus versorgt wird. Die Fasern für den Sphincter entspringen offenbar aus einem mehr oral gelegenen Abschnitt des Edinger-Westphalschen Kernes als jene für den M. ciliaris, d. h. die Akkommodation bestimmten Fasern.

2. Störungen im optischen System.

Gewisse *Läsionen* des *N. opticus* sind direkt mittels des Augenspiegels sichtbar. Ein *Ödem* der *Papille* wird beobachtet vor allem bei der häufig einseitigen *Neuritis N. optici*; eine sog. *Schwellung* in Form der meist *doppelseitigen Stauungspapille* bei verschiedenen cerebralen Prozessen, vor allem *Hirntumoren*.

Die **Stauungspapille,** die man sowohl als ein nichtentzündliches Ödem der Papille, als auch als ein Übergreifen einer Hirnschwellung auf den N. opticus und seine Papille auffassen muß, äußert sich im Beginn durch eine Erweiterung (später auch Schlängelung) der Retinavenen, ein Verwaschensein zunächst der nasalen Papillenkontur und der Lamina cribrosa sowie eine Abflachung der physiologischen trichterförmigen Vertiefung des Sehnervenkopfes. In fortgeschrittenerem Zustand erscheint das Exsudat um die geschwollenen Venen, die gesamte Papille, deren Ränder nun allseitig verschwommen sind, wird prominent, und Blutungen treten auf. Die Papillenschwellung kann 4,0 Dioptrien erreichen; stärkere Schwellungen bis zu 6 Dioptrien und mehr sind bei geschlossenem Schädel nicht mit dem Leben verträglich. *Subjektive Sehstörungen* können dabei im Anfang gering sein. Die Prüfung zeigt meist eine *konzentrische Gesichtsfeldeinengung*. Rasch entstandene und therapeutisch erfolgreich angegangene Stauungspapillen können völlig ausheilen. Bei längerem Bestehen geht die Stauungspapille in die unheilbare *sekundäre Opticusatrophie* über. Von der primären Atrophie unterscheidet sich die sekundäre einmal dadurch, daß das im Stauungsstadium entstandene Exsudat sich noch später durch die verschwommene Begrenzung der Papille und verwaschene Struktur der Lam. cribrosa verrät, und daß andererseits die Venenschwellung (mitsamt Blutungsresten) oft lange sichtbar bleibt. Zunehmende Sehstörung begleitet die Atrophie und geht schließlich in völlige *Erblindung* über. — Die Pupillenreaktion auf Licht kann die Sehfunktion überdauern.

Der Stauungspapille ähnliche Augenhintergrundsbilder kann die *Thrombose der V. centralis retinae* bieten; doch fehlt hier die Schwellung der Papille. — *Vasculäre Störungen*, vor allem bei der Hypertension machen im malignen Stadium Ödem der Papillen, in der Regel verbunden mit einer Veränderung der arteriellen Retinagefäße (Wandverdickung, Lumenverengerung, Kompression der Venen unter kreuzenden Arterien, sog. GUNNsches Phänomen).

Am ehesten zu verwechseln mit der Stauungspapille ist die **Neuritis N. optici.** Die Neuritis, die oft nur einseitig ist, zeigt gleichfalls eine Schwellung der Papille, deren *entzündliche* Natur sich aber meist durch eine arterielle *Hyperämie* verrät. Auch stehen bei der Neuritis die *Sehstörungen* im Beginn wie Verlauf im Vordergrund. Die Prüfung zeigt hier verschiedenartige *Skotome*, im Beginn oft nur für Farben.

Ätiologisch sind von Wichtigkeit alle diejenigen entzündlichen Prozesse, welche den Sehnerven affizieren und dadurch, daß sie auch den Sehnervenkopf ergreifen, Papillenveränderungen machen. Hierher gehören die bei Infektionskrankheiten sich ereignenden Sehnervenentzündungen, die Neuritis optica im Rahmen einer Polyneuritis oder auch infolge Fortleitung meningitischer Prozesse akuter, aber auch chronischer tuberkulöser und syphilitischer Art.

Bei der **retrobulbären Neuritis** ist die Papillenschwellung ein seltenes Vorkommnis, doch finden wir in späteren Stadien mit großer Regelmäßigkeit eine *Abblassung der temporalen Papillenhälfte*, also eine *partielle Atrophie*, beruhend auf der fast elektiven Erkrankung des *papillomakulären Bündels* sowie ein dementsprechendes *zentrales Skotom*. Die Erkrankung, bei der die temporale Abblassung der Papille sehr typisch ist, und an die man daher stets bei diesem Befund zu denken hat, ist die *multiple Sklerose*. Ähnliche Prozesse im Sehnerven sieht man auch — jedoch viel seltener — in frühen Stadien der sog. *funikulären Myelitis*. — Die sog. *akute retrobulbäre Neuritis*, meist einseitig, beobachtet man bei Nebenhöhlenaffektionen, oft mit Schmerzen in der Orbita und gelegentlich auch mit Augenmuskellähmungen. Die Neuritis, seltener die retrobulbäre Neuritis, kommt auch bei verschiedenartigen *Encephalitiden* und *toxischen Erkrankungen* (Alkohol, Nicotin, Diabetes usw.) vor. Die *Sehstörungen* wie zentrales Skotom, konzentr. Gesichtsfeldeinengung, fleckförmige Skotome hängen von der Ausbreitung der Läsion ab.

Die **primär degenerative Erkrankung des Sehnerven** äußert sich in einer *primären*, d. h. *genuinen*, partiellen oder totalen *Sehnervenatrophie*. Die Papille ist dann meist scharf begrenzt, von mehr grauweißlicher Farbe und ihre Gefäße sind normal. Typische, primäre Atrophie finden wir bei der Tabes und Paralyse, aber auch nach Intoxikationen (Blei, Chinin, Optochin, Filix mas, Atoxyl, Tryparsamid und anderen As-Derivaten). — Primäre Atrophien werden oft verursacht durch Verletzungen des Sehnerven und vor allem durch Druck auf den Sehnerven, wie ihn ein *Aneurysma der Carotis*, Tumoren der Hypophyse, vor allem aber solche in der vorderen Schädelgrube ausüben.

Den Läsionen des N. opticus, des Chiasmas und der proximalen Abschnitte der Sehleitung eignen anatomisch begründete **Gesichtsfeldausfälle**. *Läsionen des Chiasmas*, wie sie vor allem durch Tumoren der Hypophyse, basal meningitische Veränderungen, auch einen Hydrocephalus des III. Ventrikels verursacht werden können, betreffen vorwiegend die medialen, im Chiasma kreuzenden Fasern. Es resultiert, infolge Erblindung der nasalen Retinahälften beider Augen, eine *bitemporale Hemianopsie*. Umgreift ein Prozeß das Chiasma, so führt Schädigung der ungekreuzten Fasern zu *binasaler Hemianopsie*. Die

Folgen von *Kombinationen* partieller bzw. totaler Nervus- und Tractus opticus-Läsionen sind leicht ableitbar. Läsionen des *Tractus opticus* bis zum seitlichen Kniehöcker führen bei kompletter Unterbrechung zu *homonymer Hemianopsie* des kontralateralen Gesichtsfeldes beider Augen, wobei die Trennungslinie zum normalen Gesichtsfeld *durch die Macula hindurchgeht.* Dieser Befund sowie die Aufhebung der Pupillenreaktion auf einen Lichtstrahl von der blinden Seite des Gesichtsfeldes her (*hemianopische Pupillenstarre*, die nur mit Hilfe besonderer Instrumente sicher feststellbar ist) kann die Differentialdiagnose einer solchen Läsion von einer *Läsion* der *Sehrinde* bzw. *Sehstrahlung*

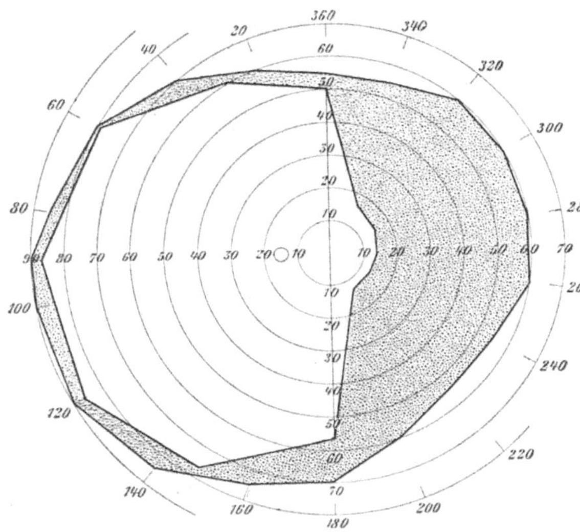

Abb. 27. Gesichtsfeld des linken Auges bei rechtsseitiger Hemianopsie mit überschüssigem Gesichtsfeld, als Beispiel für eine Hemianopsie bei Läsion der linken Calcarina. (Nach R. Bing: Aus Handbuch der inneren Medizin, Bd. V/1.)

ermöglichen. Bei dergleichen *zentralen* Sehstörungen gibt oft schon die subjektive Einstellung des Patienten zu seinem Gesichtsfeldausfall Handhaben zur Lokalisation der Läsion. Man beobachtet *positive Skotome*, die *gesehen* werden (Dunkelsehen) in der Regel bei Läsionen peripher vom C. geniculatum, und *negative*, d. h. solche, die der Patient nicht sieht und auf die er erst aufmerksam gemacht werden muß, bei zentralen Läsionen. Eine durch Totalläsion einer Sehstrahlung, z. B. durch Verschluß der A. cer. post. verursachte Hemianopsie zeigt das Phänomen der *hemianopischen Pupillenreaktion* (Wernicke). Die Pupillen reagieren auf Lichteinfall auch aus dem blinden Gesichtsfeld, weil die Reflexfasern zum Oculomotorius sich bereits *vor* der Läsionsstelle von den Sehfasern abgezweigt haben. — Affektionen im Pol des Temporallappens, vor allem Tumoren machen, durch Läsion der Sehstrahlung ein charakteristisches Skotom im kontralateralen oberen Quadranten. Je mehr sich die Sehstrahlung der *Sehrinde* nähert, d. h. je mehr ihre Fasern divergieren, um so häufiger sind partielle Gesichtsfeldstörungen. Das *Macula-areal* — also das zentrale Sehen — bleibt bei zentralen Hemianopsien meist von der Sehstörung *verschont* (vgl. Abb. 27), solange die Schädigung nicht auf den Balken oder auf die andere Seite übergreift.

Die Erklärung für diesen Befund darf man wohl nach den Untersuchungen von R. A. Pfeiffer darin sehen, daß die Maculae *doppelseitige* Faserverbindungen zu *beiden* Sehrinden besitzen (indem von der Sehstrahlung der einen Seite Maculafasern durch das

Splenium corp. callosi zur kontralateralen Sehrinde ziehen). Im corticalen Sehfeld lokalisiert man das Areal für die Fovea in den caudalen Teil der Fiss. calcarina, die obere Retinahälfte in die obere und die untere in die untere Calcarinarinde.

Nicht selten sind *Reizerscheinungen* im *hemianopischen* Gesichtsfeld. Es handelt sich dabei um allerhand *Lichterscheinungen*, meist ungestalteter Art. Solche Reizerscheinungen werden bisweilen *vor* dem Einsetzen einer Sehstörung geklagt. Sie können auch Symptome einer *epileptischen Aura* (vgl. Abb. 10), funktioneller Zirkulationsstörungen, z. B. bei der Migräne wie auch anderer Occipitalläsionen sein. Halluzinationen bei organischen Hirnerkrankungen bevorzugen das hemianopische Gesichtsfeld.

3. Die Störungen der Augenbewegungen und der Pupilleninnervation.

Die *konjugierten* Augenbewegungen, d. h. das *Blicken* untersteht der Herrschaft des occipitalen und frontalen Augenfelds (vgl. Abb. 10), wobei die erstere Region mehr der reflektorischen Fixierung gesehener Dinge, die letztere vor allem dem willkürlichen Blicken dient. Das occipitale und frontale Feld ist durch das System der occipitofrontalen Assoziationsfasern verknüpft. Vom occipitalen Augenfeld können durch Reizung Blickkrämpfe nach der kontralateralen Seite ausgelöst werden. Seine Zerstörung führt unter anderem zum Verschwinden des *optisch-motorischen Nystagmus*, z. B. dem Eisenbahnnystagmus. Die Impulse aus dem frontalen Augenfeld werden mittels der Pyr.B. (Tr. fronto-bulbaris) durch das Knie der Caps. interna zum vorwiegend kontralateralen Abducenskern geleitet, von wo ein gleich starker Impuls mittels des hinteren Längsbündels auf den Kern des Rect. int. der Gegenseite wirkt. Auch vom frontalen Feld können Blickkrämpfe zur Gegenseite ausgelöst werden. Seine Zerstörung bzw. die Unterbrechung seiner afferenten wie efferenten Faserverbindung hat die bekannte *Déviation conjuguée* zur Folge (vgl. S. 517), wobei „*der Kranke seinen Herd anblickt*". — Primitiven, rein reflektorischen konjugierten Augenbewegungen zur Seite dient das dem Abducenskern eng verbundene *pontine Blickzentrum*. Bei Läsionen dieses Zentrums entsteht auch eine meist bald vorübergehende Déviation conjuguée. Da an dieser Stelle jedoch die corticobulbäre Bahn bereits nach ihrer Kreuzung über die Mittellinie lädiert wird, *sieht der Kranke nicht seinen Herd an, sondern vom Herd weg. Läsionen des hinteren Längsbündels* verursachen, wenn inkomplett gelegentlich nystagmoide Zuckungen beim Blick zum Herde, wenn komplett eine Blicklähmung zur Herdseite. Eine konjugierte Blicklähmung nach oben kann man bei Druck auf die Vierhügel sehen (Epiphysentumoren). In seltenen Fällen kann ein Herd, der die Verbindung zwischen den Kernen der Mm. rect. int. zerstört, auch eine (konjugierte) *Konvergenzlähmung* hervorrufen.

Isolierte *periphere Lähmungen einzelner Augenmuskeln* betreffen meist den Rect. ext. und den Obliqu. sup., weil diese Muskeln von je einem Nerven abducens- bzw. trochlearis) versorgt werden. Abducenskernläsionen machen meist eine konjugierte Deviation und meist auch eine Mitschädigung des Facialis. — *Die Symptome der Lähmung einzelner Augenmuskeln* sind aus Abb. 28 ableitbar. Stärkere Lähmungen sind an der Schielstellung der Augen erkennbar, *paralytischer Strabismus*, der sich vom konkomittierenden dadurch unterscheidet, daß sich bei jenem die Größe des Schielwinkels der Augen mit dem Wechsel der Blickrichtung verändert. Augenmuskellähmungen machen *Doppelbilder*, die dadurch entstehen, daß bei der Blickfixation das Objektbild im gelähmten Auge nicht mehr in die Fovea centralis fällt und daher verschoben erscheint. Das Bild des kranken Auges scheint verschoben in der Zugrichtung des gelähmten Muskels, d. h. in einer der Verschiebung des Auges entgegengesetzten Richtung. Man spricht von *gekreuzten* Doppelbildern, wenn

z. B. dem rechten Auge das links befindliche Bild, und von *gleichnamigen*, wenn dem rechten Auge das rechte Bild zugehört. In Anbetracht der physiologischen Bildumkehr im Auge deuten demnach gekreuzte Doppelbilder auf Divergenz- und gleichnamige auf Konvergenzstellung der Bulbi. Gleichnamige Doppelbilder finden sich in der Regel bei Abducens-, gekreuzte bei Rect. int.-Lähmung. Das Entsprechende gilt auch für übereinanderstehende Doppelbilder. Sind mehrere Augenmuskeln gelähmt, so bedürfen die komplizierten Verhältnisse spezieller ophthalmologischer Untersuchung.

Die Unterscheidung nukleärer und peripherer Oculomotoriuslähmungen macht oft rechte Schwierigkeiten. *Nukleäre* Lähmungen sind wegen der großen Ausdehnung des Kerngebietes selten total. Meist findet sich vielmehr zunächst der oder jener der äußeren Augenmuskeln gelähmt, während Sphincter und

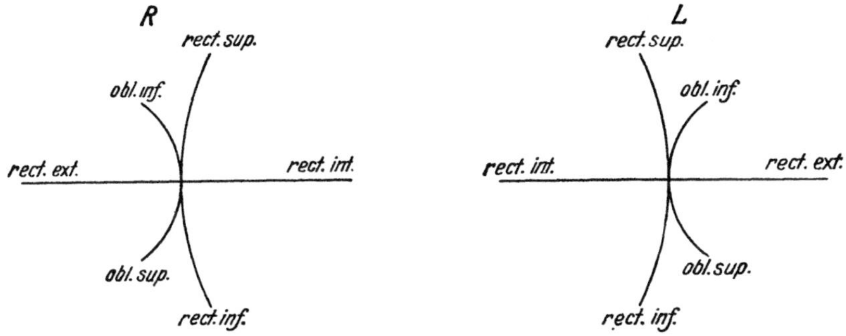

Abb. 28. Schema der Zugrichtungen der Augenmuskeln nach HERING. Das Schema ist objektiv gedacht, das heißt es stellt die Zugrichtungen bei der vor dem Untersuchenden stehenden Person dar, wie sie dem Untersuchenden erscheinen. Die Richtung der gebogenen Bahnen des Obliquus sowie des Rect. sup. und inf. drückt außer dem Weg der Hornhautmitte auch die Neigung des oberen Endes des vertikalen Bulbusmeridians aus, welche derselbe auf diesem Wege annimmt. Durch die Wirkung des Rect. inf. und ext. tritt, wie die gradlinigen Bahnen ausdrücken, keine Meridianneigung ein. (Nach SAHLI: Lehrbuch der klinischen Untersuchungsmethode.)

Ciliarmuskel intakt bleiben und der Levator palpebrae erst nach Ergriffensein aller äußeren Augenmuskeln versagt. BING sagt treffend: „Zum Schluß fällt der Vorhang.“ Rein einseitige Kernlähmungen gehören zu den Ausnahmen. — *Periphere* Oculomotoriuslähmungen betreffen dementgegen häufig zuerst den Levator palpebrae, verschonen den Sphincter und Ciliarmuskel fast niemals und machen relativ häufig eine *komplette Oculomotoriuslähmung:* Ptosis, Bulbus nach unten außen gewandt, Mydriasis und Ferneinstellung des Auges. Von ihr unterscheidet sich die *Ophthalmoplegia externa* dadurch, daß die Binnenmuskeln verschont geblieben sind, während bei einer *Ophthalmoplegia interna* diese nur allein gelähmt sind. Bei einer *Ophthalmoplegia totalis* sind auch die vom IV. und VI. Nerv innervierten Muskeln mitgelähmt.

Ätiologisch für *nucleäre* Lähmungen kommen in Betracht die Lues, die Encephalitis von ECONOMO, die multiple Sklerose, Zirkulationsstörungen, Tumoren und toxische Schädigungen, z. B. Alkohol (Polioencephalitis haemorrh. sup.), Salvarsan, Botulismus („Encephalitis“ haemorrh.). Diese Noxen können das Bild der *akuten Ophthalmoplegie* machen; mit und ohne anderweitige Bulbärsymptome und bisweilen in Syndromen, wie denen von WEBER, BENEDIKT oder FOVILLE (vgl. S. 562). Unter *chronischer Ophthalmoplegie* versteht man ein Krankheitsbild, das sich meist als Ophthalmoplegia externa allmählich entwickelt. Ihm können sehr verschiedene chronisch-infektiöse, toxische oder rein degenerative Prozesse zugrunde liegen (vgl. das Kapitel über *progressive Ophthalmoplegie*.

Periphere Augenmuskellähmungen können Teilerscheinung einer Polyneuritis sein, deren Ätiologie meist ungeklärt bleibt. Bisweilen ist sie diphtherischen Ursprungs (vgl. S. 672). Andere Ursachen können sein: Influenza, Scharlach, Masern, Mumps; vor allem aber die Syphilis des Gehirns. Toxische Gifte greifen wohl zumeist an der Kernregion an, doch kommt beim Diabetes und Alkoholabusus auch eine periphere Lähmung vor. Von besonderer praktischer Bedeutung sind diejenigen peripheren Augenmuskellähmungen, die bedingt sind durch Prozesse in der mittleren und hinteren

Schädelgrube (vgl. Abb. 2). Hypophysengeschwülste, Temporallappentumoren und -abscesse, Empyeme der Keilbeinhöhle und Ohreiterungen, die in die mittlere Schädelgrube durchbrechen, können zu schweren Augenmuskellähmungen, oft mit Reizung und Lähmung des Trigeminus führen. Eine im Verlauf einer Otitis media entstehende umschriebene Meningitis an der Felsenbeinspitze oder ein epiduraler Absceß führt zum GRADENIGOschen Syndrom: Abducenslähmung mit Schmerzen im Gesicht. Thrombose des Sin. cavernosus kann eine Augenmuskellähmung (vor allem des Abducens) mit Trigeminusaffektion und starken venösen Stauungen zur Folge haben (vgl. S. 595). — Akute wie chronische Meningitiden schädigen mit Vorliebe die Augenmuskelnerven.

Störungen der Pupillenreaktion finden sich bei Schädigung des sensorisch-motorischen Reflexbogens an irgendeiner Stelle. Der afferente Schenkel des *Pupillarreflexes* wird gebildet durch den Opticus, der efferente vom Oculomotorius. Lichteinfall in die Pupille eines Auges führt nicht nur zur Sphincterkontraktion dieses Auges – *direkte Lichtreaktion* –, sondern infolge des gekreuzten *und* ungekreuzten Verlaufs der Reflexfasern auch zu der des anderen: *konsensuelle* Lichtreaktion. Für die Pathologie folgt daraus: Die Belichtung eines infolge Opticusunterbrechung blinden Auges ist weder von direkter noch konsensueller Sphincterkontraktion gefolgt; hingegen führt Lichteinfall in das normale Auge auch zur Pupillenverengerung des blinden. — Eine Ophthalmoplegia interna — gleich ob nucleärer oder peripherer Art — verhindert die direkte und konsensuelle Sphincterkontraktion am gelähmten Auge, stört aber nicht die konsensuelle Reaktion des gesunden Auges bei Lichteinfall in das motorisch gelähmte Auge.

Ist der Sphincter nicht total gelähmt, sondern nur paretisch, so pflegt die Pupille häufig *entrundet* zu sein *(Anisokorie)*. Unter bestimmten Bedingungen, und zwar fast ausschließlich bei Tabes und Paralyse (selten einmal bei chronisch alkoholischen und encephalitischen Schädigungen) findet man, daß die häufig entrundete Pupille sich weder direkt noch konsensuell auf Lichteinfall kontrahiert, während die Sphincterkontraktion auf Akkommodation-Konvergenz normal ist. Man nennt dies: das ARGYLL-ROBERTSONsche Phänomen. Dieses stellt also eine *partielle Pupillenstarre*, und zwar *Lichtstarre* dar. Es ist noch unerwiesen, ob die diesem Befund eigene Störung eine partielle Opticus- oder Oculomotoriusläsion oder eine Schädigung des Reflexbogens im Mittelhirn ist. Betr. der sympathischen Pupilleninnervationsstörungen vgl. S. 555.

VIII. Das akustische System.

1. Anatomie und Physiologie.

Die Receptoren für akustische Reize liegen in dem CORTIschen Organ der *Cochlea* im Innenohr. Hier im *Ganglion spirale* der Schnecke nimmt der *N. cochlearis* als ein Teil des aus dem Cochlearis und Vestibularis zusammengesetzten *N. acusticus* seinen Ursprung. Der Verlauf dieser beiden Nerven nach ihrem Eintritt in die *Med. oblongata* ist ganz verschieden. Die Fasern des Cochlearis enden im ventralen und dorsalen Cochleariskern, dem *Tuberculum acusticum*. Hier beginnt als Neuron zweiter Ordnung die *zentrale Hörbahn*. Abb. 29 zeigt schematisch den Faserverlauf der Hör- und Vestibularisbahn. — Die *zentrale Hörbahn* (man vergleiche hierzu auch die Abb. 17) verläuft als *Lemniscus lateralis* (laterale Schleife) lateral von der medialen Schleife in der Brückenhaube oralwärts, um in zwei verschiedenen Kerngebieten zu enden, der Hauptteil der Fasern in dem *Corpus geniculatum med.* und der Rest in dem Kern des unteren Vierhügels (man beachte die prinzipielle Analogie zum Verlauf der Opticusfasern). Das Hauptkontingent der in den unteren vier Hügeln endenden Fasern dient *Reflexvorgängen* auf akustische Reize. Von hier wie auch von den oberen Oliven gehen Reflexfasern durch das hintere Längsbündel vor allem zu den Kernen der Augenmuskeln. Aber auch der VII. und vor allem der XI. Kern stehen in reflektorischer Verbindung mit diesen Hörzentren: reflektorische Kopfeinstellung auf akustische Reize! Für reaktive Einstellbewegungen des ganzen Körpers dienen offenbar Impulse, die aus den unteren Vierhügeln durch die MEYNERTsche Kreuzung in dem *Tr. tecto spinalis* nach abwärts verlaufen. — Aus dem Corp. genicul. med., auch zum Teil aus den hinteren vier Hügeln verläuft der zentralste Abschnitt der Hörbahn durch den ventralen Teil der inneren

Kapsel in die Rinde des *L. temporalis*. Das *corticale Hörzentrum* liegt in der Tiefe der Fossa Sylvii, und zwar in den Querwindungen der ersten Schläfenwindung (HESCHLsche Windung) und zum Teil auch im mittleren Teil dieser Windung selbst (vgl. Abb. 1a). Da die zentrale Hörbahn in der Med. oblongata zum größten Teil kreuzt, empfangt das corticale Hörzentrum einer Seite die akustischen Reize vorwiegend der Gegenseite, daneben aber auch homolaterale Reize.

2. Die Störungen im akustischen System.

Prozesse, die das *Innenohr* betreffen, wie Entzündungen, toxische Läsionen, z. B. bei Stoffwechselerkrankungen, andererseits auch Zirkulationsstörungen, schädigen häufig die Cochlea und das Labyrinth in gleichem Maße. Die einer *Cochleaschädigung* zukommende *Innenohrschwerhörigkeit* betrifft vor allem die

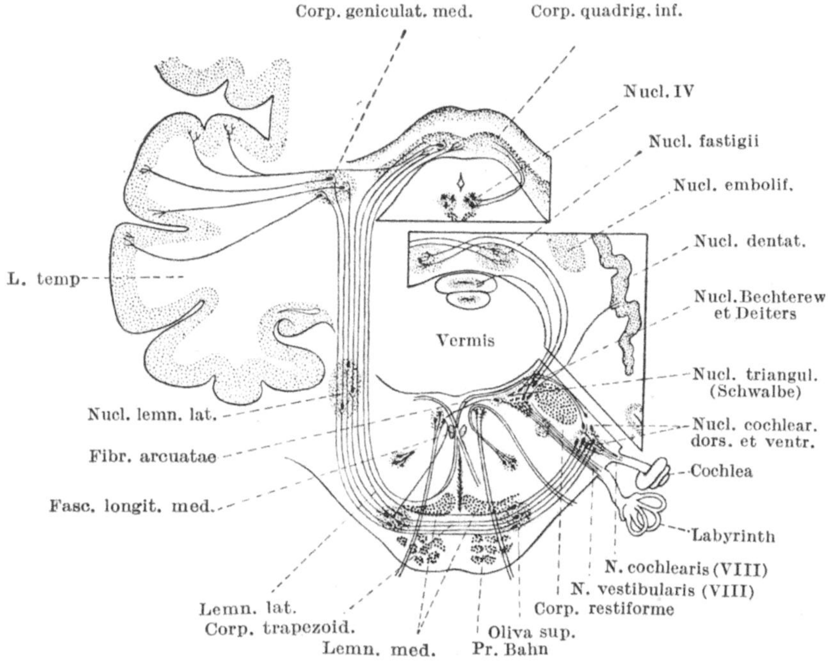

Abb. 29. Schematische Wiedergabe des cochleären und vestibulären Apparates mit seinen Kernen und Faserverbindungen in der Med. oblongata, dem Kleinhirn und den oral gelegenen Hirnteilen. (Nach HERRICK.)

Perzeption höchster Töne, die Zischlaute und die Flüstersprache. Die Knochenleitung ist verkürzt (negativer *Schwabach*), die auf dem Scheitel aufgesetzte Stimmgabel wird im gesunden Ohr vernommen (Lateralisation nach WEBER), die Luftleitung des Schalles ist besser als die Knochenleitung (positiver *Rinne* [vgl. S. 580]). *Reizerscheinungen* äußern sich in einer *Hyperaesthesia acustica* vor allem für hohe Töne und peinlichen *subjektiven* Geräuschen, dem sog. *Tinnitus* (hohe Töne, Zischen, Gefäßgeräusche, Ohrensausen usw.).

Die Cochlea erkrankt leicht infolge von Schallschädigungen, Intoxikationen (Chinin, Salicyl, Blei, Alkohol, Nicotin, aber auch Stoffwechselgiften, z. B. Gicht, Diabetes), akuten und chronischen Infektionen verschiedenster Art, Zirkulationsstörungen (vor allem bei Arteriosklerose), Traumen und entzündlichen Prozessen in der Umgebung.

Der *N. cochlearis* hat eine höhere Vulnerabilität als der N. vestibularis und leidet leicht bei Druck (Tumoren), aber auch bei Infektionskrankheiten und Intoxikationen. Die Funktionsstörungen gleichen jenen der Cochlealäsionen.

Intrauterin oder später toxisch bzw. infektiös, oft meningitisch entstandene Cochlearislähmungen sind die häufigsten Ursachen der *Taubstummheit*.

Nicht so selten wird doppelseitige Ertaubung infolge einer klinisch unauffälligen Meningitis gesehen. Auch die Lues hat eine große Affinitat für den Cochlearis. Taubheit als ein Symptom der HUTCHINSONschen Trias bei kongenitaler Syphilis ist wohl bekannt.

Erkrankungen der *zentralen Horbahn* machen selten Symptome. Sie sind verursacht durch Prozesse verschiedener Art (zirkulatorische, entzündliche, toxische, sowie Tumoren) *irgendeiner* Stelle ihres Verlaufs bis hinauf zur Hirnrinde. Läsionen *einer* Hörrinde führen an nie zu einseitiger Taubheit, doch können doppelseitige corticale und vor allem subcorticale Zerstörungen wie auch solche beider Corp. genicul. med. von totaler doppelseitiger Taubheit gefolgt sein. Bei nicht kompletten corticalen Zerstörungen ist die Hörfunktion meist in komplizierter Weise geschädigt (entsprechend der Eigenart corticaler Ausfälle in den Sinnesgebieten überhaupt). *Reizerscheinungen* wie primitive akustische *Halluzinationen* werden bei Läsionen der zentralen Hörbahn beobachtet.

IX. Das Vestibular- und Kleinhirnsystem.

1. Die afferenten Beziehungen des Kleinhirns.

Der *N. vestibularis* nimmt seinen Ursprung im Ggl. *vestibulare,* aus welchem die Dendriten in die Sinnesepithelien des *Labyrinths,* d. h. die Ampullen der Duct. semicirculares des Utriculus und Sacculus ziehen. Das Labyrinth ist *das* Sinnesorgan für *propriozeptive* Reize. Über den Verlauf der Vestibularisfasern in der Med. oblong. gibt Abb. 29 Aufschluß. Wir sehen die Fasern enden in einem großen, dicht unter dem Boden des IV. Ventrikels gelegenen Kerngebiet, dem *Nucl. vestibularis,* dessen Einzelkerne offenbar funktionell verschiedenwertigen sekundären Vestibularisbahnen Ursprung geben. So entspringt aus dem lateralst gelegenen *N. Deiters* der *Tr. vestibulo-spinalis,* welcher Reize aus dem Labyrinth auf die Körpermuskulatur überträgt; aus dem *Nucl. vestib. med.* (SCHWALBE) Fasern, welche die Verbindung zu oral und caudal gelegenen Hirnteilen mittels des *Fascic. long. med.* aufnehmen und vor allem der für die Orientierung im Raum so wichtigen Reizübertragung auf die motorischen Augennerven dienen. Aus dem dorsaler gelegenen *Nucl. vestib. sup.* (BECHTEREW) entspringen Fasern, die durch das Corpus restiforme zum kontralateralen *Nucl. fastigii* und dem Wurm des *Kleinhirns* ziehen. Eine geringe Zahl von Fasern zieht aus dem Vestibularis direkt zum Kleinhirn (vgl. Abb. 16).

Bahnen für propriozeptive Reize, vor allem aus den Muskeln, hatten wir in den Hintersträngen bis in die Großhirnrinde hinein verfolgt. Der größere Teil solcher Impulse wird jedoch über die bereits auf S. 508 beschriebenen *Tr. spinocerebellares dors. et ventr.* ins Kleinhirn geleitet. Die *dorsale* Bahn wendet sich in Höhe des VIII. Kernes dorsalwärts, um durch das *Corpus restiforme* ins Kleinhirn zu ziehen. Die *ventrale* Bahn erreicht am oralen Ende des Pons den *Bindearm (Br. conjunctivum)* und zieht mit ihm rückläufig in das Kleinhirn. (Mit der dorsalen Bahn ziehen aus den Kernen der Hinterstränge Fasern, die als *Fibrae arcuatae int.* die Mittellinie überkreuzt haben, ins Kleinhirn, Abb. 29.)

Das phylogenetisch und ontogenetisch alte vestibuläre und spinocerebellare afferente System enden in den sog. *palaeocerebellaren* Anteilen der Kleinhirnrinde (vgl. Abb. 30). (In dieser Abbildung sind die Endstätten der Vestibularisfasern mit Kreuzchen, die der spinocerebellaren Bahnen durch senkrechte Schraffierung gekennzeichnet.) Mit der Entwicklung der Großhirnhemisphären geht parallel jene der Kleinhirnhemisphären, welche in der Ausbildung des Lobulus ansiformis (nach BOLK) — dem eigentlichen *Neocerebellum* — ihren Abschluß findet. *Neue afferente* Systeme entstehen, welche die alten, vor allem das vestibuläre Kleinhirnsystem beim Menschen übertreffen. Hierhin gehört ein System von Fasern, das größtenteils aus dem Putamen stammend mittels der zentralen Haubenbahn zur Hauptolive gelangt und von dort als *Tr. olivocerebellaris* durch das Corp. restiforme in die Kleinhirnhemisphärenrinde zieht. Ein anderes mächtigeres stammt aus der Großhirnrinde, vor allem dem Frontal-, Temporal-, aber auch Parietal- und Occipitallappen, von wo es als *Tr. fronto-* und *temporopontinus* mit der Pyr.B. in den Pons zieht, um sich von hier durch die *mittleren Kleinhirnarme,* die *Brachia pontis* in die Hemisphären des Kleinhirns zu begeben (vgl. Abb. 17). Alle die genannten afferenten Bahnen enden überwiegend in der *Rinde* des Kleinhirns, wo schließlich die mannigfachen afferenten Impulse „umgeschaltet" werden auf die große Zahl der PURKINJE-Zellen, in die wir den Ursprung der *efferenten* Kleinhirnsysteme verlegen.

2. Die efferenten Beziehungen des Kleinhirns.

Die corticofugalen cerebellaren Bahnen werden in den motorischen Kleinhirnkernen auf ein neues Neuron umgeschaltet. Die aus der palaeocerebellaren Rinde — vor allem *also dem Wurm* und der Flocke — stammenden Fasern enden zunächst im *Nucl. fastigii*, um durch das *Corpus restiforme* zum *Nucl. Deiters* — als Fasciculus uncinatus — zu ziehen. Die durch die Tr. spinocerebellares zugeführten Impulse werden nach ihrer Umschaltung in der Rinde offenbar zum größten Teil über die *Nucl. emboliformes und globosi*, aber auch über den *Nucl. dentatus* geleitet. Von hier zieht die bedeutendste efferente Kleinhirnbahn durch die *vorderen* Kleinhirnarme, *Brach. conjunct.* — zum *Nucl. ruber*, von wo die Impulse teils zum R durch den *Tr. rubrospinalis* (v. MONAKOW), teils über den *Thalamus* zur Hirnrinde geleitet werden. Der *Nucl. ruber* wird zusammen mit dem DEITERSschen und dem benachbarten *Nucl. reticularis* als *Nucl. motorius tegmenti (motorischer Haubenkern)* bezeichnet und ist das wichtigste Schaltstück zwischen Cerebellum und der Motorik.

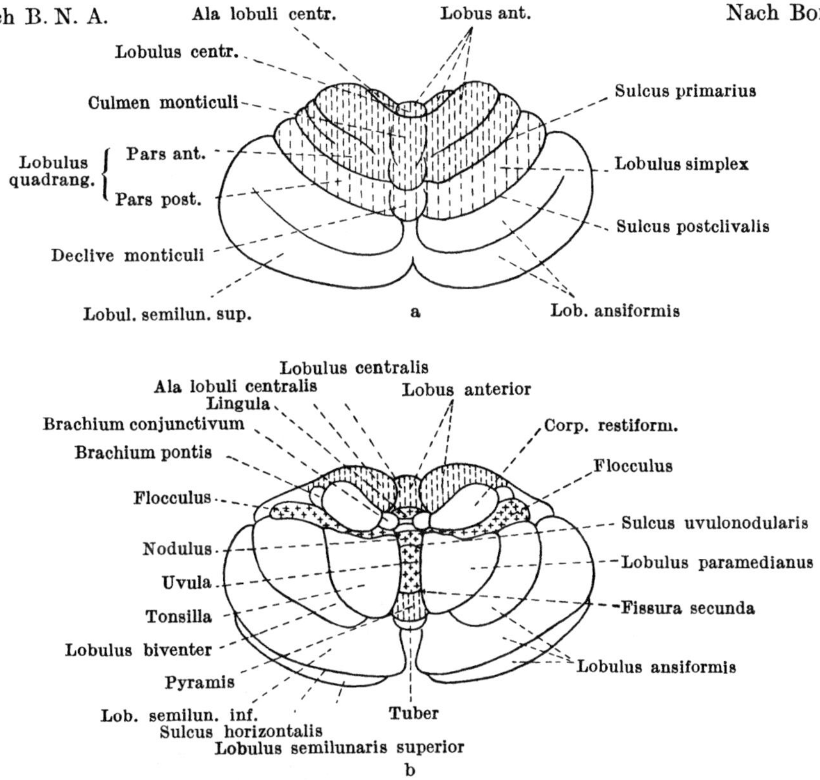

Abb. 30a u. b. a Schematische Aufsicht auf das menschliche Kleinhirn. b Das Kleinhirn von unten her gesehen. (Nach HERRICK.) [B.N.A. = Basler Nomenklatur.]

Zusammenfassend gilt, daß das Kleinhirn seine Impulse durch die hinteren und mittleren Arme erhält und durch die vorderen entsendet.

Die *Funktion* dieses ganzen Apparates ist gemäß der Einheitlichkeit seines inneren Baues im Prinzip in allen Teilen die gleiche und dient offenbar der ordnungsgemäßen Verteilung und Abstufung motorischer Impulse, wie sie sowohl für die *Statik* als auch *Kinetik* der gesamten Muskulatur erforderlich ist. Es sind propriozeptive Reize, die gemäß der jeweiligen Stellung und Bewegung des Körpers durch die höchst komplizierte ordnende Tätigkeit des Kleinhirns verarbeitet werden. Aus dem *Labyrinth*, in dem die 3 Bogengänge in rechtwinkelig aufeinanderstehenden Ebenen angeordnet sind, fließen durch den N. vestibularis Reize zu dem Vestibulariskerngebiet und dem Palaeocerebellum, welche ganz automatisch den Tonus der quergestreiften Muskulatur auf eine veränderte Lage des Kopfes im Raum reagieren lassen. Für die aufrechte Stellung, den Gang, alle Prinzipalbewegungen und die Aufrechterhaltung des Gleichgewichtes dienen vor allem aber die propriozeptiven Reize, die dem Kleinhirn durch die Tr. spinocerebellares aus dem Rumpf und den Beinen zufließen.

Das Kleinhirn hat also einen sehr wichtigen Anteil an der zu koordinierten Bewegungen notwendigen, aufs feinste abgestimmten Innervation automatischer Bewegungen, vgl. S. 499. Darüber hinaus ist das Kleinhirn aber auch eingeschaltet in den Vollzug willkürlicher Bewegungen. Die vom Cerebellum gewährleistete, auf das jeweilige Bewegungsziel abgestimmte tonische Innervation willkürlich in Funktion gesetzter Muskeln ermöglicht erst die Sicherheit isolierter Willkürbewegungen von besonderer Feinheit, wie sie etwa zum Schreiben und auch zum Sprechen erforderlich sind. Zu dieser Leistung sind sowohl die die propriozeptiven Impulse aus der Peripherie verarbeitenden phylogenetisch älteren Anteile des Cerebellums, wie aber in erster Linie die *jüngeren* Hemisphären bestimmt, die in vielfacher Reflexverbindung mit dem Großhirncortex und Subcortex stehen. Die aus dem Cerebellum stammenden Impulse werden auf cerebellofugalen Bahnen zu sämtlichen motorischen Endkernen, zumeist über den Nucl. motorius tegmenti geleitet. Sie innervieren also die gleichen Apparate wie die pyramidalen und extrapyramidalen Bahnen.

3. Die Läsionen des Kleinhirnsystems.

Cerebellare Läsionen gehen einher mit charakteristischen Störungen der tonischen Muskelinnervation und des vestibulären Systems. Der Grad dieser Funktionsstörungen wird wesentlich beeinflußt durch zeitliche Faktoren, die Größe der Läsion und der Zustand des gesamten ZNS. *Angeborene* Kleinhirndefekte können bis zur Symptomlosigkeit vom Großhirn aus kompensiert werden. Auch die *erworbenen* cerebellaren Läsionen können, zumal bei langsamer Entstehung bzw. langer Dauer weitgehend ausgeglichen werden. Die schwersten Störungen machen Läsionen des *Wurms.* Hier führt der Ausfall propriozeptiver Impulse zu *Gleichgewichtsstörungen* und *cerebellarer Ataxie.* Die Ataxie bei Wurmläsionen unterscheidet sich von der Hinterstrangataxie durch das Fehlen von Sensibilitäts- und Reflexstörungen, ihre Ausbreitung über den ganzen Körper und die geringere Beeinflussung der Balancestörungen durch optische Kontrolle. Die Ataxie ist in der Regel eine überwiegende *Rumpfataxie*; auch besteht häufig *Fallneigung* des Körpers, meist nach hinten. Der *cerebellar-ataktische Gang* gleicht oft dem eines *Betrunkenen. Hemisphärenläsionen* äußern sich an der *homolateralen* Körperseite; solche des L. semilunaris mehr an den Armen, die des L. biventer mehr an den Beinen. Hier ist die *Ataxie* bisweilen auf einzelne Glieder beschränkt. Die meist offensichtliche Tendenz zum *Fallen* und *Abweichen* des Körpers nach der Seite der Läsion sowie das sog. *Vorbeizeigen,* d. h. Abweichen des bei geschlossenen Augen gestreckt nach vorn erhobenen Armes in der Regel nach außen und unten, weist auf eine cerebellare Läsion des Vestibularissystems hin. *Halsstellreflexe,* überhaupt primitive *Automatismen* werden begünstigt durch cerebellare Läsionen. *Willkürliche* Bewegungen geschehen im betroffenen Glied bzw. im ganzen Körper oft auffallend kraftlos; *cerebellare Asthenie.* Diese auch als *Hypotonie* der Muskeln fühlbare Innervationsschwäche zusammen mit der Störung unbewußter propriozeptiver Mechanismen beeinflußt vor allem auch Zielbewegungen. Man beobachtet mangelhafte Synergie oder *Asynergie* normalerweise zusammenarbeitender Muskelgruppen, über das Ziel hinausschießende, unangemessene Bewegungen — *Hypermetrie* und *Dysmetrie* —; mangelhafte Antagonisteninnervation, die sich im *Fehlen des normalen Rückschlages* bei der Widerstandsprüfung zeigt; Störung bei der raschen Umkehr einer Bewegung — *Adiadochokinese*; Zittern, das bei zielstrebigen Bewegungen zunimmt, *Intentionstremor.* Ich fand bei Cerebellarläsionen häufig eine ihnen eigene *Sprachstörung,* welche die genannten Innervationsstörungen an der Sprachmuskulatur und dazu eine auffällige Asynergie von motorischem Sprechakt und Atmung aufweist. — Das bisweilen feststellbare *Unterschätzen* von *Gewichten* auf der Seite der cerebellaren Läsion beruht wohl auf der pathologischen Abdämpfung zentripetaler Impulse aus der reflektorisch gespannten Muskulatur. *Nystagmus* wird oft bei Kleinhirnläsionen gefunden und verrät die Schädigung der cerebellaren Anteile (Bahnen oder Kerne) des Vestibularsystems; vgl. unten.

Ätiologisch kommen vor allem der Kleinhirntumor, der Absceß, ein Gumma oder Solitärtuberkel in Betracht, die je nach Sitz und Größe die genannten cerebellaren Symptome machen können. In mehr akuter Form können cerebellare Symptome bei Zirkulationsstörungen, Traumen und encephalitischen Prozessen auftreten. Wir sehen sie ferner im Verlauf der Lues cerebri und vor allem der multiplen Sklerose. — Im höheren Alter kann die degenerative *olivopontocerebellare Atrophie* zu schweren Koordinationsstörungen führen. Verwiesen sei vor allem auch auf die FRIEDREICHsche Krankheit.

4. Labyrinth- und Vestibularisläsionen. Der Schwindel.

Mittels des hinteren Längsbündels wirken die beiden Labyrinthe wie zwei Zügel auf die in konjugierter Blickstellung befindlichen Augen. Eine Störung in der Balance dieses Systems — sei es durch einen *Reizzustand* oder eine *Lähmung* eines Labyrinths bzw. Vestibularis und seiner Kerne — kann zu *Nystagmus*, d. h. unwillkürlichen, ruckartigen Bewegungen beider Bulbi führen.

Die Richtung eines Nystagmus wird nach der Seite der *schnellen* Zuckung benannt. Je nach der Ebene, in welcher die Augen zucken, unterscheidet man einen *horizontalen*, *vertikalen* und *rotatorischen* Nystagmus. Am häufigsten ist der horizontale Nystagmus. Reizung eines Labyrinths (BÁRÁNYscher Versuch) führt normalerweise zu Nystagmus, der ausbleibt, wenn durch eine Läsion im System ein oder beide Labyrinthe unerregbar geworden sind. Nystagmus kommt außerdem normalerweise vor als sog. optokinetischer Nystagmus; ferner als Einstellungsnystagmus bei optischen Störungen und Affektionen der Augenmuskeln (z. B. Abducensschwäche), als hereditärer Nystagmus bei Entwicklungsstörungen des ZNS und unter einigen anderen selteneren Bedingungen.

Während chronische Zustände, etwa der allmähliche völlige Ausfall eines Labyrinths oder Vestibularis, in der Regel symptomlos bleiben, sieht man bei akuten *Störungen der symmetrischen tonischen Innervation der beiden Körperseiten*. Dies führt zur *Gangabweichung* sowie zum *Fallen* des Körpers und zum *Abweichen* des nach vorn ausgestreckten Armes nach der Seite des gereizten Labyrinths bzw. Vestibularis.

Das hervorstechendste vestibuläre Symptom ist der *Schwindel*, den man wohl als Resultante einander sich widersprechender Extero- und Enterozeptionen auffassen kann.

Der *vestibuläre* bzw. *Labyrinthschwindel* unterscheidet sich vom Schwindel anderer Genese häufig allein schon durch seine Schwere. Dies kommt nicht allein daher, daß hier *das* Sinnesorgan für das Körpergleichgewicht durch eine Schädlichkeit betroffen ist, sondern daß am Labyrinth eine Schädigung besonders *rasch* und *intensiv* einen schweren Funktionsausfall herbeiführen kann. In seiner typischen Form repräsentiert sich der Labyrinthschwindel als sog. *Drehschwindel*, bei welchem der Kranke den Eindruck hat, als drehe sich die Umwelt um ihn. Mit dieser Scheinbewegung der Objekte können sich in schwereren Fällen — müssen es aber nicht — jene anderen zuvor erwähnten Zeichen von Labyrinthläsionen kombinieren. Dabei beobachtet man, daß die Objektbewegung nach der raschen Nystagmuskomponente hin erfolgt. Ein wesentliches Charakteristikum jedes schweren Schwindels ist seine *affektive* Komponente, oft *Angst* und seine *vegetativen* Erscheinungen wie, *Übelkeit*, *Speichelfluß*, *Erbrechen* usw. Wir werden auf S. 702 unter dem Bild der MÉNIÈRE*schen Krankheit* dem vestibulären Schwindel wieder begegnen. — Bei *cerebellaren* Läsionen ist der Schwindel durchaus kein obligates Symptom. Ist er vorhanden, so pflegt er langsamer und allmählicher entstanden und weniger schwer zu sein als der labyrinthäre Schwindel. Hierbei handelt es sich meist um die Folgen eines Druckes auf die Vestibulariskerne und -bahnen (Hirntumor!) oder eine die Balance des Vestibularissystem störende andersartige

Läsion. Das Schwindelgefühl, über das mancher *Tabiker* klagt, erklärt sich ähnlich wie manche Schwindelerscheinungen cerebellaren Typs aus dem Widerspruch zwischen dem für die jeweilige Körperhaltung benötigten Kontraktionszustand der Muskulatur und der gestörten Tiefensensibilität. Schwindel, auf perzeptiven oder motorischen Täuschungen beruhend, kann sich auch bei *Störungen* des *Sehens* (Refraktionsanomalien) bzw. bei *Augenmuskellähmungen einstellen.*

Ätiologisch kommen für Erkrankung des Labyrinths in Betracht: entzündliche und toxische Prozesse, die von der Nachbarschaft übergreifen oder direkt das Organ befallen können. So kann eine *Labyrinthitis* bzw. *toxische Labyrinthschädigung* sich bei Erkrankungen der Nase und Nebenhöhlen, otitischen und meningitischen Prozessen, aber auch bei Infektionskrankheiten entwickeln. Eiterungen an der Pyramidenspitze des Felsenbeines machen nicht nur die Erscheinungen des GRADENIGOschen Syndroms (S. 541), sondern können auch den Acusticus und Vestibularis schädigen. Bisweilen befällt die Leukämie das Labyrinth. Zirkulationsstörungen bei Herzfehlern, Hochdruck, Arteriosklerose wie auch angioneurotischen Zuständen, welche auf die A. auditiva int. — einen Seitenast der A. basilaris — übergreifen und als *Octavuskrisen* mit Schwindel, Ohrensausen, Erbrechen und Kopfschmerz einhergehen können, klimakterische Störungen der Blutverteilung usw., ferner toxische Einflüsse (Gicht, Magen-Darmstörungen, aber auch Nicotin-, Alkoholabusus, Chinin, Nitrite, Hyperventilationsalkalose usw.), sie alle vermögen labyrinthäre Symptome, vor allem Schwindel zu machen. Im übrigen kann das Labyrinth und der Vestibularis gemeinsam mit der Cochlea bzw. dem Cochlearis infolge der S. 542 genannten Schädlichkeiten erkranken. Das Vestibulariskerngebiet und die zentrale Vestibularisbahn werden mit Vorliebe bei der multiplen Sklerose und bei den verschiedenen krankhaften Prozessen in der hinteren Schädelgrube geschädigt.

X. Das extrapyramidal-motorische System.

1. Anatomie und Physiologie.

Das extrapyramidal-motorische System reicht von den Stammganglien des End- und Zwischenhirns bis zum roten Kern. Von Strukturen, deren funktionelle Bedeutung wir an Hand krankhafter Störungen wenigstens ungefähr kennen, gehören zu diesem Apparat: Das *Striatum* (Nucl. caudatus + Putamen), das *Pallidum*, das *Corp. subthalamicum* (LUYS), die ventrikelnahen Zentren des *Hypothalamus*, die *Substantia nigra*, der *Nucl. ruber* und die *Subst. reticularis* (die beiden letzteren von EDINGER als Nucl. tegmenti motorius zusammengefaßt). In enger Verbindung zu diesem System stehen der *Thalamus* (vgl. S. 510ff.) der *Nucl. dentatus* des Kleinhirns und die untere Olive. Auf Grund des Studiums der Markscheidenreifung wissen wir, daß die diencephalen und mesencephalen Anteile der Stammganglien schon bei der Geburt funktionsfähig sind, und können daraus schließen, daß der Neugeborene in seinen motorischen Leistungen komplizierterer Art höchstwahrscheinlich weitgehend auf jene niederen Stammganglienanteile angewiesen ist.

Das *Striatum* enthält zwei verschiedene Arten von Nervenzellen: Kleine dichtstehende Zellen, deren Achsencylinder im Striatum enden und mehr vereinzelt stehende große Nervenzellen. Wir stellen uns vor, daß die kleinen Nervenzellen ihre Impulse aus den vorderen medioventralen Abschnitten des Thalamus und aus dem Hypothalamus erhalten, sie auf die großen Zellen weitergeben, von denen sie zum Pallidum geleitet werden. Dieses erhält und sendet auch Fasern direkt vom und zum Thalamus (Abb. 31a und c). Die zum Pallidum hin und zum Nucl. ruber ziehenden Fasern (f) bilden ventral vom Pallidum die Ansa lenticularis (Linsenkernschlinge). Andere pallidofugale Fasern nehmen verschiedene Wege: Dorsal vom Corpus Luys zieht als FORELsches Bündel (H_2) ein Teil zum Hypothalamus der gleichen und Gegenseite (d und e); weitere Faserverbindungen (g) bestehen mit dem Corpus Luys und durch den Hirnschenkelfuß mit der roten Zone (Zona reticulata) der Substantia nigra (Abb. 31h). Wichtige Funktionen haben wahrscheinlich Fasern, die als Tr. pallido-olivaris (nicht eingezeichnet!) zur unteren Olive ziehen. Über die abführenden Bahnen aus der Subst. nigra vgl. die folgenden Ausführungen. — Der *Nucl. ruber* besteht aus einem phylogenetisch alten großzelligen Kern und dem oral von ihm gelegenen jüngeren, beim Menschen viel umfangreicheren kleinzelligen Hauptkern. Aus dem großzelligen Anteil zieht beim Menschen nur als schmales Bündel, in der FORELschen Kreuzung sich zur Gegenseite wendend, der Tractus rubrospinalis (v. MONAKOW) peripherwärts (O). Er ist bis ins Lumbalmark im ventralen Teil des Seitenstranges zu verfolgen. Der kleinzellige Hauptkern erhält außer den genannten Fasern (f) aus dem Pallidum auch Impulse aus dem Thalamus und der Großhirnrinde (besonders dem Frontallappen), (i); vor allem aber endet in ihm der Bindearm, der Impulse aus dem Nucl. dentatus des Kleinhirns leitet (l). Auch aus dem hinteren Längsbündel, jenem wichtigen

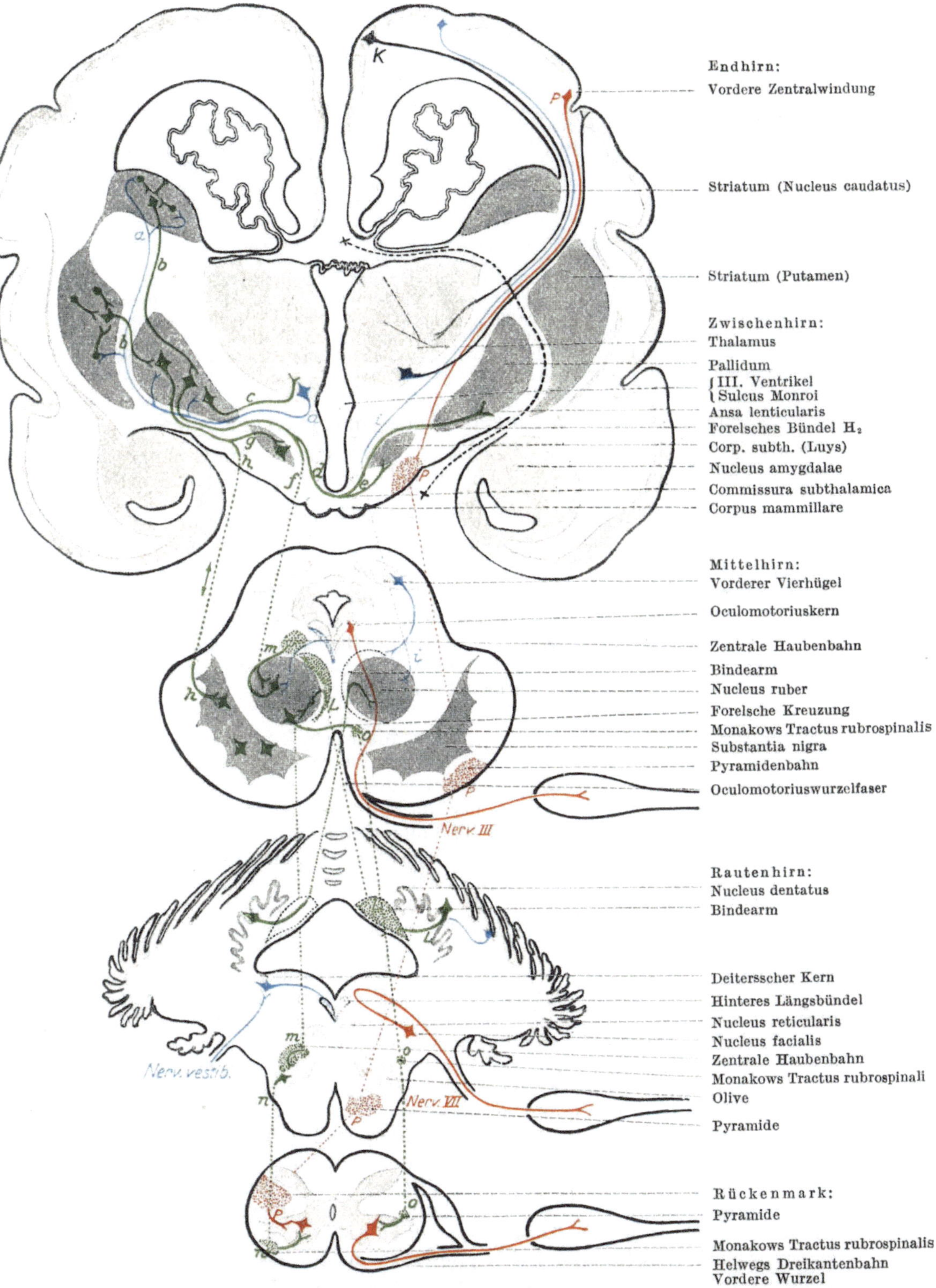

Abb. 31. Die Stammganglien und ihre wichtigsten Verbindungen. (Schema von SPATZ aus „Physiologie und Pathologie der Stammganglien" im Handbuch der normalen und pathologischen Physiologie; herausgeg. von BETHE, BERGMANN, EMBDEN und ELLINGER. Bd. 10.) Zinnoberrot: System der peripheren motorischen Neurone; carminrot: Pyramidenbahnsystem; grün: extrapyramidal-motorisches System; blau: Neuronengruppen, die dem extrapyramidal-motorischen System direkt oder indirekt Zuleitungen bringen; schwarz: Verbindungen zwischen Thalamus und Rinde. × — × Grenze zwischen End- und Zwischenhirn.

Koordinationssystem der Hirnnervenkerne, treten Fasern in den Nucl. ruber. Schließlich bestehen auch direkte Faserverbindungen von der Vierhügelplatte (Opticus- und Acusticuszentren) her. Als die rubrofugale Bahn aus dem Hauptkern ist mit großer Wahrscheinlichkeit die sog. zentrale Haubenbahn (m) zu betrachten, die als Tractus rubroolivaris zur unteren Olive und als Tr. rubroreticularis zur Subst. reticularis zieht. Neuere Untersuchungen (SPATZ u. Mitarbeiter) bestätigen immer mehr, daß die *zentrale Haubenbahn*, zu der auch die pallido-olivären und -retikulären Bahnen zu zählen sind, *die zentrifugale Bahn des extrapyramidal-motorischen Systems* ist. Die zentrale Haubenbahn nimmt in der oralen Brückenhälfte ein weites Areal ein. Ihre Trennung von dem Grau der Subst. reticularis, mit dem sie in innigster funktioneller Beziehung steht, ist unmöglich. Von der Olive bzw. der Subst. reticularis des Mittelhirns werden die extrapyramidal-motorischen Impulse über den Tr. olivospinalis (HELWEGsche Dreikantenbahn) und die Tr. reticulospinales an die homo- und kontralateralen Vorderhornzellen geleitet. Die retikulären Bahnen verlaufen wahrscheinlich vielfach unterbrochen in der retikulären Substanz dorsolateral und ventromedial von den Vordersäulen.

2. Pathophysiologie des extrapyramidal-motorischen[1] Systems.

Für das Verständnis der *Funktionen* des extrapyramidal-motorischen Systems sind *Störungen* bei Läsionen dieses Systems von größtem Wert.

a) Tonusstörungen (Hyper- und Hypotonie).

Unter den Tonusstörungen sind **Hypertonie** bzw. **Rigor** ein häufiges und charakteristisches Symptom e.p.m. Läsionen, vor allem des *Pallidums* und der *Subst. nigra. Der e.p.m. Rigor und die pyramidal-motorische Spastizität sind klinisch verschiedene Störungen der Motorik. Der in Ruhe wie Bewegung gleichermaßen vorhandene Rigor betrifft die Agonisten wie die Antagonisten und befällt die proximalen Muskelgruppen der Glieder früher und stärker als die distalen.* Dies ist ein charakteristischer Unterschied gegenüber der überwiegend peripheren pyramidalen Spastizität.

Eine passiv bewegte hypertonische Extremität gibt keinen je nach Art der Bewegung abgestuften federnden, sondern einen *zähen Widerstand*, eine „*wächserne Biegsamkeit*", gleichgültig ob man beugt oder streckt und mit welcher Kraft dies geschieht. Wie zu erwarten ist *die aktive Beweglichkeit* hypertonischer Glieder *sehr erschwert*; sie bleibt oft im Vollzug stecken, wobei die Glieder in den gewonnenen Stellungen verharren. Begünstigt wird dies durch die Neigung der hypertonischen Muskeln auf die Annäherung ihrer Insertionspunkte mit einer *Adaptationsspannung* (O. FOERSTER) zu reagieren und in dieser Spannung zu verbleiben — *Fixationsrigidität* (STRÜMPELL). Die Folge dieser motorischen Störung, die alle Muskeln, auch die der Zunge, des Schlundes, der Augen usw. betreffen kann, die aber oft zumal im Beginn des Leidens, nur eine Extremität, nur eine Seite usw. befällt, sind bereits *in der Ruhe sichtbare typische Haltungsanomalien.* Hierher gehören die anormalen Stellungen der Finger, Hände, Zehen und Füße; das schon in frühestem Beginn oft feststellbare krankhafte *Abweichen vor allem der Finger von der normalen Ruhelage.* Später gehen die Hände gern in Pfötchen- oder ulnare Deviationsstellung, die Füße in Krallen- eventuell kombiniert mit Equinovarusstellung. Das *Gesicht* wird *mimisch starr*; die affektive Motorik „friert ein". Die *Wirbelsäule* gerät in *kyphotische* Haltung.

Als weitere Folgen dieser Hypertonie sehen wir das, was STRÜMPELL als *Amyostase* bezeichnet hat, d. h. *die Störung der normalen Myostatik*, jener S. 499 erwähnten zentralnervösen Eigenschaft durch feinst abgestimmte Koordination der Innervationen den ungestörten und exakten Ablauf mehr oder minder automatischer motorischer Leistungen zu gewährleisten. Ist diese Funktion gestört, so äußert sich dies z. B. am *Fehlen normaler Mitbewegungen* etwa der Arme beim Gehen, des Rumpfes beim Aufstehen, der reflektorisch korrigierenden

[1] Weiterhin e.p.m. bezeichnet.

Verlagerung des Körperschwerpunktes. Solche Kranke vorwärts bzw. rückwärts gestoßen können sich nicht mehr „derfangen"; sie geraten in *Pro-* bzw. *Retropulsion*. Die Hypertonie erschwert alle Bewegungen und bremst die einmal begonnenen durch die hindernde Hypertonie der Antagonisten wie das Fehlen der normalen automatischen unterstützenden Mitbewegungen. Der Gang wird kleinschrittig — *Brachybasie* — die Schrift kleinkritzlich — *Mikrographie* —, der Bissen bleibt im Munde liegen, die Sprache wird monoton usw.

In fortgeschrittenen Stadien wird der Kranke schließlich mehr und mehr *erstarrt* und ähnelt in seiner Bewegungslosigkeit einer kataleptischen Schizophrenie. Der Rigor, welcher im Beginn noch durch kraftvolle und vor allem affektbedingte Bewegungsimpulse durchbrochen werden kann, geht schließlich in *Kontrakturen* über.

Die **Hypotonie** als e.p.m. Symptom sehen wir meist bei *Striatumläsionen* und erklären sie als die Folge einer Enthemmung der den Tonus herabsetzenden Funktion des Pallidums. Als ein Merkmal cerebellarer Läsionen haben wir die Hypotonie auf S. 545 kennengelernt. Als ein Symptom e.p.m. Störung begegnen wir der Hypotonie bei der Chorea und Athetose.

b) Bewegungsstörungen (Hypo- und Hyperkinesen).

Die **Hypokinese** oder *Bewegungsarmut* kommt mit oder ohne Rigor vor, ist also nicht einfach das Resultat vermehrten Muskelwiderstandes. *Gestört ist hier die Ingangsetzung und der Antrieb zu Bewegungen, die Bewegungsintention.* Die *Spontaneität* solcher Kranker kann bis auf Spuren erloschen sein; doch handelt es sich dabei *nicht* um eine primäre Affektstörung, eine Abulie!

Hyperkinesen, d. h. ungewollt auftretende motorische Äußerungen gibt es vielerlei — hier, wo wir von den e.p.m. Störungen sprechen, interessieren uns vor allem die *Muskelkloni*, der *Tremor*, die *Chorea* und *Athetose*.

Myokloni sind blitzartig ablaufende, regellose, ticartige Zuckungen einzelner Muskeln, die bei Schädigungen des Striatums, Nucl. dentatus, der unteren Olive und ihrer Faserverbindungen auftreten können. Wir begegnen ihnen z. B. bei der v. Economoschen Encephalitis und anderen e.p.m. Leiden.

Die häufigste e.p.m. Hyperkinese ist der **Tremor,** der sich beim *Parkinsonsyndrom* verschiedener Ätiologie (vgl. S. 591, 644 und 739) oft als Frühsymptom findet. Als gleichmäßiges Zittern (4—6mal je Sekunde) befällt er zuerst meist eine Hand, dann aber auch die übrige Muskulatur. Entgegen dem Intentionstremor der multiplen Sklerose ist dieser Tremor am stärksten in der Ruhe oder im Beginn motorischer Innervation (statisches Zittern). *Wie alle anderen e.p.m. Hyperkinesen verschwindet der Tremor im Schlaf und wird erheblich verschlimmert durch sensorische und psychische Erregungen verschiedenster Art.* In der *Pathogenese des Tremors* beim Parkinsonismus spielt offenbar die Enthemmung der motorischen Rinde eine wichtige Rolle. Eine Hemiplegie führt zum Verlust des Tremors auf der gelähmten Seite und eine Exstirpation der Area 4 γ der motorischen Rinde beseitigt den kontralateralen Tremor (P. Bucy).

Als **Chorea** bezeichnet man das Auftreten — sei es in der Ruhe, sei es unmotiviert und störend im Vollzug von Bewegungen — von kurzen, ausfahrenden, interjektionsmäßigen, in ihrer muskulären Komposition sinnlosen Bewegungen, wie wir sie später noch näher kennen lernen werden. Halbseitige, der Chorea ähnliche aber gröbere und sehr wuchtige Hyperkinesen, wie sie nach Läsionen des kontralateralen *C. Luys*, z. B. nach umschriebenen Zirkulationsstörungen auftreten können, nennt man *Hemiballismus*. Der *Muskeltonus* ist bei den verschiedenen choreatischen Syndromen (vgl. S. 740) herabgesetzt.

Die **Athetose** ist durch *langsam* ablaufende tonische, wurmartige, zwangsmäßige, unkoordinierte Bewegungen gekennzeichnet die bald, besonders bei der *posthemiplegischen Athetose* (vgl. S. 591), vorwiegend einzelne Muskeln vor allem der Hände und Füße, bald — wie bei der *Athetose double* — Muskelgruppen, auch den ganzen Rumpf *(Torsionsspasmus)* befällt. Die Athetose der Hände mit ihren bizarren Spreiz-, Beuge- und überstreckenden Bewegungen der Finger zeigt besonders deutlich das wahllose Befallensein *agonistischer wie antagonistischer Muskeln* von einer *passageren Hypertonie* — einem „*Spasmus mobilis*", wie man nicht ganz zutreffend sagt. Die Athetose zeigt sich vor allem als zwangsmäßige Mitbewegung bei der willkürlichen Innervation, wobei die Muskulatur — besonders deutlich an der *fratzenhaften Mimik* — in einen tonischen, sich nur langsam lösenden Krampfzustand gerät. Zwangsmäßige analoge Innervationen der Sprechmuskulatur — Krächzen, Grunzen — erhöhen das Groteske dieser an keinen Affekt gebundenen Hyperkinesen. Die Athetose, die wir vor allem *bei Läsionen des Striatums* finden, ist vorzugsweise eine Reaktionsform des kranken *kindlichen* Gehirns. Näheres findet der Leser auf S. 725.

Hypo- und Hyperkinesen können sich in verschiedener Weise mit Tonusstörungen verbinden. So sehen wir bei der *Chorea* die Kombination von Hyperkinese mit Hypotonie, bei dem *athetotischen Striatumsyndrom* FOERSTERS hyperkinetische Phänomene zusammen mit vermindertem Ruhetonus, aber mit Neigung zu Fixationsspannung und tonischer Nachdauer der gesteigerten Reaktiv- und Ausdrucksbewegungen. Während das *hypokinetisch-rigide* Syndrom (*Pallidumsyndrom* FOERSTERS) gekennzeichnet ist durch *Hypertonie* und *Hypokinese*, sehen wir im sog. PARKINSON-*Syndrom* eine Kombination von *Hypertonie* und *Tremor*.

3. Läsionsfolgen einzelner Teile des extrapyramidal-motorischen Systems.

Die große Seltenheit ganz umschriebener Läsionen und dazu die Fähigkeit des Gehirns mit der Zeit zumal langsam entstandene lokale Läsionsfolgen zu kompensieren, bedingt, daß unsere Kenntnisse von den Funktionen der einzelnen Teile gerade des e.p.m.Systems noch recht lückenhaft sind. Hier wie bei vielen anderen Läsionen des ZNS muß man sich immer wieder sagen, daß die Symptome der Funktion des geschädigten Gesamthirns entsprechen, aber keine sicheren Schlüsse auf die Funktion des ausgefallenen Hirnteils zulassen.

Striatumherde. Die Nähe der inneren Kapsel führt bei gröberen Läsionen oft zur Kombination mit pyramidalen Symptomen, welche ihrerseits bereits bestehende Hyperkinesen zum Verschwinden bringen können. Andererseits kann die gleichzeitige Läsion des Striatums und der Caps. int. (Striatumapoplexie) den Charakter der prädilektiven pyramidalen Kontrakturen verändern. Ob *einseitige* Striatumläsionen hyper- oder hypokinetische Symptome machen können, ist nicht sicher. *Doppelseitige* Defekte haben vorwiegend hyperkinetische, bisweilen auch sehr komplizierte psychomotorische Störungen zur Folge. Dabei betreffen Affektionen des oralen Striatums mehr Gesicht, Sprache und Arme; solche der caudalen Teile mehr den Rumpf und die Beine. *Reizsymptome* des Striatums kennen wir nicht, und dies entspricht auch der Tatsache, daß experimentelle Reizungen des Striatums erfolglos sind.

Pallidumherde. Isolierte Herde sind selten, doch kommen sie mit großer Gesetzmäßigkeit doppelseitig bei der Kohlenoxyd- und anderen Vergiftungen vor. Es entwickelt sich mit Vorliebe ein *hypokinetisch-rigides* Syndrom.

Corpus Luys-Herde. Häufige Befunde sprechen dafür, daß nach halbseitiger Läsion ein kontralateraler *Hemiballismus* auftreten kann.

Substantia nigra-Herde sind die häufigste Ursache für das PARKINSON-Syndrom (vgl. S. 644 und 739). Einseitige Herde scheinen kontralateralen *Rigor* und Schüttellähmung verursachen zu können.

Nucl. ruber-Herde. Läsion des Nucl. ruber kann zu dem sog. BENEDIKTschen Syndrom (vgl. Abb. 34h) führen, bei welchem offenbar vor allem der kontralaterale *Tremor* auf die Ruberverletzung zu beziehen ist. Durch Mitschädigung benachbarter Strukturen können auch andere Hyperkinesen auftreten; so z. B. durch eine Läsion der Bindearme eine *Chorea* bzw. *Hemichorea.*

Thalamusherde. Von dem typischen Thalamussyndrom war bereits S. 510 die Rede. Motorische Symptome als indirekte Läsionsfolgen seitens der Stammganglien, besonders des Striatums, treten dabei zurück. *Choreatische* Bewegungen und vielleicht auch *Hypermimik* (*Zwangslachen* und *-weinen*) könnten die Folge der Thalamusläsion selbst sein. *Vegetative* Störungen dürften wohl auf einer Mitschädigung des Hypothalamus und des zentralen Höhlengraues beruhen. GUILLAIN und seine Mitarbeiter haben ein sog. *hypothalamisches Syndrom* beschrieben. Dies besteht in einer leichten Hemiparese (oft ohne deutliche Pyr.B-Symptome), athetoiden Bewegungen, einer Hemianästhesie besonders mit Störungen der Tiefensensibilität und der Stereognose, jedoch ohne Spontanschmerz; Störungen der Synergie und des Tonus vom cerebellaren Typ (aber ohne nennenswerte Gleichgewichtsstörungen) und schließlich immer mehr oder minder kompletter Hemianopsie.

Wir sehen also, daß ein und die gleichen Symptome bei sehr verschiedenem Sitz der Erkrankung vorkommen können. *Rigor* kann auftreten nach Läsion des Striatums oder des Pallidums, vor allem aber der Substantia nigra. *Choreatische Hyperkinesen* können erscheinen nach Läsionen fast jeden Gebietes des extrapyramidal-motorischen Systems. Daraus allein schon ist zu folgern, daß von einer strengen Lokalisation bestimmter Symptome keine Rede sein kann. Auf der Basis großen Materials kann man höchstens so viel sagen, daß *Striatum*läsion zur Schädigung komplizierterer Funktionen führt als die Läsion caudal davon gelegener Zentren. — Der *zeitliche Verlauf* ist für das Auftreten extrapyramidal-motorischer Symptome und ihre Beurteilung sehr wichtig. Wirkliche *Reizerscheinungen* bestehen sicherlich immer nur *kurze Zeit* Später führt die Läsion zu Symptomen einer *Lähmung* oder — wie es die Hyperkinesen zeigen — zu *Enthemmungserscheinungen.* Anfängliche Hyperkinesen können im Lauf der Zeit in einer zunehmenden Rigidität untergehen.

XI. Das vegetative oder autonome Nervensystem.

1. Anatomische und physiologische Vorbemerkungen.

Das *autonome NS* enthält alle jene zentralen oder peripheren Neurone, die in erster Linie der Innervation der Eingeweide dienen. Es ist im Gegensatz zum kraniospinalen (somatischen) Anteil des NS im allgemeinen der Willkür entzogen und seine Tätigkeit folgt eigenen Gesetzen. Herkömmlicherweise unterscheidet man den *sympathischen* von dem *parasympathischen* Anteil des autonomen NS. Der sympathische oder thorakolumbale Anteil erreicht die Viscera nach Umschaltung auf ein neues Neuron im *sympathischen Grenzstrang.* Die gleichen Viscera erhalten *parasympathische* Fasern aus dem Hirnstamm bzw. den sacralen Segmenten des R, welche keine Umschaltung im sympathischen Grenzstrang erfahren. Sympathische und parasympathische Innervation sind oft, aber nicht immer antagonistisch und reagieren in typischer Weise auf gewisse Pharmaka. Nicotin lähmt die sympathischen Synapsen im Grenzstrang und die parasympathischen, welche dicht am oder im Erfolgsorgan liegen. Adrenalin und Ergotamin wirken auf den Sympathicus, Atropin, Pilocarpin, Muscarin und Acetylcholin auf den Parasympathicus. (Näheres findet der Leser in den Textbüchern der Physiologie.)

Zum *parasympathischen* System rechnen wir jene Fasern, die aus dem *Mes-* und *Rhombencephalon* entspringen, mit dem III., VII., IX. und X. Hirnnerven verlaufen und den sog. *Kopfteil* des autonomen Systems bilden, sowie Fasern, die das R in Höhe von S_2 bis S_4 verlassen und seinen *sacralen* Anteil darstellen. — Die parasympathischen Fasern, die mit dem Oculomotorius ziehen, entspringen aus dem EDINGER-WESTPHALschen Kern, werden im Ggl. ciliare unterbrochen und innervieren den M. sphincter pupillae und den M. ciliaris. — Die mit dem Facialis austretenden Fasern entspringen aus Zellen der Substantia reticularis, dem Nucl. salivatorius sup. Sie verlaufen im N. intermedius, werden im Ggl. sphenopalatium und submaxillare unterbrochen und innervieren die Gl. submaxillaris und sublingualis. — Die im Glossopharyngeus verlaufenden Fasern stammen aus dem Nucl. salivatorius inf., werden im Ggl. oticum unterbrochen und innervieren

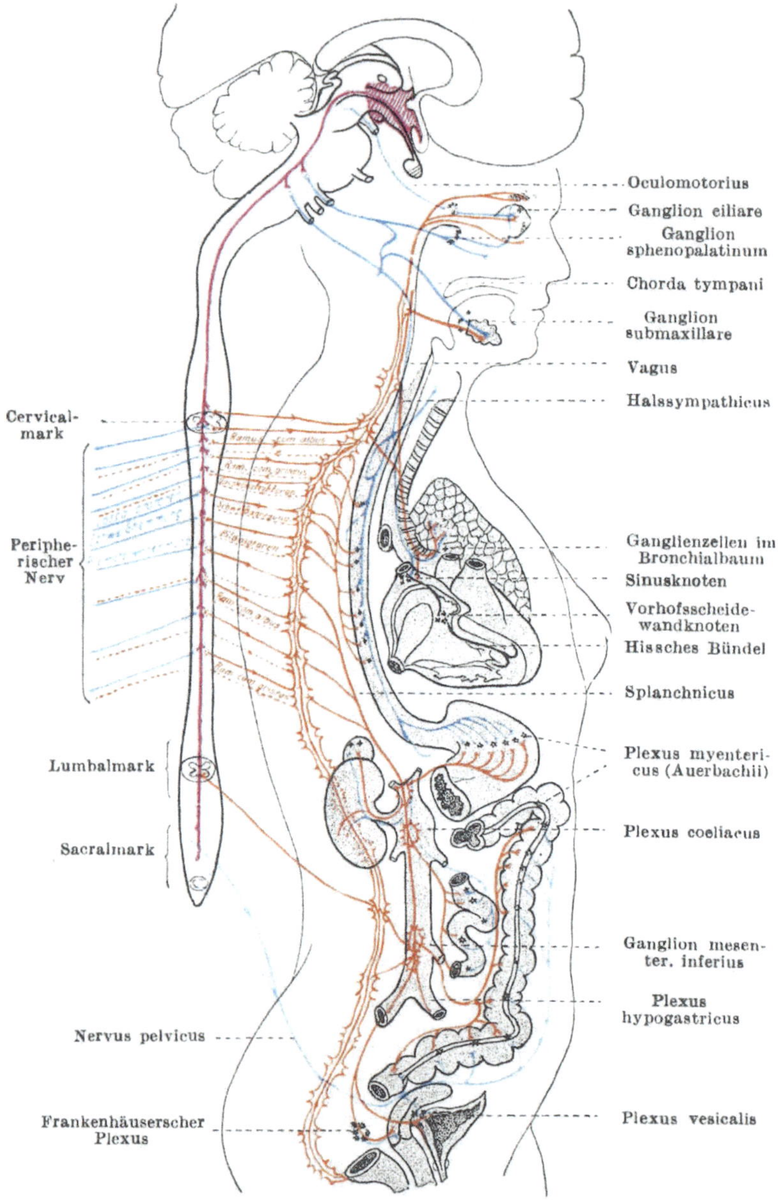

Abb. 32. Übersichtsbild der vegetativen Innervation. (Nach L. R. Müller.)
Rot: Sympathisches System. Blau: Parasympathisches System. Lila: Zentrale vegetative Leitungsbahn vom Zwischenhirn aus.
(Aus A. v. Domarus: Grundriß der inneren Medizin, 7. Aufl. Berlin: Julius Springer 1933.)

die Gl. parotis. — Die autonomen Fasern des Vagus entspringen aus dem dorsalen Vaguskern (vgl. Abb. 14) und ziehen als cervicaler und thorakaler Vagus zu den Brusteingeweiden und innervieren nach ihrem Durchtritt durchs Zwerchfell die Eingeweide der Bauchhöhle. Auf ihrem Wege gehen sie zahllose Anastomosen mit dem sympathischen Anteil des autonomen Systems ein. Sie werden unterbrochen in Ganglien, die entweder in den Eingeweiden selbst oder dicht vor ihnen liegen. – Die parasympathischen Fasern des sacralen Anteils entspringen aus Zellen in der Übergangszone zwischen Vorder- und Hinterhorn caudal von S_2, verlassen das R mit den vorderen Wurzeln und bilden die Nn. pelvici, die im Ggl. pelvicum unterbrochen werden und die Blase, den Mastdarm und die Schwellkörper von Penis und Klitoris innervieren. — Nach den Forschungen KEN KURÉs besteht kaum mehr ein Zweifel, daß überdies parasympathische Fasern aus den ventralen Gebieten der Hinterhörner des Rs entspringen, welche als *efferente* Fasern das R mit den *Hinterwurzeln* verlassen (dies ist die einzige Ausnahme des BELLschen Gesetzes).

Der *sympathische* Systemanteil (vgl. Abb. 3) wird gebildet aus Fasern, welche aus Zellen des Seitenhorns des Rs in C_8 bis L_3 entspringen, mit den vorderen Wurzeln das R verlassen, als R. commun. albi sich entweder an den Ganglienzellen des sympathischen *Grenzstranges* aufsplittern oder ihn durchziehen, um an den prävertebralen Ganglien zu endigen (Splanchnicus maj. et min.). Die aus den Ganglien des Grenzstranges entspringenden Fasern schließen sich entweder als R. commun. grisei den Spinalnerven an und ziehen zu den Gefäßen und zu den Organen der Haut (vasomotorische, pilomotorische und sekretorische Fasern); oder sie verlaufen direkt zu den Eingeweiden. — Die großen prävertebralen Ganglien sind: das Ggl. coeliacum und die Ggl. mesent. sup. et inf. Aus ihnen entspringen sympathische Fasern für die Baucheingeweide. — Im allgemeinen gilt, daß alle präganglionären Fasern markhaltig, alle postganglionären marklos sind; doch gibt es hiervon zahllose Ausnahmen.

Den Ursprungszellen sympathischer und parasympathischer Fasern im R gehen Impulse von *höher gelegenen Zentren* zu. In der Med. oblongata haben wir das *Atem-* und *Vasomotorenzentrum* zu suchen. Letzteres wird wahrscheinlich aus einer der Formatio reticularis zugehörenden Gruppe von sympathischen Zellen gebildet, von welcher Fasern zu den Ursprungszellen der Nn. splanchnici ziehen und vor allem die für den allgemeinen Blutdruck höchst wichtigen Eingeweidegefäße innervieren. Impulse strömen diesem Zentrum zu durch den aus der Aortenwand kommenden N. depressor vagi, vor allem aber auch über die für die Blutdruckregulation so wichtigen Carotissinusnerven. Das Vasomotoren- oder Zirkulationszentrum ist anatomisch wie physiologisch eng verbunden dem ihm benachbarten *Atemzentrum.* Dieses wird teils humoral durch die O_2- und CO_2-Spannung, teils durch im Vagus verlaufende Impulse beeinflußt. Effektorisch wirkt es auf die somatische, vom Phrenicus und den Intercostalnerven innervierte Muskulatur des Zwerchfells, bzw. des Brustkorbs.

Das *oberste vegetative Zentrum* liegt im Höhlengrau des III. Ventrikels, im *Hypothalamus* und speziell im *Tuber cinereum,* wo sich auch ein Zentrum für die Erweiterung der Pupille und Lidspalte findet (KARPLUS und KREIDL). Von dem diencephalen Zentrum ziehen Bahnen nach der Medulla oblongata, wo sie in „sekundären Zentren" auf neue sympathische bzw. parasympathische Neurone umgeschaltet werden.

Das vegetative Nervensystem ist eine funktionelle Einheit, aus der man experimentell gewisse Reflexe herauslösen kann. Ein echter visceraler Reflex geht wahrscheinlich immer über das R; denn die *zentripetalen* Impulse verlaufen in markhaltigen Fasern, welche *ununterbrochen* bis in die Spinalganglien ziehen und erst im R mit zentrifugalen visceralen Fasern in Kontakt treten. Andererseits vermitteln die Ganglienzellen in den Erfolgsorganen selbst, in erster Linie der AUERBACHsche Plexus in der Darmwand, auch „*Enteric System*" genannt, Impulse zu den Eingeweiden unabhängig vom R. Reflektorisches Reizansprechen von Endorganen, die vom R abgetrennt sind, hat man auf „*Axonreflexe*" zurückgeführt. *Vegetativ-spinale Reflexe* haben eine höchst mannigfaltige Wirkung. Starke zentripetale Erregungen — zumal wenn sie etwa aus erkrankten Eingeweiden herrühren — wirken nicht nur im Sinn eines Eigenreflexes auf das Organ, aus dem der Reiz stammt, zurück, sondern irradiieren auf die spinalen Zentren benachbarter Eingeweide — *viscerovisceraler Reflex* —, sowie auf die in entsprechender Segmenthöhe liegenden spinalen vasomotorischen, pilomotorischen und sekretorischen Zentren, ja sogar auf die entsprechenden motorischen und sensiblen Segmente — *viscero-somatische Reflexe.*

Die *segmentalen Hyperästhesien bei visceralen Reizzuständen* nennt man HEADsche Zonen. Ihr Vorhandensein bei visceralen Erkrankungen ist häufig, die Beziehung ihrer segmentären Höhe und Ausdehnung zu bestimmten inneren Organen jedoch bisweilen schwierig zu deuten.

Nützlich ist ihre Feststellung bei der Erkrankung benachbarter Organe, deren HEADsche Zonen deutlich getrennt liegen. Dies gilt für Magen bzw. Darm mit ihren Zonen in D_7 bis D_9 bzw. D_9 bis D_{12} und Leber, Gallenblase bzw. Niere mit D_2 bis D_{10} bzw. D_{10} bis L_2.

Die *Empfindung* aus inneren Organen und der *Eingeweideschmerz* wird für die Baucheingeweide via Splanchnici, für die Blase via Nn. pelvici, für die Aorta über sympathische Fasern (welche das Ggl. stellatum passieren) vielleicht auch durch den Vagus, für die

Extremitätenarterien via afferente sympathische mit den Spinalnerven verlaufende Fasern vermittelt. Die Leitung afferenter autonomer Impulse im R geschieht offenbar gekreuzt und ungekreuzt im Tr. spinothalamicus; daneben aber auch durch kurze, dem Grau nahe Bahnen, was besonders für die Leitung eines eigentümlichen unlustbetonten Schmerzes gilt. Der Vagus hat geringe Bedeutung als zentripetal leitender Nerv für viscerale Empfindungen, hingegen stellt er den afferenten Schenkel des dem *Brechakt* dienenden Reflexes dar. Der Verlauf der zentripetalen Fasern im Hirn ist noch unbekannt.

Das *diencephale autonome Zentrum* empfängt Erregungen von der Peripherie nicht nur über vegetative, sondern auch über somatische Bahnen und vor allem auch über den Thalamus von der Hirnrinde, als der Stätte bewußter Empfindungen und Vorstellungen. Das diencephale Zentrum ordnet die Anpassung des Gesamtstoffwechsels an die veränderte Situation der Blutverteilung, Verbrennungsvorgänge und inneren Sekretion, nach Nahrungsaufnahme, bei der Einwirkung tiefer und hoher Temperaturen, unter dem Einfluß von Freude, Schreck und allen möglichen psychischen Zuständen und nicht zu vergessen in dem phasischen Ablauf von Wachsein und Schlaf. Außer nervösen Impulsen folgen die vegetativen Zentren, wie dies besonders leicht und deutlich am Atemzentrum nachweisbar ist, auch humoralen Einflüssen. Es bestehen Faserverbindungen zwischen Diencephalon und Hypophysenhinterlappen (SPATZ u. Mitarb.). Die untergeordneten vegetativen *spinalen Zentren* dienen vorwiegend segmentären Reflexen. Wie im somatischen System führt auch im vegetativen eine Loslösung dieser Zentren vom übergeordneten ZNS zu Isolierungserscheinungen, die sich in erhöhter Erregbarkeit und Mangel an Stabilität, z. B. der Gefäßinnervation, verraten können (vgl. L. R. MÜLLERS „Lebensnerven").

2. Die vegetative Innervation einzelner Organe sowie die Innervation von Blase und Mastdarm und ihre Störungen.

Die meisten inneren Organe sind sowohl vom sympathischen wie parasympathischen Anteil des vegetativen System versorgt. Diese Innervation ist in der Regel *antagonistisch*, doch nicht in dem Sinn, daß etwa dem einen stets die erregende, dem anderen die hemmende Wirkung zukäme; vielmehr wechselt dies in organspezifischer Weise. Die Anwendbarkeit des SHERRINGTONschen Gesetzes der reziproken Innervation auf das sympathisch-parasympathische System ist nur für gewisse Spezialfälle erwiesen. Von großer Bedeutung, unter anderem auch für die Beurteilung pharmakologischer Einwirkung, ist der *jeweilige Zustand des Erfolgsorgans*. Wir wissen z. B., daß die Anhäufung von Calcium bzw. Kalium im Erfolgsorgan einen sympathischen bzw. parasympathischen Effekt bei Reizung sowohl eines sympathischen wie eines parasympathischen Nerven herbeiführen kann. Überhaupt hat die allgemein gebräuchliche Gegenüberstellung der beiden vegetativen „Systeme" — zumal in Form einer generellen Sympathico- bzw. Vagotonie — auf Grund neuerer Erfahrungen an Bedeutung verloren.

In der tabellarischen Übersicht ist unter Anlehnung an SPIEGEL die sympathische und parasympathische Innervation der einzelnen Organe und der Effekt der Reizung bzw. Lähmung wiedergegeben. Die Wirkung der Reizung ist aus der Funktion des jeweiligen Erfolgsorgans ohne weiteres abzuleiten.

Das HORNERsche oder CLAUDE BERNARDsche *Syndrom* (vgl. Tabelle) kann verursacht werden durch Läsionen im Bereich des *Halssympathicus*, des *Centrum ciliospinale* (im untersten Cervical- und obersten Dorsalmark), durch Läsionen der aus C_8 und D_1 entspringenden sympathischen R. commun. und durch Affektionen des oberen Cervicalmarks, welche die efferenten sympathischen Bahnen schädigen. — Dem HORNERschen Syndrom entgegengesetzte seltenere Symptome, Mydriasis und Exophthalmus, kommen durch *Sympathicusreizung* zustande. Mit den okulopupillären Symptomen kombiniert finden sich *vasomotorische* und *sekretorische* Störungen im Gesicht. Kurz nach der Sympathicusläsion sieht man Rötung und Hitze der befallenen Gesichtsseite, später meist Cyanose und Kälte. *Hyperhidrosis* sieht man öfter als *Anhidrosis*.

Das spinale Zentrum für die *Erektion* liegt im Sacralmark. Konusläsionen verhindern die libidinöse Erektion, ermöglichen aber eine Emissio seminis. Unter *Priapismus* versteht man eine schmerzhafte Dauererektion; sie findet sich gelegentlich bei hochsitzenden R-Läsionen, vor allem bei inkompletter Querschnittsläsion. Differentialdiagnostisch sind lokale Veränderungen im Bereich der Schwellkörper, auch Erkrankungen, wie die Leukämie und Gicht

Organ	Sympathicus	Parasympathicus	Sympathicus-lähmung	Parasympathicus-lähmung
Auge	Dilatator pupillae, MÜLLERscher Muskel	Sphincter pup., M. ciliaris (Oculomotorius)	HORNERsches Syndrom: Miosis, Ptosis, Enophthalmus	Absolute Pupillenstarre und Lähmung der Akkommodation (Ophthalmopl. int.).
Tränendrüse	—	N. petros. superfic. (facialis)	—	Versiegen der Tränensekretion
Herz	Fördert Sinusfrequenz und Reizleitung; dilatiert Coronargefäße	Hemmt Sinusfrequenz und Reizleitung, verkleinert und verkürzt Systole, kontrah. Coronargefäße		Tachykardie, gesteigerte Coronardurchblutung. (Vgl. die neueren Forschungen über die Bedeutung der aus dem *Carotissinus* stammenden, z. T. vagischen Impulse für Blutdruck, Herz- und Atemtätigkeit!)
Gefäße	Kontraktion der Haut-Schleimhautgefäße und Arterien (außer Coronargefäße)	Dilatation der Gefäße	Erweiterung der Gefäße [1] Temperaturerhöhung	
Bronchien	Dilatation	Konstriktion, Sekretion	—	Dilatation
Oesophagus	Kein merklicher Einfluß	Befördert Peristaltik	Keine	Verzögerung der Peristaltik
Magen	Hemmt Kontraktion und Sekretion. Kontrahiert Pylorus	Befördert Sekretion und Kontraktion	Erhöht Magentonus u. Peristaltik; verhindert hemmende Reflexwirkung	Fortfall der reflektorischen Sekretion und Dilatation des Magens mit Kardiospasmus
Dünndarm	Hemmt Kontraktion und Sekretion	Befördert Sekretion und Konstriktion	Erhöht Darmtonus u. Peristaltik; verhindert hemmende Reflexwirkung	Automatie des AUERBACHschen Plexus.
Dickdarm	Hemmt Kontraktion und Sekretion Kontrahiert Ileocoecalklappe	Fördert Kontraktion	?	Obstipation
Harnblase	(Pl. hypogastr.) schwache Sphincterkontraktion	(N. pelvicus) Kontrahiert Detrusor, erschlafft Sphincter	Sphincterschwäche	Detrusorschwäche (Harnverhaltung)
Mastdarm	Desgl.	Kontrahiert Levator ani und Sphincter	—	Stuhlverhaltung
Penis (und Klitoris)	Vasokonstriktion der Corp. cavernosa. Emissio seminis	Erektion über Nn. erigentes	Störung der Samenentleerung	Störung der Erektion
Uterus	Kontraktion (Pl. hypogastr.)	Kontraktionsvermindernd	Kontraktionsschwäche	

[1] *Die mit* den okulopupillären Fasern zum Ggl. cervicale sup. ziehenden vasomotorischen und sekretorischen Fasern für das Gesicht entspringen aus D_1 bis $_6$. Die entsprechenden Fasern für Hals und Brust aus: D_5 bis $_8$ für den Arm aus: D_4 bis $_9$ (beide über das *Ggl. stellatum*). Die vasomotorischen und sekretorischen Fasern für den Rumpf und die Beine entspringen aus R-Segmenten, die den jeweiligen Dermatomen entsprechen.

Organ	Sympathicus	Parasympathicus	Sympathicus-lähmung	Parasympathicus-lähmung
Speicheldrüse	Fördert Sekretion zähen dickflüssigen Speichels Dilatation	Fördert Sekretion dünnflüssigen Speichels Kontraktion	— ?	Vorübergehende, paralytische Speichelsekretion Erschlaffung
Gallenblase Leber	Hemmt Gallensekretion, fördert Glykogenabbau	Fördert Gallensekretion und Glykogenanbau (?)	Verhinderung der experimentellen nervösen Glykosurie	?
Pankreas	Fördert die äußere Sekretion	Fördert innere und äußere Sekretion	?	?
Niere	Hemmt Harnabsonderung	Befördert Sekretion von Wasser und festen Substanzen	Vermehrte Diurese	Inkonstant
Piloarrektoren	Fördert Innervation	Hemmt Pilomotoren	—	—
Schweißdrüsen	Fördert Sekretion?	Fördert Sekretion	Störung der Schweißsekretion	
Schilddrüse,	Befördert Sekretion	?	?	?
Nebenniere	Befördert Adrenalinausschwemmung	Fördert die Durchblutung	Verminderung des Adrenalins im Blut	?

auszuschließen. — Die *unwillkürliche Wehentätigkeit* ist — allerdings schmerzlos — auch bei Zerstörung des Sacralmarks erhalten.

Die Innervation von Blase und Mastdarm wird *automatisch* über den sympathischen Pl. hypogastricus und die parasympathischen Nn. pelvici (bzw. die Pl. haemorrhoidales) geleistet, wobei ein *sympathisches Zentrum im oberen Lumbalmark* und ein *parasympathisches im unteren Sacralmark* angenommen werden. Die Zerstörung dieser Zentren ermöglicht nur eine unvollkommene automatische Regulation durch die Tätigkeit ganglionärer Apparate außerhalb des Rs und in der Blasenwand. Der glatte Sphincter int. ani kann gelegentlich dabei einen leidlich guten Tonus zeigen. Eine *totale Inkontinenz* der völlig gelähmten Blase tritt nur ein, wenn eine Blasenwanderkrankung die Zerstörung der spinalen Zentren begleitet.

Die willkürliche Beherrschung der Blasen-Mastdarmtätigkeit ist gebunden an das Funktionieren der normalen Sensibilität und aktiven Motilität dieser Organe. *Sensible Reize*, die den Füllungszustand der beiden Organe melden, werden über die genannten vegetativen Nerven zum R geleitet, wo sie wahrscheinlich im ovalen Hinterstrangfeld und der LISSAUERschen Randzone zum Großhirn übermittelt werden. *Willkürlich motorische Impulse* verlaufen wohl aus der Gegend des Lobulus paracentralis mit der Pyr.Bahn zu den sacralen Kernen der *Nn. pudendi*. Die *Harnröhre* wird willkürlich verschlossen durch den Sphincter ext.; die Mm. compressor urethrae, bulbo- und ischiocavernosus, die ja auch bei der Entleerung des in der Harnröhre enthaltenen Urins mitwirken müssen; der *Anus* durch den Sphincter ext. Am Darmverschluß wie auch an der Entleerung nimmt die Muskulatur des Beckenbodens (akzessorisch auch die Bauchmuskulatur und das Diaphragma) teil.

Störungen der Blasen-Mastdarmtätigkeit ergeben sich, wenn die *Sensibilität* oder die *Motilität* dieser Organe geschädigt ist, wobei die resultierenden Funktionsstörungen einander sich sehr ähneln. Die Empfindung der vollen Blase bzw. Rectums sowie ihrer Entleerung, bzw. des eingeführten Katheters in die Harnröhre oder des Fingers in den Darm geben Aufschluß über die Sensibilität.— Störungen der *Motorik* der Blase verraten sich im Versagen willkürlich den Harn zurückzuhalten *(Sphincterschwäche)*, wobei der Kranke unter Umständen sofort dem Harndrang nachgeben muß *(imperative Inkontinenz)*. Die Inkontinenz mit oder ohne Sensibilitätsstörung ist meist durch die Läsion der spinalen Zentren verursacht. Die *Detrusorlähmung* — bei sacralen Läsionen — zeigt sich in der unvollständigen Entleerung der vollen Blase *(Retentio urinae)*, dementsprechend am Rectum der Stuhlverhaltung. Die dabei an der Blase sich einstellende *automatische Incontinentia intermittens* ist charakterisiert durch zu häufige und vor allem ungenügende Entleerungen mit Bildung von *Restharn* und großer Infektionsgefahr. Oft ist die Entleerung überhaupt nur ein Überlaufen der vollen Blase — *Ischuria paradoxa*. — *Cortical bedingte Blasenlähmungen* sieht man bei meist doppelseitigen Läsionen des Lobulus paracentralis. Für die Deutung von *Mastdarmlähmungen* ist das Verhalten des *Analreflexes* und der *willkürlichen Sphincterkontraktion* sehr wichtig.

XII. Syndrome.

1. Das Syndrom der R-Querschnittsläsion.

Dieses Syndrom ist die Folge der Lostrennung des caudal zur Läsion gelegenen R-Teils von dem ganzen übrigen ZNS, wie sie in typischer Weise durch Verletzungen, aber auch durch entzündlich-toxische Prozesse *(Myelitis)*, im Dorsalmark herbeigeführt werden kann. Der „*totale Querschnitt*" führt *zu kompletter Aufhebung der Sensibilität und* einer *schlaffen Lähmung*, wobei im allgemeinen die obere Grenze der Anästhesie und Lähmung dem lädierten R-Segment entspricht. Querschnittsläsionen führen auch zur Lähmung von *Blase*, *Mastdarm*, *Geschlechtsfunktion* und schweren Störungen vegetativer Funktionen, der *Schweißsekretion* und *Gefäßinnervation*. Die sensible und motorische Lähmung der *Harnblase* zeigt sich zunächst meist in einer *Retentio urinae*, d. h. der Tonus des Sphincters wird auch bei gefüllter Blase nicht vom Detrusortonus überwunden. Die überdehnte Blase läßt schließlich den Harn in kleinen Portionen abträufeln; sie kann aber auch rupturieren. Wird die Blase in diesem Zustand nicht sachgemäß entleert, dann entstehen Wandüberdehnung und Infektionen, welche die Prognose verschlechtern. Unter günstigen Bedingungen kommt ein gewisser *Automatismus* der Blase zustande. Querläsionen in einem höheren Niveau gestatten meist eine größere Kapazität der gelähmten Blase als tiefsitzende. Nicht nur der in der gedehnten Blasenwand entstehende Reiz, sondern auch andere afferente Reize, besonders solche in der Perinealgegend, aber auch jene, welche zu globalen Reflexen der gelähmten Glieder führen, verursachen häufig eine reflektorische Blasenentleerung. Die willkürliche Beeinflussung der Miktion wie auch das Gefühl für den Füllungsgrad der Blase bleiben natürlich aufgehoben. — Den gleichen Restitutionsmodus der Funktion finden wir auch am *Mastdarm*, dessen Lähmung zunächst das Bild der *Retentio alvi* bietet, die später von einem Automatismus abgelöst wird. — Unterhalb eines „Querschnitts" findet sich in der ersten Zeit eine *Lähmung der Vasoconstrictoren* — kenntlich an der Cyanose und Kühle der gelähmten Gliedmaßen, welche später von einer automatischen Vasoregulation abgelöst wird. Erektionen und Ejakulationen erfolgen ohne Orgasmus. *Trophische Störungen*, vor allem die gefürchteten *Decubitalgeschwüre* sind die Folge der Anästhesie und inadäquaten Vasomotilität. Sehr typisch ist die *Hyperhidrosis* im Lähmungsbereich auf geringste Reize. — Das BASTIANsche Gesetz, wonach die schlaffe Lähmung unverändert bestehen bleibe, gilt nicht für unkomplizierte Unterbrechungen des Dorsalmarks. Nach Tagen oder Wochen treten reflektorische Kontraktionen synergischer Muskelgruppen, vor allem in Form einer *Beugesynergie* auf. Ein *positiver Babinski* ist ein Teil der Beugesynergie. Die Sehnenreflexe kommen — wenn überhaupt — erst später wieder und sind dann oft zum Klonus gesteigert. Dies findet sich besonders bei *unvollkommenen oder partiellen Querschnittsläsionen.* — Hohe Halsmarkdurchtrennungen sind infolge Atemlähmung meist tödlich. — Näheres über pathologische Reflextätigkeit und das Schicksal von Querschnittsläsionen findet der Leser auf S. 601 und S. 620.

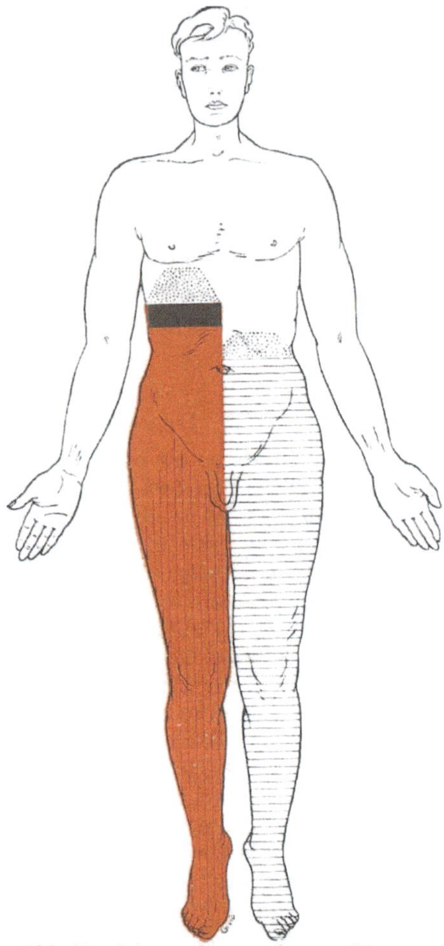

Abb. 33. Schema der sog. BROWN-SÉQUARD-schen Halbseitenlähmung des Rückenmarks (rechtsseitige Brustmarkverletzung). Motorische und vasomotorische Lähmung. Oberflächenempfindungsstörung (Analgesie und Thermanästhesie). Tiefenempfindungsstörung (Verlust der Lage- und Bewegungsempfindungen). Radikuläre oder segmentale Anästhesie für alle Empfindungsqualitäten am Rumpf. Hyperästhetische Zonen am Rumpf. (Nach E. MÜLLER.)

2. Das Syndrom der Halbseitenläsion (BROWN-SÉQUARD).

Es liegt in der Natur dieser Läsionen, welche das R nur halbseitig unterbrechen, daß sie in klassischer Reinheit ziemlich selten vorkommen. Aber auch weniger typische Formen lassen in der Regel immer noch die charakteristischen Merkmale dieses Syndroms erkennen. Diese setzen sich zusammen aus Symptomen, die verursacht sind durch die *halbseitige Unterbrechung:*

1. Der absteigenden Pyr.B. und anderer zentrifugaler Bahnen; 2. der aufsteigenden sensiblen Bahnen und 3. der im Läsionsniveau ein- und austretenden Fasern und der Zerstörung der grauen Substanz.

Ad. 1. Die Unterbrechung der *Pyr.B.* führt zu *gleichseitiger spastischer Lähmung* unterhalb der Läsionsstelle (unter Umständen nach vorübergehender schlaffer Lähmung infolge Shockwirkung). Die Läsion vegetativer Bahnen äußert sich wie beim Querschnitt in *gleichseitigen* — entsprechenden Störungen der Vasomotorik und Schweißsekretion.

Ad. 2. Die Zerstörung der *Hinter-* und *Kleinhirnseitenstränge* führt zu *gleichseitiger* schwerer Störung der *Lageempfindung* der gelähmten Glieder bzw. zu *Ataxie* und gelegentlich Hypotonie in den noch oder wieder beweglichen Extremitäten; ferner zu Störungen auch der *Oberflächensensibilität* und zu einer meist flüchtigen *Hyperästhesie* besonders für schmerzhafte Reize (vgl. S. 509).

Die Zerstörung des *Tr. spinothalamicus* führt infolge der Kreuzung seiner Fasern alsbald nach ihrem Eintritt ins R zu einer kontralateralen, also *gekreuzten* Lähmung besonders für *Schmerz-* und *Temperatur-*, viel weniger der *Berührungsempfindung.*

Ad. 3. Die Zerstörung der *im Herdbereich* eintretenden hinteren Wurzeln führt zu einer totalen gleichseitigen segmentär angeordneten Oberflächenanästhesie, welche die obere Begrenzung der gleichseitigen Lähmung bildet und die genaue Segmentdiagnose der Läsion gestattet. Im Fall einer Mitläsion des Vorderhorns können sich auch gleichseitige motorische Ausfallserscheinungen im Sinne einer segmentalen *schlaffen Lähmung* an der oberen Grenze der Lähmung finden. Abb. 33 zeigt am Körperschema die Verteilung der für einen *Brown-Séquard* typischen Ausfälle.

3. Das Kompressionssyndrom.

Unter dieser Bezeichnung werden die vielerlei Symptome zusammengefaßt, welche entstehen können, wenn ein Druck von außen — Traumen und Erkrankungen der Wirbel sowie extramedulläre Tumoren, auch chronisch gummöse und meningitische Prozesse, wie z. B. ein epiduraler Absceß auf das R drückt. Ein solcher Vorgang wird sich äußern an dem das R umgebenden *Subarachnoidalraum*, daher also am *Liquor cerebrospinalis*, den *ein-* und *austretenden spinalen Wurzeln* und dem R selbst. Als FROINsches Syndrom bezeichnet man die Reaktion am *Liquor* auf den Verschluß des subarachnoidalen Raumes *(spinaler Block)*.

Starke Eiweißvermehrung bisweilen mit Xanthochromie bei geringer oder fehlender Zellvermehrung ist der typische Befund im Liquor distal von der Kompressionsstelle, während oral von ihr der Liquor entweder normal oder nur gering verändert ist. Die Intensität der Veränderungen schwankt natürlich je nachdem, ob ein Block komplett oder inkomplett ist. Darüber gibt die Prüfung des *Liquordruckes* Aufschluß. Künstliche Drucksteigerung im Schädelinnern durch Kompression der Vena jugularis teilt sich distal von einem kompletten Block dem Liquor nicht mit; das QUECKENSTEDTsche Phänomen ist negativ; beim inkompletten Block erfolgt hingegen beim Druck auf die Vene der Anstieg des Liquordrucks nur langsam und gleicht sich entgegen der Norm nur allmählich oder überhaupt nicht völlig aus.

Die ersten klinischen Kompressionsymptome gehen in der Regel von den *hinteren Wurzeln* aus und bestehen in jenen segmental angeordneten *Hyperästhesien* und *-algesien*, wie wir sie auf S. 502f. kennengelernt haben. Je nach dem Sitz und der Art des komprimierenden Agens können die Reizsymptome mehr ein- oder doppelseitig sein. Das letztere ist fast stets der Fall bei vom Knochen ausgehenden Druckwirkungen. *Wurzelschmerzen* sind besonders ausgeprägt bei Kompressionen der *Cauda equina*. — Sensible Ausfälle segmentaler Anordnung — meist *Hypästhesien* für alle Qualitäten — stellen sich erst ein, wenn mehrere Wurzeln in die Läsion einbezogen worden sind. Die Erfahrung lehrt, daß die genannten Sensibilitätsstörungen durch Affektion der Wurzeln in der Höhe ihres Austrittes aus dem Mark und nur unter besonderen lokalen Bedingungen an der Stelle ihres Durchtrittes durch die Wirbellöcher verursacht werden. Das ist wichtig für die Höhendiagnose einer Kompression. — *Reizerscheinungen* seitens der *motorischen Wurzeln* sind viel seltener und kommen mit Vorliebe bei Kompression der Cervical-, Lumbalanschwellung und der Cauda vor (Muskelzuckungen, Kontrakturen). Sind mehrere motorische Wurzeln affiziert oder besteht eine Kompression der Vorderhörner, so treten segmentale *schlaffe Lähmungen* auf, bei Halsmarkkompression z. B. mit Vorliebe an den kleinen Handmuskeln. (Atrophische Lähmungen stellen sich jedoch nicht selten auch oberhalb oder unterhalb des eigentlichen Kompressionsniveaus ein, was ihren lokaldiagnostischen Wert vermindert.)

Die meist später auftretenden *Marksymptome* betreffen zunächst häufig nur die *Sensibilität*. Nicht selten sieht man zunächst nur *Parästhesien* und

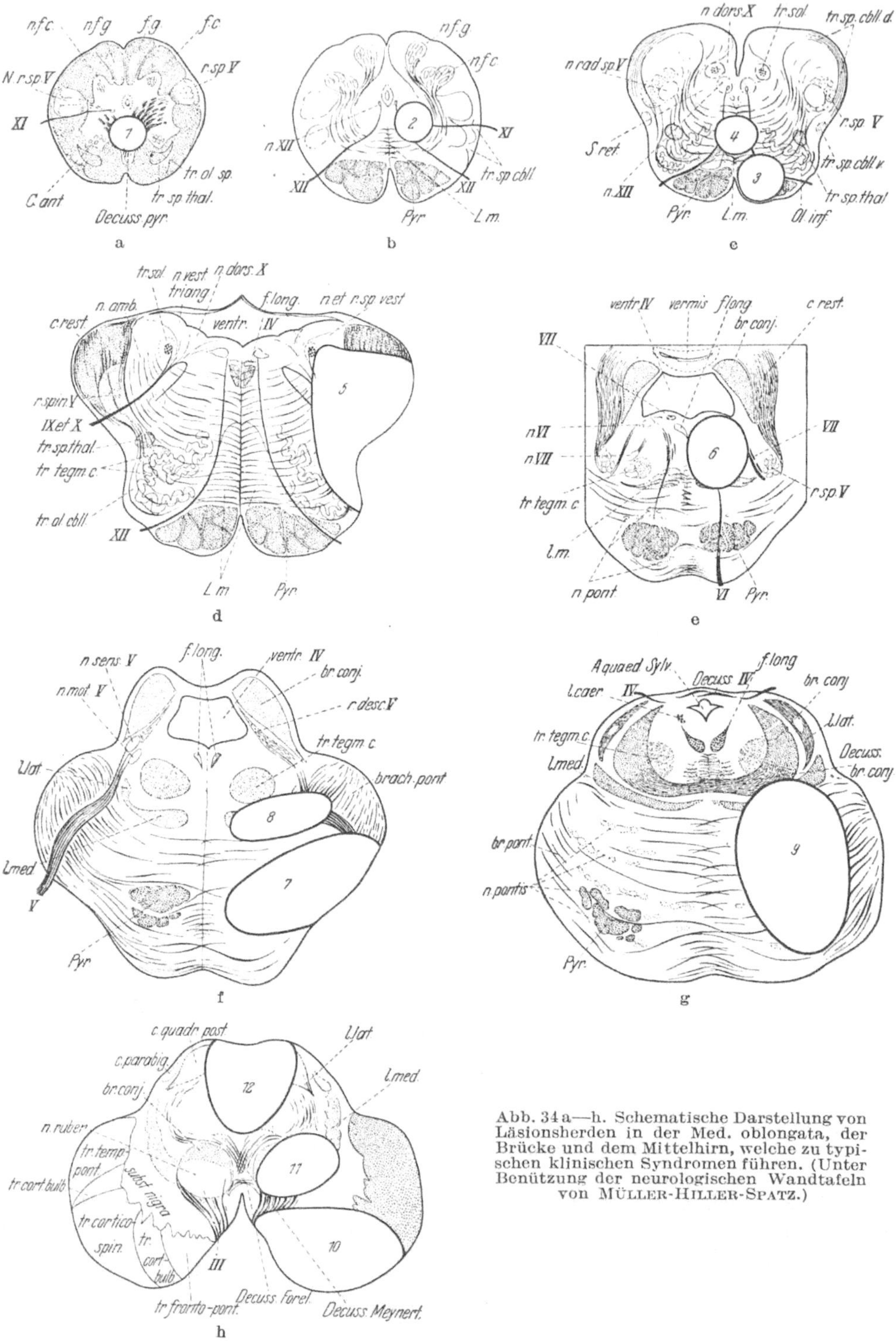

Abb. 34 a—h. Schematische Darstellung von Läsionsherden in der Med. oblongata, der Brücke und dem Mittelhirn, welche zu typischen klinischen Syndromen führen. (Unter Benützung der neurologischen Wandtafeln von MÜLLER-HILLER-SPATZ.)

Schmerzen vor allem in den distalen Gebieten. Mit Fortschreiten der Kompression treten *spinale Sensibilitätsausfälle* bisweilen auch dissoziierter Art auf. In der Regel beginnt die Sensibilitätsstörung distal, ist *gliedabschnittsweise* begrenzt — schneidet also im Beginn, z. B. am Fußgelenk ab — und zeigt sprunghaftes Fortschreiten oralwärts (vgl. S. 509). Schließlich erreicht die spinale Hyp- oder Anästhesie die Höhe der segmentalen Ausfälle. Auffällig lange bleibt bisweilen die Empfindung in den letzten Sacralsegmenten erhalten. — *Spinale Motilitätsstörungen* treten meist *nach* den Sensibilitätsstörungen auf. *Eigenreflexsteigerung* und Auftreten *pathologischer Reflexe* (*Babinski* usw.) machen den Anfang. Ihnen können ein- oder doppelseitige, distal beginnende *spastische Paresen*, welche in der Regel die Beuger vor den Streckern befallen, folgen. Der Ausgang ist die *spastische Paraplegie* mit Kontrakturen (vgl. S. 516). Im Verlauf beobachtet man oft jene charakteristischen spontanen Massenbewegungen, die, zumal wenn sie mit Schmerzen verbunden sind, den Kranken vor allem des Nachts sehr quälen können. Die Kompressionslähmung geht so gut wie immer mit Miktionsstörungen, imperatorischem Harndrang und später einer *Lähmung* von *Blase* und *Mastdarm* einher.

Der dem Kompressionssyndrom zugrunde liegende Vorgang im R ist nicht so sehr das Resultat einer grobmechanischen Quetschung als vielmehr einer allmählich zunehmenden Zirkulationsstörung, infolge deren es zu R-Schwellung, einem Ödem und myelomalacischen Prozessen kommt. Den Endzustand eines solchen destruktiven Vorganges haben wir als „*totalen* bzw. *partiellen Querschnitt*“ bzw. als *Brown-Séquard* kennengelernt.

4. Syndrome seitens der Medulla oblong., des Pons und Mittelhirns.

Diese Syndrome zeigen eigenartige Verknüpfungen verschiedener Lähmungen zu charakteristischen Krankheitseinheiten. Sie werden in der Regel verursacht durch Tumoren, auch Blutungen und Erweichungen, welche die Syndrome der verschiedenen obliterierten Gefäße machen (vgl. S. 586). Man vergegenwärtige sich die Symptome an Hand der Abb. 34a—h und 14—20. Die klinisch besonders eindrucksvollen Lähmungen *von Hirnnerven einer Seite kombiniert mit kontralateralen Extremitätenlähmungen* motorischer, aber auch sensibler Art nennt man *Hemiplegia alterna.*

a) Bulbäre Syndrome.

1. Spastische, motorische Tetraplegie (infolge Läsion der Pyr. B. im Feld ihrer Kreuzung).

2. Homolaterale schlaffe Lähmung der Zunge, des Trapezius und Sternocleidomast. (infolge XI. und XII. Wurzelläsion) mit homo- und besonders kontralateraler Ataxie und Beeinträchtigung kontralateraler Berührungsempfindungen (infolge Läsion der Schleifenbahnen vor und nach ihrer Kreuzung).

3. Homolaterale Hypoglossusparese (infolge Läsion der XII. Wurzelfasern) mit kontralateraler spastischer Hemiplegie (Pyr.B.-Läsion) und evtl. Tiefen- und Berührungsempfindungsstörungen (infolge Läsion der Schleife).

4. Doppelseitige schlaffe Lähmung der Zungenmuskulatur (infolge Zerstörung beider Hypoglossuswurzeln) und schwere Tiefensensibilitätsstörungen mit Ataxie am ganzen Körper (infolge Läsion des mittleren Schleifenareals).

5. Homolaterale Anästhesie im Gesicht (infolge Läsion der Subst. gelatinosa und der Radix spin. n. trigemini), homolaterale Gaumen-, Pharynx- und Kehlkopflähmung (infolge IX. und X. Kern- bzw. Wurzelfaserlähmung); homolateraler „Horner“ (vgl. S. 555) infolge Unterbrechung sympathischer Bahnen; homolaterale hemicerebellare Symptome (infolge Läsion des Corpus restiforme und der Tr. spinocerebellares); kontralaterale Analgesie und Thermanästhesie (infolge Läsion des Tr. spinothalam.) (WALLENBERGsches Syndrom beim *Verschluß der A. cerebelli inf. post.*).

Bulbäre Syndrome, bei denen *schlaffe Lähmungen der motorischen Hirnnerven* im Vordergrund stehen, und die klinisch vor allem mit Schluck-, Kau- und Sprachstörungen — *Dysphagie* und *Dysarthrie* — einhergehen, bezeichnet man als *Bulbärparalyse*. In *akuter* Weise entsteht dies Syndrom infolge lokaler Zirkulationsstörungen (S. 589), aber auch bei Tumoren, vor allem Gliomen. Als einem eigenen, *progredienten* Krankheitsbild werden wir ihm unter der Bezeichnung „*progressive Bulbärparalyse*" wieder begegnen.

b) Pontine Syndrome.

6. Homolaterale Gesichtslähmung vom peripheren Typ mit Lähmung des M. rectus externus des Auges und konjugierter Blicklähmung nach der Herdseite (infolge Läsionen der pontinen Facialisfasern, des VI. Kernes und des Fasc. longitud.) mit kontralateraler Störung der Oberflächensensibilität (infolge Läsion der med. Schleife) ergibt das FOVILLEsche Syndrom. Bei inkompletter Läsion des hinteren Längsbündels kann Nystagmus nach der Seite der Läsion auftreten; bei kompletter Unterbrechung besteht Blicklähmung zur Seite der Läsion.

6a. (Vgl. Abb. 11.) Infolge gleichzeitiger Läsion der Pyr.B. und der supranukleären corticobulbären Fasern zum VII. Kern ergibt sich das Bild einer homolateralen Gesichts- und kontralateralen motorischen Extremitätenlähmung (MILLARD-GUBLERsche Lähmung). Wird durch einen ähnlich lokalisierten Herd, öfter aber durch eine Läsion der betreffenden Strukturen durch Druck von *außen* der Facialis nicht gelähmt, sondern gereizt, so treten *Gesichtskrämpfe* an Stelle der VII. Lähmung (BRISSAUDsches Syndrom).

7. Homolaterale Gefühlslähmung im Gesicht und Kaumuskellähmung (infolge Zerstörung der V.-Wurzelfasern) mit kontralateraler Hemiplegie einschließlich Gesicht und Zunge (infolge Läsion der Pyr.B. [corticospinale und -bulbäre Bahnen zum VII. und XII. Kern]).

8. Homolaterale V.-Lähmung mit kontralateraler Hemianästhesie infolge Läsion der Lemn. med. Man bezeichnet dies als *Hemianaesthesia cruciata*.

9. Kontralaterale spastische Lähmung der Extremitäten wieder einschließlich Gesicht und Zunge wie bei 7.; dazu kontralaterale Sensibilitätsstörungen (infolge Läsion des Lemniscus med.).

Pontine Erweichungen durch Verschluß der Aa. paramedianae lassen die Schleife intakt und machen rein motorische Halbseitenlähmungen, bei doppelseitigen Läsionen Tetraplegien oder nur Paraparesen der Beine.

c) Mittelhirnsyndrome.

10. Homolaterale Lähmung der vom Oculomotorius innervierten Augenmuskeln mit kontralateraler Hemiplegie einschließlich Gesicht und Zunge: WEBERsche Lähmung.

11. Homolaterale III-Lähmung wie bei 1., aber mit kontralateralem Tremor oder choreatischen oder athetotischen Bewegungsstörungen infolge Läsion des Nucl. ruber (BENEDIKTsches Syndrom). Bisweilen findet sich durch Übergreifen der Läsion auf den Lemniscus med. auch eine kontralaterale Hemihypästhesie, die auch das Gesicht mitbefällt.

12. Läsionen in diesem Areal können, je nachdem ob sie die vorderen oder hinteren Vierhügel, die Augenmuskelkerne, den Fasc. longit., das Brach. conjunct. oder die mediale Schleife einbeziehen, zu den verschiedensten Ausfällen führen. So kommen dabei vor: nukleäre Augenmuskellähmungen, Blicklähmungen (auch konjugierte Lähmungen beim Blick nach oben), evtl. Reizerscheinungen (Nystagmus), Hörstörungen, Chorea und Sensibilitätsstörungen.

XIII. Die klinisch wichtigen Formen der Störungen des Erkennens, Handelns und der Sprache, ihre Symptomatologie und Lokalisation.

Vor den grundlegenden Forscherarbeiten eines BROCA, WERNICKE, LIEPMANN, um nur die bedeutendsten Pioniere zu nennen, war man geneigt, die Defekte, die uns hier beschäftigen, als Störungen der *Intelligenz* aufzufassen. Menschen, die nicht erkannten oder verstanden, was sie doch offenbar sahen und hörten, erschienen einfach verwirrt, ihrer Orientierung oder ihres Verstandes beraubt, und wer nicht mit Worten oder Gebärden sich seiner Umwelt verständlich machen konnte, schien verblödet. Erst die systematische Analyse solcher Störungen zeigte, daß hier *ganz bestimmte Leistungen gestört* waren, wodurch die Intelligenz des Betroffenen — zumal bei längerer Dauer einer solchen Störung — zwar sekundär beeinträchtigt wurde; daß von einem primären Intelligenzdefekt jedoch keine Rede sein konnte. So kam man dazu, psychologisch gesonderte Teilfunktionen des geistigen Lebens — solche, die sich bei dem oder jenem Kranken gestört erwiesen — in bestimmte Territorien der Großhirnrinde zu lokalisieren. In dieser Lokalisierung psychischer Phänomene verfiel man, beeinflußt von den überzeugenden und auch heute noch mustergültigen Darstellungen vor allem BROCAS, bald der kritiklosen Übertreibung. Schon der berühmte HUGHLINGS JACKSON hatte aber darauf hingewiesen, daß die *Lokalisation* eines *Schadens*, der die Sprache zerstört und jener der *Sprache selbst* zwei verschiedene Dinge sind. Das Interesse daran, die im klinischen Krankheitsbild verkörperten Störungen geistiger Partialfunktionen zu begrenzten Hirnläsionen in Beziehung zu setzen, hatte eine Zeitlang vergessen lassen, daß eben dies klinische Bild nicht nur den jeweiligen Verlust einer bestimmten Fähigkeit, sondern — was ja vor allem im Bereich des geistigen Verhaltens eine große Bedeutung hat — auch zugleich die *Reaktion des individuellen Gehirns auf die Schädigung* darstellt. Hierbei spielt natürlich der Zustand des Gesamtzentralnervensystems, d. h. eines verbrauchten gegenüber einem gesunden, eines alten, womöglich diffus arteriosklerotischen Hirns, im Vergleich zu einem jungen und normal ernährten Hirn eine erhebliche Rolle. Immer ist zu bedenken, wieweit eine lokale Hirnläsion z. B. eine Erweichung benachbarte Hirnregionen in Mitleidenschaft zieht. In den frühen Stadien einer Zirkulationsstörung wird das weit mehr der Fall sein als in späteren (v. MONAKOW bezeichnete diese Fernwirkung als *Diaschisis*). Wir haben gelernt das Zentralnervensystem wieder in seiner „*Ganzheit*" zu studieren und nach Gesetzmäßigkeiten zu forschen, die sich beim „*Abbau seiner Funktion*" ergeben. Wir haben zu fragen, ob eine bestimmte Störung der Sprache, z. B. die Perseveration, d. h. das krankhafte Klebenbleiben an einem sprachlichen Ausdruck, sich nicht verstehen läßt aus der gestörten Fähigkeit überhaupt, auf wechselnde Eindrücke unter gleichzeitiger Unterdrückung oder Ausschaltung der Nachwirkung zuvor gebotener Reize zu reagieren. Wichtige Erkenntnisse verdanken wir da vor allem den Arbeiten von GOLDSTEIN und anderen Forschern, die unter dem Einfluß der sog. „Gestaltpsychologie" die Auswirkung einer Läsion auf die „Ganzheit", den gesamten Menschen, als *das* Problem hinstellten. Fraglos ist man in dieser Forschungsrichtung der Auffindung allgemeiner Gesetze nähergekommen; Gesetze, die nicht nur für das Geistige gelten, sondern — wie H. JACKSON in seinen rein physiologischen Arbeiten über den Abbau der Funktion bereits gezeigt hat — auch im Bereich des Körperlichen wirksam sind. Die Tendenz freilich, unter einseitiger Einstellung auf die „Ganzheit" die Störungen isolierbarer Elemente des seelischen Erlebens, also seine *Gliederung* zu vernachlässigen, dürfte genau so einseitig sein, wie jenes übertriebene lokalisatorische Verfahren, das man heute scherzhaft als „Hirnmythologie" bezeichnet. Man darf nicht vergessen, daß verschieden lokalisierte Hirnläsionen sich durchaus nicht nur in einem veränderten Gesamtverhalten äußern, sondern daß sie in höchst charakteristischer Weise zu klar definierbaren Störungen führen, daß mit GOLDSTEINS Worten „*der Örtlichkeit für die Ausgestaltung eines bestimmten Symptomenbildes eine wesentliche Bedeutung zukommt*". *Die Überwertigkeit der linken Großhirnhemisphäre für all diese höheren menschlichen Leistungen bleibt die unerschütterte Basis der Lokalisationslehre.* Andererseits erkennt man immer mehr die Notwendigkeit, derartige Störungen genauestens zu analysieren. Aphasische, apraktische und agnostische Syndrome in „frischem" Zustand, etwa alsbald nach einem apoplektischen Insult analysieren zu wollen, ist in der Regel ein vergeblich Unterfangen. Man muß warten, bis sich ein stationärer Zustand herausgebildet hat und die anfängliche schwere Beeinträchtigung der Gesamtfunktion des Großhirns abgeklungen ist. „Aus einer solchen Analyse des psychischen Systems, der Lokalisation der Störung in diesem, werden wir, wenn die Störung sich als endgültig einer bestimmten körperlichen Läsion zugeordnet erweist, auch *Schlüsse auf die Lokalisation der Funktion hinsichtlich der Zuordnung zum Somatischen* machen dürfen" (ISSERLIN).

Wenn wir uns nun im Bewußtsein der Problematik des vorliegenden Gebietes der Erkennung und Beurteilung klinisch gegebener Tatsachen zuwenden, so kann das nur in größter Beschränkung geschehen. Jene notwendige psychologische Analyse, wie sie zum völligen Verständnis mancher dieser Störungen notwendig wäre, muß den fachlich Geschulten überlassen bleiben. Der Student und auch der Arzt im allgemeinen wird sich darauf beschränken müssen und auch dürfen, nach *Hauptsymptomen* in einem derartigen Krankheitsbild zu fahnden. Die folgende Beschreibung der wichtigsten Phänomene agnostischer, apraktischer und aphasischer Störungen hilft zur Analyse der auf den ersten Blick oft verwirrenden Erscheinungsformen dieser Krankheitsbilder.

1. Die taktile Agnosie (reine Tastlähmung Wernickes).

Die in reiner Form sehr seltene Störung besteht in dem Unvermögen des Kranken, Gegenstände, deren verschiedene Qualitäten er richtig fühlt, als solche zu *erkennen*, d. h. weder ihre Wortbezeichnung noch auch ihre Bedeutung im Rahmen einer Handlung zu wissen, während ein Blick auf denselben Gegenstand sowohl Namen wie Bedeutung sogleich vergegenwärtigt. Offenbar kann bei einer derartigen Störung eine Art *Amnesie*, wohl das Unvermögen gerade vom Tastsinn her, an den in vielfachen Spuren und Funktionsverknüpfungen organisierten Gedächtnisschatz heranzukommen, eine gewisse Rolle spielen; häufiger aber dürfte es sich um eine *Störung der* an sich so komplizierten *Auffassung* handeln. Dabei ist unter anderem auch an eine mangelhafte Verknüpfung von Einzelempfindungen oder eine gestörte simultane Erfassung räumlich getrennter Eindrücke zu denken. Sehr oft sind *Tiefensensibilitätsstörungen* und Astereognose (vgl. S. 581) mit agnostischen Symptomen vergesellschaftet. *Pathologisch-anatomisch* findet man Läsionen im linken Parietalhirn nahe der hinteren Zentralwindung.

2. Die optische Agnosie (Seelenblindheit Lissauers).

Auch für die optische Agnosie gilt die ideale Forderung einer Trennung der *Perzeption, Auffassung* und des *Erkennens*. Das ist freilich mitunter fast unmöglich, weil — wie es sich vor allem bei Untersuchungen mit verfeinerter Methodik zeigt — die Störungen eben nicht rein sind. Zu prüfen ist die Sehschärfe, die oft vermindert ist, deren selbst erhebliche Einschränkung allein jedoch *nicht* imstande ist, das Bild der Seelenblindheit hervorzurufen. Andererseits müssen Gesichtsfelddefekte, zentrale wie konzentrische Skotome, aber auch die (rechtsseitige) *Hemianopsie* in ihrer Bedeutung, die letztere besonders für das Erkennen der Schrift, richtig gewertet werden.

Optische Agnosie im engeren Sinn ist die *Störung* der psychischen Verarbeitung von Gesichtseindrücken, des *Erkennens an sich wahrgenommener Dinge*. Dabei kann das Erkennen von Objekten, Vorgängen oder Symbolen (Schrift und Schriftzeichen = *Alexie*) gelitten haben. Farben werden von optisch Agnostischen zumeist richtig perzipiert, d. h. sie können sortiert werden, während ihre Benennung erschwert sein kann, wobei eine amnestisch aphasische Komponente der Störung auszuschließen ist. *Alexie* (vgl. unten) ist fast stets bei der Agnosie vorhanden (v. Stauffenberg). Manche Kranke können aus ihrer *Erinnerung* Sehobjekte schildern, sogar zeichnen, während sie *angesichts* des gleichen Gegenstandes versagen. Offenbar verhelfen ihnen begriffliche und kinästhetische Vorstellungen, weniger solche bildhaft optischer Art zu dieser Leistung. Der Agnostische ist durch seine Störung in seinem Verhalten zur Umwelt, die ihn distanziert, fremd, bisweilen beängstigend beeindruckt, meist schwer gestört. Mit der Zeit leidet auch Merkfähigkeit, Gedächtnis, die Intelligenz überhaupt. In manchen Fällen findet man jedoch eine im Gegensatz zu der Schwere der Störung erstaunlich geringe *Krankheitseinsicht*, ein bei corticalen Hirnläsionen überhaupt nicht seltenes Vorkommen.

Eingehendere Beschäftigung mit solchen Kranken läßt erkennen, daß eine Reihe der vorhandenen Störungen im Bereich des Optischen besonders deutlich auftretenden sog. „Grundveränderungen“ entspringen. Dazu gehört unter anderem eine Erschwerung der Fixation und vor allem der optischen Aufmerksamkeit, die sich unter anderem darin äußern kann, daß ruhende Dinge schlechter erkannt werden als bewegte; Störung in der simultanen Erfassung von „Gestalten“, an deren Stelle das Aneinanderfügen noch erkannter optischer Details oder Kombinieren als Umwegsleistung treten kann; mangelhafte „Figur-Hintergrund-Bildung“, so daß das Wesentliche nicht erkannt wird. Die Kompliziertheit einer Leistung beeinflußt die Agnosie in der Weise, daß vertraute Dinge und körperliche Objekte leichter erkannt werden, als wenn der Kranke mit ihm weniger gewohnten Dingen und Bildern konfrontiert wird. Auch das Zeitmoment kann die Leistung variieren, indem nur kurz dargebotene Objekte — etwa im Tachistoskop — nicht mehr erkannt werden. Der Einfluß der Gesamtsituation kann sich darin äußern, daß Leistungen wohl spontan, aber nicht auf Befehl vollbracht werden. Wir begegnen auch *Perseverationen* und optischen Fehlleistungen auf der Grundlage äußerer Ähnlichkeits- und innerer Beziehungen verschiedener gleichzeitig oder nacheinander dargebotener Objekte (Lissauer).

Pathologie. Hirnläsionen, die zu optischer Agnosie führen, betreffen in der Regel die Umgebung der Sehrinde. Meistens handelt es sich um Herde entweder in beiden Occipitallappen oder dem linken allein, kombiniert mit einem Balkenherd. Auch Kombinationen von Occipital- und Parietalläsionen wurden beobachtet, wie überhaupt eine strikte *Lokalisation* der Seelen blindheit nicht möglich ist, sondern es sich meist um Läsionen in dem ganzen, *enseits* der Sehrinde gelegenen Apparate handelt (v. Stauffenberg). Nahe der Sehrinde gelegene Herde verursachen gleichzeitig eine *rechtsseitige Hemianopsie.*

3. Apraxie.

Zu dem Besitz eines regelrecht funktionierenden motorischen Ausführungsapparates muß der Mensch die Fähigkeit erlernen, diesen Apparat für bestimmte, zweckmäßige Handlungen zu verwenden. Einfache Bewegungen, die ständig wiederholt werden, führen zu einer gewissermaßen nur auf den Impuls wartenden Verknüpfung durch Übung zusammengefügter innervatorischer Vorgänge. Es bildet sich ganz unbewußt mit der Zeit ein Können der Nervensubstanz aus, beruhend auf einem sog. „*kinetischen Gedächtnis*“, worunter Liepmann, der Begründer der Lehre von der Apraxie, die Summe funktionell entstandener sensomotorischer Kombinationen — *Engramme* genannt — versteht. Für alle komplizierten, zweckhaften Handlungen müssen wir uns dieses Gedächtnis für die Gliedkinematik in innigster Verbindung mit dem übrigen Hirn vorstellen; denn nur so gewinnt unsere nervöse „Zentrale“, letzthin unser Ich die Verfügbarkeit über den gesamten Bewegungsapparat. — Die „Unfähigkeit bei erhaltener Motorik zu *handeln,* d. h. die beweglichen Körperteile *zweckmäßig* zu bewegen“ ist die Störung, welche wir *Apraxie* nennen.

Eine Parese, eine Ataxie oder irgendeine andere Störung, welche die normale „Beweglichkeit“ z. B. einer Hand verhindert, führt also nicht zum klinischen Bild einer Apraxie. Wohl aber werden wir nach dem zuvor Gesagten eine solche erwarten dürfen, wenn jene sog. „kinetischen Engramme“ oder ihre Verbindung mit dem übrigen Hirn oder aber schließlich die im Hirn vor sich gehenden geistigen Prozesse, welche zum Entstehen eines sog. „*Handlungsentwurfs*“ notwendig sind, durch eine Läsion gestört worden sind. Unter einem solchen Handlungsentwurf versteht man die geistige Vergegenwärtigung — den *ideatorischen Entwurf* — der zeitlichen Reihenfolge wie der räumlichen Beziehungen der verschiedenen Teilakte, welche in einem einheitlichen Handlungskomplex enthalten sind. Je nach dem Grade der Übung wird der ideatorische Entwurf im ganzen oder seinen Teilen bewußt oder unbewußt (Entstehung sog. Bewegungsformeln) vollzogen. Die *Störungen der Ideation einer Handlung* können mannigfacher Art sein; ist doch das Zustandekommen eines richtigen Handlungsentwurfs nicht nur an die Intaktheit gnostischer Fähigkeiten, die Verknüpfung visueller, akustischer und kinästhetischer Engramme, sondern auch an eine zum zweckvollen Handeln erforderliche bestimmte Gesamteinstellung der Persönlichkeit — Konzentration auf ein Ziel — gebunden. Je schwieriger und ungewohnter eine Handlung, um so eher können ideatorisch apraktische Entgleisungen eintreten. Auch Ermüdung und erschwerte Einstellung auf eine neue Aufgabe, mit Neigung zu Perseverationen, können sich störend bemerkbar machen. Die *Situation,* in der ein Kranker eine bestimmte Aufgabe zu lösen hat, ist schließlich gleichfalls entscheidend. Eine bewußte willkürlich intendierte Handlung kann unmöglich sein, obwohl ganz die gleiche Aktion als unbewußt automatisches Verhalten oder unter dem Einfluß eines Affektes fehlerlos gelingt. So macht auch reizgebundenes Hantieren am Objekt geringere Schwierigkeiten und ist oft weniger gestört als etwa die Ideation einer Handlung, d. h. ein komplizierter geistiger Prozeß. Im ersten Fall unterstützen die sinnlichen Eindrücke den geistigen Prozeß. Apraktische Störungen, die nur bei spontanem Handeln, nicht aber bei Bewegungsnachahmung auftreten, bezeichnet man als *amnestische* Form einer *ideatorischen Apraxie.*

Entgegen den Defekten des Handlungsentwurfs ist bei den sog. „*kinetischen Apraxien*" die Übertragung der Ideation auf das Motorium gestört, sei es, daß eine Läsion den Weg der Impulse zu den „kinetischen Engrammen" versperrt oder diese selbst gelitten haben.

Die ideokinetischen Apraxien unterscheiden sich von der *gliedkinetischen Apraxie* im wesentlichen dadurch, daß bei ihnen in der befallenen Extremität nur die komplizierten Handlungen, nicht aber die elementaren Bewegungsakte gestört sind.

Pathologie: Wie sehr man sich auch hüten soll, geistige Vorgänge im Hirn zu lokalisieren, so klar erweist doch gerade jene erstere Form kinetischer Apraxie, die man *ideokinetische Apraxie* bezeichnet, daß die grundlegenden *physiologischen* Prozesse an bestimmte Hirnstrukturen gebunden sind. Liepmann hat in seinen klassischen Untersuchungen bewiesen, daß die einen zielgerichteten Bewegungsablauf leitenden Impulse beim Rechtshänder aus der *linken Parietalregion* zu den motorischen Rindenfeldern ziehen und daß im besonderen diejenigen für die linke Körperseite die rechte Hemisphäre durch Commissurenbahnen des Balkens erreichen.

Die klinischen Formen der Apraxie.

a) Die **gliedkinetische Apraxie** bzw. **Dyspraxie** kann jedes Glied, theoretisch überhaupt jedes Gebiet willkürlich innervierter Muskulatur, also auch das Gesicht, befallen. Am leichtesten feststellbar sind die apraktischen Störungen freilich an der Hand. Die Störung tritt *gliedweise* und *einseitig* auf, ohne daß die Muskulatur paretisch wäre oder irgendeine Sensibilitätsstörung vorliegt. Sie wird fehlerhaft innerviert, so daß wie ataktisch aussehende Bewegungen resultieren. Die Störung zeigt sich bereits bei den elementaren Bewegungen ohne Objekt: Faustmachen, Fingerspreizen usw. und sofern sie die Kopf- und Gesichtsmuskulatur betrifft, bei willkürlichem Lidschluß, Schlucken, Zunge herausstrecken, Pfeifen usw. Komplizierte Handlungen, etwa mit Gegenständen, sind beeinträchtigt entsprechend der Störung der Elementarbewegungen. Wahrscheinlich verursachen Läsionen in der unmittelbaren Umgebung motorischer Rindenzentren, die noch nicht zu Lähmungen führen, aber die sensomotorischen Beziehungen schädigen diese Form der motorischen Apraxie.

b) Die **ideokinetische Apraxie,** bei der *die Übertragung des Handlungsentwurfs* auf ein einzelnes Glied oder auch eine ganze Körperhälfte gestört ist, ist dadurch gekennzeichnet, daß die bei der gliedkinetischen Form unmöglichen primitiven, zum Teil selbst die elementar-automatischen Bewegungen wie Kratzen, gereichte Gegenstände halten, bisweilen auch kompliziertere aber automatisch ablaufende Bewegungen, wie z. B. einen Knopf knöpfen, ganz gut ausgeführt werden. Der Kranke versagt jedoch, sowie er Bewegungen *mit dem apraktischen Glied willkürlich,* sei es intentionell, oder auf Befehl oder sogar nur nachahmend ausführen will. Mit der gesunden Hand wird die gleiche Leistung fehlerlos vollbracht. Die Störung zeigt sich z. B. bei Bewegungen der Hand auf ein Ziel am oder außerhalb des Körpers, bei Ausdrucksbewegungen (Winken, Drohen usw.), beim Markieren von Objektsbewegungen (Geldzählen, Klavierspielen usw.) und besonders eindringlich bei zusammengesetzten zielgerichteten Verrichtungen. Dabei kommen Fehlleistungen und Bewegungsentgleisungen in großer Zahl vor, die den Kranken mitunter so ratlos machen, daß er Bewegungen mit dem apraktischen Glied schließlich überhaupt unterläßt. Solche Apraxien mit oder ohne Lähmung(!) finden wir vorwiegend an der rechten Hand, wenn die Verbindungen zwischen der linken supramarginalen Parietalregion und dem Handzentrum gestört sind; an der linken Hand, wenn ein Herd im oder nahe dem Balken die Commissurenfasern von der linken zum rechten Handzentrum unterbricht.

c) Die **ideatorische Apraxie** erstreckt sich immer auf *alle* Körperteile. Das *Imitieren* von Bewegungen kann trotz der Störung willkürlicher Handlungen leidlich erhalten sein. Auch pflegt die eigentliche Gliedkinetik für einfache, vorwiegend automatisch ablaufende Handlungen ganz ungestört zu sein, wohingegen die einzelnen Komponenten einer komplizierten Handlung durcheinander geraten. Defekte und Fehlleistungen — besonders bei inkompletten Fällen — dokumentieren sich u. a. in Form der schon erwähnten Perseverationen, bisweilen auch einmal als Verharren in einer innervatorischen Leistung, z. B. im Händedruck. Ferner sieht man Vergröberung von Leistungen, in Gestalt einer Entdifferenzierung, sich Einschieben von besser erhaltenen primitiven und mehr automatischen Bewegungen an die Stelle einer komplizierteren Handlung. Auch das räumlich Sichvorstellen im Zusammenhang einer Handlung kann gestört sein, so daß räumlich konstruktive Leistungen (z. B. beim Zeichnen, Zusammensetzen, Modellieren usw.) unmöglich werden. Meist werden Herde in der linken Parietalregion gefunden.

4. Störungen der Sprache im allgemeinen.

Das Wort *Aphasie* kennzeichnet alle sog. *zentralen Störungen der Sprache* im Gegensatz zu *Störungen* des *Sprechens*, wie sie als Folge von Störungen am Exekutionsapparat — der zum Sprechen notwendigen Muskulatur und ihrer Innervation — auftreten. Diese letzteren Störungen nennt man *Dys-* oder *Anarthrien*, wie man auch von skandierender, verwaschener usw. Sprache sowie von *Stottern* und *Stammeln* spricht. Broca hat sich ein unvergängliches Verdienst erworben, als er auf dieser prinzipiellen Scheidung von Störungen des „savoir" von jenen des „pouvoir" seine Lehre von der Aphasie gründete.

Die heute noch weithin gebräuchliche *Nomenklatur* der verschiedenen Formen der Aphasie spricht von *subcorticalen*, *corticalen* und *transcorticalen* Aphasien, Ausdrücke, die dem, der nicht mit den Originalarbeiten von Wernicke und Lichtheim vertraut ist, leere Begriffe bleiben müssen. Aus der Brocaschen Lehre vom Vorhandensein eines eigenen Zentrums in der 3. linken Stirnwindung (vgl. Abb. 1a), in dem die *Sprachbewegungsvorstellungen* (motorische Erinnerungsbilder = kinästhetische Engramme) lokalisiert wurden, hatte Wernicke geschlossen, daß ein diesem sog. *motorischen Sprachzentrum* entsprechendes *sensorisches* Zentrum für die *Wortklangbilder* (Erinnerungsbilder der Wortklänge) existieren müsse, das von ihm in den hintersten Abschnitt der obersten Schläfenwindung (vgl. Abb. 1a) lokalisiert wurde. Über diesen beiden corticalen Zentren verbunden durch zahlreiche Assoziationsbahnen, dachten Wernicke und Lichtheim sich die *gesamte Hirnrinde*, als das Substrat des Verstehens und Denkens und der hierzu erforderlichen innigen Verbindungen jener Wortklang- und Wortbewegungsvorstellungen, die Wernicke als „*Wortbegriff*" bezeichnete und die wir heute die zum Sprachverständnis wie zum Sprechen unentbehrliche „*innere Sprache*" nennen.

Schon Wernicke hatte das ganze Bewußtseinsorgan zur Bildung seiner sog. Wortbegriffe (aus der Verknüpfung sensorischer, akustischer wie optischer und motorischer Engramme) herangezogen. Viele spätere Forscher sind Wernicke im Grunde gefolgt, wenn sie annehmen, daß aus der Sphäre der sinnlichen und motorischen Erinnerungsbilder etwas *nicht* mehr an die Perzeption und Exekution Gebundenes sich heraushebe, wodurch überhaupt erst der freie Gebrauch der Sprache zum Denken und nicht reizgebundenen Sprechen möglich wird, und wenn sie diese Objektivierung des Sprachlautgeschehens in ein zentrales Sprachfeld jenseits der sog. Sprachzentren verlegen. Die in den letzten Jahren von mancher Seite geforderte Loslösung des „Wortbegriffs" bzw. der „Wort- oder Sprachvorstellungen" von allen sinnlichen Elementen ist nur in rein gedanklicher Abstraktion möglich; denn *erlebt* werden können diese Begriffe und Vorstellungen eben nur in Verbindung mit sinnlichen Qualitäten. — *Aufgabe der inneren Sprache* ist die innere Verarbeitung des Gehörten bzw. Gelesenen sowie das sprachlich formulierte Denken, gleichgültig ob es dem Sprechen oder dem Schreiben vorausgeht oder nicht. In der Ausarbeitung eines Gedankens mittels der der Sprache eigenen Darstellungsmittel, zu welchem vor allem die sinnvollen Gesetze der Grammatik und Syntax aber auch die sog. musischen (gefühlswertigen) Elemente der Sprache (Tempo, Rhythmus, Betonung, Modulation — die ganze Sprachmelodie) zu rechnen sind, haben wir die fundamentalste Funktion der inneren Sprache zu sehen.

Jene klinischen Bilder, welche auf der Läsion jener beiden Zentren beruhen, sind die *corticalen Aphasien*; solche, welche auf einer Störung der Verbindung zwischen dem BROCAschen Zentrum und der motorischen Rinde bzw. zwischen dem WERNICKEschen Zentrum und dem akustischen Perzeptionsfeld in der HESCHLschen Windung beruhen, wurden subcorticale Aphasien genannt. Syndrome der Läsionen außerhalb dieser beiden Zentren, welche die „innere Sprache" stören, werden als *transcorticale* Aphasien bezeichnet. Die Ausgedehntheit der dem Sprachprozeß dienenden Strukturen macht es verständlich, daß auch *nicht lokalisierbare* und mehr *diffuse Hirnstörungen* die innere Sprache schädigen können.

Es sind also **Störungen der inneren Sprache**, welche die sog. corticalen und transcorticalen Aphasien von den subcorticalen unterscheiden! Hinweise auf Störungen der inneren Sprache sind die *Paraphasie* mit *Paragraphie* und entsprechenden Lesestörungen, besonders deutlich beim Lautlesen, Störung des *Sprachverständnisses* und — in schwereren Fällen — auch des *Nachsprechens*. Die hierbei zutage tretenden Eigenheiten eines gesetzmäßigen „*Funktionsabbaues*" äußern sich darin, daß einerseits die höheren Leistungen vor den elementaren leiden, und andererseits Ausfälle auftreten, welche lediglich die fehlerhafte Leistung eines verstümmelten Gehirns dokumentieren und sich nur an der Sprache besonders leicht auswirken. Das zuvor hinsichtlich der ideatorischen Apraxie Gesagte findet sinngemäße Anwendung auch auf die Störungen der inneren Sprache. — Häufig beobachtet man Kranke, denen einzelne Worte, namentlich Bezeichnungen von Gegenständen, aber auch Eigennamen fehlen. Diese Störung, der man physiologischerweise bereits in höherem Alter aber in ausgeprägter Form bei organischen Hirnschädigungen verschiedenster Art (Arteriosklerose!) begegnet, nennt man **amnestische Aphasie.** Solche Kranke zeigen oft auch Störungen des Sprachverständnisses für kompliziertere, vor allem abstrakte Satzinhalte. Dabei werden die fehlenden Worte, wenn vorgesagt, sofort erkannt und auch richtig nachgesprochen. Das spontane Sprechen ist bei Läsion der inneren Sprache überhaupt früher gestört als reizgebundenes, automatisch ablaufendes oder der Affektäußerung dienendes Sprechen und das Nachsprechen. Solche Kranke können zum Zweck einer Äußerung, die einem Gefühlsausbruch dient, Worte und ganze Sätze sprechen, während ihnen die gleichen Worte zur Formulierung von Gedanken fehlen. Die Präsenz und Intaktheit des einzelnen Wortes leidet früher als das vom Gedanken getragene Satzgefüge und die musischen Elemente der Sprache. Worte, welche sich nicht mehr spontan einstellen, können unter Umständen mittels einer Umwegsleistung, so etwa mit Hilfe von Sprachvorstellungen, produziert werden. Hierbei kommt es dann oft zu *literalen Paraphasien*, wie sie der primitiven Kindersprache so besonders eigentümlich sind. Hingegen sind *verbale Paraphasien* ein Zeichen dafür, daß klangliche oder begriffliche Verwandtschaft von Worten oder ihre Zusammengehörigkeit im Rahmen eines Erlebnisses u. a. m. die richtige Wortwahl verhindert. Der gleiche Vorgang liegt der sog. *sensorischen Paraphasie* zugrunde, bei der Anklingen von z. B. gegenständlichen Begriffen der gleichen Sphäre zu einer Störung des Verständnisses und auch des Nachsprechens führt. — Auch Störungen der *Satzformulierung* bezeugen eine Störung der inneren Sprache. Ihren höchsten Grad erreichen solche Ausfälle, welche man *Agrammatismus* nennt, im sog. *Telegrammstil*. Man kann den Telegrammstil als eine das Resultat einer „Sprachnot", gewissermaßen als eine funktionelle Ausschaltung aller entbehrlichen Verbindungswörter deuten; er kann aber auch einen Zustand, bei welchem infolge eines Zerfalls der inneren Sprache nur noch gewissermaßen das Skelet des Gedankengangs verlautbart wird, kennzeichnen. Agrammatische Störungen sind um so schwerer, wenn sie *auch* das Sprachverständnis betreffen. — Eine andere namentlich bei sensorischen Aphasien vorkommende Störung der inneren Sprache, ist der *Jargonstil*. Solche Kranke sind nur imstande — oft mit erstaunlichem Rededrang — geläufige Phrasen und meist sinnlos und gehäuft angewandte Flickwörter, dazu meist paraphasisch verstümmelt zu sprechen (Kauderwelsch). Das Satzschema und seine Melodie können dabei noch durch den gesprochenen Unsinn als ungeschädigt durchklingen. Man könnte denken, so ein Kranker spräche eine unbekannte Sprache. — Eine schwerere Störung der inneren Sprache liegt vor, wenn auch der Rhythmus und die anderen musischen Elemente des „Satzschemas" nicht mehr differenziert werden. Kranke, welche zu keinem spontanen Sprechen mehr zu bewegen sind, sind oft noch befähigt zum *Reihensprechen*, z. B. des Alphabets, Einmaleins, Gebete aufsagen usw., oder zu einer Melodie den Text zu singen. Solche an den Rhythmus gebundenen Leistungen bleiben — außer in Fällen von Wortstummheit — am längsten erhalten.

Ein wichtiges Kriterium für den Charakter einer Aphasie ist die Fähigkeit zum *Nachsprechen*. Bei schweren Störungen der inneren Sprache kann als Enthemmungserscheinung *Echolalie* auftreten, bei welcher der Kranke zwangsweise Laute, Worte und Sätze mehr oder minder zwangsmäßig, *ohne* Sinnverständnis wiederholt. Sind die musischen Elemente der Sprache erhalten, so kann auch Unverstandenes, zumal wenn es unkompliziert ist, auf der Grundlage einer rein klanglich-rhythmischen Wahrnehmung nachgesprochen werden; der Kranke versagt aber, wenn sein Sinnverständnis benötigt wird. Sowohl beim verständnislosen wie bei verständnismäßigem Nachsprechen kann man den gleichen meist literalen Paraphasien begegnen wie beim Spontansprechen. (Vgl. auch das über „*Leitungsaphasie*" Gesagte.)

Während der Erwerb der Lautsprache sich mehr oder minder mühelos vollzieht, ist der der **Schriftsprache** das Resultat konzentrierter Übung. Daher wird die Schriftsprache leichter geschädigt als die Lautsprache, für deren Wörter die Schriftwörter ja erst wieder *Symbole* bedeuten (also Symbole für Symbole). Der Worttaubheit und den verschiedenen Agnosien entspricht die **Alexie**, die als reine Form nur Teilerscheinung einer *optischen Agnosie* ist. Sie tritt mitunter deswegen anscheinend isoliert auf, weil die Erfassung der Schrift eine kompliziertere gnostische Leistung darstellt. Störungen der inneren Sprache äußern sich daher besonders leicht auch am Lesen, besonders dem verständnisvollen, so wie wir es beim Nachsprechen sahen.

Selbstbeobachtung zeigt, daß wir *simultan* lesen, d. h. je nach Anlage und Übung Wortteile, Worte, ja ganze Sätze als „Gesamtformen" auffassen und nicht etwa beim Lesen sukzessiv einen Buchstaben an den anderen reihen. Bei der Ataxie kann sukzessives Lesen etwa mit Hilfe von Schreibbewegungen — als *Umwegsleistung* — den simultanen Vorgang ersetzen. Der *einzelne Buchstabe* wird, als Zeichen, dem ein Buchstabenname zukommt, also auch in seiner Gesamtform als „Buchstabenwort" erkannt. Der ganze Vorgang des *Lesens* in seinem Verhältnis zur inneren Sprache gleicht weitgehend dem des Nachsprechens. Bei normaler innerer Sprache verschmilzt das optisch vermittelte Erlebnis der Sprache mit jenen nicht definierbaren Sprachvorstellungen („Wortbegriffen") zu einer Einheit. *Zahlzeichen* und auch die *Namensunterschrift* können anscheinend ihren Bedeutungsinhalt direkt, d. h. unter Umgehung des Wortbegriffs, hervorrufen und deshalb unter Umständen noch gelesen werden, wo Buchstaben und gar Worte unverständlich bleiben.

Die Störung des Schreibens, **Agraphie**, entspricht nicht einfach der motorischen Apraxie der Hand, sonst müßte der Kranke imstande sein, mit anderen Gliedern, z. B. auch mit der linken Hand in Spiegelschrift zu schreiben. In ihrem Mechanismus kommt die „periphere" Agraphie (ohne aphasische Störungen), also ein Gegenstück zur *Wortstummheit*, schon mehr der sog. ideokinetischen Apraxie nahe. Ideomotorisch-apraktische Züge liegen vor, wenn etwa der Kranke nicht mehr weiß, wie er einen Bleistift zum Schreiben zu halten hat. Dann kann er nicht einmal mehr mechanisch *kopieren*, was er in der Regel bei der echten Agraphie, selbst wenn das *Abschreiben* gestört ist, noch fertig bringt. Die einer Agraphie zugrunde liegende Funktionsstörung ist letzten Endes nur im Zusammenhang mit denjenigen Ausfällen motorisch oder sensorisch aphasischer wie apraktischer oder agnostischer Art zu verstehen, die diese Agraphie bedingen oder bei denen infolge Störung der inneren Sprache die Agraphie nur die Rolle eines Symptoms spielt, welches der Sprachstörung ziemlich parallel läuft. So sehen wir Fälle, wo das *Spontanschreiben* nicht mehr möglich ist, wohl aber noch nach *Diktat* mit oder ohne Verständnis der Wortbedeutung geschrieben werden kann. Dabei können auch Störungen der *Intention* eine Rolle spielen. Paraphasien können als *Paragraphien* wiederkehren. Diese kommen aber entweder auch selbständig vor oder fehlen wohl auch einmal, wo man sie beim Bestehen von Paraphasien erwarten sollte. Wie zum Lesen muß auch zum verständnisvollen Schreiben das optische Erlebnis der „Gesamtform" des Wortes vorausgesetzt werden, das erst sekundär, je nach der Übung mehr oder minder automatisch, in seine Buchstaben zerlegt wird. *Zahlen* und dem *Namenszug* gegenüber verhält sich der Agraphische ähnlich dem Alektischen.

Pathologie. Reine Agraphien ohne apraktische Symptome finden sich am ehesten bei Läsionen zwischen dem G. supramarginalis und dem Temporallappen also im *linken G. angularis*. Je nach der Ausbreitung des Herdes occipital- oder temporalwärts bereichern nicht nur amnestisch aphasische, auch alektische bzw. sensorisch aphasische Symptome das Bild. Angularisherde führen oft auch zu *Störungen des Rechnens* und bisweilen zu auffälligen Orientierungsstörungen am eigenen Körper, z. B. einer sog. *Fingeragnosie*.

Die klinischen Formen der Aphasie.

a) Die reine Worttaubheit.

Den extremsten Fall einer Störung dieser Art hätte man in der sog. *Seelentaubheit* — akustische Agnosie — zu sehen, bei der ein Kranker wohl hört, jedoch keinerlei Verständnis für sprachliche wie nichtsprachliche Klänge und Geräusche verrät. Bei der *reinen Worttaubheit* hat in jeweilig wechselnder Schwere die Erfassung von Lauten, Silben und Worten Schaden gelitten. Die Kranken verstehen nicht was man ihnen sagt. In leichten Fällen versagen sie nur beim Verstehen komplizierterer Worte oder längerer Sätze. Der *allgemeine* Sinn einer sprachlichen Äußerung, soweit er sich allein schon durch den Tonfall (Frage, Befehl, Rüge usw.) oder durch begleitende Gesten verrät, wird begriffen. Schreiben, Lesen und Kopieren, also die *innere Sprache*, sind *nicht gestört*. Das Spontansprechen pflegt bei schwerer Worttaubheit *sekundär* geschädigt — paraphasisch — zu sein (zum Unterschied von einer selbst hochgradigen Schwerhörigkeit, bei der die motorische und innere Sprache intakt sind und Paraphasien nie auftreten.) Die *Diagnose* einer Worttaubheit erfordert, daß man ausschließe: schwere allgemeine Intelligenzstörungen einerseits und periphere bzw. zentrale Hörstörungen *(Anakusien)* andererseits. Von der *corticalen* sensorischen A. unterscheidet sich die Worttaubheit dadurch, daß bei ihr die tieferen Schichten der Persönlichkeit, soweit sie sich in der Einstellung zur Umwelt und meist auch zum Leiden ausdrücken, nicht betroffen sind. Das ist besonders deutlich bei Kranken, die im Lesen und Schreiben ungestört sind. *Pathologisch-anatomisch* handelt es sich in der Regel um Erweichungen in dem durch den oberen Temporalast der A. cerebri media versorgten *linken* ersten Temporalwindung; meist in dichter Nachbarschaft der HESCHLschen Windung.

b) Die corticale sensorische Aphasie WERNICKES.

Hier ist das Lautverständnis zwar meistens auch beeinträchtigt, wenn auch nicht in dem Grad wie bei der Worttaubheit. Viel stärker ist das Verständnis des *Sinnes* von Wort und Satz gestört. Das Wesentliche ist, daß die *innere Sprache in die Störung mit einbezogen* ist. Das *Nachsprechen* — wenn überhaupt — *erfolgt mit ungenügendem oder keinem Verständnis*. Auch das *Lesen*, besonders das Leseverständnis und das *Schreiben*, und vor allem auch das expressorische *Sprechen* erweisen sich *geschädigt*. Beim *Spontansprechen* finden sich, natürlich dem Grade der Läsion nach verschieden, jene Symptome, die wir als Merkmale der Schädigung der inneren Sprache kennengelernt haben, wie die verschiedenen *Paraphasien* bis zur *Jargonaphasie* (welche hierbei viel häufiger vorkommt als der Telegrammstil) und Perseverationen. Typisch für die sensorische Aphasie ist die *mangelhafte Krankheitseinsicht*. Da sich die Kranken selbst nicht verstehen, schwatzen sie paraphasisch in ermüdender Redseligkeit *(Logorrhöe)* und versuchen gar nicht, ihren Defekt des Sprachverstehens zu kompensieren.

Die *anatomische Lokalisation* der Läsionen im hinteren Teil der ersten Schläfenwindung, bald auf die Insel, vor allem aber gegen den G. angularis überreichend erklärt die häufige Kombination mit *Agraphie* (Störungen beim Spontan- und Diktatschreiben bei oft erhaltenem Abschreiben!). Wird die Sehstrahlung mitlädiert, so ergeben sich *hemianopische Ausfälle*. Schwere und dauernde Störungen lassen auf Herde, die tief ins Mark reichen, evtl. auch begleitende Läsionen dieser Gegend in der rechten Hemisphäre schließen. Läsionen in der Nachbarschaft des WERNICKEschen Zentrums machen gern eine Kombination leichter sensorischer mit schwereren expressiven Störungen.

c) Die Wortstummheit.

Sie ist als *periphere Sprachstörung mit intakter innerer Sprache* das motorische Gegenstück zur Worttaubheit. Ihr *motorisch-apraktischer Charakter* bedingt, daß die Störung sich bei jedem Sprechakt zeigt, wobei gelegentlich die Sprechmuskulatur auch bei *anderen* Verrichtungen versagt. Die Gewohnheit vieler Menschen zum Lesen, Schreiben, ja auch Denken gewissermaßen stumm zu sprechen, leidet bei Wortstummheit. Bei den an sich seltenen reinen Fällen kann man die Intaktheit der inneren Sprache daraus erschließen, daß, wenn auch die Worte nicht ausgesprochen werden können, so doch ihr Rhythmus, ihre Silbenzahl oder auch der Tonfall einer sprachlichen Äußerung korrekt wiedergegeben werden. So ist der Kranke z. B. imstande die Silbenzahl zu klopfen, die richtige Melodie zu einem Text, den er nicht sprechen kann, zu singen und in seinen unartikulierten Lautfolgen das „wortlose Skelet" eines Satzes gut zu verlautbaren. In schwereren Fällen greift diese gliedkinetische Apraxie auch auf andere Akte der Gesichts-, Mund- und Zungenmuskulatur über, *Asymbolie*, wobei auch das Mundspitzen, Zungezeigen usw. unmöglich ist. — Eine unvollkommene Wortstummheit kann *dysarthrischen* Störungen sehr ähnlich sehen. — Als Begleiterscheinungen finden sich oft *Hemiparese* und einseitige *Faciolingualparese*. — Die verantwortlichen *anatomischen Läsionen* liegen meist subcortical im Bereich der Rinde des linken *Operculum Rolandi*, also in dichtester Nachbarschaft zur Präzentralregion.

Herde, welche *Projektionsfasern* aus dem linksseitigen Gebiet der Faciolingualmuskulatur unterbrechen, machen motorische Parese, aber keine Wortstummheit. Die Restitutionsmöglichkeit einer Wortstummheit hängt von der Schwere der Läsion ab. Es gibt Fälle, die für die Dauer wortstumm bleiben.

d) Die corticale motorische Aphasie Brocas.

Hier ist der rein expressorische motorische Akt der normalen Innervation der Sprachmuskulatur weniger als bei der Wortstummheit gestört; dafür treten aber *Störungen der inneren Sprache*, speziell beim Versuch zur spontanen sprachlichen Äußerung auf. Auch das *Sprachverständnis* pflegt dabei nicht ganz intakt zu sein. Gerade diese sensorisch-aphasische Komponente besonders bei komplizierteren sprachlichen Mitteilungen, zusammen mit *agraphischen* Störungen (vgl. S. 570) ermöglicht bei Vorliegen einer totalen „Sprachlosigkeit" die Unterscheidung einer motorischen Aphasie von einer Wortstummheit. Neben dem Spontanschreiben pflegt auch das *Diktatschreiben* und das *Lesen* beträchtlich gestört zu sein. Das *Kopieren* hingegen ist erhalten. Im Gegensatz zum Wortstummen pflegt beim motorisch Aphasischen auch sein *Allgemeinverhalten* betroffen zu sein. Dies kann sich an mangelnder Aufmerksamkeit, leerem Gesichtsausdruck, scheinbarer Unlust, sich überhaupt zur Umwelt in ein Verhältnis zu setzen, u. a. m. äußern. Besonders charakteristisch ist die Verwendung der hier im Gegensatz zur Wortstummheit fast stets vorhandenen Sprachreste, verbunden mit Störungen der inneren Sprache. Vgl. das auf S. 568 über *Perseveration*, *Paraphasien*, *Telegrammstil usw.* Gesagte! Immer wieder erstaunlich ist die anscheinende *Unbeständigkeit* der sprachlichen Äußerungen, indem etwa bei offensichtlicher Unfähigkeit, ein bestimmtes Wort zu sagen, im nächsten Moment nicht nur dieses eine Wort, sondern ein ganzer Satz ausgesprochen wird. Dies wird besonders deutlich, wenn der Kranke in eine „*Reihe*" hineingebracht wird, so z. B. in das „Vater unser" und dann ohne Stocken das Gebet aufsagt. Sprachliche Neuerwerbe, wie eine fremde Sprache, können verloren sein, wenn die Muttersprache noch leidlich gesprochen wird. Bei schwersten Läsionen kann schließlich nur ein verständnisloses und fehlerhaftes *Nachsprechen* erhalten sein. — Ob die Brocasche Aphasie von Dauer ist, entscheidet Ausdehnung und Schwere der Läsion und der Zustand des übrigen Gehirns. Die Restitution von Sprachleistungen erfolgt nach den Gesetzen der Wertigkeit sprachlicher Äußerungen. Meist spricht der bisher Stumme zuerst Worte und ganze Sätze im Affekt oder rein ausdrucksmäßig oder er kann einen Text zu einer Melodie singen. Beim Versuch darstellender propositioneller Äußerungen pflegt er hingegen noch ratlos zu sein.

Corticale Herde in der linken dritten Stirnwindung, im Gebiet des Operculum frontale, allein erzeugen in der Regel nur eine passagere Aphasie. Greifen Herde tief in die Marksubstanz hinein oder schädigen sie das Operculum Rolandi mit, oder handelt es sich um ein altes, schon verbrauchtes Hirn, so ist die Restitutionsmöglichkeit sehr beschränkt. Klinische Erfahrungen weisen darauf hin, daß die Gegend des Sprachmotoriums der rechten Hemisphäre zumal bei Jugendlichen für die zerstörte linke eintreten kann, was jedoch verhindert wird, wenn die Balkenverbindungen zerstört sind. Zu einer vollkommenen Sprachleistung freilich ist die rechte Hemisphäre beim Rechtshänder nicht befähigt.

Unter **Leitungsaphasie** wird eine Störung verstanden, bei welcher das *Nachsprechen* besonders stark beeinträchtigt ist und *Paraphasien* auftreten. Dabei ist merkwürdigerweise das Sprachverständnis und das spontane Sprechen wenig gestört. Liepmann hat solche Störungen als partielle sensorische Aphasien aufgefaßt. Dafür spricht, daß die der Leitungsaphasie zugrunde liegenden

Störungen zwischen den beiden „corticalen Zentren“ aber meist nahe dem Wernickeschen Feld gefunden werden. Dementgegen zeichnen sich die **transcorticalen Aphasien** bei Isolierung der Sprachzentren von der übrigen Rinde durch gut erhaltenes Nachsprechen bei gestörtem Sprachverständnis (sensorische) bzw. gestörtes Spontansprechen (motorische Form) aus. Verständiges Lesen und Schreiben zeigen entsprechende Störungen.

Wenn einzelne oder mehrere Herde zu schweren Läsionen des *sensorischen und motorischen Rindengebietes* der *Sprache* führen, so entsteht die **Totalaphasie** bei welcher Sprachverständnis und Sprechfähigkeit samt der an sie gebundenen Leistungen aufgehoben sind.

Anhang: Störungen des Bewußtseins und Gedächtnisses.

Das *Bewußtsein,* worunter man die *Gesamtheit aller psychischen Vorgänge in einem gegebenen Zeitpunkt* versteht, kann in verschiedenem Grade und auf verschiedene Weise gestört sein. Man unterscheidet der Intensität nach *Somnolenz* oder *Sopor* von *Stupor* oder *Koma.* Somnolenz ist ein Zustand von eingeengtem Bewußtsein, in dem der Kranke teilnahmslos ist, eine Verlangsamung psychischer Prozesse und Herabsetzung des Verständnisses für seine Umgebung, seinen Zustand usw. zeigt. Der Kranke reagiert auf Reize, ist erweckbar, antwortet auf einfache Fragen, befolgt primitive Aufforderungen, schluckt, wenn er gefüttert wird. Dieser Zustand ähnelt dem Schlaf. Hier wie dort sind die Reflexe erhalten. *Lethargie* bezeichnet eine besondere Form der Somnolenz, wobei *Schlafsucht,* welche den Kranken zu bestimmten Zeiten oder für eine Zeitspanne befällt, den Gesamtzustand kennzeichnet (vgl. das Kapitel über *Encephalitis lethargica*). Im Stupor oder Koma ist der Kranke bewußtlos und kann nicht durch physiologische Reize erweckt werden. Er hat die Kontrolle über seine vegetativen Funktionen verloren, ist inkontinent. Er schluckt nicht mehr. Seine Reflexe sind stark abgeschwächt oder auch erloschen.

Alle Formen der Bewußtseinsstörungen sind individuelle diagnostische Probleme, der völlige Bewußtseinsverlust vor allem hinsichtlich seiner Ursache und organischer Begleiterscheinungen; die Bewußtseinsstörung darüber hinaus hinsichtlich ihrer qualitativen Besonderheiten und speziellen Symptomatik. Völliger Bewußtseinsverlust weist durchaus nicht immer auf ein organisches Hirnleiden hin. Wir begegnen solchen Zuständen von kurzer Dauer als *Ohnmacht* oder *Synkope* bei Kreislaufstörungen und von längerer Dauer als *toxisch bedingtem Koma* bei Urämie, Diabetes, hypoglykämischen Zuständen usw. Bewußtseinsverlust bei primären cerebralen Störungen kennen wir im *epileptischen Anfall,* als typisches Symptom einer *Commotio cerebri* und bei akuten *cerebralen Kreislaufstörungen,* Blutungen wie Erweichungen. Schwere *entzündliche* und *toxische Hirnschädigungen,* sowie die Endstadien von *Hirngeschwülsten* sind gleichfalls durch Bewußtseinsverlust gekennzeichnet. — Bewußtseinsstörungen milderen Grades können *organisch,* aber auch *funktionell* sein. Organisch bedingt zeigen sie meist die Kennzeichen der einfachen *Benommenheit* oder der *deliranten Bewußtseinstrübung.* Der *benommene Kranke* zeigt geringen oder keinen seelischen Antrieb, ist affektiv unerregbar, seine Aufmerksamkeit und Wahrnehmung ist stark verlangsamt, eine deutliche Merkstörung und nachfolgende Erinnerungslosigkeit sind oft vorhanden. Im *Delirium* sind die eben genannten Bewußtseinsstörungen begleitet von motorischer Erregung, inkohärenten Vorstellungen, halluzinatorischen und wahnhaften Erlebnissen; sowie parästhetischen Wahrnehmungstäuschungen, wie man sie typischerweise im Delirium tremens (vgl. S. 678) sieht. — Organische wie funktionelle Bewußtseinsstörungen erscheinen gelegentlich als sog.

Dämmerzustände. Hierbei handelt es sich um eine eigenartige Einengung des Bewußtseins, sei es infolge einer echten Bewußtseinsstörung, wie z. B. nach Schädeltraumen oder im Rahmen der Epilepsie, oder infolge affektiver oder emotioneller Störungen, wodurch gleichfalls die Umwelt unvollkommen erfaßt wird und eigenartige Fehlhandlungen begangen werden. Die Differentialdiagnose organischer von funktionellen (hysterischen) Dämmerzuständen kann oft schwierig sein und erfordert psychiatrische Beratung. *Amnesie* kennzeichnet die organischen, *Verdrängung* die hysterischen Dämmerzustände.

Störungen des Gedächtnisses unterscheidet man von denen der *Merkfähigkeit*, wobei die Fähigkeit neues Gedächtnismaterial zu erwerben, gelitten hat, und von denen der *Reproduktionsfähigkeit*, d. h. der Fähigkeit, Erinnerungsspuren zu beleben. Echte *Gedächtnisstörungen* zeigen einen Verlust vor allem des jüngsten Gedächtnisbesitzes. Typisch hierfür sind die Gedächtnisstörungen im hohen Alter und ganz besonders bei Senilen und Arteriosklerotikern. Eine Gedächtnisstörung ist auch die *retrograde Amnesie*, wie wir ihr z. B. bei Hirntraumen begegnen. Ist sie mit hochgradiger Merkschwäche und Konfabulation verbunden, so sprechen wir von einem KORSSAKOWschen *Syndrom*. Eine Gedächtnisstörung ist stets ein Hinweis auf eine diffuse organische Hirnläsion. Meist ist dann auch eine *Störung der Merkfähigkeit* vorhanden. Stirnhirnerkrankungen, wie z. B. die progressive Paralyse, veranschaulichen dies. — *Reproduktionsstörungen* sind Denkstörungen (JOH. LANGE), welche oft vorübergehend auf affektiver Grundlage auftreten oder aber Merkmal einer tiefgreifenden geistigen Störung bei organischen Hirnleiden sind. (Weiteres findet der Leser in den Lehrbüchern der Psychiatrie.)

XIV. Neurologische Untersuchung.

Der Feststellung objektiver Krankheitszeichen hat die Erhebung einer eingehenden *Anamnese* vorauszugehen. Der Einblick, den diese in den Entstehungsmodus des Leidens und die Ausbildung der Symptome gibt, ist für die Diagnose der Erkrankungen des ZNS genau so unerläßlich wichtig wie für die anderen Leiden. Nicht selten ist die Befragung von Familienmitgliedern erforderlich, um die notwendigen vorgeschichtlichen Daten zu erhalten. An Stelle eines schematischen Planes zur Erhebung der Anamnese wird automatisch mit zunehmender Erfahrung eine zielbewußte Fragestellung, bzw. Nachforschung zu treten haben, welche auf dem Gesamteindruck, auf den ersten Blick sichtbaren Störungen oder auf bestimmten, bereits wegweisenden Klagen des Kranken aufbaut. Von Bedeutung können sein: die näheren Umstände der *Geburt*, der *Entwicklung*, zurückliegende *Erkrankungen, Verletzungen, Operationen*, wobei vor allem nach Noxen, welche bekanntermaßen das ZNS mit Vorliebe zu schädigen pflegen, so besonders eine *syphilitische* Infektion, zu fahnden ist. Man stelle fest die *Lebensgewohnheiten*, evtl. Abusus von *Alkohol, Nicotin, Kaffee* usw., die wichtigsten Umstände des *Sexuallebens* und mögliche *Berufsschädigungen*. Man versuche auch eine Familienanamnese zu erhalten, die nicht nur für die Erkennung von *Erbkrankheiten* unerläßlich ist, sondern auch bisweilen den Schlüssel zum Verständnis von *Geisteskrankheiten, Psychopathien* und intrauterinen Infektionen (Syphilis usw.) und andersartigen Schädigungen zu geben vermag.

Daraufhin wende man sich eingehend den Klagen des Kranken zu, stelle ihren zeitlichen Beginn und Verlauf und ihre Art fest und frage nach allgemeinen und lokalen Symptomen seitens des ZNS. Man erkundige sich nach Kopfschmerz, Schwindel, Erbrechen, psychischen Störungen (Gedächtnis, Merkfähigkeit usw.), Beeinträchtigung im Gebrauch der Glieder, Empfindungsstörungen (Par-, Hypo-, Hyperästhesien), Störungen seitens der Hirnnerven, der Blase, des Mastdarms und der Geschlechtsfunktionen. Bei dieser Befragung, die zugleich den nötigen Kontakt mit dem Patienten zu schaffen hat, wird man sich ein Urteil über sein Auffassungs- und sprachliches Äußerungsvermögen, seine Kooperation sowie darüber bilden können, wie der Kranke emotionell auf sein Leiden reagiert. Dies ist von größtem Wert für die Differentialdiagnose organischer und funktioneller Störungen.

Die Erhebung des *Befundes*, die natürlich mit einer internen Untersuchung zu verbinden ist, soll möglichst am unbekleideten Patienten in einem warmen Raum stattfinden. Zunächst *betrachte* man den Kranken und mache sich seinen Bewußtseinszustand klar und unterscheide: Wachsein mit normaler Ansprechbarkeit, Schlaf, Teilnahmslosigkeit, Somnolenz, Sopor oder Koma. Ist der Patient bettlägerig, so eruiere man ganz allgemein den

Grund hierfür. Ein *meningitischer Zustand* wird sich häufig durch opisthotonische Kopfhaltung, angezogene Knie, Überempfindlichkeit gegen jede Berührung verraten. Man schaue nach einem positiven KERNIGschen bzw. LASÈGUEschen Symptom! (vgl. weiter unten). Man informiere sich ganz allgemein über sichtbare Anomalien des Schädels, der Wirbelsäule und der Extremitäten, sehe nach Verletzungsspuren, prüfe auf Druck- und Klopfschmerzhaftigkeit des Schädels, auch auf Stauchungsschmerz der Wirbelsäule, beachte Wachstumsanomalien und trophische Störungen der Muskulatur und der Haut und prüfe auf etwaige Schmerzhaftigkeit der großen Nervenstämme.

Schon die Betrachtung des *Gesichts* und der *Haltung* des Patienten kann wichtigste Schlüsse gestatten. So wird eine Lähmung von Augenmuskeln, einer Gesichtsseite, eines Gliedes oder etwa eine Hemiplegie, aber auch ein Starrezustand — Amimie oder allgemeiner Rigor —, eine Akinese oder Hyperkinesen — Tremor, Chorea, Athetose usw. — oder motorische Reizerscheinungen — Krämpfe (tonische oder klonische), Clonismen, Tics, Spasmen und fibrilläre Zuckungen — dem aufmerksamen Betrachter nicht entgehen.

Weitere Aufschlüsse kann der *Gang* des Patienten geben. Das Herabhängen eines Fußes bei einer schlaffen Lähmung der Dorsalflektoren ist in charakteristischer Weise verschieden von dem Schleifen des Fußes mit circumduziertem Bein bei einer spastischen Parese. Der „*Steppergang*“ mit seiner übertriebenen Beinbeugung in der Hüfte zur Kompensation einer schlaffen Lähmung der Beine ist leicht zu unterscheiden von dem mühsamen Vorwärtsschieben der steifen Beine bei einer *spastischen* Paraparese. Eine spastische Diplegie mit Adductorenspasmen (vgl. LITTLEsche Krankheit, ist unverkennbar. Störungen, vor allem der Tiefensensibilität, dokumentieren sich in den ausfahrenden ungeschickten und unkoordinierten Bewegungen des *ataktischen Ganges*. Geht der Patient „wie ein *Betrunkener*“, so wird dies den Verdacht auf eine cerebellare Läsion erwecken. Ein Gang mit kurzen trippelnden Schritten ist charakteristisch für den auf Störungen im extrapyramidalen System beruhenden Greisengang *(Bradybasis)*. Eine *extrapyramidale Störung* (Parkinsonismus) werden wir auch annehmen, wenn der Kranke ohne die normalen Mitbewegungen mit den Armen zu machen oder gar steif wie eine Puppe geht und Symptome von Pro- und Retropulsion zeigt. Manche Störungen offenbaren sich erst, wenn der Kranke *mit geschlossenen Augen* steht, geht oder sich anderweitig bewegt. So z. B. ein Schwanken beim Stehen mit geschlossenen Füßen (pos. *Romberg*) oder ein seitwärts Abweichen beim Gehen nach der Seite einer cerebellaren Läsion oder ein Unvermögen sich mit geschlossenen Augen zu bücken, bei spinaler, aber vor allem cerebellarer Ataxie. Bewegungen können auch infolge dabei auftretender *Schmerzen* beeinträchtigt sein. Ob es sich freilich dabei um nervöse oder andersartige Störungen handelt, bleibt stets festzustellen. Man muß auf reflektorisches Steifhalten, etwa des Kopfes oder der Wirbelsäule und auch auf Schonung eines Gliedes sein Augenmerk richten. Dergleichen sieht man z. B. bei der Ischias und anderen Neuralgien, meningitischen Reizzuständen usw.

Die spezielle Untersuchung wendet sich dann am besten der *Motilität der Extremitäten* zu. Durch eine Prüfung der *aktiven Beweglichkeit* ergibt sich rasch, ob eine Lähmung vorliegt, sei es, daß einzelne Muskeln, ein Gliedabschnitt, ein oder mehrere Glieder gelähmt sind (Mono-, Para-, Hemi-, Tetraplegie bzw. -parese). Man achte darauf, ob etwa an sich normale Bewegungen nur unter Überwindung einer inneren Hemmung langsam mit Unterbrechungen ausgeführt werden *(Hypokinese)* oder ob *Koordinationsstörungen* (vgl. unten) dabei auftreten. Dann prüfe man die *grobe Kraft*, indem man z. B. den Händedruck links und rechts vergleicht, den Patienten auffordert die gegengestemmte Hand mit dem Fuß wegzudrücken und eine Reihe von Widerstandsprüfungen anstellt, die sich aus der Funktion der einzelnen Muskelgruppen ergeben. Eine besondere Apparatur zu diesem Zweck ist in der Regel entbehrlich.

Finden sich *Lähmungen*, so muß entschieden werden, ob es sich um solche *schlaffer* oder *spastischer* Natur handelt. Zu diesem Zweck prüft man die *passive Beweglichkeit*. *Schlaff gelähmte* Glieder setzen — wenn keine Kontrakturen das Bild komplizieren — passiven Bewegungen einen verminderten Widerstand entgegen. Sie gehen einher mit Atrophie der Muskulatur und Abschwächung bis Aufhebung der Reflexe.

Weiteren Aufschluß kann die *Prüfung der elektrischen Erregbarkeit* (S. 581) geben, die bei degenerativer Atrophie wichtige Veränderungen aufweist. Vorderhornläsionen können, wenn nur Teile eines Muskels atrophisch gelähmt sind, mit fast normaler, bzw. einfach herabgesetzter elektrischer Erregbarkeit einhergehen; nicht aber periphere Lähmungen.

Spastische Lähmungen zeigen einen erhöhten Widerstand gegen passive Bewegungen, der in extremen Fällen unüberwindlich werden kann (spastische Kontrakturen). Bei leichteren Läsionen tritt dieser Widerstand vor allem bei brüsken Bewegungen auf und kann ausgesprochen „federnd“ sein. Damit einher geht Reflexsteigerung und das Auftreten pathologischer Reflexe (vgl. unten). Atrophien, abgesehen von Inaktivitätsatrophie, kommen spastischen Lähmungen nicht zu. Von spastischen Lähmungen ist der *Rigor* zu trennen, bei welchem es sich überhaupt nicht um Lähmungen, sondern um eine Tonuserhöhung handelt, die Bewegungsimpulsen widersteht.

Schließlich kann die passive Beweglichkeit auch krankhaft ungehemmt sein. Meist fühlt sich dann die Muskulatur abnorm weich an, und die Glieder können infolge der Nachgiebigkeit der Muskulatur, Sehnen und Bänder in abnorme Stellungen gebracht werden. Wir haben eine *Hypotonie* vor uns, wie sie bei schweren *Tiefensensibilitäts-* und *cerebellaren* Störungen die Regel ist.

Anschließend werden die *Reflexe* geprüft, wofür eine gewisse Entspannung evtl. durch künstliche Ablenkung oder durch energische Kraftentfaltung an einem ferngelegenen Körperteil erforderlich ist. Dies erreicht z. B. der JENDRASSIKsche Handgriff, indem zur besseren Auslösung des Patellarreflexes der Patient bequem, die Beine in leichter Beugehaltung, die Füße flach auf den Boden aufgesetzt sitzt, und nun mit Gewalt seine eigenen ineinander verhakten Hände auseinanderzuziehen versucht. Bei bettlägerigen Patienten prüft man den Patellarreflex, indem die in die Kniekehle gebrachte Hand des Untersuchers das Bein leicht abbeugt. Der Achillessehnenreflex ist am leichtesten am knienden Patienten auszulösen. Bei Patienten, welche nicht knien können, rotiere man das im Knie leicht gebeugte Bein nach außen und bringe den äußeren Fußrand nahe an die Unterlage. So erreicht man am besten eine Entspannung. Zur Auslösung des Tricepsreflexes wird der in stumpfem Winkel gebeugte Arm am Handgelenk über die Brust gezogen. Der Biceps-, bzw. Brachioradialis- oder Radialis-Periostreflex wird am hängenden, leicht gebeugten Arm, dessen pronierte Hand in der des Untersuchers ruht, ausgelöst. Durch Beklopfen der Scapula unterhalb der Spina prüft man den Scapulohumeralreflex, der bei spastischer Lähmung gesteigert ist und dessen reflexogene Zone dann auch auf die Gegenseite übergreifen kann. — Die vier Bauchdecken- und Cremasterreflexe werden mit einem Streichholz od. dgl., jedenfalls nicht mit einer Nadel ausgelöst. Zur Prüfung des Plantarfluchtreflexes streicht man mit einem stumpfkantigen Gegenstand, z. B. dem Stiel eines kleinen Perkussionshammers, langsam und unter nicht zu geringem Druck über die Fußsohle, und zwar von hinten nach vorn, nahe dem äußeren Fußrand. — Der bei hochgradiger Reflexsteigerung zu beachtende *Klonus* tritt am leichtesten auf bei brüsken Dehnungen eines spastischen paretischen Muskels, so z. B. als Patellarklonus bei rascher Zerrung des M. quadriceps durch abruptes Hinabziehen der Kniescheibe bei fast gestrecktem Bein oder als Achillessehnenklonus bei kurzer, heftiger passiver Dorsalflexion des Fußes. Der echte Klonus ist unerschöpflich, was natürlich cum grano salis gilt und für leichte Paresen nicht zuzutreffen braucht. Mitunter ist es sehr schwer, einen echten von einem *Pseudoklonus* bei leicht Erregbaren und Neurasthenikern zu unterscheiden. Den Ausschlag gibt dann das offenbare Mißverhältnis zwischen „Klonus" und Lähmung, sowie das Fehlen von anderen Pyr.B.-Symptomen. Von diesen ist eines der wichtigsten der sog. „*Babinski*". Dieser Reflex wird wie der normale Plantarreflex ausgelöst und besteht in einer *langsamen Dorsalflexion der großen Zehe.* Erfolgt zunächst eine Plantarflexion, so ist die folgende Dorsalflexion nicht pathognomonisch. Statt eines typischen Babinski gehen in leichten spastischen Paresen oft die Zehen in *Fächerstellung*, oder es kommt überhaupt zu keiner Reaktion. (Vorsicht vor Verwechslung mit peripher neuritischen Lähmungen!) Stets vergleiche man die Reflexe der beiden Seiten miteinander. Dem *Babinski* entspricht der pos. „*Oppenheim*": Dorsalflexion der großen Zehe bei unter ziemlich starkem Druck erfolgenden Hinabstreichen des Daumens an der inneren Tibiakante, und der pos. „*Gordon*", bei dem die gleiche Reaktion erzielt wird durch kraftvolles Kneten der Wadenmuskulatur. Bei spastischen Lähmungen beobachtet man mitunter auch eine Plantarflexion der Zehen bei einem Schlag auf das os cuboid, d. h. auf die laterale Fläche des Fußrückens *(Mendel-Bechterew)* anstatt der normalen, aber nicht obligaten Dorsalflexion der Zehen. Ein leichter Schlag auf die Zehenbeeren kann bei spastischen Paresen gleichfalls zur Plantarflexion der Zehen führen *(Rossolimo)*. Der MAYERsche Fingergrundreflex (Adduktion und Extension des Daumens bei passiver Plantarflexion des Mittelfingers) und der LÉRIsche Armbeugereflex (Unterarmbeugung bei passiver Einrollung der Hand) sind — besonders der letztere — unsichere Pyr.B.-Symptome. Verläßlicher ist der sog. HOFFMANNsche Reflex (Daumenbeugung, wenn man das Endglied des Mittelfingers plantarwärts schnippt), als Zeichen einer Pyr.B.-Läsion.

Nach Durchführung der Motilitäts- und Reflexprüfung überzeuge man sich von dem Verhalten der *Sensibilität.* Zur Prüfung der *Oberflächensensibilität* untersuche man zuerst den Sinn für feine *Berührung*, dann die Fähigkeit *zwei simultan* verschieden distanzierte Berührungen als solche zu empfinden, rasch aufeinander folgende Reize als *Vibration* zu fühlen, einen taktilen Reiz richtig zu *lokalisieren*, bewegte Reize in ihrer *Richtung*, evtl. *figürlicher Gestalt* und *Gegenstände* nach ihrer Oberflächenbeschaffenheit, ihrem Material und ihrer Form richtig zu erkennen. Man mache es sich zur Regel, bei allen Sensibilitätsuntersuchungen stets die beiden Körperseiten vergleichsweise zu untersuchen und hüte sich vor suggestiblen Fragen und einer zu monotonen Versuchsanordnung.

Einfache *Berührung* wird gewöhnlich mit einem Stückchen Watte oder mit einem weichen Pinsel geprüft, während genaueste Bestimmungen der Reizschwelle und der Dichte von Tastpunkten in der Haut mit Hilfe der VON FREYschen Reizhaare vorgenommen werden müssen. Über die Fähigkeit Doppelreize als solche zu empfinden *(Diskrimination)* orientiert man sich dadurch, daß man die Haut mit den stumpfen Enden eines Tasterzirkels berührt. Die geringsten Abstände zweier simultaner (normalerweise noch als solche gefühlten) Berührungen stellen die Durchmesser der sog. Weberschen Kreise dar. Sie sind an verschiedenen Körperstellen ganz verschieden groß, am kleinsten an den Fingerspitzen. Ob *sukzessive* Reize richtig empfunden werden, prüft man am bequemsten mittels einer angeschlagenen Stimmgabel von 128 Schwingungen je Sekunde. Diese wird — lediglich der besseren Reizübertragung wegen — auf die allein von Haut überzogenen Knochen oder Gelenke aufgesetzt, z. B. auf die Tibia oder das Olecranon. Normalerweise empfindet der Patient dann eine *Vibration*, deren normale oder verkürzte Dauer man erkennt, wenn die Stimmgabel nach abgeklungener Empfindung auf eine andere, sicher normal empfindende Körperstelle des Patienten oder des Untersuchers aufgesetzt wird. Zum Zweck der *Lokalisationsprüfung* fordert man den Patienten auf, eine bei geschlossenen Augen leicht berührte Hautstelle nach einem Intervall mit dem Finger zu bezeichnen oder, falls dies nicht möglich ist, genau zu beschreiben. Daß der Patient bewegte Reize richtig perzipiert, ergibt sich leicht aus seinem Vermögen, z. B. in seine Hohlhand geschriebene geometrische Figuren, Buchstaben oder Zahlen zu erkennen. Zur Prüfung des Gegenstandserkennens lasse man den Patienten die Beschaffenheit verschiedener Oberflächen, rauh oder glatt, das Material eines Gegenstandes, Holz, Metall, Wachs usw. und schließlich seine Form und gegenständliche Bezeichnung nennen. Hierzu kann man Gegenstände des täglichen Gebrauchs, z. B. Geld, Schlüssel, Sicherheitsnadel usw. oder verschiedene geometrische Figuren verwenden. Voraussetzung zum Gelingen dieses Tests ist, daß der Patient keine taktile Agnosie oder aphasische Störungen hat.

Zur *Schmerzprüfung* ist Kneifen mit einer stumpfen Pinzette viel geeigneter als Stechen mit einer Nadel. Quantitativ kann die Schmerzempfindung mittels faradischen Stromes unter Verwendung eines Metallpinsels oder einer Erbschen Schmerzelektrode gemessen werden. Zur *Temperaturprüfung* bediene man sich zweier Reagensgläser, welche mit über, bzw. unter der Hauttemperatur gering oder stark erwärmten, bzw. abgekühlten Wasser gefüllt sind. Eine Kältehyperästhesie kann man durch Berühren mit einem äthergetränkten Wattebausch, einen Chloräthylspray oder in einfachster Weise schon durch Anblasen der befeuchteten Haut erkennen.

Ergibt sich, daß trotz Fehlens schlaffer oder spastischer Paresen und bei relativ ungestörter Oberflächensensibilität doch eine Bewegung *unkoordiniert* erfolgt, so denke man an eine Störung der *Tiefensensibilität* oder einen Ausfall *cerebellarer* Funktionen. *Verlust der Sehnenreflexe* bei erhaltenen Hautreflexen spricht für Hinterwurzelläsion. Der so bedingte Verlust der Patellarreflexe wird als Westphal*sches Zeichen* benannt. Sodann prüfe man, ob eine *Gleichgewichtsstörung* vorliegt. Zu diesem Zwecke fordern wir den Patienten auf, mit „geschlossenen Füßen" aufrecht, womöglich noch mit gespreizten Armen ruhig zu stehen und die Augen zu schließen. Das im positiven Fall alsbald auftretende Schwanken des Körpers, das in typischen Fällen gern mit einer „fingernden" Unruhe in den Zehen beginnt, nennen wir das Romberg*sche Phänomen*. Grobes Schwanken schon bei offenen Augen — eine schwere *Rumpfataxie* — läßt vor allem an *cerebellare* Störungen denken. Funktionelle Störungen müssen hierbei ausgeschlossen werden. — Eine Störung der Koordination von Glied- und feineren Einzelbewegungen — *Gliedataxie* — erkennt man, indem der Kranke versucht, bei geschlossenen Augen mit dem ausgestreckten Zeigefinger langsam die Nasenspitze zu berühren *(Finger-Nasenversuch)* oder aus einer abduzierten Armhaltung heraus die beiderseitigen Zeigefingerspitzen vor seinem Gesicht zur Berührung zu bringen *(Finger-Fingerversuch)* oder mit der Ferse des einen Beines die Kniescheibe des anderen zu berühren *(Knie-Hackenversuch)* oder mit dem ausgestreckten Arm oder Bein Zahlen in die Luft zu schreiben. Alle diese Prüfungen auf Ataxie zeigen den Grad einer vorliegenden *Tiefensensibilitätsstörung*. In extremen Fällen weiß der Patient nicht über die Lage seiner Glieder Bescheid. Er ist auch nicht oder nur unvollkommen imstande anzugeben, ob bzw. in welchem Ausmaß z. B. seine Glieder *passiv* bewegt werden. Eine Tiefensensibilitätsstörung in den Hüftgelenken prüft man am besten, indem man den Patienten auffordert, wieder bei geschlossenen Augen, mit den ausgestreckten Armen (vorausgesetzt, daß diese von der Störung frei sind) alle die Bewegungen nachzuahmen, welche man mit seinen an den Fersen gehaltenen gestreckten Beinen vornimmt. Bei der Prüfung der Empfindung geführter Bewegungen in den kleineren Gelenken umgreift man die Gliedabschnitte proximal und distal vom Gelenk möglichst fest, um Täuschungen, welche sich aus Eindrücken der Oberflächensensibilität ergeben könnten, entgegenzuwirken. Ob eine so gefundene Tiefensensibilitätsstörung peripherer Natur oder vom Hinterstrangtyp ist, entscheidet meist der Befund der übrigen Gefühlsqualitäten, das Verhalten der Hautreflexe und häufig auch der der Motilität.

Zur Aufdeckung *cerebellarer Koordinationsstörungen* betrachte man Körperhaltung, Gang und verschiedene Bewegungen mit offenen (evtl. auch mit geschlossenen Augen) darauf, bei dabei Unsicherheit, Schwanken, Wackeln, Fallneigung, Richtungsabweichung, Dysmetro,

Asynergie, Adiadochokinese, Intentionstremor, evtl. das sog. Rückstoßphänomen und automatische Veränderungen der Körper- und Gliederhaltung auftreten; auch achte man auf Störungen des Sprechens. Im einzelnen wird man da unter anderem auch die schon genannten Ataxieprüfungen anstellen; den Patienten in ungewohnte Stellungen bringen; ihn im Gehen plötzlich einhalten lassen, mehrere voneinander unabhängige Bewegungen gleichzeitig ausführen lassen, beobachten, ob er über ein Ziel hinausgreift usw. Der *Intentionstremor* nimmt zu, je näher die greifende Hand dem Ziel kommt. Die *Adiadochokinese* äußert sich besonders auffällig bei der Aufforderung die Hände in raschem Wechsel zu pro- und supinieren. Zur Prüfung des *Rückstoßphänomens* läßt der Untersucher den gegen Widerstand gebeugten Arm des Kranken plötzlich los, worauf der Arm ungebremst in der Zugrichtung der innervierten Muskeln ausfährt. Kennzeichnend ist das *Abweichen* des bei geschlossenen Augen in der Horizontalen bzw. Vertikalen geführten Armes nach unten bzw. außen. Auch der ruhig nach vorne gestreckte, zur Läsion homolaterale Arm zeigt bisweilen diese Abweichungstendenz. Der Kopf nimmt gelegentlich unbewußt eine Schiefhaltung an, oder die Glieder wechseln bei ruhiger Körperlage und Ablenkung des Kranken unbemerkt ihre Stellung. Die genaue *Nachahmung* der passiv erteilten Haltung einer Extremität seitens der kontralateralen Extremität ist oft unmöglich. Vergleichendes *Gewichtsschätzen* in beiden Händen erfolgt ungenau usw.

Das *Geruchsvermögen* prüft man — jede Nasenseite einzeln — mit Substanzen, die dem Patienten gut bekannt sind, wie Pfefferminz, Citronenschalen, Benzin, Vanille, Tabakrauch oder Blumenduft, vermeide aber alle reizenden Gerüche, welche, wie z. B. Ammoniak, die Trigeminusendigungen in der Nasenschleimhaut reizen.

Das *Sehvermögen* sollte in allen schwierigeren Fällen vom Ophthalmologen beurteilt werden. Wir müssen uns darauf beschränken, gröbere Ausfälle zu erkennen. Zu diesem Zweck stelle man fest, ob der Patient verschieden große Schrift erkennen kann und, falls dies unmöglich ist, ob und in welchem Abstand er die Zahl vor ihm ausgestreckter Finger anzugeben vermag. Liegt keine hochgradige Amblyopie oder eine Amaurose vor, so prüfe man das *Gesichtsfeld*. Einengungen oder hemianopische Ausfälle gröberen Ausmaßes lassen sich feststellen, indem man jedes Auge einzeln prüfend den Patienten auffordert mit seinem zu untersuchenden Auge das gegenüber befindliche Auge des Arztes zu fixieren und nun zwei kleine weiße Papierstückchen in die einander gegenüberliegenden Teile der Peripherie seines Gesichtsfeldes bringt. Man bewege dann eines der beiden Blättchen und fordere den Patienten auf, das bewegte Papier zu nennen. Diesen Versuch wiederhole man in den verschiedenen Ebenen. Zur genauen Bestimmung kleinerer Defekte und von Farbenskotomen benützt man ein *Perimeter*, mit dessen Hilfe man auf ein Schema die Ausfälle für weiß, grün, rot und evtl. blau und gelb einträgt. *Man unterlasse nie bei Verdacht auf Hirnerkrankung den Augenhintergrund* — sei es im aufrechten oder umgekehrten Bild — *zu spiegeln*, um die Papille, Retina und Gefäße zu beurteilen.

Die *motorische Innervation der Augen* erfordert eine Untersuchung der äußeren und inneren Augenmuskeln. Die Eigenheiten einer Ptosis, eines *Horners* wie einer Sympathicusreizung muß der Untersucher kennen. Man prüfe, ob die Augen in Normalstellung stehen oder etwa eine Form von *Strabismus* oder eine *Déviation conjuguée* vorliegt (zum Herd oder vom Herd weg!), und ob bei Blickbewegungen beide Augen dem fixierten Finger des Untersuchers gleichmäßig folgen oder etwa eine Beeinträchtigung des Blickens vorliegt oder in einer bestimmten Stellung ein Schielen auftritt und der Patient angibt doppelt zu sehen. Die Lage der *Doppelbilder* zueinander wird mit einem brennenden Licht, evtl. unter Vorschaltung eines grünen, bzw. roten Glases bestimmt. Eine homonyme Diplopie liegt vor, wenn bei Schluß des paretischen Auges das ihm gleichseitige, eine heteronyme oder gekreuzte, wenn das ihm kontralaterale zweite Bild verschwindet. Einer konvergenten Schielstellung entspricht eine homonyme, einer divergenten eine heteronyme Diplopie. Des weiteren beobachte man, ob bereits beim Seitwärts-, Abwärts- oder Aufwärtsblicken ein *Nystagmus* auftritt; doch zwinge man die Augen dabei nicht in extreme Stellungen. Man unterscheidet einen horizontalen, vertikalen und rotatorischen Nystagmus, wobei die schnelle Zuckungskomponente für die Richtungsbezeichnung entscheidend ist. Zur Beurteilung der *inneren* Augenmuskeln betrachte man bei gewöhnlichem Licht die *Pupillen* und notiere ihre Weite sowieallenfallsige Ungleichheit oder Entrundung. Die Reaktion auf Licht ist stets erst direkt und darauf konsensuell zu prüfen. Man kann zu diesem Zweck den Patienten in helles Tageslicht blicken lassen oder eine elektrische Lichtquelle verwenden. Zur Konvergenz-Akkommodationsprüfung fordert man den Patienten auf, den sich seiner Nasenwurzel nähernden Finger des Untersuchers zu fixieren. Die WERNICKEsche hemianopische Pupillenreaktion (vgl. S. 538) erfordert zur sicheren Beurteilung ein besonderes Instrumentarium. Eine sympathische Pupillendilatation kann man normalerweise durch einen schmerzhaften Reiz am Nacken auslösen.

Die Untersuchung des *Trigeminus* verlangt eine genaue *Sensibilitätsuntersuchung* des Gesichts, vor allem die Prüfung des *Conjunctival* und *Cornealreflexes*, am besten mittels eines spitz zugedrehten Wattestückchens. Nur die Conjunctivalreflexe fehlen öfters ohne organische Ursache! Man überzeuge sich immer, ob der vom Facialis innervierte M. orbicularis oculi funktioniert! Reizung der Nasenschleimhaut führt zu reflektorischer Verziehung der homolateralen Gesichtsseite. Über die Funktion der *Kaumuskulatur* unterrichtet man sich am besten, indem man den Patienten auffordert auf einen hölzernen Spatel zu beißen und dabei die Kraft der Masseteren schätzt und sie abtastet. Bei spastischen Paresen löst ein Schlag auf das Kinn bei leicht geöffnetem Mund einen Klonus aus.

Zur Funktionsprüfung des *N. facialis* fordere man den Patienten auf, seinen Mund zu spitzen, zu pfeifen, die Zähne zu zeigen, die Nase zu rümpfen, beide Augen und jedes für sich zu schließen, die Augenbrauen zu heben, die Stirn in Falten zu legen, das Platysma zu innervieren usw. Auch bringe man ihn zum Lachen und betrachte überhaupt die unwillkürliche mimische Innervation, die bei corticalen Facialisparesen intakt sein kann. Eine erhebliche diagnostische Bedeutung kommt dem Verschontsein der Stirnmuskulatur und des Orbicul. oculi bei supranukleären, also spastischen Gesichtslähmungen zu. *Sekundäre Kontrakturen* — auch der peripher gelähmten Muskulatur — können täuschen.

Eine exakte *Hörfunktionsprüfung* muß von einem Facharzt vorgenommen werden. Der praktische Arzt prüfe zunächst mittels Flüstersprache (das gesunde Ohr vor dem kranken) und stelle fest, ob der Kranke leise gesprochene Zahlen mindestens aus 6 m Entfernung hört. Einen ungefähren Anhalt für die Art von Störungen ergeben die folgenden Teste (vgl. auch S. 542): Unter Verwendung von Stimmgabeln (hauptsächlich groß A mit 108 und klein a mit 425 Schwingungen je Sekunde) prüft man die Luftleitung durch Vorhalten der angeschlagenen Stimmgabel vor die Ohrmuschel und die Knochenleitung durch Aufsetzen der Stimmgabel auf den Warzenfortsatz oder auf die Scheitelmitte. Der WEBERsche Versuch: Normalerweise wird die auf den Scheitel gesetzte Stimmgabel in beiden Ohren gleichmäßig vernommen; bei Mittelohrerkrankungen im kranken und bei zentraler Hörstörung vorwiegend im gesunden Ohr. Der SCHWABACHsche Versuch: Man nennt seinen Ausfall positiv, wenn der Kranke mittels Knochenleitung die Stimmgabel länger hört als ein Gesunder und negativ, wenn das Umgekehrte der Fall ist. Ein positiver *Schwabach* findet sich bei Mittelohr-, ein negativer bei Innenohraffektionen. Bei intrakraniellen Acusticusschädigungen ist die Knochenleitung abgeschwächt oder aufgehoben. Der RINNEsche Versuch: Mit der kleinen Stimmgabel prüft man, wie lange der Patient den Ton vom Warzenfortsatz aus, also mittels Knochenleitung hört und überzeugt sich, ob nach Verklingen des Tones dieser mittels Luftleitung wieder vernommen wird (pos. *Rinne*). Dies ist normalerweise und bei Affektionen der Cochlea und des Cochlearis der Fall. Überwiegen der Knochen über die Luftleitung (neg. *Rinne*) findet sich bei Mittelohrerkrankungen. Eine nervöse Hörstörung ist auch anzunehmen, wenn das Hörvermögen für hohe Töne eingeschränkt ist. Das Umgekehrte gilt für Mittelohrerkrankung. Verschwindet bei einer Mittelohreiterung plötzlich das Hörvermögen für klein á, so denke man an Einbruch des Eiters in das Labyrinth und an eine meningitische Komplikation!

Auch eine genaue Prüfung des *Vestibularapparates* bedarf fachärztlicher Schulung. Die Teste, die man allgemein anwendet, beruhen auf künstlicher Reizung des Labyrinths durch kaltes (bzw. warmes) Wasser oder durch Drehung (BÁRÁNYI). Man prüfe, wieviel Wasser von etwa 20° C langsam in das Ohr gespritzt werden muß, damit bei aufrecht gehaltenem Kopf ein *Nystagmus* zur Gegenseite auftritt und notiere, wieviel Sekunden der Nystagmus dauert. Ein Vergleich beider Seiten zeigt den etwaigen Unterschied der Erregbarkeit. Außerdem führt solch eine Reizung normalerweise zu einer deutlichen *Fallneigung* und Tendenz zum *Vorbeizeigen* (vgl. oben) zur Seite des stimulierten Labyrinths. (Der ganz analoge Mechanismus liegt auch dem spontanen Nystagmus und entsprechenden Störungen bei krankhaften Irritationen eines Labyrinths, bzw. Vestibularis zugrunde.) Durch Drehen des Patienten um seine Achse — am besten auf einem Drehstuhl 10mal in 20 Sek. — wird normalerweise ein der Drehrichtung entgegengesetzter Nystagmus mit entsprechender Fallneigung und Vorbeizeigen zur Seite der Drehrichtung erzeugt.

Die Prüfung der *Glossopharyngeus-* und *Vagus*funktionen erfordert eine Reihe verschiedener Untersuchungen. Zur Prüfung des *Geschmacks* verwendet man salzige, saure, süße und zuletzt bittere Lösungen, die in Spuren auf die herausgestreckte Zunge gebracht werden. Der Patient wird aufgefordert, auf einer vor ihm ausgebreiteten schriftlichen Aufzählung der Testsubstanzen die geschmeckte mit dem Finger zu bezeichnen *ohne* den Mund zu schließen. Man erinnere sich, daß die vorderen 2 Zungendrittel, auf denen vor allem sauer und salzig geschmeckt werden, vom *Facialis via chorda tympani* und nur das hintere Drittel und der Gaumen, die vorwiegend bitter und süß schmecken, vom Glossopharyngeus innerviert werden. Sodann prüfe man die Motilität des Zäpfchens, den Schluckakt und den *Gaumenreflex* (welcher bei einseitigen Lähmungen eine Verziehung des Gaumens zur gesunden Seite zeigt), die *Sensibilität* des *Schlundes* und des *Kehlkopfes*, lasse den Patienten phonieren und untersuche bei heiserer Stimme den Kehlkopf. Sieht man, daß ein Stimmband bei der Phonation wie bei der Respiration unbeweglich — in „Kadaverstellung" — steht und das andere Stimmband bei der Phonation sich dem gelähmten über die Mittellinie hinüber annähert, so handelt es sich um eine einseitige Recurrenslähmung. Bei Lähmung des N. laryng. sup. ist die homolaterale Epiglottis unbeweglich und die eine Kehlkopfseite anästhetisch. Dabei ist die Stimme rauh und unrein. (Die recht häufigen hysterischen Aphonien zeichnen sich durch eine mangelhafte Funktion der Adductoren aus, während bei Recurrenslähmungen die Glottisöffner am meisten befallen sind.) Man prüfe auch die visceralen Vagusfunktionen (vgl. die Tabelle auf S. 556 und 557).

Zur Untersuchung des *Accessorius* muß man die Funktion der Mm. sternocleidomast. und trapezius prüfen. Zu diesem Zweck läßt man den Patienten gegen Widerstand seinen Kopf rotieren, bedenke aber, daß der M. sternocl. einer Seite den Kopf zur *anderen* Seite dreht. Den M. trapezius prüft man, indem die Kraft der Schulterhebung geschätzt wird.

Die Funktion des *Hypoglossus* erschließt man aus der Fähigkeit des Patienten die Zunge gerade herauszustrecken (bei einer einseitigen Lähmung weicht sie zur *gelahmten* Seite ab), die Zunge seitwärts zu bewegen, sie zurückzuziehen und die Zungenspitze zu heben und zu senken. Sehr nützlich ist es, die Kraft zu schätzen, mit der die Zunge den auf die Wange des Patienten gelegten Finger des Untersuchers wegdrückt. Man beobachte, ob Atrophie oder fibrilläre Zuckungen an der Zunge sichtbar sind. Bei doppelseitigen Paresen untersuche man die Artikulation, den Schluck- und auch den Kauakt.

Die Untersuchung der *höheren Hirnfunktionen:* des Erkennens, Handelns, der Sprache, des Schreibens und des Lesens kann nicht generell dargestellt werden. Die Methodik wird sich dem einzelnen Fall anzupassen haben und wird nur von erfahrenen Ärzten beherrscht. Die folgende Aufzählung sei lediglich als ein Schema verstanden, welches durch das Studium der S. 564f. gemachten Ausführungen zu ergänzen ist.

Prüfung auf Agnosie: Taktiles Erkennen von Oberflächen, Formen und Benennen der gefühlten Objekte. *Optisches* Erkennen von Gegenständen des täglichen Lebens, Bildern, Situationen, Farben und Benennen derselben. Auffassung von Bewegungen, Erkennen von optischen Symbolen, Gesten, Mimik. Prüfung des optischen Gedächtnisses, der optischen Merkfähigkeit und Vorstellungen. Die Störungen des *Lesens* und *Schreibens* reichen schon weiter in das Gebiet der inneren Sprache. Man prüft das Erkennen von Buchstaben, Ziffern, Zahlen, Wörtern usw. Hieran anschließend am besten Prüfung des Schreibens, Spontan-, Diktat- und Abschreiben, Kopieren, Namenschreiben; Zusammensetzen eines Satzes aus Buchstaben und Worttäfelchen verschiedener Schrift. Spontanzeichnen, Nachzeichnen, Zeichnen aus dem Gedächtnis. Evtl. ist auch das Lokalisieren im Außenraum, am Körper (rechts-links, oben-unten, vorn-hinten, Bezeichnen der Finger usw.) sowie das Konstruieren von Figuren und plastischen Gebilden zu prüfen. Man lasse den Patienten auch die Uhr ablesen und stellen.

Apraxieprüfung: Vorgeschriebene Bewegungen mit den Händen (Faustmachen, gegenseitiges Berühren der Finger usw.). Imitieren vorgemachter Bewegungen, Umgehen mit Objekten; zusammengesetzte Handlungen (Licht anzünden usw.); Hantieren mit vorgestellten Objekten (Violine spielen usw.); Ausdrucks- und Symbolbewegungen (Drohen, Grüßen, Winken usw.).

Aphasieprüfung: Ansprechbarkeit, Laut- und Klangverständnis (evtl. mit Bezeichnung auf einer Suchtafel); Nachsprechen einfacher und komplizierter Worte mit Prüfung des Sprachsinnverständnisses; Ausführung einfacher und komplizierter Befehle. Verständnis für abstrakte Darlegungen, für Witze und Sprichwörter. Bei fehlendem Wortsinnverständnis Prüfung der Auffassung von Frage- oder Befehlsform eines kurzen Satzes, des Melodieverständnisses. Prüfung der *Artikulation* (Anarthrie oder Aphasie ?). Spontansprache: zum Zweck der Darstellung (amnestische Störungen) und Ausdrucks (im Affekt ?). Beurteilung von Paraphasien (und Paragraphien). Reihensprechen, einen Text singen; Silbenklopfen. Evtl. kann auch eine Prüfung des *Rechnens* angeschlossen werden.

Zur **Prüfung der elektrischen Erregbarkeit** verwendet man zwei stoffbespannte in Wasser getränkte Elektroden, eine große indifferente, welche man auf der Brust oder sonstwo am befeuchteten Körper aufsetzt, und eine kleine (etwa 3 qcm) Elektrode, welche mit einem Unterbrecher versehen ist und die auf die zu untersuchenden Nerven, bzw. Muskelreizpunkte (vgl. Abb. 5) aufgesetzt wird. Man untersucht sowohl mit faradischen Strom, dessen Stärke man durch Veränderung des Abstandes zwischen primärer und sekundärer Rolle variiert als auch mit galvanischem Strom, dessen Stärke an einem Milliamperemeter abgelesen wird. Normalerweise ist ein Muskel durch beide Stromarten sowohl *direkt* wie *indirekt*, d. h. von seinen Nerven aus erregbar. Auf faradischen Strom antwortet der Muskel mit einer tetanischen Kontraktion für die Zeit der Stromeinwirkung. Auf den galvanischen Strom reagiert der Muskel mit einer blitzartigen Zuckung und in gesetzmäßiger Weise. Dies normale „Zuckungsgesetz" besagt, daß eben wirksame Ströme, die bei verschiedenen Muskeln und Individuen zwischen 0,5 und 3,0 mA schwanken, in folgender absteigender Ordnung wirksam sind: Kathodenschließungszuckung (KSZ.) $>$ A. (Anoden-) SZ. $>$ AO. (Öffnungs-) Z. $>$ KOZ. $>$ KST. (Kathodenschließungstetanus). Nach Unterbrechung der nervösen Leitung zu einem Muskel sinkt die Erregbarkeit des peripheren vom Zentrum abgetrennten bzw. blockierten Nerven für *beide* Stromarten allmählich, um nach etwa 2 Wochen ganz zu erlöschen. Der zugehörige Muskel wird in der gleichen Zeit, aber nur für die kurzen Stromstöße des *faradischen* Stromes unerregbar, während er auf den *galvanischen* Strom zunächst sogar übererregbar wird, um dann im Verlauf von 1—2 Monaten seine Erregbarkeit immer mehr einzubüßen. Es steigt aber nicht nur die Reizschwelle, sondern es ändert sich auch die Qualität der Zuckung und das Zuckungsgesetz. Der gelähmte Muskel reagiert in diesem Zustand, den man den der *kompletten Entartungsreaktion* (Ea.R.) nennt, nicht mehr blitzartig, sondern „*wurmartig*", träge. Die ASZ. erfolgt dabei vor der KSZ. und die KOZ. kann leichter auslösbar sein als die AOZ. Neuere Untersuchungen (L. J. Pollock u. Mitarb.) haben erwiesen, daß hierbei schwächste galvanische Ströme nicht einzelne Muskelzuckungen, sondern eine tetanische Muskelkontraktion auslösen. Periphere Lähmungen besserer Prognose, die den Muskel nicht total von seinem nervösen spinalen Zentrum abgetrennt

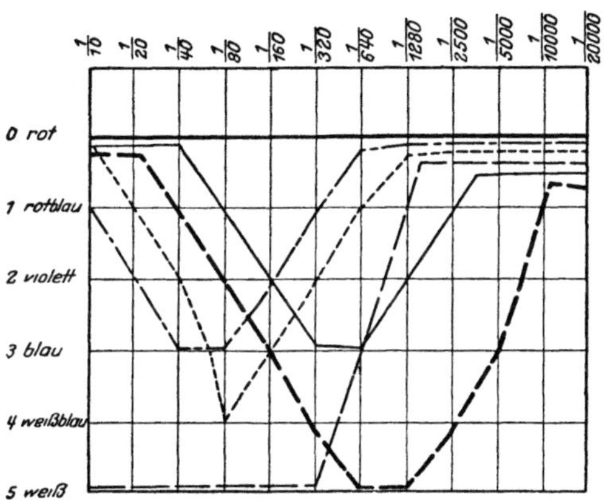

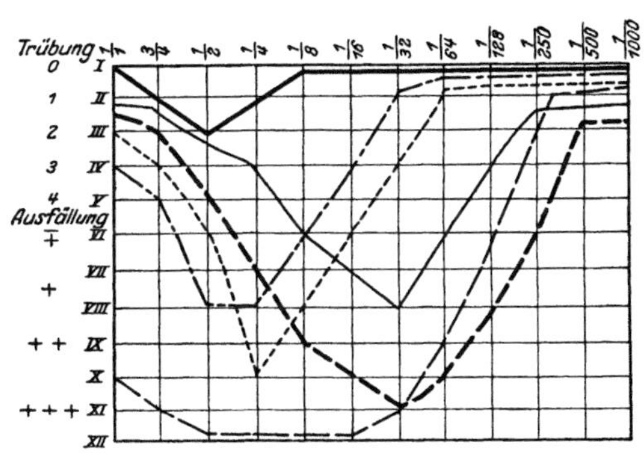

Abb. 35a. Goldsolreaktion. Abb. 35b. Normomastixreaktion.
(Nach Plaut, Handbuch der normalen und pathologischen Physiologie, Bd. X.)

——— Normal.
— — — Paralyse.
—·—·— Tabes.
-------- Lues cerebri.
——— Meningitis tbc.
— — — Meningitis pur.

haben, können mit *partieller* Ea.R. einhergehen, welche sich von der kompletten dadurch unterscheidet, daß Muskel und Nerv noch faradisch, wenn auch bisweilen nur mit starken Strömen erregbar sind.

In neuerer Zeit ist man dazu übergegangen, die elektrische Erregbarkeit chronaximetrisch zu bestimmen. Diese Methodik ist auf der Erkenntnis gegründet, daß das *Zeitmoment*, d. h. die Dauer der Durchströmung, die in $^1/_{1000}$ Sek. ($= 1\ \sigma$) gemessen wird, ein feineres Kriterium für die Erregbarkeit eines Muskels ist als die Stromstärke. Diese wird bei chronaximetrischen Bestimmungen konstant gehalten, und zwar auf dem doppelten derjenigen Stromstärke, welche dem für jeden einzelnen Muskel an seinem Reizpunkt zu eruierenden eben wirksamen Stromminimum entspricht (weitere Einzelheiten vgl. S. 605).

Allgemeine *Herabsetzung der Reizschwelle* kann man auss. beim *Tetanus* und bei der *Tetanie* beobachten. Sie geht in letzterem Fall einher mit mechanischer Übererregbarkeit, die sich z. B. in blitzartigem Zucken der Gesichtsmuskulatur auf Beklopfen des N. facialis dicht vor dem Ohr (Chvosteksches Phänomen) oder in tonischem Krampf der Hände nach fester Umschnürung des Oberarms (Trousseausches Phänomen) äußert. Betreff myotonischer und myasthenischer Reaktion vgl. die speziellen Kapitel.

Die **Punktion der Liquorräume** wird ausgeführt als klassische *Lumbalpunktion* (Quincke) meist zwischen dem 3. und 4. Lendenwirbel, als *Suboccipitalpunktion* (der Cisterna cerebello-medullaris) und als die einem chirurgischen Eingriff gleichzusetzende Punktion der Hinter- oder Vorderhörner der Seitenventrikel. Die Punktion hat völlig aseptisch, am besten nach vorheriger Hautanästhesie mittels Novocain zu geschehen. Die Suboccipitalpunktion darf nur nach vorheriger Übung der Technik an der Leiche vorgenommen werden. Man sticht hierbei oberhalb des Dornfortsatzes des Epistropheus ein, tastet mit der Nadel bis zum hinteren Rand des For. magnum und dringt unter Hebung der langsam vorgeschobenen Nadel in die Cisterna cerebello-medullaris ein. Der Liquor soll stets vorsichtig, langsam und, falls nicht eine starke Druckerhöhung oder Meningitis vorliegt, nur in Mengen von wenigen Kubikzentimeter (5—10) abgelassen werden. Nach der Punktion ist der Patient etwa 12—24 Stunden flach hinzulegen, am besten zunächst auf den Leib, um die nach Punktionen häufig auftretenden Kopfschmerzen nach Möglichkeit zu verhüten.

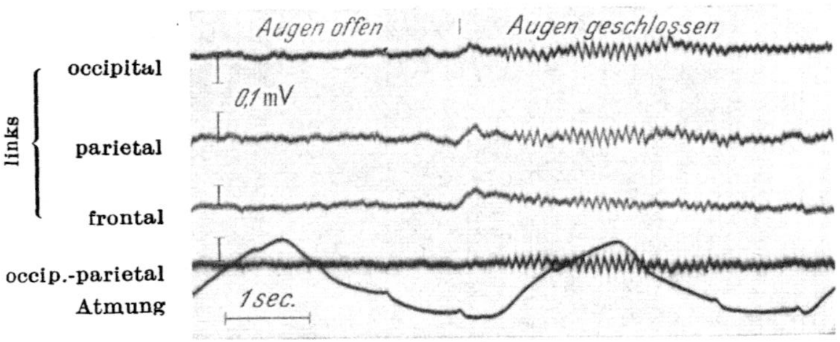

Abb. 36 a. *Normales EEG* mit α-Wellen von 10—11 je Sekunde über allen Hirnregionen nach Augenschluß. Bei offenen Augen Blockierung des α-Rhythmus.

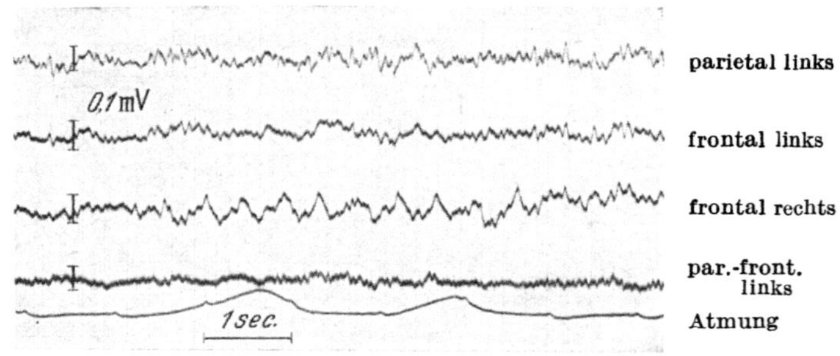

Abb. 36 b. *Delta-Focus bei Tumor cerebri.* Über einem Meningeom frontal rechts langsame δ-Wellen um 2 je Sekunde. Unregelmaßige Wellen uber den anderen Hirnregionen.

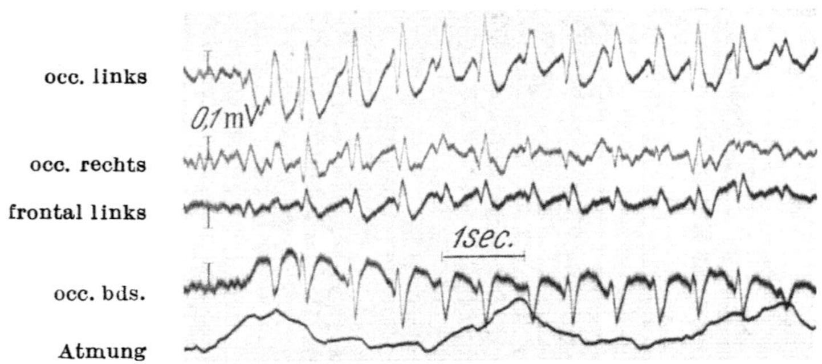

Abb. 36 c. *Lokalisierte Krampfpotentiale occipital links* bei Residualepilepsie. Teilweise Ausbreitung nach occipital rechts und frontal links.

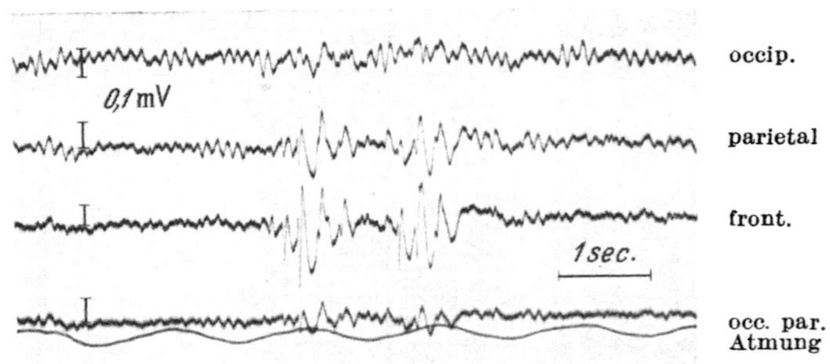

Abb. 36 d. *Lokalisierte Krampfpotentiale frontal links* bei genuiner Epilepsie (nach Hyperventilation). Ausbreitung nach parietal links, zum Teil durch physikalische Streuung.

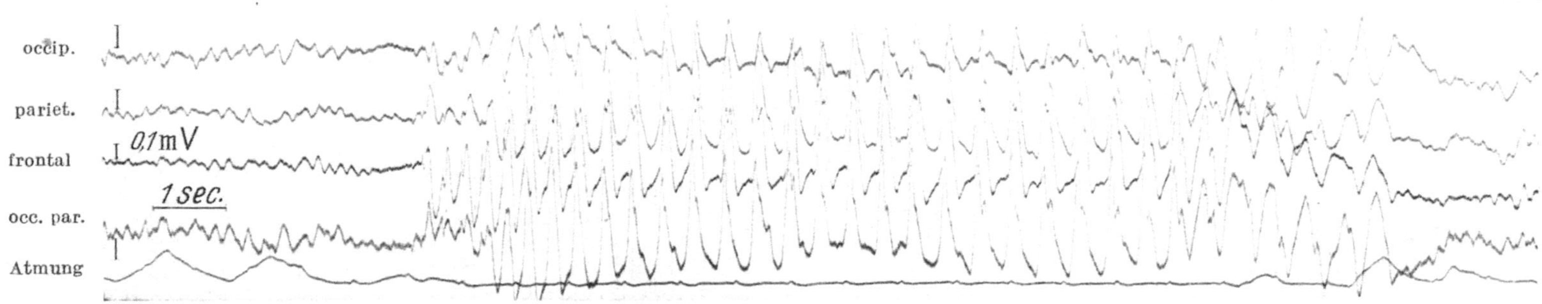

Abb. 36 e. *Kleiner epileptischer Anfall* mit Krampfpotentialen über der ganzen Hemisphäre und Atemstillstand. Allmähliche Verlangsamung der Krampfentladungen die anfangs frontal, am Ende occipital überwiegen. Genuine Epilepsie. [Aus JUNG, Nervenarzt **12**, 569 (1939).]

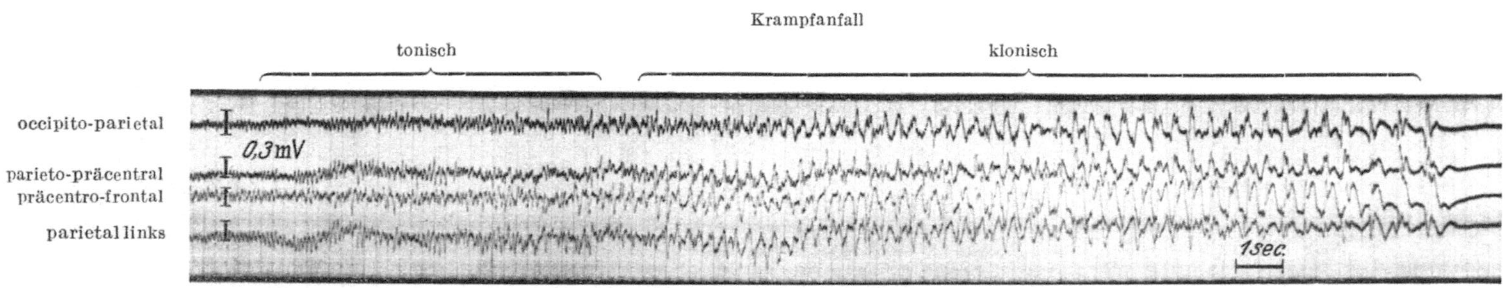

Abb. 36 f. *Großer epileptischer Anfall* nach künstlicher Auslösung durch Elektroschock. Im tonischen Stadium rasche kontinuierliche, im klonischen Stadium allmählich langsamer werdende Krampfpotentiale über der ganzen Hirnrinde. Beginn frontal. Nach dem Anfall elektrische Ruhe.

Abb. 36. a—f. *Das Elektroencephalogramm in vierfacher Ableitung mit seinen wichtigsten Veränderungen bei Gesunden und Kranken.* (Nach JUNG.) a—e Unipolare Ableitungen gegen Ohr bei gleicher Verstärkung fur bipolare Reihenableitung mit geringerer Verstärkung (Eichung). a Normales EEG; b Herdveränderung bei Hirntumor; c, d Epilepsie mit lokalisierten Krampfpotentialen; e Kleiner epileptischer Anfall (Absence); f großer epileptischer Anfall.

(Man gebe aus dem gleichen Grunde dünnen Nadeln den Vorzug!) Der bei der Lumbalpunktion im Liegen gemessene *Normaldruck* beträgt bis um 150 mm H_2O. Rhythmische Schwankungen des Liquordrucks rühren vom Puls und vor allem von der Atmung her (bis zu 20 mm H_2O). Jede Änderung der Blutmenge des Gehirns kann sich am Liquordruck bemerkbar machen; hierauf beruht das QUECKENSTEDTsche Phänomen: Liquordruckanstieg bei Kompression der Jugularvenen. — Zur *Zellzählung* saugt man in eine Leukocyten-Mischpipette bis zum Teilstrich 1 eine 1%ige Essigsäurelösung (die etwa 1% konz. alkohol. Gentianaviolettlösung enthält) und dann bis zur Marke 11 den Liquor auf. Die Zählung erfolgt am besten in der FUCHS-ROSENTHALschen Kammer. Evtl. können die Zellen des Liquorsediments im gefärbten Objektträgerausstrich differenziert werden. — Zur Prüfung auf *Eiweiß-* und *Globulinvermehrung* mischt man gleiche Teile Liquor und heißgesättigte wässerige Ammoniumsulfatlösung, schüttelt, läßt 2 Min. stehen und beurteilt dann den Grad einer Trübung bis Ausflockung; (*Nonne I:* Spur Opalescenz: schwache Opal.; Opal.; Trübung). Eine sehr brauchbare Reaktion, die besonders bei Globulinvermehrung deutliche Resultate gibt, also vor allem bei syphilitischen Prozessen, ist die WEICHBRODTsche Sublimat- und die vielfach angewandte PANDYsche Reaktion. Diese wird ausgeführt, indem man einen Tropfen Liquor zu einer Carbolsäurelösung zufließen läßt und nach 2 Min. das Resultat abliest (Spur, schwach +, +, ++, +++). Die eigens hergestellte Carbolsäurelösung erfordert die Mischung von 80—100 ccm Säure mit 1 l dest. Wasser. Die Lösung ist zu schütteln, einige Stunden in einen Brutschrank von 37° und dann mehrere Tage bei Zimmertemperatur aufzubewahren. Als Reagens benütze man die überstehende Lösung. Zur Bestimmung der *Gesamteiweißmenge* hat sich die vergleichsweise refraktometrische Abschätzung von Liquores mit Sulfosalicylsäure versetzt bewährt. — Die Anstellung der LANGE*schen Goldsol-* und der EMANUEL*schen Mastix*reaktion wie der *Wa.R.* und KAHN*schen Reaktion* auf Syphilis ist speziell ausgebildeten Kräften zu überlassen. Zum Verständnis der erhaltenen normalen, bzw. pathologischen Kurven soll die graphische Darstellung F. PLAUTS dienen (Abb. 35a, b).

Das Elektroencephalogramm. Das normale EEG des Erwachsenen zeigt in unipolarer Ableitung vom Stirnhirn, der Zentralregion und dem Occipitalhirn Gruppen von Wellen, welche in einer Frequenz von etwa 10 sec auftreten und als α-Wellen bezeichnet werden. Die Ausprägung und Häufigkeit dieser α-Wellen nimmt von occipital nach frontal ab. Kleinere Wellen von höherer Frequenz, um 20 sec sog. β-Wellen werden vor allem über den vorderen und besonders über der Zentralregion gefunden. Die bipolare Ableitung der Aktionsströme zeigt bei gleichzeitigem Ablauf der Spannungsschwankungen über symmetrischen Hirnstellen keine Potentialdifferenz. Wo bei bipolarer Ableitung deutliche Aktionsstromwellen auftreten, muß man eine zeitliche oder formale Verschiedenheit der Potentialschwankungen unter den beiden symmetrischen Ableitepunkten annehmen. Solche an sich für die Lokalisation fokaler Hirnschädigungen wichtige Seitendifferenzen der cerebralen Aktionsströme sind über den occipitalen Hirnpartien bis zu einem gewissen Grade physiologisch. Das *kindliche Gehirn* produziert Aktionsströme von höherer Amplitude (soweit die Dünne der Medien zwischen Hirnrinde und Elektrode nicht dafür verantwortlich ist), und die Frequenz der α- und β-Wellen ist beim Kind, zumal unter 6 Jahren (BERGER), niedriger als beim Erwachsenen. Ferner zeigen sich langsame Wellen unter 8/sec (δ-Wellen), die beim Erwachsenen nur nach herabgesetzter Hirntätigkeit (Ermüdung, Schlaf, Hirnerkrankung) vorkommen. Jeder Mensch hat sein individuelles EEG, und es ist zu bedenken, daß nicht unbedeutende Amplituden- und Frequenzvarianten der α- und β Wellen noch im Bereich der Norm liegen.

Das EEG des Epileptikers ist durch das Auftreten sog. *Krampfströme* gekennzeichnet. Während eines *großen epileptischen Anfalls* zeigt das EEG über der ganzen Hirnrinde hochfrequente Zacken („spikes") mit großer Amplitude, welche mit dem Aufhören der klonischen Krämpfe verschwinden (Abb. 36f) — *Petit maux* und *Absenzen* zeigen Besonderheiten im EEG, welche als Zeichen erhöhter *Krampfbereitschaft* angesehen werden. Man sieht hier ein Alternieren von spitzen Zacken („spikes") und träger Wellen („waves"). Spikes und waves treten in der Regel seitengleich auf und sind über den frontalen Hirnpartien mehr betont als über den occipitalen. Auch hier ist das Auftreten abnormer Potentialschwankungen an die Dauer eines petit mal oder einer Absenze gebunden (Abb. 36e).

Fokale epileptische Anfälle sind von *fokalen Krampfströmen* im EEG begleitet (Abb. 36c, d) Diese fokalen Krampfströme bestehen in der Regel in Gruppen von aneinander gereihten steilen. großen Schwankungen. gefolgt von einigen trägen Wellen. Solchen fokalen oder auch halbseitigen Krampfströmen entsprechen klinisch meist JACKSON-Anfälle. Isolierte biphasische große, steile Wellen machen klinisch meist keine Erscheinungen. — Alle Krampfströme werden in der Regel durch Hyperventilation aktiviert.

Zur Diagnose *herdförmiger Hirnläsionen* bedient man sich des Vergleichs der Spannungsproduktion symmetrischer Stellen der Hirnkonvexität und der Methode der Reihenableitung. Während abnorme corticale Reizzustände die oben erwähnten Krampfströme abgeben, gehen *corticale Defekte* einher mit *fokal verminderter Spannungsproduktion*. Das heißt, die normalen *α-Wellen zeigen eine niedrigere Amplitude* im Herdbereich oder ihr sonst regelmäßiger Ablauf ist im Herdbereich durch *Lückenbildung* unterbrochen. Hirntumoren entgehen gewöhnlich den elektroencephalographischen Untersuchungen, wenn sie nicht in oder über den Cortex liegen. Pathologisch niedrige α-Wellen werden kennzeichnenderweise *nicht durch Hyperventilation aktiviert.* Ganz allgemein kann man sagen, daß ein vermuteter Hirnherd sich gewöhnlich nicht auf der Seite der höheren α-Wellen findet. — Häufig verursachen corticale Läsionen die sog. trägen oder umschriebenen δ-Wellen. Die pathologische Bedeutung dieser δ-Wellen ist um so größer je deutlicher sie halbseitig auftreten und je mehr sie occipitalwärts ausgeprägt sind. Ihre Bedeutung ist zweifelhaft, wenn sie mit frontaler Bevorzugung sich über beiden Hemisphären finden. Abb. 36b zeigt einen δ-Fokus über einem Hirntumor.

Die Abb. 36a—f geben eine Anzahl charakteristischer elektroencephalographischer Befunde bei verschiedenen klinischen Syndromen wieder. Der Leser sei auf A. E. KORNMÜLLERS Monographie „Klinische Elektroencephalographie" zum Zweck eines besseren Verständnisses dieser wichtigen Untersuchungsmethode verwiesen.

Spezieller Teil.

I. Die auf Zirkulationsstörungen beruhenden Erkrankungen des ZNS.

Die besonders große Abhängigkeit der Hirnfunktion von genügender O_2-Zufuhr äußert sich in der erheblichen Bedeutung **funktioneller Störungen der Blutversorgung** für die Tätigkeit des Gehirns. Dabei kann ein abnormes Verhalten der Hirngefäße (Spasmen sowie mit Stase einhergehende Dilatation) unter verschiedenen Bedingungen (konstitutionell vasomotorischer Störungen, toxische Schädigungen usw.), wie auch Störungen der Allgemeinzirkulation (Versagen des Herzens, Störungen der Blutverteilung, abnorme Beschaffenheit des Blutes) ausschlaggebend sein. Ferner ist zu bedenken, daß zirkulatorisch bedingte Ausfälle, d. h. Läsionen infolge Ernährungsstörung die verschiedensten Krankheitsprozesse des ZNS begleiten. Traumatische, toxische und auch entzündliche und tumoröse Affektionen wirken in stärkerem oder geringerem Grade alle *auch* über die Störung der Blutversorgung auf das ZNS ein. Es sei auf die Hirn- bzw. R-Schädigungen bei schweren Verletzungen, bei den hämorrhagischen Encephalitiden und bei der R-Kompression als Beispiele verwiesen. Die Folgen der CO- und vieler anderen toxischen Schädigungen sind im wesentlichen zirkulatorischer Natur.

Die häufigsten organischen Hirngefäßstörungen sind *arteriosklerotischer, arteriolosklerotischer* (arterielle Hyalinose beim Hochdruck) und *embolischer* Natur. Daneben spielen *syphilitische* Gefäßerkrankungen wie auch die *Endangiitis obliterans* eine wichtige ätiologische Rolle für das Zustandekommen von Ernährungsstörungen des Hirngewebes.

1. Die Arteriosklerose des ZNS und seine Schädigungen beim arteriellen Hochdruck und bei der Hirnembolie.

a) Die Pathogenese dieser Störungen.

Über die *Arteriosklerose* im allgemeinen findet der Leser alles Wissenswerte im Bd. I dieses Lehrbuches. Im *Hirn* stellt die Arteriosklerose zweifellos die häufigste aller Ursachen von Zirkulationsstörungen dar. Es braucht kein Parallelismus zwischen dem Grad einer Arteriosklerose im Hirn und in anderen Gebieten des großen und kleinen Kreislaufs zu bestehen. Das Vorhandensein einer Hirnarteriosklerose ist daher nur auf Grund cerebraler Symptome, nicht aber schlußfolgernderweise auf Grund arteriosklerotischer Veränderungen etwa an der Aorta oder den Radialarterien zu diagnostizieren. Typische, bereits makroskopisch sichtbare arteriosklerotische Gefäßveränderungen finden sich vorwiegend an den großen Arterien der Hirnbasis und ihren größeren Ästen. Man sieht dann diese Arterien umgewandelt zu dick- und starrwandigen gelblichen Röhren, an deren Innenseite sich häufig thrombotische Auflagerungen finden. Die kleinen Arterien (Arteriolen) der Hirnsubstanz können normal sein oder hyaline und fettig degenerative Wandveränderungen und Verdickung der Muscularis aufweisen; ein Befund, der ganz überwiegend dort zu erheben ist, wo eine langdauernde Hypertonie zu Wandschädigungen der Arteriolen und präcapillären Gefäße geführt hat. Von allen Hirnteilen zeigt das Gebiet der Stammganglien, besonders des Striatums und des Thalamus, eine besondere Prädilektion für arteriosklerotische Schädigungen. Hier, wie auch in den angrenzenden Partien des Großhirnmarks, im Pons und auch dem Kleinhirn begegnet man in typischen Fällen mit großer Regelmäßigkeit kleinen perivasculären Gewebsdefekten — sog. *Lacunen bzw. Criblüren* —, welche zusammen mit kleinen Erweichungen bzw. ihren Residuen, (oft auch in der Hirnrinde) sowie mit atrophischen Veränderungen (Schrumpfung der Stammganglien und des Hemisphärenmarks, Erweiterung der Ventrikel) eine besonders kennzeichnende arterio sklerotische Hirnschädigung darstellen. Andererseits führt die Arteriosklerose auch zu einer vollkommenen oder partiellen Verlegung größerer Gefäße, wodurch dann unter Umständen sehr ausgedehnte „weiße" oder „hämorrhagisch infarcierte" Erweichungen entstehen. Die Lokalisation solcher thrombotisch (oder auch embolisch) entstandenen Erweichungen hängt natürlich von dem jeweilig betroffenen Gefäß ab. Erweichungen im Gebiet der A. cerebri media und post. sowie der Basilarisäste sind häufig. Aber auch in den übrigen Gefäßgebieten, u. a. dem Kleinhirn, kommen sie vor. Daß bei den arteriosklerotischen wie auch bei der Hypertonie vorkommenden Hirnläsionen *funktionell* bedingte Ernährungsstörungen meist mit organischen Gefäßveränderungen eine Rolle spielen, ist wohl sicher. Dabei spielen die sog. Spasmen sicher eine viel geringere Rolle als das *Versagen des Gesamtkreislaufs*. Die für die *Hypertonie charakteristische Hirnläsion ist die apoplektische Massenblutung*. Im Gegensatz zu den Erweichungen nehmen die Blutungen *nicht* das Aufzweigungsgebiet größerer Hirngefäße ein, sondern ihre *Lokalisation* und *Ausdehnung* ist bestimmt durch die Örtlichkeit gewisser arterieller Gefäßveränderungen und die Gewalt, mit der diese Blutungen erfolgen. Interessanterweise bestehen Beziehungen zwischen der Lokalisation der obengenannten Lacunen und dem Ort der Massenblutungen. Am häufigsten erfolgen sie aus der CHARCOTschen A. striolenticularis im lateralen Putamen, meist der linken Hemisphäre (vgl. Abb. 37) und führen dann zu der „*Striatum-Claustrum-Apoplexie*", bei der meist die Caps. int. mitgeschädigt wird. Nächst häufig sind *Mark-*, *Thalamus-*, *Pons-* und *Kleinhirnmarkblutungen*. Nicht selten *durchbrechen* große *Blutungen* die *Ventrikelwandungen* und die *Hirnoberfläche (Ventrikel-* bzw. sekundäre *Subarachnoidalblutung)*. Die gerade der sog. *genuinen Hypertension* eigenen *Blutdruckschwankungen* sind für die Entstehung dieser sog. Massenblutung viel wichtiger als etwa die pathogenetisch verschiedenartige konstante Hypertension, wie sie der Schrumpfniere eigen ist.

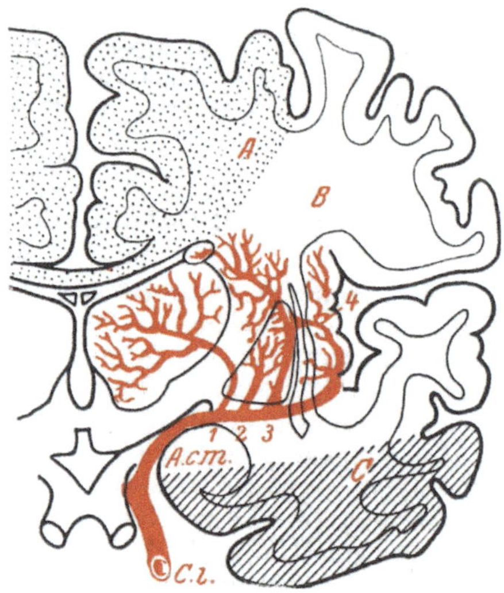

Abb. 37. Arterienversorgung des Großhirns und der Stammganglien. A Verteilungsgebiet der Art. cerebri ant.; B Verteilungsgebiet der Art. cerebri med.; C Verteilungsgebiet der Art. cerebri post.; C.i. Carotis interna; A.c.m. Arteria cerebri media; 1 Art. lenticulo-optica; 2 und 3 Arteriae lenticulo-striatae; 3 sog. Arterie der Hirnhämorrhagie; 4 Art. insulae Reilii. (Nach BING: Kompendium der Gehirn-Rückenmarksdiagnostik.)

Viel häufiger als allgemein angenommen erfolgen bei jugendlichen wie älteren Individuen cerebrale Zirkulationsstörungen durch *Emboli* aus dem großen Kreislauf (meist aus dem linken Herzen, selten durch ein offenes For. ovale aus den großen Venen). Die *Ausdehnung* und *Lokalisation embolischer* Erweichungen hängt von dem Ort und der Größe der Embolie ab. Wieder ist die A. cer. media am häufigsten betroffen. — Außer dieser primär thrombotischen Hirnembolie kennen wir noch eine diffuse *Fettembolie* im Gehirn (vor allem nach schweren Knochenzertrümmerungen) und die *Luftembolie*, die sich u. a. bei unvorsichtiger Pneumothoraxanlage, kriminellem Abort, aber auch bei zu raschem Übergang aus einer Überdruck- in Normaldruckatmosphäre (Caissonkrankheit) ereignen kann.

b) Der apoplektische Insult.

Der apoplektische Insult ist die Reaktion des Gehirns auf eine meist plötzliche und ausgedehnte Zirkulationsstörung. Er kann als Symptom einer apoplektischen *Hirnlues* auf dem Boden endarteriitischer Prozesse auftreten, ist jedoch unendlich viel häufiger die Folge einer arteriosklerotischen, hypertonischen oder embolischen Schädigung.

Symptomatologie und Verlauf. Das *klinische Bild eines apoplektischen Insults* — eines Schlaganfalls — ist in seinen wesentlichen Merkmalen fast jedem Laien bekannt. Eine Apoplexie kann plötzlich, unvermutet, aus anscheinend völliger Gesundheit einsetzen. Dies ist nicht selten der Fall bei embolischen Läsionen, wenn der Embolus groß genug ist, um zu völliger Verlegung einer größeren Arterie zu führen. Gar nicht selten treten aber auch hier infolge zunächst inkompletter Gefäßverlegungen geringfügige und transitorische Lähmungserscheinungen auf, bevor eine schwere Hemiplegie einsetzt. Hypertoniker, noch öfter allerdings Arteriosklerotiker klagen oft über allerhand *Prodromalsymptome*, welche bekannte Symptome einer Cerebralsklerose sind. Dazu gehören Beschwerden wie eingenommener Kopf, anhaltender Kopfschmerz (meist im Hinterkopf oder der Stirn), Summen im Kopf, Schwindel, Schlafstörung, Ohnmachten, Verminderung geistiger Leistungsfähigkeit, Gedächtnisschwäche, emotionelle Erregbarkeit (das pseudoneurasthenische Syndrom BINGS). Ernster zu werten sind flüchtige Sensibilitäts- und Motilitätsstörungen meist an den distalen Gliedabschnitten, zumal, wenn sie nur eine Seite betreffen und gar von nachweisbaren Hypästhesien und Paresen oder etwa einem positiven *Babinski* gefolgt sind. Auch amnestisch-aphasische Störungen, vorübergehende zentrale Sehstörungen usw. kommen vor. Der Symptomenreichtum dieser mehr oder minder vorübergehenden Insulte ist namentlich bei Arteriosklerotikern fast unbegrenzt. Bei *jugendlichen* Kranken mit genuinem Hochdruck können solche *krisenartige transitorische Hirnstörungen* auf rein funktioneller Basis, ähnlich einer Migräne entstehen und brauchen keine ungünstige Prognose zu haben. Bei *älteren* arteriosklerotischen Kranken folgt dann aber nach einigen mehr oder minder *transitorischen Insulten* — oft an gleicher Stelle — der große Insult. Viele apoplektische Insulte, zumal die arteriosklerotischen, ereignen sich bei Nacht, andere, vor allem bei Hypertonikern auf Massenblutung beruhende, tagsüber und oft bei einer überreichlichen Mahlzeit oder anderen den Blut- und Hirndruck beeinflussenden Gelegenheiten, z. B. bei der Defäkation. Die typische große Apoplexie beginnt meist mit plötzlichem Bewußtseinsverlust, eine weniger schwere meist wenigstens mit leichter Benommenheit. Die Kranken brechen unter Umständen wie leblos zusammen und liegen regungslos mit blassem oder blaurotem Gesicht und röchelnder Atmung da. Die Pupillen sind oft ungleich und reagieren kaum oder nicht auf Lichteinfall. Es besteht Speichelfluß, Inkontinenz; die Glieder sind schlaff, oft schweißbedeckt, und die Reflexe fehlen. Bisweilen sieht man auch cerebrale Reizerscheinungen in Form von Zuckungen und sogar epileptiformen Anfällen. Schon bald zeigt sich an der Schlaffheit einer Wange, der völligen Leblosigkeit der einen Seite die Hemiplegie. Unverkennbar ist die gar nicht selten schon im Beginn vorhandene Déviation conjuguée der Augen und des Kopfes nach dem Herd hin. An den Extremitäten sehen wir das auf S. 518 geschilderte Bild einer akuten zunächst schlaffen Hemiplegie. Bleibt der Kranke im Koma, so tritt unter zunehmend steigender Temperatur, Respirationsstörungen und oft Pulsverlangsamung meist binnen weniger Tage der Tod ein. Dies ist so gut wie stets der Fall beim Durchbruch von Blutungen in die Ventrikel, ein Geschehnis, das sich durch eine besondere Schwere der Apoplexie, zunehmendes Koma, sog. Frühkontrakturen, allgemeine Steifigkeit und Erhöhung der Reflexe (das Bild der Enthirnungsstarre mit Krämpfen), Auftreten unwillkürlicher sog. iterativer Bewegungen, sowie Temperatursteigerungen, Störungen von Puls und Atmung zu verraten pflegt. Ähnlich schwere Symptome macht ein Durchbruch der Blutung durch die Hirnkonvexität (vgl. S. 594). — Erholen sich die Kranken, so bildet sich die anfänglich oft schlaffe Lähmung mehr oder minder rasch bis auf bestimmte Ausfälle *unter Reflexsteigerung auf der gelähmten Seite* zurück. Schließlich kommt es zum Bild der *residuären Hemiplegie,* bei welcher motorische und sensible Lähmungen, aphasische, hemianopische und andere Symptome vorhanden sein können, je nach der Lokalisation der Läsion. Die anatomischen Verhältnisse bedingen, daß eine durch *einen* Herd verursachte motorische Hemiplegie mit Hemianopsie stets auch eine sensible Halbseitenlähmung enthalten muß (F. v. MÜLLER); vgl. Abb 9. Zirkulationsstörungen können ja praktisch überall entstehen. So kann eine umschriebene Rindenerweichung auch zum Bild einer *corticalen Monoplegie* führen (vgl. S. 517). Ist der Thalamus der Hauptsitz der Läsion, so kann sich das Thalamussyndrom (vgl. S. 510) entwickeln. An trophischen Störungen findet sich nicht selten Cyanose und Ödem der gelähmten Seite. Die Symptomatologie und der Verlauf einer Hemiplegie bis zu den Kontrakturen in der WERNICKE-MANNschen Prädilektionsstellung finden sich auf S. 515ff. beschrieben. Der Leser vergleiche auch das im allgemeinen Teil über sensible, motorische und vor allem auch über die Störungen der höher differenzierten cerebralen Leistungen Gesagte. Stets soll der Versuch gemacht werden, sich über den Ort der Zirkulationsstörung im Hirn eine klare Vorstellung zu machen. Hierfür ist die Kenntnis der arteriellen Versorgung des Gehirns (vgl. Abb. 1a, b und c und die näheren Angaben z. B. im Handbuch der Neurologie, BUMKE und FOERSTER. Berlin: Julius Springer 1936) unerläßlich. Man kann da sehr wohl von *Syndromen bestimmter Arterien* sprechen. So pflegt, um einige Beispiele zu nennen, eine Hemianopsie allein oder mit agnostischen Störungen durch Erweichung im Gebiet der A. cerebri post., eine sensorische Aphasie durch eine solche im Bereich der temporalen Äste der linken A. cerebri media verursacht zu sein. Apraktische und agnostische Bilder mit Sensibilitätsstörungen weisen auf eine Erweichung im Gebiet der parietalen Äste der linken A. cerebri media hin, während motorisch aphasische Symptome mit einer Faciolingualparese durch Verlegung der frontalen Äste dieser Arterie entstehen können. Die *cerebellaren Blutungen,* die aus dem Kleinhirnmark meist in den IV. Ventrikel durchbrechen, beginnen schlagartig und enden unter schwersten apoplektischen Erscheinungen — gelegentlich einer „Enthirnungsstarre“ oder auch *völligem Tonusverlust mit medullären Atemstörungen* — meist rasch tödlich. *Cerebellare Erweichungen* machen nur bei umfangreichen Läsionen oder Herden in den Bindearmen (A. cerebelli sup.) oder dem Corp. restiforme (A. cerebelli inf. post.) typische Ausfallssymptome (vgl. S. 545). — *Brücken-* und *Oblongataerweichungen* (meist bei Arteriosklerose der A. basilaris) beginnen meist ohne Bewußtseinsverlust. Basale *Ponsherde* machen u. a. halbseitige rein motorische Hemiparesen *ohne* Aphasie, gelegentlich nur halb- oder auch doppelseitige motorische Paresen der Beine. — Eine *medulläre* Läsion tritt, meist infolge einer Thrombose (seltener Embolie), einer A. vertebralis oder A. cerebelli inf. post., gern unter den Erscheinungen des WALLENBERGschen Syndroms (vgl. S. 562) auf. — Umfangreichere Ernährungsstörungen, welche die Hirnnervenkerne betreffen, führen zum Bild der **akuten apoplektischen Bulbärparalyse,** d. h. einer rasch entstehenden *schlaffen Lähmung* der Gesichts-, Kau-, Zungen- und Schlundmuskulatur (vgl. S. 563). Die Kranken zeigen gelegentlich außer anderen medullären Symptomen (CHEYNE-STOKESsches Atmen, Singultus, sensible Störungen im Trigeminus) je nach der Ausdehnung der Läsion auch motorische und sensible Paresen an den Gliedern (vgl. Abb. 34). Die Prognose dieser Hirnstammläsionen hängt ganz von der Ausdehnung der Erweichung ab.

Prognose: Der weitere Verlauf der Schlaganfälle richtet sich nach der Schwere der Hirnschädigung. Er ist am ungünstigsten bei den großen *Massenblutungen*, die, plötzlich bewußtlos geworden, in tiefem Koma eingeliefert werden. Absolut infaust sind größere *Ventrikeldurchbrüche*. Kleinere umschriebene Blutungen, wie sie namentlich bei älteren arteriosklerotischen Hypertonikern offenbar in präformierte Lacunen hinein erfolgen, können trotz dramatischen Beginns sich im Laufe von Wochen und Monaten — unter Umständen auch schon innerhalb weniger Tage, gut zurückbilden. Andererseits ist *gerade bei den Massenblutungen die initiale Lähmung oft schwerer, als es der Gewebszerstörung entspricht.* Darin liegt eine beträchtliche prognostische Chance. — Die Prognose rein *arteriosklerotischer Schlaganfälle* hängt wesentlich von dem Gesamtzustand des Hirns und der Größe der betroffenen Arterie ab. Erfahrungsgemäß spielt das Verhalten des Gesamtkreislaufs für das Auftreten arteriosklerotischer Insulte eine wichtige Rolle. Ein durch interkurrente Erkrankungen oder sonst — auch z. B. einen fälschlich angewandten Aderlaß! — verursachte Blutdruckerniedrigung ist häufig der Anlaß neuer, auch schwerer Insulte und der Verschlimmerung des Zustandes nach einem stattgehabten Schlaganfall. Bei guter Hirndurchblutung hingegen sind auch größere Insulte über Jahre rückbildungsfähig. Die Häufigkeit freilich, bei der auch bei alten Arteriosklerotikern *embolische Insulte* aus dem Herzen oder den arteriosklerotischen größeren Gefäßen erfolgen, macht gerade bei Insulten mit stürmischem Beginn, wie er ja gerade für Embolien typisch ist, die Prognose zweifelhaft. Embolische Insulte Jugendlicher sind bezüglich erneuter Insulte gar nicht zu beurteilen. An sich sind Zirkulationsstörungen in jungen, gefäßgesunden Hirnen natürlich günstiger.

Generell für alle Apoplexien gilt, daß prognostisch ungünstig zu bewerten ist: das tiefe Koma, zumal wenn es länger als einen Tag dauert und mit hoher Temperatur und medullären Störungen einhergeht; Tage dauernder Sopor zumal mit Inkontinenz und Erschwerung des Schluckens, wobei dann der Decubitius, Cystopyelitis und die Aspirationspneumonie nur eine Frage der Zeit sind; und natürlich ein schlechter Allgemeinzustand, vor allem hinsichtlich der Zirkulation und anderer komplizierender Erkrankungen.

Diagnose und Differentialdiagnose. Die *Diagnose* einer Apoplexie stößt selten auf ernstliche Schwierigkeiten. Es ist natürlich daran zu denken, daß auch einmal die *Lues*, die *Paralyse*, die *Encephalitis* und *multiple Sklerose* apoplektisch verlaufen können. Treten Lähmungen mehr allmählich auf, so hat die Ausschließung eines *Tumors* zu erfolgen (vgl. S. 618). Wird man zu einem tief komatösen Patienten gerufen, so müssen zunächst alle anderen möglichen Ursachen des *Komas* ausgeschlossen werden. Vor allem ist an *Hirnverletzung*, *Diabetes*, *Urämie*, *Pseudourämie* und schwere *Intoxikationszustände* (Alkohol, Schlafmittel, CO-Vergiftung usw.) zu denken. Der Nachweis einer echten Lähmung ist da besonders wertvoll.

Die Differentialdiagnose zwischen Blutung und Erweichung ist häufig unmöglich. Zumal bei älteren Personen, welche die Mehrzahl von Apoplektikern darstellen, entscheidet nicht selten erst der Pathologe die Frage, ob Blutung oder Erweichung. Ein plötzlich eintretender großer Insult bei einem auch älteren Menschen, der weder an einem sog. essentiellen Hochdruck gelitten, noch Zeichen einer cerebralen Sklerose geboten hat, soll immer den Verdacht auf Embolie erwecken. Aorten- und Mitralvitien, zumal bei Bestehen einer totalen Arrhythmie, führen gern zu Thrombenbildung im linken Herzen. Bisweilen klären Embolien in andere Organe, z. B. die Niere, Mesenterialgefäße oder die A. centralis retinae die Diagnose. Man soll eine Blutung nur dann annehmen, wenn Zeichen einer arteriellen Hypertension vorhanden sind. Zu diesen gehört außer Blutdruckerhöhung und Herzhypertrophie auch die als *„Retinopathie“* bezeichnete Erkrankung der Retinaarterien, mit Degenerationen in der Retina; im übrigen vgl. Bd. I, S. 434f. dieses Lehrbuchs. Der Blutdruck, der *vor* dem Anfall bisweilen eine paroxysmale Steigerung aufweist, kann danach beträchtlich niedriger als gewöhnlich gefunden werden. Häufig ist die tiefe Röte des Gesichtes ein Hinweis auf eine Blutung, während sich starke Blässe öfter bei Erweichungen findet; doch ist dies keine allgemein gültige Regel. Ein *blutiger Liquor* spricht für Durchbruch einer Blutung in die Ventrikel oder den Subarachnoidealraum. Gelegentlich sind Hirnblutungen (und Meningealblutungen) *ohne* Blutdruckerhöhung die Folge berstender *mykotischer Aneurysmen* und Gefäßschädigungen, wie sie bei *akuten* und *subakuter bakterieller Endokarditis* vorkommen.

Die Therapie der Apoplexie. Die älteste Behandlung der Apoplexie ist der *Aderlaß*; doch hält man ihn heute für kontraindiziert außer in Fällen mit hypertonischer Hirnblutung, deren Cyanose auf einen erhöhten venösen Druck hinweist. Man entnimmt dann langsam 200—300 ccm und mehr Blut. Zur Unterstützung von Kreislauf und Atmung gebe man Campher, Coffein, Sympatol. Zeichen von *Hirnödem* sind durch intravenöse hypertonische (30—50%) Zuckerlösungen (200—500 ccm) zu bekämpfen. — Im übrigen gelten die Regeln sorgsamer Krankenpflege, wobei auf Entleerung der Blase, Vermeidung von Decubitus und Reinigung des Mundes großer Wert zu legen ist. Die Ernährung macht oft Schwierigkeiten und muß evtl. mit der Sonde durchgeführt werden. Für Stuhlgang ist zu sorgen. Bei deutlichem Blutandrang zum Kopf empfiehlt sich eine Eisblase. Späterhin muß alles getan werden, um die wiederkehrende Motilität zu unterstützen: Massage, leichte Gymnastik, aktive Bewegungen im Bad . . . Der Neigung zu Kontrakturen muß durch geeignete Lagerung und Fernhaltung von Reizen (vgl. S. 591) entgegengewirkt werden. Übungstherapie und Gehversuche sollen nicht zu früh, aber dann systematisch unternommen werden. Zuletzt können besonders bei Jugendlichen orthopädische Maßnahmen eine weitere Besserung des Zustandes herbeiführen. — Eine sehr wichtige und auch dankbare Aufgabe ist die Verhütung von Insulten bei Apoplexie-Gefährdeten; sei es bei solchen mit essentieller Hypertonie oder einfacher Arteriosklerose. Nähere therapeutische Verordnungen, die stets die ganze *Lebensweise* des Patienten mitberücksichtigen müssen, finden sich im 1. Band dieses Lehrbuches.

c) Andere arteriosklerotische Erkrankungen des ZNS.

Die praktisch unbeschränkte Ausbreitungsmöglichkeit arteriosklerotischer Prozesse über das ganze Hirn läßt erwarten, daß die verschiedensten klinischen Symptome hierbei auftreten können. Extracerebral wird vor allem Gehör und Labyrinth oft geschädigt (S. 542 u. 544). — Viele an transitorischen, kleinen Insulten, d. h. also meist an einem *Status lacunaris* leidende Arteriosklerotiker erkranken nie an einem größeren Insult, büßen aber trotzdem in zunehmender Weise den Gebrauch ihrer Gliedmaßen ein. Sie werden immer langsamer, unbeholfener und steifer, fangen an eine eigenartige, wackelnde Unruhe besonders in den Händen und dem Kopf zu zeigen, verlieren das freie Spiel der Mimik und andere Automatismen, um schließlich das Bild der sog. **„arteriosklerotischen Muskelstarre“** (O. Foerster) zu bieten. Dieses Leiden, das mit der *Paralysis agitans* große Ähnlichkeit besitzt, entwickelt sich meist langsam und ist im voll entwickelten Zustand charakterisiert durch die gebeugte starre Körperhaltung, den eigentümlich trippelnden Greisengang und andere S. 551, 644, 739f. geschilderte *extrapyramidale* Symptome. Von der Paral.

agit. unterscheidet es sich durch den Beginn im höheren Alter und das Vorhandensein anderer cerebralsklerotischer Symptome. Oft begegnet man leichten transitorischen Hemiparesen, welche einen positiven Babinski, pyramidale Reflexsteigerung oder andere S. 515 genannte Symptome zurücklassen können.

Ein anderes eigenartiges klinisches Syndrom kommt dadurch zustande, daß in einem arteriosklerotischen Hirn nach bisher einseitig hemiplegischem Verlauf nun auch die andere Hemisphäre erkrankt, oder — was noch häufiger ist — mit der Zeit *doppelseitige kleine Erweichungsherde im Brückenfuß* auftreten. So kommt es nicht nur zu *Paraparesen*, sondern vor allem auch zu *spastischen Lähmungen* der von beiden Hirnhälften innervierten *Sprach-*, *Kau-* und *Schlingmuskulatur*. Es entsteht ein der *Bulbärparalyse* (vgl. S. 589) ähnliches, aber doch von ihr verschiedenes Krankheitsbild, die **„spastische Pseudobulbärparalyse"**. Solche Kranke zeigen eine Dysarthrie und Dysphagie, überhaupt eine schwere Behinderung des willkürlichen Gebrauches der betroffenen Muskulatur zusammen mit Reflexsteigerung; z. B. einem *Masseterenklonus* bei Schlag auf das Kinn, *Saugreflex* bei sensibler Reizung der Mundschleimhaut usw. — Der *unwillkürliche Gebrauch dieser Muskelgruppen*, auch der Gesichtsmuskulatur kann, wo die Läsionen nur die Verbindung zwischen *Cortex* und *Stammganglien* geschädigt haben, *nicht nur intakt sein, sondern infolge einer Enthemmung der den unwillkürlichen Ausdrucks- und Affektbewegungen dienenden subcorticalen Strukturen erleichtert sein*. Häufig sieht man Kombinationen mit andersartigen cerebralsklerotischen Symptomen, Hemiplegien, Aphasien mit der arteriosklerotischen Muskelstarre.

Je diffuser die Arteriosklerose das Gehirn, vor allem die Rinde, schädigt, um so stärker wird die *Intelligenz* des Kranken verändert. Schon früh klagen diese Kranken über Gedächtnis- und Leistungsschwäche, abnorme Vergeßlichkeit, Ermüdbarkeit, depressive Verstimmungen, Stumpfheit oder auch abnorme Reizbarkeit. Zunächst schwanken diese psychischen Störungen stark, auch bleibt — leider! — meist die volle Krankheitseinsicht lange erhalten. Der Ausgang der schweren Fälle ist, bald schleichend ohne schwerere neurologische Störungen, bald mehr sprunghaft im Gefolge gehäufter Insulte, die *arteriosklerotische Demenz*. Vor allem bei hypertonischen Cerebralsklerotikern können *epileptische* Anfälle (vgl. S. 751) auftreten. Erregungszustände mit Orientierungsstörungen und Delirien, sowie schwere, nicht selten zu Suicidversuchen führende Depressionen machen die Kranken oft anstaltsbedürftig. Bezüglich Einzelheiten sei auf die psychiatrischen Lehrbücher verwiesen.

Der *Verlauf* der zuletzt genannten arteriosklerotischen Leiden ist meist progredient, obschon das Tempo der Verschlimmerung sehr langsam sein kann und Stillstände für längere Zeit vorkommen. Der Tod tritt bei diesen Formen nicht so häufig durch einen schweren Insult als vielmehr infolge komplizierender Erkrankungen oder durch allgemeinen Marasmus ein.

2. Das Aneurysma der Hirnarterien.

Aneurysmen im Hirn finden sich fast nur an den *Schädelbasisarterien*, meist nahe der Carotis int., vor allem an den Verzweigungsstellen der Arterien, viel seltener an der A. basilaris. Für ihre Pathogenese kommen vor allem *Entwicklungsstörungen* (angeborene Wandschwäche), später *Arteriosklerose*, ferner *infektiöse Wandschädigung* (mykotische Aneurysmen), *Traumen* und in relativ seltenen Fällen *Lues* in Betracht.

Symptome machen Aneurysmen einmal als *raumbeengende Geschwülste*, dies vor allem, wenn sie bei ihrem üblichen Sitz nahe der Carotis auf den II., III., IV., V. und VI. Hirnnerven sowie das Chiasma drücken und somit Gesichtsfeldeinschränkung, Opticusatrophie, Augenmuskellähmungen und auch einmal

Gesichtsschmerzen verursachen; wenn sie von der A. basilaris ausgehend die Brücke und die oder jene austretenden Nervenwurzeln komprimieren und so gemischt pontin-periphere Syndrome verursachen. *Zirkulationsstörungen* infolge Aneurysmen sieht man am häufigsten im Bereich der A. basilaris, wo durch die aneurysmatische Wandveränderung abgehende Äste verschlossen werden und Symptome ähnlich den auf S. 589ff. beschriebenen auftreten können.

Subarachnoidale Blutungen, im Anfang oft nur sehr geringfügig und in Intervallen sich wiederholend sind mit lokalen und allgemein-meningitischen Symptomen meist das *erste und oft einzige diagnostische Merkmal von Aneurysmen.* Die arteriellen und arteriovenösen Aneurysmen im Bereich der Carotis können symptomatisch den Tumoren dieser Region (vgl. S. 611) sehr ähneln. Die **arteriovenösen Aneurysmen** entstehen mit Vorliebe im Bereich des S. cavernosus; meist auf traumatischer Basis (Schädelbasisbrüche), aber auch gelegentlich spontan. Klinisch verraten sie sich durch den *pulsierenden Exophthalmus*, kombiniert mit den oben genannten Drucksymptomen seitens der benachbarten Hirnnerven. — Eine andere Art arteriovenöser Aneurysmen vom Typ echter *Mißbildungen* sieht man nicht selten im Bereich vor allem der Großhirnrinde. Sie imponieren auf den ersten Blick als Konvolute varicöser Venen. Oft enthalten sie zwischen kommunizierender Arterie und Vene *angiomatöse* Bildungen, welche rein mechanisch oder infolge Zirkulationsstörungen Rindensymptome (Reizungen bzw. Lähmungen vgl. S. 517) machen. Thrombosen in diesen Aneurysmen können hämorrhagische Hirninfarkte zur Folge haben: Blutungen können in die Hirnsubstanz oder den Liquorraum einbrechen. Zur *Diagnose* von Aneurysmen und vasculären Mißbildungen usw. ist eine *Arteriographie* erforderlich.

Die **Therapie** der Aneurysmen ist am aussichtsreichsten bei den angiomatösen und arteriovenösen Bildungen an der Hirnoberfläche. Hier kann operative Heilung erzielt werden. Blutende Aneurysmen an der Schädelbasis können in ausgewählten Fällen durch eine *Ligatur der Carotis communis* günstig beeinflußt werden. Die Gefahr einer kontralateralen Hemiplegie ist viel geringer als nach Ligatur des Carotis int.

3. Die subarachnoidale Blutung (meningeale Apoplexie).

Ätiologie. Abgesehen von traumatischen Blutungen in die Liquorräume stammen subarachnoidale Blutungen meist aus geplatzten Aneurysmen. Bei schweren septischen und infektiösen Zuständen kann es, entsprechend der Purpura im Hirn, zu massenhaften diapedetischen Blutungen in die weichen Häute kommen, wie sie ja auch bisweilen bei Meningitiden, hämorrhagischer Diathese und anderen Bluterkrankungen und Avitaminosen beobachtet werden. Arterieller Hochdruck wie auch Migräne erhöhen die Gefahr aneurysmatischer Blutungen, ohne ätiologisch bedeutsam zu sein.

Die **Symptomatologie** dieser gar nicht so seltenen meningealen Apoplexie ist recht charakteristisch. Mit oder ohne prodromale Erscheinungen — je nachdem ob vor allem ein Hirngefäßaneurysma bereits Beschwerden gemacht hat — befällt die Kranken ein *plötzlicher Schmerz* meist im Nacken, der bald mehr in den Kopf, bald auch in die Wirbelsäule hin ausstrahlt, wobei der Patient unter heftigem Schwindelgefühl gelegentlich mit einem Aufschrei zu Boden sinkt. Handelt es sich um eine nur einigermaßen große Blutung, so schwindet das Bewußtsein. *Meningitische Reizsymptome* (S. 504 u. 631) machen sich bemerkbar; die Reflexe können erlöschen (bei gelegentlich positivem, doppelseitigem Babinski); manchmal treten Reizkontrakturen und sogar Krampfanfälle auf. Punktiert man in dieser ersten Phase, die den Eindruck teils einer Apoplexie, teils einer akuten Meningitis macht, so findet man einen *blutigen Liquor*, der nach Abzentrifugieren oft eine deutliche *Xanthochromie* aufweist. Überleben die Kranken (etwa 60%) den eigentlichen Insult, so treten Symptome auf, die in Beziehung zum Ort der Blutung stehen. Allgemeine leichte Benommenheit und eine oft auffällige Schlafsucht können tagelang vorhanden sein. Die *Lokalsymptome* entsprechen im wesentlichen jenen zuvor bei den verschieden lokalisierten Aneurysmen genannten. Nur pflegen die durch die Blutansammlung an der Schädelbasis verursachten *Hirnnervenparesen* entgegen den Lähmungen infolge Aneurysmen *doppelseitig* zu sein. So entstehen meist transitorische Pupillenstörungen, Augenmuskellähmungen usw. und recht häufig sichtbare Veränderungen am Augenhintergrund. Besonders typisch sind da peripapilläre, bisweilen recht umfangreiche venöse bzw. capilläre Blutungen, die bei präretinalem Sitz auch in den Glaskörper durchbrechen können. Die gleiche retrograde Stauung im Sehnerven, die zu diesen Blutungen Anlaß gibt, kann auch zu Papillenschwellung führen. Blutungen in die Basalzisterne können das sog. Hirnschenkelfußsyndrom (geringe doppelseitige Paresen ohne Sensibilitätsstörungen), unter Umständen mit Abducenslähmung zur Folge haben. — Die viel selteneren massiven Blutungen aus Konvexitätsgefäßen können mit initialen Rindenreizerscheinungen (z. B. Jacksonschen Anfällen), aber auch vorübergehenden corticalen Lähmungen einhergehen. Früher oder später auftretende Hemiplegien sind die Folge entweder des Einbrechens einer Blutung in die Hirnsubstanz oder von thrombotischen Erweichungen. Die relativ häufigen Läsionen des Stirnhirns gehen mit psychischen Störungen einher. Gelegentlich begegnet man schweren räumlichen und zeitlichen Orientierungsstörungen, sogar mit Konfabulationen, mitunter einem typischen Korsakowschen Syndrom. — An sonstigen Erscheinungen verdienen Erwähnung vor allem die Symptome, die fälschlicherweise zur Annahme einer infektiösen Erkrankung Anlaß geben: *Fieber*, das meist unter 38,5° bleibt, aber auch einmal über 40° steigen kann und im wesentlichen zentraler Genese ist; eine *Leukocytose* im Blut — oft über 10000 —; starke Vermehrung der Leukocyten im Liquor, als Zeichen reaktiver Entzündung; Auftreten von Eiweiß (selten Zucker) im Harn; gelegentlich ein Herpes labialis, seltener ein zoster. — Sind die Kranken von einer solchen Blutung genesen, so droht ihnen immer noch ein Rezidiv, dem in der Tat die meisten — sei es nach Wochen, aber auch Jahren — erliegen.

Die **Diagnose** ist in typischen Fällen, zumal wenn das Ergebnis der Liquoruntersuchung eine Blutung sicherstellt, nicht schwer. Differentialdiagnostisch sind in erster Linie eine akute, aber auch tuberkulöse Meningitis oder eine intracerebrale Zirkulationsstörung zu erwägen. Entgegen der Meningitis entwickeln sich die Symptome bei subarachnoidalen Blutungen sehr rasch zu voller Höhe. Zu trennen ist die subarachnoidale Blutung von einer hämorrhagischen Meningitis, was im akuten Stadium nicht immer so einfach ist. (Die Liquoruntersuchung kann da täuschen!) Von einer intracerebralen Apoplexie mit *Ventrikelblutung* sind aneurysmatische Blutungen mit Einbruch in das Hirn gelegentlich schwer zu trennen. Die Vorgeschichte — Alter, Blutdruck usw. — helfen zur Diagnose.

Therapeutisch wirkt die erste Spinalpunktion manchmal erstaunlich gut; doch sollten weitere Punktionen nur bei Verschlimmerung des Zustands und stets mit großer Vorsicht vorgenommen werden. Stets sind nur kleine Mengen abzulassen. Im übrigen kommt nur symptomatische Behandlung der cerebralen und meningealen Erscheinungen in Frage. Die Zirkulation belebende Mittel sind mit Vorsicht anzuwenden, solange die Gefahr einer Nachblutung droht. Hat der Patient den Insult überstanden, so muß er sich vor stärkeren Schwankungen der Hirndurchblutung und natürlich auch Schädeltraumen hüten! — Falls sich eine Subarachnoidalblutung einem Trauma angeschlossen hat und fokale

Rindensymptome das Bild beherrschen (vgl. die Ausführungen über subdurale und epidurale Blutung) muß ein chirurgischer Eingriff dringend erwogen werden.

4. Die Sinusthrombose.

Wir besprechen an dieser Stelle an sich die sog. *marantische* oder *blande*, d. h. nichtinfektiöse *Hirnvenen-* und *Sinusthrombose*, so wie sie gelegentlich bei erschöpfenden Krankheiten, zumal wenn sie mit Kreislaufschwäche, Gefäßendothelschädigungen wie auch Veränderungen der Blutgerinnbarkeit einhergehen, beobachtet wird. Wir finden sie bei elenden entwässerten Kindern, seltener bei der carcinomatösen, tuberkulösen und einfach senilen Kachexie; auch bei schweren chronischen Infektionen und Blutkrankheiten. Im Puerperium kommt sie besonders in Verbindung mit der Eklampsie vor.

Eine ausführliche Besprechung der Folgen von Sinusthrombosen entspräche *nicht* der Häufigkeit der blanden Thrombosen; — diese sind sowohl an sich selten wie auch diagnostisch schwierig zu erfassen und therapeutisch kaum beeinflußbar. *Sie befallen im übrigen auch fast nur den S. longitudinalis und in seltenen Fällen die anderen Sinus; dann meist symmetrisch.* Bei Kleinkindern kann solch eine Longitudinalisthrombose die Entstehung eines *Hydrocephalus* verursachen. — Wir wollen uns an dieser Stelle in Kürze mit der *Symptomatologie der Sinusthrombosen überhaupt* beschäftigen, als einer Art von Zirkulationsstörungen, der wir bei Besprechung der *Sinusphlebitis* — S. 626 — wieder begegnen werden.

Bei den drei gewöhnlichen Thrombosen der Hirnsinus — jenen des S. transversus, longitudinalis und cavernosus — können sich je nach Ausdehnung der Thrombose und evtl. auch Mitbeteiligung des Hirngewebes (zumal im Fall entzündlich-eitriger Vorgänge) **cerebrale Allgemeinsymptome** finden. Hierher gehören der *Kopfschmerz, Erbrechen, Delirien, motorische Unruhe, Bewußtseinstrübung*, evtl. auch *meningitische Reizung*. Der *Liquordruck* ist meist *erhöht*, der Puls bzw. auch die Atmung spiegelt (wenn nicht die Allgemeininfektion entscheidet) den Grad der intrakraniellen Druckerhöhung bzw. die Mitbeteiligung der Oblongata wider.

Die Lokalsymptome der Longitudinalisthrombose können, müssen aber nicht in Form einer *Paraparese beider Beine*, unter Umständen mit Blasenlähmung auftreten. Öfters kommt es zu anfänglich auf ein Bein, später mit Fortschreiten der Thrombose in die Piavenen auch auf den gleichseitigen Arm sich erstreckenden Halbseitenlähmungen. Auch hemianopsieähnliche Störungen kommen vor. Epileptiforme Krämpfe als Zeichen der Rindenreizung sind nicht selten. — Die Behinderung des venösen Abflusses zeigt sich gelegentlich an einer starken *Venenschwellung* der behaarten Kopfhaut und der Stirn („Medusenhaupt"), bisweilen auch in häufigem profusem Nasenbluten.

Die Lokalsymptome der Cavernosusthrombose bestehen in erster Linie in *Augensymptomen: Exophthalmus, Ödem* der *Orbita* und der *Lider, progressive Ophthalmoplegia ext., Nystagmus, Pupillenstörungen, Abnahme des Sehvermögens, Erweiterung der Retinavenen, Hyperämie und gelegentlich Ödem der Papille.* Die Mitbeteiligung der V. ophthalmica verursacht eine schwere Chemosis und verstärkt die Augensymptome überhaupt. Meist wird innerhalb der ersten Tage das *andere Auge mitergriffen. Schmerzen* gehören — im Gegensatz zu Orbitalphlegmone — *nicht* so sehr zum typischen Bild. Manchmal findet sich eine Neuralgie des Trigeminus, besonders im I. Ast. — Die blande Thrombose pflegt nur selten dies ausgeprägte Syndrom zu machen.

Die Lokalsymptome der Transversusthrombophlebitis beschränken sich — wenn die Thrombose nicht cavernosuswärts weiterwandert, in der Regel auf *Lokalerscheinungen* im *Bereich des Felsenbeins* — Schmerzhaftigkeit, Ödem. Bisweilen ergreift die Thrombose — fühlbar! — die V. jugularis. *Meningitische Symptome* sind nicht selten bereits vorhanden, *bevor* die Meningen tatsächlich ergriffen oder ein Absceß entstanden ist.

II. Die traumatischen Erkrankungen des ZNS.

Die übliche Einteilung der Hirnverletzungen in **Commotio, Contusio** und **Compressio cerebri** hat als deskriptive Namengebung ihren Wert in der Beurteilung von Hirntraumen. Wir werden ihre kennzeichnenden klinischen Symptome kennen lernen. Das Verständnis der komplizierten Vielfältigkeit von Hirnverletzungen — ihrer verschiedenartigen Verursachung, ihrer Pathologie wie auch ihrer klinischen Symptomatologie — wird wesentlich gefördert, wenn wir ein besseres Einteilungsprinzip wählen, wie es HUGO SPATZ empfohlen hat. Dieses Prinzip hat sich bei der Ordnung und Beurteilung der Kriegsverletzungen als gut erwiesen. Nach SPATZ unterscheiden wir *1. die stoßförmige stumpfe Gewalteinwirkung auf den beweglichen Schädel von der 2., perforierenden scharfen Gewalteinwirkung auf den beweglichen oder unbeweglichen Schädel.*

1. Stoßförmige, nicht perforierende, stumpfe Gewalteinwirkung auf den beweglichen Schädel.

Der *physikalische Hergang* entspricht dem gewöhnlichen Aufschlagen des Schädels auf eine harte Unterlage mit großer Auftrefffläche des Schädels, wobei in der Regel die Energie der Prellung, am Ort der Einwirkung nur zum geringen Teil umgesetzt, durch das Gehirn fortgeleitet wird und *Fernwirkungen* entstehen. Als *Folgen* sieht man daher meist gedeckte Hirnverletzungen an entfernten Orten, also *indirekte Veränderungen ohne Schädelbruch und ohne Perforation der Dura* am Ort der Gewalteinwirkung. Die *Hirnschädigung* besteht in funktionellen oder reversiblen Störungen des Hirnstamms, welche sich in der Regel dem histologischen Nachweis entziehen und wahrscheinlich in physiko-chemischen Alterationen der Ganglienzellen bestehen. In schwereren Fällen kommt es zu Hirnkontusionen an der Contrecoupseite, sog. Rindenprellungen, deren Lokalisation von der Stoßrichtung abhängt. Stoß von vorn, oben und hinten verursacht Rindenprellungsherde an den Frontal- und Temporallappen, während beim Stoß von der Seite die dritte Frontalwindung und die zweite und dritte Temporalwindung der Gegenseite am stärksten geprellt werden. Schwerste Kontusionen können in seltenen Fällen zu tödlichen Hirnstammblutungen führen. *Spätfolgen* der Hirnkontusion sind funktionelle Kreislaufstörungen. Indirekte *Schädelbasisfrakturen* bei schweren stumpfen Gewalteinwirkungen auf den Schädel sind keine Seltenheit.

Die **klinischen Symptome** sind in erster Linie die einer **Commotio cerebri**, als Ausdruck jener vor allem den Hirnstamm betreffenden molekularen Gewebsveränderungen. Kennzeichnend für die Commotio ist die von Fall zu Fall wechselnde *Bewußtseinsstörung*. Wir sehen sie meist sofort nach dem Unfall und fast immer verbunden mit einem Tonusverlust der Muskulatur. Der Kranke ist blaß, das Gesicht mit kaltem Schweiß bedeckt, die Pupillen sind weit und reagieren schlecht; die Reflexe sind kaum oder nicht auslösbar. Atmung und Puls pflegen im Beginn verlangsamt zu sein. In schweren Fällen sieht man wohl auch einen kleinen schnellen Puls und Atmungsstörungen, welche wie die bekannte CHEYNE-STOKESsche Atmung auf eine Störung in der Medulla oblongata hinweisen. In leichten und günstigen Fällen erwachen die Kranken oft schon nach wenigen Minuten. Das Gesicht rötet sich, die Reflexe erscheinen wieder. *Erbrechen* ist eine fast obligate Erscheinung. Für eine wechselnde Zeit bleibt der Kranke noch unruhig und desorientiert. Kommt er dann zu sich, so fehlt in der Regel jede Rückerinnerung an den Unfall und oft eine kurze Zeitspanne vor dem Unfall, d. h. der Kranke leidet an *retrograder Amnesie*. In schweren Fällen sieht man Bewußtseinsstörungen von Stunden und Tagen, aus denen der Kranke nur allmählich erwacht. Die retrograde Amnesie ist in diesen Fällen besonders deutlich und betrifft oft eine geraume Zeit vor dem Unfall. Der Tod an reiner Commotio ist selten und ist die Folge schwerer Funktionsstörungen (mit und ohne Blutungen) seitens der vegetativen Zentren im Hirnstamm.

Mit einige Tage bis Wochen anhaltenden *Kopfschmerzen* sowie leichten *vegetativen Störungen*, wie allgemeiner Erregbarkeit, Schweißen, Erröten, Pulslabilität usw. pflegen die Folgen einer *leichten* Commotio abgeklungen, die Heilung erfolgt zu sein. Neurasthenische Züge und vegetative Unregelmäßigkeiten sieht man freilich oft noch lange nach schweren Hirnerschütterungen. Selten steigert sich das erwähnte amnestische Syndrom in Verbindung mit Delirien und Konfabulationen bis zum sog. KORSSAKOWschen Symptomenkomplex. Man spricht dann von *akuter Kommotionspsychose* (KALBERLAH). Häufiger sieht man in *schweren* Fällen — zumal Alkoholikern — außer Verwirrtheit und Delirien, Erregungszustände, Halluzinationen, Uneinsichtigkeit und Widersetzlichkeit. Kranke klagen oft über abnorme Müdigkeit, Entschlußunfähigkeit, Unlust, Kopfschmerzen, Überempfindlichkeit gegen Sinnesreize, Schwindel, Palpitationen, Ohnmachten, Schlafstörungen usw. und zeigen meist eine Intoleranz gegen Alkohol. Solche schwere Kommotionsfolgen können 1 Jahr und länger anhalten und sich — bei entsprechender Veranlagung des Kranken und unter dem Einfluß von Rentenverfahren u. dgl. — verbinden mit psychogenen und hysterischen Störungen, welche die gerechte Beurteilung eigentlicher Kommotionsfolgen oft sehr erschweren. Solche Kranke können nur unter eingehender Würdigung der Krankengeschichte und sorgfältiger Analyse ihres Zustandes richtig eingeschätzt werden.

Die klinischen Erscheinungen der **Hirnkontusion** wechseln mit dem Sitz der Hirnprellungsherde. Da die meisten der der Prellung ausgesetzten Rindenpartien „stumme" Hirnregionen sind, kann die Kontusion leicht undiagnostiziert bleiben. Man achte besonders auf *Riechstörungen*, welche die meisten Prellungen der basalen Partien des Stirnhirns begleiten. Die *psychischen Störungen*, welche man nur in leichteren Fällen als kommotionelle Erscheinungen ansprechen darf, sind bei kontusionellen Stirnhirnverletzungen schwerer und dauern viel länger an oder führen sogar zu dauernden Störungen, Defekten und Persönlichkeitsveränderungen (vgl. die Ausführungen über Stirnhirnschädigungen). Bei Stoßeinwirkungen von rechts können Rindenprellungen über der linken Konvexität eine Aphasie verursachen. Die meisten kontusionellen Lokalsymptome bleiben bestehen, es sei denn, daß ein vorübergehendes Ödem oder eine andere Zirkulationsstörung mit im Spiele war.

Der *Verlauf* der Kontusion kann bisweilen durch Narbenbildung an der Hirnoberfläche kompliziert werden. So kommt es zu klinischen Erscheinungen einer *Meningitis adhaesiva*, wohl auch einmal zu einem Hydrocephalus int. occlusus. *Fokale Epilepsie* vom JACKSON-Typ ist nach Kontusion relativ selten.

Hat die Gewalteinwirkung auf den Schädel zu einer *Schädelbasisfraktur* geführt, so begegnet man Störungen seitens des Labyrinths (Hör- und Gleichgewichtsstörungen, auch bisweilen Nystagmus), besonders bei Felsenbeinfrakturen oder Lähmung des oder jenes Hirnnerven. Keilbeinfrakturen können besonders leicht zu Augenmuskellähmungen führen. Auch das eindrucksvolle Syndrom eines *pulsierenden Exophthalmus* infolge traumatischer Läsion der A. carotis im S. cavernosus sei hier erwähnt. Siebbeinfrakturen können Riechstörungen machen und zu Abträufeln von Liquor durch die Nase *(Liquorrhöe)* führen. Kommunikation der Stirnhöhlen (infolge Fraktur) mit dem Liquorraum verursacht das sog. *Pneumencephalon* mit eigenartigem „Kluckern"-Gefühl im Schädel. Blutungen aus Nase und Ohren können ein Hinweis auf eine Schädelbasisfraktur sein, kommen aber auch ohne nachweisbare Fraktur bei Schädeltraumen vor. Hämatome in den Weichteilen um die Augen sind, wenn sie nach einem Intervall auftreten, immer verdächtig auf eine Fraktur. — Der *röntgenologische Nachweis der Schädelbasisfrakturen oder -fissuren* ist nicht immer einfach und bisweilen überhaupt nicht zu erbringen.

Die wichtigste *Komplikation* stumpfer (aber auch perforierender) Schädeltraumen sind **epi- und subdurale Blutungen,** welche zu *Hirnkompression* zu führen pflegen. *Klinisch ist das Eintreten zunehmender Bewußtlosigkeit nach einem freien Intervall oder das Auftreten schwerer allgemeiner, besonders aber auch lokalisierbarer Hirnerscheinungen mehr oder minder lange nach einem Schädeltrauma kennzeichnend.*

Epidurale Blutungen ereignen sich mit Vorliebe im Anschluß an eine Ruptur der A. meningea media, die ihrerseits in der Regel durch eine Fraktur, die den Verlauf der Arterie kreuzt, verursacht wird. Die Tatsache einer *arteriellen Blutung* erklärt das meist kurze oder auch fehlende Intervall nach dem Trauma. Oft sieht man einen fließenden Übergang aus der primären kommotionellen Bewußtlosigkeit in die Symptome der *Hirnkompression.* Die neurologischen Lokalsymptome können nur zu leicht durch den zunehmenden Sopor verdeckt werden, besonders soweit Störungen höherer psychischer Leistungen — Aphasien, Apraxien, Agnosien — in Frage kommen. Eine Hemiplegie freilich wird selbst auch dann noch offenbar sein. Wird der Zustand nicht rechtzeitig erkannt, die Blutmassen entfernt und das blutende Gefäß unterbunden, so tritt unter dem Bild zunehmenden Hirndrucks der Exitus ein.

Die richtige und rechtzeitige Diagnose einer epiduralen Blutung sollte jeder praktische Arzt stellen können; denn das Leben dieser Menschen hängt nur zu oft von dieser Diagnose und natürlich dem obligaten chirurgischen Eingriff ab.

Bei der *subduralen Blutung* handelt es sich meist um eine die *Innenfläche* der Dura, im Traumabereich und darüber hinaus bedeckende, meist langsam sich ausbreitende venöse Blutung. Die Blutung erfolgt ein- oder doppelseitig meist aus den Hirnvenen nahe ihrem Eintritt in den Längssinus. Die Folge ist ein langsam wachsender raumbeengender und die Hirnrinde reizender und schädigender Prozeß. Die *Symptomatologie* mit ihren allmählich erscheinenden und vom Trauma meist durch ein *längeres Intervall* getrennten Symptomen ist aus den genannten Eigenarten des pathologischen Prozesses leicht zu verstehen. Sie ähnelt in cerebralen Allgemein- und lokalen Reiz- und Lähmungssymptomen dem Syndrom meningealer Tumoren (vgl. S. 609). Die Seite der Blutung verrät sich meist durch eine *homolaterale Mydriasis.* — Die *Diagnose* stützt sich auf das *Schädeltrauma in der Anamnese,* die klinischen Anzeichen eines langsam zunehmenden raumbeengenden Prozesses, meist begleitet von Druckvermehrung, abnormem Eiweißgehalt und gelegentlich Xanthochromie des *Liquors. Blut* im Liquor besagt, daß die subdurale Blutung in den Subarachnoidalraum durchgebrochen ist. In solchen Fällen können Zeichen des Hirndrucks von denen meningealer Reizung überschattet werden. — Die Lokalisation vieler subduraler Blutungen in der Scheitelgegend *beider* Hemisphären verrät sich oft in der Symptomatologie — bilateraler

Babinski und spastische Paraparese der Beine. Die *Behandlung der subduralen Blutung* erfordert die *Trepanation*. Es ist dringend zu empfehlen, Bohrlöcher durch den Schädel zur Entfernung der Blutmassen auf *beiden* Seiten zu machen!

Das traumatische subdurale Hämatom ist prinzipiell von der **Pachymeningitis haemorrhagica interna** zu unterscheiden, obschon *Übergangsfälle* häufig genug vorkommen. In diesen Fällen, wie z. B. bei schweren Alkoholikern, mögen häufige kleinere subdurale traumatische Blutungen die Pachymeningitis in Gang bringen; doch müssen auch hier *toxische Faktoren* im Spiele sein, welche Spontanblutung begünstigen und welche die der Pachymeningitis eigene fibrinöse Exsudation und die endotheliale und subendotheliale Gewebswucherung mit hochgradiger Vascularisierung und Blutungsneigung verursachen. Die hyperämischen, blutigen oder blutpigmenttragenden Membranen finden sich meist über beiden Scheitelbeinen, können aber auch an der Hirnbasis, vor allem in der hinteren und mittleren Schädelgrube vorkommen. Die Membranbildung mit und ohne Blutungen ist progressiv und führt schließlich zu *Hirnkompression*. Die Pachymeningitis int. ist keine spezifische Erkrankung. Das gilt vor allem für die relativ häufige *P.i. im Kindesalter*, die sicherlich nicht einfach die Folge von Geburtstraumen ist, sondern auf alle möglichen toxischen und infektiösen Schädigungen sowie auf avitaminotische und blutdyskrasische Erkrankungen zurückzuführen ist. Auch bei Erwachsenen trifft man auf die gleiche vielfältige Ätiologie. Nicht selten sieht man die P.i. bei der Paralyse und bei chronischer Nephritis mit Urämie, aber auch bei chronischen dekompensierten Herzleiden (auf rheumatischer Basis ?). WOHLWILL hat die große Bedeutung der Infektionskrankheiten für das Entstehen der P.i. an einem erheblichen Krankengut erwiesen.

Die *Symptomatologie* der P.i. ist angesichts der wechselnden Ausdehnung und Intensität des anatomischen Prozesses ganz außerordentlichen Verschiedenheiten und Schwankungen unterworfen. Von „stillen Fällen", die überhaupt keine Symptome machen, sieht man alle Übergänge zu schweren paralytischen Syndromen mit spastischen Hemi- und Paraplegien, verbunden mit Aphasien. Eingeleitet wird die Erkrankung oft mit fokaler Epilepsie, die später zum Status epilepticus führen können. An neurologischen Zeichen verdienen ferner Erwähnung die häufigen Pupillenstörungen mit Anisokorie und Reflexträgheit, häufig Papillenschwellung und in späteren Stadien meningitische Symptome. Der *Verlauf* ist für die P.i. kennzeichnender als dies oder jenes Symptom. Kaum eine andere Erkrankung zeigt solche Schwankungen. Allmählich zunehmendes Ermüdungsgefühl mit Kopfschmerzen und verlangsamtem Denken kann plötzlich in einen soporösen Zustand, in ein Delirium mit schwerer psychomotorischer Unruhe oder in ein KORSSAKOWsches Syndrom übergehen. Solche Bewußtseins- und psychische mit oder ohne neurologischen Störungen können Stunden oder Tage anhalten, verschwinden und wiederkehren. Schwere Blutungen können, sei es durch Kompression oder Durchbruch in den Subarachnoidalraum rasch zum Tode führen, oder schleichende Prozesse ein langes Siechtum bereiten.

Die *Differentialdiagnose* ist nicht leicht, da ähnliche Krankheitserscheinungen von Tumoren, verschiedenen Zirkulationsstörungen, entzündlichen Prozessen, auch einem chronischen Hydrocephalus int. verursacht werden können. Der *Liquorbefund* ist nicht charakteristisch, doch sieht man in älteren Fällen oft stärkere Eiweißvermehrung und auch eine Xanthochromose.

Die *Behandlung* ist ein neurochirurgisches (meist undankbares) Problem.

2. Perforierende scharfe Gewalteinwirkung auf den beweglichen oder unbeweglichen Schädel.

In diese Gruppe gehört die Mehrzahl der Schußverletzungen (die uns im Rahmen dieses Kapitels nicht beschäftigen), aber auch alle jene Schädelverletzungen, wobei die Energie der scharfen Gewalteinwirkung sich an einer kleinen Auftreffflläche (bei hoher Querschnittsbelastung) fast völlig umgesetzt hat. Fernwirkungen treten dabei in den Hintergrund, so daß kommotionelle Symptome meist gering sind oder sogar ganz fehlen können. Auch Contrecoupläsionen der Hirnrinde und indirekte Schädelbasisfrakturen fehlen gewöhnlich. Kennzeichnend ist die *Perforation von Schädel und Dura mit lokaler Schädigung des Gehirns und drohender Infektionsgefahr*. Die *klinischen Symptome* sind Lähmungen je nach dem Sitz der Hirnverletzung, auch wohl psychische Veränderungen (zumal bei Stirnhirnzertrümmerungen) die Zeichen epi- und subduraler Blutungen, welche jedoch seltener sind als initiale tiefe Hirnblutungen. Herdgleiches Hirnödem führt öfters zu einer homolateralen Mydriasis. Weitere Komplikationen entstehen häufig infolge Wundinfektion: Meningitis, Früh- und Spätabscesse, Encephalitis, Ventrikelinfektion und entzündliches Hirnödem. — Die Heilung dieser Art von Schädelverletzungen wird relativ häufig mit einer *posttraumatischen Epilepsie* erkauft, offensichtlich die Folge der Wundheilung mit soliden Narben und der regelmäßigen Duraverwachsungen.

Die **Behandlung** dieser perforierenden Schädelverletzungen ist zunächst ein chirurgisches Problem. **Commotio** und **Contusio** erfordern konservative Behandlung, in erster Linie völlige Bettruhe. Die Kranken gehören je nach Schwere des Falles 3—6 und mehr Wochen ins Bett. Man warte bei einfachen stumpfen Schädelprellungen mit Röntgenaufnahmen, wenn möglich, wenigstens eine Woche. Puls, Blutdruck, Atmung und Temperatur sollen im Anfang fortlaufend kontrolliert werden. Anstieg des Blutdrucks, Absinken (seltener Anstieg) des Pulses und Verlangsamung der Atmung weisen auf Hirndruck hin und mögen durch epi- oder subdurale Blutung verursacht sein, die aktives chirurgisches Eingreifen erfordert. Die Lumbalpunktion muß wirklich indiziert sein, vor allem bei meningealen Reizerscheinungen; andernfalls sehe man besser davon ab den Kranken zu punktieren! — Außer sorgsamer Krankenpflege ist nicht viel zu tun. Eine Eisblase auf den Kopf wirkt schmerzlindernd und trägt dazu bei den Kranken ruhig zu halten. Bei Liquorrhöe empfiehlt es sich den Kranken im Bett etwas aufzurichten, auch gebe man besser Sulfapräparate oder Penicillin, um den Gefahren einer Infektion der Liquorräume vorzubeugen. — Schwere psychische Reaktionen, vor allem deliröse Zustände, verlangen Beruhigungsmittel, wie z. B. Paraldehyd und womöglich die Verlegung des Kranken auf eine psychiatrische Abteilung.

Anhang: Hirnschädigungen durch den elektrischen Strom sind heutzutage ein häufiges Trauma. Schon der Lichtstrom kann bei mangelnder Isolierung — zumal im Bad — tödlich wirken. Neben gefährlichen Störungen am Zirkulationssystem stehen *Hirnschädigungen* — Ödem und diapedetische Blutungen — im Vordergrund. Die Verletzten sterben entweder einen Herz- oder Hirntod. Unter den *klinischen Symptomen*, von denen Bewußtlosigkeit, Atem- und Pulsstörungen, tonisch-klonische Krämpfe, Opisthotonus genannt seien, stehen die Atemstörungen oft im Vordergrund. Nach JELLINEK und MARBURG scheint die Lumbalpunktion, die man vorzugsweise wohl mit einer Behandlung des Shockzustandes (Plasma, Sympatol usw.) verbindet, bisweilen lebensrettend zu wirken. Leichtere Fälle bieten zunächst cerebrale Allgemeinsymptome, an die sich im Verlauf neurologische Herderscheinungen anschließen können. Unter diesen spielen — offenbar die Folge der exsudativen und diapedetischen Zirkulationsstörungen im Bereich der Stammganglien — *extrapyramidalmotorische* Symptome, vor allem *Tremor*, aber auch andere *parkinsonartige Erscheinungen* die Hauptrolle. Es können aber auch die Hirnhemisphären, das Rückenmark und die peripheren Nerven geschädigt werden.

3. Die traumatischen Läsionen des Rückenmarks inkl. Hämatomyelie.

Obgleich *R-Verletzungen* gewöhnlich in die Hände des Chirurgen gelangen, ist ihre Diagnose und Beurteilung doch oft in erster Linie Aufgabe des praktischen Arztes und Neurologen.

Die *Luxation* eines *Wirbels* kann unmittelbar von schweren Lähmungen unterhalb der Luxation gefolgt sein, welche trotz des anfänglich alarmierenden Krankheitsbildes sich doch als eine nur kurzdauernde *funktionelle Leitungsunterbrechung des R.* am Ort des Traumes entpuppen. Ist innerhalb eines oder weniger Tage die R-Funktion nicht wiederhergestellt, so liegt eine *R-Kompression, Zertrümmerung oder Blutung* vor.

Luxationen wie *Wirbelbrüche*, sei es des Wirbelkörpers oder der Querfortsätze, machen nicht selten anhaltende sensible und motorische Reiz- und Ausfallserscheinungen vom radikulären Typ (vgl. S. 507 und 560). An der Halswirbelsäule sind solche traumatische Wurzelschädigungen durch verschiedenartige Gewalteinwirkungen auf den Hals besonders häufig. Ein traumatisches Geschehen ist auch die an anderer Stelle besprochene Hernierung des Nucleus pulposus der unteren Lenden- seltener der Halswirbelsäule.

Beim Verdacht auf traumatische Läsionen der Wirbelsäule sind gute Röntgenaufnahme ein unerläßliches diagnostisches Erfordernis. Die Lumbalpunktion gibt Aufschluß über einen „Block" bei Kompression. Die *Behandlung* dieser traumatischen R- und Wurzelschädigung besteht vorerst in völliger Ruhe, wenn nötig im Streckverband. Ein Orthopäde sei besser hinzugezogen.

Spinale Symptome nach einem Trauma der Wirbelsäule mit oder ohne nachweisbare Wirbelschädigung können auch auf einer *Blutung im R*, d. h. einer **Hämatomyelie** beruhen.

Bei ihr handelt es sich um eine auf traumatischer Basis entstandene Blutung vorwiegend in der zentralen grauen Substanz des R, also einer Läsion von ganz ähnlicher Lokalisation, wie sie der *Syringomyelie* zukommt. Eine Hämatomyelie kann die Folge schwerer Stauchungen und Kontusionen der Wirbelsäule sein und wird bisweilen auch beobachtet bei Säuglingen nach forcierten Geburten, nach den sog. SCHULTZEschen Schwingungen, ferner auch bei Starkstromverletzungen. (Spontane Hämatomyelien bei Gefäßerkrankungen und myelomalacischen Prozessen sind sehr selten.)

Bei typischem *Verlauf* entsteht ein akuter heftiger Schmerz in Höhe der Blutung, gefolgt von den Symptomen einer bisweilen zunächst totalen *Querschnittslähmung* (vgl. S. 558). Entsteht eine Hämatomyelie im hohen Halsmark, so kann auch das Bewußtsein vorübergehend schwinden. Seltener entwickelt sich die Lähmung allmählich. Das akute Bild, dessen Schwere zum großen Teil der Ausdruck einer funktionellen Außerbetriebsetzung — *Diaschisis* — des R ist, bildet sich meist in Tagen zurück zu einem Syndrom, bei welchem an Hand vor allem segmentaler Lähmungen der Höhensitz der Blutung erkennbar wird (vgl. S. 523). Die *Prognose* wechselt natürlich von Fall zu Fall. Hohe cervicale Hämatomyelien können rasch tödlich verlaufen. Bei tiefem Sitz der Blutung droht infolge der häufigen Blasenlähmung die Infektion der Harnwege. Die meist langsame Besserung des Zustandes kann viele Monate anhalten. Kleine Blutungen können auch einmal symptomlos ausheilen. Die Behandlung besteht zunächst in absoluter Ruhe. Eine Lumbalpunktion kommt nur in Frage, wenn meningeale Reizsymptome eine subarachnoidale Blutung wahrscheinlich machen. Röntgenbefund und Verlauf entscheiden über allenfallsige operative Freilegung des R.

Offene Verletzungen der Wirbelsäule und des R sind meist *Stich- oder Schußverletzungen*. Die Höhe der R-Verletzung ergibt sich in der Regel aus der Lokalisation der sichtbaren Wunde. Die Auswirkung dieser Verletzungen auf das R sind mit den folgenden Einschränkungen jene Zeichen, welche bereits auf S. 558 als **komplette oder inkomplette Querschnittsläsion** besprochen wurden.

Die Reflextätigkeit des R unterhalb einer schweren R-Verletzung wurde in einer großen Zahl von Fällen in den letzten Jahren untersucht, und dabei haben sich eine Menge neuer Erkenntnisse ergeben. J. Martins Beschreibung der Befunde an 490 Fällen kommt zu dem Ergebnis, daß all die verschiedenen rein spinalen reflektorischen Manifestationen nur Variable eines „*Zustands veränderter Reflextätigkeit*" sind. Riddochs bisher als gültig angenommene Feststellung, daß komplette bzw. inkomplette R-Durchtrennungen konstante Syndrome machen, hat sich als irrig erwiesen. In Wirklichkeit wechselt die Symptomatik (vgl. S. 558 u. 560) von einem Kranken zum andern, und die Diagnose wie Prognose auf Grund des Eintritts, des Grades und der verschiedenen Typen der R-Eigenreflextätigkeit ist fast unmöglich. Man hat den Eindruck, daß die Beuge-Adduktionsreaktion der Beine häufiger bei kompletten und die Streckreaktion häufiger bei inkompletten R-Läsionen gefunden wird. Manche Kranke zeigen sehr geringe Spasmen, manche haben sie früher, manche später nach der Verletzung, und gelegentlich nehmen diese Spasmen mit der Zeit ab. Infektionen septischer Natur vermehren in der Mehrzahl der Fälle die Spastizität. Bleibt die reflektorische R-Tätigkeit, sei es mit oder ohne Fußsohlenreflex dauernd gehemmt, so ist man in der Regel berechtigt eine völlige funktionelle, wenn nicht anatomische R-Unterbrechung anzunehmen. Die Natur dieses Reflexverlustes ist immer noch unklar und die Deutung dieses Phänomens als „spinalen Shock" ist unbefriedigend angesichts der Dauer dieses Zustandes. Viele schwere R-Läsionen zeigen von Anbeginn einen Priapismus, der jahrelang auf reflektorische Reize hin auslösbar sein kann. Schon ein oder wenige Tage nach der Verletzung sieht man oft einen fast normalen Plantarbeugereflex bei Abwesenheit der Sehnenreflexe. Die Wiederkehr der Sehnenreflexe und das Auftreten von Spasmen und schließlich Kontrakturen ist nicht voraussehbar. Auf keinen Fall ist ihr Auftreten ein Beweis unvollkommener R-Durchtrennung. Mit einer völligen Querschnittsläsion — und es ist praktisch gleichgültig, ob mit oder ohne anatomische Trennung der Kontinuität! — muß man rechnen, wenn etwa 2 Tage nach Verletzung keine Zeichen von Wiederherstellung der Empfindung oder willkürlicher Bewegung aufgetreten sind.

Die **Behandlung** von R-Verletzungen in der ersten Phase nach der Verletzung verlangt Katheterisierung der Blase und Entleerung des Mastdarms durch Einläufe. Automatische Stuhlentleerung stellt sich gewöhnlich früher ein als Automatismus der Blasenfunktion, der durch Blasenentleerung in regelmäßigen Intervallen gefördert wird. Große Sorgfalt ist auf gute Hautpflege und Ernährung zu legen. Die gute Pflege des Kranken im ersten Stadium, inbegriffen die Behandlung der Wunde selbst, Verhütung von Infektionen und Decubitus und frühzeitige passive Bewegungen, haben großen Einfluß auf den Verlauf, insbesondere das Ausmaß gesteigerter Reflextätigkeit, die meist um ein bis drei Monate nach der Verletzung eintritt. Dauerreize im Bereich der Lähmung und vor allem schmerzhafte Reize aktivieren und verstärken die spastischen Kontraktionen in den Beinen und am Rumpf, und selbst leichte Reizung der Oberfläche führt oft zu visceralen Reaktionen wie z. B. partieller Blasenentleerung. Aktive Behandlung ist gelegentlich angezeigt, wo trotz bester Krankenpflege und trotz Anwendung von Beruhigungsmitteln die spastischen Kontrakturen unerträglich werden und den Kranken am Genuß seiner verbliebenen Lebensmöglichkeiten entscheidend behindern. Hier kommt die Durchschneidung der hinteren oder vorderen Wurzeln in Frage. Adduktorenspasmen können ohne Gefahr für die Gehfähigkeit durch Durchtrennung des N. obturatorius überwunden werden. Vermehrte Füllung und seltenere Entleerung einer automatischen Blase kann man mittels Durchschneidung der oberen drei Sacralwurzeln erzielen.

4. Traumatische Schädigungen der peripheren Nerven und die Kausalgie.

Erfahrungen im Frieden und noch mehr im Krieg haben gezeigt, daß schwere periphere Nervenlähmungen durchaus nicht die Folge von *Unterbrechung der organischen Kontinuität* eines Nerven zu sein brauchen, sondern daß *Nervenkontusionen* und *Nervenquetschungen* ganz die gleichen Folgen für die Motilität und Sensibilität haben können. Kurz nach einem Trauma ist es unmöglich zu sagen, ob ein Nerv anatomisch oder physiologisch unterbrochen ist. Im letzteren Fall kann die schwere Funktionsstörung sich rasch zurückbilden, wenn das Trauma lediglich eine Markscheidenschädigung und vereinzelte oder geringfügige Achsencylinderschädigungen verursacht hat. Die Störung wird länger anhalten, aber in volle Wiederherstellung der Funktion ausgehen, wenn die Achsencylinderschädigung schwer genug war, um eine sekundäre Degeneration im distalen Nervenabschnitt zu bedingen. Hier wird die Zeit der Funktionsrückkehr der Geschwindigkeit des Auswachsens neuer Nervenfasern, d. h. etwa 2—3 mm je Tag entsprechen. Die Lähmung wird mit nur mehr oder minder starkem Defekt ausheilen, wenn das Trauma die innere Nervenstruktur, vor allem die Endoneuralscheiden so schwer geschädigt hat, daß die physiologische isomorphe Struktur der Nervfascikel durch Bindegewebswucherung und unregelmäßige, oft geradezu neuromartige Regeneration von Nervenfasern in eine heteromorphe Struktur verwandelt wird. In solchen Fällen wird die Funktionsrückkehr ungefähr der nach Nervennaht entsprechen, wenn nicht die Quetschung eine unpassierbare Narbe zur Folge hatte. Leichteste traumatische Nervenschädigungen, z. B. durch Druck im Schlaf, können eine fast ausschließlich *motorische Lähmung* mit prompter Restitution machen.

Die *Sensibilitätsstörungen* nach Unterbrechung eines Nerven fluktuieren von Fall zu Fall, je nachdem ob ein gewisses Hautareal von einem oder mehreren Nerven versorgt wird. Nervanastomosen und kollaterale Innervation spielen hier gleichfalls eine Rolle, nicht nur für Variationen der Sensibilitäts, sondern auch der *Motilitätsstörungen*.

Ausbleiben der Funktionswiederherstellung für längere Zeit als die Nervenregeneration brauchen würde, ist als Indikation für eine Wundrevision oder eine Nervenfreilegung zu betrachten. Man sieht in solchen Fällen gelegentlich eine *Nervenkompression durch Narbengewebe*, dessen Entfernung — *Neurolysis* — manchmal zu überraschend schneller Wiederherstellung der Funktion führt.

Nervenverletzungen mit anatomischer wie auch nur physiologischer Unterbrechung der Leitfähigkeit (wie auch Nervennähte) können zu klinisch wichtigen Reizphänomenen der verschiedensten Art führen. Der verletzte Nerv mit seiner lokalen Überproduktion regenerierender Nervenfasern ist lokal überempfindlich gegenüber mechanischen, physikalischen und biologischen Reizen. Unphysiologisch starke Reize können von hier zum Rückenmark und höher hinauf strömen und Reiz- wie Inhibitionserscheinungen zentraler Natur auslösen. So kommt es u. a. zu reflektorischen Kontrakturen, reflektorischer Schwäche in den nichtgelähmten Antagonisten und vor allem zu dem eigenartigen Syndrom der *Kausalgia* (WEIR MITCHELL) und den *schmerzhaften „Phantom"-Sensationen*.

Das wichtigste Symptom einer **Kausalgie** ist der *Schmerz!* Dieser brennende, oft pulsierende Schmerz mit Ödem, Atrophie der Haut (glossy skin) und lokaler Temperaturerhöhung bei einer peripheren Nervenverletzung beruht auf einer Reizung der Hinterwurzelfasern mit Aktivierung vasomotorischer Reflexe. Kompression der Extremität oberhalb des Traumas wie auch Novocaininfiltration des geschädigten Nerven läßt den kausalgischen Schmerz verschwinden, es sei denn, daß die zentripetale Dauerreizung sich bereits auf einem höheren spinalen oder cerebralen Niveau etabliert hat. Das letztere muß man annehmen im Fall der *Phantomsensationen*, wo der Kranke kausalgische Schmerzen in dem amputierten Glied verspürt. Solche cerebrale Dysästhesien entwickeln sich meist erst einige Zeit nach der Nervenverletzung.

Kausalgia tritt oft unmittelbar nach Nervenverletzung ein, kann aber noch nach Monaten erscheinen. Vasodilatorische und vasokonstriktorische Phänomene sind etwa gleich häufig. Bei längerem Bestehen kommt es zu Entkalkungen und Atrophien der Knochen. Unter allen Nervenverletzungen, welche zu Kausalgia führen können, stehen jene des *N. medianus* und *sciaticus* an erster Stelle, und eigenartigerweise ist das Ausbreitungsgebiet des *N. tibialis* auch bei hochsitzenden Ischiadicusverletzungen viel häufiger befallen als das des N. peroneus. Kausalgie im Radialisgebiet ist relativ selten.

Die schon seit langem gehegte Vermutung, daß die sympathische Innervation irgendwie bei der Entstehung der Kausalgia beteiligt ist (man vermutet neuerdings, daß sympathische efferente Reize auf die afferenten Fasern im lädierten Nerven übergehen), hat zu erfolgreicher Behandlung des Leidens geführt. Tritt keine Spontanheilung ein, was nach 1—2 Monaten durchaus nicht selten ist, so empfiehlt es sich nach diagnostischer Novocaininfiltration der unteren Cervical- und des ersten Dorsalganglien (bei Medianus-Kausalgia) bzw. der unteren Dorsal- und oberen Lumbalganglien des sympathischen Seitenstrangs (bei Sciaticus-Kausalgien) diese Ganglien zu excidieren. Frühzeitige Operation ist notwendig, wenn man „Fixation“ des schmerzhaften Zustandes auf höherem Niveau verhüten will. In solchen Fällen wird man die Durchschneidung des Tr. spinothalamicus (Chordotomie) erwägen müssen. — Die Chordotomie versagt gewöhnlich, wenn der kausalgische Zustand die Lebendigkeit eines komplizierten schmerzhaften Erlebnisses angenommen hat, das als *Phantomschmerz* sowohl in der noch vorhandenen wie auch in einer amputierten Extremität empfunden werden kann, wobei der Kranke schmerzhafte, quälende Stellungen, Quetschung, Zerrung usw. des Gliedes verspürt. Hier hilft gelegentlich die Exstirpation des sensiblen Rindenfeldes der schmerzhaften Extremität. Nicht wenige der Kranken, die schlecht oder unbehandelt ihre Kausalgie jahrelang ertragen haben, entwickeln Persönlichkeitsveränderungen mit nervöser Übererregbarkeit, Angst, Phobien, Furcht und schließlich zunehmenden Selbstmordgedanken. In solchen Fällen, wo die Gesamteinstellung des Kranken zum Schmerz abnormal geworden ist, versagt meist auch die Hirnrindenexstirpation. Hier hat man eine *Lobotomie* (Durchtrennung der frontothalamischen Bahnen) vorgenommen, wodurch zwar die affektive Komponente des Leidens ausgeschaltet wurde, der Kranke aber in seiner Persönlichkeit (besonders in bezug auf Initiative, Interessenkreis und Lebendigkeit) beeinträchtigt blieb. Es ist zu empfehlen, in dergleichen Fällen die Sympathektomie (evtl. Chordotomie) mit elektrischer Shockbehandlung zu kombinieren.

Die *Symptomatologie traumatischer Nervenverletzungen* in Hinsicht auf die *Ausdehnung motorischer und sensibler Lähmungen* geht aus den Ausführungen auf S. 523—533 hervor. Verwiesen sei auch auf die Beschreibung der *Neuralgien*.

Die *Diagnose* einer Nervenverletzung ist nicht schwierig, obschon das Verständnis der Ätiologie im einzelnen Fall erhebliche praktische Erfahrung voraussetzt. Die genaue *Lokalisation* einer Nervenläsion ohne sichtbare oder fühlbare Schädigung im Bereich der Läsion kann recht schwer sein, und auch genaue anatomische Kenntnisse der Nervenverzweigung helfen nicht immer. Das Tinelsche Zeichen — parästhetische Empfindung bei Druck oder Beklopfen eines geschädigten Nerven *oberhalb* der Läsion, welche zu Funktionsunterbrechung geführt hat — kann zur Lokaldiagnose verwendet werden. Die *Differentialdiagnose* muß vor allem zwischen Nerven-, Plexus- und Wurzelschädigungen trennen (vgl. S. 521). Auch die Unterscheidung traumatischer von toxischen Nervenläsionen ist wichtig. Man bedenke, daß *Kausalgie* auch bei Neuritiden vorkommen kann. — Entscheidend im individuellen Fall ist meist die Vorgeschichte mit dem auf ein lokalisiertes Trauma hinweisenden örtlichen Befund. — Die bizarren Beschwerden bei Kausalgien erwecken oft den Verdacht auf neurotische Reaktionen. Wie in allen schweren, zumal sympathischen (visceralen) Schmerzzuständen sind *neurotische Komplikationen* bei der Kausalgie und den schmerzhaften Phantomsensationen häufig, und ihr Anteil am Gesamtkrankheitsbild muß richtig eingeschätzt werden! Die organischen und trophischen Veränderungen (mitunter auch Osteoporose der gelähmten Extremität) helfen zur richtigen Beurteilung.

Die **Behandlung** peripherer Nervenverletzungen — soweit sie nicht wie bei offenen Verwundungen von Anbeginn chirurgischer Art ist — besteht in Vermeidung von ungünstigen Muskelzerrungen und Gelenkveränderungen durch Schienung oder besser günstige Lagerung; in Anwendung von Wärme, Massage und aktiven Übungen. Galvanische Muskelkontraktionen können mit Vorteil mit den aktiven Muskelkontraktionen verbunden werden. — Die Entscheidung, wann, bei völliger Leitungsunterbrechung einen Nerv freizulegen, eine Neurolysis vorzunehmen, womöglich eine Narbe im Nerven zu resezieren und der Nerv zu nähen sei, ist sehr verantwortungsvoll. Auf alle Fälle muß man länger warten als die Zeit, welche ein sekundär degenerierter Nerv braucht, um zu regenerieren (vgl. oben!). Man soll *nicht* operieren, solange das TINELsche Zeichen von immer weiter zur Peripherie vorrückenden Punkten auslösbar ist. Man soll die elektrische Erregbarkeit der gelähmten Muskeln zur Beurteilung einer womöglichen obschon klinisch noch nicht erkennbaren Reinnervation heranziehen. Solange der galvanische Strom (KSZ = ASZ) in relativ geringer Stärke (wenig über dem Rheobasenwert) einen Muskeltetanus auslöst, ist der Muskel als denerviert zu betrachten. Wiederherstellung der Muskelfunktion zeigt sich an durch: 1. plötzlichen Anstieg der Rheobase, 2. Anstieg des Verhältnisses der einen Tetanus auslösenden Stromstärke zum Rheobasenwert, 3. höhere Wirksamkeit der KSZ über die ASZ. Rückkehr von willkürlichen Muskelkontraktionen und von Gefühl kann dann immer noch Wochen auf sich warten lassen (L. J. POLLOCK und Mitarbeiter).

III. Die Tumoren des ZNS.

1. Die besondere Einwirkung der Tumoren auf das Gehirn.

Die Geschwülste des ZNS sind viel häufiger, als man früher angenommen hat. Ihre rechtzeitige Erkennung ist um so notwendiger, als die Fortschritte der Neurochirurgie uns immer mehr in die Lage versetzen, helfen, ja sogar heilen zu können, wo sonst rettungslos Siechtum und Tod den Kranken erwarten. — Auf diesem gedrängten Raum können kaum mehr als Hinweise auf die Fülle der Aufgaben, die hier zu lösen sind, gegeben werden. Tumoren können im ZNS nicht nur von allen Gewebselementen des Parenchyms, der mesodermalen (bindegewebigen und vasculären) Elemente, der nervösen Substanz und ihrer Hüllen (Meningen wie Schädelkapsel und Wirbelsäule) und der zum Hirn gehörigen Hypophyse und Epiphyse ausgehen; — sie können darüber hinaus sich fast bei all diesen morphologisch verschiedenen Tumorarten aus Zellen ganz verschieden weit fortgeschrittener Differenzierung aufbauen. Schon die Erwähnung dieser Tatsache genügt, um uns eine der wichtigsten Voraussetzungen für die richtige Beurteilung der Hirntumoren bewußt zu machen, daß nämlich *ein jeder Tumor klinische Erscheinungen nicht nur nach seinem Sitz, sondern vor allem auch nach seiner biologischen Eigenart macht*. Auch im ZNS kann man — wenn auch nur relativ — *maligne von benignen Tumoren unterscheiden*. Dabei ist aber die Tatsache der Metastasierung von ganz untergeordneter Bedeutung — abgesehen von den Metastasen anderweitig lokalisierter Tumoren in das ZNS! Entscheidend vielmehr ist die Raschheit des Wachstums, die Neigung zu oft plötzlich auftretenden Gewebsstörungen im Tumor (Degeneration, Blutung) und vor allem die Einwirkung des Tumors auf das benachbarte Hirngewebe. Im günstigen Fall wird ein Tumor — wie es z. B. bei vielen meningealen und extramedullären Tumoren der Fall ist — nur verdrängend auf das nervöse Gewebe wirken. Da dies meist langsam geschieht, kann das Gewebe sich weitgehend diesem Druck anpassen. Aber auch hier werden früher oder später andere als lokale Symptome auftreten. Gerade bei den Tumoren müssen wir mit den Eigenarten der Umhüllung des Hirns von einer ziemlich unnachgiebigen knöchernen Kapsel einerseits und mit den Eigenheiten der Liquorproduktion, -strömung und -resorption andererseits rechnen. Das heißt, daß auch ein „benigner" Tumor mit der Zeit zu einem

Mißverhältnis zwischen Gewebsmasse und Kapazität der Schädelhöhle führen wird, und daß auf der anderen Seite selbst ein kleiner und gutartiger Tumor, wenn er gerade die Liquorpassage an einer kritischen Stelle behindert — z. B. an einem der wichtigen Foramina, im III. oder IV. Ventrikel oder gar im Bereich des Aquädukts zu schweren allgemeinen Hirnerscheinungen führen muß. Klinisch äußern sich diese Einwirkungen auf das Gehirn unter den Merkmalen des **Hirndruckes**, der im besonderen Fall einer Liquorpassagestörung mit einem **Hydrocephalus internus**, d. h. der oft enormen Erweiterung der Hirnventrikel unter dem Druck des gestauten Liquors und entsprechender Verdrängung und Kompression der Hirnsubstanz einhergeht. Daß auch der äußere Liquor beim Hirndruck unter Druck steht, ist ja klar und zeigt sich sofort bei der Punktion des Subarachnoidalraumes.

Der eigentliche *maligne Tumor zerstört* das nervöse Gewebe und wirkt auf das Hirn insgesamt nicht nur in der eben geschilderten Weise, sondern dazu noch oft in einer den Gewebezustand schwer alternierenden Form. Er erzeugt eine **Hirnschwellung.** Diese Schwellung, an der auch die Papille des N. opticus häufig teilnimmt (vgl. S. 536), ist in typischen Fällen kein einfaches Ödem, sondern eine Vermehrung des Gewebsvolumens durch eine physikalisch-chemische Wasserbindung des nervösen Gewebes, woran offenbar das Sphingomyelin der Marksubstanz den stärksten Anteil hat. Vermehrter Liquordruck, z. B. das Vorliegen eines Hydrocephalus int., wirkt dem Entstehen einer Hirnschwellung entgegen! Das ist eine wichtige Feststellung, die davor warnen muß, bei einem Hirntumor den Liquordruck durch Punktion zu plötzlich zu vermindern. Warum bestimmte Tumoren, z. B. gerade bösartige Gliome des Schläfenlappens, so oft mit Hirnschwellung einhergehen und andere wieder nicht, hat wohl von Fall zu Fall verschiedene Ursachen und bedarf noch der Klärung. Die Hirnschwellung ergreift auch die für die verschiedensten vitalen Funktionen entscheidenden Zentren im Zwischenhirn und der Medulla oblongata und verursacht daher häufig Störungen der Atmung, des Pulses, der Temperatur, des Stoffwechsels usw., die den Verlauf schwerwiegender beeinflussen als die lokalen Tumorsymptome. Die Schwellung des Stirnhirns neben anderen Großhirngebieten betrifft einen Hirnteil, der für die höchsten geistigen Funktionen, nicht nur für die Sprache, sondern für viele Qualitäten des persönlichen Verhaltens entscheidend ist. Zu Hirndruck und Hirnschwellung kommen *Zirkulationsstörungen*, vor allem Blutungen, wie wir sie mit Stauungspapille in der Retina finden. Die Massenzunahme des Gehirns führt zu Vorwölbung und Verschiebung von Hirnteilen, vor allem — bei Tumoren der hinteren Schädelgrube — der *hernienartigen Einstülpung der Kleinhirntonsillen* in das Foramen magnum mit der drohenden Gefahr einer Kompression der Medulla oblongata (*Zisternenverquellung* nach H. Spatz).

2. Allgemeinsymptome.

Die Diagnose „Hirntumor" gründet sich häufig und vorwiegend auf die klinischen Erscheinungen, wie sie als **Allgemeinsymptome** des durch einen Tumor geschädigten Gehirns in der eben ausgeführten Weise zustande kommen. Die *klassische Trias: Kopfschmerz, Erbrechen* und *Stauungspapille sind vorwiegend Hirndrucksymptome,* obschon jedes einzelne dieser Symptome auch den Wert eines Lokalzeichens haben kann. Ohne die Anwesenheit wenigstens einer der drei Symptome ist die Diagnose Hirntumor erheblich schwieriger. Andererseits sind *die drei Kardinalsymptome an sich durchaus noch nicht beweisend für einen Hirntumor*. Wir werden das noch sehen. Ihre *Kombination mit Lokalsymptomen* wechselt von Fall zu Fall. Meist deckt eine sorgfältige

Untersuchung die Anzeichen für einen lokalisierten Hirnprozeß auf, und nur in Fällen, wo ein relativ kleiner Tumor eine unverhältnismäßig schwere Störung der Liquorpassage macht oder wo sog. stumme Hirnpartien von einem Tumor befallen sind, ermöglichen erst komplizierte diagnostische Methoden (vgl. unten) die Lokaldiagnose.

Jedes ungeklärte, vor allem andauernde Vorhandensein eines der drei klassischen allgemeinen Symptome mit oder ohne lokale Hirnsymptome muß den Arzt einen Hirntumor erwägen lassen. Die Rettung des Hirntumorkranken hängt nur zu oft von der frühzeitigen Diagnose ab.

Der **Kopfschmerz** ist oft das erste und einzige Hirntumorsymptom. Bei Tumoren der Meningen oder anderen Geschwülsten an der Hirnkonvexität kann er fokal am deutlichsten und mit einer lokalen Dämpfung sowie Klopfempfindlichkeit verbunden sein. Meist ist er von fronto-occipitalem Typ; gelegentlich auch in seiner Schwere beeinflußbar durch Erhöhung des venösen Druckes — Bauchpresse! — sowie namentlich bei Tumoren der hinteren Schädelgrube durch Lageveränderungen des Körpers. Tumoren im Bereich der vorderen und vor allem mittleren Schädelgrube — z. B. Sellatumoren — machen mit Vorliebe retroorbitalen Kopfschmerz. — **Erbrechen** und **Übelkeit** finden sich am konstantesten und frühesten bei den meist auch mit *Schwindel* einhergehenden Tumoren des Cerebellums zumal jenen im Kindesalter. Auch sonst ist Erbrechen — meist nüchtern am Morgen, explosiv ohne vorherige Anzeichen, aber doch oft mit starkem Kopfschmerz verbunden — ein häufiges Symptom. — **Sehstörungen** führen nicht so selten den Hirntumorkranken zuerst zum Augenarzt. Die Regel ist das freilich nicht. *Gerade die als Allgemeinsymptom zu wertende* **doppelseitige Papillenschwellung** *ist meist schon objektiv feststellbar, bevor der Kranke eine Sehstörung empfindet und ist das allerwichtigste Hirntumorsymptom.* Gewisse Tumoren, nicht nur langsam wachsende Meningiome usw., sondern z. B. auch die Hypophysenadenome gehen meist ohne Hirnschwellung und somit ohne Stauungspapille einher. Dafür bieten diese Tumoren aber meist um so deutlichere, auch optische Lokalsymptome! **Jeder Hirntumorverdächtige muß mit dem Augenspiegel untersucht werden**! Der bei der sog. Stauungspapille sichtbare Befund wurde auf S. 536 beschrieben.

Die mit Hirnschwellung bzw. Hirndruck einhergehenden **psychischen Veränderungen** bestehen in Schläfrigkeit, Benommenheit, die mit der Zunahme des Hirndrucks schließlich in tiefes Koma übergehen kann; in einer Abnahme der geistigen Funktionen (Stumpfheit, Störungen der Aufmerksamkeit, Konzentration, Leistungsfähigkeit usw.), in Veränderungen der Persönlichkeit (neurasthenische, depressive, manische Zustände); „*Tumor facies*". Auch die psychischen Veränderungen können, wenn sie besonders ausgesprochen und gefärbt sind, den Charakter lokaler Hirnsymptome haben; so weisen gerade die Verlangsamung des Denkvermögens, psychische Antriebshemmung, Triebenthemmung usw. (vgl. unten!) auf das Stirnhirn, ein Abbau der Sprache (amnestische Aphasie), wie auch psychisch-apraktische und -agnostische sowie Orientierungsstörungen auf die linke Temporal- bzw. Parietalregion. **Krämpfe** können, zumal in Form generalisierter Anfälle auch ein Hirndrucksymptom sein. Herdepileptische Anfälle sind hingegen als Lokalzeichen zu werten; sie verschwinden meist mit dem Erscheinen der Lähmung! Man bedenke auch, daß meist frontotemporale, fast nie infratentorielle Tumoren mit Krampfneigung einhergehen. — Die zweifache Bedeutung allgemeiner und lokaler Hirnsymptome besitzen auch die häufigen **vegetativen Störungen,** welche als Äußerungen der oben erwähnten verschiedenartigen Schädigungen des Höhlengraus und der Medulla oblongata anzusehen sind. Die in der Nachbarschaft des III. Ventrikels und in der hinteren Schädelgrube befindlichen

Tumoren machen mit Vorliebe vegetative Störungen. Ihr plötzliches Auftreten, offenbar infolge Zirkulationsstörungen, z. B. bei Schläfenlappentumoren oder rascher Volumenzunahme des Cerebellums (wie sie durch eine Lumbalpunktion ausgelöst werden kann und zu einer Einklemmung der Kleinhirntonsillen in das Foramen magnum und Kompression der Medulla führt), kann den Patienten töten. *Blasen-Mastdarmstörungen* sind häufig; *Temperaturstörungen* weisen auf das Zwischenhirn. *Pulsstörungen* haben durchaus nicht immer den Charakter des sog. „*Druckpulses*". Diese Bradykardie — in anderen Fällen aber auch Tachykardien — machen medulläre Störungen im Vaguskernbereich (Hernierung der Kleinhirntonsillen!) wahrscheinlich. Das gleiche gilt von *Respirationsstörungen*, die sub finem nicht selten den Typ des Cheyne-Stokesschen Atmens zeigen. Als seltenere zentralvegetative Störungen seien die Funktionsstörungen des Zwischen- und Mittelhirns zuzuschreibenden vegetativen und subcorticalen Anfälle mit Absencen und Tonusverlust erwähnt. — Schließlich sehen wir auch noch eine Reihe **Hirnnervensymptome** als allgemeine Hirntumorerscheinungen. Herabsetzung des Gehörs, leichtere Labyrinthsymptome, Überempfindlichkeit der Austrittsstellen des Trigeminus und N. occipitalis, einseitige Abducensparesen. (*Doppelseitige* Abducensparesen weisen auf die Medulla oblongata; Abducensparesen in Kombination mit Symptomen anderer Hirnnerven sind meist als Lokalsymptome zu werten!)

3. Herdsymptome und biologische Qualität der Hirntumoren.

Ich habe schon hervorgehoben, daß die geschilderten Allgemeinsymptome durchaus nicht obligat sind. Es gibt Hirntumoren, die nur oder ganz überwiegend Lokalsymptome machen; vor allem die Adenome der Hypophyse, andere, wo Allgemeinsymptome erst im späteren Verlauf aufzutreten pflegen, wie bei den Kleinhirnbrückenwinkeltumoren und vielen Meningiomen, andere, wo der Tumor schon in seinen ersten Stadien so foudroyante Lokalsymptome macht, daß Allgemeinsymptome *noch* fehlen können, wie z. B. die Tumoren der Brücke und Medulla oblongata. — Praktisch verhält es sich in der Regel so, daß eines der genannten Allgemeinsymptome den Patienten zum Arzt führt und dieser nach Stellung der Diagnose *Tumorverdacht* nun nach Lokalzeichen sucht. Die Symptome, die von dem oder jenem Hirngebiet zu erwarten sind, vermittelt uns unser Wissen von den Funktionen der einzelnen Hirnteile und ihrer Störungen. *Man muß seine Hirnanatomie und -physiologie gut beherrschen, wenn man eine Tumorlokaldiagnose stellen will!* Hier seien nur einige wichtige topistische Besonderheiten geschildert und diese — der besseren Anschaulichkeit wegen — gleich in Zusammenhang mit der Darstellung der morphologischen Qualität der jeweilig ein Hirngebiet bevorzugenden Tumorart. Es ist klar, daß die Hirntumoren am sichersten zu lokalisieren sind, wenn sie sich durch umschriebene lokalisierbare Funktionsstörungen, und zwar Reiz- oder Lähmungssymptome verraten, sei es, daß diese z. B. auf einen bestimmten Bezirk in der Hirnrinde, auf einen Ort im Bahnenverlauf — z. B. im Mark des Groß- bzw. Kleinhirns oder in den Stammganglien — oder auf den Bereich von Hirnnervenkernen bzw. der Hirnnerven selbst hinweisen. Bei alledem bedenke man jedoch, daß die weit über den Tumorsitz hinausreichenden **Fernwirkungen** vieler Hirntumoren durch Verdrängung, Hirnschwellung, Ödem und Zirkulationsstörungen zu vielerlei Fehlschlüssen führen können. So kommen *falsche Seitendiagnosen*, selbst Irrtümer bezüglich vorderer und hinterer Schädelgrube zustande. Dieser Umstand erfordert in vielen Fällen eine vor der Operation notwendige *Sicherung der Lokalisation* nicht nur mittels *Röntgenaufnahmen*, sondern auch chirurgisch-diagnostischen Untersuchungen, wie der *Ventrikulo-*, *Encephalo-* und *Arteriographie*. Auch das *Elektroencephalogramm* kann wertvolle diagnostische Aufschlüsse geben.

a) Die Tumoren der Gehirnhemisphären.

Diese Tumoren wachsen entweder von der Oberfläche gegen das Hirn zu, oder aber sie entstehen in der Hirnsubstanz selbst. Die Prototypen dieser beiden Tumorarten sind: α) der von den bindegewebigen Hüllen, den Meningen ausgehende Tumor, das *Meningiom*, β) das auf Gefäßmißbildungen beruhende *Angiom* und γ) Tumoren, die als verschiedenartige *Gliome* von den ektodermalen gliösen Zellen des Hirngewebes herzuleiten sind.

α) Die **Meningiome** entstehen aus arachnoidalen Zellnestern in der Dura, wie sie sich normalerweise als arachnoidale Villi und PACCHIONIsche Granulationen an der Hirnkonvexität nicht weit vom S. longitudinalis finden. Schmal gestielt wachsen sie von hier in die Großhirnhemisphären oder infiltrieren und zerstören den Knochen. Auch im Bereich des S. sagittalis, der Crista galli, des S. transversus, vor allem auch der sog. Olfactoriusrinne, des hinteren Randes des Jugum sphenoidale, des Tuberculum sellae, der Falx cerebri, der Austrittsstellen fast aller Hirnnerven aus dem Schädel können sie entstehen. An der Schädelbasis wachsen sie als breite, flache Tumoren. In der Literatur sind diese Tumoren je nach ihrer histologischen Besonderheit auch als *fibroblastische Duraendotheliome*, als *Sarkome der Dura* oder *Psammome* beschrieben. Ihr Gehalt an Zellen und Fasern wechselt sehr. Die weichen Formen neigen zu mukösen und hyalinen Degenerationen und groben *Verkalkungen* (Röntgenbild!), während die Psammome eine mehr diffuse feine Verkalkung aufweisen. Wichtig ist der fast obligate *Gefäßreichtum* der Meningiome, der sich nicht allein am Knochenbild im Tumorbereich verraten kann, sondern auch wie bei angiomatösen Gefäßtumoren ihre *Darstellung mittels der Arteriographie* ermöglicht.

Die Meningiome kommen fast nur bei Erwachsenen vor. Sie wachsen langsam und machen vorwiegend Lokalsymptome. Als Tumoren der *Großhirnkonvexität* zeichnen sie sich namentlich im Beginn durch epileptiforme Zuckungen und Anfälle vom JACKSON-Typ (vgl. S. 750) aus, die — gelegentlich kombiniert mit Reflexanomalien (BABINSKI, gesteigerte Sehnenreflexe!) — schon vor Auftreten von Lähmungen die Lokaldiagnose ermöglichen.

Meningiome der *Falx cerebri* machen hingegen mit Vorliebe *generalisierte epileptische* Anfälle, die nicht selten als einziges Symptom neben allmählichen Veränderungen der Persönlichkeit die Abgrenzung gegen eine genuine Epilepsie sehr schwierig machen können. Als sog. *Meningiome der Olfactoriusrinne* gehen sie mit Geruchsinnstörungen einher und können hier, häufiger aber im Bereich des *kleinen Keilbeinflügels* zu Störungen an einem Opticus (primäre Atrophie!) und auch den anderen Augennerven führen. Die durch ein Olfactoriusmeningiom nicht selten gestörte Blutzirkulation in der A. cerebr. ant. wohl in Verbindung mit dem Druck auf das Stirnhirn kann zu paralyseähnlichen psychischen Störungen führen. Zeichen von Hirnschwellung fehlen oft geraume Zeit. — *Meningiome der Lamina cribrosa* können — wie es ja auch andere Tumoren von der Orbita bis an die Schädelbasis tun — einen einseitigen Exophthalmus verursachen. Die *suprasellären Meningiome* mit ihren vorwiegend Chiasmasymptomen sowie die selteneren Meningiome, die von Tentorium cerebelli und der hinteren Schädelgrube ihren Ausgang nehmen, werden uns noch beschäftigen. Der Eiweißgehalt des *Liquors* ist bei Meningiomen infolge ihrer lokalen Beziehungen zum Subarachnoidalraum und venöser Abflußstörungen oft erhöht.

β) Von auf **Gefäßmißbildungen beruhenden Tumoren** begegnen uns im Großhirnbereich jene bereits S. 593 besprochenen vor allem *arteriovenösen Aneurysmen im S. cavernosus*, ferner die als *Angioma cavernosum* bzw. *racemosum* bezeichneten als Geschwülste wirkenden arteriovenösen Mißbildungen. Sie finden sich meist parazentral im Stromgebiet der A. cer. media, liegen cortical bzw. subcortical und können bis an die Seitenventrikel reichen. Nicht so selten kommunizieren die hochgradig erweiterten Gefäße mit solchen an der *Schädeloberfläche! Klinisch* beginnt das Leiden meist mit epileptiformen Anfällen vom JACKSON-Typ, zunächst mit vorübergehenden, dann mit bleibenden motorischen und sensiblen Extremitätenlähmungen. Allgemeine Hirndruckerscheinungen fehlen meist. Der *Verlauf* ist in der Regel sehr chronisch. Manchmal kann man die ersten Symptome bis in die Kindheit zurückverfolgen. Das Ende ist, wenn die operative Hilfe ausbleibt, meist eine tödliche meningeale und cerebrale Blutung.

γ) Unter den **ektodermalen Tumoren** der Großhirnhemisphären stehen die „*unreifen*", d. h. aus noch *nicht differenzierter Glia aufgebauten Tumoren* mit 60—80% aller Gliome leider an erster Stelle. Ihrer Bösartigkeit wegen wurden sie auch *Gliosarkome* genannt; besser bezeichnet man sie als **Glioblastome.** Diese das 3. und 4. Lebensjahrzehnt bevorzugenden Tumoren finden sich ganz überwiegend im Mark des Stirn- und Schläfenhirns, erheblich seltener im Parietal- und Occipitalhirn. Oft befallen sie auch die Stammganglien, gelegentlich den Balken und die Brücke, bei Erwachsenen nie das Cerebellum. Diese Tumoren entwickeln sich sehr rasch in Monaten, sind sehr zell- und gefäßreich, zerstören rasch das Hirngewebe, verursachen in ihrer Umgebung Ödem und Zirkulationsstörungen, neigen selbst zu plötzlichen Nekrosen und Blutungen und wirken auf das Gesamthirn *besonders leicht im Sinn einer* Hirnschwellung. Die Lebensdauer beträgt beim Glioblastom oft nur knapp 1 Jahr. Ein anderes „unreifes", aber langsamer wachsendes Gliom ist das *Spongioblastom*, das sich selten bei Kindern, meist bei Erwachsenen findet und uns bei den Tumoren der Chiasmagegend und der hinteren Schädelgrube wieder begegnen wird.

Der *klinische Verlauf* des Glioblastoms, des häufigsten aller Hirntumoren ist ausgezeichnet sowohl durch das frühzeitige Auftreten von Lokal- wie allgemeinen Hirndrucksymptomen, durch seine Neigung zu raschem, bisweilen apoplektiformem Beginn und Verschlimmerungen, kurz durch ein Syndrom, das GLOBUS und STRAUSS kennzeichnend „*akutes Gliom*" benannt haben. Die große Ausdehnung, die der Tumor im Hemisphärenmark erreicht, führt in der Regel schon frühzeitig zu *Pyramidenbahnsymptomen*.

Die auf die Großhirnhemisphären weisenden Symptome können auch von dem „chronischen Gliom", dem aus differenzierten Astrocyten aufgebauten **Astrocytom** verursacht werden. Das Astrocytom ist gekennzeichnet durch sein sehr allmählich *das normale Hirngewebe infiltrierendes Wachstum* und seine Gefäßarmut. Selbst bei erheblicher Tumorausdehnung kann das so durchwachsene Hirnparenchym noch relativ funktionsfähig bleiben. Die Großhirnastrocytome, die wohl kaum mehr als 10% aller Großhirngliome ausmachen, befallen in abnehmender Häufigkeit den frontalen, temporalen, parietalen, zentralen und occipitalen Hemisphärenbereich. Gelegentlich findet man sie auch im oralen Hirnstamm; selten im Balken. Im Verlauf neigen die Astrocytome zu ausgedehnter *Cystenbildung*. Übergänge zellreicher Astrocytome zu unreifen Glioblastomen kommen vor. Dies zeigt sich *klinisch* daran, daß der sonst ausgesprochen *langsame über Jahre sich hinziehende Verlauf mit geringer Neigung zu Hirnschwellung* seinen Charakter ändert. Die allmähliche Anpassung des Hirns an den wachsenden Tumor und das Sich-Einschleichen cerebraler Symptome zusammen mit der Neigung dieser Tumoren zu diffuser Ausbreitung im Großhirn machen ihre Lokal-, selbst Allgemeindiagnose ohne Encephalographie oft recht schwierig. Die meist schweren psychischen Veränderungen, wie wir sie bei unreifen Gliomen im Stirnhirn finden, treten beim Astrocytom bei weitem nicht so in Erscheinung. Eine Stauungspapille findet sich jedoch meist schon frühzeitig, zumal bei den Astrocytomen des Kleinhirns und dann meist mit den Zeichen hochgradiger Liquorstauung. An sonstigen Allgemeinsymptomen seien die nicht seltenen Ohnmachten und auch epileptischen Anfälle erwähnt. — Die Lokalsymptome sind oft verwaschen und schwankend, bis etwa die meist rasche Entstehung einer Cyste fokale Erscheinungen macht. Der Tumor besteht oft schon viele Jahre, ehe er erkannt wird. — Als besonderer Typ eines differenzierten Glioms sei erwähnt das **Oligodendrogliom,** das sich meist im *Stirnhirn* findet. Seine Diagnose wird ermöglicht durch die fast pathognomonischen epileptischen Anfälle und die sehr regelmäßig auftretenden und röntgenologisch darstellbaren feinen Verkalkungen. Der Tumor wächst verdrängend, gleichfalls sehr langsam und neigt wie das Astrocytom zu nach Jahren plötzlich auftretenden Allgemeinsymptomen.

Ventrikeltumoren, meist sog. *Ependymome,* auch *Plexuspapillome* sind meist langsam wachsende Tumoren des erwachsenen Alters. Sie bevorzugen den IV. Ventrikel (vgl. unten!) kommen aber auch in den Seiten- und III. Ventrikel vor. Klinische Symptome treten gewöhnlich erst auf, wenn die Liquorzirkulation behindert oder — besonders im Bereich des III. Ventrikels! — die benachbarten nervösen Strukturen geschädigt werden. Die Diagnose dieser Tumoren ist schwierig, zumal wenn die Seiten- und III. Ventrikel befallen sind, und ist oft nur mittels eines Ventrikulogramms zu stellen.

Frontalhirntumoren verraten sich in jenen S. 500 bereits besprochenen Symptomen, dies mit oder ohne Zeichen von Hirndruck. Viele dieser Kranken fallen auf durch ihre abnormen Schwankungen der Gemütslage, Euphorie, auch gelegentlich Schamlosigkeit, Witzelsucht, überhaupt ihre Persönlichkeitsveränderung. Je nach dem Tumorsitz können motorische und aphasische sowie konjugierte Augenbewegungsstörungen (vgl. S. 539) hinzutreten. Auf den Opticus drückende Tumoren können das FOSTER-KENNEDYsche Syndrom — primäre Opticusatrophie auf der Tumorseite, bei überwiegender Stauungspapille auf der Gegenseite — machen.

Als **Temporallappen**-Symptome sind bei linksseitigem Sitz Störungen der Sprache, vorwiegend sensorischen Charakters zu erwarten. Dazu kommt (besonders bei Astrocytomen) eine *auffällige Neigung zu generalisierten epileptiformen Anfällen* gelegentlich mit einer akustischen Aura, auch akustischen Mißempfindungen, Parosmien und Parageusien. Von den Einwirkungen auf die vegetativen Zwischenhirnzentren war oben bereits die Rede. Manchmal bestehen bei Temporallappentumoren sektorförmige Gesichtsfeldausfälle (vgl. S. 538). Die übliche Lokalisation der Gliome in der Tiefe des *Temporalmarks* führt oft zu kontralateralen Störungen der Motorik und Sensibilität, vor allem gern zu einer zentralen Facialisparese. Demgegenüber sieht man bei *extracerebralen* Tumoren des Schläfenlappens durch Druck auf die Hirnnerven der Schädelbasis öfters Augenmuskellähmungen (Ptosis und Sphincterparese) und Reizerscheinungen seitens des Trigeminus; bisweilen kombiniert mit homolateralen Pyr.B.-Symptomen infolge Kompression der kontralateralen Hirnschenkel gegen die Schädelbasis.

Die Symptomatologie eines Tumors im Mark der **Zentralwindungen** ergibt sich aus dem dichten Beieinander motorischer und sensibler Leitungsbahnen. Je maligner und „akuter" das Gliom, um so massiver werden die Lähmungserscheinungen ausfallen. Manchmal treten — entgegen der Regel — bei bereits bestehender Parese durch eine Tumorwirkung gegen die Rinde zu vorübergehend fokal-epileptische Anfälle auf.

Linksseitige **Parietallappentumoren** werden sich je nach ihrem Sitz in verschiedenartigen agnostischen und apraktischen Symptomen (vgl. S. 565f.) sowie raum- und körpersinnlichen Störungen verraten.

Tumoren des **Occipitallappens** sind gekennzeichnet durch Sehstörungen, die bei corticalem Sitz des Tumors dem Patienten unter Umständen unbewußt bleiben können und bei Läsion der Sehstrahlung den Charakter negativer Skotome haben (vgl. S. 538). Einseitige schwere Affektion führt zu homonymer Hemianopsie bei erhaltenem Pupillarreflex, agnostischen und anderen Parietallappen-, manchmal auch Kleinhirnsymptomen. An Reizerscheinungen werden beobachtet: Visuelle Halluzinationen von Licht und Farbenerscheinungen oder Aurasymptome auf der Seite der Hemianopsie.

Für Tumoren im **Centrum semiovale** und den **Stammganglien** typische Lokalsymptome anzugeben ist nicht möglich. Die dichte Nachbarschaft funktionell so verschiedenartiger Strukturen kann zu sehr mannigfachen klinischen Bildern führen. Im allgemeinen gilt, daß Lokalsymptome bei Geschwülsten im Hemisphärenmark lange fehlen können und daß, wenn Ausfälle auftreten, Lähmungen überwiegen. Bei Tumoren im Striatumgebiet und Höhlengrau beherrschen die pyramidalen Störungen das Bild, obschon dann und wann extrapyramidale und vegetative Störungen vorkommen. Hyperkinesen — Chorea, Athetose, Tremor, Zwangsbewegungen, mimische Störungen — finden sich häufiger bei Tumoren in den caudalen Abschnitten des Thalamus und dann manchmal kombiniert mit Zeichen eines Thalamussyndroms (vgl. S. 511). O. FOERSTER fand bei solchen Tumoren schwere psychische Veränderungen, Zustände echter Schlafsucht und maniakalischer, meist nächtlicher Erregung mit völliger Desorientiertheit. Der *Balken* wird häufig von Tumoren des Hemisphärenmarks mitergriffen. Die klassische LIEPMANNsche Apraxie (vgl. S. 566f.) sieht man bei Tumoren fast nie. Meist verrät sich das Mitbefallensein des Balkens durch besondere Schwere der psychischen Veränderungen und hochgradige Hirndrucksymptome bleiben unerkannt.

b) Die Tumoren der mittleren Schädelgrube.

Die uns hier beschäftigenden Tumoren verdienen in eine besondere Gruppe zusammengefaßt zu werden, weil sie in Anbetracht ihrer örtlichen Beziehungen zur Sella turcica, der Hypophyse, dem Chiasma, den Augenmuskelnerven, dem Zwischenhirn und den Hirnschenkeln einander ähnliche, aber doch unterscheidbare Syndrome machen. Sie folgen ihrer Häufigkeit nach den Hemisphärentumoren. Ihre richtige Diagnose ist um so wichtiger, als ihre Behandlung (chirurgische Freilegung verschiedener Methodik, Röntgenbestrahlung) nicht die gleiche ist.

α) Die **Hypophysenadenome** entstehen *intrasellär*, und zwar aus den *eosinophilen* wie *chromophoben Zellen des Vorderlappens* der Drüse. Sie sind *die* hypophysäre Geschwulst des erwachsenen Alters, meist des 3.—4. Jahrzehnts, und machen etwa 75% aller

Hypophysentumoren aus. Die *endokrinen* Symptome eosinophiler Tumoren sind vorwiegend *hyperpituitär*, wie vor allem die *Akromegalie*, während die chromophoben Geschwülste *hypopituitäre* Erscheinungen, wie *Dystrophia adiposogenitalis*, seltener Kachexie machen. Amenorrhöe, Impotenz, trockene und verdickte Haut, Haarausfall, Grundumsatzverminderung können vor oder mit der Entwicklung akromegaler Züge auftreten. Im späteren Verlauf — wenn einmal das Adenom gegen das *Zwischenhirn* zu wächst — treten als Symptome dieser Region Störungen des Wasserhaushalts, erhöhte Zuckertoleranz, gelegentlich auch mangelhafte Temperaturregulation hinzu.

Der Druck auf das Chiasma erfolgt hier von unten und verschont die zur Macula ziehenden Fasern. Oft sieht man dabei auch leichte binasale Gesichtsfeldeinengungen. Für die *Frühdiagnose* ist die Feststellung einer bitemporalen oberen Quadranten-Hemianopsie für Farben besonders wichtig. Gelegentlich findet man bei der Sehprüfung auch Skotome oder eine konzentrische Gesichtsfeldeinengung. Die *Pupille* zeigt, wohl weil der Tumor *unter* dem Chiasma liegt und den Liquorzufluß zum N. opticus verhindert, *keine Schwellung. Bei Tumoren dieser Gegend weist eine Stauungspapille und Hirnschwellung stets auf einem Tumor über dem Chiasma hin*! Allmählich entsteht eine *primäre Opticusatrophie*, die schließlich zur Erblindung führt. Die *Pupillenreaktion* ist oft bereits träge bei noch gut erhaltener Sehfunktion. *Kopfschmerzen* frontosuboccipitaler Art sind im Anfang oft vorhanden, pflegen aber — offenbar wenn das Adenom einmal seine Kapsel gesprengt hat — zu verschwinden. Wo vorhanden, sind sie jedenfalls hier in der Regel *kein Zeichen einer Hirnschwellung. Röntgenologisch* erkennt man das Hypophysenadenom an der oft erheblichen *Erweiterung der Sella* mit Verdünnung der Sattellehne und oft Zerstörung der Processus clinoidei (vgl. in Bd. II, S. 210ff. dieses Lehrbuches).

Rechtzeitig diagnostiziert — bevor schwere Sehstörungen entstanden sind! — bieten die Hypophysenadenome sehr gute operative Heilungsaussichten!

β) Als zweithäufigster *therapeutisch sehr ungünstiger* Tumor entsteht hier schon in jugendlichem Alter das **Kraniopharyngiom,** das sich aus einer Entwicklungsstörung bei der Schließung des Ductus craniopharyngeus herleitet. Man nennt ihn auch *Hypophysengang* bzw. RATHKE*scher Taschentumor* oder *hypophysäres Adamantinom.* Der Tumor neigt zu rasch auftretender *Cystenbildung* und vor allem auch zu einer pathognomonisch sehr wichtigen *Verkalkung.* Er wächst intrasellär, aber bald und erheblich stärker als das Adenom auch suprasellär. — *Klinisch* muß der *Beginn* des Tumorwachstums oft schon in das erste und zweite Jahrzehnt verlegt werden, obschon die ersten Symptome meist erst in den 20er Jahren auftreten. Die durch Druck auf das Chiasma erzeugten *Sehstörungen* sind meist recht *variabel.* Bald sind sie wie die beim Adenom, dann wieder uncharakteristisch, gelegentlich sogar binasal mit Beginn des Ausfalls in den unteren Quadranten. Infolge der Cystenbildung können rasche Verschlimmerungen, sogar *plötzliche vorübergehende Erblindung* auftreten. *Hirndrucksymptome* und damit auch eine *Stauungspapille* sind hier viel häufiger, wenn auch im weiteren Verlauf die *Papillen* meist das Bild der *primären Atrophie* bieten. Der Hirndruck ist häufig wohl die Folge eines durch Verlegung des III. Ventrikels herbeigeführten *Hydrocephalus int.* Neben den Sehstörungen ist vor allem starker *Kopfschmerz* — retroorbital und temporal — als erstes Tumormerkmal zu nennen. Als *hypophysäre* Störungen begegnet man meist den erwähnten *hypopituitären* Symptomen, gelegentlich auch einmal hypophysärem Zwergwuchs. Mit dem Vordringen des Tumors gegen das Zwischenhirn können zentral vegetative Störungen verschiedener Art auftreten; doch ist dies kein obligates Merkmal. Bisweilen sieht man dem Diabetes insipidus ähnliche Syndrome. Klinisch wichtig sind die bei diesen Tumoren vorkommenden *zentral-vegetativen Störungen* (s. oben!). Sie können als Reaktion auf verschiedene Einwirkungen, selbst eine anscheinend harmlose Wasserbelastung (PETTE) zu einer Katastrophe führen. Wächst der Tumor gegen die Stammganglien oder Hirnschenkel zu, so können Symptome dieser Regionen — vor allem — *Augenmuskelparesen* hinzutreten. — *Allgemeine Hirndrucksymptome* (s. oben), auch epileptiforme Anfälle und narkoleptische Zustände, mitunter ein KORSSAKOWsches Syndrom (vgl. S. 679) und abnorme Erregungszustände kommen vor. — *Röntgenologisch kann* das Bild der Sella dem beim *Adenom* gleichen. In manchen Fällen, wenn der Tumor nur zum kleinen Teil in der Sella liegt, kann diese normal oder im sagittalen Durchmesser abgeflacht sein oder aber Strukturveränderungen an ihrem Boden aufweisen, all dies meist mit einer Rarefikation der Proc. clinoidei. In fast 80% der Fälle kann man die Diagnose aus einem in oder über der Sella gelegenen *Kalkschatten* stellen!

γ) Ein ähnliches Syndrom können **supraselläre Meningiome** machen. Diese sog. *Meningiome des vorderen Chiasmawinkels* sind nicht selten und befallen in der Regel das mittlere bis höhere Alter. Sie nehmen ihren Ausgang von Verbindungsbrücken der Arachnoidea zur Dura in einem Feld zwischen hinterem Rand des Jugum sphenoidale und dem vorderen Chiasmarand. Sie wachsen langsam und können unter Umständen symptomlos bleiben. Wie auch andere Meningiome machen sie in der Regel keine Symptome von Hirnschwellung, können aber im späteren Verlauf durch Kompression des III. Ventrikels einen Hydrocephalus verursachen. Die ersten und bisweilen einzigen Symptome sind primäre

Opticusatrophie, Sehstörungen, jedoch nie eine homonyme Hemianopsie. Mit zunehmendem Wachstum ergeben sich Symptome vom Stirnhirn, vom Olfactorius (aber meist nicht so erheblich wie bei den Meningiomen der Olfactoriusrinne), von der Hypophyse (hypopituitärer Art), von dem Boden des Zwischenhirns (Polyurie, Fettsucht usw.) und schließlich auch sogar von den Hirnschenkeln und dem Cerebellum (Motilitäts- und Gleichgewichtsstörungen). Röntgenologisch sieht man wohl eine Abflachung der Sella und Decalcifikation der Proc. clinoid., aber keine typische Sellaerweiterung. Verkalkungen im Tumor fehlen.

δ) Schließlich sei noch das gelegentlich mit der *Neurofibromatose*, der RECKLINGHAUSENschen Krankheit verbundene **„Chiasmagliom"** genannt, histologisch eine oft als **Spongioblastom**, also unreifes Gliom aufzufassende Geschwulst, die sich schon in jugendlichen, aber auch höheren Jahren langsam in der Mittellinie des Gehirns, außer im Chiasma vor allem auch in Pons, Medulla und auch dem Kleinhirn zu entwickeln pflegt. Diese an sich seltene Geschwulst ist gelegentlich diagnostizierbar infolge ihrer Eigenschaft in die Nn. optici, unter Umständen bis in die Papille einzuwachsen. *Opticusatrophie* und verschiedenartige *Gesichtsfeldausfälle* sind daher häufiger als eine Papillenschwellung. Hypophysäre und Zwischenhirnsymptome sind dabei seltener als bei den Hypophysentumoren. Allgemeine Hirndrucksymptome pflegen schon frühzeitig aufzutreten. — Therapeutisch ist man beim Chiasmagliom machtlos.

ε) Das **Cholesteatom,** das an vielen Körperstellen aus versprengten Epidermiskeimen entstehen kann, ist im Hirn ziemlich selten und findet sich dann meist in Chiasmanähe subdural paramedian (aber bisweilen auch an der Oberfläche des Felsenbeins, der Innenfläche der Schädelkalotte, selbst an der Tela chorioid. des III. und IV. Ventrikels). Symptome treten von diesen sehr langsam wachsenden Tumoren meist erst im höheren Alter auf. Allgemeine Hirndruckerscheinungen sind bei dem rein komprimierenden Wachstum nicht die Regel und die lokalen Merkmale hängen natürlich vom Sitz des Tumors ab.

Aneurysmen, auch arteriovenöse im Bereich der Carotis int. können sich — allerdings meist ohne Hirndrucksymptom — ganz wie Hirntumoren verhalten (vgl. S. 592). Plötzlich auftretende Oculomotoriuslähmungen ohne Stauungspapille sprechen für Aneurysma und gegen Tumor der gleichen Gegend. — Lokale Tumorsymptome können auch von **Gummen** und **circumscripten Meningitiden** im Chiasmabereich ausgehen. In solchen Fällen wird Anamnese, serologische Untersuchung und Verlauf oft — nicht immer — die Differentialdiagnose ermöglichen.

c) Die Tumoren in der hinteren Schädelgrube.

Die Diagnose „Tumor der hinteren Schädelgrube" ist als solche entscheidend für den chirurgischen Eingriff, gleichgültig ob Entlastungstrepanation oder operative Freilegung des Tumors. Ein Eingriff oberhalb des Tentoriums, wo es sich um einen raumbeengenden Prozeß darunter oder das umgekehrte handelt, ist nicht nur völlig unnütz, sondern *gefährlich! Man kann von einer symptomatischen Trias infratentorieller Tumoren sprechen: 1. Der oft alles andere überschattende Hydrocephalus int., 2. cerebellare Symptome, 3. Symptome von Mittelhirn, Pons, Medulla oblongata und den Hirnnerven.*

ad 1. *Allgemeinsymptome* infolge eines *Hydrocephalus* entwickeln sich oft sehr rasch bei jenen Tumoren, die durch Druck oder Verlegung zu einer Blockade vor, im IV. Ventrikel oder an seinem Ausgang führen. Andererseits verursachen quantitative Schwankungen dieser Liquorsperre, wie sie Veränderung der Kopflage leicht herbeiführen kann, oft einen auffälligen Wechsel eben dieser Hirndrucksymptome. Der *akute Hydroc. int.* macht natürlich stürmischere Symptome als der chronisch entstandene. Dies sieht man auch bei *Kindern,* wo bis zur Pubertät ein allmählich zunehmender Hydrocephalus durch Auseinanderweichen der Schädelnähte und Anpassung des Schädelwachstums an seinen Inhalt keine oder nur geringe Hirndrucksymptome zu machen braucht, wohingegen gerade die *akuten Liquorstauungen* zu periodenweisen Kopfschmerzen, ja zu sehr bedrohlichen Zuständen (Krämpfe, Atmungsstörungen usw.) führen können.

ad 2. *Cerebellare Symptome* können verursacht sein a) durch direkte Tumorwirkung, b) durch die Teilnahme des Cerebellums an einer Hirnschwellung — z. B. bei unvorsichtigen Liquorpunktionen und c) durch Druck auf das Cerebellum, wie ihn supratentorielle Tumoren gar nicht selten ausüben. Als *akutes* Kleinhirnsymptom macht die *Tonsilleneinpressung* (vgl. S. 607) heftigsten occipitalen Kopfschmerz mit meningealen Symptomen, abnorme

Kontraktionen der Nackenmuskulatur mit Zwangshaltung des Kopfes und bedrohliche medulläre Symptome. Diese mit Urinverhaltung, abdominellen und präkordialen Schmerzen einhergehenden Zustände werden nicht selten falsch gedeutet. Man begegnet ihnen *vor allem auch bei Tumoren des IV. Ventrikels*. Von den eigentlichen *Kleinhirnsymptomen* war bereits S. 545f. die Rede; wir unterscheiden das sog. *mediane Syndrom des Kleinhirnwurms* von den mehr *einseitigen Zeichen* bei einem Tumor der *Kleinhirnhemisphären*. Bei Tumoren des Wurms, die meist schon früh zu schweren Allgemeinsymptomen mit Stauungspapille führen, sehen wir vor allem Gleichgewichts-, Gangstörungen mit Fallneigung nach vorn oder hinten, während bei den Hemisphärentumoren, wenn auch nicht konstant, Dysmetrie, Adiadochokinese, homolaterale Hypotonie, Fallneigung zur Seite und relativ häufig ein Nystagmus gefunden werden.

ad 3. Symptome, wie z. B. eine Blickparese durch Funktionsstörung im hinteren Längsbündel, Nystagmus, Augenmuskel-, Trigeminus-, Vestibularis-, Vagus- und Pyramidenbahnstörungen einzeln oder in mannigfacher Kombination können bei Tumoren der hinteren Schädelgrube bald Zeichen einer direkten Tumorschädigung bald aber nur Drucksymptom sein. Dies kann nur genaue Untersuchung, längere Beobachtung und vor allem Erfahrung entscheiden. Die häufig gefundene Abschwächung oder gar Aufhebung der Sehnen- und Periostreflexe dürfte wohl am wahrscheinlichsten auf der Kompression des oberen Halsmarks beruhen. — Seitlicher Druck auf die Medulla kann infolge Eindellung der kontralateralen Pyramide zu *gleichseitigen Hirnnerven-* und *Pyr.B.-Symptomen* führen.

Alle im Cerebellum und in seiner Umgebung wachsende Tumoren überraschen immer wieder durch die Regellosigkeit ihrer Merkmale wie bilaterale Störungen bei einseitigen Geschwülsten, fehlende cerebellare Störungen trotz organischer Läsion usw. Bei verschiedenartigen Tumoren der hinteren Schädelgrube kann es zu tonischen Streckkrämpfen kommen. J. HUGHLINGS JACKSON hat sie als „**cerebellar fits**" beschrieben. Diese Krämpfe weisen große Ähnlichkeit mit SHERRINGTONS „*Enthirnungsstarre*" auf. Die Streckkrämpfe sind in der Regel doppelseitig, doch sieht man bisweilen bei Kleinhirnhemisphärentumoren eine stärkere Starre in den ipsilateralen Gliedern verbunden mit Deviation des Kopfes zur Gegenseite.

α) Das **Medulloblastom** ist das *bösartige Gliom des Kindesalters*; 24 von 39 dieser Tumoren fand CUSHING bei Kindern, überwiegend Knaben von 1—15 Jahren. Es nimmt seinen Ausgang vom Dach des IV. Ventrikels und wächst in den Wurm und in den IV. Ventrikel, wodurch sowohl die eben erwähnten plötzlichen allgemeinen Hirndrucksymptome, oft schwankender Intensität wie das „mediane Syndrom" ausgelöst werden. Drückt der Tumor auf die Vierhügel, so sieht man öfters einen vertikalen Nystagmus. Der durch den Hydrocephalus vergrößerte Kopf gibt bisweilen bei der Perkussion den sog. „Bruit de pot f lé." Der *Verlauf* ist rasch progredient, die Lebensdauer kaum mehr als 17 Monate. Der überaus gefährliche Tumor hat zu alledem noch die ungewöhnliche Eigenschaft auf dem Liquor- und Lymphweg zu *metastasieren*. Röntgenbestrahlung kann das Leben verlängern.

β) Die **cerebellaren Astrocytome**, das *benigne Gliom des jugendlichen Alters* entsteht öfter in den Kleinhirnhemisphären, nicht so selten aber auch im Wurm. Zum Unterschied vom Medulloblastom ist sein *Verlauf* jedoch viel langsamer und die durch die wechselnden Liquorpassagestörungen verursachten *anscheinenden Remissionen* viel ausgesprochener. Nach Beginn cerebraler Symptome (morgendliche Kopfschmerzen und Erbrechen) können Monate symptomlos vergehen, bis bei irgendeinem belanglosem Anlaß, wie Husten, Niesen, Stuhlentleerung, ja nur einer brüsken Veränderung der Kopfhaltung plötzlich verstärkt die alten Symptome, auch Krampfanfälle oder gar bedrohliche medulläre Störungen auftreten. *Sehstörungen* können infolge der Nachgiebigkeit des kindlichen Schädels ganz zurücktreten. Bei der langen Krankheitsdauer nimmt der *Kopfumfang* meist enorm zu. — Selbst wenn der Tumor in einer Hemisphäre sitzt, macht er doch vorwiegend mediane Symptome. Daran ist auch die häufige *cystische Umwandlung* des Tumors und seine vorwiegend verdrängende Wirkung schuld. — *Im Gegensatz zum Medulloblastom bietet das Astrocytom gute operative Heilungsaussichten.* Cerebellare Astrocytome, seltener Medulloblastome kommen gelegentlich bei Erwachsenen vor.

γ) Die **Ependymome** sind Geschwülste, die *bei Kindern* meist *vom Boden des IV. Ventrikels, bei Erwachsenen auch von den Wänden der Seiten- und des III. Ventrikels ausgehen.* Bei Kindern, noch mehr bei Erwachsenen macht das Ependymom des IV. Ventrikels die oben beschriebenen foudroyanten, oft anfallsweisen Erscheinungen eines *akuten Hydroceph. int.* der „*Tonsilleneinklemmung*" mit oder ohne Streckkrämpfe. Der *Verlauf* ist langsamer als beim Medulloblastom.

Erscheinungen des Hirndrucks, vor allem die *Stauungspapille* mit konsekutiver, meist *konzentrischer Gesichtsfeldeinengung* und Übergang in *Atrophie* und *Erblindung* und *Veränderungen am Schädelknochen* kennzeichnen des Ependymom mehr bei Erwachsenen als Kindern. Die operativen Möglichkeiten sind sehr begrenzt.

δ) Das **cerebellare Meningiom,** an sich schon seltener als das cerebrale, befällt mit Vorliebe *Erwachsene* und entwickelt sich dann meist auf der Oberfläche der Hemisphären Zusammen mit dieser Lokalisation ist es sein relativ langsames Wachstum, das — wenn auch nicht immer! — die bereits erwähnten *lateralen Kleinhirnsymptome,* meist in Verbindung mit den verschiedenen allgemeinen und speziellen Symptomen der hinteren Schädelgrube, verursacht. Der Tumor ist operabel.

ε) **Angiomatöse Tumoren** im Kleinhirn sind bei Erwachsenen nicht selten. Bisweilen begegnen sie uns in Form rasch wachsender, maligner *angioblastischer Meningiome,* die auf Röntgenstrahlen gut ansprechen, häufiger als *echte Angioblastome.* Diese gehen meist von einer Gefäßanlage im hinteren Teil des IV. Ventrikels aus und bilden gelegentlich vasculäre, solide, öfters jedoch *cystische Tumoren* in einer Kleinhirnhemisphäre. Bei ihrer Eröffnung sieht man oft den eigentlichen Tumor als ein kleines wandständiges Knötchen. — Von besonderem klinischen Interesse sind diese Tumoren, wenn sie ein Symptom einer weitverbreiteten *Angiomatosis* (LINDAUsche Krankheit) mit dergleichen Tumoren auch in der Retina, dem Pankreas, den Nieren, Nebenhoden, der Milz, Leber, den Knochen, der Haut und auch an der Cauda bilden. *Capilläre Hämangiome der Retina* sind Teilerscheinung der sog. v. HIPPELschen Krankheit. — Angioblastome machen oft hydrocephale Symptome und die Zeichen vor allem eines *lateralen Kleinhirnsyndroms,* wozu je nach Art und Ausdehnung des Tumors die übrigen Symptome der hinteren Schädelgrube hinzutreten können. Stauungspapille tritt meist früh auf. Die operativen Chancen sind — zumal bei den cystischen Tumoren — nicht so schlecht.

ζ) Unter den **Kleinhirnbrückenwinkeltumoren** stehen die morphologisch meist gutartigen *Neurinome des Acusticus,* die entwicklungsmäßig und auch nosologisch engste Beziehungen zur *Neurofibromatose* (vgl. S. 728) aufweisen, ihrer Häufigkeit nach an erster Stelle. Neurinome, die von anderen Hirnnerven ausgehen, sind viel seltener. Die durch den sehr langsam wachsenden Tumor verursachten *Symptome* sind aus seiner Lokalisation am Ursprung des N. VIII leicht zu erschließen. Der Beginn mit N. VIII-Symptomen — im Anfang gelegentlich Cochlearis- und Vestibularis-Reizerscheinungen, später nervöse Schwerhörigkeit bis zu Taubheit, dazu oft Vestibularisausfallserscheinungen (vgl. S. 546) ist sehr charakteristisch. Dazu kommen fast stets N. V-Symptome, zunächst Abschwächung des Cornealreflexes und Gesichtsschmerzen, später Lähmungen sensibler, selten motorischer Art; periphere Facialislähmung (vgl. S. 700) und eventuell Lähmungen des N. VI bis XII. Bisweilen sind diese Tumoren auch *doppelseitig* Die enge Nachbarschaft zum Cerebellum, zur Brücke und Medulla bedingen, daß namentlich im weiteren Verlauf mit Größenwachstum des Tumors die Symptome dieser Hirnteile deutlich werden. Manchmal ist die *Differentialdiagnose gegen ein Meningiom oder einen Tumor (bzw. Absceß!) der Kleinhirnhemisphäre wie auch ein Ponsgliom* schwierig. Nur das Meningiom im Kleinhirnbrückenwinkel macht manchmal ähnliche initiale Hirnnervensymptome, die jedoch meist über den VIII. Nerv weit hinausgreifen. Allgemeine *Hirndruckerscheinungen* und *Stauungspapille* stellen sich beim N. VIII-Tumor frühzeitig ein, während Meningiome öfters ohne Stauungspapille verlaufen. Eiweißvermehrung im Liquor kommt bei beiden Geschwülsten ziemlich regelmäßig vor. *Umschriebene basale Meningitiden* der hinteren Schädelgrube, syphilitischer, tuberkulöser oder unspezifischer Art können gleichfalls ein dem Neurinom sehr ähnelndes Bild machen.

Der *Röntgenbefund* trägt oft zur Diagnose eines Acusticustumors entscheidend bei. Der zunächst im Nerven selbst wachsende Tumor verrät sich durch Erweiterung und Arrosion des Meatus acust. int.

η) **Die Tumoren der Brücke und Med. oblongata** sind meist bösartige *Gliome,* unter denen die schon S. 613 genannten die Mittellinie des Hirns bevorzugenden *Spongioblastome* einen großen Prozentsatz bilden. (Diese Tumoren finden sich auch im Kleinhirnmark.) *Klinisch* entscheidet hier das rasche Auftreten lokalbedingter mannigfacher Symptome. Dabei können bulbärparalytische Zeichen mit homo- und kontralateralen motorischen wie sensiblen Körperparesen, auch eine zentrale Sympathicuslähmung (HORNER) vorhanden sein, *bevor* noch eine Stauungspapille und allgemeine Hirndrucksymptome feststellbar sind. Nicht selten sieht man auch allerhand zentrale Reizsymptome, z. B. einen Trismus. — Tumoren in der Nachbarschaft des Aquädukts können einen akuten Hydroceph. int. machen. Jedes Gliom des Hirnstamms zeigt seine individuellen Eigenheiten.

Die **Tumoren der Epiphyse und Vierhügelregion** sind relativ selten und befallen überwiegend das männliche Geschlecht. Die bald den Medulloblastomen (S. 614) ähnelnden, bald reifen Tumoren der Epiphyse (*Pinealome*) komprimieren die Vierhügel und die oberen Kleinhirnstiele. So sehen wir eine sehr charakteristische *Lähmung der Aufwärtsbewegung der Augen,* gelegentlich verbunden mit cerebellaren Störungen und dazu meist frühzeitig und rasch auftretende Hirndrucksymptome infolge Liquorsperre. Pupillenstörungen sind häufig; ziemlich selten jedoch — und dann nur bei Knaben! — die sog. *Pubertas praecox,* welche wahrscheinlich subthalamischer Natur ist. *Andere Tumoren dieser Region,* z. B. Meningiome vom Tentorium, auch Teratome können ganz analoge Bilder machen.

Aneurysmen der A. basilaris (vgl. S. 592) können mitunter so groß werden, daß sie Tumorsymptome, sogar Hirndruckerscheinungen machen. Klagen die Kranken nicht über Pulsieren im Hinterkopf und fehlen meningeale Blutungssymptome (vgl. S. 593), so kann die Diagnose vor der Schädeleröffnung unmöglich sein.

d) Metastatische Tumoren

sieht man viel häufiger beim Carcinom als Sarkom (87:13%). Sie entstammen Primärcarcinomen, die in abnehmender Häufigkeit in der Mamma, Lunge, dem Urogenitaltrakt (Prostata!), Magendarmkanal ihren Sitz haben. Häufig metastasiert das Melanosarkom der Haut und Retina, auch das Hypernephrom und Myelom ins Gehirn. Bald sind die Metastasen solitär und ermöglichen dann, wenn auch sehr selten einen operativen Eingriff; bald sind sie aber multipel. Es gibt auch eine diffuse Carcinomatose der Meningen. Im Hirn ist die besser vascularisierte graue Substanz, besonders die Rinde bevorzugt. Schädelknochenmetastasen gehen meist ohne Hirnmetastasen einher. — Der *klinische Verlauf* metastatischer Hirntumoren wechselt sehr, ist oft von Symptomen der Hirnschwellung und rasch auftretenden verschiedenartigen Lähmungen begleitet.

e) Als chronisch entzündliche Tumoren

begegnen uns im Hirn das *Gumma* (vgl. S. 709) und der **Solitärtuberkel.**

Früher hat man das Vorkommen von Tuberkeln sehr überschätzt. Sie machen wohl nicht mehr als 1—2% aller Hirntumoren aus und befallen in etwa 80% *Jugendliche.* Über drei Viertel sind im *Cerebellum* lokalisiert. Der klinische Verlauf kann ganz dem eines langsam wachsenden Tumors gleichen; Hirndruckerscheinungen fehlen oft. Bisweilen hilft die Anamnese und der sonstige Organbefund, manchmal ein entzündlicher Liquorbefund — tuberkulöse Meningitis (vgl. S. 722) — zur Diagnose. Die operativen Chancen sind wegen der Gefahr einer meningitischen Komplikation schlecht.

f) Tierische Parasiten,

die auch Tumorsymptome machen können, sind vor allem der **Cysticercus cellulosae** und der **Echinococcus.**

Bei der großen Seltenheit des *Taenia solium* in unseren Breiten ist die Cysticerkose des Gehirns, die sich aus der peroralen Infektion mit den Eiern der Taenie und aus den geschlechtslosen Jugendformen des Tieres ableitet, ein recht ungewöhnlicher Befund. — Die Cysticerken siedeln sich mit Vorliebe in den Ventrikeln, besonders dem IV. und der Hirnoberfläche, vor allem der Basis (die bekannten *Traubenhydatiden* VIRCHOWS), seltener im Rückenmarksbereich an. — Die *klinischen Symptome* sind recht mannigfach. Neben chronisch-meningitischen Befunden sieht man rindenepileptische Anfälle, mehr oder minder akuten Hydrocephalus durch Verlegung des IV. Ventrikels, oft auch psychische Veränderungen. Zur *Diagnose* verhilft vor allem der Befund von Membranteilen und kleinen Cysticercusblasen, eine Eosinophilie im Blut und Kalkschatten im Röntgenbild. Der *Verlauf* ist meist chronisch, kann über 10 Jahre und mehr dauern, nach Verkalkung des Cysticercus zu einem gewissen Stillstand kommen oder aber tödlich enden. Die Operationsmöglichkeiten sind schlecht.

Der **Echinococcus,** die cystöse Finne des Hundebandwurms, der sich bisweilen in der Menschenleber findet, ist im Hirn selten. Er bevorzugt das Hemisphärenmark. Die *Prognose* dieser unter dem Bild eines progredienten Hirnprozesses verlaufenden Leidens ist ungünstig. Die *Diagnose* wird durch den Ausfall der Komplementbindungs- und Intracutanreaktion mit einer starken Eosinophilie gesichert.

4. Die Diagnose des Hirntumors.

Aus den vorausgehenden Ausführungen, die bei weitem keinen Anspruch auf Vollständigkeit machen, geht hervor, unter wie mannigfachen Formen und Erscheinungen ein Hirntumor verlaufen kann. Bei der Bedeutung, welche die prozentuale Häufigkeit auch für die Diagnose hat, wird es nützlich sein, sich — in abgerundeten Zahlen — eine Tumorstatistik über 4532 verifizierte Tumoren (das Material von CUSHING, ELSBERG, OLIVECRONA und TÖNNIS) genau anzuschauen. Danach entfallen auf:

1. Gliome	48%	5. Metastatische Tumoren	4%
2. Meningiome	15%	6. Kraniopharyngiome	3%
3. Hypophysenadenome	11%	7. Angiome	3%
4. Acusticusneurome	9%	8. Granulome	2%

Zur eingehendsten neurologischen Untersuchung und Beobachtung treten für die Tumordiagnostik noch einige Verfahren hinzu, deren Vervollkommnung und Beherrschung neben der ganz speziellen Operationstechnik erst die großen Erfolge der Tumorbehandlung — welche von CUSHING und seiner amerikanischen Schule ausging — ermöglicht hat. Im vorliegenden Rahmen kann es sich nur darum handeln, dem Studierenden und Arzt zu zeigen, welchen diagnostischen Methoden er seinen Kranken noch zuführen kann und muß, damit rechtzeitig und erfolgreich gehandelt werden kann. Die Vornahme der komplizierteren Untersuchungen muß gut eingerichteten Kliniken mit speziell geschulten Ärzten überlassen bleiben; am besten neurologisch-chirurgischen Einheiten, wo an die Untersuchung auch sogleich die Operation angeschlossen werden kann.

Die **Liquoruntersuchung** spielt für die Hirntumordiagnostik nur eine beschränkte Rolle. *Man sei mit Punktionen — lumbal wie suboccipital — bei vorhandenen Hirndrucksymptomen, zumal bei Verdacht auf einen Tumor in der hinteren Schädelgrube äußerst vorsichtig, weil eine solche Punktion das mühsam behauptete intrakranielle Gewebs-Liquor-Blut-Gleichgewicht stören und tödliche Folgen haben kann.* In der Regel ist beim Hirntumor der *Liquordruck* erhöht. Das *Eiweiß kann vermehrt sein*, und zwar dann, wenn der Tumor, wie z. B. ein Meningiom, mit den Liquorräumen in örtlicher Verbindung steht und dazu noch abnorm starke Vascularisation oder Stauung den Übertritt von Bluteiweiß in den Liquor begünstigen; oder wenn eine „*Liquorsperre*", d. h. eine Behinderung des Liquorabflusses besteht. (Dabei ist die Eiweißvermehrung jedoch fast niemals so erheblich und konstant wie beim FROINschen Syndrom; vgl. S. 560.) Eiweißvermehrung, bisweilen auch eine Xanthochromie kann auch die Folge eines Tumordurchbruchs in den Liquorraum oder einer sich dem Liquor mitteilenden Tumorblutung sein. — Der *Zellgehalt* ist nur dann erhöht, wenn die Meningen sich in Form einer aseptischen, symptomatischen Entzündung an dem Prozeß beteiligen. Tumorzellen im Liquor findet man nur ausnahmsweise. — Die *Kolloidkurven* zeigen öfters uncharakteristische Ausflockungen im linken Kurventeil. — Von Bedeutung könnte die oft schon im Beginn der Erkrankung feststellbare *Cholesterinvermehrung* im Liquor sein (PLAUT). Die Wa.R. ist eigenartigerweise gelegentlich — unspezifisch! — positiv.

Die **Röntgenuntersuchung** des Schädels ist von größter Bedeutung. Sie ermöglicht nicht nur die Feststellung eines allgemeinen Hirndrucks, sondern oft auch die Lokalisation des Tumors. Stereoskopische Aufnahmen verdienen den Vorzug. — Als **allgemeine Drucksymptome** seien erwähnt: *Übermäßige Vascularisation* mit Zeichen von *Knochenatrophie*; letztere besonders ausgesprochen beim Hydroceph. int. Dabei kann man, vor allem am jugendlichen Schädel auch ein *Klaffen der Nähte* sehen. An der Atrophie und Entkalkung kann auch die Schädelbasis teilnehmen, was sich dann nicht selten am Bild einer sog. „*Drucksella*" zeigt. — Mannigfach sind die Anzeichen, die auf Ort und Art des Tumors hinweisen. Dergleichen **Lokalsymptome** sind vor allem die Seitenverschiebung des Kalkschattens der Zirbeldrüse; abnorm lokale Vascularisation in der Umgebung eines Tumors; exostotische oder enostotische

Wucherungen, wie sie mit Vorliebe Meningiome verursachen; andererseits lokale *Knochendestruktionen* durch Einwuchern des Tumors in den Knochen, Tumormetastasen (bei Metastasen, Myelom usw.) oder durch lokalen Druck des Tumors wie beim Acusticusneurinom. Solche Knochenveränderungen sind besonders kennzeichnend für die Tumoren der mittleren Schädelgrube. Namentlich das Hypophysenadenom zeigt typische Veränderungen der *Sella turcica:* ballonartige Erweiterung vor allem in Richtung der horizontalen Durchmesser, Atrophie der Process. clinoid. post. et ant. Andere Tumoren dieser Region zeigen ihrer Lokalisation entsprechende Knochenveränderungen an der Sella. Meningiome können hier wie da lokale Knochenatrophien und Destruktionen machen; z. B. auch an der Crista galli. Mit Hilfe spezieller Technik kann die Konfiguration des Felsenbeins wichtige Aufschlüsse geben: Erweiterung des Meatus acusticus bei Neurinomen; Zerstörungen an der Felsenbeinspitze bei Absceß usw. — Ein wichtiger Fingerzeig sind im Tumorbereich sichtbare Verkalkungen. Sie sind kennzeichnend vor allem für das Kraniopharyngiom, wo sie gelegentlich die Gestalt einer verkalkten Cystenwand annehmen; für langsam wachsende Gliome z. B. das Oligodendrogliom; für Ependymome, psammomartige Typen des Meningioms, Tuberkel, Cysticerken in der hinteren Schädelgrube und bisweilen auch Aneurysmen.

Sollten die so gewonnenen allgemeinen und vor allem lokalen Tumormerkmale zur Diagnose nicht ausreichen und doch Befund und Verlauf der Erkrankung mit großer Wahrscheinlichkeit für einen Tumor sprechen, so empfiehlt sich eine **röntgenologische Darstellung der mit Luft gefüllten Liquorräume.** Als sog. **suboccipitale Encephalographie** darf diese nur bei Fehlen schwererer allgemeiner Hirndrucksymptome besonders einer Stauungspapille vorgenommen werden. In anderen Fällen nimmt man die **Ventrikulographie** mittels direkter Einfüllung von Luft in die Hinter- bzw. Vorderhörner der Seitenventrikel vor. Diese diagnostischen Methoden bedeuten einen ganz enormen Fortschritt; sollten aber besonders die Ventrikulographie nur da und dann vorgenommen werden, wo alle Vorbereitungen zu einem operativen Eingriff getroffen sind. — Ein weiteres diagnostisches Hilfsmittel chirurgischer Art ist die **Arteriographie** nach Moniz, wobei Thorotrast (oder ein besseres Präparat) in die Carotis gespritzt eine Darstellung der Großhirngefäße, besonders vascularisierter Tumoren, Gefäßmißbildungen oder irgendwelcher Abweichungen vom normalen Gefäßbild gestattet.

Das *Elektroencephalogramm* leistet gute Dienste zur Lokalisation von Tumoren, welche die Hirnrinde betreffen. Tiefer sitzende Geschwülste können mit einem normalen oder uncharakteristischen Elektroencephalogramm einhergehen.

5. Differentialdiagnose des Hirntumors.

Bei aller Vermehrung unserer neurologischen Kenntnisse und Verbesserung unserer diagnostischen Hilfsmittel liegt es in der Natur der Dinge, daß gewisse organische Hirnprozesse gemäß ihrer Einwirkung auf das Gehirn und ihres gesamten Syndroms Hirntumoren vortäuschen können. Nach vielen umfangreichen Statistiken sind *Zirkulationsstörungen* die häufigste Fehlerquelle. Hirnstörungen bei den verschiedenen Formen des arteriellen Hochdrucks, Arteriosklerose, Endangiitis obliterans, bei Polycythämie müssen ausgeschlossen werden. Chronisch *traumatisch* bedingte Veränderungen können als *subdurale Hämatome,* vor allem aber als *Cysten,* Tumorsymptome machen. Bei der Entstehung von Cysten spielen *entzündliche Prozesse* sicher eine große Rolle. Manche Cysten an der Hirnbasis scheinen sich aus meningealen Mißbildungen zu entwickeln. Diese Cysten wie die eigentliche umschriebene Meningitis (vgl. S. 661) — die *Arachnoiditis circumscripta* — meist unspezifischer, seltener syphilitischer Natur verhalten sich gar nicht selten wie ein Hirntumor. — Entzündliche Vorgänge am Sehnerven — die *Neuritis optica* — mit oder ohne eigentliche Hirnsymptome, wie sie bei Kombinationen mit *encephalitischen* Prozessen, einer *Meningoencephalitis luica* oder auch einer *multiplen Sklerose* auftreten können, müssen von einer Stauungspapille und echten Tumorzeichen wohl unterschieden werden. Der *Hirnabsceß* (vgl. S. 628) ist oft gar nicht vom Tumor zu unterscheiden. — Es gibt Anomalien der Schädelbildung, wie der *Turmschädel*, die, wie natürlich auch andere latent gebliebene oder relativ ausgeglichene *Störungen der Liquorzirkulation* unter dem Einfluß verschiedenster äußerer Faktoren mehr oder minder akut das Bild eines Hirntumors machen können. — Man vermeide besser den Ausdruck „*Pseudotumor*" und versuche statt dessen den Störungen auf den Grund zu gehen; freilich bedenke man, daß mancherlei organisch nicht oder nicht mehr nachweisbare Störungen — ein *transitorisches Ödem oder eine Schwellung* — schwer von Tumor-Allgemeinsymptomen zu unterscheiden sind. Bei der Migräne, bei Intoxikationen, urämischen und pseudourämischen Zuständen kommt dergleichen vor. — Erwähnt seien schließlich noch *Labyrintherkrankungen* als mögliche Fehlerquellen, vor allem bei der Diagnose von Tumoren in der hinteren Schädelgrube. Auch *epileptiforme Syndrome* bieten diagnostische Schwierigkeiten.

6. Die Behandlung der Hirntumoren.

Das Verhalten des Arztes einem Hirntumorkranken gegenüber sei bestimmt durch das Bemühen, die Diagnose so rasch und so vollkommen als möglich zu stellen, um so früh als angängig die Geschwulst operativ entfernen zu lassen. Es darf einfach nicht so lange gezögert und gezweifelt werden, bis nicht mehr reparable Schädigungen, gar etwa eine Erblindung eingetreten sind! Man hüte sich vor Röntgenbestrahlungen auf gut Glück; sie sind oft gefährlich und nützen selten! Die letzte Entscheidung liegt beim speziell ausgebildeten Chirurgen, der mit dem Neurologen feststellen muß, ob der Tumor nach Lokalisation, Art und Allgemeinzustand des Kranken die operative Entfernung ermöglicht, oder nur lindernde Maßnahmen — eine Entlastungstrepanation, evtl. mit nachträglicher Bestrahlung — am Platze sind. — Ich möchte diese Ausführungen, die den Studierenden und Arzt für eines der wichtigsten Gebiete der Neurologie interessieren sollen, mit einem kurzen Hinweis auf die Erfolgsaussichten der Tumoroperation schließen. Von 149 im Jahre 1924 durch Cushing operierten Tumoren lebten nach 8 Jahren noch 52 (34,9%); vom Jahrgang 1926/27 — 157 Fälle — nach 10 Jahren noch 63 (40,1%). 3 Jahre nach der Operation waren von diesen 157 Kranken noch 96 (61,1%) am Leben. W. Tönnis rechnet zu den für die Dauer heilbaren Tumoren die Meningiome, Neurinome, Hypophysenadenome, die exstirpierbaren Kraniopharyngiome, die Angioblastome, die Astrocytome des Kleinhirns und cystischen Astrocytome des Großhirns, die entfernbaren Geschwülste und Cysten der Ventrikel, die Teratome und die Epidermoide. Diese Tumoren machen aber etwa 45—50% aller Hirntumoren aus und lassen eine *Dauerheilung* von 35—40% erwarten. — *Diese günstigen Behandlungserfolge sind in den letzten Jahren mit frühzeitiger Diagnose und der Einführung spezieller hirnchirurgischer Technik noch verbessert worden.*

7. Die Tumoren des Rückenmarks.

a) Die verschiedenen Arten der R-Tumoren und ihre unterschiedlichen Symptome.

Tumoren, die im R selbst wachsen, nennen wir **intramedulläre Tumoren**, Zu den *mesenchymalen* Tumoren dieser Art gehören die Angiome, Sarkome,

Lipome, Teratome und andere heterotrope Geschwülste. — *Ektodermaler* Abkunft sind die von der Marksubstanz selbst, und zwar mit Vorliebe des Cervicalmarks ausgehenden Gliome bzw. Ependymome. Sie ähneln in ihrer morphologischen Struktur den Gliomen des Gehirns. Wir unterscheiden darüber hinaus im R das umschriebene Gliom, das uns hier beschäftigt, von der *Gliomatose*, d. h. der Bildung sog. Gliastifte, die von Ependymzellen ihren Ausgang nehmen, vor allem in die Länge wachsen und zu einem klinisch der *Syringomyelie* entsprechenden Bild führen. Gliome werden meist im jugendlichen und mittleren Alter beobachtet. — Die intramedullären Tumoren, besonders die Gliome können sowohl der Breite wie aber auch der Länge nach erhebliche Größe erreichen und machen ihrem Sitz entsprechend vorwiegend Marksymptome. Bei stärkerer Volumzunahme des R oder bei randständigem Sitz kann auch ein intramedullärer Tumor Wurzelsymptome verursachen; doch pflegen sie nicht so zu dominieren wie bei den extramedullären Geschwülsten. Schmerzen können auch intramedullärer Herkunft sein (S. 509). Die Marksymptome richten sich natürlich nach der Lokalisation des Tumors im Mark und entsprechen je nachdem einem **Querschnittssyndrom,** einem **Brown-Séquard,** einem *Syndrom der zentralen grauen Substanz* usw. (Ich verweise auf die Ausführungen auch auf S. 558 und 499ff.) Spastische Lähmungen, wie Gefühlsstörungen, beginnen bei intramedullären Tumoren im Gegensatz zu extramedullären im gleichen Segmentbereich und nehmen im Verlauf peripherwärts zu. Infolge asymmetrischer Tumorentwicklung entsteht beim intramedullären Tumor häufiger als beim extramedullären eine Differenz der Marksymptome zwischen rechts und links. Ascendierend wachsende Tumoren führen zu aufsteigenden Lähmungen.

Die **extramedullären R-Tumoren** sind zu trennen in *intradurale* und *extradurale Tumoren.* Während die intraduralen ihren Ausgang von den weichen Hirnhäuten, vom Ligamentum denticulatum oder den Wurzelnerven nehmen können, entstehen die extraduralen von der Dura, dem zwischen den Duralblättern liegenden Fettgewebe, dem äußeren Duralblatt (Periost) oder der Wirbelsäule selbst. Die *intraduralen extramedullären* Tumoren überwiegen die anderen Arten. Sie können in jeder Höhe vorkommen, bevorzugen aber die Hals- und Lendenwirbelsäule und die Gegend der Cauda equina. Ihr häufigster Repräsentant ist das Meningiom (Endotheliom bzw. Peritheliom), doch sieht man auch Fibrome, Angiome und Varicenbildung, Sarkome (primäre und sekundäre), Lipome, vor allem aber entzündliche Granulationsgeschwülste und metastatische Tumoren. *Neurofibrome* können von den Meningen, Wurzeln und Ligamenten ausgehen und sind nicht selten multipel. Sie bilden am R bisweilen die sog. *Sanduhrgeschwülste,* so genannt, weil ein Teil des Wurzeltumors innerhalb der Wirbelsäule, der andere jenseits der Wirbellöcher zu liegen pflegt. — In der Regel sind die extramedullären Tumoren gelegentlich auch solche von sarkomähnlichem Charakter. *Kombiniert extra- und intramedulläre Tumoren* sieht man vor allem bei den Angiomen.

Extradurale Lipome, meist als Mischgeschwülste (Angiolipome), kommen öfter bei Kindern als Erwachsenen vor und können bei hohem Sitz eine Tetraplegie verursachen. *Intradurale Lipome* sind Mißbildungen, d. h. heterotope Neoplasmen, deren Genese zurückreicht auf die Zeit der Bildung des Neuralrohres. Ihre Symptomatologie ist sehr mannigfach. Sie sind fast stets kombiniert mit einer *Spina bifida* und sind bei dieser Entwicklungsstörung verantwortlich für später im Leben auftretende Symptome.

Carcinome der Wirbelkörper sind in der Regel Metastasen vor allem aus Mamma, Uterus und Prostata, aber auch des Respirations- und Magen-Darmtractus, selten die Folgen carcinomatöser Infiltration aus der Wirbelsäule benachbarten Tumoren. Manche Carcinome gehen einher mit proliferierenden, ossifizierenden Prozessen in den Wirbelkörpern, andere — und diese vor allem machen neurologische Symptome — führen zum Einbruch der Wirbel, Kompressionen des R, carcinomatöser Infiltration der Wurzeln und Meningen mit entsprechenden Symptomen. *Sarkome* finden sich nicht selten primär in den Wirbelkörpern, wo sie zu schweren Destruktionen führen, die bisweilen jedoch für operative Maßnahmen und Bestrahlungen ein dankbares Objekt sein können. Häufiger als angenommen scheinen die *Hämangiome* zu sein, die wahrscheinlich kongenital sind und einen benignen Verlauf nehmen können. Auch bei ihnen kommt es zu Wirbeleinbrüchen und entsprechenden Symptomen. — *Myelome*, die multipel nicht nur in den Wirbelkörpern, sondern auch im Brustbein, den Rippen und im übrigen Skelet auftreten und durch das Erscheinen des BENCE-JONESschen Eiweißkörpers *(Albumosurie)* charakterisiert sind, machen häufig im Laufe der Zerfallsprozesse der Wirbelkörper neuralgische Schmerzen und auch bisweilen Lähmungen. Myelome kommen mit Vorliebe bei Männern im Alter von 40—60 Jahren vor.

Von selteneren Tumoren seien hier nur erwähnt die von den Zwischenbandscheiben (meist C_{4-6}) ausgehenden *Chondrome*, die auf die vordere und seitliche R-Circumferenz drücken und infolgedessen die vorderen Wurzeln, den Tr. spinothalamicus und den Pyr.S.-Strang lädieren können.

Von allen *chronisch-infektiösen* Prozessen der Wirbel, die zu Kompressionssymptomen Anlaß geben, ist die *tuberkulöse Caries (Malum Pottii)* die häufigste Ursache der Kompressionslähmung (vgl. S. 720). Die *gummöse Syphilis* der Wirbelkörper findet sich fast nur bei Erwachsenen und hat in der Halswirbelsäule ihren Prädilektionssitz. Die *Osteomyelitis* der Wirbel (z. B. nach Typhus, Pneumonie, Anginen und Staphylokokkeninfektionen) ist eine seltene Erkrankung. Sie befällt mit Vorliebe die Lendenwirbelsäule und geht nicht selten mit extra- und intravertebraler Absceßbildung einher. Die seltene *Aktinomykose*, die gern *mehrere* Hals- oder Brustwirbel befällt, ist in der Regel nur Teilerscheinung einer auch anderweitigen aktinomykotischen Erkrankung.

Die meisten der genannten Erkrankungen der Wirbelsäule sind in der Regel röntgenologisch, zum mindesten hinsichtlich ihrer Lokalisation und dem Grade der Knochendestruktion diagnostizierbar.

Alle *extramedullären* Tumoren, die von der Wirbelsäule ausgehenden Prozesse einbegriffen, wirken auf das R durch Kompression und machen jene gemischten Wurzel- und Marksymptome des **Kompressionssyndroms** (vgl. S. 558). Der *klinische Verlauf* ist in der Regel gekennzeichnet durch allmähliches Fortschreiten von Wurzel- zu Marksymptomen. Die übliche Reihenfolge ist: Radikuläre Hyperästhesie, dann Hypästhesie, segmentäre motorische Reiz- und Lähmungserscheinungen, Symptome der Markschädigung, so wie sie im einzelnen im allgemeinen Teil dargestellt worden sind.

Symptome und Beschwerden seitens der *Wirbelsäule* können wohl bei allen R-Tumoren vorkommen, sind aber kennzeichnend in erster Linie für die *extraduralen* und hier für die von der Wirbelsäule ausgehenden tumorösen und chronisch entzündlichen Läsionen. Schmerzen in der Wirbelsäule vor allem beim Bewegen und Erschütterungen (auch beim Pressen, Lachen, Husten und Niesen) sind häufig und gehen bisweilen einher mit reflektorischer Steifhaltung der Wirbelsäule. Durch Beklopfen läßt sich der Schmerz oft auf einen oder mehrere Wirbel, die sich dann als die erkrankten erweisen, lokalisieren. Im späteren Verlauf kann es auch zu Deformationen der Wirbelsäule kommen, dem spitzwinkligen *Gibbus* bei der Tuberkulose und der mehr graduellen Verkrümmung bei Prozessen, die, wie manche Tumoren, meist mehrere Wirbel auf einmal befallen.

b) Diagnose und Differentialdiagnose des R-Tumors.

Der Arzt hat zunächst zu entscheiden: Ist das klinische Bild durch einen Tumor verursacht oder eine andere Läsion? Schon die *Anamnese* gibt wichtige Anhaltspunkte insofern, als Tumoren in der Regel einen progressiven Verlauf und selten Remissionen aufweisen. Bestehen lokale Sensibilitäts- oder Motilitätsstörungen vom segmentalen Typ, so pflegt ihr Niveau meist konstant zu sein. Von großer Bedeutung ist der Ausfall der *Lumbalpunktion*, wobei das Syndrom des partiellen bzw. totalen Blocks (vgl. S. 560) das Vorhandensein eines Tumors sehr wahrscheinlich macht. *Initiale* Tumorsymptome werden leider häufig als solche verkannt. Chronisch *neuralgischen* Schmerzen wird nicht die rechte Bedeutung beigemessen. Das gilt vor allem für *Ischiassymptome*, die, wenn sie *doppelseitig* auftreten und mit sensiblen oder motorischen Ausfällen, gar aber *mit Blasen-Mastdarmstörungen* einhergehen, stets den dringenden Verdacht auf eine tumoröse Affektion der untersten R-Abschnitte erwecken müssen.

Anlaß zu **Fehldiagnosen** gibt, wie beim Hirntumor, die *adhäsive seröse Meningitis*; doch ist die irrtümliche Annahme eines komprimierenden Tumors in Fällen meningealer Narben und strangulierender Septenbildung nicht so schwerwiegend, da operatives Vorgehen in beiden Fällen indiziert ist. Etwas anderes ist es allerdings bei der Differentialdiagnose gegen circumscripte *neuritische* Prozesse im Gebiet der *Cauda equina*, wo eine Operation nur die Neigung zu spontaner Besserung und Heilung stören könnte.

Elsberg gibt auf Grund von 45 geklärten Fällen folgende differentialdiagnostischen Merkmale für Erkrankungen im Caudagebiet an:

Caudasymptome	*Tumor*	*Neuritis*
Alter	Meist unter 40 Jahren	Meist über 40 Jahren
Anamnese	Allmählich progressiver Verlauf	Schneller Verlauf
Druckschmerz	In 65% (L_4—S_3)	In 28% (L_1—L_4)
Niveau der Sensibilitätsstörung	Meist eindeutig bestimmbar	In 40% unbestimmt
Liquor:		
Xanthochromie	Häufig	Ungewöhnlich
Globulinvermehrung	Sehr *stark in 80%*	*Auffällig nur in 4%*
Gesamteiweißvermehrung	*Stets deutlich*	*Keine*
Zellvermehrung	Bisweilen	Selten

Man bedenke, daß die Liquorbefunde von Fall zu Fall wechseln und daß Eiweißvermehrung auch oft bei Wurzelneuritiden gefunden wird. — Bei *Pachymeningitis hypertrophica circumscripta* (in der Regel des Halsmarks), entscheidet häufig der positive Ausfall der Wa.R. im Liquor die bisweilen kaum entscheidbare Differentialdiagnose. Das gleiche gilt für den Ausschluß einer *syphilitischen Meningomyelitis*. Gewiß können Gummenbildung und lokalisierte meningitische Reizerscheinungen einmal ganz das Bild eines Tumors produzieren; aber in der Regel bringen die serologischen Befunde dann doch eine Klärung, oder es bestehen deutliche Anzeichen für multiple Läsionen. Im Zweifelsfall vermag auch eine antiluische Behandlung den Fall zu klären. — Umschriebene Affektionen des R auf toxischer, entzündlicher oder zirkulatorischer Basis, Bilder, die unter dem Bild einer *Querschnittsmyelitis* (vgl. S. 665) oder ähnlichen Syndroms verlaufen, können einen intramedullären Tumor vortäuschen. Das Verhalten des Liquors ist dabei, weil umschriebene Schwellungen des Marks auch eine „Sperre“ verursachen können, nicht so beweisend. — Wie so oft, bietet auch hier die *multiple Sklerose* nicht so selten differentialdiagnostische Schwierigkeiten. Dies gilt besonders für die ja häufigen oligosymptomatischen Fälle, z. B. mit fast ausschließlich paraparetischen Störungen. — Die *Syringomyelie* kann, abgesehen von der Eigenart ihres Verlaufes, begreiflicherweise ganz die Erscheinungen eines intramedullären Tumors machen. — Die Differentialdiagnose gegen primär degenerative Prozesse wie die spastische Spinalparalyse, amyotropische Lateralsklerose, spinale Muskelatrophie wie auch die kombinierte Strangerkrankung bietet in der Regel keine großen Schwierigkeiten.

In allen zweifelhaften Fällen wird eingehendste Anamnese und Beobachtung des Verlaufs die Diagnose am besten sichern helfen. Das gilt auch für die aus dem Befund allein oft nicht so einfache Entscheidung, ob ein *intra- oder extramedullärer Tumor* vorliegt. *Auch im R machen lokales Ödem und Zirkulationsstörungen Nachbarschaftssymptome, die über Art und Ausdehnung des Tumors täuschen können.* Gelegentlich sind R-Geschwülste, z. B. Angiome intra- *und* extramedullär.

c) Die Höhenlokalisation der R-Tumoren.

Zur genauen Höhenbestimmung eines R-Tumors sind die *sensiblen Wurzelsymptome* (vgl. S. 505f.) von großer Wichtigkeit, wohingegen die durch Markläsion bedingten Störungen nur in vorgeschrittenen Stadien oder bei Abwesenheit radikulärer Symptome diagnostisch verwertbar sind. Unser Bestreben geht dahin, den oberen Pol eines Tumors zu bestimmen. Hierfür sind die *Reizsymptome* der hinteren Wurzeln viel eindeutiger als die Lähmungssymptome. Hyperästhesien in einem bestimmten Dermatom weisen auf eine Affektion des *gleichen* R-Segmentes hin, während Hyp- und Anästhesien in einem Dermatom infolge der Überlagerung der segmentalen Zonen den Ort der Läsion meist 2 Segmente zu tief anzeigen. In seltenen Fällen führen sekundäre Reizerscheinungen oberhalb des Tumors oder eine Wurzelschädigung am Ort des Wurzelaustritts aus dem Wirbelkanal und nicht ihres Ursprungs aus dem R zu einer fälschlich zu *hohen* Tumorlokalisation. Die zu *tiefe* Lokalisation ist das Gewöhnlichere. Am Rumpf ist die Höhenlokalisation auf Grund von segmentalen Sensibilitätsstörungen verläßlicher als an den Extremitäten (vgl. S. 506).

In Fällen, bei denen diese versagen, kann unter Umständen das Verhalten der *Vasomotoren* gute Dienste leisten. Der hyperalgetischen Zone kann dann eine solche von abnormer vasomotorischer Instabilität — Hautrötung — entsprechen, die besonders nach Hitzeanwendung von etwa 5 Min. sehr deutlich werden und für Stunden anhalten kann. Bei chronischen Fällen von R-Läsion ist distal von dieser Zone eine schwache Pigmentation beschrieben worden.

Radikuläre bzw. *segmentale Motilitätsstörungen* sind ein wertvolles diagnostisches Hilfsmittel oberhalb D_2 und unterhalb D_8 (vgl. S. 521). Im konkreten Fall muß man stets über die Zuordnung der Muskeln zu den einzelnen Rückenmarksegmenten orientiert sein (vgl. Abb. 3a). Auch das Verhalten der *Eigenreflexe* kann lokalisatorischen Aufschluß geben. Sie sind aufgehoben bei Läsionen des extra- oder intramedullären Teiles ihres Reflexbogens. Lokale Symptome seitens der *Wirbelsäule,* auch röntgenologische Befunde, tragen gelegentlich gleichfalls zur Genauigkeit der Höhendiagnose bei.

Besondere Lokalzeichen bei Tumoren in verschiedenen Rückenmarkshöhen. *Bei allen R-Tumoren oberhalb des unteren Lumbalmarks sind die segmentalen Symptome begleitet von distalen, mehr oder minder deutlichen sensiblen und motorischen, vorwiegend spastischen Paresen (Marksymptomen).*

Bei **Tumoren des Halsmarks** äußert sich die Wurzelreizung in neuralgiformen Schmerzen im Hinterkopf, Hals, Schulter und Arm und in motorischen Reizerscheinungen an den Kopfwendern, Schulterhebern und Armmuskeln. Je nachdem, ob die oberen oder unteren Cervicalwurzeln bzw. Segmente betroffen sind, sehen wir den oberen bzw. unteren Armtyp einer radikulären Lähmung (vgl. S. 529). Findet sich der Tumor zwischen C_3 und C_5, so können Reizzustände und Lähmung des Zwerchfells infolge Läsion des Phrenicus erfolgen. Doppelseitige Phrenicuslähmung ist tödlich. Je höhere Abschnitte des Halsmarkes in den Prozeß einbezogen werden, um so größer ist die Gefahr sekundärer Beteiligung der Med. oblongata. Wir sehen dann auch Hirnnervensymptome von bulbärparalytischer Ausbreitung, schließlich Atemlähmung. Distal vom Tumor finden sich die Symptome der Markläsion. Wird das obere Halsmark in seinen zentralen Teilen schwer geschädigt, so resultieren häufig letale Störungen der Temperaturregulation und anderer vegetativer Funktionen. Eine Läsion an der Grenze von Hals- und Dorsalmark kann das Centrum ciliospinale zerstören und den HORNERschen Symptomenkomplex sowie zirkulatorische und schweißsekretorische Anomalien im Gesicht verursachen (vgl. S. 555). Bei **Tumoren im Bereich des Brustmarks** sind die segmental angeordneten sensiblen Störungen der sicherste Hinweis auf die Höhe der Läsion. Bisweilen treten sie nach einer Lumbalpunktion klarer hervor. Segmentale motorische Ausfälle können sich an den Bauchmuskeln, vor allem den Bauchdeckenreflexen, äußern. Wurzelschädigung in D_8 bis D_9 kann zum Erlöschen der oberen, eine in D_{10} bis D_{12} der mittleren und unteren Bauchdeckenreflexe führen. **Tumoren im Bereich des Lumbalmarks** sind gekennzeichnet durch schmerzhafte Parästhesien im Gebiet des Beckengürtels, auch bisweilen der Beckenorgane und der Oberschenkel. Hier finden sich auch die schlaffen Lähmungen. Der Patellarreflex kann fehlen bei erhaltenem oder spastisch gesteigertem Achillessehnenreflex und positivem Babinski.

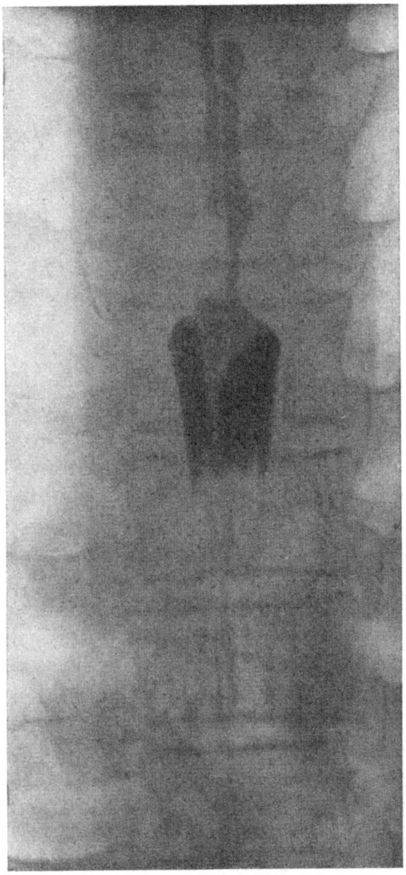

Abb. 38. Röntgenkontrastbild nach suboccipitaler Injektion von Lipiodol bei einem Fall von extramedullärem Tumor. (Aus dem Röntgeninstitut der University of Chicago. Professor HODGES.)

Tumoren im Lumbosacralmark und Differentialdiagnose der Conus- und Caudatumoren (vgl. Abb. 3b). Affektionen der untersten R-Abschnitte treffen schon bei geringer Ausdehnung auf eine große Zahl von Segmenten. Die in der Region des sog. *Epiconus* (L_4 bis S_2) entstehenden Wurzelschmerzen strahlen in die Hinterfläche der Oberschenkel und die äußere Fläche der Unterschenkel — wie bei der Ischias — aus. Hier finden sich auch frühzeitig Hypästhesien. Dazu kommt Aufgehobensein der Achillessehnenreflexe und schlaffe Parese der Fußmuskulatur, besonders im Peronaeusgebiet. Während schwere Blasen- und Mastdarmstörungen bei Epiconusläsionen nicht obligat sind, überwiegen sie bei mehr caudaler Tumorlokalisation, der Erkrankung des *Conus* (vgl. S. 557). Das typische **Conussyndrom** entwickelt sich in der Regel schnell und besteht in der bilateralen nicht selten dissoziierten Hyp- bzw. Anästhesie in S_3 bis S_5, der *Reithosenanästhesie* und schlaffer Blasen-Mastdarmlähmung, häufig verbunden mit Epiconussymptomen. Dieses charakteristische Bild ist in erster Linie der *intramedullären* Conusaffektion eigen. Komprimiert ein *extramedullärer* Tumor den Conus und Epiconus, so werden die dem untersten R anliegenden sensiblen und motorischen Wurzeln von L_2 bis S_2 mitlädiert, und es entsteht ein einer *Caudaschädigung* sehr ähnliches Syndrom. Bei Tumoren der Cauda pflegen im Gegensatz zu den Conusaffektionen die schweren Wurzelschmerzen für lange Zeit im Vordergrund zu stehen, auch ist die Verteilung dieser peripher-sensiblen und -motorischen Ausfälle weniger symmetrisch. Sensibilitätsausfälle betreffen meist alle Qualitäten gleichmäßig. Blasen-Mastdarmlähmungen fehlen hier oder treten erst im späteren Verlauf auf. — Wird allerdings der *unterste Caudaabschnitt* befallen, dann kann das Krankheitsbild wieder sehr einer Conusläsion ähneln. Hier entscheidet dann mitunter eine Lumbalpunktion im untersten Lumbalbereich, die bei Erkrankungen der Cauda einen pathologischen Befund zeigen kann, wo der von einer höheren Punktion gewonnene Liquor normal ist.

Die Einbringung eines **Kontrastmittels** *zur röntgenologischen Darstellung eines Passagehindernisses im Lumbalkanal* leistet wertvollste Dienste zur Sicherung der Höhendiagnose jedes raumbeengenden Prozesses, also nicht nur eines Tumors. Man injiziert zu diesem Zweck 1—2 ccm *40%ige Jodipin-* bzw. *Lipiodollösung* und beobachtet an Hand mehrfacher Röntgenaufnahmen das Verhalten des Kontrastmittels im Subarachnoidalraum bei Lageveränderung der Patienten. Die Deutung der Befunde, die je nach Art des Tumors bzw. des Prozesses verschieden ausfallen, muß dem Fachkundigen überlassen werden. Abb. 38 zeigt den typischen Befund eines totalen Stopps, wie man ihn besonders bei *extramedullären* Tumoren findet.

Die Therapie der Rückenmarkstumoren. Die Therapie der Wahl ist die Operation, d. h. die Freilegung des lokalisierten Tumors mittels Laminektomie, welcher je nach Sitz der Geschwulst die Eröffnung der Dura folgt. Dem Eingriff muß die Lokalisation *in bezug auf die Wirbelsäule* vorausgehen, was am besten an Hand eines Schemas wie in Abb. 3b erfolgt. Es muß stets danach getrachtet werden einen R-Tumor frühzeitig genug zur Operation zu bringen, bevor degenerative Prozesse im Mark die Operationschancen verringern. Auf der anderen Seite sind aber auch Fälle mit bereits länger bestehender Markschädigung durchaus nicht als hoffnungslos zu betrachten. Es kommt auf die Art der Markschädigung an, die niemals vorauszusagen ist. Die Mortalität der Operationen am R ist besonders groß bei Tumoren im hohen Halsmark; beträgt aber unter den Händen speziell ausgebildeter Chirurgen nicht mehr als 10% für die Gesamtgruppe der R-Tumoren. Die *Röntgentherapie* kommt in erster Linie bei den kaum operablen intramedullären Tumoren und im übrigen zur *Nachbehandlung* post operationem in Frage. Der Erfolg der Operation äußert sich am raschesten an den hinteren Wurzelsymptomen. Die Schmerzen verschwinden meist überraschend schnell. Der Rückgang der Marklähmungen hängt ganz von ihrer Schwere ab und kann schon innerhalb von Tagen, aber auch erst innerhalb vieler Monate bis Jahre erfolgen. Bald stellt sich die Sensibilität, bald die Motilität früher wieder her. Die ersten Zeichen der Besserung treten in der Regel an den distalsten Teilen auf. — *Schädigungen des R durch Erkrankungen der Wirbelsäule* erfordern natürlich eine andere Behandlung, so wie sie z. B. auf S. 722 für die tuberkulöse Caries erwähnt wird. — Im übrigen hat die *konservative Behandlung* und *Pflege* bei den nicht operativ besserungsfähigen R-Störungen die gleiche entscheidende Bedeutung wie bei anderen Lähmungen, z. B. chronisch-myelitischer Art (vgl. S. 667).

IV. Die entzündlichen, infektiösen und toxischen Erkrankungen des ZNS.

Die Zusammenfassung einer größeren Anzahl von Erkrankungen als solche entzündlicher Natur begegnet wie überall im Körper der Schwierigkeit der eindeutigen Definierung der Vorgänge, welche man unter „Entzündung" versteht. Im ZNS ist die Unterscheidung morphologischer Veränderungen bezüglich ihres primären bzw. sekundären Charakters oft besonders schwierig. Dies betrifft die rein zirkulatorischen, die entzündlichen wie die parenchymatösen Veränderungen in gleicher Weise. Im folgenden beschränken wir uns auf die *primär entzündlichen* Erkrankungen. Den entzündlichen Charakter einer Läsion erkennen wir vorzüglich an den krankhaften Reaktionen der *mesodermalen* Anteile des Nervensystems, also der Gefäße, der Meningen und Hüllen der peripheren Nerven. An ihnen spielt sich in Form exsudativer, zellig-infiltrativer und bindegewebig-proliferativer, vernarbender Prozesse die Entzündung in ihren verschiedenen Intensitäten und Verlaufsformen ab. Das *Parenchym reagiert* teils sekundär auf die entzündlichen Läsionen besonders der Gefäße, teils aber offenbar *selbständig in der dem ektodermalen Gewebe eigenen Art auf die Einwirkung toxisch-infektiöser Noxen.* Die Pathologie gebraucht hierfür die Bezeichnung „*parenchymatöse Entzündung*", worunter wir im ZNS ein sehr wechselvolles Bild verschiedenartiger Schädigungen und Reaktionen der Ganglienzellen, Nervenfasern mit ihren Scheiden und der Glia verstehen.

Die entzündlichen Vorgänge im NS können sehr verschiedener Art sein. Hier wie sonst im Körper entscheiden Art und Intensität der Noxe und die Reaktionslage des Organismus und seiner Teile. Verhältnismäßig einfach liegen die Verhältnisse, wenn **Eitererreger,** sei es aus den dem Hirn nahen Organen des Respirationstrakts bzw. den Knochen oder Weichteilen des Gesichts- und Hirnschädels wie der Wirbelsäule, in die nervösen Gewebe eindringen. So entstehen die vielen eitrigen Meningitiden, entzündlichen Sinusthrombosen und Hirnabscesse. Auch die Beteiligung des Hirns an *septischen und pyämischen Allgemeininfektionen* ist ohne weiteres verständlich. Hier wie sonst im Körper können sich *metastatisch Eiterherde* bilden. Kompliziert werden die Dinge, wenn wir es nicht mit sichtbaren Erregern zu tun haben und es fraglich wird, wodurch die entzündlichen Erscheinungen verursacht werden. Diese — im Gegensatz zur ersten Gruppe — *nichteitrigen Entzündungen können in ganz verschiedener Weise zustande kommen.* Bei einzelnen Hirn- und Rückenmarksentzündungen wissen wir, daß sie durch **ultravisible Virusarten** erzeugt werden wie *epidemische Encephalitis und Poliomyelitis, Herpes zoster, Lyssa.* Bei anderen vermuten wir einen solchen Infektionsmodus, obschon — wie z. B. bei gewissen vorwiegend *lymphocytären Meningitiden* oder bei *encephalitischen Erkrankungen nach Vaccinierung und im Zusammenhang mit Infektionskrankheiten* — auch *andersartige pathogenetische Möglichkeiten* bestehen könnten. Wir denken da, ähnlich wie bei gewissen serösen Entzündungen sonst im Körper, z. B. der Gelenke an **allergische Vorgänge.** Wir wissen, daß das ZNS an infektiösen Allgemeinerkrankungen viel öfter teilhat, als man früher glaubte. So wie nun aber etwa Exantheme durchaus nichts stets eine bakterielle Invasion der Haut verraten, sondern bald *allergischer* oder rein *toxischer* Natur sein können, so dürften wohl auch diese *serös-exsudativen* und „*exanthematischen*" *entzündlichen zentralnervösen Vorgänge* in verschiedener Weise entstehen. — Die Frage, ob *echt entzündliche* Reaktionen im NS **rein toxisch** bedingt sein können, ist zur Zeit nicht zu entscheiden. Toxische Erkrankungen wie der *Tetanus* lassen jede typische entzündliche Reaktion vermissen. Andere mit lokal- oder allgemein-infektiösen Manifestationen einhergehende zentralnervöse, anscheinend entzündliche Erkrankungen zeigen histologische Veränderungen, deren Zugehörigkeit zu echten Entzündungen nicht allgemein angenommen wird. Ich halte es doch für erlaubt, die sog. „*pseudo*"-*entzündlichen Encephalomyelitiden* prinzipiell mit den anderen typisch entzündlichen Erkrankungen zusammenzutun. Anatomisch zeigen sie Veränderungen — vor allem an der Hirnzirkulation —, die den *rein-toxischen* Läsionen, z. B. alkoholischer Natur, ähneln. Wir können daraus nur schließen, wie schwierig und oft auch mißlich es ist, „reine Reaktionstypen" angesichts der Kompliziertheit der verschiedenen biologischen Konstellationen aufstellen zu wollen.

1. Die eitrigen Entzündungen des ZNS.

a) Die Sinusphlebitis.

Die durch *Eitererreger* verursachte Entzündung, Thrombose und schließlich Vereiterung eines Hirnsinus erfolgt am leichtesten durch eitrige Prozesse in den einem Sinus benachbarten Schädelknochen. So entsteht im Zusammenhang mit einer Otitis media die *Phlebitis* des *S. transversalis* und *petrosus sup.*, die sowohl in Richtung des S. cavernosus wie der V. jugularis fortschreiten kann.

Keilbeineiterungen und Osteomyelitiden in dieser Gegend sind nicht selten Ursache einer *Cavernosusphlebitis*. — Auf dem *Blutweg* kann eine eitrige Phlebitis zustande kommen bei Infektionen, vor allem Furunkeln, Phlegmonen und Erysipel im Gesicht. — Eitrige Phlebitiden schließen nur zu leicht zwei Gefahren ein: die *eitrige Meningitis* und den *Hirnabsceß*.

Die **Symptomatologie** der eitrigen Sinusphlebitis hängt bezüglich der *lokalen* Symptome ganz davon ab, welcher Sinus befallen ist. Auf S. 595 wurden bereits die durch die Sinusverlegung verursachten Hirnsymptome besprochen. Das charakteristische Gepräge erhält die Sinusphlebitis meist erst durch die *Allgemeinerscheinungen* einer septischen oder pyämischen Infektion — also Fieber, Leukocytose, Beschleunigung der Blutsenkung usw. — in Verbindung mit Hirnsymptomen, hervorgerufen durch den den Meningen bzw. dem Hirngewebe selbst benachbarten entzündlichen oder eitrigen Prozeß. So sehen wir im Syndrom einer *Transversusphlebitis* das Bild einer Otitis media kompliziert einerseits durch Auftreten bzw. Verschlimmerung der klinischen Zeichen einer Allgemeininfektion, andererseits durch meningitische Reizsymptome (S. 507), Hirnsymptome wie Kopfschmerz, Übelkeit, Bewußtseinsstörungen bis zu Merkmalen, die bereits die Bildung eines Hirnabscesses im Schläfenlappen oder Kleinhirn (vgl. S. 545) befürchten lassen. Bildet sich der Absceß extradural, so erkennt man das meist an einer schmerzhaften entzündlichen Schwellung im Bereich des Warzenfortsatzes. Die Fortsetzung der Phlebitis in den S. cavernosus verrät sich durch das Hinzutreten der S. 595 beschriebenen Symptome und die mit pyämischem Fieber einhergehende Verschlimmerung des Zustandes. Reicht die Transversusphlebitis bis zur V. jugularis hinab, so kann das QUECKENSTEDTsche Zeichen auf der gleichen Seite negativ sein. Der *Liquor* bietet oft aber nicht immer die Zeichen einer akut entzündlichen meningitischen Reizung und ist gelegentlich auch xanthochrom. — Die akute *Cavernosusphlebitis* verläuft mit den eben genannten schweren Allgemeinsymptomen und begleitet von schweren venösen Stauungserscheinungen und Ödem in beiden Augen. Ihre Prognose ist ungünstig, falls antibiotic-Behandlung versagt.

Die **Diagnose** einer Sinusphlebitis ist verhältnismäßig einfach in Fällen einer infektiösen Cavernosus-Sinus-Thrombose. Die Kombination des für pyämische Prozesse typischen Temperaturverhaltens mit den eindrucksvollen, vor allem okulären Symptomen ist kaum zu verkennen. Eine Sinus longitudinalis-Phlebitis ist an sich selten und meist nur eine vorübergehende Phase in der Entstehung einer schweren eitrigen Konvexitätsmeningitis, wie man sie gelegentlich bei Empyemen der Stirnhöhlen häufiger bei eitriger Osteomyelitis sieht.

Die *Diagnose einer otogenen Sinusphlebitis* hat all die anderen entzündlichen intrakraniellen Komplikationen zu bedenken, welche sich an Mittelohreiterungen anschließen können.

Die erste Barriere für eine vom Ohr gegen das Hirn fortschreitende Infektion ist die Dura mater. Daher ist die *Pachymeningitis externa* und der *extradurale Absceß* eine der häufigsten intrakraniellen Begleiterscheinungen bei akuter oder chronischer Otitis media. Kopfschmerz, oft von erheblicher Intensität und oft lokalisiert, Ödem der Kopfhaut, Druckschmerz vor dem Ohr und bisweilen das GRADENIGOsche Syndrom bei Eiterungen in der Felsenbeinpyramide und Übergreifen auf die Dura sowie geringe Eiweiß- und Zellvermehrung im Liquor kennzeichnen meist das Krankheitsbild. Nicht selten wird eine extradurale Eiterung als undiagnostizierter Befund bei einer Operation für eine Mastoiditis gefunden. Größere extradurale Abscesse jedoch können die Zeichen einer Hirnkompression und cerebrale Herdsymptome machen. —

Die Durchwanderung der Keime durch die Dura oder die Fortleitung der Infektion vom Mittelohr in die weiche Hirnhaut ist namentlich bei Jugendlichen keine Seltenheit. Dies kann sowohl bei akuter Otitis media aber besonders bei chronischer Otitis gewöhnlich mit Cholesteatombildung zu umschriebenen Eiterungen *unter* der Dura, d. h. einem *subduralen Absceß* führen. Die Krankheitszeichen ähneln dem beim extraduralen Absceß, aber die dichte Nachbarschaft der weichen Hirnhäute führt sehr leicht zu echt meningitischen Erscheinungen, besonders einem entzündlichen, im Beginn meist sterilen, später septischen entzündlichen Befund. Meningitische Erscheinungen können bisweilen mit klarem Liquor (vgl. Meningismus) verlaufen. Das Fehlen von typischen meningitischen Veränderungen im Liquor bei klinischen Merkmalen meningitischer Art kann auch darauf beruhen, daß sich an einen subduralen Absceß eine abgekapselte oder umschriebene Leptomeningitis anschließt.

Die **Therapie** *der Sinusphlebitis wie auch des Extra- und Intraduralabscesses* ist natürlich in letzter Instanz der Entscheidung eines Otiaters anheimzugeben. In nichtoperativen Fällen und wo immer der praktische Arzt auf sich selbst angewiesen ist, wird die intensive Behandlung mit Sulfapräparaten und Penicillin die Methode der Wahl sein. Bei Anzeichen von bakterieller Blutinvasion in Fällen von Sinusphlebitis (Blutkulturen!) kann die Unterbindung der V. jugularis lebensrettend wirken.

b) Der Hirn- und Rückenmarksabsceß.

Der Hirnabsceß kann sich in relativ seltenen Fällen an eitrige Sinusphlebitis anschließen; öfter aber entsteht er, sei es infolge einer vorwiegend venösen eitrigen Metastasierung von Eiterherden in den Schädelknochen und Weichteilen, vor allem vom Mittelohr her, sei es auf dem Boden infizierter arterieller (Bakterien-) Emboli, z. B. bei chronischen Eiterungen der Lunge und Pleura, dem Lungenabsceß, vereiterten Ektasien, der Lungengangrän, dem Pleuraempyem, auch bei eitrigen Osteomyelitiden, Phlegmonen, Appendicitis und dem Erysipel. – In mehr schleichender Form entwickelt sich der Hirnabsceß aus einer *lokalisierten eitrigen Encephalitis*, langsam und klinisch oft lange Zeit fast unbemerkt unter *Abkapselung* gegen die Umgebung. Ein Hirnabsceß kann aber auch als *akute eitrige Einschmelzung* des Hirngewebes mit den entsprechenden schweren cerebralen *(Hirnödem!)* und körperlichen Allgemeinerscheinungen auftreten. Während die arteriell-metastatischen Hirnabscesse oft *multipel* sind und das *Versorgungsgebiet der A. cerebri media* bevorzugen, pflegen die Abscesse bei Affektionen des Gesichts- und Hirnschädels meist *solitär* zu sein und eine der primären Eiterung entsprechende *Hirnlokalisation* aufzuweisen. So pflegen rhinogene Abscesse im vorderen Teil des Frontallappens, otogene, wenn die Eiterung sich nach der mittleren Schädelgrube zu ausbreitet — wie es nicht selten bei akuter Otitis media der Fall ist — im Schläfenlappen, wenn sie wie bei Labyrintherkrankung, nach der hinteren Schädelgrube zu vordringt, im Kleinhirn zu entstehen. Wenn eine Thrombophlebitis das Bild kompliziert, können Abscesse sich auch weiter entfernt vom primären Herd bilden. Bei Eiterungen in der Umgebung des Hirns entwickelt sich oft zunächst ein *extraduraler* Absceß, wie überhaupt die Dura bei dem Übergreifen eitriger Prozesse auf das Hirn in entzündlicher Weise mitreagiert. **Rückenmarksabscesse** bevorzugen, zumal wenn sie metastatischer Natur sind und nicht durch das Übergreifen eines eitrigen Wirbelprozesses auf die Meningen und das Mark entstanden sind, die graue Substanz, in der sie die Zeichen einer Querschnittsmyelitis machen oder sich auch einmal in der Längsrichtung ausbreiten können.

Die Symptomatologie des Hirnabscesses ähnelt in mannigfacher Weise jener gewisser Hirntumoren; doch pflegen beim Absceß *Allgemeinsymptome*, vor allem Kopfschmerz und Stauungspapille, weniger ausgesprochen zu sein als beim Hirntumor. Stauungspapille leichten bis mittleren Grades und Neuritis optica kommen in einem nicht geringen Prozentsatz vor allem bei Kleinhirnabsceß vor. Heftiger Kopfschmerz, der übrigens keinen verläßlichen, lokaldiagnostischen Wert hat, kann Symptom einer meningitischen Reizung sein. Exacerbieren der Schmerzen bei Kopfbewegungen ist eine häufige Erscheinung. Psychische Störungen — Benommenheit und Verwirrtheitszustände — können auftreten. Druckpuls oder aber abnorm hohe Pulsfrequenz und Temperatursteigerung sowie Respirationsstörungen, Schwindel und Erbrechen pflegen meist bei Abscessen in der hinteren Schädelgrube, also besonders im Kleinhirn, aufzutreten. Bei dieser Lokalisation sind auch andere cerebellare Ausfälle und Nachbarschaftssymptome seitens des Pons, der Medulla und der Hirnnerven zu erwarten. Blicklähmung und Nystagmus nach der *kranken* Seite bei infolge Labyrintheiterung aufgehobener vestibulärer Erregbarkeit spricht für einen Kleinhirnabsceß. Bei Labyrintherkrankung allein pflegt der Nystagmus meist nach der gesunden Seite zu erfolgen. — Die Symptomatologie der Abscesse in den verschiedenen Hirnlobi entspricht deren physiologischer Funktion (vgl. das im allgemeinen Teil Gesagte und den Abschnitt über Hirntumoren). Schläfenlappenabscesse können zu schweren Trigeminusneuralgien und zum GRADENIGOschen Syndrom (vgl. S. 541) führen. — Konvulsionen finden sich sowohl bei komplizierender Meningitis wie bei Abscessen in der Umgebung der Zentralwindung nahe der Oberfläche; bei Kindern jedoch auch als Frühsymptom von Hirnabscessen überhaupt. — *Der Verlauf* kann akut oder chronisch sein. Bei Abscessen, die von Eiterungen des Schädels ausgehen, schließt sich an vorübergehende Initialsymptome meist ein Latenzstadium von Tagen bis Monaten an. Es kann selbst Jahre dauern, bis ein langsam entstandener Absceß unter dem Einfluß eines akzidentellen Kopftraumas, irgendeines anderen Leidens oder auch aus unbekannter Ursache plötzlich Symptome macht. Der Exitus wird durch eitrige Meningitis infolge Durchbruchs des Abscesses in den Liquorraum oder durch Hirnschwellung herbeigeführt. Kleinhirnabscesse können zu plötzlicher Atemlähmung führen.

Diagnose und Differentialdiagnose. In vielen Fällen weist die Vorgeschichte des Kranken auf eine entzündliche Hirnerkrankung hin. Bei chronischen Eiterungsprozessen in anderen Organen oder bei allgemein septischen oder pyämischen Erkrankungen sprechen plötzlich mehr oder minder lokalisierbare Hirnsymptome, welche nicht auf einer eitrigen Meningitis beruhen, für Absceß. Dies gilt auch, wenn nach suppurativen Erkrankungen am Schädel nach kürzerer oder längerer Latenz Hirnstörungen erscheinen. Nach Schädelverletzungen werden Temperatursteigerung, cerebrale Allgemein- und zunehmende Lokalsymptome, sowie meningeale Reizerscheinungen den Verdacht auf einen Absceß erwecken. Das Fortbestehen cerebraler Symptome nach operativer Beseitigung eines extracerebralen Eiterherdes spricht gegen eine einfache meningeale Reizung, bei klarbleibendem Liquor für Absceß, bei eitrigem Liquor für Meningitis mit oder ohne Absceß. Die *Meningitis* verläuft in der Regel mit höherem Puls und Fieber und charakteristischeren Reizsymptomen als der Absceß, bei dem nicht so selten das Fieber fehlt und mehr allgemeine und lokale Hirnsymptome das Bild beherrschen. — Der **extra- oder epidurale Absceß** unterscheidet sich symptomatologisch häufig nicht von den Symptomen, die die primären eitrigen Knochenprozesse selbst machen. Stark pflegt die Beteiligung der Weichteile über der erkrankten Knochenpartie und dem Absceß zu sein. Meist besteht auch eine heftige lokale Klopfempfindlichkeit und starke Hyperästhesie der Kopfhaut. Ein an der Schädelbasis sitzender epiduraler Absceß wird in der Regel erst bei der operativen Freilegung des Eiterherdes bzw. Eröffnung der betreffenden Nebenhöhlen entdeckt. — Die *circumscripte* eitrige *Meningitis* **(subduraler Absceß)** ist praktisch vom Absceß nicht zu unterscheiden. — Steht die Frage eines otogenen Hirnabscesses zur Entscheidung, so soll man nach JANSEN in unsicheren Fällen zunächst an Labyrinthentzündung, den tiefen extraduralen Absceß, die seröse und eitrige Meningitis, und erst wenn diese Erkrankungen zur Erklärung des Krankheitsbildes nicht ausreichen, an Hirnabsceß denken. Diagnostische Schwierigkeiten macht auch die *Arachnoiditis adhaesiva*, d.h. eine *circumscripte*, oft *cystische*, *narbige Meningitis*. Hier wie beim *Hirntumor* kann beim Fehlen einer typischen Anamnese bzw. eines ätiologisch wichtigen Primärleidens, bei Abwesenheit von Temperatursteigerungen, Leukocytose, erhöhter Blutsenkungsgeschwindigkeit und von meningitischen Erscheinungen mit typischem Liquorbefund die Differentialdiagnose unter Umständen unmöglich sein. Eine hochgradige Stauungspapille spricht mehr für Tumor; aber auch dies ist durchaus keine allgemeingültige Regel! Gar manchen Hirnabsceß diagnostiziert erst der Pathologe. — Der *Liquor* kann beim Hirnabsceß ganz normal sein, sofern nicht eine Reaktion der Meningen vorhanden ist; dann ähnelt der Befund dem einer Meningitis.

Therapie. Beim Verdacht auf Hirnabsceß soll sobald wie möglich operiert werden. Dies gilt besonders für die Abscesse im Anschluß an suppurative Prozesse des Schädels. Aber auch metastatische Abscesse sollen, falls die Lokaldiagnose möglich ist, operativ angegangen werden. Oft macht aber die Multiplizität von Abscessen den Eingriff illusorisch. Die Operationschancen sind nicht schlecht, wenn es gelingt, durch allgemeine und lokale Behandlung mit Penicillin oder auch Sulfapräparaten die Allgemeininfektion wie die lokale Ausbreitung der eitrigen Entzündung zu verhüten. *Rezidive* sind immer zu befürchten.

Die Symptome des seltenen Rückenmarksabscesses können akut mit lebhaften Wurzelschmerzen einsetzen und rasch zum Bild eines kompletten oder inkompletten Querschnittes führen. In anderen Fällen mehr chronischen Verlaufes kann sich ein recht uncharakteristischer Zustand entwickeln, der gekennzeichnet ist durch mehr oder minder deutliche *spinale* Symptome und *chronisch-meningitische* Reizerscheinungen. Auch *extramedulläre* Abscesse kommen vor. Die klinischen Symptome sind dann die einer eitrigen *Pachymeningitis spinalis*, zu denen sich in der Regel Marksymptome gesellen. *Die diffuse wie auch umschriebene eitrige Pachymeningitis* — der *epidurale Absceß* — verläuft meist mit hohem, septischem Fieber und Wurzelreizsymptomen. Befällt ein epiduraler Absceß die untersten Abschnitte des Duralraumes, so erhält man bei der Lumbalpunktion zunächst Eiter und erst bei tieferem Eingehen Liquor. Die Höhenlokalisation eines epiduralen Abscesses ergibt sich meist aus der starken lokalen Schmerzhaftigkeit, den segmentalen Wurzelsymptomen und evtl. dem Punktionsergebnis. Therapeutisch, d. h. operativ aussichtsreich ist wohl nur der extradurale, nicht aber der intramedulläre Absceß.

c) Die metastatische Encephalomyelitis.

Die metastatische Encephalitis oder Meningo-Encephalo-Myelitis beruht auf Verschleppung von Eitererregern in das ZNS und die Meningen. Wir begegnen ihr bei den verschiedenen Formen der Sepsis und Bakteriämien, wo Pneumo-, Strepto-, Staphylokokken, wie Coli- oder Typhusbacillen oder andere Erreger in der Blutbahn kreisen. Wir sehen sie aber auch wo kleine infizierte Emboli in das ZNS gelangen, ohne daß das Bild einer generalisierten Überschwemmung des Blutes mit Erregern vorzuliegen braucht. Auf die Infektion durch den Blutweg reagiert das ZNS verschieden je nach Virulenz der Erreger und Durchlässigkeit Blut-Gehirn- oder Blut-Liquorschranke. Bei septischen und verwandten Zuständen können die Hirnschädigungen alle Grade von toxischen Reaktionen (Ödem, Exsudation), schwereren vasculären Störungen (petechiale Blutungen) bis zu diffuser leukocytärer Encephalitis durchlaufen. Metastatische Prozesse embolischer Natur machen meist schwerere Läsionen:

miliare Abscesse, disseminierte Meningoencephalitis, und (bei metastatischer Läsion größerer arterieller Gefäße) mykotische Aneurysmen und Gefäßverschlüsse mit sekundären ischämischen Hirnläsionen und Hirnblutungen. Die Meningen können im Sinn einer, gewöhnlich nicht schweren Meningitis beteiligt sein. Andererseits können aber auch septische Emboli eine purulente Meningitis mit und ohne Blutung in den Subarachnoidalraum verursachen.

Die *subakute bakterielle Endokarditis* ist die häufigste Krankheit, bei der metastatische Hirnschädigungen einen wichtigen Platz im Verlauf einnehmen. Gelegentlich wird dieses Grundleiden überhaupt erst richtig erkannt, nachdem encephalitische Symptome die Aufmerksamkeit auf das Herz und fieberhafte Temperaturen gelenkt haben.

Die *klinischen Symptome* variieren je nach der Art und der Lokalisation der Schädigungen. Störungen des Bewußtseins, Krämpfe oft fokaler Natur, Mono- oder Hemiplegien, Aphasien, Hirnnervenlähmungen, meningitische Symptome, subarachnoidale Blutungen, alles kann vorkommen. Wenn man viele derartige Fälle gesehen hat (encephalitische Komplikationen bei subakuter bakterieller Endokarditis sind durchaus nicht selten), so ist man immer wieder erstaunt über den von Fall zu Fall verschiedenartigen *Verlauf*. Es ist hier kaum möglich beim Eintreten einer cerebralen Lähmung zu sagen, ob sie die Folge einer ischämisch-entzündlichen, also unter Umständen recht schweren Hirnschädigung ist, oder ob sie nur der Ausdruck einer bakteriell-toxischen Zirkulationsstörung mit Ödem ist. Man könnte mutmaßen, daß vorwiegend allgemeine Hirnstörungen im letzteren Fall das Bild beherrschen dürften, während im ersteren Fall die Lähmung mehr als eine lokale Hirnschädigung imponieren sollte. Solche Erwägungen können richtig oder auch falsch sein. Tatsache ist, daß viele der anfänglich oft schweren cerebralen Lähmungen sich wieder weitgehend zurückbilden, bis leider ein neuer metastatischer Schub erneute Hirnsymptome macht. Die *Diagnose* ist also in der Regel nicht schwer, hinsichtlich eines entzündlich-toxischen metastatischen Prozesses, sie ist aber oft schwierig bezüglich des für die Prognose wichtigen anatomisch-pathologischen Charakters der Hirnschädigung. Zu warnen ist hier vor allem vor der zu raschen Diagnose eines *metastatischen Hirnabscesses*. Solche Abscesse meist multipler Art kommen sicher vor; sie sind aber viel seltener als die beschriebenen infektiös-toxischen und septisch-embolischen Hirnschädigungen.

Die *akute ulceröse Staphylokokken-*, *Streptokokken* oder *Pneumokokkenendokarditis* macht mit Vorliebe meningitische Erscheinungen und endet in der Regel mit einem deliranten Zustand. Die *nichtbakterielle rheumatische Endokarditis* macht Hirnkomplikationen vor allem durch rein embolisch-ischämische Zirkulationsstörungen (vgl. S. 590). In letzter Zeit hat man den ASCHOFFschen Knötchen ähnliche Gewebsreaktionen auch im Gehirn gefunden.

Die Behandlung metastatischer Encephalitiden fällt natürlich grundsätzlich zusammen mit der Behandlung der subakuten bakteriellen Endokarditis (Penicillin und Streptomycin) und anderer Infekte. Im übrigen gelten die Behandlungsregeln, die bei verwandten Zuständen empfohlen werden.

d) Die eitrigen Meningitiden.

α) Die epidemische Meningitis.

Epidemiologie und Ätiologie. Die *epidemische Genickstarre* ist eine Seuche die mit Vorliebe im Winter und Frühjahr auftritt, keine Abhängigkeit von regionären Faktoren aufweist und in schwerster Form das jugendliche Alter befällt. 85% der Erkrankungen fallen auf das Alter bis zu 15 Jahren. Die Tatsache, daß zu Zeiten einer Epidemie und sogar noch lange über sie hinaus *ältere Individuen* virulente Meningokokken in ihrem Nasenrachenraum beherbergen können und *als Krankheitsüberträger* funktionieren ohne selbst zu erkranken, spricht dafür, daß die Prädisposition der frühesten Jugend offenbar auf dem Mangel an spezifischen Schutzkörpern gegen den Erreger beruht. Andererseits liegt der Schluß nahe, daß neben den schweren Formen von Meningitis auch leichte larvierte in großer Zahl vorkommen müssen, die aber offenbar genügen, um diese Individuen gegen eine spätere Neuinfektion zu schützen.

Der Erreger der epidemischen Genickstarre ist der dem Gonococcus sehr ähnliche *Diplococcus intracellularis (Weichselbaum)*, der gramnegativ ist, sich charakteristisch intracellulär meist in Leukocyten (z. B. des Liquors) findet, die Gestalt einer Kaffeebohne hat, streng aerob wächst und aus frisch entnommenem Material am besten auf Ascitesagar meist leicht kultivierbar ist. Es ist jedoch zu beachten, daß der Liquor auch bei typischen Fällen gelegentlich keimfrei gefunden wird, weil die Bakterien entweder noch nicht oder nicht mehr in ihm enthalten sind. (Es gilt die Regel, daß eine eitrige Meningitis, zumal bei Jugendlichen und zu Zeiten einer Epidemie *auch ohne* Kokken im Liquor *für* epidemische Meningitis spricht.) Im Blut, aus dem die Meningokokken häufig züchtbar sind, finden sich — meist nach dem 6. Krankheitstag — Agglutinine, welche noch nach Monaten zur nachträglichen Identifizierung einer meningitischen Erkrankung fraglicher Art helfen können. Der Übertritt der Erreger in die Blutbahn beweist die *septische* Natur der Seuche und erklärt auch die Beteiligung einer Vielzahl von Organen an der Erkrankung. Die epidemische Genickstarre ist also nicht auf das ZNS beschränkt.

Die *Übertragung* der Krankheit geschieht wohl meist durch „Tröpfcheninfektion". Epidemien entstehen daher am ehesten dort, wo Jugendliche in größerer Zahl auf einen engen Raum beschränkt sind; z. B. in Schulen, Kasernen usw. und wo kinderreiche Familien unter räumlich und auch sonst unhygienischen Bedingungen hausen müssen. Nicht nur infizieren sich da die Kinder gegenseitig, sondern die oft klinisch gesunden Erwachsenen bringen die Seuche in die Familie und tragen sie wieder hinaus. — Die *Eintrittspforte* für die Erreger ist wohl der Nasenrachenraum, obwohl andere Infektionswege auch gangbar sein mögen.

Pathologisch-anatomisch sieht man das typische Bild einer eitrigen Meningitis mit einer Bevorzugung der basalen Liquorräume des Gehirns. Das Übergreifen der Entzündung auf die Nerven, das Gehirn, weniger das R, erfolgt in der zuvor geschilderten Weise. Das Ependym und die Plexus nehmen an der Entzündung teil. Kleine Hämorrhagien in der nervösen Substanz wie den Meningen sind nicht selten. — Der septische, *allgemein*-infektiöse Charakter der Krankheit verrät sich in den sehr häufigen eitrigen Entzündungen der Nebenhöhlen, oberen Luftwege, Bronchien, Lungen, unter Umständen Gelenkentzündungen und pathologischen Befunden in der Haut, dem Herzen, den Hoden und Nebenhoden usw.

Symptomatologie und Verlauf. Die *Inkubationszeit* pflegt nicht mehr als 2—3 Tage zu betragen. *Prodromalsymptome* können ganz fehlen oder sind meist nur von kurzer Dauer. Man beobachtet in wechselnder Stärke leichtes Fieber, Abgeschlagenheit, diffuse Schmerzen, leichte Nackensteifigkeit, Kopfschmerz und Erbrechen. Schwere Formen der Erkrankung beginnen oft mit einem Schüttelfrost, und nicht selten weisen Krämpfe als Initialerscheinung auf die Hirnaffektion hin. Innerhalb von 1—2 Tagen pflegt die Krankheit bereits ihren Höhepunkt erreicht zu haben. Meningitische Symptome, Nackensteife, sensorische und motorische Wurzelreizung beherrschen dann das Bild. Die Patienten machen einen schwerkranken Eindruck zumal in den vielen Fällen, bei denen schon frühzeitig eine schwere *„Genickstarre"* auftritt. Der Kranke liegt mit angezogenen Knien, „kahnförmig" eingezogenem Leib und starrem Gesicht, krampfhaft geschlossenen Kiefern *(Trismus)*, meist mit nach rückwärts fixiertem Kopf *(Opisthotonus)* oder auch den ganzen Körper in Überstreckung erstarrt *(Orthotonus)* da. Infolge der hochgradigen allgemeinen Hyperästhesie wird jede Berührung schmerzhaft empfunden. Das KERNIG-, LASÈGUEsche und BRUDZINSKYsche Phänomen sind positiv. Reizerscheinungen an der Muskulatur äußern sich in allgemeiner Rigidität, Muskelzuckungen, stark erhöhter Reflexerregbarkeit. Oft sieht man auch eine vasomotorische Übererregbarkeit in Gestalt flammendroter Streifen nach Bestreichen der Haut — *Taches cérébrales*. Fokale Symptome können in Form einzelner *Hirnnervenlähmungen*, u. a. besonders des Opticus, Acusticus und Facialis, sowie in corticalen Reiz- und Ausfallserscheinungen auftreten. Sie beruhen auf lokalen Entzündungsprozessen. So sieht man nicht selten JACKSON-Anfälle, Mono- bzw. Hemiparesen. Die Erkennung von Störungen komplizierterer psychischer Hirnleistungen scheitert in der Regel an dem schweren Allgemeinzustand der Kranken. Die *Pupillen* können different und ihre Reaktion bald ganz aufgehoben, bald verschieden gestört sein. Nicht selten beobachtet man einen *Hippus*, d. h. rasche Schwankungen der Pupillenweite, evtl. synchron mit der Atmung. Gefürchtet sind schwere *Opticus-Neuritiden* und die *metastatische Panophthalmie*. In den prognostisch infausten Fällen zunehmender Hirnbeteiligung steigert sich die Somnolenz, Delirien treten auf, die anfangs gesteigerten Reflexe verschwinden, es kann sich der Zustand einer allgemeinen Lähmung mit Retentio urinae et alvi, seltener Ischuria paradoxa ausbilden. Die meisten Kranken sind nur in den ersten Stadien bei klarem Bewußtsein. Mit zunehmender Großhirnbeteiligung (Hirndruck durch entzündliches Ödem) verlieren sie das Bewußtsein. Der *Puls* ist meist unverhältnismäßig frequent, die *Atmung* beschleunigt und geht gegen das Ende oft in typisches CHEYNE-STOKESsches Atmen über. Auf der Höhe der Erkrankung sieht der meist unter erhöhtem Druck stehende *Liquor* trübe, oft gelbgrünlich eitrig aus. Er enthält eine Unmenge Leukocyten, die schon spontan sedimentieren und in denen man dann intracellulär gelagert, aber auch manchmal außerhalb der Zellen Meningokokken nachweisen kann.

Bei *Kindern* beginnt die Erkrankung meist mit hohem *Fieber*, bisweilen einem Schüttelfrost, wohingegen *Erwachsene mehr zu einem schleichenden Beginn neigen*. Hyperpyretische Temperaturen müssen als übles Symptom gedeutet werden. In der Mehrzahl der Fälle findet sich eine akut entzündliche Rötung der Schleimhäute von Mund, Rachen und Nase, und zwischen dem 2. und 6. Tag entwickelt sich ein charakteristischer, meist symmetrischer *febriler Herpes* auf den Lippen und im Gesicht aber auch an anderen Körperstellen. Die Konjunktiven sind meist stark injiziert und die Lider geschwollen. — Flüchtige *Exantheme*, evtl. mit späterer Abschilferung der Haut finden sich häufig, und zwar von recht verschiedener Form, meist von heller Farbe und wechselnder Lokalisation. Sie sind prognostisch nicht ungünstig.

Die anderen Körperorgane pflegen wechselnd stark affiziert zu sein. Am *Herz* können entzündliche Myokard- und Endokardschädigungen, bisweilen auch Perikarditis auftreten. — Ziemlich regelmäßig findet sich eine *Bronchitis*; oft mit Meningokokken im Sputum; auch können Broncho- und lobäre *Pneumonien* evtl. mit metapneumonischer eitriger *Pleuritis* entstehen. — Der *Magendarmtrakt* ist meist affiziert. Anorexie, schwerstes Erbrechen, Obstipation und schwere Diarrhöen — besonders bei Säuglingen — sind häufig. Oft findet sich auch eine toxische *Albuminurie*, bisweilen sogar Hämaturie; Zucker, Indican und die Diazoreaktion im Urin sind mitunter positiv. — Ikterus, Milz- und Leberschwellung gehören zu den Ausnahmen. — Die *Gelenke* können schon in den ersten Tagen ergriffen sein. In der Regel findet sich dann das Bild einer *Polyarthritis*. — Eine wichtige *Komplikation* sind die meist in die 2. Woche fallenden Erkrankungen des Ohres, weniger die *Otitis media* als vor allem die relativ oft zu Taubheit führende doppelseitige *Innenohr-* (bzw. *Acusticus-*)

Schädigung. — Das *Blutbild* zeigt gewöhnlich eine bedeutende polynukleäre *Leukocytose* (bis zu 50000 und mehr), die im Verlauf einer *Leukopenie* Platz machen kann. Eosinophile fehlen mitunter völlig.

Die **Dauer** der Erkrankung beträgt ohne Behandlung 1—2 Wochen. In *hyperakuten* Formen führt die Krankheit unter schwerstem Vasomotorenkollaps, hohem Fieber und toxischen Allgemeinerscheinungen, oft unter Auftreten von Blutungen in der Haut, schweren eklamptiformen Konvulsionen innerhalb weniger Tage zum Tode. Kinder können nach ziemlich geringfügigen Prodromalien in apoplektiformer Weise der Krankheit erliegen. Auch *abortive* Formen sieht man, bei denen entweder stürmisch einsetzende meningitische Symptome sich rasch zurückbilden oder aber überhaupt nur vage, oft falsch gedeutete Symptome meningitischer Reizung für kurze Zeit vorhanden sind. Nicht so selten gehen aber abortive Formen plötzlich oder in Gestalt eines Rezidivs in die schwere Form über. Reicher Wechsel des Krankheitsbildes kommt überhaupt bei dem Leiden recht häufig vor. Fälle, die in solchen immer wieder auftretenden Schüben verlaufen, können Wochen, ja Monate dauern. Selbst bei zeitgemäßer Behandlung begegnet man seltener der zu *Hydrocephalus* führenden Form der epidemischen Meningitis, bei welcher nach dem Abklingen der bedrohlichen Symptome Remissionen aufzutreten pflegen, die ihrerseits wieder plötzlich durch schwere cerebrale Symptome, Kopfschmerz und Erbrechen, unterbrochen werden können. In ständig intermittierender Weise kann sich das Krankheitsbild so über Monate hinziehen. Die Kinder verfallen dabei einer schweren *Kachexie*, bekommen ein greisenhaftes Gesicht, werden immer mehr benommen, Beugekontrakturen treten auf; es entwickelt sich ein *Status hydrocephalicus* und schließlich erfolgt der Tod im Koma.

Gelegentlich kann die epidemische Meningitis das klinische Bild einer echten *Meningokokkensepsis* machen, wobei hämorrhagische Exantheme, schwere, bisweilen eitrige Arthritiden, Erythema nodosum, Purpura mit oder aber auch ohne schwere meningitische Erscheinungen erscheinen. Im Blut und im Gelenkpunktat kann man dann etwa in der Hälfte der Fälle den Meningococcus nachweisen. Eine besonders gefürchtete Komplikation ist das sog. WATERHOUSE-FRIDERICHSEN-*Syndrom*, welches auf einer schweren septischen Erkrankung der Nebennieren, oft mit Blutungen in die Nebennierensubstanz beruht. Der tödliche Ausgang einer Meningokokkensepsis scheint gar nicht selten die Folge dieser Nebennierenschädigung zu sein, obschon das schwere shockartige Krankheitsbild mit septischen Temperaturen, Schweißen, Schwäche, abdominalen Krämpfen, schwerem Erbrechen, Cyanosis, Absinken des Blutdrucks, Delirium, Krämpfen und Koma auch von der massiven Invasion der Meningokokken in die Blutbahn allein verursacht werden kann.

Die *Behandlung* dieser bedrohlichen Zustände kombiniert am besten diejenige des Shocks (Plasma und Nebennierenrindenhormon) mit der der Infektion. Näheres über die Behandlung findet der Leser am Ende dieses Kapitels.

Die **Prognose** der Meningokokkenmeningitis war relativ ungünstig bis zur Einführung der modernen antibiotischen Heilmittel. Mitunter verzögern Rückfälle die Genesung um viele Wochen. Kopfschmerz und andere leichtere meningitische Reizsymptome pflegen noch lange bestehen zu bleiben. Die Kranken kommen während des akuten Stadiums sehr herunter und erholen sich nur langsam. Waren das Gehirn und Hirnnerven an der Entzündung stark beteiligt, so können dauernde *Defekte* zurückbleiben. Hierzu gehören vor allem Schwerhörigkeit, doppelseitige Taubheit, seltener Sehstörungen, ferner Kopfschmerz, epileptiforme Anfälle, spastische Lähmungen, psychische und Intelligenzstörungen und bisweilen ein noch nachträglich wachsender Hydrocephalus int.

β) Andere eitrige Meningitiden.

Ätiologie. Andere eitrige Meningitiden kann man in solche primärer und sekundärer Art einteilen. Primär ist die Influenzameningitis, der man viel häufiger bei Säuglingen und Kleinkindern als bei Erwachsenen begegnet. Sie ist gefährlich und hat selbst bei ausgezeichneter moderner Behandlung immer noch eine Mortalität von ungefähr 20%. Weit weniger häufig machen hämolytische Streptokokken, Pneumokokken, Staphylokokken oder Colibacillen eine primäre Meningitis. Die verschiedenen Kokkenmeningitiden wie auch Meningitiden, die man in seltenen Fallen beim Typhus abdominalis antrifft, sind sekundärer Natur. Während bei primären Meningitiden die Infektion der Meningen durch Verschleppung der Erreger auf dem Blut- oder Lymphwege erfolgt, nehmen sekundäre Meningitiden ihren Ausgang am häufigsten von eitrigen Prozessen in der Nachbarschaft der Liquorräume. So können sie sich an akute und chronische Eiterungen im Innen- und Mittelohr, an osteomyelitische Prozesse der Knochen des Schädels und der Wirbelsäule, an ein Empyem der Nebenhöhlen, vor allem der Keilbein- und Stirnbeinhöhle und an entzündliche Thrombosen der Sinus anschließen. Je nach Lokalisation des eitrigen Prozesses können Lähmungen oder Reizsymptome einzelner Hirnnerven den meningitischen Symptomen vorausgehen, was für die Lokaldiagnose des primären Herdes sehr wichtig ist. Die Infektion der Liquorräume braucht dabei durchaus nicht die Folge eines direkten Eiterdurchbruches zu sein, sondern kann sich über Blut- oder Lymphwege den Meningen mitteilen. Bisweilen kommt es zunächst zur Bildung *extraduraler Abscesse* oder zu infizierten und später eitrig einschmelzenden *Sinusthrombosen*. Auch entlang der Nerven können Eitererreger in den Liquorraum gelangen. Traumen führen besonders leicht zu Meningitis, wenn es sich um infizierte, das nervöse Gewebe freilegende Wunden handelt; doch können selbst ohne Knochenverletzung Meningitiden dadurch entstehen, daß eine lokale Resistenzverminderung für die Ansiedlung im Blut kreisender Eitererreger geschaffen wird. Gefürchtet als mögliche Ursache für eine eitrige Meningitis sind ferner das Erysipel und Furunkel des Gesichts, besonders die der Oberlippe und Augengegend. Auch von einem Dekubitalgeschwür kann eine Meningitis ausgehen.

Symptomatologie und Verlauf. Als erste Zeichen einer meningitischen Komplikation sehen wir in der Regel *Kopf-* und *Nackenschmerz, Hyperästhesie* besonders an den Nervenaustrittsstellen des Schädels, aber auch des Rumpfes und der Glieder, *Nackensteifigkeit*, positiver *Kernig*, profuse *Schweiße, erhöhten Muskeltonus, gesteigerte Reflexe*. Die Verschlimmerung verrät sich in zunehmender *Bewußtseinstrübung, Erbrechen, Zunahme des Pulses* und der *Atmung*, starkem *Opisthotonus*, Auftreten eines leichten *Babinski* und oft auch *Pupillenstörungen*. Im übrigen sei auf die Schilderung der epidemischen M. verwiesen. Eitrige Meningitiden bei eitrigen Prozessen in der Umgebung des Hirns — z. B. bei Felsen- und Keilbeineiterungen — können (sogar unter Zurücktreten eigentlich meningitischer Symptome) unter dem Bild eines *akuten Hirnödems mit Stauungspapille* verlaufen. Im Gegensatz zu dem protrahierten Verlauf der epidemischen Meningitis, zeigen die anderen eitrigen Meningitiden in der Regel einen rascheren Verlauf. Unbehandelt erfolgt der Tod oft schon innerhalb weniger Tage im tiefen Koma. Meningitiden bei chronischen Mittelohreiterungen werden günstiger beurteilt als bei akuten, was offenbar seinen Grund darin hat, daß die chronische Otitis media mit Cholesteatombildung häufig mit einer Meningitis circumscripta und abakterieller Meningitis beginnt und die generelle Infektion des Liquorraums nicht so stürmisch verläuft wie bei der akuten Otitis media. Der Durchbruch einer Infektion vom Ohr in die hintere Schädelgrube kann zu einer lokalisierten Meningitis im Bereich der

Cisterna pontislateralis führen und damit ein klinisches Syndrom verursachen, das neben meningitischen Symptomen Lähmungserscheinungen seitens verschiedener Hirnnerven dieser Region enthält, und diagnostische Schwierigkeiten macht. Das gleiche gilt von anderen umschriebenen Meningitiden, welche die Hirnrinde in Mitleidenschaft ziehen können und deswegen nicht selten unter den Erscheinungen eines Hirnabscesses verlaufen. Dies sieht man vor allem bei meningitischen Infektionen im Bereich der mittleren Schädelgrube, welche unter den Symptomen einer Halbseitenlähmung oder Gesichts- und Armlähmung mit Aphasie ihre wahre Natur verbergen können. — Einen besonders langwierigen Verlauf, auch trotz bester Behandlung, nehmen gewisse Influenzameningitiden. Eine anscheinende Heilung ist von Rezidiven gefolgt, die meist sehr behandlungsresistent sind. Die Ausbildung eines Hydrocephalus internus kann bei allen eitrigen Meningitiden die Heilung komplizieren. Auch andere bleibende Defekte wie Lähmungen einzelner Hirnnerven oder Narbenbildung im Subarachnoidalraum, die später zum Bild einer *chronischen adhäsiven Arachnoiditis* führen, können sich an eine eitrige Meningitis anschließen.

Eine chronische Arachnoiditis nach eitrigen Meningitiden ist erstaunlicherweise nicht so häufig als man denken könnte. Sie ist dann meist ein Folgezustand jener zuvor erwähnten umschriebenen Meningitiden, z. B. bei chronischen Mittelohreiterungen, kann sich aber auch einmal an infizierte Schädelwunden anschließen. Wir werden auf ihre Symptomatologie später zu sprechen kommen.

Die **Diagnose** der Meningitiden hinsichtlich ihrer Art und Ursache gründet sich auf den Liquorbefund, die Erkennung einer allenfallsigen Allgemeinerkrankung und die womögliche Feststellung lokalisierter infektiöser Prozesse in der Nachbarschaft des Zentralnervensystems, von denen die Entzündung auf die Hirnhäute übergegriffen haben könnte. Die Tatsache einer eitrigen Meningitis ist durch das Vorhandensein großer Mengen (über 1000 je cmm) polynukleärer Leukocyten bewiesen, nicht aber die Tatsache einer septischen eitrigen Meningitis. Hierzu bedarf es des Nachweises des Eitererregers im Liquor. Es wurde bereits erwähnt, daß die gramnegativen Meningokokken oft nur in spärlich im Liquor gefunden werden und daß selbst Kulturen infolge der großen Empfindlichkeit der Meningokokken gegenüber autolytischen Einflüssen einmal negativ sein können, wo tatsächlich eine Meningokokkenmeningitis vorliegt. Dies ist ein wichtiges Unterscheidungsmerkmal gegenüber anderen septischen Meningitiden. Influenzabacillen im eitrigen Liquor sind meist in großer Menge, oft in fadenartiger Anordnung zu finden, sind aber so winzig, daß sie aus diesem Grunde übersehen werden können. Auch Streptokokken, Staphylokokken und Pneumokokken sind meist sehr zahlreich im eitrigen Liquor; doch bedarf die Differenzierung gewisser Streptokokken und Pneumokokken kultureller Versuche. Man hüte sich vor der Verwechslung grampositiver Pneumokokken und gramnegativer Meningokokken, die durchaus nicht so selten ist, wenn eine mangelhafte Gramfärbung die oft schwer zu entfärbenden Meningokokken dunkel beläßt. Diese Verwechslung kann um so tragischere Folgen haben, als die primären Meningokokkenmeningitis eine andere Behandlung als die in der Regel sekundäre Pneumokokkenmeningitis verlangt.

Ein *eitriger steriler Liquor* in einem Fall, in dem das Vorliegen einer Meningokokkeninfektion ausgeschlossen werden kann, soll stets an das Vorliegen einer **Meningitis sympathica** denken lassen. Der Liquorbefund, der abgesehen von der Keimfreiheit dem Liquorbefund bei einer diffusen eitrigen Meningitis entspricht, zeichnet sich in der Regel im Gegensatz zu dieser durch den hohen

Eiweißquotienten aus (Demme). Der normale Liquor enthält etwa 5 mg je 100 ccm Globulin und 23 mg je 100 ccm Albumin, d. h. der Globulin-Albuminquotient liegt normalerweise unter oder um 0,25. Dieser Quotient beträgt bei der septischen eitrigen Meningitis meist um oder unter 0,5, wohingegen er bei der aseptischen eitrigen oder sympathischen Meningitis in der Regel um 1,0 gefunden wird. Eine sympathische Meningitis findet sich, wenn die Meningen auf einen benachbarten Eiterherd, z. B. einen extra- oder besonders subduralen Absceß entzündlich reagieren. Solange solch eine meningitische Reaktion „sympathisch", d. h. steril bleibt, ist sie nicht das Objekt unserer Behandlung, sondern der Eiterherd in der Nachbarschaft der Meningen. Außer dem Vorhandensein von Erregern und dem erhöhten Eiweiß- und Leukocytengehalt findet man bei eitrigen septischen Meningitiden erniedrigte Liquorzuckerwerte (infolge fermentativem Zuckerabbau seitens der polynucleären Leukocyten), Veränderungen der Kolloidkurven wie sie auf S. 582 beschrieben wurden, und einem erhöhten Liquordruck.

Differentialdiagnostische Schwierigkeiten, meist nur vorübergehender Art, können die leukocytären Liquorbefunde bei den verschiedenen entzündlichen Hirn- und Rückenmarkserkrankungen machen. Hier ist vor allem das meningitische Stadium der Poliomyelitis und die meningitische Beteiligung bei Encephalitiden zu nennen. Das Fehlen von Eitererregern im Liquor und gute klinische Beobachtung klärt solche Fälle meist rasch und ohne Schwierigkeiten. Im übrigen vergleiche man das über den Hirnabsceß und die Sinusphlebitis gesagte. — Man vergesse nicht, daß an sich chronisch lymphocytäre Meningitiden wie die syphilitische und tuberkulöse Meningitis im Beginn größere Mengen polynukleärer Leukocyten im Liquor aufweisen können.

Die *Behandlung der eitrigen septischen Meningitiden* hat mit der Einführung der Sulfonamidpräparate, des Penicillin und des Streptomycin einen ungeahnten Wechsel von Pessimismus zu berechtigtem Optimismus erfahren. Die Grundlage aller modernen Meningitisbehandlung ist die Klarstellung des Erregers in jedem Einzelfall und unsere Kenntnis der Empfindlichkeit des Erregers gegenüber einen oder anderen der neuen therapeutischen Mittel.

Der *Meningococcus* ist das einzige Bacterium unter den gewöhnlichen Erregern, die bei eitriger Meningitis gefunden werden, das in elektiver Weise auf Sulfonamide zu reagieren scheint. (In jüngster Zeit ist auch bei der Behandlung der Meningokokkenmeningitis das Penicillin empfohlen worden.) Während in Deutschland Albucid oder Sulfathiazol unter den Sulfapräparaten gebraucht wurden, hat in den USA das Sulfadiazin sich am besten bewährt. Man gibt 4—5 g Sulfadiazin als erste Dosis in 1—$1^1/_2$ Liter physiologische Kochsalzlösung intravenös und gibt dann alle 4 Stunden etwa 2 g intravenös, um eine Sulfonamidkonzentration von 10—15 mg je 100 ccm Blut zu erreichen und aufrechtzuerhalten. Die genügende Darreichung von Flüssigkeit und von Alkali, um den Urin alkalisch zu machen und zu erhalten, ist ja eine selbstverständliche Notwendigkeit, die für jede Sulfabehandlung gilt. Sulfadiazin, das so bald wie möglich peroral zu geben ist, soll bis etwa 1 Woche nach Abklingen des Fiebers und Verschwinden der meningitischen Erscheinungen gegeben werden. Die Frage ob Genickstarreserum außerdem zu verabreichen ist, wird verschieden beurteilt. Von mehreren Seiten und auf Grund von reichhaltigen Erfahrungen wurde der Standpunkt vertreten, daß das Serum die Heilungsaussichten nicht verbessert, hingegen in einer beträchtlichen Zahl von Kranken zu einer recht unerwünschten Serum-Spätreaktion führen kann. Wer Serum geben will, gebe 20—40 ccm je nach dem Alter des Kranken intralumbal und in schwer septischen Fällen das mehrfache intravenös. Es wird empfohlen Serum so lange zu verabreichen, als Meningokokken im Liquor gefunden werden.

Meningitiden auf der Basis von *Pneumokokken*infektion reagieren auf Sulfabehandlung (Sulfadiazin, Sulfapyridin) aber offenbar gleich gut auf Penicillin. Alle *Streptokokkenmeningitiden* sowie die *Staphylokokkeninfektionen* behandelt man vorzugsweise mit Penicillin. Die Konzentration von Penicillin im Liquor erreicht nicht so leicht die erwünschte Konzentration, zumal die normalen Hirnhäute Penicillin überhaupt nicht passieren lassen. Aus diesem Grunde ist es empfehlenswert, bei eitrigen Meningitiden Penicillin außer auf dem intravenösen und intramuskulären Weg auch *intralumbal* zu verabreichen. Obschon die intralumbale Injektion meist genügt, wird man in besonders schweren Fällen, die mangelhaft reagieren, die etwas riskantere Injektion in die Cisterna magna vornehmen dürfen. Zeichen eines akuten Hydrocephalus internus, d. h. eines Liquorblocks infolge entzündlicher Veränderungen am Ependym müssen uns eine intraventrikuläre Injektion von Penicillin erwägen lassen.

Praktisch hat es sich bewährt, in jedem Fall eines meningitischen Liquorbefunds eine intralumbale Injektion von 10000 Einheiten Penicillin aufgelöst in wenigstens 10 ccm physiologischer NaCl-Lösung zu geben. Während der folgenden 24 Stunden kann dann die bakterielle Diagnose gesichert werden. Die Weiterführung der Penicillinbehandlung besteht in täglichen intralumbalen Verabreichungen von 10000 Einheiten und außerdem etwa 50000 Einheiten intramuskulär alle 3 Stunden. Die Dauer der intralumbalen Penicillinbehandlung soll so kurz als möglich bemessen werden. Sowie der Liquor steril ist oder die polynukleären Leukocyten im Liquor verschwinden und nur wenige hundert Lymphocyten je Kubikmillimeter gefunden werden und parallel hiermit die Liquorzuckerwerte ansteigen, höre man mit den intralumbalen Penicillininjektionen auf. Nie gebe man mehr als 10000 Einheiten je Dosis und nie in geringerer Flüssigkeitsmenge als 10 ccm. Die Gefahr schwerer meningealer Reaktionen (Arachnoiditis mit Rückenmarksschädigung und Lähmungen!) ist eine zu bedenkliche Komplikation. Die intramuskuläre Penicillinbehandlung ist relativ unbedenklich und soll fortgesetzt werden, solange Zeichen einer Infektion bestehen. In besonders schweren Fällen allgemeiner Infektion oder angesichts penicillinresistenter Bakterien wird man mehr Penicillin geben oder die intramuskuläre Behandlung gegen eine intravenöse Dauerinfusion von Penicillin (1 Million oder mehr Einheiten je 24 Stunden) eintauschen. In Fällen von Pneumokokkenmeningitiden, die ja bekanntlich prognostisch besonders ungünstig sind, gebe man Sulfadiazin (Pyrimal, Debenal) parenteral oder wenn möglich peroral in der zuvor beschriebenen Weise außer dem Penicillin.

Meningitiden, welche auf Infektion mit dem PFEIFFERschen *Influenzabacillus* oder dem FRIEDLÄNDERschen *Pneumobacillus* beruhen, reagieren unbefriedigend auf die Behandlung mit Sulfapräparaten und Penicillin. *Influenzameningitiden* wurden immerhin erfolgreich behandelt, wenn kurz nach Ausbruch der meningitischen Erscheinungen die Sulfadiazinbehandlung kombiniert wurde mit der Verabreichung eines typ-spezifischen Kaninchenserums (H. E. ALEXANDER). Dieses Serum, dessen Menge im einzelnen Fall im Experiment (Fähigkeit des Patientenserums eine Kapselschwellung der Influenzabacillen zu verursachen) festzustellen ist, wird am besten mittels intravenöser Infusion gegeben. In einem schweren Fall, der meist mit hochgradiger Entwässerung einhergeht, gebe man eine intravenöse Dauerinfusion von 6 molar milchsaurem Natrium in 5% Traubenzuckerlösung und bemesse die Tropfenzahl so, daß der Kranke 20 ccm je Kilogramm je Stunde erhält. Nach 2 Stunden wird das Antiserum in 10 ccm physiologischer NaCl-Lösung je Kilogramm zugesetzt und die Tropfenzahl so geregelt, daß die Seruminfusion innerhalb 2 Stunden beendet ist. Diese kombinierte Behandlung ist so lange täglich zu wiederholen, bis das Patientenserum in einer Verdünnung von 1 : 10 eine deutliche Kapselschwellungsreaktion zeigt, die Züchtung von Bacillen aus dem Liquor negativ geworden ist und der Liquorzuckergehalt zur Norm zurückkehrt. In resistenten Fällen hat man versucht das Serum intralumbal zu geben, und hat solche Seruminjektionen, kombiniert mit Lufteinblasung zum Ersatz der abgelassenen Liquormenge, täglich vorgenommen.

Influenza-, Pneumobacillusmeningitiden wie auch die seltenen Meningitiden bei Coli, Proteus- und anderen gramnegativen Bacilleninfektionen werden am besten mit *Streptomycin* behandelt. Man gibt Streptomycin bei Erwachsenen in Gesamtdosen von etwa 1 g, bei besonders schweren Infektionen bis zu 5 g und mehr je Tag. Kinder erhalten 1—35 mg je Kilogramm Körpergewicht. Man löst die Tagesdosis in 16 ccm redestilliertem Wasser und verteilt diese Menge auf 4 Dosen, welche man intramuskulär während 24 Stunden einspritzt. Für intralumbale Injektionen löst man 20—50 mg Streptomycin in steriler physiologischer Kochsalzlösung und verabreicht die Lösung wenn nötig täglich für 8—10 Tage. In Influenzameningitis soll Streptomycin ausschließlich nur in relativ leichten Infektionen mit nicht zu niedrigem Liquorzucker und nur in den ersten Stadien der Meningitis gegeben werden. Schwerere Fälle oder Fälle mit Wiederaufflackern meningitischer Symptome lassen an die Entwicklung einer Streptomycinresistenz der Bacillen denken, und erfordern eine zusätzliche Behandlung mit Sulfadiazin und Kaninchenantiserum. Kleinkinder sollen stets dieser dreifachen Behandlung unterworfen werden.

Streptomycin ist nicht ganz ungefährlich, zumal bei Kranken mit Nierenschädigungen. Bei Auftreten von Eiweiß und Cylindern kontrolliere man den Reststickstoff und Harnstoff im Blut, um nicht von einer schweren Niereninsuffizienz überrascht zu werden. Alkalisierung des Harns ist bei Streptomycinbehandlung empfehlenswert. Eine unangenehme Komplikation ist die offenbar toxische Schädigung des VIII. Hirnnerven durch Streptomycin. Meist nach längerer aber bisweilen bei besonderer Empfindlichkeit auch schon nach kurzer Streptomycinbehandlung können Schwindel und andere Vestibularissymptome auftreten. Läsion des Acusticus verrät sich meist durch Tinnitus, der dann oft von Schwerhörigkeit gefolgt ist. Audiometertests sind bei Verdacht auf Hörschädigung indiziert. Die Läsionen des VIII. Hirnnerven sind meist permanent. Die meist sehr unangenehmen Vestibularisausfallserscheinungen werden in der Regel nach Wochen oder Monaten kompensiert.

Die Behandlung jedes Typs von Meningitis erfordert fortlaufende bakterielle und andere Kontrollen und ist daher, wenn irgend möglich, in einem Krankenhaus durchzuführen. Namentlich Meningokokkenmeningitiden müssen isoliert werden, auch ist der Meldepflicht nachzukommen! Andere Meningitiden erfordern die gleichen hygienischen und Schutzmaßregeln wie die sonstigen Infektionen mit den verschiedenen Erregern.

Die *Allgemeinbehandlung* der Meningitiden trachtet danach den Kreislauf zu unterstützen, die Entwässerung zu bekämpfen und, falls der Kranke bei Bewußtsein ist mittels Analgeticis die Schmerzen zu lindern. Alle von außen kommenden Reize sind auf ein Mindestmaß zu beschränken. Man achte vor allem auch auf regelmäßige und genügende Entleerung der Harnblase und lege besser einen Dauerkatheter ein, falls wiederholtes katheterisieren notwendig ist. Die gesamte Krankenpflege, einschließlich Ernährung, Hautpflege (Decubitus!) und Physiotherapie (kühle Waschungen, Eisblase auf den Kopf usw.) ist vom Arzt zu überwachen.

2. Die Viruserkrankungen des ZNS.

Man kann hier unterscheiden zwischen **Viruserkrankungen des ZNS** im engeren Sinn, bei denen die Art der entzündlichen Reaktion des Nervengewebes für den lokalen Virusinfekt spricht, und **Erkrankungen des ZNS bei Virusinfektionen,** bei denen das nicht entzündliche anatomisch-pathologische Bild die Anwesenheit eines Virus unwahrscheinlich macht und entweder toxische oder allergische Vorgänge vermuten läßt.

Zur *ersten Gruppe* gehören die epidemischen Encephalitiden vom Typ der v. Economoschen, des St. Louis-Encephalitis, der Encephalitis japonica, der equinus Encephalitis (Bornasche Krankheit). Wir beschränken uns hier auf die Besprechung der v. Economoschen Encephalitis, als der für uns wichtigsten Virusencephalitis. Die klinischen Erscheinungen der anderen Encephalitiden unterscheiden sich durch die verschiedene Prädilektion gewisser Hirnpartien für die Entzündung, wodurch mehr corticale, meningeale oder Syndrome der Unterbrechung der Projektionsbahnen zustande kommen. Die ersten drei Encephalitiden sind ausgesprochen Polioencephalitiden, während die verschiedenen Typen der für den Menschen gefährlichen Pferdeencephalitis diffuse Encephalomyelitiden sind. Andere Viruserkrankungen des ZNS sind die akute spinale Kinderlähmung, die Tollwut, der Herpes zoster, und gewisse lymphocytäre Meningitiden (die Choriomeningitis und die Mumpsmeningitis).

Zur *zweiten Gruppe* gehören die zentralnervösen Komplikationen bei Masern, Röteln, Varicellen und nach Pockenschutzimpfungen, welche wir hier nur kurz behandeln. Näheres findet der Leser in den einschlägigen Kapiteln.

a) Die Encephalitis von v. Economo (Encephalitis epidemica oder lethargica).

Epidemiologie und Ätiologie. 2—3 Jahre vor dem Auftreten der großen Influenzaepidemie der Jahre 1919—1920 ist die Krankheit erstmalig und bereits in klassischer Form von v. Economo in Wien beschrieben worden. Ihr Auftreten war von Anfang an epidemisch und als Infektionskrankheit charakterisiert. Sie erhielt von ihrem ersten Beobachter den Namen *Encephalitis lethargica,* da sich bei ihr die Schlaffunktion in 80—85% der Fälle gestört erwies. Vieles spricht dafür, daß diese Krankheit unter verschiedenen Namen bereits in früherer Zeit epidemisch aufgetreten ist. — Die letzte große Epidemie hat von 1915—1926 gedauert, doch werden sporadische Fälle immer wieder beobachtet. Die meisten der großen epidemischen Schübe brachen ungefähr zu Beginn des Winters aus, und die akuten Fälle häuften sich im ersten Jahresviertel, um gegen den Sommer zu wieder abzuflauen. Die *Kontagiosität* der Erkrankung durch direkte Übertragung — Tröpfcheninfektion und Berührung mit infektiösem Material — sowie durch gesunde Zwischenträger scheint ebenso wichtig zu sein wie die Übertragung durch die Luft. Sicheres ist hierüber wie auch über die *Inkubationsdauer* nicht bekannt. Die *Disposition* zur Erkrankung ist generell vorhanden, doch schwankt sie individuell und mit dem Alter; am höchsten ist sie um das 25. Lebensjahr. Der *Verlauf* wird durch höheres Alter und vor allem auch die Schwangerschaft ungünstig beeinflußt. Ganz unklar ist noch die Rolle, die die Influenza als prädisponierendes Element in der Epidemie gespielt hat; doch liegt die Annahme nahe, daß sie die Abwehrkräfte des Organismus gegen das Virus schwächt. Das *Virus* ist bis heute noch nicht einwandfrei identifiziert worden. Untersuchungen vieler Forscher lassen es aber sehr wahrscheinlich erscheinen, daß es sich um ein unsichtbares, filtrierbares Virus handelt, das dem gewöhnlichen Herpesvirus nahesteht und jedenfalls *nicht* mit dem Influenzavirus identisch ist. Seinen Weg ins ZNS nimmt nach neuesten Anschauungen das Virus aus dem Nasen-Rachenraum über die Lymphbahnen der peripheren Nerven und infiziert das Gehirn vom Liquorraum aus.

Die einzelnen Typen der akuten Erkrankung und ihr klinischer Verlauf.

Die somnolent-ophthalmoplegische Form. Sie ist dasjenige Syndrom, unter dem die Krankheit erstmalig epidemisch auftrat und das auch die Mehrzahl der späteren sporadischen Fälle kennzeichnet. Nach einer Zeit der Mattigkeit, des Abgeschlagenseins und grippöser Symptome setzen unter Kopf- und Gliederschmerzen Schläfrigkeit, leichte Verwirrtheit und Benommenheit, bisweilen auch leichte meningeale Reizerscheinungen ein. Auch Singultus, unwiderstehliches Gähnen und Trismus kann vorkommen. In den folgenden Tagen tritt eine *abnorme Schläfrigkeit* ganz in den Vordergrund. In allen Lagen und inmitten aller möglicher Beschäftigungen werden die Patienten vom Schlaf übermannt, aus dem sie meist leicht erweckbar sind, um aber, sich selbst überlassen, sogleich wieder einzuschlafen. In schweren Fällen vertieft sich die Schläfrigkeit zu einer tiefen *Schlafsucht*, die sich bis zum *Koma* entwickeln und von monatelanger Dauer sein kann. Dabei kommen *traumhafte* Delirien während des Schlafes vor, die aber im wachen Zustand sistieren. *Fieber* kann völlig fehlen, ist bisweilen aber — wahrscheinlich als encephalitisches hypothalamisches Symptom — vorhanden und kann selbst einen so kontinuierlichen hohen Verlauf aufweisen, daß man an einen Typhus denken kann.

Schon in den ersten Krankheitstagen pflegen *Paresen* der *Hirnnerven*, mit Vorliebe des Oculomotorius, zu erscheinen. Man sieht leichte *Ptosis*, auch eine doppelseitige, unvollständige *Ophthalmoplegia externa*. Meist handelt es sich um Kern-, seltener um periphere Lähmungen. *Pupillenstörungen* treten bei dieser Form zurück. Der Abducens ist häufig befallen, und die Kranken klagen über *Doppeltsehen*. Auch assoziierte Blicklähmungen, Konvergenzparese und Nystagmus können vorkommen. Nicht selten treten Paresen der Gesichts-, Kau- und Schlundmuskulatur auf. Komplette atrophische Lähmungen gehören zu den Seltenheiten; doch können Vagus- und Phrenicuslähmungen wie die Affektion der medullären vegetativen Zentren in diesem Stadium zum Exitus führen. Die Krankheit kann also das Bild einer *Bulbärparalyse* führen. Nur selten sieht man eine Opticusneuritis gefolgt von Amblyopie und Amaurose. Der *Vestibularis* erkrankt häufiger als der sensible Trigeminus und der Cochlearis. Manchmal kompliziert eine Mitbeteiligung des *Kleinhirns* das Bild und führt zu einem Zustand, den man als *hypotonisch asthenischen Komplex* bezeichnet hat. Gangstörungen, Schwindel, Pulsionen, Ataxie und andere cerebellare Symptome treten auf. Die *Pyramidenbahn* leidet offenbar nur indirekt infolge entzündlicher Herde in ihrer Nachbarschaft. Schwerer pflegen die letzten Neurone der *spinalen* Nerven befallen zu sein, wodurch schlaffe Paresen der Glieder entstehen.

Nehmen noch weitere Gebiete grauer Substanz an der Erkrankung teil, so verwischt sich die Symptomatologie immer mehr. Die Affektion der *Rinde*, auf welche die Delirien zurückzuführen sind, kann auch einmal zu JACKSON-Anfällen und Herdsymptomen aphasischer oder apraktischer Art führen. Eine stärkere Beteiligung der *Stammganglien* ist bei dieser Form ungewöhnlich.

Die hyperkinetische Form. Hier beherrscht die *motorische Unruhe* das Bild. Schon die *Initialsymptome* pflegen hierbei schwerer zu sein. Die starken Kopfschmerzen sind oft von Erbrechen begleitet; es besteht Fieber, häufig ein Herpes labialis und ödematöse Gesichtsschwellung. Eine allgemeine Prostration und deliröse Benommenheit stempelt das Bild zu einer schweren allgemein-toxischen Erkrankung. *Sensible* und *motorische* Reizerscheinungen zentraler und peripherer Natur treten auf. Für viele Tage können manche dieser Kranken von einer schweren *psychischen* und *motorischen Unruhe*, oft verbunden mit vorwiegend *optischen Sinnestäuschungen* besessen sein. Harnbefunde solcher akuter Fälle zeigen, daß toxische *Hirnschwellung* die Ursache dieses foudroyanten Verlaufs war. Nimmt die Krankheit einen mehr protrahierten Verlauf, so stellen sich auch hier zentralbedingte *Schlafstörungen* ein, weniger jedoch Schlafsucht als Schlaflosigkeit, eine *Agrypnie*, welche jeder medikamentösen Behandlung trotzt. Auch eine Schlafumkehr wird beobachtet. Die Schlafstörung kann sich bis weit in die Rekonvaleszenz hinein erstrecken. Wieder begegnen wir *Augenmuskelstörungen*, aber häufiger als bei der ersten Form den *Pupillenstörungen*, welche alle Übergänge bis zur völligen Starre selbst, sehr selten das ARGYLL-ROBERTSONsche Phänomen aufweisen können. Meist sind die Pupillen miotisch. — Charakteristisch sind die *Hyperkinesen*. Aus der psychomotorischen Unruhe entwickelt sich das Bild oft schwerster *Chorea*, bisweilen Hemichorea, vermischt mit Myoklonien, vor allem der *Bauchmuskulatur*. Diese Muskelzuckungen werden durch Kälte gesteigert und können selbst im Schlaf fortbestehen. Daß Zustände dieser Art den Kranken schnell erschöpfen und Komplikationen erleichtern, ist leicht verständlich. Die Mortalität ist daher beträchtlich. Es kann sich an das hyperkinetische Stadium aber auch noch ein somnolentes anschließen und die hyperkinetische Form in die somnolent-ophthalmoplegische übergehen; oder aber es folgt der hyperkinetischen Phase eine *hypo-* bis *akinetische*.

Die akut-amyostatisch-akinetische Form. *Rigidität* und *Akinese* ohne Lähmungen charakterisieren diese dritthäufigste Form, welche symptomatologisch große Ähnlichkeit mit später zu besprechenden Endstadien des Leidens hat. Das gelegentliche Auftreten eines Tremors erhöht den Eindruck eines *Parkinsonismus* (vgl. auch S. 645). Die Übereinstimmung wird um so eindringlicher, wenn auch Speichelfluß, Talgdrüsenhypersekretion *(Salbengesicht)* und trophische Störungen an der Körperdecke hinzukommen. Die Akinese löst sich nicht selten gegen Abend und macht einem bisweilen sogar erregten psychomotorischen Verhalten Platz, das in Form von Delirien und nachtwandlerischen Zuständen bis tief in den Schlaf hinein dauern kann.

Diese drei Hauptformen der Encephalitis v. ECONOMOS sind bedingt durch *pathologisch-anatomische Prädilektionstypen* der Erkrankung in umschriebenen Territorien des ZNS. Der Prozeß kann sich aber praktisch in den grauen Massen vom Caudalmark bis hinauf zur Rinde ausbreiten, ja sogar gelegentlich die weiße Substanz und die peripheren Nerven befallen. Daher kommt es, daß außer den typischen vielerlei andere Formen auftreten können, die gegenüber anderen Erkrankungen des ZNS ähnlicher Verlaufsform bisweilen gerade durch die *Systemlosigkeit* der Symptomkombination abgrenzbar sind. Bald können cerebellare, viscerale oder peripher neuralgisch-neuritische Symptome im Vordergrund neben anderen bereits genannten Symptomen stehen. Es gibt auch sog. *monosymptomatische* Formen, bei denen z. B. nur Trismus, nur Hyperkinesen, nur Atemstörungen, nur einzelne Klonismen beobachtet werden. Ferner sind pseudotabische, pseudoparalytische, psychotische Zustandsbilder beschrieben worden. Schließlich kann der Entzündungsprozeß sich mit so besonderer Heftigkeit an gewissen Orten lokalisieren, daß an sich flüchtige Symptome einmal zu Dauersymptomen werden. So entstehen aphasische, agnostische, hemi- und paraplegische Bilder, atrophische Lähmungszustände, symptomatische Epilepsien und Tic-Formen.

Sporadische Fälle, die sich immer wieder nach Abklingen der Epidemien ereignen, zeigen mit Vorliebe die somnolent ophthalmoplegische Form.

Das *Blutbild* zeigt in der Regel eine Polynukleose, manchmal auch eine Mononukleose. Leukopenie ist jedenfalls nicht die Regel. In der Rekonvaleszenz kommt Eosinophilie und

Lymphocytose vor. Die Veränderungen des *Liquors* sind konstant nur in Fällen mit meningealen Reizerscheinungen. Sonst können sie auch einmal fehlen. Häufig ist eine mittlere Drucksteigerung; das Aussehen des Liquors ist bei unkomplizierten Fällen normal; Fibrin fehlt in der Regel. Das Eiweiß pflegt nur sehr gering vermehrt zu sein. Die Phase I und der Pandy sind meist positiv. Die Kolloidreaktionen geben in der Regel Kurven, die mittleren Fällungen bei Lues cerebri entsprechen und nicht in die Rechtskurve der Meningitisfällungen hinüberreichen. Die Zellen sind fast stets vermehrt, auf etwa 15—20 im Kubikmillimeter und darüber. Lymphocyten überwiegen. Differentialdiagnostisch gegen Meningitis wichtig ist die fast regelmäßige *Vermehrung* des *Liquorzuckers* auf bisweilen das Doppelte seines normalen Wertes.

Der Verlauf. Neben den geschilderten *ausgeprägten* akuten Typen des Leidens kommen Fälle *uncharakteristischer Symptomatologie* — „grippöse Erkrankungen“! — *abortiv verlaufende Fälle* und vor allem *oligosymptomatische Syndrome* häufig vor. Fälle, die einen foudroyanten, ja apoplektiformen Beginn und Verlauf nehmen, machen den Eindruck allgemein toxischer Erkrankungen mit Hirnschwellung. Von den ganz leichten Erkrankungen abgesehen, dauert die Erkrankung Wochen bis Monate; Nachschübe können die Genesung unterbrechen. — Ein leichter Krankheitsbeginn kann täuschen, da auch anscheinend milde Fälle ad exitum oder zu späterem Siechtum führen können. Außer schweren toxischen Symptomen gefährden vor allem bulbärparalytische und hochgradig hyperkinetische Erscheinungen die Prognose. Schwangere sind ganz besonders gefährdet. Die *Mortalität* in den akuten Stadien beträgt über 30% ; und von den anscheinend Genesenden verfallen die Mehrzahl jenen noch zu besprechenden *Folgeerscheinungen* der Encephalitis. Völlige Heilungen betreffen nur um 10% der Kranken. Die beste Prognose bieten noch *Kinder* und *Jugendliche*, bei denen allerdings die Encephalitis gern zu besonderen Persönlichkeitsveränderungen und Verhaltensstörungen führt. Diese sog. **encephalitische Pseudopsychopathie** zeigt typische Charakterveränderungen, die sich auszeichnen durch ein Übermaß an Bewegungsantrieb, triebhafte Unruhe und ungehöriges Benehmen, Dreistigkeit, Schamlosigkeit, Sucht zum Lügen, selbst Neigung zu Verbrechen u. a. m. Dabei haben die Kinder Krankheitseinsicht, sind jedoch unfähig, sich dem Zwang zu solchem Benehmen zu entziehen und sich zu beherrschen. Ein Intelligenzdefekt liegt meist nicht vor. Die Pubertät scheint insofern einen entscheidenden Einfluß auszuüben, als mit ihrem Eintritt eine Anzahl der Fälle mit oder ohne sozialen Defekt ausheilen. In der Mehrzahl freilich bleibt der Zustand stationär und in einer geringen Minderheit sieht man sogar eine deutliche Verschlechterung erfolgen.

Diagnose und Differentialdiagnose. Die differentialdiagnostischen Schwierigkeiten sind angesichts der Vielfältigkeit der Symptome — zumal außerhalb einer Epidemie — bisweilen sehr erheblich. Diejenigen Nervensymptome, die man zur Diagnose im Auge behalten muß, sind nach v. ECONOMO: das akute Einsetzen nervöser Erscheinungen, der Charakter dieser Symptome, die auf eine Erkrankung des nervösen *Graues* hinweisen, das Zurücktreten massiver Lähmungen gegenüber multilokulären in ungewöhnlicher Symptomkombination auftretender Störungen, wobei das Vorherrschen von oft flüchtigen Paresen gegenüber völligen Lähmungen und das Unsystematische der Ausfälle kennzeichnend ist. Trotzdem ist das Krankheitsbild und der Verlauf ganz verschieden von dem etwa der *multiplen Sklerose.* Differentialdiagnostische Schwierigkeiten können *bulbäre Formen* der *akuten Poliomyelitis* bereiten. In typischen Fällen macht die Poliomyelitis freilich rasch einsetzende *totale* Lähmungen, welche der Encephalitis v. ECONOMOS nicht zukommen. Die akute *toxische Encephalomyelitis*, wie sie auf S. 663 beschrieben wird, ist, wenn auch mitunter schwer, einmal ätiologisch, vor allem aber dadurch unterscheidbar, daß die vorherrschenden Symptome auf eine Erkrankung vorwiegend des Großhirn*marks* hinweisen. Andere *Encephalopathien* können — wie z. B. die

Polioencephalitis haemorrhagica sup. — sehr ähnliche Symptome machen, aber auch hier wird meist die Anamnese entscheiden, welche Alkoholabusus, Vergiftungen mit Salvarsan, Schlafmitteln oder Nahrungsmitteln aufdeckt. Die *Meningitis* hat, abgesehen von jenen merkwürdigen akut *serösen* Meningitiden, einen andersartigen Liquorbefund, wie auch die *Lues cerebri* mit ihren mannigfachen nervösen Störungen sich durch die Besonderheiten der serologischen Befunde zu unterscheiden pflegt.

Eine kausale *Behandlung* des akuten Stadiums dieser Viruserkrankung kennen wir nicht. Bezüglich der symptomatischen Behandlung vergleiche man die einschlägigen Ausführungen bei der Poliomyelitis.

Pathologische Anatomie der akuten Fälle. *Makroskopisch* fehlen — außer bei Hirnschwellung — gröbere Veränderungen. Lediglich eine *Hyperämie* besonders der grauen Subst^nz und der Meningen, mit feinen petechialen Blutungen, tritt hervor. Die *mikroskopischen* Läsionen sind vom Charakter *entzündlicher* Veränderungen, die allerdings gerade bei den akut-toxischen Fällen infolge mangelhafter Abwehrkraft auffällig gering ausgeprägt sein können. Hier überwiegen die *diffusen regressiven* Veränderungen am Parenchym. Die entzündlichen Reaktionen sind gekennzeichnet durch leukocytäre, lymphocytäre und plasmocytäre Infiltration der meist stark erweiterten Gefäße, vor allem an den Prädilektionsstellen der Erkrankung und auch in wechselnder Intensität an den Meningen. Die Zellinfiltrate mesodermaler Herkunft reichen auch ins ektodermale Gewebe hinein und sind vergesellschaftet mit Proliferationsherden der Glia. Daneben finden sich aber auch schwere Zerfallserscheinungen der Ganglienzellen, besonders ausgeprägt in der *Substantia nigra*, aber auch sonst im Hirn. Die reaktive Wucherung der kleinen Gliaelemente — Trabantzellen — um die geschädigten und untergehenden Nervenzellen führt zu dem bei der Encephalitis v. ECONOMO besonders stark ausgeprägten Bild der *Neuronophagie*.

Die *Verteilung* der Veränderungen im ZNS läßt eine unzweideutige Bevorzugung der *grauen* Substanz erkennen; daher der Name: *Polioencephalitis*. Prädilektionsorte sind nach H. SPATZ außer der schwarzen Zone der Subst. nigra die ventrikelnahen grauen Gebiete des Zwischen-, Mittel- und Rautenhirns mit den Kleinhirnkernen. Das Endhirn und *R* sind in der Regel frei von ausgesprochen entzündlichen Veränderungen. Bei atypischen Fällen konnen das Striatum, die Rinde und die grauen Vordersäulen befallen sein.

Die Beziehung dieser histologischen Befunde zu den klinischen Formen der Erkrankung ist im großen ganzen gegeben. Der in der Regel über Wochen progrediente Verlauf der akuten Fälle findet seine Erklärung in dem offensichtlich allmählichen Fortschreiten des Entzündungsprozesses; das Zurücktreten von Strangsymptomen in der Intaktheit der weißen Substanz. Die auffällige Störung der Schlaffunktion darf mit guten Gründen mit den Läsionen der vegetativen Zentren im Höhlengrau des III. Ventrikels in Zusammenhang gebracht werden. Augen- und bulbärparalytische Symptome finden ihr anatomisches Substrat in den Affektionen dieser Kerngebiete in Brücke und Med. oblongata und die cerebellaren Ausfälle in der Läsion der cerebellaren Kerngebiete. Die Störungen des Tonus von anscheinend striarem Charakter beruhen offenbar auf den schweren Veränderungen die sich in der Substantia nigra finden (SPATZ). Delirien und fokale Großhirnsymptome können die Folge meist toxischer diffuser Hirnprozesse der Rinde sein.

Die Endstadien.

Die in späteren Stadien der Erkrankung zur Beobachtung gelangenden Symptome der Encephalitis von v. ECONOMO bilden einen so charakteristischen klinischen Symptomenkomplex, daß sie eine besondere zusammenfassende Besprechung erheischen. In jenen 20% akuter Fälle, die nicht ausheilen, ist der *Übergang* in das chronische Stadium nicht immer von ausgesprochenen klinischen Symptomen begleitet. Eine große Zahl wird *anscheinend* gesund, um dann „wieder" zu erkranken. Das entzündliche Stadium des Leidens ist wohl abgeklungen; geblieben aber sind nicht nur irreparable Schädigungen, sondern vor allem eine eigenartige Neigung zu besonderen *degenerativen Prozessen* in bestimmten Hirngebieten, vor allem, wenn auch nicht allein im Bereich der *Subst. nigra. Diese „Wiedererkrankung" kann lange Zeit — 10 Jahre und mehr! — auf sich warten lassen.*

Manche Fälle zeigen eine verzögerte Rekonvaleszenz, in der Rezidive auftreten oder in immer neuen Schüben der Zustand dauernd schlechter wird, bis entweder in einem solchen Schub der Exitus erfolgt oder der Kranke dem chronischen Siechtum verfällt. Wieder andere entwickeln sog. *pseudoneurasthenische* Zustände (STERN), meist depressiver Färbung. Dabei werden Klagen, wie Müdigkeit, Reizbarkeit, Unruhe, Entschlußunfähigkeit und Kopfschmerz, geäußert. Schließlich gibt es Fälle, bei welchen allmählich Symptome des Endstadiums auftreten, ohne daß überhaupt je Anzeichen einer akuten Erkrankung bestanden hätten.

Die Symptomatologie der „chronischen Encephalitis" ist zwar wieder vielgestaltig; doch hebt sich aus der großen Zahl der Folgeerscheinungen vor allem das Bild des **postencephalitischen Parkinsonismus** heraus. Dieser kündigt sich häufig an durch einen *Tremor*, zunächst meist in einer Extremität, bald auch durch ein „Lahmheitsgefühl" in dem oder jenem Glied. Die *automatische Zusammenarbeit* einzelner Muskelgruppen bei Bewegungen erweist sich *gestört*. Die *rohe Kraft* ist zwar *völlig erhalten*; und doch können die Kranken ihre Glieder erst nach *Überwindung eines Widerstandes, schwerer, träger, ungeschickter* als in gesunden Zeiten benützen. Weist diese Bewegungsstörung mehr auf das Vorhandensein einer *Tonuserhöhung der Muskulatur* hin, so sprechen *Fehlen von Mitbewegungen* und *Störungen der Intention von Bewegungen* für das Vorliegen einer echten *Hypokinese*

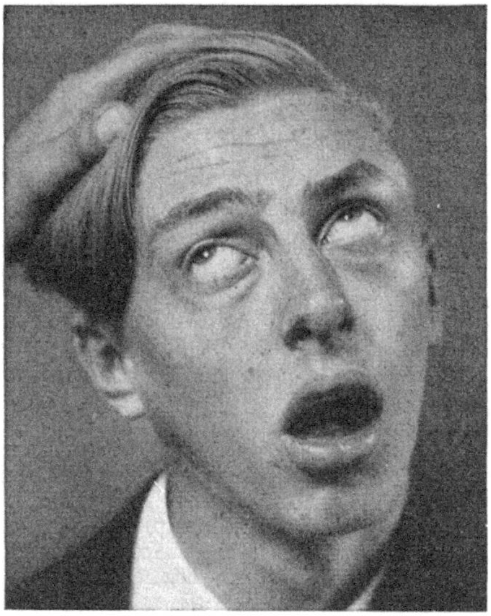

Abb. 39. Schauanfall bei postencephalitischem Parkinsonismus. (Aus der neurologischen Abteilung der University of Chicago.)

Rigor und *Hypokinese*, die beiden mehr oder minder selbständigen Komponenten des PARKINSON-Syndroms (vgl. S. 550), können sich von einer Extremität über den ganzen Körper ausbreiten. Der Rigor ist anfänglich meist in den *proximalen* Gliedabschnitten am deutlichsten ausgeprägt, schwankt auch noch stark in seiner Intensität und verschwindet oft ganz in der Ruhe. Neuer Bewegungsbeginn, brüske passive Bewegungen erhöhen den Rigor, langsam einschleichende Bewegungen helfen ihn zu überwinden. Starke affektive Impulse, wie Angst, freudige Erregung, eine Notlage, energische Befehle, auch das unerwartete Durchbrechen fast automatischer Bewegungsabläufe — Klavierspielen z. B. — überwinden gelegentlich Hypokinese und Rigor. Unter den *hyperkinetischen* Erscheinungen des Syndroms steht der *Tremor*, bald als *Zittern*, bald aber auch als grober *Schütteltremor* einer oder der anderen Extremität an erster Stelle. Der Tremor beim Parkinsonismus ist vorwiegend ein *Ruhetremor*, welcher im Ablauf willkürlicher Bewegungen vollständig verschwinden kann. Seltener sieht man *tic*ähnliche Automatismen, *Gähn-* und *Schreikrämpfe* und eigenartige Atemstörungen, z. B. eine *Polypnoe* mit bizarren Mitbewegungen. Sehr charakteristisch sind auch die sog. *Blickkrämpfe* oder *Schauanfälle*, d. h. anfallsweise auftretende Zwangsstellungen der Bulbi meist nach oben außen für viele Minuten (Abb. 39), *Torticollis* usw. Derartige „Zwangsbewegungen" treten auch als *Iterationen* und *Stereotypien*, krampfhafte Wortwiederholungen *(Palilalie)* und klonusartige Silbenwiederholungen *(Logoklonie)* beim Sprechen auf. Auch *choreiforme* Automatismen sind nicht so sehr selten.

Langsam fortschreitend ergreifen Hypokinese und Rigor den ganzen Körper. Die Haltung wird gebückt, der Gang kleinschrittig *(Bradybasie)* und ein Stoß löst eine zwangshafte Vor- bzw. Rückwärtsbewegung des ganzen Körpers *(Pro-* bzw. *Retropulsion)* aus. Das *Gesicht* büßt mehr und mehr an mimischem Ausdruck ein *(Maskengesicht)*. Einmal erreichte Ausdrucksbewegungen erstarren zu Grimassen und das Ende ist eine zunehmende Versteifung des Gesichts, zu der der lebendige Ausdruck der Augen oft in erstaunlichem Gegensatz steht. Schließlich sehen wir das traurige Bild eines fast unbeweglichen, ans Bett gefesselten Körpers, oft in bizarrer Stellung, die Glieder versteift in eigentümlichen prädilektiven Haltungen (vgl. S. 549).

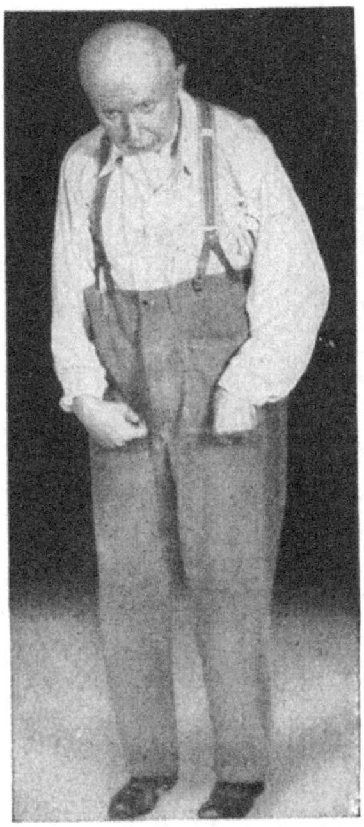

Abb. 40. Typische Haltung bei postencephalitischem Parkinsonismus. (Aus der neurologischen Abteilung der University of Chicago.)

Bei diesen Kranken findet man auch *vegetative Störungen*, vor allem die häufige Hypersekretion der Talgdrüsen *(Salbengesicht)* und des Speichels *(Sialorrhöe)*. Dazu kommen vasomotorische Störungen, hochgradige Empfindlichkeit gegen Temperaturschwankungen und bisweilen basedowide Züge. Als *zentralvegetative Störungen* — offensichtlich infolge einer Affektion der Zwischenhirnzentren — können dann und wann Anomalien des Fett-, Salz-, Wasserstoffwechsels, Störungen der Sexualität und des Körperwachstums, Bilder wie die des *Diabetes insipidus* und der *Dystrophia adiposogenitalis* auftreten.

Es ist leicht verständlich, daß diese tiefgreifende Störung der gesamten Motorik nicht ohne *tiefgreifende Veränderung der Gesamtpersönlichkeit* dieser Kranken vor sich geht. Zwar bleiben Gedächtnis, Auffassung und Urteilsfähigkeit in der Regel lange intakt; aber die Affektivität leidet mit zunehmender Erschwerung der Bewegungsintention und fortschreitendem Rigor immer mehr Schaden. Die *psychische Spontaneitätseinbuße*, bei der die Kranken ohne äußere Anregung schließlich überhaupt nichts mehr tun, hat man als „*Bradyphrenie*" bezeichnet. Die seelische Verlangsamung oder Torpor (v. Economo) geht wohl sicher auch mit einer Beeinträchtigung der Willens- und schließlich auch der Denkvorgänge einher (Bostroem). Die Verwechslung *katalepsieähnlicher* Zustände mit einer Schizophrenie verhindern ja bereits die geschilderten körperlichen Symptome. — Manche Kranke mit krampfartigen Bewegungen (vgl. oben) bieten auch *Zwangserscheinungen auf psychischem Gebiet* — paranoide und paranoid-halluzinatorische Bilder wie auch schizoforme Psychosen von langer Dauer. Joh. Lange hat solche Zustände mit dranghafter Unruhe, vor allem bei jüngeren Individuen beschrieben. *Drangpsychosen als besondere Form postencephalitischer Bilder* wurden bereits erwähnt. Sie bilden schwierige Erziehungsprobleme. Oft empfinden diese Kranken das Zwanghafte ihres Verhaltens, ohne imstande zu sein sich dessen zu erwehren. Solche Jugendliche können auch kriminell werden. — Wenn sich auch gelegentlich eine erhebliche Besserung mit der Zeit einstellt, so ist doch der Übergang dieses psychotischen Syndroms in einen Parkinsonismus nicht so selten.

Im ganzen ist der **Verlauf** der postencephalitischen Folgen meist langsam progredient. Schubartige Verschlimmerungen treten mit Vorliebe im Winter auf. Eine wirkliche Heilung ist bei der organischen Natur der Hirnläsionen ausgeschlossen. Unter Behandlung werden gewisse Fälle schließlich stationär.

Diagnose und Differentialdiagnose. Der *Anamnese*, die den Vorhergang eines typischen akuten Stadiums aufzeigt, kommt die größte Bedeutung zu. Fehlt sie, so kann die Unterscheidung eines postencephalitischen Parkinsonismus von einer *Paralysis agitans* sehr schwierig sein. Jugendliches Alter, schubweiser Verlauf, Salbengesicht, andersartige Form des Tremors (Pillendrehen bei der P. agitans) sprechen für Parkinsonismus. Bei älteren Patienten mit cerebralsklerotischen Erscheinungen wachsen die diagnostischen Schwierigkeiten. Leichter ist die Abgrenzung von der WILSONschen Erkrankung (vgl. diese). Man muß bedenken, daß die Lues, die Arteriosklerose, ein Tumor und Intoxikationen so lokalisiert sein können, daß dem Parkinsonismus ähnliche Bilder entstehen. Die Entscheidung wird an Hand anderer neurologischer Störungen, der Serologie oder der Anamnese in der Regel möglich sein.

Therapie. Bei dem Versuch, den qualvollen Zustand des postencephalitischen Parkinsonismus therapeutisch zu beeinflussen, hat man schon bald gefunden, daß das auf den parasympathischen Anteil des vegetativen NS wirkende Atropin, das Hyoscin oder Scopolamin, die Belladonna, das Harmin und verwandte Stoffe günstig auf den Rigor (weniger den Tremor wirken). Man fängt gewöhnlich mit Dosen von etwa 0,25 mg Scopolamin oder Atropin mehrmals täglich an und versucht die dem individuellen Fall optimale Dosis zu finden. Manche erhöhen auch nach der RÖMERschen Vorschrift die Dosis unter Nichtachtung der subjektiv unangenehmen Nebenerscheinungen auf das Vielfache, um, namentlich in besonders schweren Fällen den gewünschten Erfolg zu erzielen. Die sog. „bulgarische Kur" ist letzten Endes nichts anderes als eine Belladonnabehandlung. — Alle medikamentöse Behandlungen verbinde man mit aktiver wie auch passiver Gymnastik der hypertonischen Muskulatur und regelmäßiger Massage. Es ist erstaunlich, wie viel damit erreicht werden kann. — Bei schlechter Verträglichkeit von Hyoscin oder Atropin — Benommenheit, Unlust usw. — kann man mit Erfolg Sympatol oder Ephedrin hinzufügen.

Die pathologische Anatomie der Endstadien. Die Hauptprädilektionsstelle der Veränderungen ist die *Substantia nigra*, in der ein grober Ausfall der nervösen Elemente erfolgt und gliöses Narbengewebe das zerstörte Parenchym ersetzt. Gelegentlich finden sich hier auch noch entzündliche Erscheinungen. Die Veränderungen in der Subst. nigra sind um so charakteristischer, als sie sich schon makroskopisch im Verlust der normalerweise hervorstechenden schwarzen Pigmentierung dieses Graues äußern. Die Veränderungen an anderen Stellen sind weniger ausgesprochen. In Form von Parenchymausfällen finden sie sich um den Aquädukt, im Boden des IV. Ventrikels, vor allem aber in der Umgebung des Bodens des III. Ventrikels. Veränderungen in der Rinde und den ventrikelfernen Anteilen der Stammganglien gehören zu den Ausnahmen.

b) Die Poliomyelitis anterior acuta, HEINE-MEDIN (die akute, epidemische, spinale Kinderlähmung).

Epidemiologie und Infektionsmodus. Die akute spinale Kinderlähmung ist bei weitem die häufigste und am weitesten verbreitete Viruserkrankung des ZNS. Seit mehr als 100 Jahren ist sie bekannt und heute mehr denn je ist eine große Zahl von Forschern und Ärzten bemüht, diese heimtückische Krankheit in ihrem Wesen völlig zu verstehen und Mittel zu ihrer Verhütung und Behandlung zu finden. JAKOB VON HEINE (1840) erkannte das Leiden als eine spinale Lähmung und MEDIN (1887) gab jene klassische Schilderung der Symptomatologie der Erkrankung im Rahmen einer Epidemie, welche die Nachwelt veranlaßt hat seinen Namen mit dem von HEINE dem deskriptiven Namen „Poliomyelitis" hinzuzufügen. WICKMAN (1905) ist ein anderer skandinavischer Arzt, dessen symptomatologische Beschreibung der Krankheit noch heute als vorbildlich zu bezeichnen ist. Obgleich schon STRÜMPELL sich für die infektiöse Natur des Leidens eingesetzt hatte, gelang es erst 1909 LANDSTEINER und POPPER die Krankheit auf den Affen zu übertragen und 1914 FLEXNER und NOGUCHI den Erreger zu isolieren. Die Krankheit ist verursacht durch ein Virus, das man vom ZNS menschlicher Opfer des Leidens wie auch experimentell infizierter Affen gewinnen und züchten kann. Es erscheint sicher, daß das

Virus in verschiedenen Stämmen vorkommt, die eine so weitgehende verschiedene Spezifität haben, daß Infektionsfähigkeit wie Bildung von *Antikörpern* weitgehend stammspezifisch ist. Unsere gegenwärtigen Kenntnisse bezüglich Antikörperbildung in Poliomyelitis sind noch recht unvollständig und deshalb auch oft verwirrend. So wurde z. B. berichtet, daß normale Seren von Kindern unter 5 Jahren in 37%, zwischen 5 und 14 Jahren in 48% und von Personen über 15 Jahre in 13% Immunstoffe gegen das Standard „Affen-Poliomyelitis-Virus" enthalten. Ähnliche Zahlen wurden gewonnen in Immunitätsstudien in China, den Fiji-Inseln, in Liberia und anderen Gegenden. Andererseits wurde gezeigt, daß Patienten, deren Serum nur geringe Mengen Antikörper gegen „Affenvirus" enthielten, nicht mehr solche Antkörper produzierten nach erfolgreicher Überstehung der Infektion. So kamen denn manche Forscher wie Burnet in Australien zu der irrtümlichen Ansicht, daß der Poliomyelitisantikörper im Serum nicht das Resultat einer Infektion mit dem Virus der epidemischen Kinderlähmung sei. In Wirklichkeit ist es wohl so, daß wie Sabin in seinen ausgezeichneten Versuchen klargestellt hat, daß Poliomyelitiskranke Immunkörper gegen *ihren* Virusstamm im Verlauf einer Erkrankung bilden.

Die Frage der Immunstoffe im Serum, die ja möglicherweise eine individuelle Virusspezifität in verschiedenen Ländern und Gegenden haben könnten, bedarf dringend weiterer Klärung, wenn wir die Eigentümlichkeiten der *Verbreitung dieser Seuche* verstehen wollen. Diese Verbreitung ist höchst eigenartig! Es ist erwiesen, daß die Krankheit, wie es unter anderen die amerikanischen Statistiken zeigen, immer mehr einen endemischen Charakter angenommen hat. Epidemien von Poliomyelitis werden Jahr für Jahr in Ländern wie Deutschland und den USA beobachtet. Diese Epidemien treten nun in gehäufter Zahl und größerer Schwere in hoch zivilisierten Ländern mit den besten sanitären Einrichtungen auf, während Gegenden, wo Menschen unter offenbar gesundheitswidrigen Umständen leben, weit weniger befallen sind. Und doch besteht darüber kein Zweifel, daß auch dort das Virus vorhanden ist! Das beweisen z. B. die Beobachtungen gehäufter Poliomyelitiserkrankungen amerikanischer Soldaten in den Philippinen, wo gründliche ärztliche Untersuchungen das Fehlen epidemischer Poliomyelitis unter der einheimischen Bevölkerung erwiesen hat. Auch erkranken Kinder in europäischen und amerikanischen Siedlungen in China häufig an Poliomyelitis, während Erkrankungen unter den Chinesen nur selten gesehen werden. Man darf also wohl annehmen, daß wo immer das Virus vorhanden ist, ohne daß eine epidemische Ausbreitung der Krankheit in der seßhaften Bevölkerung nachzuweisen ist, daß hier die Bevölkerung einen Schutz gegen das Virus erworben hat. Die Lebensperiode, in der solch ein Schutz erworben wird, liegt offenbar in früher Kindheit. Da Säuglinge unter 1 Jahr nicht mit poliomyelitischen Lähmungen zu erkranken pflegen, hat man angenommen, daß diese „*stille Feiung*"(v. Pfaundler) während dieser Zeit erfolgt. Doch ist daran zu denken, daß diese Säuglinge noch durch eine ererbte Immunität geschützt sein könnten. Daß die Immunisierung in der Regel in der Kindheit erworben wird, kann man daraus schließen, daß dort, wo eine Bevölkerung nach vielen Jahren ohne poliomyelitische Erkrankungen eine schwere Epidemie durchmacht, wie es in Malta in den Jahren 1942/43 geschah, fast alle Fälle (hier 93,2%) bei Kindern unter 5 Jahren beobachtet werden. Die gleiche Beobachtung der überwiegenden Erkrankung von Kleinkindern hat man vor 30—40 Jahren in europäischen und amerikanischen Ländern gemacht. Heutzutage ist das *Alter der Poliomyelitiskranken* in zivilisierten Ländern erheblich heraufgerückt, zeigen doch die Public Health-Statistiken der USA von 1933—1942, daß Kinder am häufigsten im Alter von 5—9 Jahren erkranken und daß 25—33% aller gelähmten Kranken sich in der Altersgruppe von 10—19 Jahren befinden. Daß Poliomyelitis in Ländern der gemäßigten Zone viel häufiger ist als in Ländern mit warmem oder gar subtrophischem Klima, ist eine Eigenheit, die mit der Bevorzugung hoch zivilisierter Länder übereinstimmt.

Folgende Schlußfolgerungen drängen sich auf. Wenn „stille Feiung" gegen das Virus verschieden ist, unvollkommener in zivilisierten Ländern als in Ländern mit schlechten sanitären Verhältnissen, so kann man annehmen, daß die Bevölkerung in diesen letzteren Ländern ständigen Infektionen ausgesetzt ist, und durch diesen ununterbrochenen Kontakt mit dem Virus einen hohen Grad von Schutz gegen die schweren, d. h. paralytischen Formen der Krankheit erworben hat. Dieser Schutz kann unterbrochen werden, entweder wenn ortsfremde Virusstämme eingeführt werden, gegen welche die Kinder nicht immunisiert waren, oder wenn aus anderen Ursachen die Resistenz gegen die vorhandenen Virusstämme herabgemindert ist. Beide Möglichkeiten waren im Fall der Epidemie während der unerhört harten Kriegsperiode in Malta zu erwägen. — Andrerseits scheint das gehäufte, endemische Vorkommen der Poliomyelitis und das eindeutige Ansteigen der Häufigkeit paralytischer Erkrankungen in höherem Alter in zivilisierten Ländern dafür zu sprechen, daß diese unvollkommene „stille Feiung" gleichbedeutend ist mit einem weniger regelmäßigen oder weniger massiven Kontakt der Kinder mit dem Virus. Weniger ältere Kinder und Erwachsene haben eine natürliche Immunität gegen Poliomyelitis erworben! Werden diese, vor allem unter unsanitären Verhältnissen in anderen Ländern oder im

Kriege und unter verschlechterten biologischen Bedingungen dem Virus (oder ihnen fremden Virusstämmen) ausgesetzt, so erkranken sie viel häufiger und schwerer als die eingeborene natürlicherweise immunisierte Bevölkerung. Die lokal beschränkte epidemische Häufung von Erkrankungen zu epidemischen Ausmaß in gewissen Zeiträumen kann mit der gesteigerten Konzentration oder Virulenz des Virus, mit besonders günstigen Infektions- und Übertragungsbedingungen wie auch mit der ungenügenden Immunitätslage in einer bestimmten Gegend erklärt werden.

Der Infektions- und Übertragungsmodus der Krankheit ist nun weit mehr geklärt als vor wenigen Jahren. Die Verwendung des Schimpansen als Versuchstier hat neuen Erkenntnissen den Weg geöffnet. Es ist erwiesen, daß Infektionen des ZNS über den Respirationsapparat, vor allem durch die Nase und über den Olfactorius beim Schimpansen und Menschen (im Gegensatz zum Rhesusaffen) keine Rolle spielen. Die Infektion erfolgt durch den gesamten Verdauungstrakt! In tödlichen menschlichen Fällen poliomyelitischer Lähmung hat man das Virus gefunden auf der Zunge, im Pharynx, dem Duodenum, Ileum und im Colon. In fast allen diesen Fällen konnte das Virus hier oder dort in den Geweben des Verdauungstrakts nachgewiesen werden. In einer Versuchsreihe konnten Horstmann und Mitarbeiter in akuten Poliomyelitisfällen das Virus im Stuhl in 70% während der ersten 2 Wochen, in 50% während der 3. und 4. Woche, in 27% während der 5. und 6. Woche und in 13% während der 7. und 8. achten Woche nachweisen. Fälle wurden beschrieben, in denen das Virus sich für Monate im Stuhl nachweisen ließ. Die Anwesenheit des Virus im Rachen und Pharynx wurde bewiesen in etwa 50% der Fälle während der ersten 3 Tage nach Beginn von Krankheitssymptomen; nach dem 4. Tag war das Virus verschwunden. Diese Tatsachen weisen darauf hin, daß die Mundhöhle die Eintrittspforte für das Virus ist, und daß das Virus mit dem Darminhalt den Körper verläßt. Auf dem Wege durch den Verdauungstrakt gelangt das Virus in das ZNS über den Nervenweg. Spielmeyer u. a. haben die axonale Verbreitung des Virus im ZNS selbst im Experiment nachgewiesen. Vom Verdauungstrakt dürften es die Nn. glossopharyngeus, vagus und womöglich trigeminus sowie die Nn. splanchnici sein, in deren Neuronen oder Lymphräumen das Virus (ohne Spuren zu hinterlassen) die Medulla und das Rückenmark erreicht. Ob das Virus sich im Intestinaltrakt oder nur im Nervengewebe vermehrt ist unentschieden. — Die Ausscheidung des Virus mit den Faeces bestätigt sich in dem Nachweis von Virus in den Kanalisationsabwässern im Bereich von lokalen Epidemien.

Die *Übertragung der Poliomyelitis* geschieht vorzugsweise von Mensch zu Mensch. Es ist nun wohl ziemlich sicher, daß mit Poliovirus Infizierte die Erkrankung im Prodromalstadium, aber in der Regel nicht mehr im Lähmungsstadium übertragen. Außerdem wird direkter oder indirekter Kontakt mit dem Virus in der Natur, jedenfalls mit den Abwässern selbst oder mit ihnen verunreinigten Objekten zu Infektionen führen können. Dieser Kontakt dürfte sicherlich auf den Mund und Verdauungstrakt beschränkt sein, also vor allem im Genuß verunreinigter Getränke und Lebensmittel und in der Virusübertragung durch unsaubere Hände bestehen. Daß Trinkwasser die Infektionsquelle sein kann, wurde bisher nicht erwiesen, aber Wasser in Plantschbecken und Schwimmbassins kann Virus enthalten. Wichtig ist, daß das Virus auf Fliegen gefunden worden ist und noch bedeutungsvoller ist der von Ward, Melnick und Horstmann erbrachte Beweis, daß Fliegen im Haus von Poliomyelitiskranken Nahrungsmittel mit Virus infizieren können, so daß Schimpansen nach Genuß dieser Nahrung an Poliomyelitis erkrankten. — Es ist eine offene Frage, ob die Fliegenübertragung des Virus tatsächlich so bedeutungsvoll ist, um ein anderes Rätsel der Epidemiologie der Poliomyelitis aufklären zu helfen: die *jahreszeitliche Beschränkung der Epidemien* auf den Spätsommer und Herbst und das Erlöschen derselben mit Einbruch der kalten Spätherbst- und Wintermonate. Diese Frage ist so schwer zu beantworten, weil obschon die Zahl der an typischer poliomyelitischer Lähmung Erkrankenden wohl das übliche und eindringliche Kriterium einer Poliomyelitisepidemie ist, doch durchaus nicht klar ist, ob nicht genau so viel Kinder und Erwachsene in den übrigen Monaten des Jahres an einer nicht-paralytischen Form des Leidens erkranken.

Die *nicht-paralytische Poliomyelitis* ist sicherlich viel häufiger als die paralytische Form, und die Zahl mit Virus Infizierter weit größer als jene mit manifesten Krankheitserscheinungen irgendwelcher Art. Das ist wichtig für die Beurteilung von Infektionsquellen (Virusträger) und könnte auch dienlich sein zur Erklärung des bisher unbekannten Lebensmilieus des Virus zwischen bakteriologisch nachgewiesenen Infektionen. Ein Zwischenwirt, der das Virus zwischen einzelnen Epidemien beherbergen könnte, und von dem dann direkt oder indirekt das Virus auf den Menschen übertragen werden könnte, ist bisher nicht gefunden worden.

Die *Inkubationszeit*, d. h. die Zeit zwischen wahrscheinliche Infektion und dem Auftreten der ersten klinischen Erscheinungen schwankt in sehr weiten Grenzen zwischen 3 und 35 Tagen, scheint aber meist etwa 4—10 Tage zu betragen. Die Ermittlung der Inkubationszeit stößt auf so große Schwierigkeiten, weil offenbar die Infektion in einer beträchtlichen (wenn nicht weit überwiegenden) Zahl latent bleibt oder nur von kaum bemerkten Allgemeinsymptomen gefolgt ist, und das Auftreten charakteristischer poliomyelitischer Symptome häufig die Folge akzidenteller Faktoren ist. Es entspricht allgemeiner Erfahrung, daß Symptome seitens des ZNS vor allem bei (wohl erstmalig infizierten) Kindern während einer Epidemie präzipitiert werden durch die verschiedensten „Traumen". Solche *Hilfsursachen* wirken durch Verminderung der allgemeinen Resistenz der Kinder, wie es Übermüdung, Überanstrengung, Klimawechsel, übermäßige Besonnung wie zu intensiver oder zu lange dauernder Einfluß kalten Wassers oder auch Infekte anderer Art tun können. Sie können aber auch den Eintritt des Virus in die Gewebe des Verdauungstrakts erleichtern, wie es vor allem eine Tonsillektomie oder auch sogar eine Zahnbehandlung (H. REESE) und sicherlich wohl intestinale Störungen wie eine „Sommerdiarrhöe" herbeiführen können.

Symptomatologie und Verlauf. Eine große Zahl von P.-Erkrankungen verläuft *abortiv*, d. h. die Kranken zeigen nur mehr oder weniger angedeutete Zeichen einer Erkrankung des ZNS und da auch fast nur Reizsymptome seitens der Meningen, allgemeine und Muskelschmerzen neben geringfügigen Reflexstörungen und höchstens Muskelschwächen. Die Erkennung dieser abortiven Formen ist besonders wichtig für die präventive Behandlung, für den Schutz der Bevölkerung wie auch für die Erkennung der Verbreitung einer Epidemie. Die genaue Untersuchung von Familienangehörigen und Personen, welche in Berührung mit P.-Kranken zur Zeit oder kurz nach ihrer Infektion standen, kann eine überraschende Zahl solcher abortiver P.-Erkrankungen aufdecken. Meist wird man hier nur das oder jenes Symptom und Zeichen des ersten Stadiums der P. auffinden.

Das erste Stadium, auch prodromales, meningitisches oder präparalytisches Stadium genannt, in dem Fieber, Abgeschlagenheit, Kopfschmerz, Rachenrötung, Appetitlosigkeit, Erbrechen, Verstopfung oder auch Diarrhöe, Verstimmung und Überempfindlichkeit die ersten und einzigen Erscheinungen sein können, erhält sein charakteristisches Gepräge von den *meningitischen Zeichen*, welche in einer großen Zahl die Infektion des ZNS ankündigen. Als meningitische Symptome sind zu werten: Allgemeine Schmerzhaftigkeit des Körpers und der Glieder, ein abnormer Spannungszustand der Hals-, Rücken-, seltener der Bauchmuskeln, ein positives KERNIG- und BRUDZINSKY-Zeichen und eine Hyperhydrosis. Eine Lumbalpunktion ergibt dann den *typischen Liquorbefund* von erhöhtem Druck (über 200 mm H_2O), Pleocytosis und gelegentlich erhöhtem Gesamteiweiß (über 50 mg-%). Die Art der Zellvermehrung im Liquor schwankt sehr von Fall zu Fall. Oft sieht man während der ersten Tage bis zu 90% und mehr polynukleäre Leukocyten bei einer Gesamtzellzahl zwischen 10—2000 je cmm. Im Lauf einer Woche pflegt diese Polynukleose in eine Lymphocytose überzugehen und die Gesamtzellzahl graduell abzunehmen. In der zweiten Woche sieht man gewöhnlich nur noch eine geringe Vermehrung kleiner Lymphocyten. Die Schwere dieser meningitischen Zeichen ist kein Maßstab für die Gefahr drohender Lähmungserscheinungen. Auch glaube man nicht, daß meningitische Zeichen oder ein „erstes Stadium" überhaupt obligate Vorläufer jeder poliomyelitischen Lähmung sein müssen. Wie oben bei Besprechung abortiver Formen gezeigt wurde, kann ein meningitisches Bild eine poliomyelitische Infektion erschöpfen. Eine Meningitis kann aber auch klinisch unbemerkt bleiben und ganz von unvermutet auftretenden Lähmungen überschattet werden.

Das zweite oder paralytische Stadium kann sich aus dem meningitischen Stadium entwickeln, es kann aber auch nach vorübergehendem Absinken des Fiebers mit einem neuen Fieberanstieg eingeleitet werden. DRAPER hat diesem eigenartigen Fieberverlauf den Namen „Dromedartyp" gegeben. Nicht so selten überrascht eine plötzliche über Nacht eingetretene Lähmung zumal bei Kindern, welche nur geringe Allgemeinsymptome geboten hatten, die Angehörigen oder den Arzt. Man hat solche Fälle als „paralysis in the morning" bezeichnet. *Die Art der Lähmung bietet die Merkmale einer schlaffen Lähmung*, d. h. die gelähmten Muskeln sind hypotonisch und die Sehnen- oder Eigenreflexe sind aufgehoben. Das Maximum der Ausbreitung der Lähmung wird gewöhnlich rasch, meist innerhalb von 3 Tagen erreicht; aber Fälle, in welchen auf- oder absteigende oder auch sprunghafte Lähmungen mit wechselndem Zeitintervall sich auf eine Woche und mehr ausdehnen, sind nicht so selten. *Die Ausbreitung der Lähmung* schwankt außerordentlich, nicht nur von Fall zu Fall, sondern sogar auch von einer Epidemie zur anderen. Obwohl nach statistischen Angaben beide Beine am häufigsten gelähmt werden, ist doch die Asymmetrie der Lähmung die Regel bei der Poliomyelitis. Ein Arm allein ist viel häufiger gelähmt als beide Arme, aber in schweren spinalen Epidemien sieht man häufiger alle 4 Extremitäten befallen als nur einen Arm. Nicht selten ist die hemiplegische Ausbreitung auf Arm und Bein der gleichen Seite. Beinlähmungen bevorzugen den Quadriceps, Tibialis ant. oder die Peronaei während an der oberen Extremität die Deltoideus- und Tricepslähmung am häufigsten ist. Nur selten ist eine Extremitätenlähmung total. Die distalen Muskeln sind weniger oft befallen, doch begegnet man durchaus nicht selten schweren Lähmungen einzelner Hand- und Fußmuskeln. Recht häufig sieht man Bauchmuskellähmungen, und zwar meist entweder halbseitige Lähmungen oder z. B. eine Lähmung nur der unteren Hälfte der Recti. Verziehung des Nabels zur Seite oder nach oben bei tiefer Atmung verrät solch eine Lähmung. Die Rückenmuskeln sind viel öfter an der Lähmung beteiligt, als es die ersten neurologischen Untersuchungen zeigen. Eine ausgedehnte Rückenstreckerlähmung verrät sich leicht durch das Vornüberfallen des sitzenden Kranken. Segmental beschränkte Rückenmuskellähmungen, die viel häufiger sind, bleiben im akuten Stadium oft unbemerkt und werden meist erst aus den Folgeerscheinungen (vgl. unten) erschlossen. Die tiefen Beckenmuskeln wie auch die Glutaei sind oft befallen, und das gleiche gilt von den Halsmuskeln. Die Ausbreitung des Prozesses auf das Dorsalmark verrät sich auch in Lähmung der intercostalen Atemmuskulatur, eine unangenehme Komplikation sowohl bei absteigenden wie auch aufsteigenden Lähmungen. Solche Lähmungen werden auch als LANDRY*sche Paralyse* bezeichnet. wobei man sich darüber im klaren sei, daß dieser Name rein das deskriptive ist und an sich nur eine kontinuierlich fortschreitende Lähmung in Richtung der Achse des ZNS, im besonderen des Rückenmarks beschreibt. Ein aufsteigender poliomyelitischer Prozeß kann die Medulla oblongata und die Brücke erreichen und bulbäre Lähmungen machen.

Die bulbäre Form der Poliomyelitis kann spinale Muskellähmungen komplizieren oder auch ohne Zeichen einer Rückenmarksaffektion auftreten. Manche Epidemien zeigen aus unbekannten Gründen einen ungewöhnlich hohen Prozentsatz bulbärer Erkrankungen.

Das Befallensein des „Bulbus" — in Wirklichkeit des Mesencephalons, des Pons wie der Medulla oblongata in wechselndem Ausmaß — verrät sich, entsprechend der spinalen Form des Leidens, vor allem in schlaffen

Muskellähmungen. Die motorischen Hirnnervenkerne erkranken mit ähnlicher Prädilektion wie die motorischen Vorderhörner des Rückenmarks. Am häufigsten sieht man nucleäre, meist asymmetrische Facialislähmungen und in absteigender Frequenz Lähmungen des Schlundes (Glossopharyngeus und Vagus), der Zunge (Hypoglossus), der Augen (Oculomotorius, Trochlearis und Abducens) und der Masseteren.

Der Verlauf eines P. wird durch diese polioencephalitische Lokalisation der Erkrankung oft ungünstig beeinflußt. Facialis- oder die selteneren Augenmuskellähmungen bedeuten an sich keine Gefahr und sind ähnlich zu werten wie Muskellähmungen sonst im Körper. Schlucklähmungen, welche oft mit hochgradiger Speichelansammlung und näselnder Stimme beginnen, sind eine ernste Komplikation, nicht nur weil Unfähigkeit genügender Speichelelimination und Expektoration leicht zur Aspiration mit pulmonalen Komplikationen führt, sondern vor allem auch weil die Ausbreitung der Entzündung auf das Glossopharyngeus- und Vaguskerngebiet die Gefahr der Schädigung benachbarter vegetativer Zentren für die Atmung und den Kreislauf naherückt. Zentrale Atemlähmungen haben nichts mit der bereits erwähnten Erschwerung und Verunmöglichung der peripheren Atmung bei Intercostalmuskel- und Phrenicuslähmung zu tun. Der Kranke mit *zentraler Atemlähmung* reagiert nicht mehr auf den physiologischen Blut-CO_2-Reiz mit automatischen Atemexkursionen, und die Koordination der Atembewegungen ist durch die Läsion des Atemzentrums offenbar zu schwer geschädigt als daß willkürliche und passive Atembewegungen die automatischen ersetzen könnten. Selbst bei genügender Arterialisierung des Blutes durch O_2 und künstliche Atmung gehen diese Kranken doch meist zugrunde, und man gewinnt den Eindruck, daß ihr Tod oft viel mehr die Folge einer „Kreislauflähmung" als einer Atemlähmung ist. Ein gut arbeitendes Herz kann plötzlich zu schlagen aufhören.

Bulbäre Symptome anderer Art kommen sicher vor, bleiben meist infolge der Schwere des Allgemeinzustandes unbeobachtet. Eine gründliche neurologische Untersuchung zeigt bisweilen eine allgemeine Muskelschwäche und generellen Sehnenreflexverlust ohne eigentliche motorische Lähmung, welche auf eine Läsion der Substantia reticularis (MAGOUN) zu beziehen sind. Koordinationsstörungen, auch gelegentlich ein Nystagmus weisen auf Vestibularis-Kernläsionen oder *cerebellare Affektionen* hin. Ein hypertonisches Verhalten der Muskulatur das weder als meningitisches Reizsymptom noch als ein Muskeldehnungsphänomen bei gelähmten Antagonisten zu erklären ist, kommt sicherlich viel seltener vor als gewisse Veröffentlichungen der letzten Jahre es erscheinen lassen. Es könnte sich hierbei um extrapyramidalmotorische Hypertonien (Substantia nigra-Läsion) handeln. Pyramidale Spasmen mit gesteigerten Reflexen und positivem *Babinski*, welche auf eine Mitschädigung der Pyramidenbahnen hinweisen, sind eine seltene Ausnahme.

Die *Mortalität* im paralytischen Stadium ist hoch in den bulbären Formen. Nimmt man die Gesamtzahl poliomyelitischer Lähmungen als Basis einer Mortalitätsstatistik, so liegt die Sterblichkeit bei bulbärer Poliomyelitis in den Epidemien der letzten Jahre unter 10%.

Nachdem die Lähmungen in Verbreitung und Intensität ihren Höhepunkt erreicht haben, setzt meist innerhalb von wenigen Wochen eine Konsolidierung endgültiger Lähmungen und ein wechselnd rascher Rückgang vorübergehender Lähmungen ein. Dieses ist das **dritte oder Reparationsstadium** der Erkrankung. Die gelähmten Muskeln erweisen sich oft schmerzhaft auf Druck und Zug, und in geschwächten Muskeln kann man eine erhöhte Erregbarkeit auf mechanische Reize wie z. B. Beklopfen mit dem Reflexhammer beobachten. Bei kleinen

Kindern, wo man in über 50% den prognostisch günstigen raschen Lähmungsrückgang sieht, kann schon in wenigen Wochen sich die Lähmung auf ein Mindestmaß zurückgebildet oder mit nur geringfügigen Spuren ausgeheilt sein. Bei Erwachsenen geht die Reparation meist erheblich langsamer und ist meist unvollkommen. Immer verschwinden zuerst die zuletzt aufgetretenen Lähmungen, während die schweren initialen Lähmungen eine nur ganz allmähliche und meist unbefriedigende Besserung zeigen. Den Fortschritt der Reparation beurteilt man entweder aus der Zunahme von roher Kraft und Bewegungsfähigkeit, oder aber — wo noch kein Bewegungseffekt zu sehen ist — mittels der *elektrischen Untersuchung.* Diese gibt an den gelähmten Muskeln — besonders im 2. Stadium — meist eine partielle, selten totale EaR (vgl. S. 581). Im 3. Stadium sieht man maßgeblich der noch oder wieder funktionierenden Muskelfasern eine meist nur quantitativ herabgesetzte Erregbarkeit. Muskeln, deren Innervation sich nicht wiederherstellt, zeigen rasch das Bild einer zunehmenden *Muskelatrophie.* — In diesem Heilungsstadium sieht man auch *Muskelzuckungen. Trophische Störungen* wie Cyanose, Ödem, sogar pseudohypertrophische Fettablagerungen bleiben oft sehr lange bestehen. — Schwere Fälle mit der Aussicht auf ausgedehnte *Residuallähmungen* zeigen wenig Neigung zu spontanen Bewegungen, und damit droht in zunehmender Weise die bereits durch die Schutzhaltungen des 2. Stadiums begründete *große Gefahr der Kontrakturen, deren Ausbildung in entscheidender Weise das spätere Schicksal vieler P.-Kranker beeinflußt.*

Die Dauer des Reparationsstadiums kann man, namentlich in schwereren Fällen bis auf ein und 2 Jahre bemessen; erst dann soll man die noch bestehenden Ausfälle als **residuäre Lähmungen** bezeichnen. Dieses **vierte** oder **Endstadium** der P. ist gekennzeichnet nicht allein durch die atrophischen Lähmungen als solche, sondern vor allem auch durch die Auswirkungen der Lähmungen und Muskelschwächen auf den ganzen Körper, die Gelenke und das Skelet. Vor allem wird der wachsende kindliche Körper nur zu leicht das Opfer dieser verunstaltenden Spätfolgen der P. Wir begegnen dann Gelenkdeformierungen, wie dem Genu recurvatum, falschen Gelenkstellungen mit Neigung zu Luxationen, auch Schlottergelenken. Der Fuß gerät häufig in eine Equino-varus-Stellung (wenn Peronaeus und Extensoren gelähmt sind) oder nimmt die Form eines Pes calcaneus an (wenn die Wadenmuskeln atrophiert sind) oder die eines paralytischen Hohlfußes (wenn bei gelähmter Unterschenkelmuskulatur die kleinen Fußmuskeln noch funktionieren) oder eines Pes valgus (bei gelähmten Mm. peronaei und erhaltenem Tib. ant.). An der Hand können sich entsprechende Deformitäten, z. B. eine Krallenhand, ausbilden. Oft sieht man eine Lordose oder auch Skoliose, die aus einer Schwerpunktsverlagerung, häufig aber auch durch segmentale Rückenmuskellähmungen entstanden ist. Schwere Rückenmuskel- bzw. Gesäßmuskellähmungen führen zu hochgradigen Störungen der Körperhaltung, verunmöglichen sogar den aufrechten Gang. Trophische Störungen der Röhrenknochen können Spontanfrakturen verursachen. Vor allem aber wird das Wachstum der Knochen schwer gestört.

Das Überstehen einer Poliomyelitis verleiht in der Regel einen dauernden Schutz gegen eine erneute Infektion. Das recht seltene Neuauftreten von Lähmungen innerhalb von etwa 3 Monaten dürfte wohl als ein Wiederaufflackern der ursprünglichen Infektion zu deuten sein. Echte Neuerkrankung wird wohl am besten durch Infektion mit einem Virusstamm erklärt, gegen den die erste Erkrankung keine Immunität hinterlassen hatte (vgl. das oben über spezifische Immunität gesagte).

Die Diagnose nach Differentialdiagnose der P. begegnet keinen Schwierigkeiten in typischen Fällen während einer Epidemie. Etwas anderes ist es, wenn man abortive und präparalytische Fälle im Auge hat. Wo nur uncharakteristische Allgemeinerscheinungen vorliegen, wird man oft nur eine

Wahrscheinlichkeitsdiagnose stellen können. Das Ergebnis der Lumbalpunktion ist ausschlaggebend für die Erkennung des ersten Stadiums einer Infektion des ZNS. An sich beweist dies noch nicht das Vorliegen einer P., denn *andere Meningitiden*, vor allem die epidemische Genickstarre wie die tuberkulöse Meningitis und die lymphocytäre Choriomeningitis können ganz ähnliche Befunde zeigen. Erhöhte Liquorzuckerwerte sprechen für Poliomyelitis, kommen aber auch bei Virusencephalitis vor. In der Regel klärt der Krankheitsverlauf binnen weniger Tage etwaige Zweifel bezüglich meningitischer Infektionen. — Die Differentialdiagnose gegenüber einer *Virusencephalitis*, etwa einer v. ECONOMOschen Encephalitisist, nicht so schwierig, wenn man bedenkt, daß die P. nur relativ selten Großhirnsymptome macht. Delirien, Konvulsionen, schwere Bewußtseinsstörungen sind immerhin die Ausnahme bei P., während sie bei Encephalitiden relativ häufig sind. — Entzündliche *Myelitis* macht kaum je ausschließlich Vorderhornsymptome. Sensibilitätsstörungen, spastische Lähmungen und Blasenstörungen, wie sie der Myelitis meist eigen sind, komplizieren eine P. nur ganz ausnahmsweise. — Die *infektiösen Neuritiden* und vor allem die *Polyneuritis* können gelegentlich einmal differentialdiagnostische Schwierigkeiten machen. Es sollte aber nicht zu schwer sein z. B. eine postdiphtherische Schlundlähmung von einer bulbären Form einer P. zu unterscheiden. Zur Ausschließung der Polyneuritis helfen einige ihrer charakteristischen Besonderheiten: die meist allmähliche Entwicklung, der distale Beginn mit meist symmetrischer Ausbreitung, die gleichzeitigkeit motorischer und sensibler Störungen und der Liquorbefund, welcher falls positiv eine Eiweißvermehrung aber keine Zellvermehrung zeigt. Beim sog. GUILLAIN-BARRÉschen Syndrom (vgl. S. 670) ist diese sog. dissoziierte Eiweißvermehrung am deutlichsten. — Primär degenerative spinale Erkrankungen vom Typ der *spinalen Muskelatrophie* und der *amyotrophischen Lateralsklerose* unterscheiden sich vor allem durch ihren chronisch progredienten Verlauf. Daß eine akute Poliomyelitis gelegentlich in eine spinale Muskelatrophie übergehen könne, ist oft behauptet aber wohl nie bewiesen worden.

Die **Behandlung** der P. ist nach wie vor sehr unbefriedigend. Wir haben kein Mittel den Ausbruch und das Fortschreiten von Lähmungen zu verhindern! Rekonvaleszentenserum, auch wenn intravenös und in großen Mengen gegeben, hat keinen erwiesenen Nutzen und die prophylaktische Vaccinebehandlung ist noch nicht gefunden. Chemotherapie, Penicillin und Streptomycin helfen nicht. — Die übliche Behandlung der *spinalen Form der P.* besteht in Bekämpfung der Schmerzen, Verhütung oder zum mindesten Milderung der Folgeerscheinungen der Muskellähmungen und der peinlichen Befolgung allgemeiner Regeln der Krankenpflege. Muskelschmerzen reagieren günstig auf warme Packungen. Gelähmte Muskeln dürfen nicht überdehnt werden noch sollen ihre Ansatzpunkte zu sehr aneinander genähert sein. Die Annäherung begünstigt Kontrakturen. Daher ist sachgemäße Lagerung eine wichtige Forderung. Sowie das Stadium der Reparation oder Rekonvaleszenz erreicht ist, kann man mit gutem Erfolg mit vorsichtigen passiven und aktiven Bewegungen und leichter Massage beginnen. Auch die aktive Gliedergymnastik im warmen Bad hat hier seinen Platz. Diese physikalische Behandlung muß oft über viele Monate ausgedehnt werden. Ihr Ziel ist die kompensatorischen Vorgänge in den geschwächten Muskeln zu fördern und die deformierenden Kontrakturen und Gelenkschädigungen zu verhindern oder wenigstens auf ein Mindestmaß zu beschränken. Selbst die beste Behandlung kann nicht verhüten, daß schwere Lähmungen schließlich orthopädischer Hilfe und Korrekturen zugeführt werden müssen. — Bezüglich peripherer Atemlähmung lese man die folgenden Ausführungen.

Die *bulbäre Form der P.* verlangt eine so komplizierte Behandlung, daß ihre Durchführung nur in einem gutgeleiteten Krankenhaus möglich ist. Nicht selten liegt das Leben dieser Kranken in den Händen der behandelnden Ärzte! Wichtigste Forderungen sind hier: Offenhaltung der oberen Luftwege durch Absaugen von Speichel und Schleim, mit dem Kopf in zurückgeneigter Lagerung, Zuführung von O_2 durch einen durch die Nase eingeführten Katheter, künstliche Atmung in einem mechanischen Respirator (iron lung), falls die automatischen Atembewegungen ungenügend oder unregelmäßig werden oder falls eine Lähmung des Phrenicus oder der Intercostalmuskeln die Gefahr einer Erstickung in den Bereich der Möglichkeit rückt. Die Ausführung einer Tracheotomie sollte in schweren Fällen bulbärer Atemstörung erwogen werden. Sie kann sicherlich die künstliche Beatmung erleichtern. Die Dauer der künstlichen Atmung im Respirator bei rein bulbären Fällen entscheidet sich meist innerhalb weniger Tage. Die Erfahrung lehrt, daß das Aufhören jeder automatischen Atmung nicht durch künstliche Beatmung kompensiert werden kann. Gerettet werden nur solche bulbäre Fälle, in denen die Atemlähmung unvollständig und reversibel ist. Bei spinalen, d. h. schweren Phrenicus- und Intercostalmuskellähmungen muß die künstliche Beatmung beibehalten werden, bis der Kranke allmählich immer länger seiner eigenen Atmung überlassen werden kann. Manche spinale Atemlähmungen müssen ihr Leben lang künstlich beatmet werden.

Die Verhütung und die seuchenmäßige Bekämpfung der P. ist Gegenstand behördlicher Vorschriften. Bei der Isolierung der Kranken bedenke man, daß die Krankheitsübertragung durch Kontakt, verunreinigte Nahrungsmittel und vor allem Faeces zu erwägen ist.

Der Schutz der Kinder in Epidemien erfordert Maßnahmen und Ratschläge seitens der Ärzte, welche noch über die behördlichen Vorschriften hinausgehen. Hierzu gehören: Vermeidung von all den obengenannten „akzidentellen Faktoren", Vorsicht beim Genuß gewisser Nahrungsmittel (rohe Milch, grüner Salat usw.), Vermeidung öffentlicher Badeanstalten und Freibäder, Fliegenschutz und unnötiger Kontakt mit Kindern und Erwachsenen. Vor allem vermeide man chirurgische Eingriffe, die wie eine Tonsillektomie meist ohne Gefahr verschoben werden können.

Die pathologische Anatomie der P. ist gekennzeichnet durch vorwiegend akut entzündliche Läsionen, welche besonders in den grauen Vorderhörnern des Rückenmarks und den entsprechenden motorischen Kerngebieten der Hirnnerven zu finden sind. Diese Läsionen bestehen in Schädigungen der Ganglienzellen verschiedenen Grades, perivasculären Infiltrationen, capillären Blutungen, Ödem und Reaktion der Glia. Neben entzündlichen Prozessen sieht man auch mehr offenbar toxisch-degenerative Ganglienzellerkrankungen. In letzter Zeit hat man gefunden, daß die Region der Vestibulariskerne, der Formatio reticularis der Medulla oblongata, der cerebellaren Kerne, der Substantia nigra, des Mesencephalon, der subthalamischen Kerne und des motorischen Cortex in absteigender Häufigkeit Ganglienzellschädigungen zeigen können. In tödlichen Fällen wurden meist schwer destruktive Läsionen in den ersten drei erwähnten Regionen gefunden.

c) Die Lyssa (Tollwut).

Die Lyssa tritt dank intensiver Schutzmaßregeln heute nur noch vereinzelt auf. Sie ist ursprünglich eine Erkrankung der Tiere, am häufigsten der Hunde, kommt aber auch bei Katzen, Rindern und anderen Haustieren vor. Die *Übertragung* auf den Menschen geschieht meist durch Biß, bisweilen aber auch durch Belecken verletzter Hautpartien, wodurch der infektiöse Speichel in die Gewebe gelangt. Den Erreger kennen wir noch nicht.

Symptomatologie und Verlauf. Bei den Hunden fällt zuerst ihr verändertes Wesen auf; sie sind unruhig, matt, fressen bisweilen unverdauliche Dinge.

stromern herum und werden bald sehr bissig, jaulen und bellen mit heiserer Stimme, bekommen Schlingkrämpfe, magern ab, zeigen Krampferscheinungen und schließlich Lähmungen. Der Tod tritt bei ihnen etwa 1 Woche nach der Infektion ein. Beim Menschen erfolgt eine Infektion um so eher, je tiefer die Bißwunde ist, und die Erkrankung ist um so schwerer und ihre Inkubation um so kürzer, je näher die Wunde dem ZNS liegt. Die *Inkubation* beträgt etwa 15 bis 60 Tage, aber bisweilen kann das Virus auch weit länger latent im Gewebe deponiert bleiben, bis irgendein akzidentelles Moment zu seiner Propagation führt. *Prodromalsymptome* sind, wenn auch nicht obligaterweise: Kopfschmerz, Reizbarkeit, Unruhe, Schlaflosigkeit, allgemeine Hyperästhesie gegen Sinneseindrücke und nicht selten melancholische Depression. Die Wunde ist häufig schmerzhaft, und Parästhesien entlang der von der Verletzungsstelle hinaufziehenden Nerven stellen sich ein. Auch objektive Sensibilitätsstörungen im Bereich der Wunde sind nicht selten. Den Prodromalien folgt (oder setzt bisweilen auch ohne sie ein) das *Erregungsstadium*, das gekennzeichnet ist durch *Krämpfe* der Schling- und Atemmuskulatur, aber bald auch des übrigen Körpers. Es besteht starke Salivation. Die Krämpfe werden besonders leicht ausgelöst durch den Versuch zu trinken, selbst schon durch die Betrachtung von Wasser *(Hydrophobie)*, darüber hinaus aber auch durch die verschiedensten anderen Reize. Durch die Übererregbarkeit der Atemmuskulatur wird die Atmung schwer beeinträchtigt. Der Puls und die Temperatur steigt. Die Reflexe sind gesteigert. Der Kranke deliriert und solch *rasende Wut* kann den Kranken ergreifen, so daß er zur Gefahr für die Umgebung wird. Die Dauer dieses Zustandes beträgt etwa 3 Tage. Es folgt das meist kurze *Lähmungsstadium*, in welchem bei zunehmender Schwäche *schlaffe Lähmungen* der Gesichts-, Zungen-, Schling- und Augenmuskulatur wie auch einzelner Muskelgruppen an den Extremitäten auftreten. Auch spastische Lähmungen kommen vor. Schließlich kann der ganze Körper von der Lähmung ergriffen werden. Der Tod erfolgt dann in der Regel binnen eines Tages.

Mitunter fehlt auch das Erregungsstadium, und ausgehend von der gebissenen Stelle setzt sogleich die Lähmung ein, die die Merkmale einer vom peripheren Nerven zum R und dem Bulbus aufsteigenden Lähmung motorischer und sensibler Art hat. Auch diese mehr polyneuritischen Fälle verlaufen stets tödlich. Bei geringfügiger Infektion kann die Lyssa auch einmal *abortiv*, z. B. nur unter den Prodromalsymptomen, verlaufen.

Pathologisch-anatomisch finden sich *entzündliche* und *degenerative* Prozesse. Die ersteren bestehen in einer vorwiegend lymphocytären Gefäßwandinfiltration und einer starken proliferativen Wucherung der Glia *(Wutknötchen)* um zugrunde gehende Ganglienzellen. Die Entzündungsherde befallen im R vor allem das Grau, und zwar am stärksten die den Bißstellen entsprechenden Segmente. Im Hirn ist das Mittelhirn und Nachhirn, und zwar wie bei der Encephalitis v. Economos am stärksten nahe den inneren Liquorräumen, weniger die Rinde affiziert (Spatz). Die *degenerativen* Veränderungen sind von den entzündlichen unabhängig und mehr diffus, finden sich oft in der Rinde, dem Ammonshorn und Kleinhirn. Auch die peripheren Nerven und die Spinalganglien erweisen sich als schwer geschädigt. Besondere Degenerationsprodukte sind die der Lyssa eigentümlichen, zur Schnelldiagnose wertvollen Negri-Körperchen, die am leichtesten im Ammonshorn gefunden werden.

Diagnose. Entscheidend ist die Anamnese. Da man nicht darauf warten kann, bis Symptome von Lyssa auftreten, so muß bei bestehendem Verdacht einer Infektion danach getrachtet werden, Sicherheit dadurch zu gewinnen, daß das Tier, sei es nach genügender Beobachtung oder natürlichem Tod an der Tollwut, autoptisch untersucht wird. Negri-Körperchen finden sich bei 90—95% aller wutkranken Tiere. Der *Tierversuch*, bei dem R-Substanz eines an Tollwut verstorbenen Tieres — „*Straßenvirus*“ — einem Kaninchen oder einer Ratte subdural eingeimpft wird, fällt zwar mit großer Regelmäßigkeit positiv aus, dauert aber meist zu lange.

Therapie. Erstes Erfordernis ist sachgemäße Behandlung der Bißwunde, die ausgebrannt oder geätzt oder excidiert werden soll. Die schnelle Verbreitung des Virus entlang der Nerven vermindert den Wert dieser Therapie allerdings erheblich. Die Therapie der Wahl ist die PASTEURsche *Tollwutschutzimpfung*, welche die Erzeugung einer aktiven Immunität bezweckt.

Zur Immunisation wird nach den Vorschriften des Robert Koch-Instituts das „*Virus fixe*", d. h. durch mehrere Kaninchenpassagen in seiner Pathogenität gesteigertes und fixiertes Virus verwandt. Zur Impfung dient das R geimpfter Kaninchen. Dieses verliert durch Austrocknung allmählich seine Virulenz. Auf der Verwendung verschieden alten Marks ist die Dosierung der Impfung aufgebaut. Die Impfung ist nachgewiesenermaßen meist erfolgreich. Da aber der volle Impfschutz erst 2—2$^1/_2$ Wochen nach der 21 Tage dauernden Impfbehandlung eintritt, und die Inkubation der Lyssa meist unter 60 T. liegt, muß mit der Impfung *sofort* nach der Verletzung begonnen werden. Die Behandlung der ausgebrochenen Wut kann nur symptomatisch sein. Morphium, Chloralhydrat, Chloroform, wirken lindernd; auch Curare (etwa 50—100 mg subcutan) soll Erleichterung geben.

In etwa $^1/_2$ $^0/_{00}$ der Impfungen können sich schwere *postvaccinale* Schädigungen des ZNS einstellen: Myelitische Prozesse mit Querschnittslähmungen, Lähmungen vom LANDRY*schen Typ* und solche der peripheren und kranialen Nerven. Zweifellos mußte wenigstens ein Teil dieser bedauerlichen Fälle der Impfung zur Last gelegt werden. Mit Verbesserung des Impfmaterials sind solche Komplikationen sehr selten geworden.

d) Der Herpes zoster.

Der akuten Poliomyelitis anterior kann man eine *akute Poliomyelitis posterior*, bei welcher das *Spinalganglion* als das graue Ursprungsgebiet des peripheren sensiblen Neurons in *entzündlicher* Weise erkrankt, gegenüberstellen. Diese Erkrankung ist bekannt als *Herpes zoster*. Er befällt mit Vorliebe die *Spinalganglien* der Intercostalnerven, das *Ggl. Gasseri*, seltener das *Ggl. geniculi* und die Ganglien der Sacralnerven. Die Entzündung kann auf die Hinterwurzeln, in seltenen Fällen sogar auf die Hinterhörner übergreifen, wofür die häufige *Pleocytose im Liquor* Zeugnis gibt. Charakterisiert ist der Herpes durch die Bildung von *Bläscheneruptionen in segmentalen bzw. radikulären* Zonen, deren Entstehung höchstwahrscheinlich auf eine Mitschädigung der durch die Ganglien ziehenden sympathischen Fasern zurückzuführen ist. Der Herpes ist fast immer nur auf *eine Seite beschränkt*.

Ätiologie. Der Herpes zoster ist eine Infektionskrankheit, verursacht durch ein Virus, welches wahrscheinlich Beziehungen zum Virus der *Windpocken* hat. Viele Fälle wurden beschrieben, in denen auf ein Zoster Windpocken folgten, aber das umgekehrte scheint sehr selten zu sein. Immunität für geraume Zeit sieht man nach Varicellen wie auch nach Herpes zoster, aber Immunität für eine Erkrankung schützt nicht für die andere. Immerhin sprechen immunbiologische Befunde für eine Gruppenverwandtschaft der Virus. Es ist daran zu denken, daß der Herpes zoster, d. h. die Poliomyelitis posterior von verschiedenem Virus verursacht werden kann, unter anderem von dem Varicellenvirus. So wäre auch die Tatsache wiederholter Erkrankungen an Herpes zu erklären.

Symptomatologie und Verlauf. Dem Erscheinen der Herpeseruptionen können Prodromalsymptome wie mäßiges Fieber, Abgeschlagenheit, Verdauungsstörungen, Lymphdrüsenschwellungen in dem betreffenden Dermatom usw. vorausgehen. Das erste nervöse Symptom ist der *Schmerz* von segmentalem Ausbreitungstyp. Er kann sehr erheblich, bisweilen kaum erträglich sein und läßt zunächst an eine Neuralgie denken. Nach wenigen Tagen treten rote Flecken im Schmerzareal auf, und in ihrer Mitte entstehen rasch mit seröser

Flüssigkeit gefüllte kleine Bläschen, die infolge Sekundärinfektion leicht vereitern oder aber auch eine bullöse, hämorrhagische, gangränöse oder ulcerative Beschaffenheit annehmen können (vgl. Abb. 41). In späteren Stadien kommt es im Bereich der Bläschen fast stets zu abnormer Pigmentation und Narbenbildung. Die Haut um die Bläschen ist meist hyp- oder sogar anästhetisch. Mit Auftreten der Eruption kann der Schmerz nachlassen, bleibt aber bisweilen in Form heftiger Neuralgien selbst noch nach Abheilung des Herpes wochenlang

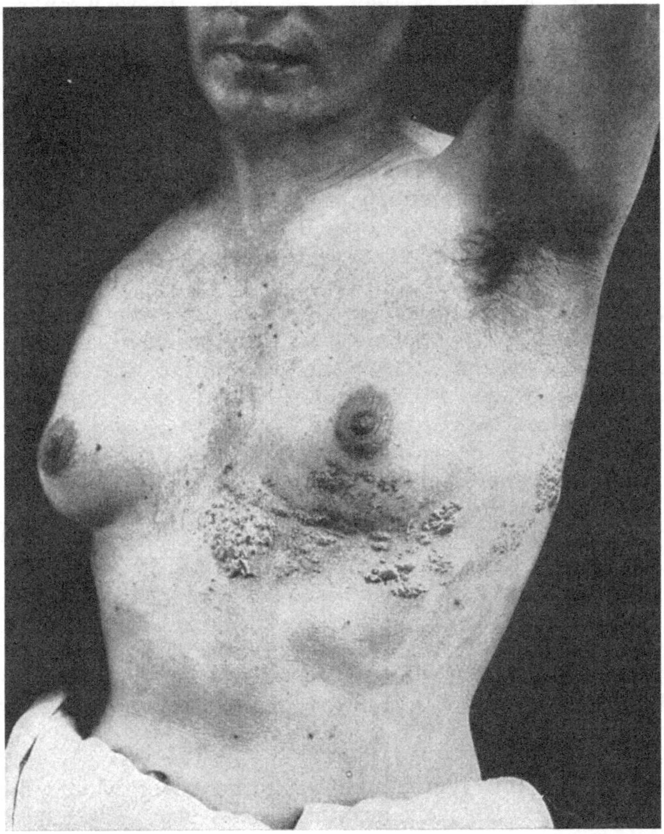

Abb. 41. Herpes zoster-Eruptionen in charakteristischer segmentaler Ausbreitung (D_6). (Aus der medizinischen Klinik Freiburg i. Br., Professor EPPINGER.)

bestehen. Befällt ein Herpes das Ggl. *Gasseri*, so erweist sich fast immer nur der I. Trigeminusast erkrankt. Dabei reichen die Eruptionen oft bis zum Scheitel hinauf und können an der Stirn die Mittellinie etwas überschreiten. Besonders gefürchtet ist sein Übergreifen auf die Cornea. Mitunter wird als *Zeichen der Mitaffektion sympathischer Fasern* auch ein sog. *Horner* beobachtet. Bei Affektionen des *Ggl. geniculi* ist der Herpes im äußeren Gehörgang lokalisiert *(Zoster oticus)* und kann mit Facialisparese einhergehen (HUNT). Diese *Kombination sensorischer Störungen mit einer motorischen Lähmung* ist durchaus nicht so selten beim Zoster. Ein Zoster ophthalmicus ist bisweilen begleitet von einer Oculomotoriuslähmung. Motorische Lähmungen im Bereich spinaler Segmente, welche von einem Zoster befallen sind, ist recht ungewöhnlich, kommt aber vor. Das Übergreifen der Infektion auf das Rückenmark selbst kann sich gelegentlich in *meningitischen* aber auch verschiedenartigen *myelitischen* Erscheinungen kundgeben. Eine *Zoster Encephalitis* ist ein umstrittenes Vorkommen. Sie wird wohl gelegentlich fälschlich angenommen, wenn cerebrale Komplikationen anderer Natur einen schweren, weit ausgebreiteten Zoster *(Zoster generalisatus)* zumal bei alten Leuten begleiten. — *Trophische Störungen* können gelegentlich auch die Gelenke und Gelenkkapseln befallen, und diese meist recht schmerzhaften Herpesarthritiden im befallenen Segment überdauern meist die Bläscheneruptionen. *Neuralgien* in Zosterausbreitung — meist im ersten Trigeminusast oder im Bereich der dorsalen Segmente — quälen ältere Kranke gelegentlich für lange Zeit nach Abklingen der akuten Erkrankung.

Die *Prognose* des Zoster ist im allgemeinen günstig, obschon die Augenläsionen beim Zoster ophthalmicus (Keratitis, Iritis, Iridocyclitis usw.) natürlich ernst zu nehmen sind und sogar eine Neuritis optica mit Erblindung hier vorkommen können. Beim Zoster oticus sieht man bisweilen Hörstörungen, auch wohl Geschmacksstörungen in den vorderen zwei Dritteln der Zunge (Schädigung der Chorda tympani). Daneben können Tinnitus, Nystagmus und Gleichgewichtsstörungen, d. h. ein MÉNIÈREsches Syndrom (infolge Infektion und Schädigung des CORTIschen und SCARPAschen Ganglions) auftreten und längere Zeit bestehen bleiben.

Die Diagnose des Herpes zoster begegnet kaum Schwierigkeiten, wenn man sich an die Kombination von Schmerz und Herpesbläschen hält. Manchmal sind die herpetischen Eruptionen wenig augenfällig oder, wie im äußeren Gehörgang schwer zu sehen. Eine periphere Facialislähmung mit Ohrschmerz ohne Otitis soll immer den Verdacht auf ein HUNTsches Syndrom erwecken.

Die Behandlung des Herpes zoster bedient sich der örtlichen Anwendung von Puder, z. B. Talkum, Bismut. subnitr., Amylum oder Zinkoxyd und Talkum zu gleichen Teilen. Man kann zur Schmerzbekämpfung auch Anästhesinsalbe, Panthesinbalsam oder ähnliche Präparate versuchen. UNNAs Zinkgelatine wird gleichfalls empfohlen. Beim Zoster ophthalmicus hilft Argyroleinträufelung. Man versuche auch 5%iges Acetylcholin. Bei Läsionen der Cornea oder des Augeninneren ziehe man einen Ophthalmologen hinzu. — Frühzeitige Röntgenbestrahlung der befallenen Spinalganglien erweist sich oft als sehr nützlich. Hartnäckige Neuralgien im Gefolge eines Zosters können gelegentlich eine Wurzeldurchschneidung zwischen dem Spinalganglion und dem Rückenmark erforderlich machen.

e) Virusmeningitiden (die lymphocytäre Choriomeningitis und die Mumpsmeningitis).

Die *lymphocytäre Choriomeningitis* ist eine entzündliche Erkrankung der Meningen, abgrenzbar von anderen lymphocytären Meningitiden durch den Nachweis ihres Erregers. Affen und Mäuse entwickeln die gleichen meningitischen Reaktionen wie der Mensch, wenn sie mit dem Erreger infiziert werden. Dieser Erreger ist ein Virus, welches sich sowohl im Blut wie im Liquor der Kranken findet und das auf Meerschweinchen übertragbar ist. Die subcutane Einverleibung des Virus verursacht in Meerschweinchen eine fieberhafte Erkrankung binnen etwa einer Woche, der die Tiere gewöhnlich innerhalb 12 bis 18 Tage erliegen. Die Erkrankung kann von Tier zu Tier mittels Blut und Hirnemulsion übertragen werden.

Symptomatologie und Verlauf. Die Kranken entwickeln unter mäßigem Temperaturanstieg die üblichen meningitischen Zeichen, wie sie bereits bei der Besprechung der eitrigen Meningitis beschrieben wurden. Das KERNIGsche Zeichen, Kopfschmerz, Übelkeit, Nackensteife sind meist deutlich ausgeprägt. Eine Leukocytose im Blut ist meist nur unbedeutend, kann auch ganz fehlen. Der *Liquor* entströmt unter erhöhtem Druck und zeigt eine deutliche Lymphocytose, die zwischen Werten von einigen hundert bis zu 2000 Zellen schwanken kann. Das Gesamteiweiß ist meistens mäßig vermehrt und die Zuckerwerte bewegen sich in normalen Grenzen. — Der *Verlauf* ist gewöhnlich gutartig und zeigt keine ernstlichen cerebralen Komplikationen. In wenigen Wochen ist der Kranke gesundet. Es gibt aber auch Fälle, bei denen allgemeine Hirnsymptome (Bewußtseinsstörungen und Krämpfe) wie auch fokale Erscheinungen (cerebrale Lähmungen und Hirnnervenlähmungen) den Eindruck einer gefährlichen Erkrankung erwecken, dann aber in der Regel ohne Folgeerscheinungen verschwinden. Schließlich ist aber auch damit zu rechnen, daß eine gewisse Zahl dieser Kranken, sei es nach offensichtlich völliger Genesung von der akuten Erkrankung oder aber auch bisweilen unter Fortbestehen von Beschwerden und wechselnden Krankheitserscheinungen in ein chronisches Stadium übertreten, in dem sich dann die Zeichen einer *chronisch-adhäsiven Meningitis* und ausnahmsweise auch einmal einer Hirnschädigung entwickeln.

Die *lymphocytäre Meningitis bei Mumps* tritt nicht so selten als meningitische Komplikation der im Vordergrund stehenden Parotitis auf; sie kann aber auch ohne Zeichen einer Parotitis gewissermaßen als eine selbständige Variante dieser Virusinfektion vorkommen. Dies haben zahlreiche Beobachtungen in Epidemien erwiesen. Bei Vorhandensein einer Parotitis sieht man meningitische Erscheinungen unter Temperaturerhöhung gewöhnlich nicht vor dem Ende der ersten Woche. Der Liquor zeigt erhöhten Druck, vermehrtes Eiweiß und vor allem eine Lymphocytose. Es ist kennzeichnend, daß diese Lymphocytose sich oft auch bei Mumps ohne eigentlichen Verdacht auf eine Meningitis findet. Der *Verlauf* dieser Meningitis ist meist gutartig, doch ist zu erwägen, ob nicht Hörstörungen und Taubheit, wie sie bei Mumps nicht so selten sind, öfters die Folgen dieser Meningitis als der meist vermuteten Labyrinthitis sind. In Ausnahmefällen können einmal encephalitische Symptome (Konvulsionen, cerebrale Lähmungen, Neuritis optica, bulbäre Lähmungen und psychotische Manifestationen), aber auch myelitische und radiculitische Erscheinungen meist günstiger Prognose die Meningitis komplizieren.

Die *Diagnose* und *Differentialdiagnose* der Virusmeningitiden ist nicht immer leicht. Diejenige der Choriomeningitis ist gesichert durch das biologische Experiment; während die der Mumpsmeningitis wohl nur aus ihrem Vorkommen mit einer Parotitis oder im Rahmen einer Mumpsepidemie gestellt werden kann. Differentialdiagnostische Erwägungen betreffen die anderen Viruserkrankungen des ZNS aber auch toxisch-infektiöse Meningitiden, die im folgenden Kapitel behandelt werden.

Die *Behandlung* der Virusmeningitis ist rein symptomatisch. Eine kausale Behandlung ist zur Zeit nicht bekannt und ist in der Regel auch nicht erforderlich. Schwere meningitische Symptome werden durch Lumbalpunktion, wenn nötig wiederholt günstig beeinflußt.

3. Die infektiös-toxischen Erkrankungen des NS.

a) Nichteitrige Meningitiden und die Arachnoiditis chronica adhaesiva.

Die weichen Hirnhäute reagieren entzündlich auf die verschiedensten Noxen. Injektion von Luft oder körperfremden Stoffen, auch Blutungen in den Subarachnoidalraum (vgl. S. 593) sind oft von deutlichen *meningitischen Reizsymptomen* gefolgt. — Die Ansiedlung von *Echinokokken* macht zunächst akute, dann durch Verwachsungen und Bindegewebswucherung bedingt die schweren chronischen Erscheinungen einer *Cysticerkenleptomeningitis*. In die Liquorräume einwachsende *Tumoren* — zumal Metastasen, *durchbrechende Hirnerweichungen*

(ASKANAZY), alles dies kann klinisch-symptomatologisch das Bild einer vorwiegend *lymphocytären* Meningitis machen. — In anderen Fällen bildet eine *primäre Hyperämie der Meningen*, z. B. nach übermäßiger *Besonnung* oder aber als *toxisches* bzw. *allergisches* Phänomen bei akuten Infektionskrankheiten die Grundlage meningitischer Reaktionen. In leichtester Form nennen wir dies Syndrom **Meningismus**, worunter wir das Auftreten von meningealen Reizsymptomen, vor allem Kopfschmerz, Nackensteifigkeit, Gliederschmerzen, auch wohl motorische Unruhe und leichte Benommenheit verstehen. Der *Liquor* weist in diesen Fällen vor allem eine starke Druckerhöhung auf, während Zell- und Eiweißvermehrung fehlen oder nur geringfügig sind. Wir sehen solche Meningismen eigenartigerweise bei Oberlappenpneumonien, auch beim Typhus — Exanthem der Meningen? — bei schwerer Influenza usw. Bisweilen sind sie Teilsymptom *infektiös-toxischer Meningo-Encephalomyelitiden*, die man im Gefolge der verschiedensten Infektionskrankheiten sehen kann. Als toxische Meningitiden zu werten sind auch die bereits besprochenen aseptischen eitrigen Meningitiden bei Otitis sowie bei Anwesenheit von eitrigen Prozessen in der Nachbarschaft der Meningen, wie wir sie vor allem auch bei *infizierten Schädelwunden* nicht so selten beobachten.

Die Mehrzahl dieser Meningitiden oder meningealen Reizungen heilt ohne Komplikationen; aber ein gewisser Prozentsatz führt zu einem lang anhaltenden Reizzustand der Meningen und schließlich zur Bildung von arachnoidalen Verwachsungen und Narben und hierdurch zur Bildung von Liquorcysten. Narben wie Cystenbildung kann dann das Gehirn, das Rückenmark und die austretenden Hirnnerven schädigen und somit zu dem klinischen Syndrom einer **Arachnoiditis chronica adhaesiva** führen. Bisweilen begegnet man diesem Krankheitsbild, ohne daß man in der Lage ist, seine eigentliche Ursache zu ergründen. Es scheint, daß das jugendliche Alter besonders zu dieser Arachnoiditis prädisponiert.

Symptomatologie und Verlauf. Die *akuten Formen der toxischen Meningitis* zeigen in der Regel zunächst milde meningitische Symptome, obwohl schwere Hirnsymptome (Bewußtseinsstörungen, Krämpfe usw.) auf eine begleitende toxische Encephalitis hinweisen können. In solchen Fällen können auch meist zunächst vorübergehende spastische Lähmungen sowie Hirnnervenlähmungen vor allem der motorischen Augennerven auftreten. Die Beteiligung der Ventrikelwandung und der Plexus chorioidei kann zu einem akuten Hydrocephalus internus mit Stauungspapille, auch mit cerebellaren Symptomen führen. Diese letztere Komplikation ist ernst zu nehmen, wohingegen die anderen anfänglich alarmierenden Hirnsymptome meist häufigen Schwankungen unterworfen sind und schließlich von selbst verschwinden. Die Aussichten für solch einen gutartigen Verlauf hängen natürlich von dem Ausgang des Primärinfekts ab. Besteht dieser fort, sei es, weil er unerkannt bleibt oder sich der Behandlung entzieht, so können wiederholte meningoencephalitische Schübe schließlich das NS schwer schädigen und den Kranken töten.

Die *chronische Form einer toxischen Meningitis* ist die *Arachnoiditis adhaesiva*, auch *A. circumscripta* genannt. Ihre kennzeichnende Symptomatologie besteht in umschriebenen, fokalen Zeichen einer Hirn- oder Rückenmarksschädigung. Die Arachnoiditis macht meist keine oder nur unbedeutende meningitische Symptome und ist ausgezeichnet durch die Funktionsstörungen des Hirns und Rückenmarks im Bereich der Verwachsungen oder Cysten. Bei der adhäsiven M. handelt es sich um *Verwachsungen* an der *Oberfläche* des *ZNS*, die je nachdem, ob sie vor allem die *Basis mit den Hirnnerven* oder die *Hirnkonvexität* befallen, ganz verschiedene klinische Bilder machen können.

Umschriebene *cystische* Liquoransammlung kann Symptome eines *Hirntumors* machen; Verschwielungen an der Basis können z. B. ein *Chiasma-* oder auch ein *Kleinhirn-Brückenwinkelsyndrom* (vgl. S. 615) und verschiedene Hirnnervenlähmungen verursachen; solche an der Hirnkonvexität verraten sich gelegentlich durch *epileptische Anfälle* vom JACKSON-Typ (vgl. S. 750). Relativ am häufigsten von all den verschiedenen Lokalisationen ist die Arachnoiditis der basalen Zysternen (der C. magna, pontocerebellaris und cerebellomedullaris). So sehen wir Sehstörungen mit Atrophia optica und unregelmäßigen Einschränkungen des Gesichtsfelds- sowie Augenmuskellähmungen oder Lähmungen des V., VII. und VIII. Hirnnerven mit Brückensymptomen oder (infolge Verschlusses der Foramina) einen chronischen, progressiven Hydrocephalus internus.

Die chronische Arachnoiditis im Bereich des Rückenmarks ist verhältnismäßig häufig. Hier handelt es sich meist nicht um Cystenbildung, sondern um eine Fixierung und vielleicht auch Kompression des Rückenmarks sowie eine Behinderung der Liquorzirkulation. Arterielle und venöse Zirkulationsstörungen kommen hinzu. Die Arachnoiditis findet sich am häufigsten im Cauda- und Dorsalmarksbereich. Außer den bereits genannten ätiologischen Faktoren müssen wir hier auch an lokal entzündliche Erkrankungen der Wirbelsäule, an Tumoren und vor allem auch die Folge von Traumen denken. Die klinischen Symptome ähneln meist denen einer *Rückenmarkskompression* (vgl. S. 560), oft jedoch ohne die üblichen Zeichen einer Hinterwurzelreizung. Parästhesien von segmentaler Anordnung sind meist mehr diffus und werden durch Aktion der Bauchpresse wie auch Husten, Lachen und Nießen gesteigert. Im übrigen sei auf die Symptome bei Rückenmarkskompression verwiesen. Das FROINsche Syndrom mit seiner charakteristischen Eiweißvermehrung im Liquor sowie die Xanthochromie sind hier viel seltener oder zum mindesten weniger ausgesprochen als bei extramedullären Tumoren. Dies erklärt sich aus der Tatsache eines meist *inkompletten Blocks* wie aus der Geringfügigkeit venöser Stauung und damit seröser oder blutiger Transsudation. Die Zahl der Zellen im Liquor hängt davon ab, ob der chronisch entzündliche Prozeß noch im Gang ist. Dann findet man meist eine mäßige Lymphocytose. Die Dauer und das Verhalten spinaler Symptome wechselt außerordentlich und ist auch im individuellen Fall oft überraschenden Schwankungen unterworfen. In schweren Fällen ist die Prognose ohne chirurgische Intervention nicht gut.

Die **Diagnose** und **Differentialdiagnose** begegnet bei einem ätiologisch so mangelhaft erfaßbaren Syndrom wie der *serösen M.* natürlich einigen Schwierigkeiten. Sie ist oft eine Diagnose per exclusionem, erleichtert durch den gutartigen Verlauf. Vielleicht verbergen sich hinter diesen günstigen Meningitiden gelegentlich mildeste *bakterielle M.*, wohl gar auch einmal eine ganz leichte *tuberkulöse M.* (In einzelnen Fällen hat man eine Infektion mit der *Spirochaeta icterohaemorrhagica*, also eine WEILsche Krankheit [vgl. Bd. I, S. 286], meist gutartigen Verlaufs gefunden.) Auch die *chronisch-adhäsiven Endstadien* sind oft schwierig diagnostizierbar, und gar nicht selten stellt erst der Chirurg fest, daß der vermutete Tumor eine Narbe war. Bei Zeichen einer R-Kompression empfiehlt sich eine Myelographie und bei ätiologisch unklaren epileptiformen Anfällen eine Encephalographie.

Die Diagnose einer spinalen Arachnoiditis wird in Fällen offenbar extramedullär bedingter Rückenmarkssymptome nahegelegt durch die Beobachtung von Exacerbationen und Remissionen bei allgemein zunehmender Schwere des Krankheitsbildes, durch wechselnde Liquorbefunde und einen chronischen Krankheitsverlauf. Neurologische Zeichen pflegen im Anfang stark zu schwanken, um schließlich von Dauer zu sein.

Die **Therapie** der akuten serösen M. besteht in Lumbalpunktionen, die durch *Druckentlastung* günstig wirken und öfters wiederholt werden dürfen; sowie in unspezifischer schmerzlindernder und beruhigender Behandlung. — Die chronisch-adhäsiven Formen müssen wenn nötig operiert werden. *Spezifische* Meningitisformen verlangen entsprechende kausale Behandlung.

b) (Pseudo-) Encephalomyelitiden.

Die einleitenden Bemerkungen für die Meningitiden gelten im Prinzip auch für die nichteitrigen, infektiös-toxischen Erkrankungen des ZNS überhaupt. Auch bei den Encephalitiden wie den Myelitiden und schließlich den hierhergehörigen peripheren Neuritiden wissen wir viel zu wenig über ihre Ätiologie. Auf S. 626 wurde bereits darauf hingewiesen, daß wir bei diesen Erkrankungen sowohl an *allergische* wie *rein toxische Vorgänge* zu denken haben. Encephalomyelitiden dieser Art werden wegen des Zurücktretens typisch entzündlicher Veränderungen auch als *Pseudoencephalomyelitiden* bezeichnet. Je nachdem ob hier toxische oder — wahrscheinlich — allergische Vorgänge vorliegen, schwankt das pathologisch-anatomische Bild. Charakteristisch für ein infektiös-toxisches Geschehen ist der Befund, den wir bei der akuten hämorrhagischen Encephalitis und bei der Mehrzahl der Myelitiden erheben, während wir allergische Vorgänge vermuten bei den sog. parainfektiösen Encephalomyelitiden, wie wir sie nach Pockenschutzimpfung, bei Masern und anderen infektiösen Exanthemen finden. Diese letzteren auch als *akute disseminierte Encephalomyelitiden* bezeichneten Erkrankungen zeigen eine Prädilektion für die weiße Hirnsubstanz — *Leukoencephalitis!* —, und die Parenchymveränderungen gruppieren sich hier mit Vorliebe um die kleinen Venen des Gehirns. Im Vordergrund stehen Entmarkungsprozesse (Demyelination), ein Befund, welcher große Ähnlichkeit mit den Hirnveränderungen bei der multiplen Sklerose hat.

α) Die akute hämorrhagische (Pseudo-) Encephalitis.

Diese von STRÜMPELL und LEICHTENSTERN als **Influenzaencephalitis** beschriebene Erkrankung tritt mit Vorliebe, wenn auch nicht ausschließlich in Influenzaepidemien auf. Bei gewöhnlichen *Pneumonien* ist sie jedenfalls selten. Die beim *Scharlach* bisweilen beobachtete toxisch-hämorrhagische Encephalitis wie auch cerebrale Komplikationen bei der bacillären *Dysenterie* gehören gleichfalls hierher. Fraglich ist die Einordnung der *Keuchhustenencephalitis*, bei der cerebrale Zirkulationsstörungen das Bild beherrschen.

Die **pathologische Anatomie** der akuten hämorrhagischen Encephalitis, ergibt den Befund einer von Fall zu Fall verschieden stark ausgeprägten **Hirnpurpura.** Großhirn, Kleinhirn, Brücke und Med. oblong. erweisen sich bei einer bald mehr hyperämischen, bald ödematösen Beschaffenheit der Hirnsubstanz durchsetzt von zahlreichen kleinen *flohstichartigen* Blutungen. Ist das *Rückenmark* mitbeteiligt, so spricht man von einer **hämorrhagischen Encephalomyelitis.** Eigentliche *entzündliche Reaktionen* treten hinter diesen offenbar toxischen Zirkulationsstörungen, die man als *Stase* mit Exsudat und *Diapedese von Blutelementen* auffassen kann, zurück. Degenerative Schädigungen der Ganglienzellen und Glia finden sich neben reaktiven gliösen Wucherungen.

Symptomatologie und Verlauf. Die akute hämorrhagische Encephalitis vom Typ der Influenzaencephalitis entwickelt sich meist aus einem Syndrom fieberhafter katarrhalischer Erscheinungen oder im Verlauf der oben genannten Infektionskrankheiten. Das eigentliche encephalitische Bild gestaltet sich gelegentlich allmählich; häufiger sieht man das überraschend schnelle Auftreten und Anwachsen bedrohlicher Hirnerscheinungen, die bald mehr den Charakter einer *diffusen* Erkrankung des Großhirns mit Übergreifen auf die lebenswichtigen Zentren des Zwischenhirns und der Med. oblongata haben, oder mehr als *herdförmige* Hirnerkrankung mit sich deutlich abhebenden *Lokalsymptomen* erscheint. — Die Erkrankung des Großhirns zeigt sich an durch das Auftreten von schweren Kopfschmerzen, Erbrechen, Bewußtseinstrübung, auch gelegentlich corticalen Reizsymptomen, z. B. epileptiformen Krämpfen. Nicht so selten tritt rasch eine völlige Bewußtlosigkeit ein. Die epileptiformen Anfälle, die oft Jacksonschen Charakter haben, können sich zu einem Status epilepticus steigern. Es besteht Fieber, meist hoher Puls, aber bisweilen auch Pulsverlangsamung; Störungen der Atmung setzen ein; die Pupillen können reaktionslos werden; eine meist mäßige Schwellung der Papille (seltener eine Neuritis optica) und stark erhöhter Druck des Liquors, der leichte oder auch starke Zell- und Eiweißvermehrung aufweisen kann, dokumentieren den Zustand akuten Hirnödems und Übergreifen des toxischen Prozesses auf die Meningen. Der Exitus kann in solch schweren Fällen bereits nach wenigen Tagen erfolgen. In anderen Fällen beginnt das Leiden mit *Herdsymptomen*, z. B. Mono- und Hemiparesen, Hemianopsie, Lähmungen einzelner Hirnnerven. Gelegentlich kommen diese erst zum Vorschein, wenn die foudroyanten Allgemeinsymptome abgeklungen sind. Nur in seltenen Fällen verschwinden auch die Lokalsymptome innerhalb weniger Wochen wieder völlig; meist bleibt im Fall der Heilung ein Defekt zurück; auch können selbst in späteren Stadien epileptische Anfälle erneut auftreten. — Der Prozeß befällt mitunter auch primär die caudalen Hirnteile und das R. Die *pontine* und *medulläre* Lokalisation des Prozesses geht meist ohne schwere Bewußtseinstrübung und mit geringem Fieber einher und verrät sich in Bulbärsymptomen, die besonders gern in Lähmungen der Augenmuskeln, des Facialis, Trigeminus, Vestibularis und der Schlundmuskulatur bestehen und mit gleichseitigen oder gekreuzten motorischen wie auch sensiblen Extremitätenlähmungen kombiniert sein können (vgl. S. 562f.). Auch cerebellare Symptome können auftreten. Der Ausgang dieser Fälle ist nicht immer so ungünstig, wie man es bei dem lebensgefährlichen Sitz des Prozesses erwarten könnte. Oft freilich gewinnt das Leiden progressiv an Ausdehnung. Die vegetativen medullären Zentren können ergriffen werden, wodurch Zirkulations- und Atemstörungen (unter Auftreten Cheyne-Stokesscher Atmung) entstehen können. In anderen Fällen sieht man Zeichen einer R-Erkrankung (vgl. das folgende Kapitel).

Diagnose und Differentialdiagnose. Die typische Form der Strümpell-Leichtensternschen Encephalitis ist mit ihrem meist hoch fieberhaften foudroyanten Beginn, den Störungen des Bewußtseins, den Reiz- und Lähmungssymptomen seitens des Großhirns eine gut charakterisierte Krankheitseinheit. Trotzdem können beachtliche differentialdiagnostische Schwierigkeiten gegenüber einer *akuten*, aber selbst *tuberkulösen Basalmeningitis*, dem *Hirnabsceß*, auch der *entzündlichen Sinusthrombose* bestehen. Allerdings vermag meistens die Anamnese und der andersartige Verlauf dieser Erkrankungen das Bild zu klären. Die pontine, medulläre und cerebellare Form des Leidens kann außerdem zu Verwechslungen mit einer *Polio-Encephalitis haem. sup.* Anlaß geben (vgl. S. 677). Abgesehen von der Anamnese unterscheidet sich diese Erkrankung durch das Fehlen von Allgemeinerscheinungen einer infektiös-toxischen Erkrankung. Gegenüber der *Polioencephalitis* und *-myelitis ist die Ausdehnung* der Lähmungen auf sensible Kerngebiete und die weiße Substanz ein wesentliches Unterscheidungsmerkmal. Von den *metastatischen Encephalitiden* unterscheidet sich die Influenzaencephalitis nur durch die Besonderheiten anderweitigen klinischen Krankheitserscheinungen.

β) Die infektiös-toxische Myelitis.

Pathologische Anatomie. Wie bei der infektiös-toxischen Encephalitis stehen auch bei der Myelitis *zirkulatorisch bedingte Läsionen* und *degenerativ-reaktive Parenchymveränderungen* vor eigentlich entzündlichen Schädigungen im Vordergrund. Häufig sieht man ein *Ödem*, aber viel *seltener petechiale Blutungen*. Die Parenchymschädigung kann das Ausmaß von Gewebserweichung erreichen, was sich in Endstadien durch Lückenfelder mit *gliöser Narbenbildung*, selbst in *Höhlenbildung* verrät. *Meningitische Erscheinungen* sind meist reaktiver, jedenfalls in der Regel *lymphocytärer*, *nichteitriger Natur*.

Verlauf und Symptomatologie. Die Abhängigkeit von Infektionskrankheiten ist bei den infektiös-toxischen Erkrankungen des R meist weniger ausgesprochen, fehlt in vielen Fällen auch ganz. Dementsprechend sind *Prodromalsymptome* meist unauffällig, bestehen oft nur in Abgeschlagenheit, mäßigem Fieber und Schmerzen. Trauma spielt bisweilen die Rolle eines präcipitierenden Faktors. — Bei den Myelitiden setzt die Lähmung meist plötzlich ein und erreicht ihr Maximum in kürzester Zeit. Obwohl in der Mehrzahl der Fälle multiple Läsionen des R vorliegen, pflegt doch klinisch zumeist der Eindruck einer lokalisierten Störung vorzuherrschen. Genaue Untersuchung fördert freilich auch dann oft Symptome zutage, welche die größere Ausdehnung des Prozesses zeigen. Die Lähmungen sind meist doppelseitig und asymmetrisch. *Motilitätsstörungen* pflegen die *Sensibilitätsstörungen* zu überwiegen. Neben *spastischen* Lähmungen sieht man auch *atrophische; Blasen-Mastdarmlähmung* besteht fast immer. In den nicht seltenen Fällen einer *Conus* bzw. *Epiconusmyelitis* kennzeichnen totale Blasen-Mastdarmlähmungen und die sonstigen S. 624 erwähnten Symptome dieser Lokalisation den myelitischen Herd. Auch *trophische* Störungen kommen in vielen Fällen vor; so vor allem schwere *Dekubitalgeschwüre*, vasomotorische und sekretorische Anomalien. Nicht selten findet sich das Bild einer **gekreuzten Halbseitenlähmung** (Brown-Séquard) oder eines inkompletten bis totalen Querschnitts. Man spricht dann von **Querschnittsmyelitis (Myelitis transversa).** Die Irritation der *Meningen* in Höhe des Hauptherdes kann, muß aber nicht zu segmentalen Hyperästhesien führen, welche die exakte Höhendiagnose des Querschnittes gestatten. Man kann je nach dem Sitz der Markläsion eine obere und untere cervicale, eine dorsale und lumbosacrale Form unterscheiden, von denen die dorsale die häufigste ist. Über die diesem verschiedenen Sitz der Erkrankung zukommenden Besonderheiten des klinischen Bildes vgl. S. 522 und 624.

Viele Myelitiden entwickeln das Syndrom einer halbseitigen oder völligen transversalen Unterbrechung des Rückenmarks auffällig rasch, manchmal in geradezu apoplektiformer Weise. Dann wieder sieht man Fälle, wo die Querschnittsunterbrechung sich in einzelnen über Wochen verteilten Schüben einstellt. Während die *motorische Lähmung* im ersteren Fall — entsprechend der *akuten* traumatischen Unterbrechung des Rückenmarks! — das Bild einer schlaffen Lähmung der Beine, auch bei Lokalisation des myelitischen Herdes im Dorsalmark! bieten kann, zeigt die Motilitätsstörung bei *allmählicher* Ausbreitung des myelitischen Prozesses in der Regel eine Paraparese der Beine mit gesteigerten Reflexen, positiven *Babinski* und frühzeitige Neigung zu Flexor- oder auch Extensorspasmen. Im weiteren Verlauf ist die Ausbildung einer Kontrakturstellung der Beine in Beugehaltung die Regel. Muskelatrophien sieht man nur, wenn der Prozeß die Vorderhörner ergriffen hat, ein Vorgang, der vorzugsweise bei einer cervicalen Myelitis beobachtet wird, wo sich eine mehr oder minder ausgebreitete schlaffe, atrophische Lähmung der Arme mit einer spastischen Lähmung der Beine verbindet. Die *Sensibilität* zeigt Störungen unterhalb des Niveaus der myelitischen Läsion ganz ähnlich, wie sie bei Besprechung intramedullärer Tumoren (vgl. S. 619) beschrieben wurden. *Blasenstörungen* bestehen im Beginn oft in Form einer Retention um später einer mehr oder minder automatischen Blasenentleerung Platz zu machen. Hier sei auf die Ausführungen auf S. 557 hingewiesen, wo die verschiedenen Blasen-(und Mastdarm-)störungen bei R-Läsionen in verschiedener Höhe besprochen wurden.

Eine herdförmige Myelitis der beschriebenen Art kann gelegentlich schubweise „deszendieren“ und eine primär spastische Lähmung in eine mehr oder minder schlaffe verwandeln. Häufiger sieht man eine **ascendierende Myelitis** oder — entsprechend dem ähnlichen Prozeß bei der akuten Poliomyelitis — ein LANDRYsches *Syndrom*. Hierbei sind die ersten Erscheinungen eine distale schlaffe Lähmung mit Sensibilitätsstörungen in den distalen Partien der Beine und eine Blasen-Mastdarmlähmung. Diese Lähmung steigt dann in wenigen Tagen, seltener Wochen über den ganzen Körper hinauf, lähmt den Stamm, die Atmung, die Arme und ergreift bisweilen auch den Hirnstamm. Die Sehnen- und Hautreflexe sind aufgehoben. Bilden sich die myelitischen Läsionen zurück, so erscheinen die Sehnenreflexe wieder und können sogar, meist mit Auftreten eines BABINSKIschen Reflexes bis zum Klonus gesteigert sein.

Myelitische Lähmungen vom Typ der Querschnitts- wie auch ascendierenden Ausbreitung verbinden sich in relativ seltenen Fällen mit einer *Neuritis optica*. Meist folgt diese Neuritis optica der Myelitis, seltener geht sie ihr voraus. Oft ist erst ein Auge, später das andere befallen. Dieses Syndrom, das sich wohl häufiger bei der disseminierten (Leuko-) Encephalomyelitis als bei der infektiös-toxischen Myelitis findet, geht im Schrifttum unter dem Namen **Neuromyelitis optica.** Zu den Zeichen verschiedenartiger motorisch-sensibler myelitischer Lähmungen gesellen sich Sehstörungen: Skotome wechselnder Gestalt und Ausdehnung auch unregelmäßige hemianopische Störungen. Das Sehen ist beeinträchtigt und der Kranke kann erblinden. Die Papille zeigt jene für eine Sehnervenentzündung (vgl. S. 536) kennzeichnenden akuten Veränderungen und später, in progressiven Fällen, das Bild einer neuritischen Sehnervenatrophie. Hirnsymptome wie Kopfschmerz, Erbrechen, Bewußtseinsstörungen usw. weisen nicht selten auf die gleichzeitige encephalitische Komponente hin.

Die **Prognose** der Myelitis ist unsicher, um so mehr als ja sehr oft die Ursache der Erkrankung dunkel ist. Zeitlich beschränkter Fortschritt einer rasch aufgetretenen inkompletten Querschnittslähmung gestattet eine im allgemeinen bessere Prognose als eine komplette Querschnittslähmung oder Myelitiden descendierender oder gar ascendierender Art. Die Gefahren drohen von verschiedener Seite: Ausdehnung der Lähmung, Harninfektion, Sepsis bei schweren Dekubitalgeschwüren. Es ist richtig, daß selbst nach Monaten sich noch ein Rückgang der Lähmungen vollziehen kann, aber meist erfolgt doch nur eine Heilung mit Defekt.

Diagnose und **Differentialdiagnose.** Die Myelitis transversa hat mit traumatischen, vasculären wie neoplastischen Schädigungen des Rückenmarkquerschnitts ein sehr ähnliches Syndrom gemein. Plötzliche Lähmung im Anschluß an einen Unfall und ohne Fieber wird eine Rückenmarksblutung Kontusion oder Quetschung viel wahrscheinlicher machen als eine Myelitis. Rein vasculäre Läsionen wie thrombotische Prozesse finden sich bei Kranken mit Zeichen vasculärer Erkrankung in anderen Organen. Infektiöse Merkmale fehlen. Der *Liquorbefund* der bei der Myelitis meist lymphocytäre Zell- wie Eiweißvermehrung zeigt, hilft zur Ausschließung primär meningitischer Prozesse und einer syphilitischen Erkrankung. Schwierig kann die Unterscheidung einer Myelitis transversa von einem Rückenmarkstumor sein (vgl. S. 622). Die Beschreibung der Zeichen einer Rückenmarksläsion auf ein bestimmtes segmentales Niveau ist charakteristischer für einen Tumor als eine Myelitis.

Der weitere Verlauf, langsam progressiv im Fall eines Tumors wie auch die Kontrastfüllung des Liquorraums helfen zur Diagnose.

In Fällen einer ascendierenden Myelitis muß man an andere Ätiologien einer LANDRYschen Paralyse denken; an eine akute Poliomyelitis (vgl. S. 653) aber auch an eine akute Polyneuritis. Die Tatsache, daß diese Polyneuritiden meist Mischformen einer entzündlich-toxischen Erkrankung der peripheren Nerven *und* des Rückenmarks sind, macht diese Differentialdiagnose meist ein mehr theoretisches als praktisches Problem. — Die multiple Sklerose unterscheidet sich von der Myelitis vor allem durch den ihr eigentümlichen Verlauf, im besonderen ihre Remissionen und Schübe mit wechselnden Lähmungen.

Die **Behandlung** der Myelitis wird wenn möglich kausal sein und die Bekämpfung der primären Infektion anstreben. Beim Vorliegen einer bakteriellen Erkrankung empfiehlt sich die Anwendung von Sulfapräparaten, Streptomycin oder von Penicillin, gemäß den auf S. 638 dargelegten Grundlinien. — Im übrigen bedürfen diese Kranken der bestmöglichen Krankenpflege. Gegen den Decubitus muß die druckfreie Lagerung des Patienten auf Luft- oder Wasserkissen, sorgsamste Pflege auch nur geröteter oder oberflächlich wunder Hautstellen, z. B. auch an den Fersen, beachtet werden. Abwaschungen mit alkoholischen Essenzen, Pudern der Haut mit Zinkpuder, Behandlung offener Stellen mit antiseptischen Verbänden und Perubalsam sind die üblichen Behandlungsmittel. Bei großen Dekubitalgeschwüren bleibt schließlich nur das Dauerbad übrig. Die Blasen-Mastdarmlähmung erheischt sorgfältige, *steril* vorgenommene Entleerung der Blase. Im Anfang erweist sich oft die Einführung eines Verweilkatheters als sehr nützlich. Restharnansammlung ist nach Möglichkeit zu vermeiden, und Desinfektion der Harnwege ist geboten. Die Darmlähmung erfordert Überwachung der Diät, damit Durchfälle vermieden werden, und regelmäßige Entleerung des Darms mittels Einläufen. Ist die Lähmung einmal dauernd geworden und beherrschen Kontrakturen das Bild, dann muß der Lagerung des Kranken große Aufmerksamkeit geschenkt werden, damit nicht durch sekundäre Einflüsse und vermeidbare Hautreize für später ungünstige Versteifungen eintreten. Die Restzustände der Lähmungen verlangen orthopädische Hilfe.

γ) Die akute disseminierte (Leuko-) Encephalomyelitis.

Die Mehrzahl dieser Erkrankungen könnte man als *Encephalomyelitiden bei exanthematischen Infektionskrankheiten* oder *parainfektiöse Encephalomyelitiden* zusammenfassen. Man beobachtet sie bei **Masern, Röteln, Varicellen** und **nach Pockenschutzimpfung.**

Die **pathologische Anatomie** dieser E. ist gekennzeichnet durch Läsionsherde, die diskontinuierlich um die kleinen Venen, vor allem in der weißen und grauen Substanz des Großhirns, aber auch um die Venen der Vasacorona des R angeordnet sind. Im Vordergrund stehen *degenerative Prozesse an allen Parenchymbestandteilen*, vor allem umschriebene *Entmarkungen und Proliferationen der Glia*; wohingegen eigentlich entzündliche Merkmale am mesodermalen Gewebe zurücktreten.

Die Natur dieser Läsionen des ZNS und ihre wahrscheinlich wenigstens teilweise allergische Pathogenese wurde dem Verständnis näher gerückt durch die experimentelle Erzeugung dieser Hirnläsionen im Rhesusaffen (A. WOLF) mittels Injektion homologer oder heterologer Hirnemulsionen.

Die Qualität wie auch die Lokalisation der Läsionen dieser Leukoencephalomyelitis hat große Ähnlichkeiten mit den Befunden bei der *multiplen Sklerose*. Die Zusammenhänge dieser beiden Erkrankungen sind noch nicht völlig verstanden.

Die akute disseminierte Leukoencephalitis tritt in typischer Form bei **Masern** auf. Encephalitische Symptome wurden in über 1$^0/_{00}$ einer großen Reihe von Masernfällen beobachtet. Die ersten Symptome erscheinen gewöhnlich 4 bis

6 Tage nach Ausbruch des Exanthems, zu einem Zeitpunkt, wenn das Fieber bereits im Verschwinden begriffen ist. Die Kinder entwickeln unter erneutem Fieberanstieg Hirnsymptome leichterer aber auch bedrohlicher Art, welche die Merkmale einer ausgedehnten, akuten, fieberhaften Erkrankung des ZNS, hauptsächlich einer Encephalitis tragen. Der Verlauf ist sehr wechselvoll, indem bald leichte, bald schwere Allgemeinsymptome (Benommenheit, Erregungszustände, Krämpfe, Sopor), bald lokale Lähmungssymptome (Mono-, Hemiparesen, bulbäre Lähmungen, cerebellare, extrapyramidale, spinale Erscheinungen, auch eine Neuritis optica) dem Krankheitsbild eine besondere Note geben. — Die *Prognose* ist bei einer Mortalität von etwa 15% und Ausheilung mit Defekt in etwa 40% ernst. Der therapeutische Versuch mit Rekonvaleszentenserum ist zu empfehlen.

Zentralnervöse Störungen bei **Varicellen** treten mit Vorliebe in den ersten 2 Lebensjahren meistens am 3.—6. Tag nach Ausbruch des Exanthems auf. Wir begegnen wieder der gleichen klinischen Polymorphie. Hervorzuheben ist die Häufigkeit cerebellarer neben extrapyramidalen Störungen; auch poliomyelitisähnliche Bilder wurden beschrieben. Akut tödlich verlaufende Fälle treten hinter den in Heilung übergehenden Fällen sehr zurück. Folgeerscheinungen dürften in kaum mehr als 10% der Erkrankungen zurückbleiben.

Bei **Röteln** kommen encephalitische Erscheinungen nur selten vor und kündigen sich dann meist 3—4 Tage nach Auftreten des Exanthems durch bedrohlich ausschauende cerebrale Allgemeinsymptome und Krämpfe an. Trotzdem tritt meistens völlige Heilung ein.

Um einen prinzipiell analogen pathogenetischen Vorgang scheint es sich auch bei der sog. **postvaccinalen Encephalitis**, die in seltenen Fällen *nach der Pockenschutzimpfung* beobachtet wird, zu handeln (L. VAN BOGAERT). Diese encephalitischen, viel seltener myelitischen Lähmungen kommen meist nach der Erst-, selten nach der Zweitimpfung vor und betreffen mit Vorliebe relativ spät — nach ihrem 3. Lebensjahr — geimpfte Kinder. Andere Erkrankungen und Körperschädigungen begünstigen das Auftreten encephalitischer Zeichen. Die ersten Erscheinungen machen sich meist um den 10.—12. Tag nach der Impfung bemerkbar. Die Symptomatologie ist wieder sehr wechselvoll (vgl. oben) und kann hier nicht in ihren Einzelheiten behandelt werden. (Ich verweise auf das einschlägige Kapitel im Handbuch der Neurologie, BUMKE und FOERSTER, Berlin: Julius Springer, 1936.) Die Prognose ist ernst. Gewisse Statistiken berichten über 25—50% Mortalität. Die Heilung erfolgt oft mit körperlichen auch geistigen Defekten.

Die **Diagnose** all dieser Encephalitiden sollte aus ihrer zeitlichen Abhängigkeit von den genannten Infekten in der Regel leicht zu stellen sein. Es ist aber kaum zweifelhaft, daß Leukoencephalitiden und -myelitiden auch ohne vorangehende Erkrankungen der erwähnten Art vorkommen. Dies gilt u. a. von dem als **Neuromyelitis optica** bekannten Syndrom (vgl. S. 683), welches so große Ähnlichkeit mit einer multiplen Sklerose aufweist, daß es oft als „*akute multiple Sklerose*" beschrieben worden ist. Die Verbindung myelitischer Symptome mit Neuritis optica und Hirnsymptomen wie Dysarthria, Nystagmus, Ataxie, Tremor und spastischen Lähmungen gleicht in der Tat der Symptomatologie der multiplen Sklerose. Der wesentliche Unterschied, so lange wenigstens, bis wir die Verschiedenheit dieser beiden klinischen Syndrome vielleicht auf akzidentelle Faktoren zurückzuführen gelernt haben, ist, daß die akute disseminierte Encephalomyelitis eine einmalige akute Erkrankung ist, welche einmal überstanden, nichts als ihre residualen Gewebsläsionen und Funktionsstörungen hinterläßt, während die multiple Sklerose ein in Remissionen und zeitlich getrennten Exacerbationen verlaufendes chronisches Leiden ist.

Die *Behandlung* der Leukoencephalitiden ist zur Zeit noch rein symptomatisch.

c) Die Polyneuritiden.

Die Polyneuritis ist, wie der Name besagt, *im wesentlichen eine Erkrankung der peripheren Nerven;* doch ist eine Mitbeteiligung des R und des Gehirns an der Erkrankung durchaus nicht übermäßig selten. Die Polyneuritis ist ätiologisch keine einheitliche Krankheit, begegnet man ihr doch nicht nur bei der *Diphtherie*, sondern auch in Zusammenhang, z. B. mit *Typhus*, *Scharlach*, *Keuchhusten*, *Influenza* und anderen Krankheiten, die, wie wir bereits gesehen haben, an sich eine gewisse Neigung für zentralnervöse Komplikationen haben. Wir begegnen ihr aber auch als anscheinend **selbständiger Erkrankung,** wobei man sich dann fragt, ob hier wirklich ein besonderer Infekt, etwa eine *Viruskrankheit* vorliegt. Andere Polyneuritiden entstehen auf *exogen-toxischer* Grundlage, wofür die Alkohol- und Arsenik-Polyneuritis zeugen. *Metabolische* Störungen führen zur Polyneuritis bei Porphyrinurie und beim Diabetes. Avitaminosen mögen dabei eine wichtige Rolle spielen. Wir wissen, daß die **B-Avitaminose** mit Symptomen seitens des NS einhergeht. Dies gilt in erster Linie von der **Beri-Beri** aber auch von der **Pellagra,** bei denen wohl besonders die *B_1-Hypovitaminose* für die *polyneuritische* aber auch *myelitischen* und *cerebralen Störungen* verantwortlich ist. Man stellt sich vor, daß auch bei anderen Erkrankungen des NS, sei es infolge ungenügenden Angebots, erhöhten Bedarfs bzw. Umsatzes oder auch mangelhafter Resorption eine B-Hypovitaminose mit im Spiele ist. Infekte, Intoxikationen, intestinale und Stoffwechselstörungen würden demnach vorwiegend mittelbar — über eine Vitaminstörung — für die Pathogenese der Polyneuritis bzw. der zentralnervösen Störungen wirksam sein.

Symptomatologie und Verlauf. Die Symptome der Polyneuritis sind einem solchen Wechsel unterworfen, daß eine prinzipielle Unterscheidung zwischen Formen nach Infektionskrankheiten und eigentlichen essentiellen Polyneuritiden unmöglich ist. Die **infektiösen Polyneuritiden** beginnen ziemlich akut mit Fieber und Blutveränderungen. Die ersten neurotischen Symptome sind gewöhnlich *Schmerzen* und *Parästhesien*. Die befallenen Nerven sind druckschmerzhaft, und auch Berührung der Haut wird oft als schmerzhaft empfunden. Spontaner Schmerz, Parästhesien und starke Empfindlichkeit für Druck auf die Weichteile bestehen oft fort, wenn die Neuritis zu einer An- oder öfter Hypästhesie der Haut für Berührung geführt hat. Dies ergibt dann das Bild einer *Anaesthesia dolorosa*. Berührung wird meist schlechter empfunden als Schmerz und Temperaturen. Ataxie infolge hochgradiger Störung der Tiefensensibilität macht ein an die Tabes erinnerndes Syndrom und wird als *polyneuritische Pseudotabes* bezeichnet. — Die *Verteilung* der Sensibilitätsstörungen ist in der Regel symmetrisch unter Bevorzugung der distalen Extremitätenabschnitte. Die Zehen und Finger sind zuerst hypästhetisch, dann folgt manchmal in Handschuh- oder Strumpfausbreitung die Hand oder der Fuß, und allmählich schreitet die Sensibilitätsstörung zentralwärts fort.

Motorische Störungen, wechselnd von subjektivem Schwächegefühl bis zu ausgesprochenen schlaffen Lähmungen, schließen sich meist an die sensiblen Störungen an. Auch sie sind meist symmetrisch und beginnen in der Peripherie. Der Peroneus und Radialis zeigen oft eine überraschende Anfälligkeit für die motorische Lähmung. Die Beine sind oft stärker gelähmt als die Arme. Die Sehnenreflexe und — je nach Ausbreitung und Grad der kombiniert sensiblen und motorischen Lähmung — auch die Hautreflexe verschwinden, der Muskeltonus ist herabgesetzt, die Reaktion auf mechanische Muskelreize sinkt auf Null und Muskelatrophien stellen sich ein. Die elektrische Untersuchung ergibt herabgesetzte faradische bis zu völlig erloschener galvanischer Erregbarkeit.

Von den *Hirnnerven* ist am häufigsten der Facialis befallen und eine bilaterale Facialislähmung ist als eine für Polyneuritis charakteristische Lähmung beschrieben worden. Auch Lähmungen der äußeren Augenmuskeln und der Masseteren kommen vor. Vaguslähmungen sind seltener.

Eine *Blasenlähmung* bei schweren Polyneuritiden ist nicht ungewöhnlich.

Trophische und *vasomotorische Störungen* sieht man meist an den Händen oder Füßen. Verfärbungen der Haut, Ödem des Rückens, der Hand oder des Fußes, Atrophie der Haut (glossy skin), Hyper- aber auch Anhydrosis sind nicht selten. Dekubitalgeschwüre sind eine Ausnahme. — Die gelähmten Muskeln entwickeln schließlich eine Fibrosis und Verkürzung, und so kommt es zu *Kontrakturen*. Bänder und Gelenke mögen aber auch selbständig erkranken und arthritische oder periarthritische Veränderungen aufweisen. Auch DUPUYTRENsche Kontrakturen in den gelähmten Händen kommen vor.

Als *allgemein cerebrale Symptome* anzusprechen sind: Kopfschmerzen, Ermüdungsgefühl, Reizbarkeit, Schlafstörungen, Labilität der Stimmung, aber auch schwerere Störungen wie Verlust der Merkfähigkeit, Halluzinationen, Orientierungsstörungen, völlige Amnesie, welche insgesamt Bilder *exogener Psychosen* und bisweilen Monate anhaltende *Korsakow*-ähnliche Zustände ergeben können. — An sonstigen Organschädigungen kommen Funktionsstörungen seitens der Leber und Niere vor.

Der *Verlauf* ist ganz verschieden, je nachdem ob es sich um leichte Erkrankungen handelt, d. h. abortive Formen, die kaum ein schweres Krankheitsgefühl erwecken, oder auf der anderen Seite um ernste, gefährliche Erkrankungen, die gelegentlich unter dem Bild einer LANDRYschen Paralyse (vgl. S. 651), d. h. einer aufsteigenden und auf die Hirnnerven übergreifenden Lähmung verlaufen können. *Rezidive* von Polyneuritis wie auch ein Verlauf in Schüben über Monate und Jahre kommen vor und führt meist zu dauernden Defekten. Die *Prognose* quoad vitam ist meist gut. Selbst Fälle LANDRYscher Lähmung können unter langsamem Rückgang der Lähmung ausheilen. Die Polyneuritiden post infectionem (auch die posttyphösen) sind im allgemeinen ungünstiger. Vagus- und Phrenicuslähmungen komplizieren da nicht selten die Situation. Schlechter Allgemeinzustand und cerebrale Komplikationen verschlechtern die Prognose. Quoad sanationem ist selbst in leichten Fällen mit Monaten zu rechnen. Lang dauernde Lähmungen heilen meist mit Defekt.

Manche infektiös-toxische Polyneuritiden zeichnen sich durch primäres Befallensein der Rückenmarkswurzeln, bisweilen mit Beteiligung des Rückenmarks und des Gehirns an der Erkrankung aus. Man spricht hier von **Polyradikulitis.** Während der *Liquor* bei den meisten Polyneuritiden entweder unverändert ist oder nur eine geringe Eiweißvermehrung aufweist, sehen wir in diesen Fällen hohe Eiweißwerte, bisweilen auch eine leichte Xanthochromie bei normalen Zellzahlen und Druckwerten. Dieses Krankheitsbild wurde von GUILLAIN und BARRÉ eingehend beschrieben und trägt daher in der Literatur oft ihre Namen. Radikuläre (also segmentale) Reizerscheinungen sowie sensible und motorische Lähmungen können sich mit peripheren Nervenlähmungen verbinden; auch sieht man myelitische und encephalitische (meist bulbäre) Symptome wechselnder Art. Die Kranken haben meist Fieber und eine Leukocytose im Blut. Das Krankheitsbild erscheint oft recht ernst, geht aber gewöhnlich — und dies ist charakteristisch! — in Heilung über.

Diagnose und Differentialdiagnose. Die Diagnose einer infektiös-toxischen Polyneuritis wird stets das Gesamtkrankheitsbild berücksichtigen müssen.

Wo die Allgemeinsymptome einer Infektion fehlen, muß man bedenken, daß ein polyneuritisches Krankheitsbild auch auf andere Noxen (vgl. oben) zurückgeführt werden kann. Auch *Myalgien* muß man von Nervenstörungen zu trennen wissen (Reflexe, Lähmungen!); das gleiche gilt von *myositischen* Prozessen. Wichtig ist die Unterscheidung von der akuten *Poliomyelitis ant.* *Für* Polyneuritis spricht im Zweifelsfall: Auftreten bei Erwachsenen, allmähliche Progredienz und remittierender Verlauf, Parästhesien, meist symmetrische, distale, motorische und sensible Lähmungen oft ascendierender Art, allmählicher Reflexverlust, im Liquor gelegentlich Eiweiß bei fehlender Zellvermehrung.

Die **Behandlung** der Polyneuritis verlangt völlige Bettruhe und symptomatische Behandlung der Schmerzen, wofür man sich der gewöhnlichen Analgetica (Vorsicht bei Überempfindlichkeit!) und geringer Mengen von Kodein bediene. Lokale Wärme in Form heißer Packungen, Verhütung von Druck auf die gelähmten Glieder, Überwachung der Urin- und Stuhlentleerung sind oft erforderlich. Wo Katheterisierung der gelähmten Blase nötig ist, verhüte man Infektionen durch lokale wie auch Sulfa- oder Penicillinbehandlung. Ausreichende Ernährung ist sicherzustellen. Bulbäre Lähmungen, wie man sie bei dem GUILLAIN-BARRÉschen Syndrom nicht selten sieht, verlangen Sondenfütterung mit einer Nahrungsmischung, die wenigstens 4 g Eiweiß je Kilogramm enthalten soll. Vor allem gebe man reichlich Vitamine, nicht nur Totalpräparate wie Sanostol oder Hefe, sondern auch Vitamin C (100—200 mg je Tag) und vor allem Vitamin B_1. Intravenöse Injektionen von B_1 (z. B. Thiamin) sind sehr empfehlenswert. — Sowie die akute Krankheitsphase überwunden ist, beginne man schonend mit physikalischer Behandlung.

Die diphtherische Polyneuritis.

Neuritische Symptome bei Diphtherie sind relativ häufig. Sie schwanken mit der Toxizität der Infektion. Ausbreitung und Schwere der Lähmungen hängt ab von der Lokalisation der diphtherischen Entzündung. In verschiedenen Epidemien sind neuritische Symptome in außerordentlich schwankender Häufigkeit, unter 5 bis über 50% der Erkrankungen beobachtet worden.

Symptomatologie und Verlauf. Man unterscheidet *lokale Lähmungen*, offenbar verursacht durch Anhäufung des Toxins am Ort der Entzündung und Schädigung der peripheren Nerven oder der Muskelendplatten von später auftretenden polyneuritischen Lähmungen. So sieht man bereits in der ersten oder zweiten Woche eine *Gaumensegellähmung* bei der Rachendiphtherie. Man erkennt diese Lähmung an den Schlingbeschwerden (Regurgition von Flüssigkeit durch die Nase) und der näselnden Sprache. Die Inspektion zeigt dann das Unvermögen, das Gaumensegel willkürlich und reflektorisch zu innervieren. Die seltenere *Schlundlähmung* behindert den Schluckakt und begünstigt den Eintritt von Schleim und Nahrung in die Luftröhre. Die Larynxdiphtherie kann zu *Kehlkopflähmung* verschiedener Ausdehnung führen. Bald betrifft die Lähmung mehr die Epiglottis und den M. cricothyreoideus, wodurch ein mangelhafter Abschluß der Luftröhre und Heiserkeit entsteht (N. laryngeus sup.); bald sieht man eine Lähmung des N. laryngeus inf. mit mehr oder minder völliger Lähmung der Stimmbänder und demzufolge Stimmlosigkeit und Atembehinderung (Stridor bei vorwiegender Abductorenlähmung). All diese lokalen Lähmungen können ein- oder doppelseitig sein und zeigen meist die Zeichen einer motorischen und sensiblen Lähmung. Lokale Lähmungen bei anderweitigen diphtherischen Lokalisationen zeigen die gleichen Eigentümlichkeiten.

Während diese lokalen Lähmungen nach der dritten Krankheitswoche seltener werden, treten *Lähmungssymptome hervorgerufen durch das im Blute kreisende Toxin* meist erst nach der dritten Krankheitswoche auf. Eine Ausnahme machen die toxischen kardialen Symptome, welche wenigstens teilweise auf Schädigung des Vagus und der nervösen Apparate im Herzen zurückzuführen sind, und die meist während der ersten beiden Krankheitswochen auftreten. Diese Lähmungen der zweiten Phase haben den Charakter einer *Polyneuritis*.

Das häufigste Symptom ist die *Akkommodationslähmung*, welche fast stets doppelseitig ist, die Kranken vor allem beim Lesen behindert und an sich eine selektive Lähmung der Ciliarmuskeln darstellt. Die Pupillen pflegen normal zu reagieren und bilaterale Lähmungen aller vom Oculomotorius versorgten äußeren Augenmuskeln ist eine relativ seltene Komplikation. Nächst häufig beobachtet man eine diesmal stets doppelseitige *Schlund-* und *Gaumensegellähmung* mit mehr oder minder starker Beteiligung des Larynx. Diese polyneuritische Glossopharyngeus-Vaguslähmung sieht man auch bei diphtherischer Entzündung in der Nase und an anderen Körperstellen. — Die periphere Polyneuritis kann alle 4 Extremitäten, den Hals und den Rumpf befallen, bevorzugt aber meist die Beine. Man sieht Fälle, die kaum mehr als eine Muskelschwäche und Trägheit der Sehnenreflexe zeigen, und andere mit schwersten atrophischen motorischen und sensiblen Lähmungen mit Verlust aller Reflexe. Die obigen Ausführungen bezüglich der Symptomatologie infektiös-toxischer Polyneuritiden gelten auch hier mit der Ausnahme, daß Schmerzen und Druckempfindlichkeit der gelähmten Muskeln sehr zurücktreten. — Der *Liquor* zeigt nicht selten eine Erhöhung der Gesamteiweißwerte.

Der Verlauf der diphtherischen Polyneuritis ist, von den toxischen kardialen Symptomen abgesehen, in der Regel günstig, obschon dann und wann motorische Schwäche oder auch eine Ataxie zurückbleiben. Schwere lokale Lähmungen im ersten Stadium sind nicht selten ein warnendes Omen für eine Polyneuritis im späteren Stadium.

Zeichen einer Hirn- und Rückenmarkschädigung kommen nur selten vor und bedürfen sorgfältiger klinischer Analyse bevor sie als spezifisch-toxisch diagnostiziert werden. Meist scheint es sich um embolische Hirnläsionen (vgl. S. 586) zu handeln.

Die Diagnose einer Polyneuritis als einer diphtherischen Erkrankung beruht sowohl auf den für diese Polyneuritis eigenartigen Lähmungen (Akkomodations- und Schlundlähmung) wie natürlich auch auf dem Nachweis der Diphtheriebacillen oder wenigstens der Wahrscheinlichkeit einer diphtherischen Infektion vor dem Ausbruch polyneuritischer Lähmungen.

Die Behandlung der diphtherischen Polyneuritis ist mit jener der anderen Polyneuritiden identisch. Einmal erfolgte Lähmungen werden gewöhnlich durch das BEHRINGsche Heilserum nicht beeinflußt. Gibt man Serum, so muß man — wenn möglich täglich — große Dosen 40000 AE und mehr verabreichen. Mit der immer mehr sich einführenden Immunisierung gegen die Diphtherie während des ersten Lebensjahres mittels Toxin-Antitoxin oder besser des Toxoids werden diphtherische Polyneuritiden immer seltener werden.

d) Der Tetanus (Starrkrampf).

Ätiologie, Pathogenese und Infektionsmodus. Der Tetanus entsteht durch die Infektion mit dem von NIKOLAIER entdeckten Tetanusbacillus, einem Stäbchen mit abgerundeten Enden, welches in Kulturen unter anaeroben Bedingungen an einem Ende rundliche Formen (Trommelschlegel) bildet. Der Tetanusbacillus färbt sich grampositiv. Die Sporen besitzen gegenüber natürlichen

Einflüssen eine fast unbegrenzte Haltbarkeit. In der Natur findet sich der Tetanusbacillus mit Vorliebe in gedüngter Acker- und Gartenerde und häufig im Kot von Pferden, Rindern und Schafen aber auch Menschen. Damit beim Menschen eine Infektion entsteht, muß das infizierte Gewebe irgendwie in seiner Resistenz geschädigt sein, was bei groben Verletzungen, Quetschungen und vor allem Verunreinigung der Wunde leicht geschieht. Die Bacillen vermehren sich an Ort und Stelle nur wenig und wirken durch ihre *Toxine*. Sporen, welche im Narbengewebe oder mit einem Fremdkörper abgeschlossen im Gewebe liegen, können jahrelang ein latentes Dasein führen. Für das Tetanustoxin besitzt neben dem Pferd der Mensch die größte Empfindlichkeit. Das Toxin ergreift zunächst den peripheren Nerven, um in ihm hinaufwandernd die motorischen R-Zentren zu erreichen. So kommt es zunächst zu lokaler und dann zu zentraler *Muskelstarre*. Übergreifen des Giftes auf die sensiblen Anteile spinaler Reflexbögen wird als die Ursache der *Reflexsteigerung* angesehen. Der zentralen Giftwanderung in sensiblen Nerven setzen offenbar die Spinalganglien eine Schranke entgegen. Der Ausbreitungsmodus des Toxins hat zur Folge, daß die *Inkubation* bis zum Auftreten der ersten zentralnervösen Krankheitszeichen verschieden lang ist, je nachdem ob das Gift einen kurzen oder weiten Weg zum R zurückzulegen hat. Im Beginn der allgemeinen (= zentralen) Muskelstarre gelangt das Toxin aus der Blutbahn entlang beliebig vieler motorischer Nerven in das ZNS. So kommt es, daß tetanische Symptome in der Regel sich zuerst in der dem ZNS nächstgelegenen Kau- und Nackenmuskulatur einstellen. Am häufigsten entsteht ein Tetanus bei mit Erde und Mist verunreinigten Wunden, wobei die Verletzungen an sich unter Umständen sehr klein sein können. Auch von primär geschädigten und sekundär infizierten Schleimhäuten der oberen Luftwege und des Intestinaltrakts kann der Tetanus seinen Ausgang nehmen. Gelatine, die zu Injektionszwecken verwandt wird, kann Tetanusbacillen enthalten. Der *Tetanus neonatorum* geht von der Nabelwunde aus (meist binnen der ersten 14 Tage post partum) und wird nach seinem hervorstechendsten Symptom auch *Trismus neonatorum* genannt. Der *Tetanus puerperalis* entsteht durch eine Infektion der Gebärmutter oder der Genitalien im Verlauf einer Geburt oder eines Abortes.

Symptomatologie und Verlauf. Nach einer Inkubation von 4 Tagen bis zu mehreren Wochen beginnt ein schwerer auf Toxinüberschwemmung des Körpers beruhender Tetanus meist ohne eigentliche Prodromalien mit Spannungsgefühl in der *Kaumuskulatur*, welchem bereits eine objektiv nachweisbare *Masseterenstarre* entspricht. Bald stellt sich Kaumuskelkrampf — *Trismus* — ein. Starre und Krampf greifen innerhalb von Stunden oder Tagen auf die übrige Gesichtsmuskulatur über. Es kommt zu jener typischen Gesichtsverziehung, die man *Risus sardonicus* nennt. Die Stirn ist hochgezogen, die Augen zugekniffen, der Mund in die Breite gezogen. Die Starre der Nackenmuskulatur führt zu *Opisthotonus*, die der Rückenmuskulatur zu einem Orthotonus. Schon früh pflegt die *Zungen-* und *Schlundmuskulatur* befallen zu sein, so daß Schlucken unmöglich wird und der Speichel aus den Mundwinkeln rinnt. Die Starre der Brustmuskulatur führt zu *flacher Atmung* und Cyanose, die der Bauchmuskeln zu bretthater Spannung des Leibes, wodurch *Retentio urinae et alvi* eintreten kann. Schließlich werden auch die Glieder starr und beginnen zu krampfen. Durch allerhand Reize, aber auch spontan treten kurze paroxystische, meist tonische *Krämpfe* auf, die Ausdruck der enorm *erhöhten* allgemeinen *Reflexerregbarkeit* sind. Häufig stöhnen dabei die Patienten unter Schmerzen laut auf. Das *Bewußtsein* bleibt unglücklicherweise meist frei. Der Schlaf ist schwerst gestört. Erst kurz vor dem *Tod*, der den völlig entkräfteten Kranken, sei es infolge Asphyxie durch Krampf der Atemmuskulatur, Erschöpfung oder plötzlicher Herzlähmung erlöst, tritt Benommenheit ein. Der *Puls* ist meist sehr frequent, die *Temperatur* in der Regel nur mäßig erhöht oder selbst normal; nur kurz vor dem Ende steigt sie oft zu hyperpyretischen Graden an. Die *Dauer* des Leidens kann bei foudroyantem Verlauf nur 2 bis 3 Tage, mitunter aber viel länger (6—8 Wochen) sein. Die Mortalität ist sehr hoch (80—90%). In den seltenen Fällen von Genesung läßt die Starre allmählich nach, am spätesten die der Kiefermuskeln. — Einen besonders schweren und akuten Verlauf pflegen Infektionen zu nehmen, die das ZNS vom Respirations- oder Intestinaltrakt aus erreichen. Einen relativ gutartigen Verlauf sieht man meist bei Kranken, bei denen lange Zeit im Gewebe ruhende Sporen durch einen erneuten Eingriff oder sonstwie wieder mobilisiert worden sind, oder bei Patienten, bei welchen eine Antitoxinbehandlung rechtzeitig genug eingesetzt hat, um wenigstens das im Blut kreisende Toxin zu neutralisieren. In solchen Fällen entwickelt sich nur ein sog. *lokaler Tetanus* in dem infizierten Körperteil. Ein *Tetanus facialis* ist gelegentlich mit einer Facialisparese verbunden. Bleiben die tonischen Starrezustände, unterbrochen von schmerzhaften klonischen Zuckungen auf einen Körperabschnittt beschränkt, so ist die Prognose günstig; wohingegen Auftreten von Trismus — vorausgesetzt der Kopf ist nicht der infizierte Teil — den Ausgang immer zweifelhaft macht.

Genesung tritt in günstigen Fällen rasch ein; es sei denn, daß *Komplikationen* die Aussichten verschlechtern. Muskelsteifigkeit und Muskelschmerz, wohl infolge traumatischer Schädigung der Muskeln, kann lange zurückbleiben.

Diagnose und Differentialdiagnose. Solange nur Trismus besteht, müssen alle lokalen Ursachen, die zu diesem Symptom führen können, ausgeschlossen werden. Auch an *Meningitis* wird man denken müssen; doch entscheidet da der Liquorbefund, der bei dem Tetanus negativ ist. Im fortgeschrittenen Stadium ist eine Verwechslung kaum möglich. Betr. *Tetanie* vgl. Bd. II, S. 215f.

Therapie. *Das* Mittel gegen den Tetanus ist das Behringsche *Heilserum*, das freilich auf das Toxin, soweit es bereits an das nervöse Gewebe gebunden ist, in den üblichen Dosen kaum wirkt, und deswegen auf alle Fälle so früh wie möglich zu injizieren ist. Dann kann es lebensrettend wirken.

Nach Ausbruch der Krankheit sind mindestens 50000 A.E. intramuskulär oder intravenös zu geben; evtl. ist Serum nahe der Infektionsstelle, beim T. puerperalis auch in die Vagina zu injizieren. Bei Fortschreiten der Symptome soll die Injektion täglich wiederholt werden, und zwar muß unbedingt der Versuch gemacht werden — evtl. mit dem Vielfachen der bisherigen Dosen bzw. intralumbaler Applikation — der Intoxikation Herr zu werden.

Außerdem empfiehlt sich der Gebrauch von Narkoticis: Morphium, Chloralhydrat usw. (evtl. per Klysma). Im Kriege hat sich die intralumbale Injektion einer 25% Magnesiumsulfatlösung, bis zu 10 ccm — nach vorheriger Ablassung mindestens der gleichen Menge Liquors — recht gut bewährt. Der Patient ist nach der Injektion mit dem Kopf hoch zu lagern, um die Gefahr einer Atemlähmung auszuschalten. Auch die intravenöse Applikation von Evipan ist zu erwägen. In schwersten Fällen kann die Kombination von Kurarisierung mit künstlicher Beatmung im Respirator lebensrettend sein. Die Ernährung muß evtl. per rectum erfolgen. Für die Entleerung der Blase ist zu sorgen. Strengste Ruhe, möglichst in dunklem Raum, ist notwendig. Beim *Verdacht* auf eine Tetanusinfektion soll prophylaktisch Tetanusserum intramuskulär gespritzt werden. In jedem Fall ist ein Chirurg zuzuziehen, um evtl. erforderliche lokaloperative Maßnahmen am Ort des Infekts vorzunehmen.

e) Die Chorea minor (Sydenham).

Ätiologie. Die Chorea — im Volksmund auch *Veitstanz* genannt — wurde erstmalig von dem englischen Arzt Sydenham beschrieben. Ihre Einordnung in die Gruppe der infektiös-toxischen Erkrankungen ist gut begründet. Man zählt sie wohl auch zu den rheumatischen Erkrankungen, womit zum Ausdruck gebracht ist, daß Beziehungen bestehen zu der akuten *Polyarthritis* bzw. der hierbei so häufigen *Endokarditis*. Vielleicht stellt die *Tonsillitis* das Bindeglied dar. Akuter Gelenkrheumatismus wird in fast der Hälfte aller Choreafälle anamnestisch angegeben. Bisweilen schließt er sich auch an die Chorea an. Eigenartigerweise kommen Polyarthritis und Chorea nie zu gleicher Zeit vor. Die Chorea kann auch *anderen Infektionskrankheiten* — Keuchhusten, Masern, Scharlach usw. — folgen. Außer diesen in ihrer Wirkung noch unklaren Infekten spielen *endogene Momente*, eine konstitutionelle Anlageschwäche, sicher eine sehr bedeutsame Rolle. Man sieht immer wieder, daß die Kinder schon zuvor nervös, zappelig, fahrig, oft schwierig befunden wurden. Für den familiären, also hereditären Charakter dieser Prädisposition spricht die Häufigkeit neurasthenischer, hysterischer, epileptoider Zustände, der Migräne und verschiedener Nervenleiden unter den Verwandten. — Die Chorea bricht mit Vorliebe in der kalten Jahreszeit, und zwar meist bei Kindern zwischen 6 und 15 Jahren, vorwiegend Mädchen aus. — Die **Chorea gravidarum** ist oft nur das Rezidiv einer infektiösen Chorea der Kindheit bei jugendlichen Schwangeren in der ersten Hälfte der Gravidität (bisweilen auch erneut bei folgenden Schwangerschaften).

Symptomatologie und Verlauf. Das Leiden beginnt selten plötzlich, vielmehr geht ihm meist eine allgemeine psychische und physische Unruhe voraus. Die Kranken fallen auf durch ihr ängstliches, verschüchtertes Wesen und klagen über mangelhaften Appetit und mitunter über Schwäche und diffusen Gliederschmerz. Häufig sind es Kleinigkeiten, die übrigens meist zuerst der Mutter oder dem Lehrer auffallen, welche den Verdacht auf eine Chorea lenken sollen; so ein gegen früher verändertes Verhalten, das anfänglich wohl als Unart, Nachlässigkeit, Zerfahrenheit usw. gedeutet wird und zu falschen Erziehungsmaßnahmen führen mag. Erwähnt sei nur das Nicht-ruhig-Sitzen, Schlechtschreiben, Getränkeverschütten, Grimassenschneiden. Stellen sich erst einmal jene schon S. 550 erwähnten ungewollten, hastigen Bewegungen an Händen und Füßen ein, dann bleibt an dem Krankhaften des Zustands kaum mehr ein Zweifel. In leichten Fällen können die Symptome auf eine Seite beschränkt bleiben *(Hemichorea)*, während die schwerere Chorea doppelseitig auftritt. Auf der Höhe der Krankheit sind die Patienten von dauernder Unruhe geplagt. In ganz unmotivierter Weise machen die Hände, Arme und Beine kurze ruckartige Bewegungen; die Stirn wird gerunzelt, der Mund verzerrt, die Augen blinzeln, die Kranken schnalzen mit der Zunge und stoßen ungewollt Laute aus. Besonders schwer pflegt der Gang durch die Zappeligkeit gestört zu sein. Er kann sogar infolge vehementer Spontanbewegungen des ganzen Körpers unmöglich sein. Die Störung greift mitunter auch auf die Atmung, Sprache und den Schlingakt über; selbst die Muskulatur der Pupille kann sich ohne äußeren Anlaß kontrahieren. Psychische Erregung und das Gefühl beobachtet zu sein steigert die Chorea, während sie im Schlaf aufzuhören pflegt. Auffällig ist die *Hypotonie* der Muskulatur, die gelegentlich eine Lähmung vortäuschen kann. Die *Reflexe* pflegen dabei aber *normal* zu sein. *Psychische* Symptome, Reizbarkeit, Launenhaftigkeit, Schreckhaftigkeit, Angst, Störungen der Spontaneität, ja, selbst Zustände von Verwirrtheit, Sinnestäuschungen und Halluzinationen, kurz die verschiedenen Erscheinungen *exogener Psychosen* sind in schweren Fällen nicht selten. — (In den an sich seltenen *schweren Fällen*, die zu einem *Erschöpfungstod* führen können, steigern sich die ununterbrochen anhaltenden und den *ganzen Körper* befallenden Zuckungen zur *Raserei*.) Obwohl die *Dauer* einer Chorea 1—2 Monate zu betragen pflegt, tritt doch in der Regel Genesung ein. Gefährlicher ist die *Chorea gravidarum* (30% Mortalität). — Eine schwere Belastung erfährt die Prognose durch die immer wieder beobachtete Neigung der Chorea zu *Rezidiven* — wenigstens bis zur Pubertät —, durch die in ihren späteren Folgen unabsehbare *Komplikation* mit einem *Herzleiden* (meist einem Mitralvitium) und nicht zum wenigsten durch die mannigfachen „neurasthenischen" Züge, Wesensveränderungen, oft auch zurückbleibenden ticartigen Störungen der Motorik.

Diagnose und Differentialdiagnose. Choreiforme Bewegungen sind nicht so selten rein *psychogenen* Ursprungs. Sie können z. B. bei Kindern einer Klasse, in der ein Kind mit echter Chorea am Unterricht teilnimmt, geradezu epidemisch auftreten. Im übrigen sind hyperkinetische Formen von *Encephalitis* v. Economo, die Huntingtonsche Krankheit und auch choreatische Bewegungen bei angeborenen oder früh erworbenen cerebralen Lähmungen auszuschließen.

Pathologisch-anatomisch überwiegen bei der akuten Chorea *degenerative* Prozesse (besonders an den kleinen Ganglienzellen des Striatums, aber auch in der Hirnrinde, dem Kleinhirn und anderen Gebieten zentraler Kerngebiete) die entzündlichen Reaktionen.

Therapie. Die therapeutischen Resultate sind gut, wenn die Behandlung streng durchgeführt wird. Der Patient muß *isoliert* und von allen vermeidbaren äußeren Reizen und Eindrücken abgesperrt werden. Er gehört in jedem Fall ins Bett. Peritz empfiehlt dringend die noch im akuten Stadium der Chorea vorzunehmende *Tonsillektomie.* Man mache auch wenigstens den Versuch durch eine energische kurze Aspirinbehandlung die Erkrankung zu coupieren. Seit langem gebräuchlich ist die *Arsen*behandlung, Sol. Fowleri in Tropfen bis zu 3mal 10 Tropfen, bei älteren Kindern ansteigend. Die Nirvanoltherapie, 3mal 0,05—0,1 täglich bis zum Ausbruch des Nirvanolexanthems ist nicht ungefährlich, wohingegen künstliche Fieberbehandlung in schweren Fällen angezeigt ist. Bei großer Unruhe kann Chloralhydrat, Brom oder Luminal gegeben werden. Vorsichtige hydrotherapeutische Maßnahmen — warme Packungen, Fichtennadelbäder — wirken oft günstig. Die Kost muß reizlos — am besten laktovegetabil — sein; für gute Verdauung ist zu sorgen. In der Rekonvaleszenz gehe man behutsam mit den Kindern um.

4. Exogene Intoxikationen des NS.

a) Die Alkoholschädigungen.

Der *Äthylalkohol* kann das gesamte Nervensystem schädigen. Er führt an den peripheren Nerven zu einer degenerativen „Neuritis" mit Markscheidenzerfall, am R zu degenerativen myelomalacischen Prozessen in den Stranggebieten und Ganglienschädigungen. Im Hirn können akute Vergiftungen Hyperämie, Schwellungen und Blutungen in der Hirnsubstanz und in den Meningen verursachen. Die chronische Vergiftung zeigt sich in atrophischen Prozessen in der Hirnrinde, den Stammganglien und vor allem im Kleinhirn mit degenerativem, mehr diffusem oder herdförmigem Markscheidenzerfall, Gliawucherung und degenerativen Gefäßerkrankungen. Proliferative Gewebsvorgänge in der Dura mater, mit Neigung zu rezidivierenden Blutungen führen zur „Pachymeningitis" haemorrhag. int. Hierbei ist jedoch stets an Schädeltraumen als weiteres ursächliches Moment zu denken (vgl. S. 599). Auffällig häufig finden sich bei chronischen Alkoholschädigungen histologische Veränderungen in den Corp. mamillaria. Vielleicht besteht da eine Beziehung zu den vegetativen Störungen — z. B. der mitunter erstaunlichen Polyurie, die an Zustände von Diabetes insipidus erinnert — im Gefolge schwerer Alkoholschädigungen.

Die **Polyneuritis alcoholica**, wie auch die anderen Alkoholschädigungen entstehen am häufigsten bei Schnapstrinkern; doch kann Alkoholabusus in jeder Form zu diesem Leiden führen. Besonders gefährlich ist der Genuß unreinen, hochprozentigen Alkohols (Fusel). Die alkoholische Polyneuritis tritt mit Vorliebe bei körperlich geschwächten, herabgekommenen oder durch andere Noxen (Erkältungskrankheiten, Diabetes, Lues) in ihrer Resistenz geminderten

Indiviuuen auf. Die Vernachlässigung der Nahrung (Vitaminmangel) ist ein weiterer Faktor.

Symptomatologie und Verlauf. Nach einem an sich schon verdächtigen Vorstadium, in dem Vergeßlichkeit, emotionelle Überreizung, Veränderungen der Gesamtpersönlichkeit auffällig geworden sind und ein feinschlägiger Tremor der Finger, oft auch der Zunge, außerdem neuralgische, im Körper herumziehende Schmerzen und eine bisweilen recht erhebliche Druckempfindlichkeit der peripheren Nerven den Patienten länger oder kürzer belästigt haben, kann sich die eigentliche *alkoholische Polyneuritis* akut oder subakut mit oder ohne meist leichte Temperatursteigerung entwickeln. Das erste Symptom pflegen beidseitige *Parästhesien*, *Schmerzen* und *Schwäche* in den distalen Gliedabschnitten mit oft profuser *Hyperhidrosis* zu sein. Wie auch bei anderen Polyneuritiden ist häufig eine übermäßige Empfindlichkeit der Fußsohlen ein verdächtiges Frühsymptom. Schon früh verschwinden die *Reflexe*. Bald beherrschen schwere *atrophische Lähmungen*, bald *Sensibilitätsstörungen (Ataxie!)*, oft zugleich mit hochgradiger *Hyperalgesie* das Krankheitsbild. Der N. *opticus* kann in Form einer *retrobulbären Neuritis* (zentrales Skotom, besonders für Farben) erkranken. Dabei begegnet man oft einer lästigen Überempfindlichkeit gegen helles Licht *(Nyktalopie)*. Auch Lähmungen der äußeren Augenmuskeln, des Facialis, Cochlearis, Vestibularis und Vagus kommen vor; doch können ähnliche Symptome auch der Ausdruck einer bulbären Affektion sein. Nicht so selten setzt eine alkoholische Polyneuritis mit einem *Delirium tremens* ein. Bis die alkoholische Polyneuritis ihren Höhepunkt erreicht hat, können 1—2 Monate vergehen und die Heilung kann viele weitere Monate beanspruchen und dann auch noch häufig eine solche mit Defekt sein. Höheres Alter, schlechter Ernährungszustand und komplizierende Leiden können die Prognose sehr ungünstig beeinflussen. Der Tod kann auch infolge Phrenicus- und Vaguslähmung erfolgen. — Während solche schwere Formen nicht so häufig sind, finden sich mehr oder minder *mononeuritische Lähmungen* an Armen und Beinen (Radialis und Peronaeus, vgl. S. 531 und 533) bei einem großen Teil chronischer Alkoholisten.

Diagnose und Differentialdiagnose. Der rasche Verlauf der polyneuritischen Lähmung ohne Beteiligung von Blase und Mastdarm evtl. mit Symptomen eines Deliriums oder *Korsakow* (vgl. S. 679) bei einem Alkoholiker machen die Diagnose nicht schwer. Die *ataktische* Form der Polyneuritis — Pseudotabes — ähnelt der Tabes, zeigt aber weder Blasen-, Mastdarm- und Pupillenstörungen, noch einen positiven Liquorbefund und erhaltene Hautreflexe. Wird das R mitgeschädigt, so können Symptome auftreten, die uns bei der *kombinierten Strangerkrankung* begegnen werden.

Therapie. Die Alkoholentziehung ist das erste Gebot. Die Kranken gehören ins Bett. Diaphoretische Maßnahmen und verschiedenartige Wärmeanwendungen erweisen sich oft erfolgreich. Gegen die starken Schmerzen sollen Analgetica, aber kein Morphium gegeben werden. Die oft erhebliche Rastlosigkeit und Schlafstörung reagiert vielfach günstig auf Apomorphin (2 mg und mehr i.m.). Paraldehyd gebe man vorsichtig (Gewöhnung). Vitamin B_1 in Verbindung mit anderen Vitaminen (Hefe) ist dringend zu empfehlen.

Die **Polioencephalitis haemorrhagica superior** (WERNICKE) entsteht meist auf alkoholischer Basis und befällt die Umgebung des Aquädukts (Vierhügelgebiet, III. und IV. Kern) und die des III. und IV. Ventrikels. Es handelt sich hierbei um eine Wucherung der Gefäßendothelien und capilläre Blutungen mit Schädigung des umgebenden nervösen Gewebes. Zeichen einer echten Entzündung finden sich nicht.

Die *Symptome* treten meist akut unter deliröser Benommenheit auf und bestehen in *Lähmungen* verschiedener vom Oculomotorius und Trochlearis versorgter *Augenmuskeln*. Außerdem finden sich oft cerebellare Ataxie und leichte Facialisparesen. Die evtl. Mitbeteiligung des Endhirns kann sich in einer Neuritis optica, Retinablutungen und psychischen Störungen verraten. Meistens überdeckt das Delir mit seiner Unruhe, Sinnestäuschungen alle übrigen Erscheinungen. Epileptische Anfälle sind häufig. Die Mehrzahl der Kranken stirbt unter dem Bild der Hirnschwellung oder am Versagen des Kreislaufs. — In *protrahierten* Fällen weniger schwerer allgemeiner Hirnschädigung gleiten die Kranken allmählich aus ihrer Somnolenz in eine KORSSAKOW*sche Psychose*, die als solche den Kranken anstaltsbedürftig macht. Auch die Kombination mit schwerer Polyneuritis kommt vor. — Für die *Diagnose* ist der Nachweis des Alkoholabusus natürlich entscheidend; denn ein ähnliches Bild kann auch verursacht sein durch andere endogene und exogene Vergiftungen. Typisch sind die Augenmuskellähmungen, die aber auch bei echt encephalitischen Prozessen auftreten.

Die *Behandlung* hat in erster Linie die Kreislaufschwäche zu bekämpfen. Bisweilen helfen wiederholte Infusionen mit 10% Traubenzucker. Im übrigen gelten die Regeln zur Behandlung einer v. Encephalitis.

Das **Delirium tremens** ist *die akute Alkoholpsychose* vor allem der Schnapstrinker. Ihre Vorboten sehen wir in den somatischen wie auch psychischen Merkmalen des chronischen Alkoholabusus, als da sind ängstliche Stimmung, sensible und sensorische Parästhesien, schreckhafte Visionen, Störungen des Schlafs, Wesensveränderungen, Schweiße, Tremor usw. — Hirnschwellung, kleine auch größere Blutungen mit Gefäßveränderungen, Parenchymläsionen sind das pathologische Substrat. Pathophysiologisch scheint eine Störung der Leberfunktion den Ausschlag für die Entstehung des Delirs zu geben.

Mit oder ohne unmittelbare Vorboten, zu denen gelegentlich auftretende epileptische Anfälle zu zählen sind, entwickelt sich das Delir überraschend und schnell, oft in der Nacht zu seiner ganzen Schwere. Der Kranke ähnelt einem im Fieberdelir; doch kennzeichnen bestimmte Merkmale die alkoholische Natur des Delirs: der *grobe Tremor*, schwere Gleichgewichtsstörungen, die zu Verletzungen führen können, delirante Erlebnisse mit vorwiegend visuellen und taktilen Halluzinationen (kleine Tiere in rascher Bewegung — *Mikropsie*, — Wirtshausszenen usw.), Phasen von Ansprechbarkeit inmitten schwerer Orientierungsstörungen, außerordentliche Suggestibilität usw. Die Kranken sind in steter Unruhe, besonders des Nachts, ihre Stimmung ist ängstlich-euphorisch, mit teilweiser Einsicht für das Krankhafte ihres Zustandes; doch haben sie billige Ausreden und Erklärungen rasch bei der Hand. An somatischen Erscheinungen findet man neben dem Tremor oft neuritische Symptome mit Fehlen von Sehnenreflexen, Ataxie, verschiedenartige Pupillenstörungen, dazu die Merkmale einer chronischen Gastritis, gelegentlich Lebercirrhose, Albumen auch oft Zucker im Harn. — In ungünstigen Fällen tritt unter polioencephalitischen Symptomen, einem akuten Hirnödem im tiefen Koma der Tod ein. In günstigen Fällen verfallen die Kranken in einen langen tiefen Schlaf, aus dem sie geschwächt aber „geheilt“ erwachen. Die Kranken behalten eine Neigung für erneute Anfälle.

Der Kranke muß gegen die Folgen seiner Unruhe und Gleichgewichtsstörungen geschützt werden, wozu man ihn unter Umständen in ein Dauerbad verbringen und mit Paraldehyd einschläfern muß. Das gefährdete Herz und der Kreislauf müssen gestützt werden (Sympatol, evtl. Strophanthin), eine Entgiftung und Besserung der Leberfunktion (Traubenzuckerinjektionen, Decholin, Insulin) angestrebt werden. In schweren Fällen versuche man eine

Lumbalpunktion mit teilweisem Ersatz des Liquors durch etwa 10 cm 1%iger BrNa-Lösung. Schwerste Erregungen mit Zeichen kardialer Insuffizienz reagieren oft ausgezeichnet auf etwa 10 ccm Alkohol in 10% Traubenzuckerlösung (200 ccm intravenös über 2—3 Stunden). Für späterhin ist die *völlige Alkoholabstinenz*—evtl. unter Benützung von Organisationen, wie Blaues Kreuz, Kreuzbündnis, Guttempler, Heilsarmee — unerläßlich.

Zu besonders schweren Vergiftungen können kleine Mengen *Methylalkohol* führen. Das klinische Bild ist gekennzeichnet durch Benommenheit, retrograde Amnesie, Erregungszustände, Dyspnoe bis zur zentralen Atemlähmung, mydriatische starre Pupillen und Neuritis optica, welche zu Atrophie und Erblindung führt. Der Tod tritt bei der schweren akuten Vergiftung meist binnen einer Woche ein.

Die **Korsakowsche Psychose** mit ihren typischen Störungen von Merkfähigkeit, Gedächtnis, Reproduktion, Aufmerksamkeit, Urteilsfähigkeit und Konfabulation sowie dem schweren zunehmenden Verfall der Persönlichkeit des Trinkers, gehört wie eine Reihe anderer geistiger Veränderungen beim *chronischen Alkoholismus*, auch die *Trinkerhalluzinose*, der *Eifersuchtswahn* und die *Alkoholepilepsie* in das Gebiet der Psychiatrie.

b) Die Bleivergiftung (Saturnismus).

Die Bleivergiftung befällt zumeist Individuen, die gewerblich mit Blei zu tun haben. Man kennt eine **Encephalopathia saturnina,** bei der akut deliröse Zustände, epileptiforme Anfälle und akute Psychosen auftreten können, die bisweilen schwer von der Paralyse und vor allem der echten Epilepsie zu trennen sind. Nicht selten ist dabei der Opticus erkrankt. Die auf chronischer Pb-Vergiftung sich ausbildende abnorm frühzeitige, schwere Arteriosklerose und die mit Hochdruck einhergehende Schrumpfniere kann natürlich zu vielerlei zirkulatorischen Hirnstörungen Anlaß geben.

Pathologisch-anatomisch ist auch diese Encephalopathie gekennzeichnet im wesentlichen durch Gefäßwandschädigungen mit Diapedesen und Exsudation, degenerativen Prozessen am Parenchym (vor allem der Hirnrinde) und gelegentlich auch eine Hirnschwellung.

Die bei uns recht selten gewordene **Polyneuritis saturnina** schließt sich meist an andere Symptome einer chronischen Pb-Vergiftung, wie Bleikoliken, Bleisaum, basophil gekörnte Erythrocyten usw. Die Lähmung befällt fast *niemals* die *Sensibilität* und ist charakterisiert durch *motorische Paresen,* welche zuerst die Strecker der rechten Hand (bei Rechtshändern) zu befallen pflegen und das typische Bild der *Radialislähmung* (vgl. S. 531) meist unter Verschonung des M. supinator machen. Nur selten sind Medianus, Ulnaris und die Oberarmmuskeln betroffen. Lähmungen an den Beinen beschränken sich meist auf den *Peronaeus,* doch kann auch der ganze Ischiadicus gelähmt sein. Eine generalisierte Polyneuritis mit und ohne Beteiligung der Hirnnerven ist äußerst selten. Auf die Mitbeteiligung der *Vorderhörner* — vielleicht sogar den primären Sitz der Läsion — weisen die häufigen *fibrillären Zuckungen* und *Muskelkrämpfe* hin. Zeichen der Entartungsreaktion pflegen schon frühzeitig aufzutreten. Die Lähmungen gehen meist nach mehreren Monaten zurück, doch können einzelne Muskelgruppen auch dauernd gelähmt bleiben und vor allem eine Schwäche im Radialisgebiet übrigbleiben.

Therapie. Prophylaxe, vor allem eine gute Gewerbehygiene ist die beste Maßnahme gegen diese Vergiftung. Die Lähmung wird bisweilen günstig durch Jodmedikation beeinflußt. Im übrigen kommen die bei peripheren Lähmungen üblichen Behandlungsweisen (Vitamine, Massage, Elektrisieren usw.) in Betracht (vgl. auch S. 701). Oft muß dem Kranken ein Berufswechsel dringend angeraten werden.

c) Die Arsenvergiftung.

Sie kann entstehen als gewerbliche Vergiftung, infolge therapeutischer und kosmetischer Arsenverwendung, durch arsenhaltige Wandanstriche usw. Bei chronischer As-Intoxikation können wie bei anderen chronischen Hirnschädigungen „neurasthenische“ Symptome auftreten; vor allem aber führt die As-Vergiftung mit Vorliebe zum Bild der **Polyneuritis arsenicosa.**

Da das Arsen nur sehr langsam ausgeschieden wird, können die Symptome einer Intoxikation noch lange nach der Einverleibung von Arsen auftreten. Den nervösen Symptomen gehen, zumal in Fällen akuter Vergiftung, meist enteritische Erscheinungen voraus. Die *Arsenpolyneuritis* ist *gemischt sensibel-motorisch.* Sie beginnt mit Parästhesien, Schmerzen und oft Hyperhidrosis an Händen und Füßen. Durch überwiegende Störung der Tiefensensibilität *(Ataxie)* kann das Bild einer *Pseudotabes arsenicosa* entstehen. (Im Gegensatz zur Tabes fehlen in der Regel die Plantarreflexe, während die Blasenfunktion intakt ist.) In schweren Fällen kann es zu einer sensiblen und schlaffen motorischen Extremitätenlähmung kommen, wobei Kopf und Hals verschont zu sein pflegen. In vielen Fällen sieht man eine starke blaurote *Verfärbung* der Finger und Zehen, abnorme *Pigmentierungen* und *trophische* Störungen an der Haut (Ödem, Abschilferung, Verhornung der Hohlhand und Fußsohlen), den Nägeln und Haaren. Während der *Opticus* bei der gewöhnlichen Arsenvergiftung selten erkrankt, ist seine Affektion bei *Atoxyl-*, *Arsacetin-* und *Tryparsamidvergiftungen* nicht selten. — Die Arsenpolyneuritis pflegt meist in Heilung auszugehen, wobei die zuletzt gelähmten Muskeln häufig zuerst ihre Funktion wieder erlangen. Oft ist es aber eine Heilung mit Defekt. In schwersten Fällen, bei welchen auch degenerative Prozesse im R auftreten können, pflegt der Tod in schweren Marasmus oder infolge interkurrenter Erkrankungen zu erfolgen. Eine spezielle *Therapie* gibt es nicht; im übrigen vgl. den Abschnitt über Polyneuritis.

Nach Injektion von *Altsalvarsan*, in seltenen Fällen aber selbst nach *Neosalvarsan* können nach Überdosierung (über 0,6 Neosalvarsan als Einzeldosis), vor allem nach der zweiten oder dritten Injektion einer Kur, aus uns noch unbekannten Gründen schwere Schädigungen auftreten, deren gefürchtetste die **Salvarsan-Encephalopathie** ist. Dabei handelt es sich um eine *toxische* Störung, ausgezeichnet durch Läsionen, die wie bei der Alkohol- und Pb-Encephalopathie auf schweren Gefäß- und Parenchymschädigungen beruhen. Eins bis zwei und mehr Tage nach der Injektion treten allgemein nervöse Störungen (Kopfschmerz, Erbrechen, Apathie) und Fieber auf, die unter Umständen rasch zum Koma fortschreiten können. Dabei sind die Pupillen weit und lichtstarr; Konvulsionen und meningeale Reizerscheinungen sind häufige Begleiterscheinungen. Offenbar kommt es zu einer Hirnschwellung. Lähmungen der Hirnnerven können auftreten, besonders seitens des Facialis, der Sprech- und Schlingmuskulatur. Pyr.B.- und Kleinhirnsymptome vervollständigen mitunter das Bild. Der Liquor zeigt dabei Druckerhöhung; Eiweiß- und Zellvermehrung und Erythrocyten bezeugen, daß Hämorrhagien im Hirn und den Meningen entstanden sind. Die Prognose ist sehr ernst, obschon leichtere Vergiftungen meist in völlige Heilung ausgehen. Die Hirnsymptome reagieren oft gut auf sofortige intravenöse Injektion von Thiosulfat, sowie Adrenalinmedikation. Daneben wird Lumbalpunktion und Aderlaß empfohlen. Man kann auch hypertonische Traubenzucker- und NaCl-Lösungen versuchen.

Außer Alkohol, Blei und Arsen vermag noch eine **große Zahl weiterer Gifte** das NS zu schädigen. Verwiesen sei da auf den Abschnitt „Vergiftungen“ dieses Lehrbuchs, wo sich die wichtigsten Schädigungen dieser Art aufgeführt finden. Hier sei nur noch erwähnt jene in letzter Zeit häufiger gewordene polyneuritische Erkrankung nach Gebrauch des Abtreibungsmittels *Apiol*, welche mit Phosphorkreosotvergiftungen und Lähmungen nach dem Genuß von Jamaika-Ingwer identisch ist.

5. Endogene Intoxikationen.

Über die Pathogenese dieser endogen-toxischen Erkrankungen des NS wissen wir noch recht wenig. Der auf S. 669 erwähnte *Vitaminmangel* wie auch *Stoffwechselgifte* — z. B. bei der *Porphyrinurie* — oder *abnorm fermentative Vorgänge* könnten sehr wohl die fast rein degenerativen Schädigungen verursachen; Schädigungen, wie sie uns in besonders typischer Weise als spinale Erkrankung bei der perniziösen Anämie begegnen.

a) Die funikuläre Spinalerkrankung.

Die im Zusammenhang mit der BIERMERschen Anämie auftretende *funikuläre Myelose* (kombinierte Strangerkrankung) gehört mit zu den häufigsten Erkrankungen des ZNS. Wenn auch Anämien vom sekundären Typ — vor allem beim Carcinom — in seltenen Fällen einmal ein der funikulären Spinalerkrankung ähnliches Bild machen können, so besteht doch eine im Wesen des krankhaften Prozesses beruhende Zugehörigkeit nur zur perniziösen Anämie. Die Diskussion der Ursache dieser R-Erkrankung wird allerdings fruchtlos bleiben, solange wir die Ätiologie der perniziösen Anämie nicht kennen. Die R-Schädigung ist durchaus nicht gebunden an eine besondere Hochgradigkeit der perniziösen Anämie, sondern kann sogar als *Frühsymptom* den ersten Verdacht auf die perniziöse Anämie erwecken. Die auch gegen Histamin refraktäre Achylia gastrica scheint in diesem Stadium fast immer schon nachweisbar zu sein.

Pathologische Anatomie. Sie ist gekennzeichnet durch das Auftreten von Degenerationsherden in der *weißen* Substanz, die Neigung zum Konfluieren haben und eine WALLERsche Degeneration der langen R-Bahnen verursachen. Es handelt sich dabei also *nicht* um eine „Systemerkrankung". Frei bleiben von der Schädigung in der Regel die graue Substanz, die ihr nahe gelegenen weißen Zonen und auch die Wurzeln. Der Prozeß selbst besteht in einem herdförmigen Untergang der Markscheiden *und* Achsenzylinder. Der Gewebsuntergang endet in sog. „Lückenfeldern", die durch eine auffällige Insuffizienz der Glia zu reparativer Faserbildung (im Gegensatz zu den Herden bei der multiplen Sklerose) zustande kommen. Selbständig entzündliche Erscheinungen fehlen. An den Ganglienzellen, vor allem des Gehirns, können sich degenerative Prozesse abspielen, bisweilen begleitet von Faserausfällen. Typische Herde scheinen im Hirn nicht vorzukommen. Häufig sind hingegen Blutungen mit perivasculären Nekrosen.

Symptomatologie und Verlauf. Das gewöhnlichste Initialsymptom sind *Parästhesien* (Kribbeln, Ameisenlaufen, Pelzigsein usw.) meist in den Füßen. Nachdem die degenerativen Prozesse sich mit Vorliebe in den *Hintersträngen* und *Pyramidenseitensträngen* lokalisieren, ergeben sich weiterhin Ausfallserscheinungen, die in individuell wechselnder Weise die Kombination von Störungen dieser beiden Systeme darstellen. Es finden sich daher in der Regel weder *reine spastische Paresen*, noch reine *Ataxie* mit Reflexverlust, sondern gemischte Bilder, die bald mehr den Affektionen des einen, bald mehr des anderen Systems gleichen. Zu einer initialen Ataxie, über welche die Kranken oft zunächst in den Beinen, dann auch in den Armen klagen, und die — zumal bei hypotonischer Muskulatur — den Eindruck einer Tabes machen kann, gesellen sich bald spastische Paresen in den Beinen und auch mitunter Blasen-Mastdarmstörungen. Späterhin pflegen die Hinterstrangsymptome oft noch zuzunehmen und in Gestalt von erheblichen Sensibilitätsstörungen von spinalem Ausbreitungstyp das Bild zu beherrschen. Die Bauchdeckenreflexe sind meist — wie bei der Tabes — erhalten oder aber zufolge Läsionen der Pyr.-B. auch ganz oder partiell aufgehoben. Schlaffe motorische Lähmungen gehören zu den Ausnahmen.

Bisweilen treten *Nystagmus* und die Symptome der *retrobulbären Neuritis*, auch nukleäre Facialis- und Abducenslähmungen auf. Gelegentlich sieht man auch *psychische* Störungen, bald delirante Zustände, bald mehr Benommenheit und demente Bilder. Das Leiden nimmt in der Regel einen langsam progredienten Verlauf, doch können unter Behandlung langjährige Remissionen und auch Stillstand eintreten, selbst wenn die Anämie fortschreitet. Mit Besserung der Anämie kann die R-Erkrankung stillstehen, muß es aber nicht. Der Tod erfolgt allerdings meist infolge der Anämie.

Diagnose und Differentialdiagnose. Bei all seiner Häufigkeit wird das Leiden doch oft übersehen oder verkannt. Patienten, die über Parästhesien klagen, zeigen bei sorgfältiger Untersuchung nicht so selten bereits *Störungen der Vibrationsempfindung* oder auch pathologische Reflexe (BABINSKI, GORDON, OPPENHEIM u. a.). Man denke daran, bei unklaren spinalen Symptomen auch das Blut sorgfältig zu untersuchen, den Magen auszuhebern und nach Brennen der Zunge (HUNTERsche Zunge) zu fragen. Finden sich dabei kennzeichnende Befunde, so ist die Diagnose einer zweifelhaften *Tabes* mit negativem Blut- und Liquorbefund bereits stark erschüttert. Die Pyr.B.-Symptome sprechen ja schon ohnehin gegen sie. Die *syphilitische Meningomyelitis* wie die *multiple Sklerose* sind gleichfalls auszuschließen. Hier hilft die Liquor-, Blut- und Magenuntersuchung. Der Verlauf beider Erkrankungen ist zudem recht verschieden. Weisen die spinalen Symptome auf *einen* R-Herd, so muß auch ein R-*Tumor*, evtl. auch eine *Myelitis* ausgeschlossen werden. Der Liquor ist bei der funikulären Myelose meist normal.

Therapie. Leider gibt die Lebertherapie hinsichtlich der nervösen Schädigungen nicht entfernt die guten Resultate, die sie am Blut zeitigt. Der Versuch mit vielfach höheren Dosen von Leberextrakt ist gerechtfertigt; es sei denn, daß die nervösen Symptome unter der Therapie zunehmen — was vorzukommen scheint. Gelegentlich sieht man bessere Resultate mit Magenextrakten und besonders präparierten Leberextrakten. Die Leberbehandlung ist mit Vitamindarreichung — besonders Vitamin B — zu verbinden.

b) Polyneuritiden und degenerative Erkrankungen des NS beim Diabetes, in der Schwangerschaft usw.

Für das Auftreten nervöser Erscheinungen bei *Diabetikern* ist die Höhe des Blutzuckers bzw. der Zuckerausscheidung allein nicht entscheidend. Der Allgemeinzustand sowie akzidentelle Faktoren (Alkoholabusus, Tuberkulose, Arteriosklerose) scheinen wichtige Hilfsmomente zu sein. In ihrer klinischen Erscheinungsform bietet diese Polyneuritis fast eine Art von Syndrom, das in einer Kombination von *myalgisch-neuralgisch-neuritisch-neurasthenischen* Zügen besteht. Die rasch wechselnden und wandernden Schmerzen in Muskeln und Nerven, die Parästhesien und bald auftretenden *motorischen Schwächezustände* mit und ohne *Sensibilitätsstörungen*, der in der Regel schon frühzeitig feststellbare Verlust der Sehnenreflexe sind typisch und sollen den Arzt an eine Urin- und Blutkontrolle denken lassen. Atypische oder besonders hartnäckige *Neuralgien*, wie z.B. eine mit neuritischen Erscheinungen kombinierte oder auch doppelseitige Ischias sind nicht selten die Folgen einer diabetischen Erkrankung. Die *neurasthenische* Komponente verrät sich in der bei Zuckerkranken so häufigen Reizbarkeit, Labilität ihrer Stimmung, Leistungsschwäche, Schlaflosigkeit usw. — Bisweilen sieht man Fälle, bei denen eine schwere Störung der Tiefensensibilität bei aufgehobenen Reflexen — oft auch der Plantarreflexe! — so im Vordergrund steht, daß man von einer *Pseudotabes diabetica* spricht. — Auf dem Boden der Nervenerkrankung können auch einmal ein symptomatischer Herpes zoster und selbst schwere trophische Schädigungen entstehen. Häufig spielt bei diesen letzteren die einen Diabetes — zumal in höherem Alter — so oft begleitende schwere *Arteriosklerose* die größere Rolle. Auf arteriosklerotischen Gefäßstörungen beruhen auch die vielfachen psychotischen und vor allem neurologischen *cerebralen Lähmungen*, denen man bei alten Diabetikern begegnet. Der *Verlauf* hängt von der Beeinflußbarkeit der Stoffwechselstörung und der Heilung des Grundleidens ab.

Die in der *Schwangerschaft* gelegentlich beobachteten nervösen Komplikationen sind die *Eklampsie*, die *Chorea gravidarum* und die *Polyneuritis puerperalis et gravidarum*. (Über die Eklampsie vgl. das Kapitel „Epilepsie" und betreffs der Chorea grav. jenes über „Chorea minor".) — Die *Polyneuritis puerperalis* schädigt meist den Medianus und Ulnaris. Bisweilen treten schwere Neuralgien (unter Umständen doppelseitige Ischias!) auf. Auch generalisierte Polyneuritis mit Schmerzen und Parästhesien einhergehend, desgleichen solche, die den diphtherischen ähneln, kommen vor. Kombinationen mit Hyperemesis oder psychotischen Störungen, auch dem eklamptischen Syndrom, sind bei Polyneuritis in der Schwangerschaft nicht ungewöhnlich.

Neuralgische, auch *neuritische Erscheinungen* sieht man nicht selten auch bei *gichtischen* Stoffwechselstörungen. — Schließlich sei auch der *urämischen* und *pseudourämischen* Symptome des ZNS gedacht. Näheres muß in den einschlägigen Kapiteln nachgelesen werden.

6. Die multiple Sklerose.

FRERICHS war der erste, der die multiple Sklerose, eine sehr häufige Erkrankung des ZNS, vom klinischen Standpunkt als eine *Krankheitseinheit* erkannte. Die reiche Symptomatologie der multiplen Sklerose dargestellt und das Wesentliche ihrer pathologisch-anatomischen Merkmale erkannt zu haben, ist das Verdienst CHARCOTS. — Die multiple Sklerose kommt in der ganzen Welt vor und zeigt eine typische Prädilektion für das Alter von 20—40 Jahren. Ihr Vorkommen im Kindesalter ist erwiesen, jedoch selten. Sie scheint dann auch meist einen andersartigen, mehr akuten Verlauf zu nehmen. Obschon immer wieder vermutet und auch behauptet worden ist, daß die multiple Sklerose eine Infektionskrankheit ist, so ist doch der Nachweis des hypothetischen Erregers nie gelungen. Nichts, auch nicht das ausnahmsweise gehäufte Vorkommen der Krankheit in einer Familie spricht zugunsten der Annahme eines vererbbaren degenerativen Leidens. Ob eine familiäre Disposition — wie CURTIUS meint — beider Entstehung des Leidens wirksam ist, erscheint recht zweifelhaft. — Den vielen Krankheitsursachen, welchen immer wieder eine atiologische Bedeutung zugemessen wurde und wird, wie Infektionskrankheiten, Intoxikationen, Traumen, Schwangerschaft usw., kommt doch nur die Bedeutung eines die allgemeine Resistenz des Körpers vermindernden *akzidentellen* Faktors zu. In diesem Sinne können sie für die Manifestation eines bis dahin schlummernden Leidens allerdings von erheblicher Bedeutung sein. Die Deutung der multiplen Sklerose als eine *allergische Erkrankung* stützt sich auf recht überzeugende Tierexperimente.

Die sehr wechselvolle, aber doch im gesamten sehr charakteristische Symptomatologie der multiplen Sklerose ist am leichtesten aus den *pathologisch-anatomischen Befunden* abzuleiten. Schon bei *makroskopischer* Betrachtung der Hirn- und R-Oberfläche sieht man bisweilen graue verfärbte Stellen mit leichter Eindellung. Die Sektion des ZNS zeigt dann, daß in fortgeschrittenen Fällen Hirn und R in anscheinend wahlloser Verteilung von solchen weißlich-rötlich- bis bläulichgrauen Herden durchsetzt sind. Bei näherem Studium erkennt man aber eine prädilektive Erkrankung bestimmter Hirngebiete, so vor allem der Marksubstanz um die Hirnventrikel, der Brücke, der Med. oblongata, des Kleinhirns, des Rückenmarks und des Tr. bzw. N. opticus. Frische Herde, die sich zum größten Teil aus Körnchenzellen zusammensetzen, haben die Konsistenz erweichten Gewebes, während die alten Herde deutlich verhärtet sind. Die starke reparative Gliafaserwucherung, die sich in dieser Konsistenzvermehrung ausdrückt, hat der Erkrankung — „Sklerose" — den Namen gegeben; sie ist aber *sekundärer* Natur. Die Herde sind in der Regel scharf gegen die Umgebung abgesetzt. *Mikroskopisch* erkennt man, daß die unbekannte Noxe eine *ganz besondere Affinität zu den Markscheiden* hat, deren Myelin zerfällt und von den Körnchenzellen als Neutralfett gespeichert und abgeräumt wird. Die Achsencylinder und Ganglienzellen bleiben, wenigstens in den frischen Stadien, verschont. Dementsprechend tritt die sekundäre (WALLERsche) Degeneration in den Hintergrund. Die Pia und die Gefäßwände sind im

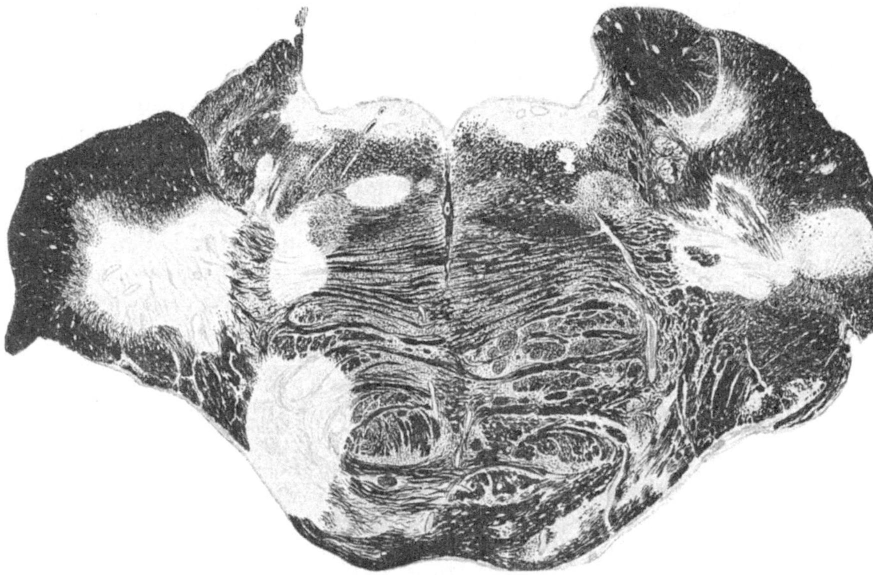

Abb. 42. Entmarkungsherde in der Brücke bei multipler Sklerose. Markscheidenmethode. In den entmarkten Gebieten sind die ursprünglichen Strukturverhältnisse, besonders auch der Verlauf der Faserzüge, erkennbar. (Nach W. SPIELMEYER: Aus Histopathologie des Nervensystems, Bd. 1.)

Herdbereich lympho- und plasmocytär infiltriert. Abb. 42 zeigt typische multiple Skleroseherde im Markscheidenbild. Eine Färbung der faserigen Glia würde einen dichten Faserfilz — eine „*Sklerose*" — am Ort dieser markscheidenentblößten Stellen ergeben.

Die **Symptomatologie** der multiplen Sklerose ist in Übereinstimmung mit diesen pathologischen Befunden ausgezeichnet durch eine *große Anzahl verschiedener Lähmungen*. Die vorwiegend spastischen motorischen Schwächezustände und Lähmungen der Glieder, hier und da auftretende Sensibilitätsstörungen, Lähmungen einzelner Hirnnerven, cerebellare und Blasenstörungen — all diese alarmierenden Zeichen einer organischen Hirnerkrankung — ereignen sich in *Schüben*, klingen wieder ab, rezidivieren, verstärken sich, je nach der Natur der anfänglich wiederherstellbaren, schließlich meist endgültigen Schädigung des Gehirns und Rückenmarks.

Motorische Symptome. *Pyramidale Störungen* sind häufig die ersten und bisweilen sogar die einzigen Ausfälle. Ihr Vorwiegen erklärt sich einmal aus der relativen Prädilektion der multiplen Sklerose für die weiße Substanz, zum anderen aus der großen Gewebsmasse, die das pyramidale System im ZNS einnimmt. Am häufigsten ist die Pyr.B. caudal vom Halsmark betroffen. Daher treten spastische Paresen und Paraparesen vor allem an den Beinen auf. Die Motilitätsbeschränkung kann variieren zwischen dem Gefühl der Schwere und leichten Ermüdbarkeit bis zu schwersten Lähmungen mit Kontrakturen. Paresen, oft einseitig überwiegend, sind die Regel. Alle die auf S. 515ff. geschilderten Pyr.B.-Symptome können vorhanden sein. Der Gang ist bei solchen Fällen mehr oder minder spastisch. Die Arme pflegen weniger stark befallen zu sein als die Beine. Reine Hemiparesen und Hemiplegien sind selten, finden sich meist nur im Beginn, welcher unter Umständen apoplektiform sein kann (!), und als vorübergehende Erscheinung. Auffällig ist in vielen Fällen, wie gut die grobe Kraft trotz erheblicher Spastizität erhalten sein kann. Das Verhalten der *Sehnenreflexe* entspricht dem spastischen Charakter der Lähmung. (Steigerung bis zum Klonus, *Babinski* und die pathologischen Reflexe der Pyr.B.-Läsion.) Die *Hautreflexe* sind ganz oder teilweise aufgehoben. Von besonderem diagnostischen Wert ist die frühzeitige Unerweckbarkeit eines, zweier oder auch aller Bauchdeckenreflexe. *Atrophische Lähmungen* sind viel seltener, doch kommen sie vor, sind aber fast stets vorübergehend, und können dann eine eigenartige Kombination schlaffer und spastischer Lähmungen zeigen. Sie sind bedingt durch Herde in den Vorderhörnern, selten in den bulbären Kerngebieten. *Extrapyramidale* Symptome werden, abgesehen von manchen Tremorformen und an *Rigor* erinnernden Zuständen, von den pyramidalen Störungen verdeckt oder gehen in diesen auf. Häufig dagegen sind *pseudobulbäre* Symptome, die sich in meist flüchtigen Schlingbeschwerden, Erschwerung der Mimik, Störungen der Phonation und vor allem der Sprache äußern können. Die *Sprachstörung* besteht nun allerdings nicht immer und vorwiegend in einer spastischen Erschwerung und Verlangsamung des Sprechaktes, sondern enthält eine deutliche, cerebellare Komponente (vgl. unten). Bisweilen sieht man auch Zwangslachen, seltener Zwangsweinen.

Sensible Symptome. Relativ am häufigsten und konstantesten ist die *Tiefensensibilität* gestört, und zwar durch Herde in den Hintersträngen. Wir sehen dementsprechend Beeinträchtigung des Lagegefühls, der Stereognose und eine oft schwere Ataxie, welche ihren Hinterstrangcharakter offenbart, wenn sie mit, allerdings meist nur leichten Störungen der Berührungsempfindung verbunden ist (z. B. Verlust der Vibrationsempfindung!), oder wenn bei Fehlen cerebellarer Ausfallserscheinungen die Ataxie den Charakter einer reinen Gliedataxie aufweist. Das Hinzutreten einer Hinterstrangläsion zur Pyr.B.-Läsion verändert den spastischen Gang zu einem *spastisch-ataktischen*. Auch das ROMBERGsche Zeichen ist dann positiv. Häufig und in der Regel im Beginn des Leidens oder neuer Schübe werden *Parästhesien* aller Art und uncharakteristische Schmerzen geklagt. Manche dieser Schmerzen sind als Reizsymptome der frisch erkrankten weißen Substanz aufzufassen. Dafür spricht ihre band- oder gliedabschnittsweise Ausbreitung. Mehr segmental angeordnete Reizsymptome sprechen für eine Läsion in der Eintrittszone der hinteren Wurzeln, wenn nicht sogar für eine der Wurzeln selbst. Dies beobachtet man gelegentlich am Trigeminus und kann zu den schwersten *Gesichtsneuralgien* führen. Schwere und dauernde Ausfälle der Oberflächen-, Schmerz- und Temperaturempfindung sind Ausnahmen. *Hörstörungen* von typisch wechselnder Art sind nicht so selten.

Cerebellare Symptome finden sich häufig und äußern sich vor allem in einer *Ataxie*, welche mehr oder minder den ganzen Körper, Arme, Beine und Rumpf betrifft und sich im Sitzen, Aufstehen, vor allem aber in dem torkelnden Gang des Patienten zeigt. Ein sehr wichtiges cerebellares Symptom ist der sog. *Intentionstremor*, das Bewegungszittern, das für die multiple Sklerose charakteristisch ist. Dieser Tremor, den man seiner meist großen Amplitude wegen auch als Wackeltremor bezeichnet, stellt sich vor allem bei willkürlichen Bewegungen ein — *Intentionstremor* — und ist von den ausfahrenden ataktischen Entgleisungen zu unterscheiden; wenn sich auch beide Symptome häufig kombiniert finden. Die der cerebellaren Ataxie und dem Intentionstremor eigene Innervationsstörung befällt mit Vorliebe auch die Sprachmuskulatur und führt dann zu der sog. *skandierenden* Sprache. Die dieser Störung eigene ungeordnete Bewegung der Lippen und Zunge, dazu die mangelhafte Beherrschung der zum Sprechen dienenden Atemtechnik und bisweilen die sie begleitenden wackelnden Bewegungen des Kopfes und das Grimassieren verraten eine Störung der Koordination und adäquaten Innervation. — Eines der häufigsten Symptome bei der multiplen Sklerose ist der meist horizontale *Nystagmus*, der auf die Läsion vestibulärer Bahnen oder der Kerngebiete entweder im Cerebellum oder in der Medulla zurückzuführen ist. Cerebellare bzw. vestibuläre Herde sind wohl auch eine der Ursachen jener mit *Schwindelgefühl* einhergehenden Gleichgewichtsstörungen (vgl. S. 545ff.).

Blasen-Mastdarm-Symptome. Blasenstörungen sind sehr häufig. Anfangs sieht man meist Erschwerung des willkürlichen Wasserlassens und der Unterbrechung der Harnentleerung bei normalem oder gesteigertem Gefühl von Harndrang. In den Spätstadien kann eine *Incontinentia urinae et alvi* eintreten.

Augensymptome. Augenmuskellähmungen sind häufig, jedoch fast nie total — etwa im Sinne einer Ophthalmoplegia ext. —, auch pflegen sie in Stärke und Bestand wie die anderen nervösen Symptome zu wechseln. Vielfach klagen die Patienten über *Doppeltsehen*, sei es infolge Oculomotorius- oder Abducensparesen. Auch *Ptosis* und *Blicklähmungen* werden beobachtet. Demgegenüber treten *Pupillenstörungen* zurück. Bisweilen sieht man starre Pupillen; so gut wie nie aber das ARGYLL-ROBERTSONsche Phänomen. Ein weiteres klassisches Symptom ist die *partielle Opticusatrophie*, die sog. *temporale Abblassung*, von der bereits bei Besprechung der retrobulbären Neuritis die Rede war (vgl. S. 537). Überhaupt befällt die multiple Sklerose mit Vorliebe den Opticus, besonders das Chiasma, was sich gemäß der Art der Läsion frühzeitig in Gesichtsfeldausfällen zeigt. Plötzliches Auftreten einoder doppelseitiger Erblindung kommt gar nicht selten vor. Was zurückbleibt, sind meist nur *zentrale Skotome*, vor allem für Rot und Grün, welche oft nur mit einiger Mühe nachweisbar sind.

Großhirn- und Allgemeinsymptome. *Apoplektiforme Insulte* mit motorischen und sensiblen Hemiparesen flüchtiger Art und der Tendenz zur Wiederholung sowie corticale Reizerscheinungen, epileptiforme Anfälle (JACKSON) kommen vor. Aphasische und ähnliche Störungen sind selten und dann meist flüchtig. *Kopfschmerz* wird als Kopfdruck und Schmerz in der Stirn-Augengegend oft geklagt. *Erbrechen* gehört nicht zu den typischen Symptomen.

Psychische Störungen. Obwohl eine der multiplen Sklerose eigene geistige Störung nicht existiert, so ist doch die *mangelhafte Krankheitseinsicht* und *Euphorie*, die zu der mitunter erschütternden Hilfslosigkeit besonders junger, sonst kräftiger und gesunder Patienten in ganz auffälligem Gegensatz steht, ein sehr charakteristischer und häufiger Befund.

Verlauf, Diagnose und Differentialdiagnose. Angesichts der vielen Kombinationen ganz verschieden lokalisierter Läsionen und entsprechender Symptome ist der charakteristische Verlauf der multiplen Sklerose diagnostisch um so entscheidender. Wichtig ist zunächst einmal der Beginn des Leidens meist um das 3. Lebensjahrzehnt. Die eingehende Anamnese ergibt in typischen Fällen, daß die Kranken ohne irgendwelches allgemeines Krankheitsgefühl schon seit geraumer Zeit über leichte Ermüdbarkeit in den Beinen, eine gewisse Steifigkeit, Unsicherheit in den Händen (unter Umständen Schwierigkeit beim

Schreiben), lästige Parästhesien und Erschwerung des Wasserlassens zu klagen hatten. Häufig hört man dann auch von Doppeltsehen und vorübergehenden Sehstörungen, einer leichten Sprachstörung und einer flüchtigen Hemiparese. Die Beschwerden können so „diffuser" Natur sein, daß — zumal bei oberflächlicher Untersuchung — die Diagnose *Hysterie die Fehldiagnose* solcher *Initialstadien* der multiplen Sklerose darstellt. Und doch soll man stets daran denken, daß gerade *das Kommen und Gehen von Symptomen — die Remissionen und Schübe — für die multiple Sklerose ungemein charakteristisch sind.* Sorgfältige Erhebung des Status verrät in der Mehrzahl bereits mit Sicherheit die organische Natur des Leidens. Es kann sich finden: partielles oder totales Erloschensein der Bauchdeckenreflexe, abnorm lebhafte Sehnenreflexe, positiver Babinski, ein *Romberg,* Ataxie und Intentionstremor in den Armen und dann und wann bereits eine temporale Abblassung einer oder beider Papillen. Wir haben dann Symptome vor uns, die schon mit Sicherheit die Multiplizität der Läsionen beweisen. In Fällen, bei denen auch genaueste Prüfung kein sicheres Merkmal einer organischen Läsion aufdeckt, soll man jedenfalls eine Lumbalpunktion vornehmen, bevor man sich zur Diagnose funktioneller Störungen entschließt. Der *Liquor* findet sich bei der multiplen Sklerose doch in wenigstens 80% der Fälle verändert. Meist sieht man eine leichte Zellvermehrung, etwa 10 Lymphocyten im Kubikmillimeter, Vermehrung des Globulins und des Gesamteiweiß, sowie eine Ausfällung bei den Kolloidreaktionen. Beweist auch das Ergebnis der Lumbalpunktion keine organische Erkrankung, so muß die Beobachtung des ferneren Verlaufs des Leidens entscheiden. — Bisweilen sehen wir, daß *ein* Symptom nicht nur als *das Initialsymptom* die Erkrankung beherrscht, sondern auch als solches in dominierender Weise lange bestehen bleiben kann, mitunter in seiner Schwere Schwankungen erleidet, während andere Symptome entweder nicht angegeben werden, weil sie unbemerkt bleiben oder überhaupt nicht aufgetreten sind. Die genaue Untersuchung wird freilich auch in solchen Fällen meist die Spuren anderweitiger Läsionen aufdecken können. Zu den häufigsten Initial- und Dauersymptomen gehören die spastischen Paresen in den Beinen, die beim Fehlen ataktischer Störungen zur Fehldiagnose „*spastische Spinalparalyse*" führen können. In solchen Fällen, bei denen die Paraplegie beider Beine das beherrschende Symptom bildet, wie auch in jenen, wo eine anscheinend unilokuläre Affektion des Sacralmarks die Ausfälle verursacht, muß auch ein *R-Tumor* erwogen werden. Die Kombination spastischer und ataktischer Symptome muß an die „*anämische Spinalerkrankung*" denken lassen. Hier entscheidet jedoch meist das Blutbild. Eine andere, häufig „*monosymptomatisch*" bleibende Form der multiplen Sklerose verläuft unter Erscheinungen lediglich einer *Opticusaffektion.* Der Kranke kann z. B. plötzlich auf einem oder beiden Augen erblinden, um nach einiger Zeit wieder ein normales oder defektes Sehvermögen zu haben. Eine *retrobulbäre Neuritis* infektiöser oder toxischer Ätiologie ist in solchen Fällen differentialdiagnostisch zu erwägen. Bisweilen bestehen Symptome, die sich augenscheinlich alle in *eine* Stelle des ZNS lokalisieren lassen, so z. B. in die Brücke oder Medulla. Die irrtümliche Annahme eines toxischen oder infektiösen *encephalitischen* Prozesses liegt dann nur zu nahe. Besteht womöglich dabei eine *Neuritis optica* (was vorkommt), *Kopfschmerz,* Kleinhirnsymptome und dazu eine Hörstörung, so ist die Fehldiagnose *Tumor* unter Umständen nur zu verständlich. In allerdings seltenen Fällen kann sogar die Diagnose *Bulbärparalyse* oder *Syringobulbie* ernsthaft zu erwägen sein. Befällt die Lähmung gar nur einen Hirnnerven, so z. B. den Facialis oder den Trigeminus, so ergeben sich weitere differentialdiagnostische Schwierigkeiten. Plötzlicher Beginn mit einer Hemiplegie kann wohl auch einmal zur Diagnose einer *cerebralen Zirkulationsstörung* führen. — In seltenen Fällen kommt es nach einem oder mehreren leichten Schüben zu einer „symptomatischen Genesung".

Ist die Erkrankung erst einmal in ein vorgerückteres Stadium gelangt, was üblicherweise in Form von *Remissionen und Schüben* geschieht, so fallen die genannten differentialdiagnostischen Schwierigkeiten in der Regel fort. Auf der Höhe des Leidens findet sich oft die sog. CHARCOTsche *Trias:* Intentionstremor, Nystagmus und skandierende Sprache; allerdings erscheinen uns heute Symptome wie erloschene Bauchdeckenreflexe, temporale Papillen-Abblassung und solche pyramidaler Natur fast charakteristischer. Es gibt Fälle, bei denen bis zuletzt noch differentialdiagnostische Schwierigkeiten gegenüber der *Lues cerebrospinalis,* die zwar häufiger in den Frühstadien, aber auch später ein der multiplen Sklerose täuschend ähnliches Bild machen kann, bestehen. Größter Wert kommt dann dem *Liquorbefund* zu, obschon zu bedenken ist, daß in allen Fällen von Lues cerebrospinalis, zumal der vasculären Form die Liquor-Wa.R. völlig negativ sein kann. Auch sieht man außer Verschiedenheiten im Verlauf bei luischen Affektionen häufig schwere Pupillenstörungen, vollständige Lähmungen einzelner Augenmuskeln und eine Kongruenz zwischen Opticusatrophie und Sehstörung.

Die **Behandlung** der multiplen Sklerose ist ein trauriges Kapitel. Die Menge der empfohlenen Mittel beweist am besten die Fragwürdigkeit ihres Erfolgs. Zu Zeiten frischer Schübe gehören die Patienten ins Bett. Überhaupt ist Ruhe, Schonung, jede Art roborierender Behandlung stets geboten. Man *kann* eine oder mehrere *Neosalvarsankuren* geben; doch soll man sich nicht zu viel davon versprechen. Gelegentlich sieht man anscheinend gute Erfolge von der intravenösen Dauerinfusion von Histamin (diphosphat), wovon man 2,15 mg in 500 ccm physiologischer NaCl-Lösung tropfenweise für etwa $1^1/_2$ Stunden einfließen läßt. Der Kranke soll ein angenehmes Wärmegefühl im Kopf verspüren. Man behandle täglich für einige Wochen. Die Infusion wird am besten nach der Mahlzeit gegeben, auch empfiehlt sich während der Infusion die Verabreichung eines alkalischen Pulvers zur Neutralisierung der Magenhyperacidität durch Histamin. — Interkurrente Infektionen sind nach Möglichkeit zu verhüten. Der Aufenthalt in einem warmen, gleichmäßigen Klima während der Wintermonate ist sehr empfehlenswert. — Schwangerschaft ist zu vermeiden; sie präcipitiert nicht selten neue Schübe. — Endstadien spastischer oder ataktischer Natur sollen vorsichtig mit physikalischer und Übungsbehandlung angegangen werden.

V. Nervöse Erkrankungen und Syndrome verschiedenartiger und unbekannter Ätiologie.

1. Die Neuralgien.

Symptomatische Neuralgien können durch körperliche Schädigungen verschiedenster Art, wie Traumen (Druck, Quetschung, Zerrung), Blutergüsse, lokale Entzündungen, aber auch durch allgemeine toxische und infektiöse Prozesse verursacht werden. Oft spielt dabei eine familiär hereditäre *Disposition zu rheumatisch-neuralgischen Erkrankungen* eine große Rolle. Chronische, oft unbemerkte lokale Infekte, wie Zahneiterungen, Tonsillitiden, Nebenhöhleneiterungen usw. erklären manche anscheinend ursachenlose, oft chronische oder immer wieder rezidivierende Neuralgie. Andererseits scheinen Intoxikationen, Infekte, Magendarmstörungen, Erschöpfungen, auch Schwangerschaften, kurz allerhand Umstände, welche mit einem Vitamin B-Mangel bzw. seiner schlechten Ausnutzung einhergehen, besonders zum Auftreten neuralgischer (und neuritischer) Symptome zu disponieren. Infektionskrankheiten, bei denen man öfters Neuralgien sieht, sind vor allem die Influenza, die Malaria, auch der Typhus. — Die Lokalisation der symptomatischen Neuralgien wechselt von Fall zu Fall und hängt natürlich in vielen Fällen vom Ort der ursächlichen Schädigung ab.

Idiopathische Neuralgien sind solange „idiopathisch" als sie eine essentielle Erkrankung peripherer sensibler Nerven oder ihrer Spinalganglien, unabhängig von lokalen oder allgemeinen Noxen der oben erwähnten Art, darstellen. Unter den Neuralgien bietet vor allem die *Trigeminusneuralgie* ein gutes Beispiel für eine solche essentielle Erkrankung. Andere Neuralgien verstehen wir heute besser in ihrer reaktiven Natur als noch vor wenigen Jahren. Dies ist ein erheblicher diagnostischer, vor allem aber auch therapeutischer Fortschritt.

a) Die Trigeminusneuralgie.

Ätiologie. Die Ursachen der *idiopathischen Trigeminusneuralgie* sind uns gänzlich unbekannt. Eine „nervöse Anlage" ist für ihre Entstehung ziemlich belanglos; denn die schwersten Neuralgien finden sich nicht selten bei sonst ganz gesunden, kräftigen Menschen in den „besten Jahren". — Für die *symptomatischen* Formen, welche meist den peripheren Nervenabschnitt befallen, sind in der Regel *lokale Ursachen* ausschlaggebend: so Zahn- und Kiefererkrankungen (nicht selten entzündliche und degenerative Prozesse im *zahnlosen* Kiefer!), chronische Entzündungen und Empyeme der Keilbeinhöhle und der anderen Nebenhöhlen, sowie Erkrankungen der knöchernen Schädelbasis, daher die Notwendigkeit guter Röntgenbilder. Refraktionsanomalien, intrakranielle Erkrankungen in der mittleren und hinteren Schädelgrube (Tumoren, Abscesse, besonders im Schläfenlappen, Aneurysmen), Neurinome des Trigeminus und Herde von multipler Sklerose, besonders auch meningitische Prozesse können gleichfalls die Ursache einer Trigeminusneuralgie sein. Auch *chronisch infektiöse Prozesse* (fokale Infektionen) und *toxische* Schädlichkeiten sowie andere chronische Leiden, können zum mindesten auslösend wirken. Trigeminusneuralgien kommen auch bei Lues und nach Malaria vor.

Symptomatologie und Verlauf. Das charakteristische Symptom der sog. großen Trigeminusneuralgie ist der *paroxysmale Schmerz,* welcher bei der *idiopathischen* Form plötzlich und mit großer Heftigkeit, manchmal zu bestimmten Tageszeiten, einen Ast des Nerven befällt, bisweilen mit krampfhaften Kontraktionen im Facialisgebiet *(Tic douloureux)* und starker Rötung der befallenen Gesichtshälfte, Tränen- und Speichelfluß einhergeht und in der Regel nach wenigen Sekunden verschwindet aber auch 1 Stunde und länger anhalten kann. Häufig wird dieser paroxysmale Schmerz durch an sich unbedeutende Ursachen ausgelöst, wie Kauen, Sprechen, Erschütterung, kaltes Wasser, kühler Luftzug usw. Auf der anderen Seite kann der Druck auf das Gesicht oder Zusammenbeißen der Zähne, Saugen usw. den Schmerz mildern. Im Beginn der Erkrankung findet sich fast stets ein schmerzfreies Intervall zwischen den einzelnen Anfällen, welche unter Umständen Monate auseinanderliegen können. Später pflegen die Intervalle immer kürzer zu werden, bis schließlich der Patient überhaupt kaum mehr schmerzfrei wird. Dann unterdrücken die Kranken aus Angst vor dem Schmerz jede Gesichtsbewegung auf der kranken Seite, so daß sogar eine Facialisparese vorgetäuscht werden kann. Der Nerv pflegt häufig, aber nicht immer, an seinen Austrittsstellen sehr druckempfindlich zu sein (VALLEIXsche Druckpunkte). Diese entsprechen für den 1. Ast: dem For. supraorbitale, den 2 : dem For. infraorbitale und den 3.: dem For. mentale. Andere Druckpunkte kann man neben der Nasenwurzel, auf dem Jochbein, der Schläfe, am Kiefer und harten Gaumen finden. Die große Schmerzhaftigkeit der Gesichtshaut vor allem gegenüber Kältereizen im Anfall läßt sich bisweilen auch noch im Intervall als Hyperästhesie nachweisen. Im Anfall kommen auch Lichtscheu, Schwerhörigkeit und Geschmacksparästhesien sowie *vasomotorische* und *sekretorische* Störungen vor. — Nicht alle 3 Äste pflegen gleichzeitig und gleichmäßig erkrankt zu sein. Es scheint, als ob bei den akuten infektiös-toxischen Formen öfters der 1. Ast und bei den chronisch idiopathischen der 2. und 3. Ast häufiger befallen ist. Fast niemals sind beide Seiten affiziert. Eine doppelseitige Erkrankung des 1. Astes soll den Verdacht auf luische Ätiologie erwecken. Sensible und motorische Ausfallserscheinungen, auch Aufhebung des Cornealreflexes kommen der reinen Neuralgie *nicht* zu, sondern weisen auf eine entzündliche oder degenerative Neuritis hin. Die idiopathische Neuralgie hat eine deutliche Tendenz zur Verschlimmerung und darum eine recht zweifelhafte Prognose.

Eine besondere Form der Trigeminusneuralgie wurde von SLUDER beschrieben. Hier ist der Schmerz auf und um das Auge, die Wange, Schläfe und gelegentlich auf den harten Gaumen konzentriert, wird auch tief in der Nase, im Warzenfortsatz und Occiput verspürt. Die ursprüngliche Ansicht, daß dieses Syndrom auf einer Erkrankung des Ggl. sphenopalatinum beruhe, hat sich als unrichtig erwiesen und in letzter Zeit mehren sich Berichte, welche die SLUDERsche Neuralgie als *atypische Migräne*, d. h. ein krankhaftes vasomotorisches Syndrom beschreiben.

Bei *symptomatischen* Neuralgien, die in jedem Alter vorkommen können, entscheidet die Ursache über die Symptomatologie. Die Schmerzen sind häufig dauernd, meist mit paroxystischem Anschwellen, betreffen alle 3 Äste, sogar unter Umständen beide Seiten und gehen häufiger einher mit neuritischen Symptomen. (Aufhebung des Cornealreflexes, Hypästhesien, Kaumuskelschwäche.) Dazu treten je nach der Ursache des Leidens dessen eigentliche Symptome. Die Dauer solcher Neuralgien hängt von dem Bestand des Grundleidens ab. Postinfektiöse Neuralgien sind prognostisch günstig.

Diagnose und Differentialdiagnose. Zunächst muß darüber Klarheit gewonnen werden, um was für eine Form der Neuralgie es sich handelt. Jugendliches Alter, vorausgehende Infektionskrankheiten, die Möglichkeit verschiedenartiger Intoxikationen, Symptome, welche auf einen der genannten Prozesse in der Nachbarschaft der Nerven oder des Ganglions hinweisen und das Fehlen der typischen Schmerzanfälle werden gegen eine idiopathische Neuralgie sprechen. Die idiopathische Trigeminusneuralgie ist gekennzeichnet durch den paroxysmalen Schmerzanfall, der oft von sog. „*Triggerzonen*“ im Gesicht, im Mund oder in der Nase künstlich (sei es durch Berührungs-, Temperatur-, Schmerz- oder Bewegungsreize) ausgelöst werden kann. — Organische Schädigungen des Trigeminus oder des Ggl. *Gasseri* müssen hinsichtlich ihrer Ätiologie geklärt werden. Eine Neuralgie nach Herpes zoster ist fast stets auf den R. ophthalmicus beschränkt und durch die charakteristischen Hautveränderungen gekennzeichnet. Syphilitische Erkrankungen, auch Gesichtsschmerzen bei der Tabes werden auf Grund der begleitenden Befunde am ZNS, auch der serologischen Befunde, diagnostiziert. Druck auf das Ggl. *Gasseri* (vgl. das über das GRADENIGOsche Syndrom Gesagte) macht Gesichtsschmerz. Man denke an *entzündliche oder tumoröse* Prozesse im Schläfenlappen oder im Felsenbein. In seltenen Fällen findet man ein Neurom im Trigeminus und dem Ganglion. Zentrale Trigeminusschmerzen können durch Läsionen im Thalamus und den medullären Trigeminuszentren ausgelöst werden. — Die Differentialdiagnose gegenüber der *Migräne* sollte in der Regel angesichts der

Vorgeschichte, der Art des Schmerzes und der Begleiterscheinungen nicht schwer sein. — *Funktionelle* Schmerzen, wie sie vor allem von Neurotikern geklagt werden, komplizieren oft die eigentliche Neuralgie. Die Tatsache, daß eine Trigeminusneuralgie fortbestehen kann trotz anatomischer Durchtrennung der Trigeminuswurzeln und trotz Anästhesie der Gesichtshaut läßt an sekundäre Funktionsstörungen auf einem höheren Niveau (Thalamus oder Großhirnrinde) denken.

Die Behandlung der symptomatischen Neuralgien ist natürlich diejenige des Grundleidens. Symptomatisch wirken mit wechselndem Erfolg die verschiedenen Analgetica. Man vermeide die Darreichung von Naroticis. Bei der *idiopathischen* Form nützt des öfteren die Einatmung von *Chlorylen.* Längere Darreichung von Aconitin zumal in Kombination mit salinischen Abführmitteln wird empfohlen (Bing). Zu versuchen ist schwache Anodengalvanisation und auch eine Röntgenbestrahlung. Kommt man so nicht weiter, so versuche man die *Injektionsbehandlung* von zunächst Novocainlösung und anschließend Alkohol zunächst in den erkrankten Nerven. Man verwendet dazu allgemein 80% Alkohol, der in ganz geringer Menge nach vorheriger Anästhesie in den Nerven injiziert wird. Die Folge dieser Nervenzerstörung ist in jedem Fall eine komplette Anästhesie, die über 1 Jahr anhalten kann. Die Beseitigung der Neuralgie pflegt aber auch dabei nicht von Dauer zu sein, und Rezidive erheischen Wiederholung der Injektion, welche in den Trigeminusstamm im For. ovale bzw. rotundum oder aber unter röntgenologischer Kontrolle auch in das Ggl. *Gasseri* selbst vorgenommen werden kann. Diese Methode bedarf speziell geübter Technik. Wiederholtes Rezidivieren und *besondere* Schwere des Zustandes erfordern schließlich doch eine Operation, sei es die von Kirschner angegebene Elektrokoagulation des Ganglions oder aber die Resektion der postganglionären Wurzeln nach Frazier.

b) Die Glossopharyngeusneuralgie.

Diese Neuralgie ist viel seltener als die Trigeminusneuralgie und wird ebenfalls in symptomatischer wie idiopathischer Form beobachtet. Organische Läsionen, welche mit Schmerzen im Ausbreitungsgebiet des Glossopharyngeus einhergehen, machen in der Regel auch Gefühlsstörungen und Geschmacksstörungen im hinteren Zungendrittel sowie Läsionserscheinungen der eng benachbarten Hirnnerven. Die *idiopathische* Form ist gekennzeichnet durch einseitige paroxysmale Schmerzen im Rachen, im Bereich der Tonsille und des Gaumenbogens, im Ohr, hinter der Ohrmuschel und im Kieferwinkel. Der Schmerz kann begleitet sein von Speichelfluß und Hustenreiz. Sprechen, Essen, Gähnen sowie Berührung der Tonsille oder des Zungengrundes lösen oft den Schmerzanfall aus. Obschon neuralgische Zustände im R. auriculotemporalis des V. Nerven ähnliche Schmerzen machen können, ist die *Erkenntnis* dieser Neuralgie nicht schwer. Die *Behandlung* ist zunächst symptomatisch, schließlich aber chirurgisch (Freilegung der Wurzelfasern und Durchtrennung).

c) Die Ischias und die Lumbago.

Unter Ischias versteht man generell die *Neuralgie des N. ischiadicus.* Solche Neuralgien, d. h. schmerzhafte Zustände im Verlauf und Innervationsgebiet des Nerven — vgl. Abb. 5 — sind häufig. In reinen Neuralgien sollte man weder Sensibilitätsstörungen noch Abschwächung oder Aufhebung der Reflexe noch Muskelschwäche finden; aber diese theoretische Forderung wird durchaus nicht in der Regel erfüllt. Die Ischias teilt auch nicht die Eigenschaft paroxystischer Schmerzen mit den zuvorgenannten Neuralgien. Der Schmerz ist mehr oder minder anhaltend, verschlimmert durch Lage und gewisse Beanspruchungen des Beines. Meist ist der Schmerz einseitig. Doppelseitige Ischias hat eine besondere symptomatische Bedeutung und Ätiologie. Was man als *idiopathische Ischias* bezeichnen könnte, sind neuralgische Schmerzen im Anschluß an „Erkältungen", Reaktionen auf Kälteeinflüsse, wie sie in der Vorgeschichte vieler Ischiaskranker vorkommen. Zweifellos können auch toxische oder infektiöse Erkrankungen, Influenza, fokale Infektionen der verschiedensten Lokalisation (tonsilläre Eiterherde, Wurzelabscesse an toten Zähnen, Nebenhöhleneiterungen, Cholecystitis, Salpingitis usw.) zu neuralgischen Prozessen im Ischiadicus wie in anderen Nerven führen. Die Mehrheit der Ischiaserkrankungen sind *symptomatische Neuralgien*, welche wie andere symptomatische Neuralgien keine reinen Neuralgien sind sondern den Charakter organischer nervöser Schädigungen zeigen, d. h. Reflex-, Sensibilitäts- und Motilitätsstörungen aufweisen. Solche Neuralgien können beruhen auf Nervenschädigung im Becken durch Tumoren, endometritische und andere Erkrankungen der weiblichen Geschlechtsorgane, auf Erkrankungen des Hüftgelenks und auf Läsionen des Ischiadicus durch anderweitige krankhafte Prozesse in der Nachbarschaft des Nerven. Die meisten dieser Neuralgien werden jedoch verursacht durch Schädigung der *Wurzelnerven* des Ischiadicus. Der Ischiadicus bezieht seine sensiblen und motorischen Fasern aus L_4, L_5 und S_1 bis S_3. Diese Wurzeln verlassen den Wirbelkanal durch ihre Intervertebrallöcher. Die vordere Begrenzung eines Intervertebrallochs wird durch die Zwischenwirbelscheibe gebildet, die obere und untere Begrenzung von Teilen der Wirbelbögen und die hintere Begrenzung vom Ligamentum flavum, welches in seinem Verlauf das Intervertebralloch einengt. Das Loch für L_5, die stärkste Wurzel, ist in der Regel schmäler als die benachbarten Löcher. Die sensiblen Fasern aus L_5 und S_1 innervieren die in Abb. 6 markierten Hautareale am Unterschenkel und Fuß. Nicht so selten ist auch die große Zehe von L_5 innerviert. Folgende Muskeln werden von den meist befallenen Wurzelnerven L_4 bis S_1 innerviert: Mm. peronaeus, tibialis sowie die Strecker und Beuger der Zehen (vgl. S. 532). — Wir sehen also, daß die *Mehrzahl der Ischiassyndrome, d. h. alle jene, welche auf Wurzelläsionen beruhen, Störungen vom segmentalen und nichtperiphereren Verteilungs- und Ausbreitungstyp machen.*

Die *Ursachen der Ischiadicus-Wurzel-Läsionen* sind vor allem all die krankhaften Veränderungen, welche die Wurzeln im Bereich ihres Durchtritts durch die Intervertebrallöcher komprimieren, d. h. Wirbeltraumen, arthritische Veränderungen, Verdickung des Ligamentum flavum und vor allem die sog. *Hernierung des Nucleus pulposus der Zwischenwirbelscheibe.* Schädigungen der Wurzeln im Inneren des Lumbalsacks mit ischiasähnlichen Symptomen kommen vor bei entzündlichen (Syphilis!) oder tumorösen Erkrankungen in diesem Bereich. In diesen letzteren Fällen ist das Ischiassyndrom charakteristischerweise meist doppelseitig und andere Krankheitszeichen, Liquorveränderungen inbegriffen, weisen auf die Besonderheit solcher symptomatischer Neuralgien hin.

Die Erkennung der Hernierung des Nucleus pulposus als ein relativ häufiges Ereignis im Gefolge von Überbeanspruchung der unteren Lendenwirbelsäule bei oft anderweitig gesunden jungen Erwachsenen, und die Bedeutung dieses Geschehens in der Pathogenese der Ischias ist ein wichtiger medizinischer Fortschritt. Es muß aber darauf hingewiesen werden, daß andere Prozesse an der unteren Lendenwirbelsäule die gleichen Folgen haben können. Kompression von Nervenwurzeln können auch verursacht werden durch Spornbildungen an der Rückseite der Wirbelkörper, durch Anomalien des ersten

Sacralwirbels, durch Verengerung der Intervertebrallöcher infolge Kollabierens der Zwischenwirbelscheibe und durch Veränderungen im Bandapparat um das fünfte Foramen lumbale. SCHMORLs Ansicht, daß Verengung der Intervertebrallöcher fast nie Ursache von Wurzelkompressionen ist, bedarf offenbar einer Revision hinsichtlich der unteren Lendenwirbelsäule und vor allem in bezug auf die Hernierung eines Nucleus pulposus.

Symptomatologie und Verlauf. Sehr häufig beginnt die Ischias mit einer **Lumbago**, einem „Hexenschuß" im Kreuz. Von hier zieht der Schmerz nach der Rückseite eines Oberschenkels, in die Wade und die vom Peronaeus innervierten Partien des Fußes. Der Schmerz hat die Kennzeichen des Tiefenschmerzes. Stehen oder Gehen, Sitzen oder Liegen können zu erheblicher Schmerzzunahme führen. Stets ist das KERNIGsche bzw. LASÈGUEsche *Phänomen* (vgl. S. 576) positiv. Bei schwerer Ischias genügt oft bereits die passive Dorsalflexion der großen Zehe bei gestrecktem Bein, um einen heftigen Schmerz bis in das Gesäß hinauf auszulösen. Wenn die Ischias die Folge einer Nervenwurzelschädigung ist, klagen die Patienten auch über vom Kreuz ins Bein strahlende Schmerzen beim Pressen, Husten, Nießen und Lachen. Die Auslösung des *Lasègue* am gesunden Bein pflegt in diesen Fällen zu Schmerzen im Gesäß und Bein der kranken Seite zu führen. Häufig sieht man auch ein Ausstrahlen des Schmerzes in die Inguinalgegend und die Vorderseite des Oberschenkels. Die Betastung der Muskulatur des Gesäßes und der Wade pflegt recht schmerzhaft zu sein. Mit großer Regelmäßigkeit wird Druck unterhalb des Darmbeinkammes und im Bereich der Synchondrosis sacroiliaca sehr unangenehm empfunden. Wurzelläsionen verraten sich oft durch Druckschmerz im Bereich des befallenen Wirbels. Im Verlauf des Nerven kann man auch sog. *Druckpunkte* tasten. — Wenn eine Ischias längere Zeit gedauert hat, so entwickeln sich charakteristische Haltungsanomalien und auch Gangstörungen, die alle die Tendenz zur Entlastung der kranken Seite verraten. Der Kranke liegt auf der gesunden Seite oder, wenn auf dem Rücken, dann mit abduziertem, auswärts rotiertem und gebeugtem krankem Bein. Beim Stehen belastet er nur das gesunde Bein und verlegt den Schwerpunkt über den gesunden Fuß. Hierdurch kommt es zu einer Skoliose der Lendenwirbelsäule mit der Konvexität zur kranken Seite. Läßt der Patient dabei das Becken auf der kranken Seite herunterkippen, so entwickelt sich eine Skoliose mit der Konvexität zur gesunden Seite. Der Gang ist gebückt und vermeidet jede nicht unumgänglich notwendige Belastung des kranken Beins.

Die organische Schädigung des Nerven oder weit häufiger der oder jener Nervenwurzel zeigt sich in charakteristischen peripheren bezw. segmentalen Sensibilitätsstörungen (vgl. Abb. 6) in einer Abschwächung oder Verlust des Achillessehnenreflexes und in einer Schwäche und später Atrophie, sei es mehr des Peronaeus oder der Wadenmuskulatur. Die Kranken können oft nicht auf den Zehen stehen und beim Gehen zeigt sich — wenn die Läsion besonders die motorische Wurzel L_5 betrifft — eine Andeutung von Steppergang infolge Schwäche der Dorsalflexoren des Fußes. Subjektive Sensibilitätsstörungen bestehen in Form schmerzhafter Parästhesien vor allem im Verlauf des Ischiadicus und Peronaeus, sowie Hypästhesie für Berührung und gelegentlich besonders für Temperaturreize.

Der **Verlauf** ist sehr verschieden von Fall zu Fall, was angesichts der variablen Pathogenese nicht verwunderlich ist. Nur symptomatisch behandelte Fälle pflegen oft Monate und länger zu dauern, bis schließlich doch Genesung erfolgt. Die Lokalisation der Schmerzen schwankt natürlich je nachdem ob der periphere Nervenstamm oder die oder jene Wurzel ergriffen ist. Das Vorwiegen der *Wurzelläsionen* zeigt sich in dem so charakteristischen Beginn der meisten

Ischiasfälle mit Rückenschmerzen und folgendem Ausstrahlen des Schmerzes in ein Bein, ein Vorgang, der sich oft in ein oder mehreren Rezidiven wiederholt. Die gleichen Prozesse im Bereich der Zwischenwirbellöcher, die eine Ischias verursachen können, erschöpfen sich gelegentlich nur in Rückenschmerzen (dies gilt vor allem von arthritischen Vorgängen) oder aber ganz vorwiegend in peripher neuralgisch-neuritischen Symptomen, wie man es besonders bei elektiven Schädigungen eines Wurzelnerven infolge Hernierung eines Nucleus pulposus sieht. — Heftige ischiadische Schmerzen sind oft von reaktiven Muskelspasmen begleitet, die ihrerseits zur Verschlimmerung des schmerzhaften Zustandes infolge von *schmerzenden Muskelkontraktionen* beitragen.

Diagnose und Differentialdiagnose. Die Diagnose einer Ischias ist an sich leicht, wenn man die meist typische Vorgeschichte, die Ausbreitung des Schmerzes und die Schmerzhaftigkeit des Nerven bei Dehnung (LASÈGUEsches Phänomen) im Auge hat. Mit einer solchen symptomatischen Diagnose darf man sich jedoch nicht zufriedengeben. Eine periphere Neuralgie muß in ihrer Ursache erkannt werden, wozu die Aufdeckung toxischer oder infektiöser Faktoren wie auch Untersuchung der Beckenorgane erforderlich ist. Man fahnde nach segmental begrenzten sensiblen und motorischen Ausfallserscheinungen, welche die Diagnose einer begrenzten Wurzelläsion gestatten. Plötzliches Auftreten von Rückenschmerzen und in ein Bein ausstrahlende Schmerzen nach einem Trauma der Lendenwirbelsäule, wie sie meist nach Überstreckung der Wirbelsäule bei Heben von Lasten oder bei brüsker Rückwärtsneigung und Drehung des Körpers zustande kommen, kennzeichnen die Vorgeschichte von Wurzelläsionen. Eine Röntgenaufnahme der Lenden- und Sacralwirbel zeigt das Vorhandensein arthritischer Prozesse oder einer kollabierten Zwischenwirbelscheibe sowie anderer Knochenveränderungen. Die Hernierung eines Nucleus pulposus jedoch bleibt in mehr als 50% der Fälle hierbei unerkannt. Wenn segmentale Erscheinungen und Fehlen röntgenologischer Veränderungen diese Diagnose wahrscheinlich machen, und wenn unerträgliche oder über geraume Zeit unbeeinflußbare Schmerzen eine ursächliche Behandlung indizieren, wird man eine Kontrastfüllung des Subarachnoidalraumes vornehmen, welche meistens die Hernierung gut zur Darstellung bringt. Eine Lumbalpunktion, welche bei Wurzelläsionen nicht selten erhöhte Eiweißwerte zeigt, hilft an sich nicht zur Erkenntnis dieser speziellen Ätiologie einer Ischias.

Doppelseitige Ischias sowie Ischias mit Störungen der Blasenfunktion errege stets den Verdacht auf eine Cauda- oder Conuserkrankung sei es tumoröser oder infektiöser Natur. Andererseits sieht man gelegentlich eine akute Hernierung eines Nucleus pulposus in der Lendenwirbelsäule mit schweren *meningitischen Reizerscheinungen* und Unfähigkeit der Blasenentleerung, sogar mit ileusartigen Erscheinungen einhergehen.

Die Unterscheidung neuralgischer bzw. neuritischer Prozesse von *myalgischen* Zuständen, welche Orthopäden oft auf statische Anomalien und Funktionsstörungen zurückführen und wie man sie bei Insuffizienz der Wirbelsäule oder arthritischen Prozessen im Bereich der Cartilago sacroiliaca sehen kann, ist in der Regel nicht schwierig.

Die gleichen Ursachen, welche zu Wurzelschädigungen zwischen L_4 bis S_3, vor allem L_5 und S_1 führen und Erscheinungen im Innervationsgebiet des Ischiadicus machen, können gelegentlich einmal die oberen Lumbalwurzeln befallen und somit *neuralgisch-neuritische Symptome im Gebiet des N. femoralis* und *obturatorius* zur Folge haben. Die Schmerzen werden hier meist über der Vorderseite des Oberschenkels und im Knie empfunden. Die motorische Schwäche kann sich auf den Quadriceps konzentrieren, wobei dann meist eine Abschwächung oder Erlöschen des Patellarreflexes und eine Hypästhesie in L_{2-3} gefunden wird. Die Bezeichnung „Ischias anterior" für diese Erkrankung ist töricht und zu vermeiden.

Die Behandlung der Ischias richte sich nach der Ätiologie des individuellen Falles. Die akuten peripheren Neuralgien behandelt man wie andere Neuralgien, d. h. mit Bettruhe, Hitze in trockener oder feuchter Anwendung, auch mit Schwitzpackungen und Diaphoreticis. Auch akute Fälle von „Wurzelischias", in denen segmentale Erscheinungen, auf eine Wurzelreizung oder Schädigung hinweisen, erheischen in erster Linie völlige Bettruhe mit einer Lagerung des Kranken, welche Linderung der Schmerzen herbeiführt. Außer Analgeticis gebe man Schlafmittel aber man vermeide Narkotica. Eine Arthritis der Lendenwirbelsäule reagiert oft auf lokale Wärmebehandlung, wobei sich auch die Diathermie oder die Kurzwellenbehandlung wie Fango- oder Moorpackungen als nützlich erweisen. Chronische Fälle dieser Art finden nicht selten Heilung in Badeorten, wo Ärzte und Pflegepersonal in der Behandlung rheumatischer Erkrankungen große Erfahrung haben. Wenn die Diagnose einer kollabierten Zwischenwirbelscheibe oder einer Hernierung eines Nucleus pulposus wahrscheinlich ist, versuche man die Quetschung von Nervenwurzeln in den verengten Intervertebrallöchern durch mechanische Streckung (Zugverband) zu überwinden. Nicht selten verschwindet der Schmerz schon nach wenigen Tagen, aber der Zug an den Beinen muß auf einige Wochen ausgedehnt werden. Gelegentlich helfen auch Manipulationen der Lendenwirbelsäule, z. B. maximale passive Beugung beider Beine gefolgt von plötzlicher aktiver Streckung. Die epidurale Injektion von 0,2% NaCl-Lösung mit 0,02% Eucain, wovon man so viel als der Kranke vertragen kann — oft 60 bis 100 ccm — in den *Epiduralraum* (*nicht* den Subarachnoidalraum!) durch das Foramen sacrale allmählich injiziert, hat offenbar eine ähnliche Wirkung wie jene Manipulationen: die Befreiung gequetschter Wurzelfasern aus ihrer mechanischen Einklemmung. — Die Frage, ob man bei Hernierung eines Nucleus pulposus operieren soll, hängt von vielerlei Faktoren ab. Es ist keine Frage, daß in der Mehrzahl der Fälle Wurzelquetschungen dieser Art spontan heilen. Andernfalls wäre die allgemeine Erfahrung aus Jahren, in denen man nichts von dieser häufigen Ursache der Ischias wußte und alle Ischiasfälle expektativ oder physikalisch behandelte, nämlich daß fast jede Ischias schließlich heilt oder wie Pässler zu lehren pflegte, daß „das letzte Mittel bei der Ischias stets hilft", unverständlich. Ein vorgequollener Nucleus pulposus scheint eben mit der Zeit abzuschwellen oder schließlich zu einem ungefährlichen Volumen zusammenzuschrumpfen. Wo allerdings unerträgliche Schmerzen unbeeinflußbar anhalten, oder wo schwere „neuritische" Ausfälle unverändert über Wochen und Monate bestehen bleiben oder sogar zunehmen, oder wo schließlich ein ernstes Rezidiv nach dem anderen den Kranken immer für längere Zeit arbeitsunfähig macht, da operiere man besser. Die Entfernung des Nucleus wie auch die operative Behebung jedes anderweitigen Drucks auf die Nervenwurzel beseitigt die Schmerzen meist schlagartig und leitet in der Regel allmähliche Wiederherstellung der gestörten sensiblen und motorischen Innervation ein.

Die Behandlung chronischer *Schwächezustände* der *Wirbelsäule*, wie sie so häufig bei deformierender Arthritis mit Lumbago und Ischiasanfällen, zu finden ist, muß auf eine Kräftigung der Rumpfmuskulatur durch geeignete Übungen und auf eine Stützung der Wirbelsäule und Verhinderung zu plötzlicher oder zu ausgiebiger Bewegungen eingestellt sein. Das Tragen eines orthopädischen Korsetts wird von diesen Kranken als eine Wohltat empfunden, überwindet oft den neuralgischen Schmerz und verhütet Wiedererkrankung.

Auch Nucleus pulposus-Fälle, welche spontan heilen, sollten ein Korsett tragen. Jeder Kranke mit einem „schwachen Rücken“ und Neigung zu *Lumbago* sollte darüber unterrichtet werden, welche Bewegungen und welche Art von körperlicher Beanspruchung für ihn schädlich ist.

d) Die Brachialneuralgien.

Die **Neuralgie des Plexus brachialis** hat in der Verschiedenheit ihrer Formen manche Ähnlichkeit mit der Ischias. Auch hier kommen Erkältung, Witterungseinflüsse, infektiöse, toxische und traumatische Ursachen in Frage. Auch fokale Infekte dürften von Bedeutung sein. Solche Neuralgien, welche man bei Abwesenheit von direkten Schädigungen von Seiten der den Plexus begrenzenden Strukturen, als *idiopathisch* bezeichnet, sind gekennzeichnet durch an- und abschwellenden scharfen meist einseitigen Schmerz im Nacken, der Schulter, Arm und in der Hand. *Paroxysmale Schmerzattacken* mit gelegentlichem Ausstrahlen zwischen die Schultern oder unter das Schlüsselbein, welche den Kranken am Schlaf verhindern und ihn generell herunterbringen, sind häufig. Gewisse Bewegungen lösen diese Paroxysmen aus und sind gefolgt von unangenehmen Parästhesien im Arm und in der Hand. Der Brachialplexus und die Armnerven sind druckschmerzhaft. Dorsalflexion der Hand bei seitlich ausgestrecktem Arm und zur Gegenseite gewandtem Kopf wird sehr schmerzhaft im ganzen Innervationsgebiet empfunden. Nach längerem Bestehen sieht man oft trophische Veränderungen in den Weichteilen der Hand und manchmal auch in den Gelenken. Eigentliche neuritische Symptome wie schwerere Sensibilitätsstörungen vom peripheren Ausbreitungstyp, Muskelschwäche oder Atrophie und Reflexverlust gehören nicht zum Bild dieser Neuralgie.

Der *Verlauf* der idiopathischen Neuralgie erstreckt sich meist über einige Wochen. Manche Fälle werden chronisch.

Die *Diagnose* ist angesichts der Art der Beschwerden und der Ausbreitung des Schmerzes nicht schwierig. Auszuschließen sind schmerzhafte Zustände arthritischer und myalgischer Natur und bei Bursitis in der Schulter. Man denke auch an die in den linken Arm und die Hand ausstrahlenden Schmerzen bei Angina pectoris. — Schmerzen bei Neuritis und traumatischen Plexusschädigungen (vgl. S. 531) sind begleitet von den Sensibilitäts-, Motilitäts- und Reflexstörungen, wie sie organischen Nervenläsionen zukommen. In solchen Fällen *symptomatischer Brachialneuralgie* wird eine genaue Untersuchung in der Regel die Ursache der Schmerzen aufdecken. Man mache stets eine Röntgenaufnahme, um Prozesse die wie ein Tumor im Lungenoberlappen oder ein Aneurysma auf den Brachialplexus schädigend einwirken können, nicht zu übersehen.

Eine besondere Form traumatischer Schädigung des Plexus brachialis ist bekannt unter dem Namen **Halsrippen-** oder **Scalenussyndrom.** Im allgemeinen wird eine akzessorische Rippe, welche vom Körper des 7. Halswirbels ausgeht, als Ursache jener charakteristischen nervösen Erscheinungen, die vorwiegend auf einen Arm beschränkt sind, angenommen. Solche akzessorische Halsrippen, öfters doppel- als einseitig sind seit langem bekannt. Borchardt war einer der ersten, der auf ihre klinische Bedeutung hinwies. Wir wissen heute, daß weniger als 10% der Halsrippenträger über nervöse Symptome klagen und daß eben diese Symptome auch ohne Halsrippen gefunden werden. In solchen Fällen hat man den Druck des Scalenusmuskels auf den unteren Stamm des Brachialplexus und auf die A. subclavia für die klinischen Erscheinungen verantwortlich gemacht. In jüngster Zeit hat man gefunden, daß anatomische Anomalien der ersten (regulären) Rippe den Plexus und die

Arterie viel leichter schädigen können als eine Halsrippe oder Ansatzsehne des M. scalenus. In solchen Fällen kann es zu einer Kompression oder Wandschädigung der A. subclavia zwischen erster Rippe und Schlüsselbein (zumal bei erhobenen Arm oder zurückfallender Schulter) und zu einer Streckung der ersten dorsalen und benachbarter Nervenwurzeln in ihrem Verlauf über die erste Rippe kommen. Entscheidend in der Pathogenese des Syndroms ist offenbar der anatomische Zustand der oberen Thoraxapertur an sich und im Verhältnis zum Schultergürtel, welcher maßgeblich seines Herabsinkens einen Zug auf die Nervenwurzeln und die A. subclavia in deren Verlauf über die untere Kante der Thoraxapertur (d. h. eine Halsrippe oder eine mißgestaltete erste Rippe) ausübt. Das Herabsinken des Schultergürtels ist ein physiologischer Vorgang bei der Frau im mittleren Alter. Dies erklärt die größere Häufigkeit des Halsrippensyndroms bei Mädchen und Frauen. Schwangerschaften, schwere Erkrankungen mit allgemeiner Muskelschwäche, asthenischer Habitus usw. begünstigen das Herabsinken des Schultergürtels und haben einen entscheidenden Einfluß auf das klinische Bild. Nervenwurzel- wie Subclaviasymptome mögen latent und mehr oder minder symptomlos bleiben bei Vorliegen einer Halsrippe oder mißgebildeten ersten Rippe, bis die Verlängerung der Distanz zwischen Halswirbelsäule und Schulter allmählich oder gelegentlich auch ziemlich plötzlich den Zustand aktiviert. Die Einengung der A. subclavia zwischen mißgebildeter erster Rippe und Schlüsselbein (seltener abnormer Zug und Druck auf die Arterie in ihrem Verlauf über eine Halsrippe) ist oft am Verschwinden des Radialpulses bei Hochheben des Armes zu erkennen. Lang dauernde arterielle Traumen können zur Bildung eines Aneurysma oder zu arterieller Thrombose mit sekundären Embolien in die Arterien der Hand und Finger führen. Eine Schädigung des der Arterie dicht benachbarten Ganglion stellatum kann sympathische Störungen verursachen. Eine andere Ursache visceraler Störungen in der oberen Extremität ist die Läsion sympathischer Fasern, welche aus C_2 bis D_1 stammen und den Arm durch die erste Thorakalwurzel erreichen. Somatische sensible wie motorische Störungen weisen auf eine Läsion vor allem von C_7 und C_8 wie von D_1 hin, obschon besonders Reizungssymptome oft weit über diese 3 Segmente hinausreichen.

Symptomatologie und Verlauf. Was den Patienten zum Arzt führt, sind meist *Schmerz* und *Parästhesien* in der Schulter, in einer Hand und einigen Fingern. Der Schmerz mag wechseln, bald mehr brennend oder bohrend, bald mehr dauernd oder paroxystisch sein. Oft tritt dieser Schmerz nur bei bestimmten Armhaltungen auf oder wird mindestens durch diese erheblich verstärkt (Herabhängen und Zug am Arm durch Gewicht, ermüdende vor- und abwärtsgerichtete Haltung des Armes wie z. B. beim Klavierspielen usw.). Meist kann dieser Schmerz prompt durch Druck in der Oberschlüsselbeingrube ausgelöst werden. Weder diese Parästhesien noch die an sich von Fall zu Fall wechselnden *objektiven Sensibilitätsstörungen* folgen dem peripheren Ausbreitungstyp. Sie bevorzugen die Hautareale der zwei unteren Hals- und zwei oberen Brustsegmente. Meist findet man Störungen der Berührungsempfindung und gelegentlich sogar mehr der Schmerz- und Temperaturempfindung an den oder jenen Fingern und im Handbereich, je nachdem welche Nervenwurzel mehr geschädigt ist (vgl. Abb. 3 u. 6). *Motorische Lähmungen* mögen gelegentlich fehlen, sind aber öfter vorhanden und zeigen eine Vorliebe für den Daumenballen mit Lähmung des Abductor, Opponeus und Flexor pollicis brevis, oder aber für die Interossei, kurzen Fingerbeuger, den Adductor pollicis und den Kleinfingerballen. *Atrophien* des Thenar oder des Hypothenar und der Interossei sind charakteristischerweise vorhanden. — *Vasomotorische Störungen* bestehen in Verfärbung und Kälte der Finger und Hand, sowie Schwellung der Weichteile, die bei Beanspruchung des Armes zunimmt und auf den Unterarm übergreifen kann. Leichenblässe der Hand und Kälte, sowie zunächst unerträglicher Schmerz und später das Gefühl einer toten Extremität weisen auf Behinderung oder Unterbrechung des arteriellen Blutflusses hin. Die oben genannten *Schädigungen der Subclavia* sind die Ursache. Das kennzeichnende Verhalten des Radialispulses in arteriellen Läsionen bevor es zur völligen Unterbrechung der Blutströmung kommt, wurde bereits erwähnt. Arterielle Embolien können Nekrosen in einzelnen Fingern veranlassen. — Das Hornersche *Syndrom* (vgl. S. 555) kann einmal vorkommen, ist aber nicht obligat. — Der Verlauf neigt zu ständiger Verschlimmerung.

Die Diagnose und Differentialdiagnose hat natürlich alle jene anderen symptomatischen Neuralgien des Brachialplexus zu bedenken. Besonders in frühen Stadien ist die Diagnose eines „Halsrippensyndroms" oft schwierig, zumal wenn, was durchaus nicht selten ist die Röntgenuntersuchung keine Halsrippe zeigt. Man prüfe ob Neigung des Kopfes zur Gegenseite und Zug am Arm den Schmerz auslöst; auch überzeuge man sich von lokaler Schmerzhaftigkeit in der Oberschlüsselbeingrube. Manchmal sieht man eine Halsrippe als Prominenz oberhalb des Schlüsselbeins. Die erste Rippe kann im frontalen Bild dadurch zur Darstellung gebracht werden, daß man den Kranken auffordert, während der Aufnahme den Unterkiefer rasch zu bewegen. Die Diagnose wird erleichtert durch eine typische Vorgeschichte und die Verbindung von Störungen seitens der A. subclavia mit solchen des Plexus. — Die sensiblen Störungen lassen gelegentlich an *Syringomyelie*, die motorischen an *spinale Muskelatrophie* und die trophischen an einen *Raynaud* denken. Diese Differentialdiagnose sollte nicht allzu schwer sein.

Ein dem Halsrippensyndrom ähnliches nicht seltenes Krankheitsbild wurde von Wartenberg unter dem Namen *Brachialgia statica paraesthetica* beschrieben. Dieses Syndrom gehört zur Gruppe der *idiopathischen Akroparästhesien* (Schultze). Es handelt sich hier um oft doppelseitige *Parästhesien im ulnaren Gebiet im Schlaf* ohne objektive sensible, motorische oder trophische Störungen. Ursächlich scheint die Erschlaffung des Schultergürtels bei völliger Entspannung in der Rückenlage, vor allem im Bett und somit Zug oder Druck auf den Plexus brachialis das entscheidende Moment zu sein. Die Kranken sind meist über 40 Jahre alt Die Schmerzen kommen und gehen und reagieren auf günstige Lagerung und Kräftigung der Schultermuskulatur. Das Erwachen mit Parästhesien und dem Gefühl des Eingeschlafenseins im Ulnarisgebiet, oft verbunden mit einem dumpfen Schmerz im Deltoidmuskel sowie das rasche Verschwinden dieser Erscheinungen bei Bewegung des befallenen Arms ist charakteristisch.

Brachialgien sind gelegentlich Teilerscheinung einer *deformierenden Arthritis der Halswirbelsäule*, welche zu schmerzhaften Reizzuständen der Cervicalwurzeln führen kann. Männer im höheren Alter sind am häufigsten befallen. Die Erkrankung begünstigt Reizerscheinung der *oberen Cervicalwurzeln* und Schmerzen im Genick und den Schultern sind daher häufiger als solche im Arm. Husten, Niesen usw. können gelegentlich den Schmerz verstärken.

Daß die verschiedensten Prozesse der Halswirbelsäule, der Meningen (vor allem die hypertrophische Pachymeningitis, wie auch extramedulläre Tumoren infolge Druck auf die Hinterwurzeln neuralgische Schmerzen in den Armen machen können, ist leicht zu verstehen.

Unter den extraduralen Tumoren spielte das *Chondroma* eine besondere Rolle. Es hat sich gezeigt, daß die Mehrzahl dieser Tumoren *rupturierte Zwischenwirbelscheiben mit Hernierung des Nucleus pulposus* sind. Diese Erkrankung befällt vorzugsweise Männer in jedem Alter. Traumen, obschon naheliegend, fehlen meist in der Vorgeschichte. Die klinischen Erscheinungen sind meist die einer *Rückenmarkskompression mit spinalem Block* (vgl. S. 560) und Zeichen motorischer und sensibler Wurzelläsionen im Bereich der Halssegmente.

Die Behandlung der peripheren Armneuralgien wird den gleichen Regeln folgen, wie wir sie im Kapitel „Ischias“ besprochen haben. Die symptomatischen Brachialgien und das *Halsrippensyndrom* verlangen eine ursächliche Behandlung. Wo besondere Beanspruchung des Armes oder der Schulter den schmerzhaften Zustand herbeigeführt haben, kann Ruhe, Tragen des Armes in einer Schlinge, Diathermie und vorsichtige Übung erfolgreich sein. Bei Erschlaffung der Schultermuskulatur, Herabsinken des Schultergürtels ist eine lange Zeit durchgeführte aktive Übungstherapie so lange zu empfehlen, als nicht eine nachgewiesene Rippenanomalie und vor allem schwere nervöse und trophische Störungen in der Peripherie mit Zeichen einer gestörten Blutströmung in der Subclavia und damit eine lang ausgedehnte Arbeitsunfähigkeit, eine aktive Behandlung erfordern. Manchmal hilft die an sich einfache Durchschneidung des Scalenus oder seiner Sehne; in anderen Fällen muß die viel schwierigere Entfernung der akzessorischen Halsrippe oder der mißgestalteten ersten Rippe vorgenommen werden.

Intercostalneuralgien *symptomatischer* Art schließen sich gern an Infektionskrankheiten, vor allem an Influenza, an, oder aber sie werden durch lokale Affektionen nicht nur traumatischer Art, welche die sensorischen Nerven von ihrem Ursprung im R an in ihrem Verlau schädigen, ausgelöst. Auch intrathorakale Prozesse, wie Pleuritis, Perikarditis, Aortenaneurysmen usw. können ähnliche Symptome hervorrufen (HEADsche Zonen!). — Der in der Regel ständig vorhandene, meist einseitige Schmerz exazerbiert bei Bewegungen des Brustkorbes. Daher versuchen die Patienten die befallene Seite zu schonen. In ihrer Ätiologie unklare *idiopathische* Formen sind recht selten. Meist handelt es sich dann wohl um mehr myalgische (rheumatische) oder auch neurasthenische Beschwerden. Die *Diagnose* muß stets mit der Möglichkeit eines Grundleidens rechnen, wobei auf Erkrankungen in der Brust, der Rippen, Wirbel, Meningen und des R zu fahnden ist. Differentialdiagnostisch ist u. a. auch an neuralgische Schmerzen im Beginn oder im Gefolge eines Herpes zoster zu denken.

Die **Meralgia paraesthetica des N. cut. fem. lat. (BERNHARDT)** bevorzugt Männer in ihren „besten Jahren“ und entsteht meist auf dem Boden traumatischer Läsionen oder statischer Anomalien, kommt aber auch bei „Erkältungen“, endogenen und exogenen Intoxikationen und als ein Frühsymptom der Tabes vor. Das männliche Geschlecht ist entschieden bevorzugt. Auffallend häufig findet es sich bei Fettleibigen. Charakterisiert ist diese Neuralgie durch Schmerzen und Parästhesien im Bereich der Fascia lata vor allem beim Stehen, in der Regel nur auf der einen Seite. Die fast stets vorhandene Sensibilitätsstörung spricht für den mehr neuritischen Typ der Nervenläsion. Motilitätsstörungen fehlen vollkommen. Man stelle fest, ob der Nerv nicht durch eine tastbare Gewebsveränderung geschädigt ist; auch sei man sicher, daß die Meralgie nicht Teilerscheinung einer Polyneuritis oder Symptom einer Wurzelerkrankung ist. Die *Behandlung* erfordert gelegentlich — aber nur nach Erschöpfung konservativer Methoden — chirurgische Freilegung und Durchtrennung des Nerven am Becken.

Die sog. **Occipitalneuralgie** im Bereich des N. occipitalis maj. mit der charakteristischen Schmerzhaftigkeit der Nervenaustrittsstellen ist eine häufige und oft banale Erkrankung, z. B. nach Verkühlung. Sie findet sich auch nach übermäßigem Nicotingenuß, als Begleiterscheinung vieler Infektionen, aber auch — gleich wie Schmerzen an den Austrittsstellen des Trigeminus — bei Hirndruck- und meningitischen Erscheinungen. Auch Sehstörungen machen oft ähnliche Schmerzen im Hinterkopf. Man unterscheide eine Neuralgie von rheumatischen Affektionen der Muskulatur und der Kopfschwarte; auch übersehe man nicht organische Erkrankungen der Halswirbelsäule als Ursache von Reizerscheinungen in C_2 und C_3. Schließlich denke man auch an die häufigen Hinterkopfschmerzen bei dem Hochdruck.

Mehr oder minder chronische *Nacken- und Hinterkopfschmerzen* werden oft von Individuen geklagt, welche entweder chronisch schmerzhafte Zustände irgendwo im Kopf haben oder aber auch offenbar frei von allen organischen Veränderungen befunden werden. In der Mehrzahl der Fälle handelt es sich um *schmerzhafte Muskelkontraktionen*, welche man mit dem Finger fühlen kann. Nervöse Spannungen und psychoneurotische Konfliktsreaktionen sind die häufigste Ursache dieses psycho-somatischen Syndroms. — Die *Behandlung* soll lokale Wärme und Massage mit psychotherapeutischer Beeinflussung des Kranken verbinden.

Die **Phrenicusneuralgie** mit ihren bald periodenweisen, bald dauernden Schmerzen in der Brust, der meist durch die Atmung verstärkt wird, ist fast immer Symptom einer Mitbeteiligung des Phrenicus entweder an einer intrathorakalen Erkrankung, sei es des Herzens, der großen Gefäße, der Lunge, der Pleura, oder an einer Störung im Bereich des Diaphragmas.

2. Die akute Gesichtslähmung.

Die *periphere Facialislähmung* ist eine sehr häufige Erkrankung und kann durch Läsionen der verschiedensten Art im ganzen Verlauf des Nerven, sowohl innerhalb des Schädels als auch im Felsenbein sowie nach Austritt des Nerven aus dem Schädel durch das Foramen stylomastoideum verursacht werden. Innerhalb des Schädels können Tumoren im Kleinhirnbrückenwinkel (vgl. S. 615), meningitische und andere entzündliche Erkrankungen den Nerven mitschädigen. Schädelbasisbrüche und Knochenerkrankungen können mit Facialislähmung einhergehen. Die chronische Otitis media, Cholesteatome, Radikaloperationen schädigen oft den Facialis in seinem Verlauf im FALLOPIschen Kanal. Verschiedenartige Geschwülste im Hals wie auch carcinomatöse Parotistumoren und Traumen können eine Facialislähmung machen. Die Lähmung kann auch einmal Teilerscheinung einer infektiösen oder toxischen Polyneuritis sowie der bulbären Form der Poliomyelitis sein. Die große Mehrzahl der Lähmungen jedoch ereignet sich unter Umständen, die wie akute Kälteeinwirkung in ihrer Pathogenese recht unklar sind, und die man schlechthin als *rheumatische Facialislähmung* bezeichnet.

Symptomatologie und Verlauf. Die Facialislähmung tritt mit Vorliebe im mittleren Alter, und zwar fast stets einseitig auf. Charakteristisch ist der plötzliche Beginn über Nacht! Nur manchmal klagen die Kranken schon vorher über eine leichte Steifigkeit in der einen Gesichtshälfte. Die „rheumatische“ Lähmung betrifft in der Regel alle Gesichtsäste des Nerven und bietet von Anfang an das Bild der *kompletten Facialislähmung*. Dabei sieht man, daß die gelähmte Gesichtshälfte wie „ausgebügelt“ alle gewohnten Falten vermissen läßt, der Mundwinkel hängt und Speichel hinausfließen läßt, der gelähmte Nasenflügel bei der Einatmung den Naseneingang verlegt, die Backe wie ein schlappes Segel dem Luftdruck in der Mundhöhle nachgibt und, beim Versuch das Auge zu schließen, die weiße Sklera des nach oben rollenden Auges (BELLsches Phänomen) sichtbar wird. All diese Lähmungssymptome werden um so deutlicher beim Innervationsversuch, und zwar, da die „letzte motorische Strecke“ betroffen ist, sowohl beim willkürlichen wie reflektorischen (zum Unterschied von corticalen Gesichtslähmungen). — Wie entstellend so eine Lähmung ist, zeigt Abb. 43. Die Unfähigkeit, den Orbicularis oculi zu innervieren, führt infolge des so entstehenden *Lagophthalmus* oft zu unangenehmen Reizerscheinungen der Conjunctiva und begünstigt infolge des *aufgehobenen Lidreflexes* Verletzungen des Auges.

Eine *leichte Facialisparese* verrät sich durch die Asymmetrie beim Pfeifversuch, Mundverziehen, Naserümpfen, Stirnfalten und allen möglichen Ausdrucksbewegungen; ferner auch durch die Kraftlosigkeit des Lidschlusses, der Platysmakontraktion der gelähmten Seite usw. Aus der Abb. 21 ist leicht ersichtlich, daß die Stelle, an welcher der Nerv lädiert wurde, die Symptomatologie der Lähmung variieren muß. So wird eine Läsion zentralwärts vom Ggl. geniculi den ganzen Nerven incl. den N. intermedius und die den M. stapedius innervierenden Fasern außer Funktion setzen (vgl. S. 526). Das hat zur Folge, daß der Kranke außer der Gesichtslähmung noch über ein Gefühl der Steife in der gelähmten Muskulatur, Störung der Tränensekretion und der Geschmacksempfindung in den vorderen zwei Dritteln der Zunge und bisweilen auch eine sog. Hyperakusis klagt. — Ist das *Ggl. geniculi* selbst betroffen —

zumal durch einen infektiös toxischen Prozeß — so kann sich ein HUNTsches Syndrom, Facialisparese mit heftigen Schmerzen im Gesicht und manchmal auch einem Herpes zoster im Ohrbereich entwickeln. Bei einer Läsion zwischen Ggl. geniculi und Abgang des *N. stapedius* werden wir die zuvor genannten Symptome ohne Störung der Tränensekretion und bei einer Läsion distal von seinem Abgang auch ohne Hyperakusis erwarten müssen.

Zur Beurteilung der *Prognose* bediene man sich der *elektrischen Untersuchung* mit dem faradischen und galvanischen Strom (vgl. S. 581).

Von immer vorkommenden Ausnahmen abgesehen, gelten dabei folgende empirisch gewonnenen Regeln: Normale oder nur leicht herabgesetzte elektrische Erregbarkeit am Anfang der 3. Woche läßt Heilung innerhalb 2—3 Wochen erwarten; besteht eine Lähmung mit partieller Entartungsrektion, so dauert die Heilung meist 6—8 Wochen; bei einer solchen mit kompletter Entartungsrektion kann die Heilung ein halbes Jahr brauchen oder überhaupt ausbleiben. Nicht so selten sieht man, daß bei sehr lange bestehender Lähmung die elektrisch gut reagierende Muskulatur aus psychisch-funktionellen Gründen doch nicht innerviert wird; „Gewohnheitslähmung".

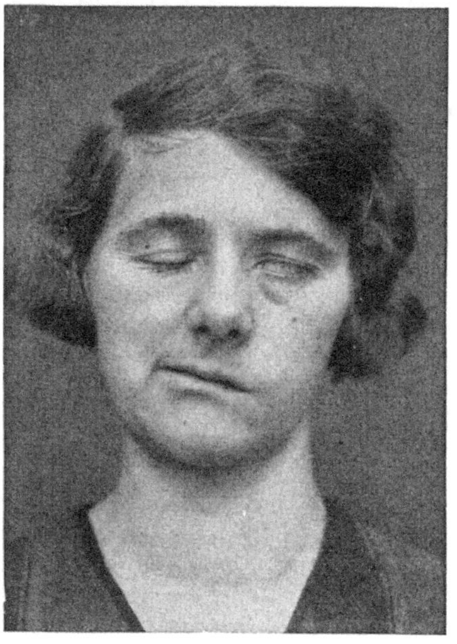

Abb. 43. Linksseitige periphere Facialislähmung beim Versuch die Mundwinkel seitwärts zu verziehen und die Augenlider zu schließen. (Aus der II. med. Klinik [F. v. MÜLLER], München.)

Chronische, d. h. besserungsunfähige Facialislähmungen können mit der Zeit zu *Kontrakturen* führen, wodurch auf den ersten Blick — solange der Kranke das Gesicht nicht bewegt — eine stärkere Kontraktion der gelähmten Seite vorgetäuscht wird. Diese Kontrakturen beruhen auf Schrumpfungsprozessen in der gelähmten Muskulatur. — In Fällen *inkompletter Heilung*, ein recht häufiger Ausgang, können sich *ticartige Zuckungen* oder auch abnorme *Mitbewegungen* der kranken Seite einstellen. — Daß Kranke wiederholt an einer Facialislähmung erkranken können, ist bekannt.

Die **Diagnose** der Facialislähmung ist an sich leicht. *Supranucleäre*, d. h. *spastische Facialislähmungen* verschonen den Stirnast und sind meist von einer gleichseitigen Zungenlähmung begleitet. *Facialiskernlähmungen* machen weder Störungen des Geschmacks noch der Tränensekretion und sind in der Regel nur Teilerscheinung einer Läsion der Medulla oblongata, die auch die benachbarten Struktionen befällt. Nucleäre Facialislähmungen kommen oft vor bei der akuten Kinderlähmung. — Man untersuche jede periphere Facialislähmung peinlichst in Hinsicht auf eine der vielen möglichen Ursachen, vergesse auch nicht eine serologische Blutuntersuchung.

Behandlung. Bei der akuten Facialislähmung, wie bei anderen Neuritiden auf rheumatischer bzw. infektiös-toxischer Basis soll stets der Versuch mit Diaphorese gemacht werden. Es empfiehlt sich reichlicher Gebrauch von Salicylpräparaten und fortgesetzte lokale Hitzeanwendung (Leinsamenpackungen, Lichtbäder usw.). Auch KJ 0,5 g und mehr dreimal täglich ist zu empfehlen. Das entblößte Auge ist durch einen Verband zu schützen und die erschlaffte Gesichtsmuskulatur ist durch einen Heftpflasterzug zu unterstützen. Um die dritte Woche kann man mit Kathodengalvanisierung unter Verwendung von möglichst geringen Stromstärken und kurzer Applikation (5—10, dann 30—40 Zuckungen) beginnen, um allmählich — vorausgesetzt die Muskulatur reagiert — auf schwache Faradisation überzugehen. (Zu starkes Faradisieren kann zu Kontrakturen führen.) Die elektrische Behandlung wird vorteilhaft mit Wärmeanwendung, Massage und Gymnastik vor dem Spiegel kombiniert. Hoffnungslose Fälle können nach Ablauf eines Jahres der chirurgischen Behandlung (u. U. Nervennaht) zugeführt werden.

3. Das Ménièresche Syndrom.

Das von Ménière beschriebene klinische Syndrom von anfallsweisen *Drehschwindel*, *Tinnitus* und *Schwerhörigkeit* kommt symptomatisch unter sehr verschiedenen Umständen vor. Ménières Fall betraf eine eitrige Mittelohrerkrankung mit Blutung, und irrtümlicherweise hat man lange Zeit Blutungen ins Labyrinth als die Ätiologie des Syndroms angesprochen. Wir wissen, daß verschiedene Labyrintherkrankungen sowie auch Fernwirkungen auf das Labyrinth zu anfallsweisen Störungen der genannten Art führen können; aber wir finden das gleiche Syndrom auch bei Individuen, welche zwischen den Anfällen, abgesehen von der häufigen Herabsetzung des Gehörs, sich gesund fühlen und keine labyrinthären Störungen zeigen. — Ich habe schon vor mehr als 20 Jahren auf die Bedeutung von funktionellen Zirkulationsstörungen in der Pathogenese des Syndroms hingewiesen. Diese Ansicht hat immer mehr Boden gewonnen, und neuerdings versucht man vasospastische und vasodilatorische Typen von Ménière-Anfällen zu unterscheiden. Daß Zirkulationsveränderungen bedeutsam sind, zeigt auch der Befund eines Hydrops des endolymphatischen Systems in Ménière-Kranken. Immerhin muß man daran denken, daß die funktionellen Zirkulationsstörungen vielleicht nur ein Bindeglied zwischen verschiedenen pathologischen Zuständen — allergischer, metabolischer, toxischer und anderer Art — und abnormer Labyrinthreaktion bei lokaler Organempfindlichkeit sein könnten.

Die Ménièresche Krankheit betrifft Erwachsene und beginnt meist mit einseitigem *Ohrensausen*. Dies bleibt manchmal unbemerkt, bis der erste für das Leiden charakteristische *plötzliche schwere Anfall von Drehschwindel*, der den Kranken unter Umständen zu Boden wirft, aufgetreten ist. Solche Schwindelanfälle, die Sekunden, aber auch Stunden dauern können, treten in ganz verschiedenen, manchmal sogar jahrelangen Intervallen auf. Sie gehen mit den S. 546 geschilderten *vegetativen* Störungen einher; auch *Kopfschmerzen* und leichte *Bewußtseinstrübungen* kommen dabei vor. Im Anfall sieht man einen meist rotatorischen *Nystagmus*. Manchmal klagen die Kranken auch über vorübergehendes Doppeltsehen. Ist der Anfall vorüber, so wären die Kranken ganz gesund, bliebe nicht das meist einseitige Ohrgeräusch — „wie eine Lokomotive" — und das zweite Kardinalsymptom, die *Innenohrschwerhörigkeit* auf der gleichen Seite. Diese schwankt, wird besser und schlechter mit der Häufigkeit der Anfälle, um schließlich meist in völlige *Taubheit* auszugehen; womit dann die Anfälle abzunehmen und aufzuhören pflegen. Dauernder Schwindel ist die Ausnahme.

Die *Diagnose* typischer Fälle ist nicht schwer, doch soll man wenigstens versuchen die individuelle Pathogenese zu verstehen. Vasodilatorische labyrinthäre Funktionsstörungen können sich durch eine Überempfindlichkeit gegen Histamin und vasokonstriktorische, durch ihr günstiges Ansprechen auf gefäßerweiternde Mittel verraten. Man forsche, namentlich bei jüngeren Kranken, nach Allergien in der Vorgeschichte, untersuche das Ohr auf das genaueste, bestimme die Harnsäure im Blut, schließe Blutkrankheiten aus, und gewinne ein gutes Urteil über die cerebralen Zirkulationsverhältnisse (Arteriosklerose, Hypertonie). — Differentialdiagnostisch kommt Drehschwindel bei Kleinhirnerkrankungen, Hirnlues, Paralyse, toxischen Einflüssen (Alkohol, Chinin, Salicyl, Atropin, Morphium usw.) Encephalitis und auch gelegentlich bei Epilepsie in Betracht. Auch Neurotiker klagen nicht selten über anfallsweises Schwindelgefühl, oft in Verbindung mit Nacken- und Hinterkopfschmerz.

Die **Behandlung** wird sich, wenn möglich, nach dem Grundleiden richten. Symptomatisch sieht man Gutes von Monotrean, eine Papaverin-Chininkombination. Man versuche auch radikale Koständerung, z. B. eine völlig kochsalzfreie Kost mit Darreichung von Ammoniumchlorid. Die *Mayo-Klinik* empfiehlt 2,75 mg Histamindiphosphat in 250 ccm 0,8% Kaliumchlorid intravenös sehr langsam eintropfen zu lassen, und dies täglich für 2—3 Wochen fortzusetzen. Große Dosen von Nicotinsäureamid oder Nicobion sind des Versuches wert in „ischämischen" Formen.

4. Die Myasthenia gravis pseudoparalytica.

Dieses eigenartige Leiden befällt beide Geschlechter meist zwischen dem 20. und 30. Lebensjahr, wird aber auch bei Jugendlichen nach dem 10. Jahr und bei älteren Individuen beobachtet. Um die 60er Jahre zeigt die Erkrankung, wie es neuere Statistiken beweisen, einen zweiten Anstieg ihrer Häufigkeit. — Das charakteristische Merkmal der Myasthenia ist, wie der Name besagt, die *Muskelschwäche*. Am häufigsten (43%) zeigt sich diese Muskelschwäche zuerst in den *äußeren Augenmuskeln*, führt zu *Ptosis* und *Diplopia*, meist erst an einem und bald auch an dem anderen Auge. Nächst häufig hört man Klagen über eine mehr allgemeine oder mehr auf die Beine oder Arme beschränkte Schwäche (34%) An dritter Stelle (20%) steht jene Gruppe von Kranken, welche zuerst über *dysarthrische* und *dysphagische Beschwerden* klagen, und die restlichen 3% leiden an der ziemlich seltenen Schwäche der Halsmuskulatur im Beginn ihrer Erkrankung. Alle die verschieden lokalisierten Muskelschwächen nehmen mit der Muskelbeanspruchung zu. Sie sind am lästigsten und am leichtesten nachweisbar am Abend und nach körperlicher Anstrengung, und werden einmal vorhanden durch weiteren Muskelgebrauch verstärkt. Ist die Sprachmuskulatur und der Kehlkopf befallen, so wird diese zunehmende Schwäche während der Unterhaltung deutlich. Myasthenische Schwäche in den Händen zeigt sich in dem rasch ermüdenden Händedruck. Im Verlauf der Erkrankung greift diese Schwäche meist auf weitere Muskeln über; doch sieht man immer wieder Erkrankungen, bei denen die Myasthenie für viele Jahre auf einen Körperteil, und zwar dann meist den Kopf beschränkt bleibt. Obschon das Leiden keine eigentliche Lähmung im neurologischen Sinn zeigt, führt doch die Muskelschwäche mit der Zeit zu einem so vollständigen *Tonusverlust* der befallenen Muskeln, daß man tatsächlich von einer Lähmung sprechen kann. Am ersten und häufigsten sieht man dies wieder im Gesicht. Die Augen können völlig unbeweglich, die Ptose ein Dauerzustand werden. Die Erschlaffung der Gesichtsmuskulatur führt zur *Facies myasthenica* und das eigenartige Überleben der Oberlippenmuskeln zu einem für das Leiden typischen peinlich entstaltendem grimassierendem Lachen. Der Unterkiefer sinkt herab. Der Kranke kann nicht mehr schlucken. Die Schwäche kann auf das Zwerchfell und die Atemmuskulatur übergreifen, und Anfälle von Atemnot, welche nach geringfügiger Anstrengung oder auch spontan auftreten mögen, können das Leben des Kranken gefährden. — Die *Sehnenreflexe* sind meist vorhanden oder sogar gesteigert trotz der Muskelschwäche, aber sie sind, und das ist typisch, erschöpfbar. Es ist überhaupt ein für Myasthenie charakteristischer Befund, daß ein und der gleiche Muskelreiz nach einiger Zeit unwirksam wird, worauf ein andersartiger Reiz den Muskel wieder zur Kontraktion bringt. Dies gilt nicht nur für willkürliche Innervation und mechanische Reizung sondern auch für den Wechsel von faradischem zu galvanischem Strom. Der Muskel kontrahiert auch erneut, wenn der Ort der Reizung verändert wird. Faradische Dauerreizung des myasthenischen Muskels führt zu rascher Ermüdung des Muskels, welcher nach einigen Sekunden Ruhe wieder erneut auf den faradischen Strom anspricht. Dies ist die von JOLLY gefundene *myasthenische Reaktion*. Sensibilitätsstörungen sind der Myasthenie fremd.

Der **Verlauf** des Leidens ist sehr verschieden. Manchmal greift die Schwäche von einer Muskelgruppe auf die andere über, und unter vorübergehenden Besserungen und ständiger Verschlechterung in Schüben geht der Kranke zugrunde. Ohne Behandlung rechnete man mit einer Mortalität von 75%. Unter dem Einfluß der Behandlung kann man in einem Drittel der Fälle Besserung und in etwa 15% völlige Remissionen erzielen. Eine ganze Menge der Kranken gehen aber immer noch an ihrem Leiden zugrunde.

Die **Pathogenese** der Erkrankung dürfte in einer Störung des Acetylcholin-Cholesterinasegleichgewichts in den motorischen Nervenendplatten oder im Muskel selbst zu suchen sein. Der myasthenische Muskel verhält sich ähnlich dem curarisierten Muskel und in der Tat reagiert ein Myastheniker mit hochgradiger Muskelschwäche bereits auf ein Zwanzigstel der Dosis Curare, welche intravenös injiziert beim Gesunden eine noch ungefährliche Muskelerschlaffung verursacht.

Pathologische Befunde, die mit einiger Regelmäßigkeit erhoben werden, sind die sog. *Lymphorhagien*, d. h. Anhäufung lymphocytischer Zellelemente in den Muskeln und die Persistenz der Thymusdrüse (in etwa 50% der Fälle), gelegentlich sogar eine gutartige, viel seltener eine bösartige Thymusgeschwulst.

Die **Diagnose** der Erkrankung ist ziemlich leicht in typischen Fällen, kann im Anfang der Erkrankung jedoch schwierig sein. Solche Fälle werden oft mißverstanden als Psychoneurosen, Basedow, Nebennierenerkrankung (ADDISON), Muskeldystrophien, unklare Erschöpfungszustände, Ophthalmoplegien usw. Die Verwendung von Prostigmin als Diagnostikum ist in solchen Fällen dringend zu empfehlen. 1,5 mg Prostigminmethylsulfat mit 0,6 mg Atropin subcutan oder intramuskulär injiziert bringt in der Regel eine myasthenische Schwäche innerhalb weniger Minuten zum Verschwinden.

Die **Behandlung** bedient sich in erster Linie des Prostigmins, wovon 15 mg in Tabletten als Prostigmin forte (Roche) mehrmals täglich, wenn nötig mit etwas Belladonna (gegen Darmkolik) gegeben werden. Die nötige Gesamtdosis schwankt von Fall zu Fall und soll optimal sein, d. h. kräftige Muskelaktion für einige Stunden ohne unangenehme Nebenerscheinungen erstreben. Ephedrin wirkt gewöhnlich weniger gut als Prostigmin. Auch Glykokoll (10 g 3mal täglich) wird mit Nutzen gegeben. — Von großer Wichtigkeit ist die Ausschaltung unnötiger Ermüdung und in schweren Fällen die Verordnung von Ruhe. Massage und Gymnastik schaden mehr als daß sie nützen. — Die Entfernung der Thymusdrüse, an sich eine nicht ungefährliche Operation, ist wohl nur indiziert, wenn die Röntgenaufnahme eine eindeutige Vergrößerung der Drüse zeigt. Fälle wurden beschrieben, in denen die myasthenisehe Erkrankung fortschritt trotz Entfernung einer hyperplastischen Thymus oder einer Thymusgeschwulst.

VI. Die Syphilis des Nervensystems.

Die Syphilis ist eine der *häufigsten Ursachen nervöser Erkrankungen*, und der Ausschluß einer syphilitischen Infektion ist zur Differentialdiagnose sehr vieler Krankheitsbilder notwendig. Es stehen uns hierzu zu Gebote vor allem die Untersuchung des Blutes und des Liquors. Während der positive Ausfall der WASSERMANNschen Reaktion (Wa.R.) im Blut lediglich besagt, daß der Kranke sich einmal luisch infiziert hat und die Blut-Wa.R. sogar manchmal trotz einer spezifischen Erkrankung des ZNS negativ sein kann, bedeutet eine positive Wa.R. im Liquor auch eine syphilitische Erkrankung des ZNS (abgesehen von den ziemlich seltenen Fällen, bei denen ein Hirntumor mit einer unspezifischen Wa.R. einhergeht oder ein nichtsyphilitischer meningitischer Prozeß eine positive Blut-Wa.R. gewissermaßen auf den Liquor übergehen läßt). Die Bedeutung der anderen Liquorbefunde — Pleocytose und Nonne Phase I —, welche man mit den 2 genannten Wa.R. als die sog. *4 Reaktionen* bezeichnet, wird bei den einzelnen luischen Erkrankungen behandelt werden.

Die Symptomatik der *kongenitalen Lues* unterscheidet sich im wesentlichen nicht von den bei Erwachsenen und erworbener Lues auftretenden Erscheinungen seitens des ZNS. Von relativ häufig bei kongenitaler Lues beschriebenen Bildern seien genannt: Hemi- und Diplegien, choreatisch-athetotische Syndrome, Muskelatrophien, Tabes, Meningoencephalitis.

Die Kenntnis der **pathologischen Anatomie der Neurolues** ist unerläßlich zum Verständnis der verschiedenen klinischen Erscheinungsformen. Die *Spirochaeta pallida* findet sich nicht so selten *bereits in den Frühstadien* im Liquor, wo sie, wie NONNE in der Hälfte seiner Fälle feststellen konnte, zu syphilitischen Veränderungen führt. Wir unterscheiden *meningitische, endarteritische* und *gummöse Formen der Neurolues.*

Mehr oder minder *akute Meningitiden* — manchmal sogar mit überwiegend polynucleären Leukocyten im Liquor — sind *in den Frühstadien* nicht ungewöhnlich. Die Wa.R. im Blut kann in solchen Fällen noch negativ sein, während sie im Liquor wie auch die anderen Reaktionen positiv ist. Die Meningitis im *Tertiärstadium* ist meist eine *basale Meningitis* lymphocytärer Natur. Aus dem Eindringen syphilitischen Granulationsgewebes in die Hirnnerven bzw. ihrer engen Umscheidung durch toxisch wirkendes Infiltrat erklären sich die häufigen *Hirnnervenlähmungen* bei der Lues cerebri. In entsprechender Weise wird auch die Oberfläche des Hirns, R und die Wurzelzone, vor allem der *hinteren Wurzeln* geschädigt. In anderen Fällen tritt eine aus der Meningitis sich entwickelnde *histiocytäre Proliferation* in den Vordergrund. Daraus können *narbige* Veränderungen, auch eine *circumscripte Meningitis adhaesiva* entstehen, die in verschiedener Weise die nervöse Substanz schädigen.

Auch die *arteriitische Lues* beginnt in etwa $^1/_4$ der Fälle schon in der Frühperiode. An den Hirngefäßen führt sie in Form infiltrativer und proliferativer Gefäßwandveränderungen zu der *pathognomonischen* HEUBNERschen *Endarteriitis obliterans.* Die Folge sind da und dort auftretende *Zirkulationsstörungen* durch Gefäßverlegung, die meist kleinere Gefäße betrifft und deshalb, wenn nicht gerade eine *Thrombose* an einem wandgeschädigten großen Gefäß vorliegt, nicht zu so großen kompakten Erweichungen führt, wie sie durch Embolien entstehen. Bei der großen Ausdehnung, welche die HEUBNERsche Endarteriitis nehmen kann, können sich sowohl lokale wie auch multiple oft anfänglich passagere, später endgültige Zirkulationsstörungen in den verschiedenen Hirngebieten einstellen.

Die dritte Form der Neurolues ist die *gummöse.* Hierbei handelt es sich um *geschwulstartige Bildungen,* die unter der Wirkung der Spirochäten entstehen und ähnlich den Tuberkeln zu zentralen Nekrosen neigen. Solche Gummi sieht man entweder in Form *multipler kleiner Geschwülstchen* in den Meningen vor allem der Basis oder seltener als *solitäre Gummen,* z. B. auf der Hirnoberfläche oder auch in der Hirnsubstanz. — Die gummöse Erkrankung befällt mitunter auch den Knochen, wo sie zu gummöser Osteomyelitis und Periostitis mit Caries oder zu ossifizierenden Prozessen, z. B. Exostosen und sekundären Hirnschädigungen führen kann. Das Übergreifen gummöser Prozesse auf die Arterien führt zu einer *gummösen Endarteriitis,* die wie die zuvor erwähnte reine HEUBNERsche Endarteriitis auch zu Gefäßverschlüssen und Thrombenbildung mit ihren Folgen, andererseits aber auch zur Bildung von *Aneurysmen* führen kann. Mehr oder minder umschriebene *gummöse Verschwielung der Hirnhäute,* wie sie sich mit Vorliebe im Bereich des Cervicalmarks entwickelt, nennt man *Pachymeningitis hypertrophica gummosa.* All diese gummösen Prozesse gehören fast nur der Tertiärperiode an und sind Ausnahmen in den Frühstadien.

1. Die Neurosyphilis der Frühperiode.

Die Häufigkeit der tatsächlichen, wenn auch nicht immer manifesten Erkrankung des ZNS in der Frühperiode der Lues erhellt am besten aus der Häufigkeit der *Liquorveränderungen*, die im primären Stadium um 30%, im sekundären um 65% gefunden wurden.

Eine frühsyphilitische Meningitis und Meningoencephalitis kann akut oder unter den für Meningitiden üblichen Prodromalien ganz wie andere akute Meningitiden einsetzen. Fieber, Hirnnerven- auch Sehstörungen, epileptiforme Krämpfe, Benommenheit, bisweilen Delirien werden dabei beobachtet. Der *Liquor* ist bei der frischen meningitischen Form der Lues cerebri schwer verändert. Trübe, leicht gerinnende, auch xanthochrome Liquores mit hohen Zellwerten, stark erhöhtem Gesamteiweiß, stark positiver Nonne-I-Reaktion und Kolloidreaktionen, die einer Meningitiskurve ähneln, sind häufig. Die Wa.R. im Blut und aktiven Liquor ist positiv, während sie im inaktivierten Liquor schwach positiv oder negativ ausfallen kann. — *Diagnostisch* können Schwierigkeiten der Unterscheidung von anderen akuten Meningitiden bestehen, die jedoch meist durch die Anamnese und mehr noch durch die positiven serologischen Befunde auszuschließen sind. — Inwieweit der Träger einer Neurolues in der Frühperiode einem besonders ungünstigen Verlauf des Leidens, vor allem einer Metalues ausgesetzt ist, wissen wir nicht sicher. Man sollte diese Gefahr nicht überschätzen; denn wir haben gelernt, daß bei der Lues „alles vorkommt" und daß der Organismus über beträchtliche Kräfte zur Spontanheilung verfügt. Dazu kommt, daß die *Therapie* (vgl. S. 719 f.) besonders in den Frühstadien sehr gute Resultate zeitigt.

Die Salvarsan- wie Hg-Behandlung kann im Primär- wie Sekundärstadium zu einer sehr unangenehmen Aktivierung des syphilitischen Prozesses, der sog. HERXHEIMERschen *Reaktion* in Form einer lokal begrenzten oder ausgedehnten syphilitischen Meningitis — auch **Neurorezidiv** genannt — führen.

Symptomatologisch sehen wir das Bild einer sog. *Meningoneuritis*, kenntlich an: prodromalem Kopfschmerz, Ohrensausen, Schwindel, Nackenschmerzen, Erbrechen und unter Umständen auch Fieber. Weiterhin treten plötzliche Hirnnervenlähmungen, von denen vor allem die gelegentlich doppelseitige *Ertaubung* besonders gefürchtet ist, auf. Während die anderen Symptome auf energische antiluische Behandlung zu verschwinden pflegen, erweist sich die Cochlearisschädigung in der Regel als unbeeinflußbar.

In seltenen Fällen können schon bald nach der Infektion Zeichen einer mehr *generalisierten* syphilitischen Affektion des ZNS erscheinen. Hierzu gehören schwere Benommenheit, apoplektische Insulte, die zu Hemiplegien und Aphasien usw. führen können, aber auch spinale Symptome. In solchen Fällen treten offenbar frühzeitig gummöse und endarteritische Prozesse in Erscheinung. Die Prognose dieser Fälle ist weit weniger günstig, unter Umständen sogar trotz geeigneter Behandlung infaust.

2. Die Neurosyphilis der Tertiärperiode.

Den drei anatomischen Formen der Neurolues entsprechen auch ungefähr drei klinische: die *meningitische*, die auf *Zirkulationsstörungen beruhende, oft hemiplegische* und die *raumbeengende Form*. Diese verschiedenartigen Prozesse, die bald da, bald dort im ZNS in wechselnder Schwere und auch kombiniert sich abspielen können, machen das Krankheitsbild der cerebrospinalen Syphilis zu vielgestaltig, als daß wir hier auf all diese Symptomengruppierungen eingehen könnten. Es sei nur erwähnt, daß auf syphilitischer Basis auch *cerebellare, bulbäre, extrapyramidale, hypophysäre, zentralvegetative* und andere *Syndrome* entstehen können. Auch eine *Epilepsie* kann durch syphilitische Prozesse ausgelöst werden; vgl. S. 751. Schließlich sei noch erwähnt, daß die

Syphilis auch die *frühzeitige Entwicklung einer Arteriosklerose, vor allem des Gehirns,* begünstigt, wodurch — bei positivem Blut-Wa.R. — *progressive cerebrale Störungen mit negativer Wa.R. im Liquor* entstehen können.

Die bei der cerebrospinalen Lues vorkommenden **psychischen Störungen** sollen hier nur erwähnt werden. (Der Leser sei auf die Lehrbücher der Psychiatrie verwiesen.) Wir kennen bei der Hirnlues *akute psychotische Zustände* mit Verwirrung, Delirien, amentiellen und Trunkenheitszuständen, deren Deutung — Folge toxischer Vorgänge, Hirndruckerscheinung, Überwiegen exogener oder endogener Momente ? — noch gar nicht sicher ist. Die *chronischen Luespsychosen* verlaufen bald unter dem Bild uncharakteristischer *neurasthenischer,* bald *schizophrener* oder *paraphrener Störungen.* Verlaufsformen vom Typ der progredienten Demenz sind nicht selten. Hier wie bei der syphilitischen *Pseudoparalyse* (FOURNIER) und der *paranoiden Form der Hirnsyphilis* (KRAEPELIN) macht die Differentialdiagnose gegenüber der *progressiven Paralyse,* mit der sich die Hirnsyphilis ja auch *kombinieren* kann, oft erhebliche Schwierigkeiten. Im Gegensatz zur Paralyse pflegt das Krankheitsgefühl wie die -einsicht selbst bei schweren Demenzzuständen erhalten zu sein. Das Vorhandensein von neurologischen Herdsymptomen läßt meist die pseudoparalytischen Formen von der echten Paralyse unterscheiden.

Außerordentlich häufig begegnet man **rudimentären Formen cerebrospinaler Lues.** Hierbei kann es sich um Kranke handeln, die entweder an einer mehr oder minder monosymptomatischen Neurolues leiden oder Restsymptome einer abgeheilten Infektion zeigen. Der Arzt steht da vor der für den Kranken wichtigen Entscheidung, ob es sich um eine keiner Behandlung bedürftigen *Lues latens* oder um eine *manifeste* zentralnervöse Infektion mit oder noch geringen klinischen Erscheinungen handelt. Der sorgfältigen Anamnese bezüglich des bisherigen Krankheitsverlaufs wie der angewandten Therapie und der sorgfältigen Untersuchung sowie nicht zuletzt dem *Ergebnis* der *Liquoruntersuchung* kommt dann entscheidende Bedeutung zu.

a) Die meningitische und encephalomyelitische Form.

Symptomatologie und Verlauf. Die Erkrankung kann sehr uncharakteristisch, oft nur mit *Kopfschmerz,* der besonders bei Nacht exazerbiert, oder mit *Augenmuskelparesen* beginnen. In schwereren Fällen kommt es schon frühzeitig zu Schwindel, Erbrechen, leichter Benommenheit, auch wohl Verwirrtheit und delirösen Zuständen. Schwere meningitische Reizsymptome treten in der Regel nicht auf; wohl aber verraten *Hirnnervenlähmungen,* vor allem seitens des Oculomotorius — Ptosis, Doppelsehen und Ophthalmoplegia interna (selten reflektorische Starre!) — weniger häufig der anderen Hirnnerven das krankhafte Geschehen an der Hirnbasis. Oft sieht man auch eine *Neuritis optica,* sogar eine *primäre Opticusatrophie.* Auf diese Weise wie durch Läsion der verschiedenen Abschnitte der peripheren Sehbahn und des Chiasmas können verschiedenartige *Sehstörungen* verursacht werden (vgl. S. 536ff.). Vom Trigeminus aus können Reiz- und Lähmungssymptome (Ulcus corneae, Herpes zoster usw.), und seitens des Cochlearis unangenehme Sensationen im Ohr und Schwerhörigkeit auftreten. Ein Übergreifen des meningitischen Prozesses auf die nervöse Substanz bzw. toxische Einwirkung kann *Rindenkrämpfe* (vgl. S. 750) und verschiedenartige *Lähmungen,* je nachdem ob die Hirnrinde oder z. B. die Hirnschenkel befallen sind, zur Folge haben. Gelegentlich sieht man auch bulbäre, cerebellare und Zwischenhirnsymptome (Polydipsie, Polyurie). Sehr oft sind cerebralmeningitische Symptome mit *spinalmeningitischen kombiniert.* Die an sich seltenen rein spinalen syphilitischen Meningitiden pflegen mit oft schweren *neuralgiformen Reizsymptomen* zu beginnen, welche von segmentalen sensiblen und motorischen Ausfällen gefolgt sein können. Proliferativ meningitische Prozesse haben eine Vorliebe für die hintere Circumferenz des R.

Durch Übergreifen des syphilitischen Prozesses auf die Randbezirke des R kommen Degenerationen bald der aufsteigenden sensiblen Bahnen, bald — bei Beteiligung der seitlichen R-Partien — solche der Pyramidenbahnen zustande. So entstehen Bilder, die als **Pseudo-Tabes** bzw. **spastische Spinalparalyse** oder *gemischte Syndrome* imponieren. Diese von ERB beschriebene syphilitische Spinalparalyse ähnelt in ihrem Verlauf, auch in ihrer therapeutischen Unbeeinflußbarkeit sehr der hereditären Form dieses Leidens Das gleiche gilt von der **syphilitischen spinalen Muskelatrophie** und der bei der Tabes nicht so seltenen **symptomatischen progressiven Bulbärparalyse.** Man kann diese Erkrankungen ihrem Wesen nach zu den „*metasyphilitischen*" rechnen.

Wächst das entzündliche Granulationsgewebe längs der Piasepten und Gefäßscheiden in das R ein, so entsteht das Syndrom einer **chronischen Meningomyelitis luica,** das sich zusammensetzt aus den genannten meningitischen Erscheinungen und teils entzündlich, teils zirkulatorisch bedingten Symptomen *myelomalazischer* Herde. Hierzu gehören u. a. meist allmählich auftretende asymmetrische spastisch-paretische, sensible oder andere Lähmungen, die auf Läsionen der R-Bahnen hinweisen und mit solchen seitens der grauen R-Substanz, also auch atrophischen Lähmungen kombiniert sein können. Blasen-Mastdarmstörungen sind dabei häufig.

Der Verlauf, namentlich der cerebralmeningitischen Form, ist durch einen *häufigen Wechsel* der Symptome gekennzeichnet. Frühzeitige und energische Behandlung (vgl. S. 719ff.) führt, soweit nicht irreparable, meist zirkulatorisch bedingte Störungen vorliegen, zur Besserung zumal der basalmeningitischen Symptome.

Die Diagnose ist in typischen Fällen mit ihren Remissionen und Exacerbationen, dem Vorherrschen von Symptomen seitens der Hirnnerven, den cerebralen und spinalen Erscheinungen und dem Liquorbefund nicht schwierig. Der Liquor ist weniger stark als bei den akuten Formen verändert. In ausgesprochen *chronischen* Formen kann das Gesamteiweiß nur gering vermehrt, die Zellzahl wechselnd sein und manchmal nur wenig über der Norm liegen. Die *Wa.R.* pflegt bei Verwendung größerer Serum- bzw. Liquormengen positiv zu sein. Der positive Liquorbefund ist von besonderem Wert sowohl bei mono- bzw. oligosymptomatischen Fällen als auch zur Abgrenzung anderer *chronischer Meningitiden.* Schwierig kann in Fällen, bei welchen die Oculomotoriusstörungen, zumal Störungen der Pupillenreaktion im Vordergrund stehen, die Abgrenzung gegen *Tabes* sein. In der Regel vermögen aber doch die begleitenden Symptome zur Entscheidung zu führen. Bei vorwiegend spinaler Lokalisation des Prozesses ist klinisch die *multiple Sklerose* oft schwer auszuschließen. Bei dieser fehlen aber u. a. die schweren neuralgischen Schmerzen. Letzthin entscheidet Verlauf, Liquorbefund und Erfolg der *Therapie* und manchmal auch der übrige Organbefund.

b) Die auf Zirkulationsstörungen beruhende hemiplegische Form.

Symptomatologie und Verlauf. Diese *endarteriitische Form* beginnt gleichfalls mit *allgemeinen* cerebralen Symptomen, wie *Kopfschmerz*, unbestimmten „*neurasthenischen*" Beschwerden, darüber hinaus aber vor allem mit *vorübergehenden leichten Paresen* und anderen *cerebralen Funktionsausfällen* oder auch *Reizerscheinungen* der Hirnrinde. Die Lähmung, der eigentliche *Insult*, tritt dann häufig plötzlich, manchmal nach einer kurzen Aura, durchaus nicht immer mit

Bewußtseinsverlust verbunden ein. Die Art der Lähmung, ihre Dauer und Schwere wechseln natürlich von Fall zu Fall. Die Verhältnisse liegen hier *ähnlich wie bei der cerebralen Arteriosklerose.* Da die syphilitische Gefäßerkrankung mehr oder minder diffus im ZNS verbreitet ist, werden leicht von anderen Hirngebieten aus neue Ausfallserscheinungen hinzukommen. Bei der großen Ausdehnung der Pyr.B. stehen jedoch *hemiparetische* oder *hemiplegische Ausfälle in der Regel im Vordergrund.* Eine besonders hochgradige und diffuse arteriitische Zirkulationsstörung kann zum Bild der sog. **apoplektischen Hirnsyphilis** führen, die sich aber nur durch die Reichhaltigkeit ihrer Symptome — neben hemiplegischen auch pseudobulbäre und schwere psychische und psychotische Erscheinungen — von der üblichen Verlaufsweise unterscheidet. Die *Prognose* ist kaum zu stellen; tritt doch bisweilen nur ein einziger Insult auf, während in anderen Fällen die Lähmung infolge immer neuer Insulte stetig umfangreicher wird. Die spezifische *frühzeitige* Behandlung beeinflußt die Prognose sehr wesentlich.

Die an sich ziemlich seltene **vasculäre Lues des R** tritt gern in Form der *Erkrankung der vorderen Spinalarterie* auf. Hierbei kann in akuter, bisweilen apoplektiformer Weise eine Mono- bzw. Paraplegie der Beine, bisweilen auch ein *Brown-Séquard* meist mit Sphincterstörungen auftreten. Die anfänglich schlaffe Lähmung geht bald in eine spastische über. Der Ort der Läsion ist meist das untere Brust- und das Lendenmark. — Leichtere R-Gefäßerkrankungen können zu dem in vorübergehenden Paraparesen der Beine bestehenden Bild des sog. „*spinalen intermittierenden Hinkens*" führen.

Diagnose und Differentialdiagnose. Die Wa.R. im Blut und Liquor ist bei der Endarteriitis luica oft negativ. Das gleiche gilt von den übrigen Reaktionen. Lediglich die Kolloidreaktionen zeigen meist einen krankhaften Befund in Gestalt einer rudimentären Luesausflockung. In unklaren Fällen ist u. U. eine *Pupillenstarre* eine Hilfe für die Diagnose. Sie kann aber Restsymptom einer schon lange abgeklungenen Neurolues sein oder durch ganz andere entzündliche, toxische oder zirkulatorische Prozesse bedingt sein. Dann bleibt nur übrig, andere Erkrankungen, wie Arteriosklerose, Hypertonie und Herzerkrankungen, die zu Thrombose oder Embolie führen können, als Ursache der cerebralen Zirkulationsstörung auszuschließen. Lues in der Anamnese und relativ jugendliches Alter helfen hierbei.

Die Therapie der vasculären Lues in *vorgeschrittenen Stadien* ist meist undankbar, da die Folgen von Ernährungsstörungen nicht mehr reparabel sind. Das Nichtansprechen auf die übliche spezifische Behandlung ist oft ein diagnostisches Kriterium für die encephalomalacische Natur der Läsion.

c) Die raumbeengende Form.

Symptomatologie und Verlauf. Die gummösen und proliferativ-narbigen Prozesse am Gehirn führen bald zu *chronisch-meningitischen Symptomen der Hirnbasis mit Hirnnervenlähmungen,* seltener zu Konvexitätssymptomen; bald — bei größeren bzw. *Solitärgummen* — zu *Tumorsymptomen.* Hierbei treten Hirnschwellung und andere Allgemeinsymptome hinter den mannigfachen *Herdsymptomen* zurück; vgl. S. 608ff. Langsam wachsende und kleinere Gummi können symptomlos bleiben. Multiple Gummen, zumal in Verbindung mit meningitischen und endarteriitischen Vorgängen. machen oft sehr komplizierte Krankheitsbilder. Auch epileptiforme Anfälle werden dabei beobachtet. Im Bereich des R können Gummen wie extramedulläre Tumoren wirken. Die *gummöse Meningitis spinalis* greift mit Vorliebe auf die Wurzelnerven über und führt zum Bild einer *syphilitischen Wurzelneuritis.* Das durch schwere Neuralgien bzw. atrophische Lähmungen vom Wurzeltyp gekennzeichnete Krankheitsbild verbindet sich meist früher oder später mit anderen Hirn- und R-Symptomen. Gelegentlich sieht man Wurzelneuritiden, die mit ihren schweren Anfällen lanzinierender Schmerzen zur fälschlichen Annahme einer Tabes verleiten. Man spricht da von einer „*Pseudotabes syphilitica*".

Wenn der gummös infiltrative Prozeß der R-Hüllen, besonders die Dura im Bereich des Cervicalmarks befällt, so kann es zu dem Bild der sog. **Pachymeningitis cervicalis hypertrophica** kommen, die nur einen Sonderfall einer raumbeengenden chronischen gummösen Meningomyelitis luica darstellt. Das Krankheitsbild kündet sich an durch ein neuralgisches Stadium: Schwere Schmerzen im Nacken, den Schultern und Armen, das gefolgt ist von einem Lähmungsstadium mit radikulären sensiblen und motorischen Ausfällen meist an Armen und Händen, bisweilen einen positiven „Horner" und vervollständigt wird durch das Auftreten eines mehr oder minder kompletten Kompressionssyndroms des R (vgl. S. 560). Die Intensität der R-Schädigung entscheidet die Prognose. Im Liquor finden sich außer den für eine chronische Meningitis luica charakteristischen Befunden häufig eine Xanthochromie und bisweilen die Merkmale einer R-Kompression; also das FROINsche Syndrom. Der *Verlauf* der raumbeengenden cerebrospinalen Lues wechselt bei der Kompliziertheit der pathologischen Veränderungen von Fall zu Fall. Die *Therapie* (sowohl Salvarsan wie auch Hg und Jodkali) beeinflußt die Prognose sehr wesentlich.

Die **Diagnose** fußt nicht nur auf den Eigenarten des klinischen Bildes und der Anamnese, sondern auch auf den serologischen Befunden (weniger auf einer positiven Wa.R. im Blut als auf den Ergebnissen der *Liquoruntersuchung*), die im wesentlichen jenen bei chronisch verlaufender Meningitis luica entsprechen. Die Unterscheidung von Hirn- auch R-Tumoren kann schwer sein; doch klärt in zweifelhaften Fällen oft der gute therapeutische Erfolg die Diagnose.

Periphere syphilitische Poly- und **Mononeuritiden** und **Neuralgien** kommen mit Vorliebe in den Anfangsstadien der Infektion vor; doch werden solche neuritische Reiz- und Lähmungserscheinungen auch im tertiären Stadium beobachtet. Die Unterscheidung von gummös-meningitischen Prozessen ist nicht immer einfach. Für diese spricht die segmentale Verbreitung des Schmerzes, erst späteres Auftreten von Lähmungserscheinungen und die meist sehr erhebliche *Rachialgie* (Wirbelsäulenschmerzhaftigkeit). Bisweilen tastbare *Gummen* — z. B. in der Muskulatur oder am Knochen — zusammen mit neuritischen Erscheinungen erleichtern die Diagnose. Zweifellos können akzidentelle Momente — Erkältung, Alkohol, endogene Noxen usw. — bei einem Syphilitiker zum Auftreten solcher Nervenerkrankungen beitragen. *Therapeutisch* sind vor allem Hg und Jod wirksam.

Die **gummöse Erkrankung der Wirbelsäule** ist recht selten, kommt fast nur bei Erwachsenen vor und befällt meist die Halswirbelsäule. Es finden sich hierbei meist heftige neuralgische, oft bei Nacht exacerbierende Schmerzen. Einbruch eines zerstörten Wirbelkörpers kann zu schweren spinalen Symptomen führen. Rechtzeitig angewandte strenge antisyphilitische Therapie verbessert die Prognose.

Das auf Syphilis beruhende **Aneurysma der Hirnarterien** ist eine sehr seltene Erkrankung. Seine Symptome — vgl. S. 592 — sind bald die eines raumbeengenden Prozesses, bald die einer meist subarachnoidalen, viel seltener einer intracerebralen Blutung.

3. Die „Metasyphilis".

Unter dieser Bezeichnung werden eine Reihe von Erkrankungen zusammengefaßt, deren syphilitische Ätiologie früher bezweifelt wurde, heute aber, und zwar vor allem durch Auffindung der *Spirochaeta pallida im Paralytikergehirn* (NOGUCHI und MOORE) *sowie im tabischen R* erwiesen ist. Immerhin sind die diesen Erkrankungen eigenen Affektionen des ZNS so verschieden von der cerebrospinalen Lues der Tertiärperiode, sind in ihrem Auftreten so unabhängig von den genannten syphilitischen Erkrankungen und zeigen eine solche Geschlossenheit des klinischen Bildes, daß sie mit Recht als Sonderformen syphilitischer Erkrankung betrachtet werden. Warum von so vielen Syphilitikern nur eine beschränkte Zahl von metasyphilitischen Erkrankungen befallen wird, wissen wir noch nicht. Immerhin sprechen eine Reihe Tatsachen dafür, daß *konstitutionelle Momente*, vielleicht verschiedenartige *allergische* Zustände den Verlauf einer luischen Infektion in dem oder jenem Sinne zu gestalten vermögen. Es ist jedenfalls auffällig, wie selten man sekundären Exanthemen und meningitischen Erscheinungen in der Anamnese gerade der Tabiker begegnet, und wie oft diese Kranken das Wissen um eine syphilitische Infektion verneinen. Die Vermutung, daß da *besondere neurotrope* Stämme von Syphilisspirochäten wirksam sind, ist nicht erwiesen. Die Behauptung, daß die gebräuchliche antisyphilitische Behandlung an dem späteren Auftreten einer Metalues schuld sei, ist nicht gerechtfertigt. Daß freilich eine *ungenügende* Behandlung Unheil anrichten kann, ist sicher (vgl. später!)! Zur *Verhütung* der Metalues besitzen wir nur ein einziges Mittel: die völlige Ausheilung einer syphilitischen Infektion, die wir am ehesten im seronegativen Primärstadium der Krankheit erreichen können.

a) Die Tabes dorsalis.

Die Tabes dorsalis ist eine häufige Erkrankung des R. Ihre ersten Symptome pflegen nicht unter 4—5 Jahren nach einer syphilitischen Infektion aufzutreten. Die Inkubation kann aber auch 30 und mehr Jahre währen. Von Fällen jugendlicher Tabes bei kongenitaler Lues abgesehen, ist die Tabes eine Erkrankung, welche das mittlere Alter und das männliche Geschlecht bevorzugt.

Symptomatologie und Verlauf. Von den der tabischen Hirn- und besonders R-Erkrankung eigenen Symptomen präge man sich vor allem die folgenden ein, die, sei es einzeln oder in Kombination miteinander den Verdacht auf eine Tabes erwecken: *Pupillenstörungen, aufgehobene Achilles- bzw. Patellarsehnenreflexe, Sexual- und Blasenstörungen, Kältehyperästhesien am Rumpf, neuralgiforme Schmerzen in den Gliedern und Eingeweiden, Unsicherheit des Ganges besonders im Dunkeln, mehr oder minder segmentale Hypästhesien am Rumpf und den Gliedern.*

Der *Beginn* einer Tabes ist meist überhaupt nicht feststellbar, weil das Vorhandensein dies oder jenes Symptoms, z. B. einer Pupillenstörung oder Reflexverlustes dem Kranken unbemerkt blieb. Eine erhebliche Zahl von Tabeserkrankungen begegnet uns in *rudimentärer* Form: Fälle mit *Pupillenstörungen, fehlenden Sehnenreflexen* und *lanzinierenden Schmerzen.* Hier entscheidet allerdings erst die Beobachtung, ob es sich da um *stationäre* oder bzw. langsam *progrediente* mono- oder oligosymptomatische Fälle von Tabes handelt. Das Verhalten der *serologischen Reaktionen* über längere Zeitabschnitte kontrolliert, ist von entscheidender Bedeutung. Man halte nicht die vielfachen, oft kaum erträglichen *Schmerzen* bei der Tabes für einen Beweis der Aktivität des Prozesses; sie sind zumeist *Narbensymptome* (WAGNER-v. JAUREGG).

Die der Tabes eigene *Pupillenstörung* an einem oder beiden Augen besteht in der mangelhaften bis aufgehobenen direkten und konsensuellen Reaktion der Pupillen auf Lichteinfall bei normaler Konvergenzreaktion, dem sog. ARGYLL-ROBERTSONschen Phänomen. Es ist positiv in etwa 60%. Meist geht es einher mit einer *Miosis* (unter Umständen nach vorausgegangener

Mydriasis), ungleicher Weite *(Anisokorie)* und Entrundung der Pupillen. Eine absolute Pupillenstarre ist bei der Tabes dorsalis weit weniger häufig und von geringerem pathognomonischen Wert. Kennzeichnend ist ferner die *primäre Opticusatrophie* (vgl. S. 537), die gern mit subjektiven Reizerscheinungen (Farben-, Funkensehen) beginnt und über eine zunehmende konzentrische Gesichtsfeldeinengung — zunächst nur für die Rot-, Grünempfindung — zu völliger Erblindung führen kann. Die primäre Sehnervenatrophie ist ein relativ häufiges Symptom bei Fällen juveniler Tabes (aber auch Paralyse). Nächst den Opticussymptomen sind die auf einer partiellen Oculomotoriusschädigung beruhende *Ptosis* und die einer leichten Vagusläsion zuzuschreibende *Posticusparese* des Kehlkopfs die wichtigsten Hirnnervensymptome bei der Tabes. Störungen anderer Oculomotoriusfunktionen wie auch *Paresen der anderen Hirnnerven* kommen dann und wann vor. Sie sind bald flüchtig, bald aber *chronisch progredient* und führen so zum Syndrom einer *symptomatischen Bulbärparalyse* (vgl. S. 734). Nur in seltenen Fällen sind sie das Merkmal tertiär-syphilitischer Komplikationen.

Die *Hyperästhesie gegen Kälte* und *Schmerz*, vor allem an der unteren Rückenhälfte, ist eines der häufigsten objektiven Krankheitszeichen. Viele Tabiker geben auf Befragen an, daß sie schon seit längerer Zeit den Rücken nicht mehr kalt waschen können. Die genaue Untersuchung deckt daneben häufig fleckweise, auch bandförmige *Hypästhesien*, erstere mehr am Leib und den Beinen, letztere mit Vorliebe in Brustwarzenhöhe auf. Auch *segmentale Hypästhesien* an den Beinen und bei der sog. *Tabes superior* auch an den Armen stellen sich ein. An den Beinen sieht man auch *Hypalgesien*, vor allem aber *verspätete Schmerzempfindung*, so daß z. B. ein Nadelstich zuerst als Berührung und erst nach einem Intervall als Schmerz wahrgenommen wird.

Die *Schmerzen*, die meist der erste Anlaß einer ärztlichen Konsultation sind, haben meist einen *rheumatischen, neuralgischen, anfallsartigen Charakter*. In segmentaler Ausbreitung befallen sie mit Vorliebe Brust und Bauch, erzeugen gerne das Gefühl der Einschnürung — *Gürtelgefühl* —, oder aber sie äußern sich als plötzlich in die Beine schießende, *lanzinierende* Schmerzen. Auch in den Armen und im Trigeminusgebiet wird mitunter über solche Schmerzattacken geklagt. In milder Form können sie den Charakter herumziehender „rheumatischer" Beschwerden oder von *Parästhesien* z. B. an den Fußsohlen haben. In schwersten Fällen beteiligen sich auch die inneren Organe in Form von „*Krisen*" an diesen Schmerzanfällen. Der gelegentlich dabei auftretende *Herpes zoster* und das Vorhandensein hyper- oder auch hypästhetischer Headscher Zonen (vgl. S. 554) lassen daran denken, daß auch die Spinalganglien mitgeschädigt sind. Am häufigsten sind Magenkrisen, welche aus vollem Wohlbefinden heraus erfolgen und mit Hypersekretion und Hypermotilität des Magens und Darmes — Galleerbrechen — wie auch mit schwerem Angstgefühl einhergehen können. Gegenüber solchen Beschwerden wird der Arzt nur zu leicht versucht, ein lokales Leiden des Magens oder Darms — Blinddarmentzündung, Cholelithiasis usw.! — anzunehmen. Außerdem kommen Rectalkrisen mit Schmerzen und anfallsweisem Durchfall, Larynxkrisen mit schmerzhaften Erstickungsgefühlen und Phonationsstörungen, Zwerchfellkrisen und paroxysmale Erscheinungen an fast allen Organen vor. Die Krisen können viele Jahre bestehen und unter Umständen den Kranken sehr herunterbringen. Das Vorhandensein tabischer Symptome darf auf der anderen Seite den Arzt nicht blind machen gegenüber abdominalen Schmerzen anderer Ursache. Gewissermaßen als Gegenstück zu den schmerzhaften Krisen sieht man in fortgeschrittenen Fällen bisweilen eine deutliche *viscerale Hypalgesie*, z. B. beim Druck auf den Augapfel, Hoden oder

Eierstöcke. Ist diese sehr hochgradig, dann können unter Umständen entzündliche Erkrankungen der Bauchhöhle, etwa eine Appendicitis, ganz schmerzlos verlaufen. Auch die Wehen bei an Tabes leidenden Gebärenden, wie auch die Kindsbewegungen werden oft nicht als solche empfunden.

Der *Verlust der Sehnenreflexe* ist eines der wichtigsten Tabessymptome. Der Aufhebung des Patellarreflexes, WESTPHALsches Zeichen, geht meist der Verlust der Achillessehnenreflexe voraus. Beginnt die Tabes dorsalis wie üblich an den Beinen, so erlöschen die Armreflexe wenn überhaupt erst in späteren Stadien des Leidens. Die Arreflexie braucht im Anfang nicht symmetrisch zu sein, wird es im Verlauf aber immer. Die *Hautreflexe* (Fremdreflexe) sind — dies ist diagnostisch sehr wichtig! — bei der Tabes dorsalis erhalten. Sind *Potenzstörungen beim Mann* als Symptom der R-Erkrankung häufig und ein ziemlich frühzeitiges Symptom, so gehören schwere *Blasenstorungen* mehr in fortgeschrittene Stadien. Der Beginn dieser Störung liegt allerdings sicher schon in jenem relativ frühen Zeitpunkt, wenn der Kranke feststellt, daß er *übergroße Harnmengen zurückzuhalten* vermag. Daraus entwickelt sich allmählich die seltenere und unvollkommenere Blasenentleerung, Schwäche des Detrusor, Nachträufeln von Harn bis zu dem für die Tabes so charakteristischen *unfreiwilligem* und *unbemerktem Harnabgang.* (Bei diesen schweren Blasen-Mastdarmstörungen spielt wahrscheinlich die erwähnte viscerale Hypästhesie eine gewisse Rolle.) Dabei entwickeln sich häufig eine Blaseninfektion, eine Balkenblase und schließlich eine ascendierende Infektion der Harnwege. Daneben bestehen meist Störungen der *Defäkation,* d. h. mangelhafte Dehnungsempfindung im Mastdarm mit ungenügendem Sphincterreflex und unbemerkter Stuhlabgang.

Die *Ataxie,* welche auf einer *Störung der Tiefensensibilität beruht,* entwickelt sich meist sehr allmählich und ist nur in wirklich schweren Fällen deutlich ausgeprägt. Immerhin bemerken manche Kranke schon ziemlich bald beim Bücken mit geschlossenen Augen, z. B. beim Sich-Waschen, vor allem aber in der Dunkelheit, gar auf Treppen ein Gefühl der Unsicherheit. In schweren Fällen von *Hinterstrangataxie* (vgl. S. 509) sieht man Versagen beim Kniehacken-, evtl. Finger-Nasenversuch usw., Störungen der Tiefensensibilität, das ROMBERGsche Phänomen und die für Ataxie typische *Gangstörung.* Parallel zur Ataxie und Reflexverlust entwickelt sich die *für die Tabes typische Hypotonie* besonders der Beine. In schweren Fällen kann man das gestreckte Bein bis über den Kopf des Kranken hinaufschlagen. Die Hypotonie der Kapseln, Bänder- und Sehnenapparate der Gelenke verursacht *Deformationen* wie des sog. *Genu recurvatum* (Abb. 44) und unter Umständen auch Luxationen und Subluxationen. Die Tiefensensibilitätsstörung betrifft auch die *Gelenke.* Dieser Sensibilitätsmangel mitsamt der muskulären Hypotonie ist eine der wesentlichen Ursachen für die bei der Tabes nicht seltenen schweren, fast ohne Schmerzen einhergehenden, meist *traumatischen Gelenkveränderungen.* Diese werden noch begünstigt durch offenbar *spinale trophische* und *zirkulatorische Störungen.* Schwere seröse, selbst blutige Ergüsse, vor allem in den Kniegelenken sind nicht selten. Auch die *Knochen* können spröde werden und schon bei geringen Traumen, selbst infolge des Muskelzugs frakturieren. So erklärt sich unter anderem die Fraktur des Os naviculare als Ursache des tabischen Plattfußes. Häufig erkrankt ist auch die Wirbelsäule. Diese *tabische Osteoarthropathie* zeigt röntgenologisch Knochenschwund und Neubildung, Verknöcherungen an den Sehnenansätzen, Kapseln und Bändern, auch Knochenabsprengungen.

An der Haut führen *trophische Störungen* nicht selten zu einem *mal perforant,* das sich mit Vorliebe an der Fußsohle über dem Grundgelenk der großen oder kleinen Zehe oder an der Ferse entwickelt. Die weit in die Tiefe reichenden torpiden, schmerzlosen Geschwüre zeigen eine ganz schlechte Heilungstendenz und entstehen gern in der dichten Nachbarschaft von Osteoarthropathien. Gefürchtet sind auch die meist rasch fortschreitenden *Dekubitalgeschwüre* an allen möglichen Druckstellen. An weiteren trophischen Störungen seien genannt: Allerhand Störungen an der Haut (vgl. S. 505), schmerzloses Ausfallen von Nägeln, Haaren, Zähnen, Pigmentstörungen (vgl. Abb. 44) usw. Das Fettpolster kann bei manchen Tabikern rasch und so vollkommen verschwinden, daß man von einer *marantischen Tabes* spricht.

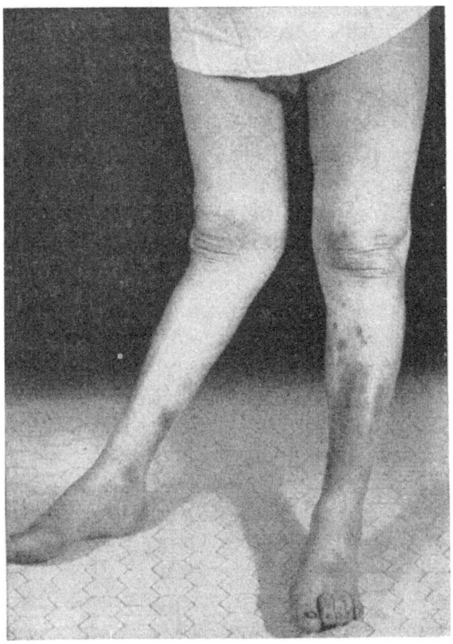

Abb. 44. Schwerste Hypotonie und Ataxie mit Genu recurvatum beiderseits bei Tabes dorsalis. (Aus der neurologischen Abteilung der University of Chicago.)

Von *Symptomen* seitens *anderer Organe* ist besonders wichtig die *Mesaortitis luica*, die bald zum Bild der Aorteninsuffizienz, bald zum Aneurysma führt.

Der **Verlauf** der Tabes ist sehr verschieden. Im allgemeinen gilt, daß ein kurzes Intervall zwischen syphilitischer Infektion und Ausbruch tabischer Symptome die Prognose verschlechtert. Am häufigsten ist der *lumbodorsale Typ*, die *Tabes inferior*, mit Beginn der Symptome am Rumpf und den Beinen. Fast stets sieht man dabei Augensymptome, vor allem Pupillenstörungen und Opticusatrophie. Die sog. *Tabes superior* mit Beginn der Störungen in den Armen, ist seltener. Sie ist gekennzeichnet durch lanzinierende Schmerzen, segmentale Hypästhesien, Reflexverlust, Ataxie, Hypotonie usw. vorwiegend in den Armen. Das Schwanken der Symptome muß nicht eine echte Remission bedeuten. Wagner-Jauregg nimmt überhaupt nur Stillstände des Leidens an. Oft scheinen sekundäre Vorgänge ausschlaggebend für das Kommen und Gehen gewisser Symptome, besonders der Schmerzen zu sein. Die Ataxie verschlimmert sich gern schubweise. Rascher, bösartiger Verlauf ist immer seltener geworden. Trotz anfänglich rascher Progredienz können selbst schwere Tabesfälle stillstehen und die Arbeitsfähigkeit relativ erhalten bleiben. Prognostisch am ungünstigsten sind kachektische Fälle mit vegetativen Störungen, schweren Krisen, Blasen- und Mastdarmstörungen. Wird eine Tabes durch eine Läsion der Pyr.S.Stränge kompliziert, so können auf der gelähmten Seite die bis dahin aufgehobenen Sehnenreflexe wieder erscheinen.

Psychische Erscheinungen bei der Tabes sind nicht so selten. Krankhafte Abnahme der Aktivität, Persönlichkeitsveränderungen, schließlich eine psychische *Erstarrung*, andererseits paranoide Zustände, Halluzinationen mit vorübergehenden Erregungszuständen, jedoch ohne systematische Wahnbildung, kennzeichnen das Syndrom der *Tabespsychose*. Bei der relativ *häufigen Kombination mit der progressiven Paralyse* ist die richtige Beurteilung psychischer Symptome bei der Tabes oft recht schwierig.

Diagnose und Differentialdiagnose. Die Diagnose der Tabes dorsalis gründet sich in der Regel auf das Vorhandensein *mehrerer* der genannten Symptome; denn selbst ein so charakteristisches Symptom wie die reflektorische Pupillenstarre kann einmal infolge syphilitischer, encephalitischer (Encephalitis, v. Economo) oder toxischer Prozesse (Alkohol) vorkommen. Wichtig für die Diagnose sind natürlich die *serologischen* Befunde.

Die Wa.R. im Blut ist bei der Tabes in etwa 50% negativ, während sie im *Liquor* nur bei inaktivem Liquor bzw. Mengen unter 0,5 negativ zu sein pflegt. Die *Zellwerte* im Liquor schwanken je nach der Akuität des Falles zwischen fast normalen und Werten um etwa 50 Lymphocyten im Kubikmillimeter. Nonne Phase I ist meist nur schwach positiv und das Gesamteiweiß nur gering vermehrt. Die Kolloidkurven liegen zwischen denen bei der Lues und Paralyse beobachteten (vgl. Abb. 35a und b); doch kommen bei der Tabes sowohl typische Lues- wie auch Paralysekurven vor.

Diese positiven serologischen Befunde verhelfen zur Ausschließung *aller* nicht syphilitischen Erkrankungen des ZNS, auch der des Adieschen *Syndroms*. Hierunter versteht man einen Befund — kein Leiden; denn die davon befallenen sind nicht krank! — ausgezeichnet durch: Träge Lichtreaktion meist nur einer Pupille mit einer myotonischen Reaktion auf Akkommodation (gelegentlich auch Hippus); Anisokorie; fehlende Sehnenreflexe. Die Ursache dieser Störung ist unbekannt.

So einfach die Diagnose einer symptomreichen oder serologisch durchuntersuchten Tabes dorsalis ist, so häufig kommen Fehldiagnosen im Initialstadium und bei visceralen Formen vor, in welchem die Kranken wegen „rheumatischer" Schmerzen, Ischias, Magenbeschwerden, Gallenkoliken, chronischer Gelenkprozesse, Blasen- und Sehstörungen usw. den jeweiligen Spezialisten aufzusuchen pflegen. Bei einer unter dem Bild einer *Pseudotabes* verlaufenden *Polyneuritis* (z. B. alkoholischen P.) sind im Gegensatze zur Tabes meist auch die Plantarreflexe aufgehoben. Trophische und osteoarthropathische Symptome finden sich auch bei der *Syringomyelie*, die aber schon ihrer eigenartigen Symptomgruppierung wegen unschwer auszuschließen ist. Nur in seltenen Fällen hat man auch an *multiple Sklerose* zu denken. Die Friedreich*sche Ataxie* kann der Tabes dorsalis wohl symptomatologisch sehr ähneln, ist aber ein ausgesprochen familiäres Leiden. Beim Verdacht auf eine *kombinierte Strangerkrankung* muß auf Zeichen einer perniziösen Anämie gefahndet werden. Schwierig kann mitunter die Unterscheidung sein zwischen Tabes dorsalis und einer *Pseudotabes syphilitica*. Oft wird das oder jenes für die Tabes dorsalis ungewöhnliche Symptom und der bunte wechselvolle Verlauf für eine Lues entscheiden, während der mehr stetige, langsame Verlauf mit dem Hinzutreten typisch tabischer Symptome, z. B. der Hypotonie, für eine Tabes dorsalis spricht.

Pathologische Anatomie. Schon makroskopisch sieht man am durchschnittenen R eine graue Verfärbung der Gollschen Stränge, die sich vom Lumbodorsal- bis ins Halsmark verfolgen läßt und sich dort bisweilen mit einer Degeneration der Burdachschen Stränge kombiniert. Mikroskopisch — zumal unter Verwendung der Markscheidenfärbung (Abb. 45a—c) — sieht man diese *aufsteigende Degeneration* sehr leicht. Mit den Hinterstrangfasern degenerieren auch die zum Vorderhorn ziehenden *Reflexfasern*. Ein ganz ähnlicher Vorgang spielt sich auch am *N. opticus* ab. Bezeichnenderweise werden *Spirochäten* bei der Tabes immer nur in der Pia, nicht aber im eigentlichen Nervengewebe gefunden. Über die Pathogenese der Tabes, vor allem über die entscheidende Frage, ob die Degeneration der Hinterstränge eine *sekundäre* Degeneration infolge eines entzündlichen bzw. toxischen Prozesses in der Nähe der von Obersteiner und Redlich beschriebenen Wurzeleintrittszone ist, oder aber obwie Spielmeyer annahm — von der Wurzelzone an die spinalen Fasern, die sich in den Hintersträngen sammeln (vgl. S. 507) primär erkranken, sind die Ansichten noch geteilt. Eine einfache *chronische Leptomeningitis*, wie man sie manchmal *auch bei der Tabes* — besonders im Bereich der hinteren Circumferenz des Brustmarks — findet, ist jedenfalls *nicht* die Ursache der Hinterstrangdegeneration.

b) Die progressive Paralyse.

Diese vor allem das männliche Geschlecht in den mittleren Jahren befallende Folgeerscheinung einer syphilitischen Infektion wird ebenso häufig *neurologisch* als „*progressive Paralyse*" wie psychiatrisch als „*Dementia paralytica*" diagnostiziert. Wir werden uns hier nur mit den wichtigsten Erscheinungen des Leidens beschäftigen. Neurologische *und* psychische Veränderungen kennzeichnen die Erkrankung. Die ersten Symptome — oft *anfallsweise* auftretende Störungen des Bewußtseins oder des Sprechens, die leicht übersehen oder falsch gedeutet werden — pflegen nicht unter 3—4 Jahren, oft aber erst 10—15 Jahre nach der Infektion aufzutreten.

Symptomatologie. Eines der frühesten und regelmäßigsten Symptome ist die *reflektorische Pupillenstarre*, das ARGYLL-ROBERTSONsche Phänomen (vgl. S. 539). Die absolute Starre ist selten und meist auf Hirnlues verdächtig. Sehr häufig sieht man *Anisokorie, Entrundung* und *Verziehung der Pupillen.* — Ein zweites Symptom ist die *Sprachstörung*, die sich in einer Erschwerung der *Sprachartikulation* (Verschmieren von Silben, Silbenstolpern, Lallen, Stottern, Zögern) besonders beim Aussprechen schwieriger Worte — „Donaudampfschifffahrtsgesellschaft" usw. — zeigt und oft mit abnormen Mitbewegungen des Gesichts, Zittern der Lippen, Unsicherheit der Gesichtsinnervation vergesellschaftet ist. Beim Sprechen werden die in der Ruhe müden, ausdruckslosen, schlaffen Züge durch wetterleuchtende Gesichtsverziehungen (mimisches Beben) belebt (JOH. LANGE). Auch an der *Schrift* zeigen sich schon frühzeitig charakteristische Störungen. Ganz entsprechend der vielen Paralytikern eigenen Unbeholfenheiten und Ungeschicklichkeit, welche vor allem in der Koordination komplizierterer Akte zum Vorschein kommt, wird die Schrift unregelmäßig, verzittert und unordentlich. Dazu kommen auch bald Flüchtigkeiten, Wortwiederholungen und Paragraphien, die sich mit entsprechenden Störungen der Sprache (vgl. S. 564) verbinden. Die Koordinationsstörung macht sich oft auch in einer Unsicherheit komplizierterer Bewegungen, selbst des *Ganges* bemerkbar. Dieser, ähnlich der Tabes, ist leicht ataktisch; doch sind, falls nicht eine Taboparalyse vorliegt, die *Sehnenreflexe*, vor allem der *Patellarreflex gesteigert und schleudernd*, ohne daß in der Regel eigentliche Pyramidenbahnsymptome nachweisbar sind. Dies ändert sich, wenn wie so häufig *flüchtige Anfälle*, zumal hemiplegischer Art auftreten. Diese Anfälle, die wohl spirochätotoxischer Natur sind, können auch in Form transitorischer Aphasien, seltener Hemianopsien, Agnosien usw. erscheinen. Nicht selten haben sie *epileptiformen Charakter*, sei es als anfallsweise Dämmerzustände, Verwirrtheiten, Erregungen, Ohnmachten oder als auf eine Seite oder nur einen Körperteil beschränkte JACKSON-Anfälle (vgl. S. 750). Eine Summierung solcher Anfälle mit schweren Bewußtseinsstörungen kann zum *Status paralyticus* führen. Störungen der Blasenentleerung — *Harnretention* — sind häufig und dürfen nicht übersehen werden. Sexuelle Appetenz und Potenz pflegen im Anfang gesteigert, später, wenigstens die letztere deutlich vermindert zu sein. Trophische Störungen der Haut und der Knochen kommen vor, desgleichen auch gelegentlich periphere Lähmungen. Auffällig sind die fast regelmäßigen *zentralvegetativen* Störungen, die sich vor allem in abnormen *Gewichtsschwankungen* äußern. — Meist findet sich eine *Aortenlues*. — *Die Wa.R. im Blut* ist in über 90%, die *Liquor-Wa.R.* in 100% schon bei 0,2 positiv.

Der *Liquor* ist farblos und klar, sein Druck mäßig erhöht; fast immer besteht eine Zellvermehrung [Lymphocyten, Plasmazellen, Makrophagen (10—100 je Kubikzentimeter)], die nur bei stationären, remittierenden und therapierten Fällen fehlen kann. Stets positiv sind Nonne I und die entsprechenden Reaktionen; fast immer findet sich auch Vermehrung des Gesamteiweißes auf das Doppelte und mehr. Die Kolloidreaktionen zeigen typische „Paralysekurven" mit völliger Ausfällung schon im 1. Glas (vgl. S. 582).

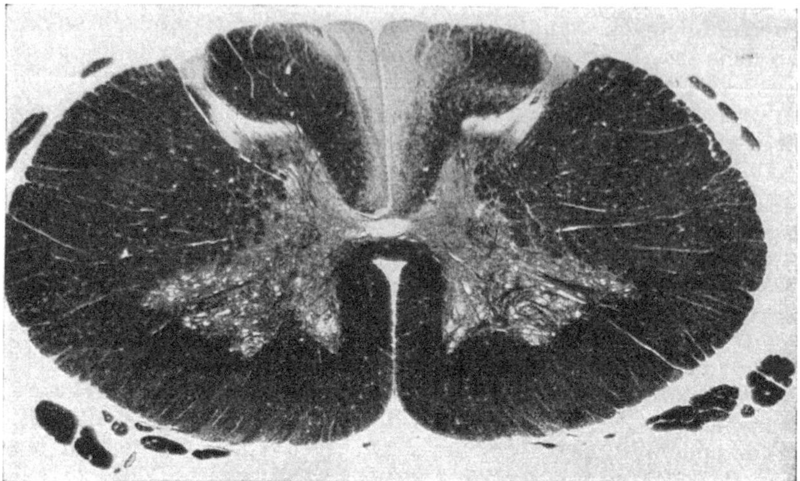

a

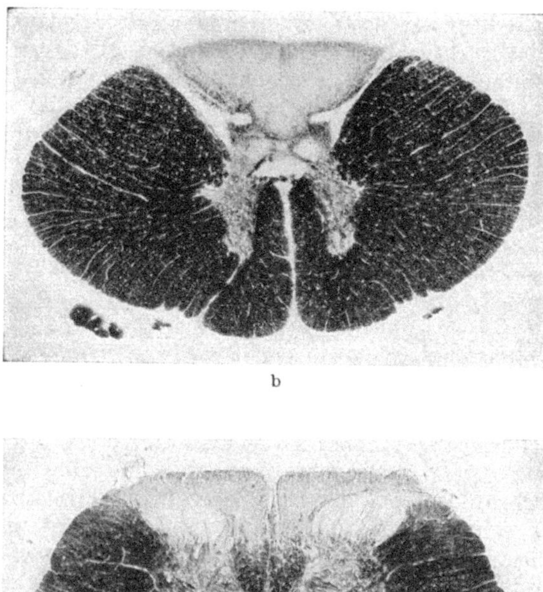

b

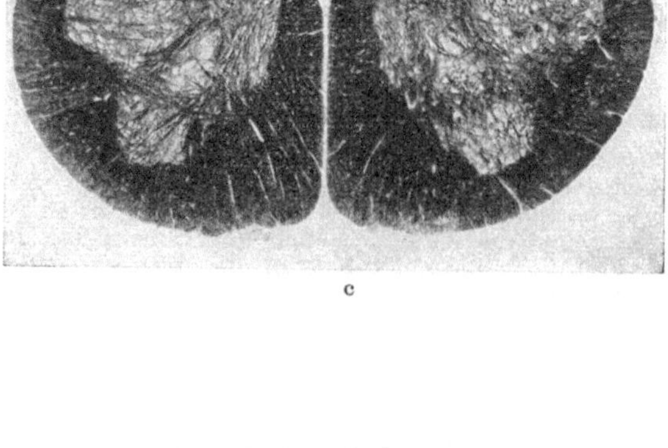

c

Abb. 45 a—c. Die Abbildungen, welche aus dem SPIELMEYERschen Institut stammen, zeigen Markscheidenbilder eines typischen Falls von Tabes inferior. Man sieht (Abb. 45c) den Beginn der Degeneration in der hinteren Wurzeleintrittszone, sowie die totale Degeneration der Hinterstränge im Lumbal- und Dorsalmark (Abb. 45b); während im Cervicalmark (Abb. 45a) die Degeneration im wesentlichen auf die medial gelegenen GOLLschen Stränge, d. h. die aus den tieferen Rückenmarksabschnitten stammenden Bahnen beschränkt bleibt und die im BURDACHschen Strang zusammengefaßten Bahnen aus den oberen Extremitäten fast völlig verschont.

Die **psychischen Erscheinungen** haben im Beginn den Charakter neurasthenischer Erschöpfungszustände und krankhafter Ermüdbarkeit mit emotioneller Reizbarkeit. Die Konzentrationsfähigkeit, Auffassungsgabe und das Gedächtnis sind vermindert. Bald fallen Veränderungen der Persönlichkeit (Gleichgültigkeit, Nachlässigkeit, Zerstreutheit, krankhafte Stimmungslabilität, unethisches Verhalten, plötzliches Versagen usw.) und der Lebensführung (Ausschweifungen, Vernachlässigung der Kleidung, schlechte Manieren, großspuriges Auftreten usw.) und dies alles ohne Krankheitseinsicht auf. Bezeichnend ist die Wandlung im Wesen des Kranken, das sich gern in sein Gegenteil verkehrt und dauernden, oft plötzlichen Schwankungen unterlegen ist. Zunehmend leidet die Urteilsfähigkeit; die Intelligenz überhaupt. Gedächtnis- und Orientierungsstörungen nehmen überhand. Alles Tun ist rasch schwankenden, wechselnden Gemütsbewegungen, unkontrollierten Affekten überantwortet. Gelegentlich zeigen die Kranken ein gesteigertes Kraftgefühl und eine bald mehr euphorische, bald aber auch gedrückte, stets leicht beeinflußbare Stimmungslage. Der Kontakt mit der wirklichen Umgebung wird immer geringer. Es entwickelt sich eine zunehmende *Demenz*. Sinnestäuschungen vor allem des Gehörs und des Gesichts, Wahnvorstellungen, besonders Größenwahn, aber auch Kleinheitsideen, alle Arten von Erregungszuständen bis zu Tobsuchtsanfällen und Zuständen deliranter Verwirrtheit können auftreten. — Auf Feinheiten der Typenunterscheidung — einfach demente, expansive, agitierte, depressive und atypische Verlaufsformen — kann hier nicht eingegangen werden.

Der **Verlauf** der *unbehandelten Paralyse* pflegt rasch progredient in 1—3 Jahren zum Tod an „Gehirnerweichung", d. h. an Gehirnzerstörung zu führen. Die erwähnten zentralvegetativen Störungen, extremer Gewichtsabfall, dazu Decubitalgeschwüre, Blasen- und ascendierende Niereninfektion, kardiale Störungen begleiten das Bild einer mehr oder minder völligen Aufhebung der Großhirnfunktionen (Starre, Auftreten primitiver Saug-, Greifreflexe usw.). — *Remissionen* über Jahre sieht man am ehesten noch bei expansiven Paralysen (J. LANGE). Dieser unaufhaltsamen Progredienz der progressiven Paralyse wird durch die Behandlung — vor allem die durch WAGNER-V. JAUREGG eingeführte *Malariatherapie* — Einhalt geboten. In einem Drittel bis einem Viertel der Fälle kommt es zu Remissionen, die praktisch einer Genesung gleichen. Defekte, vor allem psychischer Art, bleiben freilich auch in günstigen Fällen oft bestehen. Unter den neurologischen Symptomen sind besonders die Sprachstörung und die Liquorbefunde therapeutisch gut beeinflußbar. Psychische Syndrome, welche den Verdacht auf (endogene ?) psychogene Reaktionen, verankert in der Persönlichkeitsstruktur des Kranken und ausgelöst durch den paralytischen Hirnprozeß, erwecken, reagieren bisweilen überraschend gut auf *Elektroshock*-Behandlung, selbst wenn die übliche antisyphilitische und Fieberbehandlung versagt!

Pathologische Anatomie. Die postmortale Feststellung einer Paralyse ist schon makroskopisch angesichts der vor allem frontal, aber auch partial und temporal lokalisierten Großhirnrindenatrophie, der Verdickung der weichen Häute, des oft vorhandenen Hydrocephalus int. wie auch ext., nicht zuletzt mit Hilfe der Eisenreaktion am frischen Gewebsschnitt (SPATZ) möglich. Das Hirngewicht pflegt erheblich vermindert zu sein. Mikroskopisch sieht man ein Nebeneinander *ektodermaler degenerativer* und *mesodermaler lympho-, vor allem plasmocytärer entzündlicher Prozesse* weniger an den Meningen als an den Gefäßen, vor allem im Bereich der Großhirnrinde. Um diese Gefäße begegnet man einer hochgradigen protoplasmatischen und faserigen Gliawucherung und Anhäufung eigenartiger pathologischer Mikroglia, den sog. „*Stäbchenzellen*" (vgl. S. 496). Unabhängig von den entzündlichen Veränderungen sind sowohl in der grauen wie weißen Substanz schwere degenerative Ganglienzellveränderungen und Läsionen an den Markscheiden und Achsenzylindern zu finden. Die Zahl der Ganglienzellen ist oft erheblich vermindert und in schweren Fällen findet man stellenweise eine hochgradige Störung des morphologischen Aufbaues der Großhirnrinde (Schichtenverwerfung). Auch das Striatum pflegt oft und schwer erkrankt zu sein. Im Großhirnmark finden sich gewöhnlich degenerative Ausfälle und Markscheidenschwund, sog. Lichtungsherde. Degenerationen sieht man auch oft an den Hinter- wie Seitensträngen des R. — *Spirochäten* wurden im Paralytikergehirn zuerst 1913 von NOGUCHI nachgewiesen. Obwohl JAHNEL ihr *regelmäßiges Vorhandensein* erweisen konnte, sind wir doch über die Beziehungen ihrer Verbreitung im Hirn, wo sie bald in spärlicher Menge, bald diffus verstreut, dann wieder perivasculär oder in lokalen Anhäufungen („Bienenschwärme") vorkommen, zu den verschiedenen Formen der progressiven Paralyse noch sehr im unklaren.

c) Die Therapie der Neurolues.

Im Rahmen eines Lehrbuchs kann die Behandlung der syphilitischen Erkrankungen des ZNS trotz ihrer gar nicht zu überschätzenden Bedeutung nur kurz besprochen werden. (Verwiesen sei auf die jüngst erschienene Monographie DATTNERS!) — Die entscheidendste Phase in der Bekämpfung der Lues überhaupt liegt im Primärstadium der Krankheit, wenn Blut und Liquor noch völlig normal sind. Sofort einsetzende energische Behandlung kann da tatsächlich als Therapia magna sterilisans wirken. Die Penicillinbehandlung hat hier ihren Platz. Ohne systematische Wiederholungen der Kur während der nächsten Jahre und genaueste klinische Kontrollen bis wenigstens zum 5. Jahr post infect. darf man freilich die Gefahr späterer luischer Manifestationen nicht für beseitigt halten. Wir wissen, daß auch ein zunächst völlig normaler oder auch normal gewordener Befund in Blut und Liquor *kein* Freibrief für die Zukunft ist. Ergibt eine Untersuchung nach dem 5. Jahr post infect. trotz *guter* Behandlung eine positive Blut-Wa.R., so ist in 75% der Fälle auch mit einem kranken Liquor zu rechnen, ein Befund, der die Fortsetzung der Behandlung erfordert. Andererseits bleibt nicht so selten der Liquor noch eine Zeit positiv, nachdem die Blut-Wa.R. unter der Behandlung bereits negativ geworden ist. So wünschenswert die nötige Sanierung von Blut und Liquor auch ist, so darf sie doch nicht das ausschlaggebende Ziel der Behandlung sein. Vorausgesetzt, daß eine erneute ausreichende Behandlung in der Spätlatenz das Blut und den Liquor nicht sanieren, so gedulde man sich. Ganz abgesehen davon, daß der serologische Effekt oft auf sich warten läßt, *entscheidet doch der klinische Befund, vor allem der der inneren Organe und des Nervensystems.* Ist da *keine* Progression feststellbar und weist der Liquor etwa nur „Restsymptome" — eine geringe Zellvermehrung und leichte Opalescenz beim Nonne I — auf, so lasse man von weiterer Behandlung ab. „Quieta non movere" sagt ein so erfahrener Arzt wie NONNE! Man bedenke, daß eine zu rigorose Behandlung auch die Abwehrkräfte des Körpers schädigen kann, manchmal auch die Gefahr der Aortenlues erhöht, und daß vor allem bei günstiger Konstitution eine mehr oder minder *spontane Heilung* der Syphilis möglich ist. Das Schlimmste ist eine inkonsequente, planlose Behandlung.

Die erste Forderung ist also die intensive kombinierte Behandlung der Frühstadien der Syphilis mit Penicillin, Hg oder besser Bi, Jodkali und Neo-Salvarsan.

Das Hg wie das Bi scheinen mehr gegen die entzündlichen syphilitischen Prozesse, das Jod mehr auf die gummösen Veränderungen einzuwirken; während man sich vom Salvarsan einen vor allem die Spirochäten schädigenden Effekt verspricht. Die *Fieberbehandlung* schließlich — vor allem die von WAGNER V. JAUREGG inaugurierte klinische Beimpfung mit *Malaria tertiana* von Patient zu Patient — verwendet die alte Erfahrung, daß hochfieberhafte Erkrankungen auf chronische Prozesse einen „umstimmenden", bisweilen heilenden Einfluß ausüben können. Sie wurde ursprünglich nur bei der progressiven Paralyse verwendet, hat sich aber mit der Zeit, und zwar mit gutem Erfolg, auch zur Behandlung anderer syphilitischer Erkrankungen des ZNS durchgesetzt. An Stelle der Malaria kann man oft mit gleichem Nutzen die Behandlung mit der besser verträglichen *Recurrensinfektion* oder mittels der leicht dosierbaren Typhusvaccine oder *Pyrifer-Fieber-Reaktion* und ähnlicher Mittel verwenden.

Kontraindikationen für den Jodgebrauch sind in erster Linie hyperthyreotische Symptome, deren Ausbruch bei der zu Kropfbildung neigenden süddeutschen Bevölkerung stets zu fürchten ist. Hg und auch Bi sind kontraindiziert bei schwereren Nieren- und auch Leberschädigungen. Hg und Salvarsan sind mit Vorsicht anzuwenden bei primär degenerativen, nicht neuritischen Opticusschädigungen, vor allem, wenn eine deutliche konzentrische Gesichtsfeldeinengung zumal für Weiß und Farben gleichermaßen, oder eine erhebliche Herabsetzung der zentralen Sehschärfe, die unter der Behandlung noch zunimmt, vorhanden ist. Auch schwerere Erkrankungen der inneren Organe — vor allem ein Aortenaneurysma — mahnen zu therapeutischer Zurückhaltung. Salvarsan *ohne* vorhergehende Hg- oder Bi-Behandlung ist immer gefährlich bei Lokalisation der Erkrankung in lebenswichtigen Zentren (NONNE). — Die Malariabehandlung stellt an das Zirkulationssystem und an die allgemeine Resistenz hohe Anforderungen und muß daher bei schwächlichen, herz- und gefäßkranken Individuen ausscheiden. In diesen Fällen kann man unter Umständen die anderen Fieberbehandlungen anwenden.

Man wendet jetzt die Malaria- bzw. Fieberbehandlung nicht nur bei Paralyse und Tabes, sondern auch bei den anderen syphilitischen Erkrankungen des ZNS (selbst in den Frühstadien) immer häufiger an. Namentlich die Malariabehandlung soll aber den Kliniken und dem erfahrenen Spezialisten überlassen werden. Sie bietet unter Umständen nicht geringe Gefahren. — Beginnt man, wie es meist geschieht, die *Behandlung der cerebrospinalen Lues* mit Hg, so bedient man sich der altbewährten grauen Salbe (im ganzen 30 Einreibungen und mehr von je etwa 3 g) oder der Hg-Präparate zur Injektion, z. B. des Kalomels. Die Hg-Behandlung wird durch kochsalzreiche Kost oder Trinken von Kochsalzthermen (z. B. in Tölz, wo sich Kochsalz *und* Jod im Wasser findet) gefördert.— Bi, das heutzutage dem Hg vorgezogen wird, verabreicht man am leichtesten als Bismogenol, wovon man je Kur insgesamt etwa 20 Injektionen à 1 ccm intramuskulär gibt. — Jod — als KJ oder auch als NaJ oder in anderer Salzform — gibt man zwischen 1—3 und mehr Gramm täglich, vorteilhaft mit 2—3 Tropfen Sol. Fowleri auf 1 Eßlöffel etwa 2 bis 3 Monate lang. Man lasse sich durch einen leichten Jodschnupfen oder eine Jodacne nicht gleich abschrecken! — Mit dem Neosalvarsan beginne man nach einer Hg-Schmierkur bzw. 1—2 Injektionen Hg oder Bi vorsichtig mit 0,15 g intravenös. Nach 3 Tagen gebe man 0,3 g und steige dann bei guter Verträglichkeit nach der 4. Injektion auf 0,45 evtl. auch 0,6 g Neosalvarsan). Nach der 3. Injektion sollen auf den Tag berechnet 0,15 g Neosalvarsan kommen. Insgesamt verabreiche man etwa 6,0 g Neosalvarsan in einer Kur. In letzter Zeit hat man gefunden, daß dort, wo Neosalvarsan anscheinend versagt, die anorganischen fünfwertigen As-Derivate (Solvarsin, Spirocid, Stovarsol, Tryparsamid usw.) noch Gutes leisten können. Tryparsamid ist nicht ungefährlich (Opticusschädigung). Das Bismogenol (bzw. Hg) kann man zwischen den Neosalvarsangaben aber auch am gleichen Tag geben. — Bei noch nicht oder ungenügend Behandelten verabreiche man 3 solche kombinierte Kuren mit etwa 8 Wochen Pause im 1. Jahr, 2 im zweiten und noch 1 (oder wieder 2) im 3. Jahr. — Die neuroluischen Symptome pflegen bis zu 8 Wochen nach Beginn der Behandlung Zeichen ihrer Beeinflußbarkeit durch die Therapie zu verraten.

Zur *Behandlung der Metalues*, besonders der *Tabes*, leistet die klassische Syphilisbehandlung, vor allem die Salvarsantherapie leider sehr wenig. Die anorganischen As-Präparate können besser wirken. So wird man zwar unter genauer Kontrolle kombiniert behandeln, auch rechtzeitig — zumal in den Frühstadien einer Tabes und bei noch rüstigen, organisch sonst gesunden Patienten — eine Malaria- bzw. Fieberbehandlung, gefolgt von einer Salvarsan-, Stovarsol- oder sonstigen As-Derivat-Therapie, durchführen. Man setze aber eine solche Therapie nicht endlos fort und versuche nichts zu erzwingen. Gar manche serologischen Befunde *bleiben* pathologisch, und ein Teil der klinischen Symptome (z. B. Reflexverlust, schwere Ataxie, trophische Störungen und leider auch manche schmerzhafte Zustände) sind *Ausfalls-* bzw. *Narbensymptome*, also überhaupt nicht besserungsfähig. Im übrigen ist bei der Tabes reichlich Gelegenheit zu *symptomatischer Behandlung* gegeben. Zu empfehlen ist 0,01—0,02 Arg. nitr. in Intervallen für einige Wochen (F. v. MÜLLER). Der Allgemeinkräftezustand wird durch Strychnin und Arsen gebessert. Die Schmerzen und die gastrischen Krisen sind oft schwer zu beeinflussen. *Man hüte sich vor dem Morphium*, welches nur vorübergehend hilft, rasch zur Gewöhnung führt und insgesamt das Leiden dann noch unerträglicher macht. In manchen Fällen hat eine energische Behandlung — z. B. eine Malariakur — einen sehr wohltätigen Einfluß auf die Schmerzen; auch eine Lumbalpunktion kann gut wirken. Zu versuchen ist Na nitrosum und beiden gastrischen Krisen Atropin. Auch eine Insulinmastkur ist des Versuches wert. Sonst stehen noch die verschiedenen Analgetica zur Verfügung. Hydro- und physikalisch-therapeutisch macht man von Wärme in jeder Form Gebrauch. Auch Röntgenbestrahlung scheint gelegentlich zu helfen. Die sog. *Chordotomie*, d. h. die Durchtrennung der schmerzleitenden spinothalamischen Bahnen, wird wohl stets nur auf ganz besondere Fälle beschränkt bleiben. Zur Behandlung schwerer Formen von Ataxie empfiehlt sich die von FRENKEL eingeführte kompensatorische Übungstherapie, durch die die Augen zum Ersatz der gestörten Tiefensensibilität erzogen werden. Besondere Aufmerksamkeit erfordert die Blasentätigkeit — Bekämpfung der Retention und von Infekten — sowie die Neigung zu Decubitalgeschwüren.

Die *Behandlung der Paralyse* ist Sache des fachärztlich geschulten Neurologen und Psychiaters. Ich verweise auf die einschlägigen Lehr- und Handbücher.

VII. Die tuberkulösen Erkrankungen des Nervensystems.

1. Die Spondylitis tuberculosa (Malum Pottii).

Die tuberkulöse Wirbelerkrankung findet sich nicht selten bei Patienten, bei denen keine klinischen Erscheinungen anderweitiger tuberkulöser Erkrankung auffindbar sind. Bevorzugt ist das *kindliche* und *jugendliche* Alter, doch kann eine tuberkulöse Spondylitis noch in hohen Jahren vorkommen. Die

Erkrankung beginnt in der Regel in den Wirbelkörpern, selten den Bögen und Fortsätzen mit einer Einschmelzung des Knochens durch Bildung tuberkulösen Granulationsgewebes. Der Wirbelkörper bricht ein, weicht auch nach hinten aus, und es kommt zu einer spitzwinkligen Knickung der Wirbelsäule, einem *Gibbus* oder POTTschen Buckel (vgl. Abb. 46). Werden mehrere Wirbel zerstört, so kann eine bogenförmige Kyphose die Folge sein. Der tuberkulöse Prozeß führt bisweilen zu einer völligen Vernichtung auch der benachbarten kleinen Wirbelgelenke samt ihrem Bandapparat. Die weitere Folge kann die Bildung eines *Senkungsabscesses* oder ein Übergreifen des Prozesses auf die Dura sein. Dadurch kommt es zu einer toxischen, zirkulatorischen und auch mechanischen Schädigung des R.

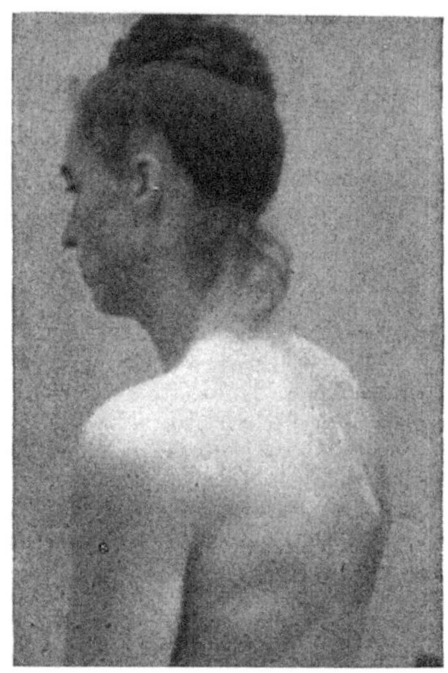

Abb. 46. Gibbus bei Tuberkulose der Brustwirbelsaule. (Nach E. MÜLLER: Aus Handbuch d. inn. Med., Bd. 5/1.) (Marburg. med. Poliklinik.)

Symptomatologie und Verlauf. Nicht alle an Wirbelsäulentuberkulose Erkrankte bieten Zeichen einer R-Schädigung. Bei diesen Kranken beherrschen die Symptome der *Wirbelsäulenerkrankung* allein das Bild. Abgesehen vom *Gibbus* bzw. der *Kyphose* sind verdächtige Symptome: die lokalisierte *Schmerzhaftigkeit* beim Beklopfen oder schon Betasten des Dornfortsatzes des erkrankten Wirbels, der an diesem Ort entstehende Schmerz bei allen möglichen Bewegungen, beim Treppensteigen und anderen Erschütterungen des Körpers; die *reflektorische Steifhaltung* der Wirbelsäule etwa beim Bücken und das Auftreten eines *Senkungsabscesses*, z. B. unterhalb des POUPARTschen Bandes, oder bei Erkrankung der Halswirbelsäule zwischen Rachenwand und Wirbelsäule. Am häufigsten erkrankt die Brustwirbelsäule. — Das erste Zeichen einer *R-Schädigung* pflegen *Reizerscheinungen* seitens der hinteren Wurzeln zu sein, die manchmal das Leiden so lange als „*Intercostalneuralgie*" maskieren, bis eindeutige Wirbelsäulenveränderungen bzw. R-Symptome den Zustand klären. Eine Tuberkulose der Halswirbelsäule kann lange Zeit, bevor eigentliche spinale Symptome erscheinen, schwerste Neuralgien im Armplexus machen. Je nach der Schädigung des R können sich dann weiter Syndrome entwickeln, die bald mehr einer *Kompressionslähmung*, bald einem *inkompletten* oder *kompletten Querschnitt* ähneln (vgl. S. 558). Gelegentlich sieht man R-Symptome, z. B. eine spastische Paraparese der Beine, bevor die üblichen Initialerscheinungen des Leidens eine Wirbelerkrankung angezeigt haben. Besonders schwere Lähmungen, auch Hirnnervenlähmungen und bulbäre Symptome sieht man bei tuberkulöser *Spondylitis des Atlantooccipitalgelenks* bzw. der oberen Halswirbelsäule. Die *Prognose* ist ungewiß. Auch in günstigen Fällen dauert die Ausheilung der Knochenerkrankung Jahre und kann immer wieder aufflackern. Einmal eingetretene Lähmungen können sich unter Behandlung wieder zurückbilden. Komplikationen drohen vor allem von einer Miliartuberkulose, septischen Erkrankungen infolge dekubitaler Infektionen oder schwerer ascendierender Cystopyelitiden, relativ selten von einer tuberkulösen Meningitis.

Die frühe **Diagnose** des Leidens — ein dringendes Erfordernis — hängt sowohl von der eingehenden klinischen Untersuchung der Wirbelsäule wie vor allem aber auch von dem Ergebnis der *Röntgenuntersuchung* ab. Senkungsabscesse treten in der Regel erst später auf. Aufs sorgfältigste ist der Gesamtkörper auf eine Tuberkulose zu untersuchen. Die Lumbalpunktion kann bei Beschränkung des Prozesses auf die Wirbelsäule einen normalen *Liquor* ergeben. In anderen Fällen kann sich der Liquor bald mehr im Sinn eines chronischen entzündlichen Prozesses, bald eines Kompressionssyndroms (vgl. S. 560) verändert finden. — *Differentialdiagnostisch* sind *carcinomatöse* Wirbelaffektionen zu erwägen; doch befallen Carcinommetastasen meist mehrere Wirbel und verursachen keinen typischen Gibbus. Im übrigen sind Alter, Anamnese. anderweitiger Organbefund, unter Umständen Nachweis eines Senkungsabscesses Wegweiser für die Diagnose. Carcinommetastasen machen in der Regel auch stärkere Schmerzen und sind in ihrem Verlauf kaum therapeutisch beeinflußbar. *Osteomyelitische* Wirbelprozesse nach akuten Infektionskrankheiten zeigen in der Regel einen viel foudroyanteren Verlauf und haben eine kennzeichnende Anamnese. Die gummöse *Syphilis* der Halswirbelsäule kann zu Verwechslungen Anlaß geben, wenn die Anamnese, der übrige Organbefund und die serologischen Methoden im Stich lassen. Nicht selten spricht dann der gute therapeutische Erfolg für Lues. — Chronische *arthritische* und *arthropathische* Veränderungen der Wirbelsäule sind in der Regel röntgenologisch zu identifizieren.

Therapie. Die Behandlung soll unter Hinzuziehung eines Orthopäden durchgeführt werden. Mittels Entlastung und Ruhigstellung der Wirbelsäule hat sie die Ausheilung des Knochenprozesses zum Ziel. Streptomycin ist indiziert.

Der Orthopäde muß entscheiden, ob Extension in GLISSONscher Schlinge, ein Gipsbett, eine Gipskrawatte oder ein Korsett zweckentsprechend ist. Letztere Maßnahme hat den großen Vorteil, daß die Kranken, vor allem auch die Kinder sich bald wieder bewegen können. Von großer Bedeutung ist die Allgemeinbehandlung, die ihre größten Erfolge zwar im Höhenklima — z. B. Leysin — hat, aber überall auch an der See, wenn nur konsequent durchgeführt, den Heilungsverlauf wesentlich zu beeinflussen vermag. Hier sollen nur als Schlagwörter genannt sein: Freiluft, Sonne, richtige Ernährung (Butter, frische Gemüse, Obst usw.), dazu Lebertran, evtl. Jod und Arsen. Später werden Massage, Solbäder usw. weiterhelfen. Man soll immer bedenken, daß eine so langwierige Behandlung wie die einer tuberkulösen Spondylitis auf die *Psyche* des Patienten größten Bedacht nehmen muß und daß die monatelange Lagerung im Gipsbett u. dgl. große Anforderungen an den Patienten stellt. Für sie muß daher eine strenge Indikation bestehen.

2. Die tuberkulöse Meningitis.

Die tuberkulöse Meningitis ist in der Regel Teilerscheinung einer Miliartuberkulose bzw. generalisierten Tuberkulose. An eine Wirbelcaries schließt sie sich nur selten an. Der primäre Organprozeß, von dem aus die Aussaat in die Blutbahn erfolgte, bleibt intra vitam meist unerkannt. Die tuberkulöse Meningitis tritt mit Vorliebe in den ersten 4 Lebensjahren auf, doch sieht man sie auch im mittleren Alter noch häufig genug. Als *auslösende Momente* spielen Traumen eine gewisse Rolle, ein wichtiger Umstand für die Beurteilung von Unfallsfolgen. Ein Trauma kann einen tuberkulösen Herd im Körper mobilisieren oder durch eine Verletzung des ZNS einen Locus minoris resistentiae bei einer bestehenden tuberkulösen Infektion schaffen.

Symptomatologie und Verlauf. Schon vor Ausbruch meningitischer Symptome bieten namentlich Kinder Zeichen von Mattigkeit, Unlust, nächtlicher Unruhe und Wehleidigkeit. Oft klagen sie wie auch Erwachsene über Kopf- und Gliederschmerzen. Viele Wochen können vergehen, in denen lediglich solche vagen Symptome, ab und zu einmal vorübergehende Verwirrtheit, leichtes Fieber und schwer gestörtes Allgemeinbefinden mit Gewichtsabnahme die Krankheit einleiten. Bei Kindern sieht man in diesen Initialstadien sehr häufig ein spontanes, offensichtlich *cerebrales Erbrechen* meist verbunden mit Stuhlverstopfung. Die kleinen Patienten werden verdrießlich, schließlich immer apathischer. Die Kopfschmerzen nehmen an Heftigkeit zu, Krämpfe können auftreten und sorgfältige Untersuchung ergibt die ersten *meningitischen Symptome*. Der *Puls* ist oft relativ langsam; im Blut findet sich eine Leukocytose. Andererseits kann gerade bei Kindern die tuberkulöse Meningitis ganz akut aus vollster Gesundheit einsetzen. Unter Erbrechen und Krämpfen tritt in solchen Fällen oft rasch Bewußtlosigkeit ein. — Wenn wir von den seltenen Fällen absehen, bei denen unter dem Bild mehr einer Encephalitis als Meningitis die Krankheit binnen weniger Tage zum Tode führt, so finden wir bei der tuberkulösen Meningitis ein im Verlauf sehr wechselvolles Symptomenbild. Charakteristisch sind Lähmungen der *Hirnnerven*, vor allem des Abducens und Oculomotorius, aber auch des Facialis, bisweilen mit Gesichtszuckungen beginnend. Man kann auch Störungen der *Pupillenreaktion* und eine *Neuritis optica* beobachten. Von corticalen Ausfällen verdient die *transitorische motorische Aphasie* genannt zu werden, welche nach SCHLESINGER ein häufiges initiales Symptom darstellt. Im weiteren Verlauf gelegentlich erscheinende, meist flüchtige Extremitätenparesen, sowie pathologische Reflexe (*Babinski* usw.) sind ein Zeichen des Übergreifens des Prozesses auf die Hirnsubstanz; z. B. auf die Pedunculi cerebri. — In den vielen Wochen, die das Leiden dauern kann, und in denen nicht selten weitgehende *Remissionen* eine falsche Hoffnung auf Genesung erwecken, kommen die Kranken ganz von Kräften. Es besteht ein unregelmäßiges meist sehr hohes *Fieber*, der *Puls*, der anfangs auffällig langsam war, wird unregelmäßig und schneller, die *Atmung* wird beschleunigt. *Retentio urinae* tritt auf, vasomotorische Störungen und verschiedene *motorische Reizerscheinungen* stellen sich ein, das *Sensorium* trübt sich immer mehr, *deliröse* Zustände erschöpfen die Kranken, und schließlich erfolgt unter dem Bild allgemeiner schlaffer Lähmung mit Inkontinenz, CHEYNE-STOKESscher Atmung und Puls- und Temperaturanstieg der Exitus letalis. Die *Dauer* des Leidens pflegt bei Kindern meist unter 3 Wochen zu sein; bei Erwachsenen schwankt die Zeit zwischen Tagen und unter Umständen mehreren Monaten. *Heilungen* sind ganz selten.

Die **Diagnose** macht eigentlich nur in den ersten Krankheitsstadien Schwierigkeiten. Bald hilft der *Liquorbefund* zur Erkennung der Krankheit. Von *anderen Meningitiden* unterscheidet sich die tuberkulöse Meningitis durch den besonders *hohen Liquordruck*, die außerordentliche Erhöhung des Gesamteiweißes, die wenigstens im weiteren Verlauf ganz überwiegend *lymphocytäre Zellvermehrung* und vor allem durch den Nachweis von *Tuberkelbacillen* in jenen feinen *Fibringerinnseln*, die sich beim Stehenlassen im Liquor abscheiden. (Betreffend der Kolloid-Kurven vgl. Abb. 35.) Bisweilen findet man auch Blut bzw. eine Xanthochromie im Liquor; ein Hinweis darauf, daß die tuberkulöse Erkrankung zu schweren Gefäßwandschädigungen führen kann. In analoger Weise entstehen ja auch tuberkulöse Glaskörperblutungen.

Pathologisch-anatomisch ist der Befund schon makroskopisch gekennzeichnet durch die Ausfüllung der subarachnoidalen Räume, vor allem an der Basis im Bereich der Zisternen, mit einem gelblich-gallertigen Exsudat, das die Nerven und das Chiasma umscheidet, sowie eine Unzahl grauweißer miliarer Tuberkeln, besonders entlang der Gefäße, z. B. der A. cer. media in der Fossa Sylvii. Die Hirnsubstanz ist hyperämisch und ödematös. Mikroskopisch sieht man diffuse lymphocytäre Infiltrationen wie auch typische Tuberkel, die entlang der Piagefäße und an der Oberfläche in die nervöse Substanz eindringen. Die Hirnnerven sowie die Gefaßwande zeigen regelmäßig entzündliche Infiltrate.

Die **Therapie** der tuberkulösen Meningitis, welche bis vor kurzem rein symptomatisch war, hat neuerdings einen hoffnungsvollen Antrieb durch die Anwendung von Streptomycin erhalten. Der Leser vergleiche die Ausführungen auf S. 639.

VIII. Angeborene exogene Entwicklungsstörungen und Mißbildungen sowie früherworbene Schädigungen des ZNS.

1. Encephalopathische Idiotien und der Hydrocephalus int. chronicus.

Idiotie kann entstehen durch Gehirnmißbildungen, die beruhen auf abnorm tiefer Furchenbildung des Gehirns *(Porencephalie)*, auf Zurückbleiben einzelner Strukturen in ihrer Differenzierung, z. B. *Balkenmangel*; auf pränatalen entzündlichen, toxischen, zirkulatorischen und traumatischen Einflüssen *(Pseudoporencephalie, Cysten, Erweichungsherde)*, auf gliomatös-neoplastischen Prozessen *(tuberöse Sklerose)*, auf diffus encephalomalacischen, sklerosierenden Prozessen *(lobäre Sklerose)*, auf Entwicklungshemmung der Großhirnrinde *(Mikrogyrie* und *Agenesie)*; auf genuiner oder sekundärer allgemeiner cerebraler Hypoplasie und mit ihr koordinierten Mißbildung des Schädels *(Mikrocephalie)* und schließlich auf der Ausbildung eines *Hydrocephalus*. Nicht hierher gehören die *thyreogenen* und *mongoloiden* Idiotien, obzwar auch bei ihnen das ZNS mitbetroffen ist.

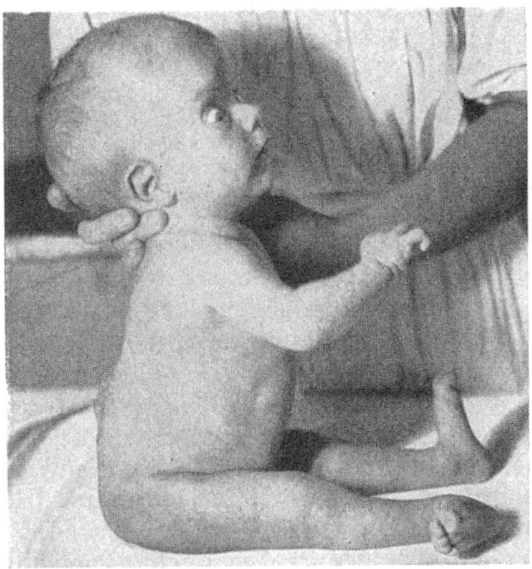

Abb. 47. Hydrocephalus kombiniert mit Spina bifida. Charakteristische Augenstellung. (Eigene Beobachtung.) (Nach J. IBRAHIM: Handbuch der Kinderheilkunde. Herausgegeben von M. v. PFAUNDLER und A. SCHLOSSMANN, 4. Aufl., Bd. IV. Berlin: F. C. W. Vogel 1931.)

Von all den genannten Entwicklungsstörungen ist der **Hydrocephalus congenitus,** *und zwar der H. internus, die praktisch wichtigste.* Sehen wir einen chronischen Hydrocephalus zusammen mit anderen Hirnmißbildungen, so dürfte auch er als eine *Entwicklungshemmung* aufzufassen sein. Häufiger beruht der Hydrocephalus auf einer fetalen *Meningitis*, die auch auf die Plexus chorioidei und das Ependym übergegriffen hat, und zwar entweder zu vermehrter Liquorsekretion oder behindertem Abfluß durch den Aquädukt, die Foramina des IV. Ventrikels oder schließlich mangelhafter Aufsaugung des Liquors in das System der großen Sinus geführt hat. Als Ursache meningitischer Prozesse kommt vor allem die *Lues* in Betracht. Die Ansammlung von Flüssigkeit in den Ventrikeln und deren konsekutive Erweiterung kann so enorm sein, daß die Hirnrinde bis auf wenige Millimeter verdünnt wird. Es sind Mengen von bis zu 10 l einer sehr eiweißarmen Hirnflüssigkeit im Hirninnern gefunden worden. Nicht alle *Hydrocephalen* werden mit einem großen Kopf geboren, sondern die Schädelvergrößerung kann sich später allmählich entwickeln; zumal in Fällen, bei denen eine Meningitis (vgl. S. 660) den Hydrocephalus int. verursacht hat. Bei kleinen Kindern schließen sich die Schädelnähte nicht oder öffnen sich auch wieder. Der Schädelumfang kann den der Brust übersteigen. Das groteske Mißverhältnis zwischen Hirn- und Gesichtsschädel ist auffällig. Die oft konvergierenden Augen sind gewissermaßen in die Taschen der Unterlider gesenkt, so daß diese bis in Pupillenhöhe reichen und die obere Sklera unbedeckt sichtbar ist (vgl. Abb. 47). An *neurologischen Symptomen* sind bemerkenswert bisweilen mydriatische starre Pupillen, seltener Opticusatrophie, häufig langsamer horizontaler Nystagmus. An den Extremitäten sieht man oft die Symptome *diplegischer Starre* (vgl. S. 726), auch Ataxie, Tremor und eigenartige Automatismen. Epileptiforme Krämpfe kommen vor. Die meisten der angeborenen und früh sich entwickelnden Formen von chronischem Hydrocephalus führen zu Schwachsinn bis schwerer Idiotie. Weitere Einzelheiten finden sich in den Lehrbüchern der Kinderheilkunde. Bezüglich des *Hydrocephalus int. bei Erwachsenen* vgl. die Ausführungen im Abschnitt *Hirntumor.*

2. Mißbildungen und Entwicklungsstörungen.

Die meisten schweren *Großhirnmißbildungen* sind mit dem Leben unverträglich und haben daher kein neurologisches Interesse. Ein einseitiger und selbst totaler *Kleinhirndefekt* kann allerdings mitunter ganz symptomlos bleiben oder aber auch zu cerebellaren Störungen (Ataxie usw.) führen. — Im Bereich des Großhirns, und zwar meist im Hinterhauptsbereich, kann eine Ausstülpung der Hirnhäute — eine sog. *Meningocele* — entstehen, die gelegentlich operativ mit Erfolg angegangen werden kann.

Dysplasien des R und seiner Hüllen sind eher mit dem Leben vereinbar als schwere Hirnmißbildungen. Die für den praktischen Arzt wichtigste Störung ist die **Spina bifida,** ein durch mangelhafte Schließung des Wirbelkanals und hernienartiges Vortreten der Meningen, evtl. auch des R charakterisierter Defekt. Je nach dem Inhalt der Ektopie können wir unterscheiden: Meningocelen, Myelocystocelen, Myelocysto-Meningocelen und Myelomeningocelen (vgl. die Darstellung von R. Bing im v. Bergmann-Staehelinschen Handbuch). Während sich bei der eigentlichen Spina bifida, die man auch als *Rachischisis* bezeichnet, der abnorme Zustand schon äußerlich durch eine sichtbare *Vorwölbung* im Bereich der Wirbelsäule verrät, ist dies bei der *Spina bifida occulta* nicht der Fall.

Die **neurologischen Symptome der Spina bifida** — meistens im Bereich der Cauda equina — bestehen in einer motorischen und sensiblen Paraplegie beider Füße und Unterschenkel mit Blasen-Mastdarmlähmung und trophischen Störungen. Hier macht die *Diagnose* des Leidens keine Schwierigkeiten. Anders ist es bei der **Spina bifida occulta,** die in der Mehrzahl der Fälle überhaupt erst röntgenologisch erkannt und nur gelegentlich durch das Vorhandensein einer *fleckförmigen Hypertrichosis* im Bereich der unteren Lendenwirbelsäule, manchmal auch durch eine lokale Verkrümmung wahrscheinlich gemacht wird. Hier stellen sich klinische Symptome charakteristischerweise — wenn überhaupt — meist erst im Verlauf des Wachstums ein und neigen zu allmählicher Verschlimmerung. In vielen Fällen bleibt eine *Enuresis nocturna* das einzige Symptom; doch kann sich ausgesprochene Blasen-Mastdarmschwäche, ja völlige Inkontinenz im Laufe der Zeit entwickeln. Gelegentlich werden auch Sphincterspasmen geklagt. Nicht so selten lenken Deformierungen der Füße in erster Linie eine *Klumpfußbildung* den Verdacht auf eine Spina bifida occulta. In ungünstigen Fällen kommt es durch eine den Zustand komplizierende tumoröse Erkrankung im Caudagebiet oder durch Zerrungen im R infolge Strangbildung zu motorisch-sensiblen Lähmungen, welche an Schwere jenen bei der Rachischisis nicht nachzustehen brauchen.

Die **angeborene Kernaplasie** bestimmter Hirnnerven ist eine Entwicklungsstörung, deren Entstehung wohl schon in die ersten beiden Fetalmonate zurückreicht und bei der angesichts familiärer Fälle die Vererbung von Bedeutung sein *kann.* — Betroffen ist vorzugsweise eine bestimmte Region, die motorischen Kerne des III., IV., VI. und VII., selten des V. und XII. Hirnnerven. Die *Ptosis congenita* ist am häufigsten; angeborene ein- oder auch doppelseitige Facialislähmungen sind meist mit Abducenslähmungen kombiniert. Schwerste Defekte lassen jede Beweglichkeit der Augen, des Gesichts, womöglich auch der Zunge vermissen. — Mit den Kernaplasien können partielle oder totale Aplasien der peripheren Nerven einhergehen.

3. Die cerebrale Kinderlähmung.

Gar oft begegnen dem Arzt Verkrüppelungen und Lähmungen, welche bei näherer Nachforschung wenigstens in ihren Anfängen bis auf die allerfrüheste Kindheit zurückgehen, sei es, daß sie bereits bei der Geburt bemerkt wurden oder sich an die meist komplizierte oder zu früh erfolgte Geburt angeschlossen haben oder schließlich in den ersten Lebensjahren aufgetreten sind.

Ätiologisch kommen für diese Zustände recht *verschiedene Ursachen* in Frage. Genannt seien nur: Mißbildungen des Gehirns, fetale Schädigungen infektiöser, toxischer und traumatischer Art; Geburtstraumen; Encephalitiden und Meningitiden sowie Infektionskrankheiten (Keuchhusten, Diphtherie, Masern, Scharlach, Influenza, Pneumonie, Typhus, Vaccination und vor allem die Lues) in der frühen Kindheit. Oft scheinen dabei gewisse *Dispositionen* — vor allem für die *pranatal* entstehenden Hirnschädigungen — eine Rolle zu spielen. Dies gilt für Kinder von Nerven- und Geisteskranken, blutsverwandten Eltern, Potatoren, Luikern usw. (vgl. IBRAHIM). Später kann man es den Hirnen meist nicht mehr ansehen, welcher Art die ursprüngliche Schädigung war.

Wenn nun zwar aus dem Endzustand die Pathogenese des Leidens nicht mehr erschlossen werden kann, so kann doch als Regel betrachtet werden, daß die sog. LITTLEsche *Ätiologie*, d. h. Schwergeburt, Asphyxie und Frühgeburt vorwiegend *diplegische Cerebrallähmungen* verursacht, während die Mehrzahl der *hemiplegischen Lähmungen erst nach der Geburt im Gefolge von Infektionskrankheiten* entsteht. Bei der *LITTLEschen Krankheit* variieren die Krankheitsbilder, je nachdem ob pyramidale, extrapyramidale oder cerebellare Störungen im Vordergrund stehen.

A. PENTSCHEW hat in letzter Zeit auf die *Encephalopathia posticterica infantum* als wichtige Ursache schwerer zentralnervöser Funktionsstörungen besonders des extrapyramidal-motorischen Systems hingewiesen. Das anatomische Substrat ist seit langem als sog. *Kernikterus* bekannt. Es handelt sich dabei wahrscheinlich um eine primäre Leberschädigung durch die ins Blut des Neugeborenen eingedrungenen Anti-Rh-Agglutinine, wodurch der oxydative Stoffwechsel gewisser Hirnabschnitte sekundär schwer geschädigt wird.

Die Symptomatologie der cerebralen Kinderlähmung. Meist *postnatal*, im Anschluß an infektiöse oder toxische Erkrankung entsteht oft unter *Krämpfen* eine zunächst schlaffe, dann **spastische Hemiplegie,** bei rechtsseitigem Sitz unter Umständen mit *Aphasie*, welche sich meist auf eine *spastische Kontraktur* der *Hand* und des *Armes* zurückbildet, aber auch am Bein noch Spasmen, zumal sog. *Intentionsspasmen*, zurückläßt. Auf der gelähmten Seite entstehen *Wachstumshemmungen* und *vasomotorische* Störungen. Die *Sensibilität* bleibt fast immer normal, doch kommen Hemihypästhesien, stereognostische Störungen, wie auch eine Hemianopsie gelegentlich vor. Recht häufig entwickeln sich später *Hemichorea* und *Hemiathetose*, auch zwangsweise *Mitbewegungen*, z. B. des gelähmten Armes und vor allem aber *Epilepsie* und schwere *Intelligenzstörungen*. Doppelseitige Läsionen dieser Art führen zu **spastischer Diplegie** mit stärkerer Beteiligung der *Arme* und häufigen *pseudobulbären* Symptomen (vgl. S. 592) und später meist zu einer *Idiotie*.

Unter **LITTLEscher Krankheit** versteht man Zustände meist *angeborener oder frühzeitig erworbener allgemeiner* oder (vorwiegend auf die *Beine* beschränkter) *paraplegischer Starre*, die im Verlauf gern mit *Konvulsionen* einhergeht. Oft fallen der Mutter die Spasmen erst später, z. B. beim Gehenlernen auf, das vor allem durch die *typischen Adductorenspasmen* schwerst beeinträchtigt ist. Pyramidale Spasmen und extrapyramidale Tonusstörungen können da nebeneinander bestehen, wobei *Reflexsteigerung* evtl. positiver *Babinski* für die erstere Störung spricht. Epilepsie, Chorea und Athetose sowie Wachstumsstörungen sind hier seltener; häufiger begegnet man *Hirnnervenlähmungen* und *Schädelverbildungen*. Die *Intelligenz* kann normal sein. *Cerebrale Kinderlähmungen* mit vorwiegend *extrapyramidalen Symptomen* können verlaufen unter dem Bild mehr oder minder reiner *Hemiathetose* oder *Hemichorea* evtl. auch *Hemitremor* oder *Hemiklonie* bei ganz oder fast völlig fehlender Hemiparese. — *Diplegische extrapyramidale* Syndrome sind gekennzeichnet durch angeborene *Hypertonie* oder *Hyperkinesen*, z. B. in Form einer *bilateralen Athetose*, bei der in den schweren Fällen die auf S. 550 geschilderten athetotischen Bewegungen in stärkster Weise ausgeprägt sind, mitunter auch die Form des sog. *Torsionsspasmus* annehmen. Auch doppelseitige Chorea kommt dann und wann vor. Kombinationen mit pyramidalen Störungen sind häufig. — Eine recht seltene, vorwiegend *cerebellare* Schädigung, die häufiger angeboren als später erworben beobachtet wird, kann zu einem *atonisch-astatischen Typ* der Kinderlähmung führen (O. FOERSTER). Mischfälle cerebral-cerebellaren Typs weisen neben Spasmen eine Ataxie auf, während bei den vorwiegend cerebellaren Fällen die *Atonie* der Muskulatur *ohne eigentliche Lähmung* die Hauptstörung ausmacht.

Die Athétose double.

Bei diesem seltenen Leiden handelt es sich um eine Erkrankung vorwiegend des *Striatums*, die in der ersten Kindheit, vielleicht schon intrauterin, beginnt und gekennzeichnet ist durch eine bald anscheinend reparative, bald mehr dysplastische *Wucherung von Markscheiden* und auch Achsenzylindern, die man ihres fleckigen Aussehens wegen als *Status marmoratus* bezeichnet. In manchen Fällen muß eine *exogene* Ursache — Geburtstraumen, Infekte — erwogen werden. *Klinisch* sieht man eine schon in der frühen Kindheit entstehende *Athetose,* meist an den oberen Extremitäten, öfters auch eine allgemeine Rigidität; jedoch keine Pyramidenbahnsymptome. Epileptische Anfalle und mangelhafte Entwicklung der Intelligenz sind häufig. — Das Leiden pflegt um die Pubertät stationär zu werden.

Außer diesen zweifellos exogen bedingten cerebralen Kinderlähmungen sieht man bisweilen deutlich *progrediente spastische Syndrome,* die sich bei näherer Nachforschung als **hereditär,** also endogener Natur erweisen. Die pathologisch-anatomischen Vorgänge können dabei ganz verschiedener Natur sein. Bald handelt es sich um *systematische Atrophien* des pyramidalen Systems (vgl. S. 732), bald um *Entmarkungsprozesse* im Sinne einer *diffusen Sklerose des Hemisphärenmarks* bzw. einer „*Encephalitis periaxialis diffusa*" (SCHILDER). Dabei tritt im Verlauf das Bild einer mehr oder minder hochgradigen „Decerebration" mit schwerer Demenz, Versagen aller Sinne und völliger Versteifung auf.

IX. Die Erbkrankheiten und familiären Erkrankungen des ZNS.

In Bd. I, S. 47 findet der Leser jene grundlegenden Ausführungen, die für das Verständnis der Erbkrankheiten des NS unerläßlich sind. Für die *Definition eines Leidens als Erbkrankheit* müßte an sich entscheidend sein, daß eine ererbte Eigentümlichkeit für die Manifestation eines bestimmten klinischen Syndroms den Ausschlag gibt. So sind im Grunde eine Reihe Krankheiten, deren Ursache wir nicht kennen und die wir als „*genuin*" bezeichnen, Erbkrankheiten; z. B. auch die genuine Hypertension. Andererseits überwiegt bei vielen Erkrankungen das exogene Moment derart das endogene, daß man solche Erkrankungen besser nicht in den Rahmen der Erbkrankheiten einbezieht. *Exogene Faktoren* — Traumen, Infekte, körperliche und seelische Schädigungen mannigfachster Art — sehen wir bei vielen Erbkrankheiten in so innigem zeitlichem Zusammenhang mit dem Auftreten der ersten Krankheitserscheinungen, daß nur die Kenntnis des Leidens den Arzt davor bewahren kann, ein kausales Verhältnis anzunehmen, wo in Wirklichkeit das exogene Moment nur begünstigend, sei es für die erste Manifestation oder für die Bewußtwerdung oder für die Verschlimmerung eines im Grunde endogenen Leidens gewirkt hat. Erbkrankheiten sind nur in den seltensten Fällen schon bei der Geburt erkennbar! Meist treten sie erst im Laufe des Lebens, oft erst nach Jahrzehnten in Erscheinung. Andererseits brauchen angeborene Leiden durchaus nicht hereditär zu sein und sind es meist auch nicht! — Für die Klärung der vielen schwierigen Probleme, vor allem die Klassifizierung und Beurteilung der Erbkrankheiten hat sich die Familienforschung als ein unübertreffliches Hilfsmittel erwiesen. Die *Anamnese* ist eines der wichtigsten diagnostischen Werkzeuge für den Arzt. Sie läßt erkennen, daß in der Familie des Kranken, sei es in seiner oder auch den vorhergehenden Generationen, Erkrankungen des ZNS der gleichen Art, bisweilen aber nur mehr oder minder ähnliche Syndrome oder nur allgemeine Störungen der geistigen oder körperlichen Entwicklung – Schwachsinn, endokrine Störungen, Anomalien am Skelet usw. — beobachtet worden sind. *Wiederholungen des gleichen Leidens (Homologie) in einer Familie* sind zwar die Regel; nur ist zu bedenken, daß in der Aszendenz Träger *verschiedenartiger Erbkrankheiten* vorkommen können und daß auch ein und dasselbe Leiden sich weder hinsichtlich Stärke und Vollzähligkeit noch der Gruppierung der Symptome bei verschiedenen Mitgliedern einer Familie gleich zeigen muß. *Rudimentäre Formen* eines Erbleidens können ihren Trägern ganz unbewußt bleiben und werden oft erst durch den Arzt festgestellt. — Die Verschiedenheit klinischer Syndrome eines Erbleidens in einer Sippe läßt, wenn man die familiäre Kombination wesentlich verschiedener Erbleiden ausschließen kann, erkennen, daß das *phänotypische* eines bestimmten Syndroms doch *nicht die,* sondern nur *eine der möglichen Erscheinungsformen einer Erbkrankheit* ist. *Das was offenbar vererbt wird, ist allgemeinerer Natur*; ist etwa eine unvollkommene oder zu bestimmten *Mißbildungen des ZNS disponierende Anlage,* wie wir sie z. B. bei der Myatonia congenita bzw. der Syringomyelie finden; oder eine *Störung des Zellstoffwechsels* der z. B. zu ganz eigenartigen Ablagerungen in den Zellen, wie z. B. bei der amaurotischen Idiotie führen kann. Eine *Neigung zu abnormem, dysplastischem, tumorösem Zellverhalten,* liegt vor bei der tuberösen Sklerose, der RECKLINGHAUSENschen Krankheit usw. In anderen Fällen ist es eine *Neigung zu Atrophien,* vielleicht *frühzeitigem Altern* funktionell zusammengehöriger Teile *des ZNS.* Sie werden beobachtet als *systematische Atrophien,* sei es bestimmter Partien der Hirnrinde und ihrer zentrifugalen Bahnen (PICKsche Krankheit, spastische Spinalparalyse), gewisser Einheiten des extrapyramidalen Systems (HUNTINGTONsche Krankheit, essentieller Tremor, gewisse

Myotonien, vielleicht auch die Paralysis agitans), des pontoolivo-cerebellaren oder rein cerebellaren Systems, des letzten Neurons, d. h. der bulbären Kerne, der spinalen Vorderhornzellen und auch der peripheren Nerven (Bulbarparalyse, spinale bzw. neurale Muskelatrophie) oder auch in Kombinationen solcher systematischer Atrophien (amyotrophische Lateralsklerose, FRIEDREICHsche Krankheit usw.). Ein andermal ist es offenbar eine mit bestimmten funktionellen Störungen des ZNS einhergehende Konstitutionsanomalie (Epilepsie, Migräne). Schließlich mögen wohl auch vielgestaltige Störungen des vegetativen NS zentraler oder peripherer Natur oder partielle Stoffwechselstorungen, wie wir sie bei den Muskeldystrophien voraussetzen, das Wesen vererbter Leiden ausmachen. — Es gibt auch Erkrankungen des ZNS, welche familiar gehäuft vorkommen, bei denen jedoch Vererbung nicht nachgewiesen ist. Hierher gehört als typisches Beispiel die WILSONsche Erkrankung. Wir sind noch in den ersten Stadien eines wirklichen Verständnisses dieser ererbten Grundstörungen, deren Erkenntnis allein uns jedoch dazu verhelfen kann, eine systematische Ordnung an Stelle einer nur am phänotypischen haftenden Katalogisierung vielfacher klinischer Symptomgruppierungen zu setzen. — Die folgende Einteilung kann daher nur einen provisorischen Charakter haben.

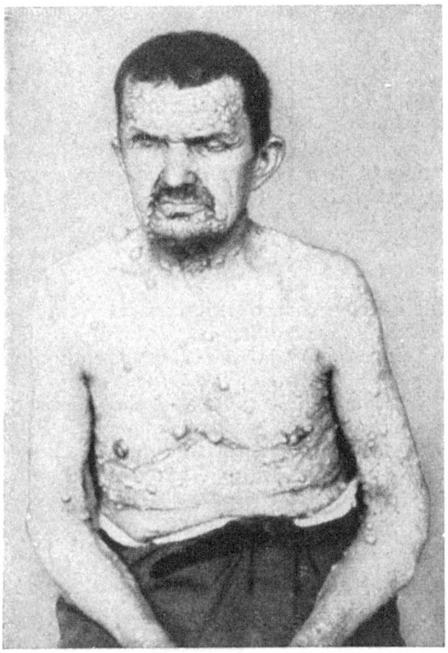

Abb. 48. RECKLINGHAUSENsche Krankheit (Neurofibromatosis). (Aus der neurologischen Abteilung der University of Chicago.)

1. Erbliche Entwicklungsstörungen, Miß- und Neubildungen.

a) Die Neurofibromatose (RECKLINGHAUSENsche Erkrankung).

Wir haben es hier mit einem endogenen Leiden zu tun, das auf einer Entwicklungsstörung beruht, wobei die noch undifferenzierten „Neuroepithelialzellen“ vorzugsweise betroffen werden. So erklärt sich die Affektion verschiedener Ektodermabkömmlinge der Haut und des Nervensystems. Daß auch Mesodermabkömmlinge betroffen sein können, weist nach CURTIUS darauf hin, daß hier eine Anomalie der „abhängigen Differenzierung“ überhaupt vorliegt. Dieser Autor sieht in der gelegentlichen Kombination mit anderen Entwicklungsstörungen (Situs inversus, Spina bifida, markhaltigen Nervenfasern in der Retina usw.) wie auch in gelegentlichen bösartigen Tumoren einen Hinweis auf die *schwere ontogenetische Störung* als Grundlage der später manifest werdenden Erkrankung. — Die *Erblichkeit* spielt angesichts oft beobachteter familiärer Häufung des mehr oder minder ausgeprägten Leidens eine *ausschlaggebende Rolle.*

Symptomatologisch ist das vollkommen ausgebildete Krankheitsbild gekennzeichnet durch die große Vielfältigkeit seiner Manifestationen. Soweit das *Nervensystem* betroffen ist, findet man multiple, meist kleine, unter Umständen fühlbare Tumoren der peripheren wie auch solche der vegetativen Nerven. Dabei kann es sich bald um schmerzhafte Nervenfasergewebstumoren, bald um einfache Fibrome handeln. Schmerzhafte Knoten unter der Haut werden als *Tubercula dolorosa* bezeichnet. Ein Befallensein der *Cauda equina* äußert sich in schmerzhaften neuralgiformen Zuständen, mitunter sogar in Lähmungen. Auch das *Acusticusneurinom* (vgl. S. 615) ist gelegentlich nur eine lokale Manifestation des Leidens. Im *Gehirn* selbst sind mitunter Gliome oder auch mehr diffuse sklerotische Prozesse an der Glia des Hemisphärenmarks gefunden worden. Die mehr oder minder generelle Erkrankung des ZNS verrät sich bisweilen in *Schwachsinn* und psychotischen Bildern. — Auf den ersten Blick erkennt man das Leiden an den typischen multiplen schmerzlosen *Hauttumoren* — Fibromata mollusca —, wie sie Abb. 48 veranschaulicht.

Dazu kommen oft *Hautpigmentnaevi*, sog. „*Café au lait*“-*Flecke*. *Skeletanomalien* sind häufig. Schließlich sei noch die Kombination mit den verschiedenartigsten Störungen des gesamten *endokrinen* wie auch des Blutdrüsenapparates genannt (CURTIUS). — Begegnet die **Diagnose** bei Fällen mit dem kompletten Syndrom kaum irgendwelchen Schwierigkeiten, so gilt dies nicht für die viel häufigeren *rudimentären* Fälle, wo etwa nur Naevi, nur Fibrome, nur psychische Anomalien, anderweitige cerebrale Störungen oder Mißbildungen der oder jener Art vorliegen. Hier hat dann die *Familienforschung* einzusetzen. Die **Prognose** des Leidens ist, von den Fällen mit cerebraler Lokalisation abgesehen, quoad vitam gut.

Therapeutisch sind wir, abgesehen von chirurgischem Vorgehen, z. B. bei Acusticustumoren, schmerzhaften peripheren Nerventumoren und Zeichen bösartiger Entartung, machtlos.

Verwandtschaftliche Beziehungen zwischen der häufigen Neurofibromatose bestehen zu der seltenen **tuberösen Sklerose,** welche wieder durch Hautnaevi, vor allem aber das sog. Adenoma sebaceum, Tumoren des ZNS, Herztumoren (Rhabdomyome), Nierentumoren, Schwachsinn und epileptische Anfälle gekennzeichnet ist.

b) Die Syringomyelie.

Aus dem Streit der Meinungen über die Pathogenese der Syringomyelie kann man nach den Untersuchungen von BIELSCHOWSKY, HENNEBERG, KOCH u. a. als ziemlich sicher eine *Entwicklungsstörung* annehmen, und zwar eine *Hemmung der Raphebildung* beim Schluß des Neuralrohrs, begleitet bzw. gefolgt von einer *Proliferation der nicht ausdifferenzierten Spongioblasten.* Diese als *Dysraphie* zu deutende Natur des pathogenetischen Vorgangs macht die häufige Kombination mit anderen Entwicklungsstörungen des R und seiner Hüllen gut verständlich. Die Dysraphie kann mit einer Spaltbildung der Wirbelsäule *(Rachischisis),* vor allem inkompletter Form, als sog. *Spina bifida occulta* einhergehen. Meist findet sich diese allerdings nicht im Bereich der Halswirbelsäule, sondern im Lenden- bzw. Sacralabschnitt; vgl. S. 725.

Die Entstehung der dem Leiden eigenen *Bildung von Höhlen* im R hängt von verschiedenen Umständen ab. Nekrosen in dem blastomatösen Gewebe wie eine mit Höhlenbildung einhergehende Gliose kommen wohl nebeneinander vor. Außerdem ist auch mit einem primären Parenchymzerfall und sekundärer Gliose zu rechnen, wie Ernährungsstörungen im R, z. B. bei *Pachymeningitis hypertrophica* sie verursachen können. Eine Reihe pathologischer Prozesse können zu einer **symptomatischen Syringomyelie** führen. *Intramedulläre Tumoren*, nicht nur Gliome, auch Ependymome und Angiome verursachen bisweilen eine über viele R-Segmente ausgedehnte Höhlenbildung. *Meningomyelitische* Prozesse können wahrscheinlich infolge sekundärer Ernährungsstörungen höhlenartige Endzustände hinterlassen. Abzugrenzen von der Syringomyelie ist die *Hydromyelie*, eine hydropische Erweiterung des Zentralkanals, welche gelegentlich durch Druck auf die graue R-Substanz nervöse Erscheinungen verursacht.

Der **pathologisch-anatomische** Befund ist für die echte Syringomyelie in der Regel typisch. Das R erweist sich im Bereich der Erkrankung verbreitert, bisweilen auch abgeflacht und bietet dem tastenden Finger eine abnorme Konsistenz, oft ist eine Fluktuation fühlbar. Die Spalt- bzw. Höhlenbildung beginnt meist im Hinterhorn, dehnt sich oft weit vor allem der Länge nach, und zwar vorwiegend auf Kosten der grauen Substanz aus. Fast stets liegt die einheitliche oder auch gekammerte Höhle hinter der vorderen Commissur (vgl. Abb. 49). In extremen Fällen kann die Höhle bzw. die Parenchymläsion von der Brücke bis zum Conus reichen. — Mikroskopisch ist die Höhle von gliösem und mesodermalem Gewebe umgeben — dies im Gegensatz zur *Hydromyelie,* bei der die Höhle von Ependymzellen ausgekleidet ist. Je nach der

Ausdehnung des syringomyelitischen Prozesses im Querschnitt sind graue Substanz und unter Umständen auch die angrenzenden Bahnen geschädigt.

Das **familiäre Vorkommen** der Syringomyelie bei Geschwistern ist in einer Anzahl von Beobachtungen sichergestellt. Nach BREMER soll in den Familien dieser Kranken ein besonderer *Konstitutionstyp*, den er als Status dysraphicus bezeichnet, sich dominant vererben. Es finden sich da Trichterbrust, vasomotorische, trophische Störungen an den Händen, Kyphoskoliose, Mammadifferenzen, Enuresis nocturna und eine Reihe von Degenerationsmerkmalen.

Symptomatologie und Verlauf. Die Syringomyelie befällt Männer häufiger als Frauen vorwiegend vom 2.—4. Jahrzehnt. Die Lokalisation des Prozesses

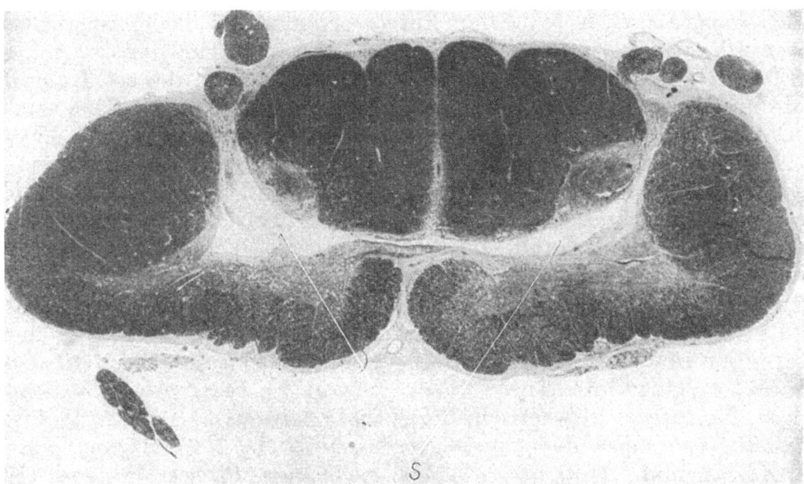

Abb. 49. Höhlenbildung in der grauen Substanz des Halsmarks bei Syringomyelie. (Aus der II. med. Klinik München, F. v. MÜLLER.)

im R., vorwiegend in der grauen Substanz, erklärt die Symptomatologie. Hinterhornsymptome, d. h. oft lange Zeit bestehende Parästhesien, auch qualvolle Schmerzen in einer Hand oder beiden Händen, Temperaturmißempfindungen, später erst objektiv nachweisbare Empfindungsstörungen machen meist den Anfang. Charakteristisch sind Störungen des Schmerz- und Temperatursinns, also eine *dissoziierte Empfindungsstörung,* welche auf eine *Hinterhornläsion* hinweisen. An den Fingern, die meist am frühesten und stärksten betroffen sind, kommt es begreiflicherweise leicht zu Verbrennungen und Verletzungen, die, sei es, weil sie nicht gefühlt werden oder weil die Gewebsernährung auch geschädigt ist, eine schlechte Heiltendenz und Neigung zu Sekundärinfektionen haben. Das Übergreifen des Prozesses auf das *Seitenhorn* begünstigt *vegetative Störungen* und führt, wenn das untere Halsmark betroffen ist, zu einem HORNERschen *Syndrom* (vgl. S. 555). In typischen Fällen sieht man eine allmähliche *Atrophie* und *Muskelschwäche* vor allem wieder der Hände Platz greifen. *Fibrilläre Zuckungen* und *Atrophien* sind der Beweis, daß der Prozeß auf das Vorderhorn übergegriffen hat. Viele Fälle bleiben stationär, andere zeigen Remissionen, viele sind progressiv und entwickeln schwere *trophische Störungen.* Es kommt zu Haut-, Haar-, Nagelveränderungen, lokaler Cyanose und Ödem, schließlich auch schweren Knochen- und Gelenkerkrankungen. Es gibt eine sog. *lepröse Form,* bei der die mit dissoziierten Sensibilitätsstörungen verbundenen trophischen Störungen das Bild beherrschen. Wie bei der Lepra begegnet man da auch schweren Verstümmelungen, namentlich der Hände. Eine *dorsolumbale* Ausbreitung des Prozesses im R-Grau begünstigt *Deformierungen* am Rumpf, d. h. das Entstehen einer *Kyphoskoliose*, der *Trichterbrust* usw. Im Röntgenbild machen *osteoarthropathische* Krankheitsformen schwere Knochen- und Gelenkveränderungen. Ein Übergreifen auf die angrenzenden R-Bahnen pflegt erst im späteren Verlauf einzutreten. Eine frühzeitige Schädigung der Hinter- und Pyr.-S.-Stränge führt zu klinischen Syndromen, welche an die amyotrophische Lateralsklerose erinnern. Wir sehen in solchen Fällen Kombinationen von sei es *ataktischen* bzw. *spastischen Symptomen* vorwiegend in den Beinen mit jenen beschriebenen segmentalen Hinter-, Seiten und Vorderhornschädigungen. Fälle, in denen das Leiden *lumbosacral*, d. h. in den Füßen beginnt und die meist auch schwere *Blasen-Mastdarmstörungen* (vgl. S. 555) aufweisen, sind relativ selten. Das gleiche gilt auch von „pachymeningitischen" Formen, die ein Kompressionssyndrom oder BROWN-SÉQUARD-ähnliche Bilder (vgl. S. 559ff.) machen können.

Das seltenere Syndrom der **Syringobulbie** beruht auf einem Übergreifen des Prozesses auf die Med. oblong. und die Brücke. Die Lokalisation wie die Ausdehnung der Syrinx wechselt von Fall zu Fall und damit natürlich auch die Symptomatologie. Obwohl meist alle motorischen und sensiblen Kerne wie auch die im Zentrum des Hirnstammes gelegenen Bahnen, vor allem der Tr. spinothalamicus, das Corpus restiforme, der Fasc. longitudinalis usw. lädiert sein können, so sind doch Augenmuskellähmungen und Schädigung der Pyr.-Bahnen seltene Ausnahmen. Der Prozeß ist im Beginn meist einseitig, kann es auch bleiben oder auf die andere Seite übergreifen. *Dysarthrische und dysphagische Beschwerden*, *Trigeminus-Reiz- wie Lähmungserscheinungen*, *Nystagmus* (rotatorisch, horizontal oder vertikal), *gekreuzte dissoziierte Sensibilitätsstörungen der ganzen Körperseite*, *cerebellare Ataxie*, VII., VIII., IX., X., XI. und XII. *nucleäre Lähmungen*, *sympathische Störungen* (HORNER) — all dies kann in wechselvoller Verbindung im Einzelfall gefunden werden. Interessanterweise treten syringobulbäre Symptome gelegentlich fast *apoplektisch*, sogar manchmal mit *Bewußtseinsstörungen*, *Kopfschmerz*, *Erbrechen* auf. Soweit nicht die Störung zentraler bulbärer Mechanismen dafür verantwortlich ist, kann man akute Unterbrechung der Liquorzirkulation *(Hydrocephalus int.)* als Ursache vermuten. Manche Fälle verlaufen für einige Zeit als ungeklärte *Trigeminusneuralgie*, andere zeigen chronischen *Singultus* oder nehmen einen bedrohlichen Verlauf infolge *zentraler Atemstörungen*.

Der *Verlauf der Syringomyelie* ist in der Regel ausgezeichnet durch plötzliche Verschlimmerungen, die sich, wie auch der erste Beginn des Leidens, nicht selten an ein *Trauma* anschließen können. Da die Lähmungen wieder partiell zurückzugehen pflegen, können echte Remissionen vorgetäuscht werden. Das Fortschreiten des Prozesses kündet sich meist durch neue Parästhesien und Hyperalgesien an. Die *Lebensdauer* der Kranken ist in der Regel länger, als man besonders bei syringobulbären Erscheinungen erwarten würde.

Diagnose und Differentialdiagnose. Wenn auch die typischen, sensiblen motorischen und trophischen Störungen eindeutig genug sind, so geschieht es doch häufig, daß, zumal wenn nur sensible Reizsymptome oder nur trophische Störungen bestehen, das Leiden als ein Nervenleiden lange unerkannt bleibt. In anderen Fällen können unter Umständen die motorischen Symptome so ausschließlich im Vordergrund stehen, daß die Abgrenzung gegen die *amyotrophische Lateralsklerose* schwierig ist. Den *R-Querschnitt befallende Läsionen*, *myelitische* Prozesse, die *cerebrospinale Lues* wie auch extramedulläre, komprimierende *Tumoren* sind schon durch ihren Verlauf wie auch an Hand der überwiegenden Symptome seitens der langen Bahnen auszuschließen,

Schwierigkeiten kann die *Pachymeningitis cerv. hypertr.* machen (vgl. S. 710). Die *Hämatomyelie* zeigt einen raschen Beginn, meist Doppelseitigkeit der Symptome, unter denen die bei der Syringomyelie ungewöhnliche initiale schlaffe Tetraplegie einen wichtigen Platz einnimmt und keine Progression, sondern meist Rückbildung der Symptome. Eine *Plexuserkrankung* kann wohl nur im ersten Beginn ein ähnliches klinisches Bild machen. *Akute syringobulbäre Formen* können mit *akuten Bulbärlähmungen vasculärer Genese* verwechselt werden. Der Verlauf und die üblichen Begleiterscheinungen zirkulatorischer Hirnstörungen (vgl. S. 586) erlauben in der Regel die richtige Diagnose. Die **Hydromyelie** weist an Stelle der typischen Muskelatrophien der S. mit Vorliebe frühzeitige *Spasmen* — auch an den Händen! — mit den für Pyr.-B.-Läsionen typischen Reflexanomalien auf. Atrophien sieht man erst im späteren Verlauf. Steifhaltung der Wirbelsäule spricht in zweifelhaften Fällen für Hydromyelie.

Therapie. Gute Resultate gibt bisweilen die *Röntgenbestrahlung* des R, vor allem bei frischen Fällen. Man gibt eine Dosis von $^1/_3$ HED auf ein Feld von 8×15 alle 2—3 Tage, bis jedes Feld 90% der HED erhalten hat. Die operative Eröffnung der Höhle ist dringend zu erwägen, wenn die Anzeichen eines *Liquorblocks* (vgl. S. 560) bestehen. Die Drainage der das R. komprimierenden Flüssigkeit, gefolgt von Röntgen- oder auch Radiumbestrahlung hat eine ganze Anzahl schöner Erfolge aufzuweisen.

c) Die Myatonia congenita (OPPENHEIM).

Wir haben es bei diesem seltenen Leiden offenbar mit einer vererbten fehlerhaften Anlage der Muskelfibrillen bzw. einer unfertigen Neurotisation der quer gestreiften Muskulatur (BIELSCHOWSKY) zu tun, welche sich schon alsbald nach der Geburt in einer abnormen lähmungsartigen Schlaffheit der gesamten quer gestreiften Muskulatur äußert. Der Erbgang ist noch unklar; man hat das Leiden bei Geschwistern, Kindern anscheinend gesunder Eltern auftreten sehen. Ob progrediente, erst allmählich sich entwickelnde Myatonien hierhergehören, oder ob es sich da nicht um progressive Muskeldystrophien bzw. spinale Muskelatrophien handelt, ist bisweilen schwer zu entscheiden.

2. Systematische Atrophien.

H. SPATZ hat sich das große Verdienst erworben, die vor allem pathologisch-anatomischen Eigenheiten und Gemeinsamkeiten dieser großen Gruppe von Erbkrankheiten aufgezeigt zu haben. Es handelt sich hier um langsam fortschreitende *Atrophien* einzelner Systeme des ZNS für sich oder in mehr oder minder typischen Kombinationen, wobei der atrophische Prozeß sich bald mehr am Zentrum, d. h. den Nervenzellen als Ursprung der Fasersysteme bzw. peripheren Nerven bald mehr an den letzteren, entfernt vom Zentrum, am frühesten und stärksten zeigt. Die Merkmale einer eigentlichen Degeneration (vgl. S. 496) fehlen oder sind zum mindesten unbedeutend. — Der Beginn der Atrophien fällt in ganz verschiedene Lebensalter; kann womöglich auch schon intrauterin einsetzen und damit als angeborenes Leiden imponieren. Die Atrophie kann sich an einem bis dahin anscheinend normalen, in anderen Fällen aber bezüglich der gefährdeten Systeme vielleicht hypoplastischen NS entwickeln. Sie kann schließlich im hohen Lebensalter besondere Formen einer auf gewisse Systeme beschränkten *involutiven Atrophie* annehmen, wie wir sie z. B. bei der sog. PICK*schen Krankheit* am Stirn-, Schläfen- und Scheitellappen finden.

a) Die spastische Spinalparalyse.

In seiner endogenen, erblichen Form ist dieses an sich seltene Leiden charakterisiert durch seine familiäre Häufung, vor allem unter Geschwistern, seltener in der Aszendenz und durch seine Neigung, sich in der befallenen Sippe um das gleiche Lebensalter bemerkbar zu machen *(Homochronie)*. Der Vererbungsmodus ist dominant oder recessiv. Häufig begegnet man Verwandtenehen in der Aszendenz. Die Krankheit zeigt sich meist in den ersten 2 Lebensjahrzehnten, öfters bei Männern als bei Frauen.

Symptomatologisch wird die spastische Spinalparalyse beherrscht von langsam zunehmenden Spasmen der Beine, die nur selten auf die Arme übergehen. Die Zeichen pyramidaler Paresen sind vorhanden, ohne daß schwere Lähmungen bestehen. In den Adductoren der Quadriceps-, Waden- und Gesäßmuskulatur bilden sich allmählich schwere Kontrakturen aus. Der Gang ist typisch *spastisch-paretisch*. Die Sehnenreflexe sind lebhaft gesteigert, die großen Zehen oft in „Dauer-BABINSKI"-Stellung; Bauchdecken- und Cremasterreflexe pflegen eigenartigerweise meist erhalten zu sein; auch *Sensibilität*, *Blase* und *Mastdarm* bleiben frei. In spinal- cerebralen Mischfällen können die Spasmen auf Arme und Kopf übergreifen und *Pseudobulbärsymptome* (vgl. S. 592) hinzukommen. Mit dem rein spastischen Syndrom verbinden sich gar nicht selten Schwachsinn und affektive Störungen als Merkmale einer cerebralen Miterkrankung sowie eine Ataxie, welche die Verwandtschaft mit der FRIEDREICH*schen Krankheit* nahelegt. Andererseits weisen atrophische Lähmungen im Bereich der Hirn- und R-Nerven auf die Beziehungen zur *amyotrophischen Lateralsklerose*.

Die **Diagnose** hat — zumal bei Fehlen familiärer Häufung — stets die Möglichkeit einer **symptomatischen Spinalparalyse** bei Lues (vgl. S. 708), Encephalomyelitis, perniziöser Anämie, R-Tumoren, vor allem aber eine spinale paraparetische Form einer multiplen Sklerose auszuschließen.

Pathologisch-anatomisch findet man eine im R, und zwar distal am deutlichsten ausgeprägte Atrophie der Pyramidenbahnen; bei eingehender Untersuchung aber meist auch einen systematischen Schwund und Ausfall der BETZschen Pyramidenzellen in der motorischen Hirnrinde.

b) Die spinale progressive Muskelatrophie.

Das meist sporadisch auftretende Leiden setzt der Erkenntnis seiner Erblichkeitsverhältnisse große Schwierigkeiten entgegen. Exogene Momente, Traumen, Infekte, eine Poliomyelitis findet man gelegentlich auch einmal in der Vorgeschichte dieser Kranken. Sie mögen dann und wann den Verlauf beeinflussen, sind aber nicht die Ursache des Leidens. Der Name *„Chronische Poliomyelitis"* ist irreführend. Die in den ersten Lebensjahren auftretende Form der spinalen Muskelatrophie, der sog. **WERDNIG-HOFFMANNsche infantile Typ** zeigt hingegen einen ausgesprochen *familiären Charakter*.

Symptomatologie und Verlauf. In seiner klassischen Form begegnet uns die Erkrankung als der von ARAN und DUCHENNE beschriebene Lähmungstyp. Die ersten Symptome des meist das männliche Geschlecht befallenden Leidens treten meist nach dem 20. Lebensjahr auf. Ganz allmählich entstehen *zunächst Atrophien, dann Lähmungen*, und zwar meist zuerst am Daumenballen und den kleinen Handmuskeln der rechten Hand bei Rechtshändern, seltener — als atypische Form — zuerst an der Schultermuskulatur. Gelegentlich können auch andere, besonders stark und einseitig beanspruchte Muskeln den Anfang machen; obwohl im allgemeinen die Ausbreitung der Lähmungen *symmetrisch ist*. Im Beginn steht die Hand meist in sog. „Affenhand-Stellung", oder infolge Atrophie der Lumbricales und Interossei auch in mäßiger „Krallenhandstellung" (vgl. Abb. 22 u. 23). Die langen Extensoren und Flexoren pflegen erst später zu schwinden. Im weiteren Verlauf greifen die Atrophien sprunghaft, in der Regel symmetrisch auf andere Muskelgruppen über, und zwar meist auf die Muskeln des Schultergürtels und den Serratus („lose Schultern"). Später können die übrigen Arm- und die Rumpfmuskeln folgen. Das sog. „Ultimum moriens" pflegt die Pars clavicul. des Trapezius zu sein. Der Hals bleibt meist verschont. Die Beine erkranken erst zuletzt, und zwar wieder mit distal beginnenden Atrophien. Typisch für das Leiden sind die auf Vorderhornerkrankung hinweisenden *fibrillären Zuckungen* in den schwindenden Muskeln. Die *Reflexe* erlöschen parallel mit der immer kompletter werdenden Lähmung. Die *elektrische Erregbarkeit* pflegt nur quantitativ abzunehmen. *Sensibilitäts-* und *Blasen-Mastdarmstörungen fehlen.* An *trophischen Störungen* finden sich: Schwund des subcutanen Fettgewebes, Kälte und Cyanose der Hände, Atrophie der Haut, Hyperhidrosis, bei Kindern oft eine merkwürdig gute Auspolsterung der Defekte durch Fett. Der *Verlauf* des Leidens ist sehr langsam. Daher kommt es auch, daß die Kranken sich oft erstaunlich gut mit dem Rest ihrer Muskulatur zu behelfen lernen. Das Leben wird vor allem durch eine Lähmung des Diaphragmas und der Respirationsmuskulatur bedroht. Ascendierend kann der Prozeß zur *progressiven Bulbärparalyse* führen. Bei der *infantilen Form* kann die Atonie und Lähmung Verkrümmungen des Skelets (Trichterbrust, Kyphoskoliose usw.) zur Folge haben.

Diagnose und Differentialdiagnose. In differentialdiagnostische Erwägungen müssen im Prinzip alle jene Erkrankungen gezogen werden, welche mit der spinalen Muskelatrophie *die Erkrankung des peripheren motorischen Neurons,* d. h. der motorischen Endstrecke teilen. Gegenüber der *Poliomyelitis ant.* zeichnet sich die spinale Muskelatrophie nicht nur durch das Verlaufstempo und den Ausbreitungstyp, sondern auch dadurch aus, daß bei ihr die *Atrophien den Lähmungen vorausgehen.* Während die progressive *Muskeldystrophie* keine zu großen diagnostischen Schwierigkeiten macht, ist die *neurale Muskelatrophie,* wenn Schmerzen und sensible Störungen fehlen und reichlich fibrilläre Zuckungen vorhanden sind, manchmal ein diagnostisches Problem. Ähnlichkeit kann einmal die *Syringomyelie* mit der spinalen Muskelatrophie haben; doch helfen hier vor allem die Sensibilitätsstörungen zur Abgrenzung. Das gleiche gilt von anderen Prozessen am Halsmark, den *Tumoren* und der *hypertrophischen Pachymeningitis.* Außer Schmerzen treten hier meist auch R-Strangsymptome auf. *Periphere Nervenlähmungen,* selbst rein motorische, unterscheiden sich wieder durch das entgegengesetzte Verhältnis von Atrophie und Lähmung und durch ihren Verlauf. — Die *Lues* kann ein dem endogenen Leiden sehr ähnliche *symptomatische spinale Muskelatrophie,* bei der die Lähmungen jedoch weniger symmetrisch zu sein pflegen, auch positive serologische Befunde und ein Ansprechen auf spezifische Behandlung die Diagnose erleichtern.

Pathologisch-anatomisch liegen bei der progressiven Muskelatrophie ein Ausfall der Vorderhornzellen und atrophische Prozesse an den Vorderwurzeln vor.

c) Die progressive Bulbärparalyse.

Die progressive Bulbärparalyse ist das in die Kerne des V., VII., X. und XII. Hirnnerven lokalisierte Ebenbild der spinalen Muskelatrophie im Bulbus. Sonderbarerweise bleiben die Augenmuskelkerne fast immer verschont. Auch dieses Leiden zeigt fast nur in seiner *infantilen Form* familiären Charakter, während bei Erwachsenen Befallensein mehrerer Geschwister schon sehr selten und Vorkommen in der Aszendenz ganz ungewöhnlich ist.

Symptomatologie und Verlauf. Im Zusammenhang mit einer spinalen Muskelatrophie oder der noch zu beschreibenden amyotrophischen Lateralsklerose, seltener als Krankheitsbild für sich treten zunächst Ermüdungserscheinungen an den Lippen, der Zunge, Schlund- und Kau-, Kehlkopf- und Gesichtsmuskulatur auf. Die Störung wird in der Regel zuerst an den Schwierigkeiten beim Sprechen erkannt. Die Stimme wird leicht heiser, die Aussprache der Zungen-, Gaumen- und Lippenlaute beginnt Mühe zu machen; es kommt zu einer *Dysarthrie,* schließlich zu Sprechunfähigkeit. *Dysphagie* infolge Lähmung der Zungen- und Schlundmuskulatur macht Essen und besonders Trinken zur Qual. Parallel mit diesen Beschwerden stellt sich eine deutliche *Atrophie* der genannten Muskeln unter Umständen auch der Gesichts- und Kaumuskulatur ein, welche dann an dem eingefallenen Gesicht, den schmalen Lippen und der Zunge kenntlich ist. Wieder weisen fibrilläre Zuckungen, besonders an der verdünnten Zunge, auf den nucleären Sitz der Erkrankung hin. Bisweilen kommen auch Störungen des *visceralen* Vagus hinzu. Der *Verlauf* ist langsam progredient. Immer besteht die Gefahr der *Schluckpneumonie.* Die Ernährungsschwierigkeiten werden immer größer, bis meist im Ablauf von 2—3 Jahren die Kranken durch den Tod erlöst werden. Im ganzen ist das Bild so typisch, daß keine diagnostischen Schwierigkeiten entstehen. *Symptomatische* chronisch progrediente Bulbärparalysen werden bisweilen bei der Tabes beobachtet; vgl. S. 711.

Pathologisch-anatomisch sieht man in reinen Fällen einen einfachen Ganglienzellausfall in den motorischen Hirnnervenkernen.

d) Die amyotrophische Lateralsklerose.

Dieses nicht so seltene, von CHARCOT erstmalig beschriebene Leiden tritt in genuiner, familiärer Form fast stets schon im jugendlichen Alter auf, während sporadische und zweifelhaft hereditäre Fälle ein späteres Alter bevorzugen. Befallensein mehrerer Geschwister wird beobachtet, häufiger freilich sind *rudimentäre Fälle* in der ganzen Familie, vor allem Fälle mit *Reflexanomalien.* Entwicklungsstörungen des Hirns und Skelets mit Verkrüppelungen, auch endokrine und psychische Störungen finden sich gelegentlich mit motorischen Störungen vergesellschaftet.

Die Symptomatologie und der Verlauf des Leidens variieren außerordentlich, je nachdem ob die Muskelatrophie im Vordergrund steht — wobei man je nach dem Beginn der Atrophien distale von proximalen Typen der oberen bzw. unteren Extremität, auch Halbseitenformen unterscheidet —, oder die spastische Spinalparalyse den Anfang macht und dominierend bleibt, oder ob das Leiden als Bulbärparalyse beginnt und allmählich descendierend zu spinal amyotrophischen und spastisch-paretischen Lähmungen führt. — In klassischer Form beginnt das Leiden meist wie eine spinale Muskelatrophie; auch hier der *Beginn mit Atrophie,* meist erst in der rechten Hand! Überdies entspricht auch die späterhin symmetrische Art des Weiterschreitens der Atrophie und sekundärer Lähmungen auf den Schultergürtel ganz dem Verhalten bei der spinalen Muskelatrophie. Schon bald fällt jedoch auf, daß das Maß der Lähmung in den Armen die Atrophien sogar übertrifft. Das zeigt sich vor allem an den von der Atrophie weniger betroffenen Oberarmmuskeln, besonders den Ellenbeugern. Die Prüfung der *Sehnenreflexe,* welche sich deutlich gesteigert erweisen, erklärt diesen Befund als das Resultat einer spastischen Lähmung. Bald geraten die Arme in eine *spastische* Adduktions- und Beugestellung, während die Hände in der durch die Atrophien bedingten leichten Krallen- bzw. Affenhandstellung verbleiben. Bereits in den ersten Stadien des Leidens pflegt der *Gang* mehr und mehr *spastisch-paretisch* zu werden, bis mit Fortschreiten des Prozesses typische spastische *Kontrakturen* der Beine den Patienten ans Bett fesseln. An den *unteren* Extremitäten leiten gewöhnlich spastische Paresen die Krankheit ein. Erst später entwickeln sich an den Füßen und Unterschenkeln Atrophien, welche die bereits bestehenden pyramidalen Störungen (Klonus, Babinski usw.) wieder zum Verschwinden bringen können. Wo immer Atrophien bestehen, treten auch meist *fibrilläre Zuckungen* auf. Die Rumpfmuskulatur pflegt lange verschont zu sein, auch bleiben die

Bauchdecken- und Cremasterreflexe, sowie die Sensibiliät, Blase und Mastdarm ungestört. Die Symptome einer *Bulbärparalyse* können in jedem Stadium des Leidens hinzukommen. Meistens folgen sie der Erkrankung der Extremitäten und führen dann zu einem ziemlich raschen tödlichen Verlauf. *Pseudobulbäre* Symptome (vgl. S. 592) weisen darauf hin, daß der pyramidale Prozeß das Niveau des Bulbus oralwärts überschritten hat. Es kann dann zu bulbärpseudobulbären Kombinationen mit besonders schweren Paresen (gemischt schlaffer und spastischer Natur) kommen. Auch Zwangslachen und -weinen kann dabei auftreten. Die Häufigkeit der bulbärparalytischen Kombination verkürzt die Leidenszeit meist auf nicht viel mehr als zwei Jahre.

Die **Diagnose und Differentialdiagnose** ist bei klassischen Fällen nicht schwierig, obschon der Nachweis einer familiären Erkrankung oft schwer zu erbringen ist. Symptomatische Formen können bei der syphilitischen Meningomyelitis, auch der multiplen Sklerose, auftreten. Man denke auch an Syringomyelie, zumal wenn Sensibilitätsstörungen vorliegen.

Pathologisch-anatomisch findet man eine Kombination der bei der spinalen Muskelatrophie und der spastischen Spinalparalyse erhobenen Befunde.

e) Die progressive nucleäre Augenmuskellähmung.

Dieses Leiden wurde 1868 von E. von Graefe beschrieben. Uhthoff hat seine Verwandtschaft mit der amyotrophischen Lateralsklerose wahrscheinlich gemacht. An der hereditären Natur des Leidens kann kaum ein Zweifel bestehen, wurden doch Sippen beschrieben, in denen bis zu 16 Fälle in 5 Generationen vorgekommen sind. Der *Beginn* der Lähmung fällt meist in das zweite Jahrzehnt, ist aber auch noch in den 30er Jahren festgestellt worden. Das erste Zeichen ist gewöhnlich eine *Ptosis*, welche nach Monaten oder Jahren von einer allmählichen, *progressiven Lähmung der äußeren Augenmuskeln* gefolgt ist. Obwohl meist ein Auge vor dem anderen erkrankt, sind am Ende doch in der Regel beide Augen befallen. Die inneren Ausgenmuskeln bleiben meist verschont. Die Endstadien bieten das charakteristische Bild eines Kranken, der mit Mühe seine Augenlider hebt und jegliche Bewegung seiner Augäpfel eingebüßt hat. — Gelegentlich sieht man Kranke, welche Kombinationen der nucleären Augenmuskellähmung mit einer amyotrophischen Lateralsklerose, progressiven Bulbärparalyse oder spinaler Muskelatrophie zeigen; sei es, daß diese letzteren der Ophthalmoplegie vorausgingen oder ihr folgten. Der *Verlauf* der Erkrankung hängt in erster Linie von bulbären Komplikationen ab. Die Ophthalmoplegie an sich beschränkt nur die Arbeitsfähigkeit der Kranken.

Die *Diagnose* ist in typischen Fällen nicht schwer. Auszuschließen ist vor allem die *Myasthenia gravis*. Das Fehlen der typischen Prostigminwirkung auf die Ophthalmoplegie hilft zur Differentialdiagnose. Die **kongenitale Ophthalmoplegie** zeigt sich schon bei der Geburt, ist also nicht eine progressive Erkrankung. *Rekurrierende Augenmuskellähmungen* sind entweder myasthenischer Natur oder meist verbunden mit den Symptomen einer Migräne (vgl. S. 755). Es gibt natürlich vielerlei *symptomatische Ophthalmoplegien*, unter denen die *luische* vor allen anderen auszuschließen ist.

Die **Behandlung** systematischer Atrophien ist vorwiegend symptomatisch. Schwere bulbäre Schluckstörungen erfordern oft Sondenernährung oder sogar eine Gastrostomie, Vitaminbehandlung einschließlich Vitamin E, Darreichung von Glykokoll und Prostigmin scheint manchen Kranken zu helfen und ist des Versuches wert. Massage, Elektrisieren wie aktive und passive Übungsbehandlung unterlasse man besser.

f) Die hereditäre Ataxie (FRIEDREICHsche Krankheit und die cerebellare Heredoataxie).

Als hereditäre Ataxie wurde ursprünglich das von FRIEDREICH beschriebene Krankheitsbild *spinaler* Natur bezeichnet. **Pathologisch-anatomisch** findet sich bereits makroskopisch eine Verschmälerung des R vor allem auf Kosten der *Hinter-* und *Kleinhirnseitenstrangbahnen*. Mikroskopisch erweisen sich auch die CLARKschen Säulen, die *Pyr-Bahnen*, mitunter selbst die Vorderhörner erkrankt. Nicht selten ist auch das *Kleinhirn* und seine Faserverbindungen in den Krankheitsprozessen einbezogen. Der Verkleinerung dieses Organs entspricht ein Ausfall der Ganglienzellen, vor allem der PURKINJE-Zellen der Rinde und eine Hypoplasie der neocerebellaren Anteile. Die Oliven zeigen gleichfalls deutliche Ausfälle. Fälle mehr oder minder *rein cerebellarer Natur* wurden von PIERRE MARIE als *Heredoataxie cerebelleuse* dem FRIEDREICHschen Syndrom als besondere Krankheitseinheit gegenübergestellt; doch sehen wir heute in beiden Syndromen nur Variationen *eines* Erbleidens. Dies jedoch mit der Einschränkung, daß die beiden Formen in den befallenen Sippen in der Regel keine Übergänge zeigen. Die *spinale Form* zeigt meist einen *recessiven*, die *cerebellare* einen *dominanten Erbgang*. In den Familien der Kranken, die wieder gar nicht selten Ehen unter Blutsverwandten aufweisen, finden sich oft *rudimentäre* Fälle, *degenerative Merkmale*, wie sie zum Begriff der „*neuropathischen Familie*" gehören und eigenartigerweise auch Zeichen eines *Status dysraphicus* (vgl. S. 729), den man als ein „geeignetes genotypisches Milieu" für die Manifestation des Leidens ansieht. Exogene Faktoren, vor allem dies Lues — auch die kongenitale! — scheinen sowohl für die Manifestation wie vielleicht auch die Symptombildung eine erhebliche Rolle zu spielen.

Die spinale Ataxie (FRIEDREICH) beginnt meist in der 1.—2. Dekade; späterer Beginn und Angeborensein sind selten. Das erste Symptom, das sich oft an eine akute Infektionskrankheit oder eine andere *auslösende* Ursache anschließt, ist in der Regel eine Gangstörung, und zwar eine langsam zunehmende *Ataxie*, die eine Mischung von Hinterstrang- und cerebellarer Ataxie darstellt. Bald tritt auch in den Händen eine Ataxie auf. Typisch cerebellarer Art ist das Schwanken des Körpers auch in der Ruhe — *statische Ataxie* —, das häufige feine Wackeln des Kopfes und die *Muskelunruhe*, die sich meist schon frühzeitig einstellt. Die Muskeln sind zunächst nur *hypotonisch*, bis im weiteren Verlauf *spastisch-paretische* Erscheinungen vor allem an den distalen Partien der Beine hinzukommen oder im späteren Verlauf leichtere *Atrophien* vom Vorderhorntyp das Bild verändern. Die Kombination von ataktischer Muskelkoordination, Spasmen und Atrophien führt zu einer sehr typischen Verunstaltung des Fußes, dem FRIEDREICH-*Fuß*. Der Fuß wird kürzer, es entwickelt sich ein Hohlfuß, mit der Zeit ein *Pes equinovarus*. Dabei ist die große Zehe gewöhnlich im Grundgelenk extendiert und im Endgelenk gebeugt *(Hammerzehe)*. Das Verhalten der *Sehnenreflexe* wird durch die Ausbreitung der R-Läsion bestimmt. Bei dem spinalen Typ des Leidens sind die Patellar- und Achillessehnenreflexe in der Regel *aufgehoben*, dabei ist jedoch der *Babinski* oft *positiv*. In manchen Fällen beherrschen aber Pyramidenbahnen-*Spasmen* und *Reflexsteigerungen* so das Bild, daß man eher den Eindruck einer spastischen Spinalparalyse oder amyotrophischen Lateralsklerose als einer hereditären Ataxie hat. Die *Haut-* und *Schleimhautreflexe* sind fast stets erhalten; ebenso auch die *Blasen-* und *Mastdarmfunktion*. Im Gegensatz zur Tabes pflegt die *Oberflächensensibilität* lange Zeit *keine Störungen* erkennen zu lassen. Die Vibrationsempfindung und die Tiefensensibilität erweisen sich freilich bei genauer Prüfung doch gestört. Hyperästhesien kommen aber wohl nie vor. An *Hirnnervensymptomen* finden sich häufig *Nystagmus*, *Augenmuskelparesen* mit oder ohne Ptosis und Beteiligung der inneren Muskeln, *Blicklähmung* nach oben, selten *Opticusatrophie* (bisweilen mit einer Chorioiditis disseminata). Die *Sprache* ist in eigenartiger Weise gestört; meist ist sie langsam, dysarthrisch, skandierend; aber am hervorstechendsten ist die *Koordinationsstörung* der Sprachmuskulatur und die mangelhafte Einordnung der Atmung in das Sprechen *(cerebellare Dysarthrie*, HILLER). Oft begegnet man Deformitäten des Skelets, besonders auch einer Kyphoskoliose. — *Schwachsinn* wird bei den Kranken schon in früheren Stadien des Leidens beobachtet: auch verschiedenartige *innersekretorische Anomalien* wurden beschrieben. *Rudimentärformen* sind oft gekennzeichnet durch Hohlfuß, Reflexverlust, Babinski, Nystagmus. Bis zu völliger Entwicklung braucht das Leiden meist über 5 Jahre; doch können die Kranken dann noch Jahrzehnte leben, bis ein interkurrentes Leiden sie erlöst.

Die cerebellare Ataxie (Pierre Marie) beginnt meist um das 20. Lebensjahr. Sie ist gleichfalls ausgezeichnet durch eine *Ataxie*, jedoch von reinem Kleinhirntyp und dementsprechend *nicht* begleitet von *Reflexverlust* und *Sensibilitätsstörungen*. Häufiger als bei der spinalen Form begegnet man hier einer *Opticusatrophie*. *Pyramidale* Störungen sind die Ursache leichter Gliederspasmen. Der typische Friedreich-Fuß wie auch andere Deformierungen gehören nicht zum Bild der cerebellaren Form. *Psychische Störungen*, Schwachsinn bis Idiotie und Persönlichkeitsveränderungen verschiedener Art sieht man relativ häufig. Auch hier kommen oft abortive Formen vor.

Diagnose und Differentialdiagnose. Das familiäre Auftreten der hereditären Ataxie macht die Diagnose leicht. Die *Tabes* ist u. a. durch die der hereditären Ataxie fremde reflektorische Pupillenstarre, Hyperästhesien und die lanzinierenden Schmerzen auszuschließen. Hier wie auch bei der in Symptomatologie und Verlauf verschiedenen *multiplen Sklerose* und der *cerebrospinalen Lues* hilft die *Liquoruntersuchung, welche bei den degenerativen Leiden einen normalen Befund ergibt*. Schwierigkeiten können *cerebellare Prozesse* verschiedenster Genese auch endogene systematische Atrophien machen. Erwähnt sei da die **olivo-ponto-cerebellare Atrophie,** bei der vor allem das Kleinhirnmark atrophisch ist, und die ganz ähnliche Erscheinungen wie die hereditäre Ataxie machen kann, dies zumal in Fällen, bei denen die Hinterstränge und Pyramidenbahnen am Krankheitsprozeß teilhaben. Bei dieser Erkrankung finden sich öfters Blasenstörungen und infolge Miterkrankung der Substantia nigra auch extrapyramidale Störungen (vgl. S. 552).

g) Die neurale Muskelatrophie.

Diese Erkrankung zeigt *dominanten Vererbungstyp* und deutliche Bevorzugung des männlichen Geschlechts. — Ihre Benennung entspricht nicht ihrer Pathologie. Wahrscheinlich handelt es sich auch hier um eine systematische Atrophie, die nicht nur die peripheren motorischen Nerven, sondern auch die Vorderhörner, ja auch die Spinalganglien, den N. opticus, die Augenmuskelnerven und den Vestibularapparat befallen kann. Wie bei allen systematischen Atrophien ist die Entscheidung, auf welche klinische Symptome man die reine von Charcot-Marie beschriebene Form beschränken sollte und wo Kombinationen mit anderen Atrophien vorliegen, schwierig, da wir einer ausgesprochenen *intrafamiliären Variabilität*, gelegentlich auch mit ungewöhnlichen spinal-spastischen und Friedreich-ähnlichen Bildern begegnen. Wieder sieht man in den Sippen häufig Schwachsinn, endokrine und vegetative Störungen. Sporadische Fälle, vor allem in Form der *hypertrophischen Neuritis* kommen nicht selten vor.

Symptomatologie und Verlauf. Das Leiden beginnt meist vor dem 20. Lebensjahr und bleibt in der Regel lange Zeit auf die *charakteristische Lähmung und Atrophie der Zehenstrecker und Dorsalbeuger beider Füße* beschränkt. Diese einseitige Verteilung der Lähmung, welche die Zehen- und Fußplantarbeuger meist lange verschont, führt oft zu einer Mißgestaltung der Füße in Equinovarus- oder Krallenfußstellung. Die *Sehnenreflexe* an den Beinen sind meist abgeschwächt selten aufgehoben, die Bauchdeckenreflexe erhalten. Ein weiteres obschon nicht obligates Initialsymptom sind heftige auf die distalen Extremitäten, besonders die Füße beschränkte, sehr wechselnde *Spontanschmerzen*, die im weiteren Verlauf meist von *Hypästhesien* für Berührung und Schmerz abgelöst werden. Die Vibrationsempfindung ist meist aufgehoben.

Allmählich breiten sich *atrophische Lähmungen* von den Füßen auf die Unterschenkel, jedoch nur ausnahmsweise auf die Quadricepsmuskulatur aus. Die *Funktion* der Beine bleibt dabei auffällig gut erhalten. Die prädilektive Auswahl der Atrophie und Lähmung ist ausgedrückt in der Bezeichnung „*Peronaeus-Typ*“ Lähmung. Die Formveränderung der Beine rechtfertigt die Benennung „*Storchenbeine*“. Der Gang — typisch für die Peronaeuslähmung — wird als *Steppergang* bezeichnet. Entsprechende Lähmungen an den *oberen Extremitäten* pflegen, wenn überhaupt, meist erst viel später aufzutreten. In seltenen Fällen sind die Schultern allein befallen. *Sprach-* und *Schluckstörungen* sowie *Stimmband-* und *Augenmuskellähmungen* gehören nicht zum klassischen Bild dieser Erkrankung; gelegentlich sieht man eine *Opticusatrophie.* An der erkrankten Muskulatur finden sich alle Formen der *Entartungsreaktion. Fibrilläre Zuckungen* sieht man nicht selten, aber doch nicht so ausgesprochen wie bei reinen Vorderhornerkrankungen. *Vasomotorische Störungen* verraten sich in der häufigen Kälte, Cyanose, auch Hyperhidrosis der Extremitäten. Bei FRIEDREICH-*ähnlichen Fällen* sieht man Kombinationen mit Ataxie, Nystagmus und Kyphoskoliose. Auch die sog. „*Kälteparese*“ (hochgradige motorische Schwäche unter Kälteeinwirkung) gehört in den Rahmen der neuralen Muskelerkrankungen.

Eine eigenartige *Variante* dieses Leidens ist die sich *recessiv vererbende*, von DÉJÉRINE und SOTTAS beschriebene **progressive hypertrophische Neuritis,** die symptomatologisch der neuralen Muskelatrophie weitgehend ähnelt und sich von ihr vor allem unterscheidet durch eine mitunter erhebliche *Verdickung der peripheren Nerven.*

Die *Prognose* ist quoad vitam und Arbeitsfähigkeit nicht schlecht. Jahrelange Stillstände, zum mindesten sehr langsamer Verlauf sind die Regel.

Pathologisch-anatomisch sieht man bei der neuralen Muskelatrophie atrophische Vorgänge an Achsencylindern, Markscheiden, Vorderhörnern, Spinalganglien und Lichtung der GOLLschen Stränge. Bei der progressiven hypertrophischen Neuritis hat man eine zwiebelschalenförmige Verdickung der SCHWANNschen Scheide der erkrankten peripheren Nerven gefunden.

h) Die Paralysis agitans (PARKINSONsche Krankheit).

Wir zählen die Paralysis agitans zu den **systematischen Atrophien** des e.p.m. Systems und nehmen an, daß es sich hier um ein zum mindesten durch *erbliche Anlage begünstigtes frühzeitiges Altern* vor allem e.p.m. Strukturen und besonders der *Substantia nigra* und des *Pallidum* handelt.

Symptomatologie und Verlauf. Das Leiden beginnt schleichend meist *vor* dem Senium, im 5. oder 6. Lebensjahrzehnt und befällt Männer etwas häufiger als Frauen. Schon bevor die eigentlichen neurologischen Symptome auftreten, können schwer deutbare offenbar zentralvegetative Störungen unter anderem unklare rheumatoide Schmerzen Parästhesien (wie Schwergefühl der Glieder), Schwindel, Kopfschmerz, Schlafstörungen, auch übermäßige Tränensekretion und Speichelfluß jahrelang bestehen. Als erstes e.p.m. Zeichen sieht man dann gewöhnlich den *Tremor* auftreten, zunächst inkonstant, später für die Dauer; meist erst in einer Extremität, oft der linken oder rechten Hand. Der Tremor ist meist am deutlichsten in der willkürlich ruhig gehaltenen Extremität, wird verstärkt durch Erregung, nimmt ab am Ziel einer Bewegung und verschwindet im Schlaf. Im weiteren Verlauf, wenn schon ein deutlicher *Rigor* sich eingestellt hat, kann auch der Kopf an der motorischen Unruhe teilnehmen *(Kopfwackeln)*, die Stimme wird leiser und bisweilen auch tremolierend; an den Händen kann der Tremor die charakteristische Form des „*Pillendrehens*“ annehmen. Was über die *fehlenden Mitbewegungen*, die Verteilung und die verschiedenen Folgen der Rigidität sowie die *Akinese* zu sagen ist, findet sich auf S. 550 und 644 beschrieben. Pyramidale Störungen gehören *nicht* zum Krankheitsbild. Die rohe Kraft ist normal. Typisch ist der vermehrte *Speichelfluß*. Oft klagen die Kranken unter abnormem Hitzegefühl. In schwersten Fällen tritt im Verlauf vieler Jahre eine völlige Versteifung ein. Die Kranken liegen im Bett mit maskenhaft starrem Gesicht, die Arme flektiert, die Finger in den Grundgelenken gebeugt, in den interphalangealen Gelenken oft überstreckt oder auch gebeugt, den Rumpf gekrümmt, die Beine angezogen usw.; *psychische* Störungen vor allem affektiver Art sind sehr häufig; doch bleibt die Intelligenz ungestört.

Es gibt Fälle, bei denen der Tremor so stark zurücktritt, daß man von *Paralysis agitans sine agitatione* spricht. Auch sind Fälle mit leichteren Symptomen und geringer Progression durchaus an der Tagesordnung.

Diagnose und Differentialdiagnose. So typisch das Bild dieses Leidens ist, so kann seine Abgrenzung gegen zwei andere Krankheiten doch sehr schwierig sein; einmal gegen den *postencephalitischen Parkinsonismus* (vgl. S. 644) und dann gegen die *arteriosklerotische Muskelstarre* (vgl. S. 591). Letztere ist allerdings meist durch die Kombination mit anderen cerebral-sklerotischen Symptomen gekennzeichnet. Natürlich können aber arteriosklerotische Erscheinungen auch einmal eine P. agitans komplizieren. Gelegentlich kann auch eine *Lues* zu dem Bild einer *symptomatischen P. agitans* führen. Die Bedeutung von *Traumen* für die Pathogenese eines Parkinsonismus ist mit größter Zurückhaltung zu beurteilen.

Die **Therapie** gleicht prinzipiell den beim postencephalischen Parkinsonismus angewandten symptomatischen Maßnahmen (vgl. S. 647).

i) Die Chorea Huntington.

Diese progressive Form der *Chorea mit Demenz* ist ein ausgesprochenes Erbleiden mit dominantem Erbgang und meist auch als solches nachweisbar. Das Leiden kann schon in der Jugend beginnen; doch erkrankt die Mehrzahl erst im Erwachsenenalter. Beziehungen zur Chorea Sydenham bestehen an sich nicht, doch kann die ärztliche Stellungnahme bei anscheinend infektiöser Chorea in Huntington-Familien sehr schwierig sein. In diesen Familien findet man nicht nur und immer Chorea, sondern gelegentlich auch andere neurotische und psychotische Syndrome, bisweilen auch andersartige extrapyramidale Störungen.

Symptomatologie und Verlauf. Schon vor dem Ausbruch der eigentlichen Chorea sind die Kranken meist auffällig, reizbar, scheu, jähzornig, mitunter auch verschroben und klagen oft selbst über Intelligenz- und Gedächtnisstörungen. Über die *choreatischen Bewegungen* ist in Ergänzung zu den Ausführungen auf S. 550 und 674 nur zu sagen, daß sie meist träger als bei der akuten Chorea sind, gern an einer Extremität beginnen, um allmählich den ganzen Körper, Gesichts- und Sprechmuskulatur inbegriffen, zu befallen. Eine *Hemichorea* beschränkt sich auf eine Körperseite. In vielen Fällen äußert sich die Chorea auch in interjektionsmäßigen verbalen Äußerungen, manchmal in zwangsweise ausgestoßenen unflätigen Worten und Sätzen. — Der *Muskeltonus* pflegt anfänglich herabgesetzt, im Verlauf jedoch vermehrt zu sein. In einer Minderzahl der Fälle sieht man schon in frühen Stadien einen extrapyramidalen Rigor. Hand in Hand mit den motorischen Störungen geht die *Abnahme der geistigen Fähigkeiten*, auch stellen sich *affektive Störungen* und eine *Veränderung der Persönlichkeit* ein, deren Eigenarten in psychiatrischen Lehrbüchern nachzulesen ist. — Die Kranken sterben in chronischem Siechtum an interkurrenten Krankheiten. — Die *Diagnose* ist nur schwierig, will man die

Frühfälle und nicht typisch choreatische Fälle erfassen. Genaueste Untersuchungen in der Familie sind da unerläßlich.

Pathologisch-anatomisch finden sich Ganglienzellausfälle in den unteren Rindenschichten und vor allem der kleinen Striatumzellen, der sog. *Status fibrosus*.

Eine andere, recht seltene „Heredodegeneration", vorwiegend des Striatums, wohl auch mit verwandtschaftlichen Beziehungen zur Chorea Huntington ist die **Torsionsdystonie.** Das Leiden befällt mit Vorliebe 10—20jährige Angehörige der jüdischen Rasse. Hypotonie und tonisch-klonische Anspannung der rumpfnahen Muskelgruppen und des Rumpfes selbst folgen einander und führen zu schwer beschreibbaren unwillkürlichen Bewegungen. Rumpfdrehungen, torticollisartige Bewegungen des Kopfes wechseln ab mit plötzlichen Stoß- und Schleuderbewegungen und Verrenkungen des ganzen Körpers, Emporschleudern eines Beines usw. Der *Verlauf* ist sehr chronisch und kann Remissionen aufweisen. Die *Diagnose* muß die Abgrenzung gegen die *Athétose double* und *symptomatische* Formen von Athetose erwägen, die sich mit Vorliebe an Schädigungen des *unreifen* ZNS anschließen (vgl. das über cerebrale Kinderlähmung Gesagte!).

k) Die Wilsonsche Krankheit und die Pseudosklerose.

Die Wilson*sche Krankheit* und die Strümpell*sche Pseudosklerose* sind nach Spielmeyer eine pathogenetische Einheit. Die eigenartige Kombination einer Lebererkrankung meist mit Vergrößerung und Verhärtung des Organs und Erweichungsherden im Linsenkern mit der von Alzheimer beschriebenen pathognomonischen Gliazellwucherung, haben der Krankheit den deskriptiven Namen „*Degeneratio hepato-lenticularis*" gegeben. Wahrscheinlich handelt es sich dabei um eine uns noch im Wesen unbekannte Stoffwechselstörung. Die Krankheit ist familiär, nur ausnahmsweise hereditär. Der *Beginn* des an sich seltenen Leidens kann in der Kindheit, aber auch noch im höheren Alter liegen.

Die Wilson*sche Krankheit* ist ausgezeichnet durch einen *extrapyramidalen Rigor*, der den gesamten Körper einschließlich Zunge, Schling- und Sprachmuskulatur befallen kann. Daneben können *extrapyramidale Hyperkinesen* recht verschiedener Art und Stärke auftreten. *Vegetative Störungen*, auch diffuse Schmerzen und trophische Störungen sind häufig. *Pyramidenbahnsymptome fehlen!* Außer der Lebercirrhose findet sich häufig auch ein Milztumor und gastrointestinale Störungen. Das Leiden dauert kaum mehr als 10 Jahre.

Bei der *Pseudosklerose* pflegt der *Tremor* den *Rigor* zu überwiegen. Ziemlich oft treten *epileptiforme* Anfälle auf; besonders bemerkenswert ist aber das frühzeitige Auftreten *psychischer* Störungen, die bis zur völligen Demenz führen können. Neben einer Lebercirrhose findet sich oft ein braungrünlicher *Pigmentring* der sog. Kayser-Fleischersche Ring in der Peripherie der *Cornea*. — Das Leiden verläuft langsamer als die Wilsonsche Krankheit.

l) Der essentielle Tremor, die Myoklonien und verwandte Hyperkinesen.

Lokal atrophierende Prozesse im extrapyramidalen System samt Cerebellum und Oliven mit ihren Bahnen können eine große Zahl recht verschiedener motorischer Störungen machen, die man höchstens symptomatologisch als gesonderte Krankheitsbilder voneinander trennen kann.

α) Der **essentielle Tremor** ist ein wohl dominant vererbtes, nicht so seltenes Leiden, das meist erst zur Zeit der Pubertät und noch später beginnt und keinen nachteiligen Einfluß auf die Gesundheit ausübt. Es ist charakterisiert durch einen meist feinschlägigen Tremor (3—10 Stöße je Sekunde), der durch psychische Erregung stark beeinflußt wird und in der Ruhe aufhört. Bisweilen sieht man auch Nystagmus und andere neuropsychopathische Anomalien. Die von diesem Tremor Befallenen sind in der Regel nicht behandlungsbedürftig.

β) Hyperkinesen bald vorwiegend *myoklonischer* Art — vgl. S. 550 — bald *lokal myotonischer* Natur liegen dem sog. *Tic* bzw. *Crampus* zugrunde.

Die **Tic-Krankheit** ist in organischen Fällen wohl eine e.p.m. Funktionsstörung. Dafür spricht schon die Beobachtung symptomatischer Formen im Anschluß an eine v. ECONOMOsche Encephalitis, Stammganglienschädigungen anderer Genese oder choreaähnlicher Fälle. Familiäre Häufungen wurden zwar beschrieben; doch wissen wir über den Vererbungsmodus nichts. Der degenerativ-endogene Charakter dieses Leidens ist um so wahrscheinlicher, als bei den Kranken selbst oder in ihren Familien häufig anderweitige Anzeichen einer neuropathischen Belastung gefunden werden.

Symptomatologisch handelt es sich um meist bereits in der Kindheit auftretende sinnlose, unmotivierte, stereotype, mehr oder weniger rhythmische Zuckungen, sei es im Gesicht oder an der Körpermuskulatur, welche an choreatische Hyperkinesen erinnern. Der Tic kann auch die Schluck- und Atemmuskulatur (Räuspern, Hüsteln usw.) befallen. Die Kranken fühlen sich von diesem Tic, den exogene Einflüsse verstärken (im Schlaf verschwindet er), sehr belästigt. Schwere Fälle zeigen mitunter einen sog. *generalisierten Tic*, wobei die hier und da aufspringenden Hyperkinesen von stereotypen sprachlichen Äußerungen, wohl auch zwangsmäßigen motorischen Handlungen begleitet sein können; also Bilder, die mit der HUNTINGTONschen Chorea eine gewisse Ähnlichkeit haben. S. 674 wurde bereits erwähnt, daß auch nach der infektiösen Chorea Tics zurückbleiben können.

Von diesem „organischen Tic" muß man wohl die zahlreichen Fälle **symptomatischer Tics** unterscheiden, wie sie sich auf dem Boden lokaler Reizzustände — so auch der sog. *Tic douloureux* bei der Trigeminusneuralgie! — entwickeln können. Eine solche Fixierung und spätere Automatisierung ehedem reflektorischer oder sinnvoller Bewegungen betrifft gelegentlich auch anfänglich willkürliche und zweckmäßige Innervationen; ticartiges Mundspitzen, Schnüffeln, Räuspern, Schulterheben usw. bei sonst normalen Personen. Der Gedanke, daß auch hier eine besondere ererbte Bereitschaft zu solchen „Enthemmungssymptomen niederer Mechanismen" wirksam ist, mag für manche Fälle zutreffen, oft aber handelt es sich nur um „*schlechte Angewohnheiten*", ursprünglich willkürliche Bewegungen, die sich mit der Zeit automatisiert haben. Eine „*psychische Veranlagung*", über deren organisches Substrat wir nichts aussagen können, spielt bei all diesen zwangsweise ablaufenden Automatismen sicher eine Rolle. Öfters handelt es sich um *neurotische* Persönlichkeiten; mitunter um schizoide oder gar schizophrene Psychosen.

Eine andere Form lokalisierter Hyperkinesen bilden jene regionär beschränkten **Muskelspasmen** oder **Krampi.** Auch hier sind *degenerative* Fälle mit schweren Neuropathien und anderen Heredodegenerationen in der Familie gelegentlich beschrieben worden (H. CURSCHMANN). Im Gegensatz zum Tic tritt der Spasmus — z. B. als *Spasmus facialis* — in der Regel nicht als eine nur zwangshafte Innervation solcher Muskelgruppen auf, die auch normalerweise also zweckhaft zusammen kontrahiert werden, sondern der Spasmus entwickelt sich gern aus einer immer mehr um sich greifenden krampfartigen Kontraktion *eines* Muskels, z. B. des M. zygomaticus, die allmählich die ganze untere Gesichtshälfte in den Krampf miteinbezieht. Aus anfänglichen Zuckungen entsteht ein in seiner Intensität wechselnder verschieden lang anhaltender tonischer Kontraktionszustand. Sowohl im Intervall wie bei der Krampuslösung sieht man oft typische Myokloni. Allerhand Erregungen pflegen den Zustand zu verschlimmern. Selbst im Schlaf kann man bei ausgesprochenen Fällen noch eine Asymmetrie, etwa des Gesichts, erkennen. *Der Spasmus facialis ist immer einseitig*, im Gegensatz zu dem oft doppelseitigen Tic. Mit besonderer Vorliebe treten anfallsweise wie auch dauernde Spasmen an der Hals-Nackenmuskulatur auf, wo sie zum Bild des *spastischen Torticollis* führen (vgl. Abb. 50). Auch der spastische Schiefhals mag gelegentlich seine Ursache in organischen Stammganglienerkrankungen haben. So kann das Krampussyndrom Merkmal eines Athétose oder einer auf bestimmte Muskelgruppen beschränkten *Torsionsdystonie* oder anderer endogener, d. h. hereditärer Hirnprozesse wie aber auch exogener, z. B. encephalitischer Läsionen sein. Das Beispiel der Torsionsdystonie und Encephalitis zeigt, daß myoklonisch dystonische „Krampi" an allen möglichen Körpergebieten, auch an den Augen, dem Kehlkopf, Zwerchfell, Schlund usw. vorkommen können.

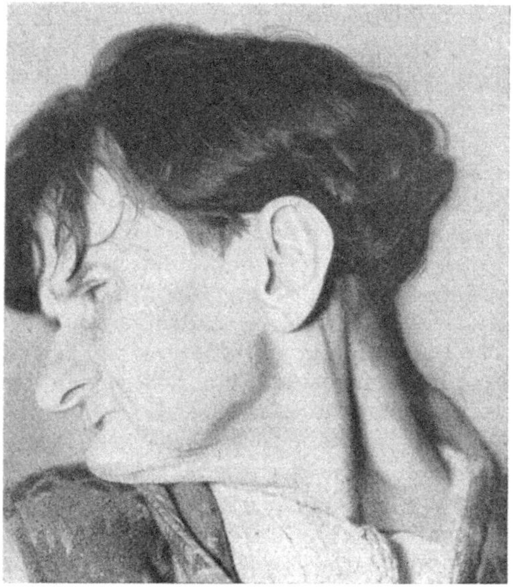

Abb. 50. Spastischer Torticollis. (Aus der neurologischen Abteilung der University of Chicago.)

Von diesen organischen Störungen sind *funktionelle, psychogene umschriebene Muskelkontraktionen* und *Spasmen* zu unterscheiden. Die meisten Fälle von Blinzelkrampf oder *Blepharospasmus* gehören hierher. Die Vorgeschichte dieser Kranken ergibt, oft nur im Verlauf eingehender Psychotherapie, Konfliktsituationen der verschiedensten Art. Der Krampf ist in solchen Fällen als ein *neurotisches Symptom*, d. h. ein neurotischer Versuch einer Konfliktslösung zu werten.

Bei den sog. **Beschäftigungsneurosen** werden in der Regel Muskelgruppen befallen, die für lange Zeit einer besonders starken und im Verhältnis zum übrigen Körper einseitigen Beanspruchung ausgesetzt waren. Das *Zittern*, der *Krampf*, die *Kraftlosigkeit* und mitunter auch der *Schmerz* befällt stets die *ganze* Muskelgruppe, so wie sie etwa zum Schreiben — *Schreibkrampf* — in Tätigkeit gesetzt wird. Die *einzelnen* Muskeln können dabei ohne Beschwerden innerviert werden. Man spricht daher von *Koordinationsneurosen*. Ganz analoge Symptome werden auch beobachtet bei Klavier- und Violinspielern, Telegraphisten, Melkern, Zigarrenwicklern, Uhrmachern, Tänzern, Soldaten, Näherinnen, Sängern, Trompetenbläsern, Leuten, die viel mikroskopieren usw. Manchmal sind es Muskelgruppen eines Armes, der Hände, des Halses, der Beine, der Kehlkopfmuskulatur oder selbst die Akkommodation des Auges, die in Krampf gerät. Bisweilen erschöpft sich die Störung auch nur in Parästhesien. Charakteristisch und für die *Diagnose* wichtig ist, daß bei allen diesen neurotischen Erkrankungen ein organischer Befund am NS, an der Muskulatur, an den inneren Organen entweder fehlt oder zum mindesten in keinem Verhältnis zu dem Auslösungsmodus wie auch zu der Schwere der geklagten Beschwerden steht. Sind erst einmal die ersten Symptome, z. B. eines Schreibkrampfes aufgetreten, so pflegt ihre Auslösung immer leichter und rascher zu geschehen, bis schließlich unter Umständen die bloße Intention genügt, um die Hand und auch den Arm in einen tonischen Krampfzustand geraten zu lassen. Diese weist darauf hin, daß bei diesen Beschäftigungsneurosen offenbar eine abnorme unlustbetonte Subjektivierung von Empfindungen statthat, welche der Normale nur als das bekannte Ermüdungsgefühl registriert, die der Neurotiker jedoch so stark affektiv beladet, daß eine dem Willen entzogene motorische Kurzschlußreaktion auftritt. *Differentialdiagnostisch* ist zu bedenken, daß **professionelle Paresen** demgegenüber die Symptome einer organischen nervösen Affektion aufweisen. *Neuralgische* Prozesse sind durch entsprechende objektive Befunde gekennzeichnet. Akroparästhesien, intermittierendes Hinken und analoge, auf *Zirkulationsstörungen* beruhende Störungen können durch eingehende Befragung und sorgfältige Untersuchung ausgeschlossen werden.

Die *Prognose* der Beschäftigungs- und anderer Neurosen wechselt von Fall zu Fall; ist bei veralteten Fällen schlecht.

Die **Behandlung** all dieser Hyperkinesen hat um so schlechtere Erfolge, je länger sie bestehen und je schwerer die neurotischen Persönlichkeitsstörungen sind. Nicht selten vermag eine gut geleitete Psychotherapie bei Angstzuständen, psychischen Traumen, „Komplexen" usw. Heilung herbeizuführen. Sonst wird man eine vorsichtige Lokalbehandlung — physikalisch-therapeutischer Art — eine einschleichende Übungstherapie und eine roborisierende Allgemeinbehandlung anwenden. Bei Beschäftigungsneurosen dringe man besser darauf, daß die Kranken die befallene Extremität ruhig stellen.

Die Zahl der Erbkrankheiten und familiären Erkrankungen, die hier noch zu nennen wäre, ist nicht gering. Genannt seien nur noch die **amaurotische Idiotie, die UNVERRICHTsche Myoklonusepilepsie** und die **HALLERVORDEN-SPATZsche Krankheit.** Die Handbücher der Neurologie geben über diese seltenen und zum Teil noch nicht geklärten Erbkrankheiten Aufschluß.

3. Erbkrankheiten mit vorwiegend muskulären Störungen.

a) Die Dystrophia musculorum progressiva.

Die Dystrophia musculorum progressiva ist eine Erbkrankheit, die das männliche Geschlecht mindestens doppelt so häufig wie das weibliche befällt. Für bestimmte Formen des Leidens hat man die Übertragung durch anscheinend gesunde Frauen auf ihre männlichen Nachkommen, also einen *geschlechtsgebundenen, recessiven Erbgang* nachweisen können. Die verschiedenen Krankheitstypen scheinen in den jeweiligen Sippen fast immer symptomatologisch gleich *(Homologie)* und im gleichen Alter *(Homochronie)* aufzutreten. *Störungen im Muskelstoffwechsel* — Kreatinurie und Phosphaturie einerseits, ungenügende Konzentration von Phosphagen und Glykogen im Muskel andererseits — sind sicher festgestellt worden. Auch an eine *Störung der autonomen Muskelinnervation* (KEN KURÉ) ist zu denken.

Symptomatologie und Verlauf. Charakterisiert ist dies Leiden durch eine meist symmetrische, langsam fortschreitende Muskelschwäche, die am Rumpf und der rumpfnahen Extremitätenmuskulatur, seltener am Kopf beginnt und die distalen Gliedabschnitte in der Regel freiläßt. Die Schwäche geht allmählich unter immer mehr abnehmender Kontraktionsfähigkeit des erkrankten Muskels in eine *rein motorische* „*Lähmung*" über. Neben gelähmten Muskeln mit schwerer *Atrophie* weisen oft einzelne, und zwar meist bestimmte Muskeln, eine sog. *Pseudohypertrophie* — kenntlich an der teigigen Konsistenz des verdickten Muskelbauchs — auf. Solche pseudohypertrophische Prozesse können einen in Wirklichkeit hochgradig geschwächten Muskel äußerlich normal erscheinen lassen. Zu Pseudohypertrophie neigen erfahrungsgemäß besonders folgende Muskeln: Gastrocnemius, Glutaei, Sartorius, Deltoideus, Triceps, Infraspinatus, Orbicularis oris. — Sekundär kann es in den atrophischen und pseudohypertrophischen Muskeln zu *Kontrakturen* infolge Bindegewebswucherung

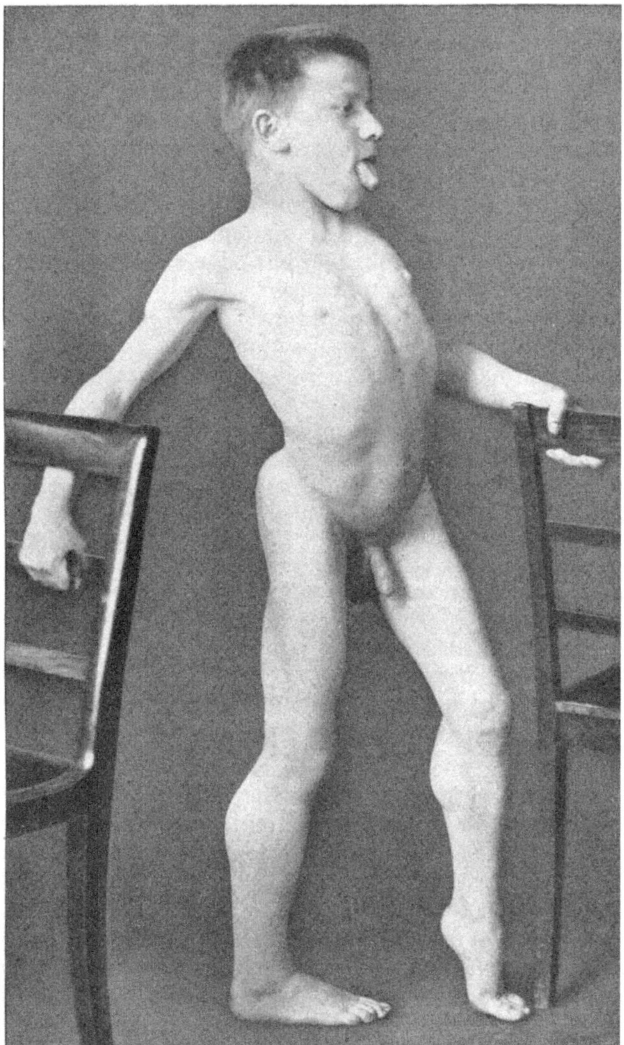

Abb. 51. Dystrophia musculorum progressiva, pseudohypertrophische Form (Beobachtung aus der Baseler med. Klinik). (Aus R. Bing: Handbuch der inneren Medizin, Bd. 5/2.)

kommen. Die *Reflexe*, mechanische und elektrische Erregbarkeit nehmen parallel der Funktionsminderung ab, um schließlich zu erlöschen. Fibrilläre Zuckungen gehören nicht zum Bild der Erkrankung. Das Leiden kann als *infantiler* Typ (Beginn und Überwiegen der *Schwäche in der Becken- und Oberschenkelmuskulatur*) von atrophischem oder pseudohypertrophischem Charakter (Typus: Leyden-Möbius bzw. Duchenne-Griesinger) schon in frühestem Kindesalter beginnen. Den Müttern fällt dann in der Regel zuerst das auf Schwäche der Glutäen beruhende *Watscheln* der Kinder auf. Typisch für diese Fälle ist die Schwierigkeit beim Sichaufrichten aus der Rückenlage, bedingt durch die Schwäche der Hüft- und Beinstrecker. Man sieht, wie die Kranken mit Hilfe der Arme geradezu an ihren Beinen hinaufklettern. Mitbefallensein der Rückenmuskulatur verrät sich in einer erheblichen *Lordose.* Die Lähmung pflegt dann allmählich den Schultergürtel, die Oberarme und den Rumpf zu ergreifen, wobei sich die Lähmung der Mm. serrati in den bekannten „Scapulae alatae" und „losen Schultern" zeigt. Die Lähmung der Bauchmuskulatur hat eine als „Wespentaille" bezeichnete Disfiguration zur Folge. Die Affektion der Gesichtsmuskulatur, besonders der Mm. orbiculares, macht jene charakteristische „Facies myopathica". Die Zunge, seltener die Kau- und Schlingmuskulatur, können gleichfalls erkranken. — Bei der DUCHENNE-GRIESINGERschen Unterform sind die erwähnten atrophischen Lähmungen von bisweilen passageren Pseudohypertrophien begleitet. — Bisweilen beginnt die Lähmung am Schultergürtel (*scapulo-humerale* Abart), und zwar entweder schon in früher Kindheit (Typ LANDOUZY-DEJERINE) oder erst im Jünglingsalter (ERBscher Typ). Der infantile Typ ist durch einen raschen Verlauf, das meist gleichzeitige Befallensein der Gesichtsmuskulatur und Fehlen von Pseudohypertrophien ausgezeichnet; während bei juvenilem Typ langsamer Verlauf, Freibleiben des Gesichts und Pseudohypertrophien vorherrschen. Die Lähmung kann allmählich auch Hüfte und Beine befallen.

Der **Verlauf** des Leidens ist sehr langsam, besonders bei den spät erkrankenden Fällen. Es ist oft erstaunlich, wie gut sich die Kranken noch mit dem Rest ihrer Muskulatur zu behelfen wissen. Zur direkten Todesursache wird das Leiden eigentlich nur in seltenen Fällen und dann infolge Lähmung des Zwerchfells und der Atemmuskulatur. Oft, vor allem in der zweiten Lebenshälfte — steht das Leiden lange wohl auch ganz still. Die meisten Fälle, vor allem die infantilen, sterben an interkurrenten Krankheiten.

Eine Kombination mit Schwachsinn, Epilepsie und endokrinen Störungen kommt gelegentlich bei der Dystrophia musculorum progressiva vor. Ziemlich regelmäßig finden sie sich bei einem Syndrom, das der Dystrophia musculosum progressiva verwandt zu sein scheint, der selteneren **Dystrophia myotonica.** Dies Leiden ist gekennzeichnet durch das Nebeneinander von Muskelatrophien, der sog. myotonischen Muskelreaktion (vgl. S. 747), endokrinen Störungen (von denen Katarakt, Hodenatrophie, Struma, tetanische Symptome, Akrocyanose, Hyperhidrose genannt seien) und psychopathischen Zügen.

Differentialdiagnostisch ist die Dystrophia musculorum progressiva meist nicht schwer zu unterscheiden von den verschiedenen Formen der Muskelatrophie sowie den poliomyelitischen und polyneuritischen atrophischen Lähmungen.

Therapie. Sowohl die von KEN KURÉ angegebenen subcutanen Injektionen von Adrenalin (0,1% 0,2—0,3 ccm) mit Pilocarpin (1% 0,1—0,2 ccm) täglich, wie auch die perorale Darreichung von Glykokoll (15—20 g) können die Muskelkraft gelegentlich bessern. Allerdings scheint die Wirkung die Zeit der Behandlung nicht lange zu überdauern. Man versuche Vitamin E.

Pathologisch-anatomisch wird schwere Degeneration der Muskelfaserung mit wechselnd starker Fett- und Bindegewebswucherung gefunden. Die Querstreifung der Fibrillen kann lange erhalten bleiben. Auffällig ist die Kernvermehrung der Fibrillen und die zellige Infiltration des Bindegewebes. Das Nervensystem selbst pflegt normal zu sein.

b) Die Myotonia congenita (THOMSENsche Krankheit).

Es handelt sich hier um ein meist dominant sich vererbendes, an sich ungefährliches, seltenes Leiden, das besonders häufig in Schleswig-Holstein gesehen wird. Die ersten

Manifestationen zeigen sich bei angeborener Anlage doch erst nach einigen Jahren. Charakteristisch für die *Myotonie* ist, daß eine aus der Ruhelage erfolgende, zumal rasche und kräftige Muskelaktion zu einer *tonischen Nachdauer der Muskelkontraktion* bis zu einer halben Minute führt. Drückt uns solch ein Kranker die Hand, so kann er den Griff nicht wieder lösen; will er gehen, so steht er wie angewurzelt fest usw. Man sieht bei generalisierter Myotonie *herkulische* Gestalten und fühlt eine abnorm angespannte hypertonische Muskulatur, die jedoch passiven Bewegungen keinen vermehrten Widerstand bietet. Eigentümlich ist, daß die Muskeln sich allmählich einspielen, d. h., daß nach einigen Bewegungen sich die Myotonie löst und der Kranke sich unbehindert bewegt. Auch starke Affekte können unter Umständen den Hypertonus überwinden, z. B. Zorn; während ein Schreck oder auch Kälteeinwirkung den Tonus stark zu vermehren pflegen. Am meisten sind die Extremitätenmuskeln, bisweilen aber auch die Gesichts-, Zungen-, Schlund- und Kehlkopfmuskulatur betroffen. Die *mechanische* und *elektrische* Erregbarkeit der Muskeln ist in pathognomonischer Weise verändert. Ein Hammerschlag auf einen Muskel führt zu einer trägen, mehrere Sekunden dauernden Kontraktion, bisweilen Muskelwogen. Starke direkte und indirekte *faradische* Reizung bewirkt deutliche Kontraktionsnachdauer. Am auffälligsten ist die Reaktion auf *direkte galvanische* Erregung, die für ASZ oder KSZ eine erniedrigte Schwelle und einen trägen Zuckungsablauf, bei stabiler Anwendung starker Ströme bisweilen rhythmische Undulationen von der Kathode zur Anode zeigt (**myotonische Reaktion** ERBS). Der *Verlauf* ist über Jahre langsam progredient, um mit etwa 25 bis 30 Jahren stationär zu werden. Differentialdiagnostisch ist an *tetanische Zustände* zu denken, zu denen die Myotonie vielleicht enge Beziehungen hat. — Bezüglich der *Pathogenese* der Erkrankung sind wir über Vermutungen nicht hinausgelangt. *Therapeutisch* sind wir machtlos.

4. Erbkrankheiten mit vorwiegend funktionellen Störungen im ZNS.

a) Die Epilepsie.

Die Epilepsie ist durch *Anfälle von allgemeinen tonisch-klonischen Krämpfen* charakterisiert. Wir unterscheiden eine sog. *genuine Epilepsie von symptomatischen Epilepsien, d. h. Krampfanfällen unter der Wirkung bekannter Schädlichkeiten.* Bei der Epilepsie ist die Entscheidung zwischen genuin und symptomatisch oft recht schwierig. Mit der Einführung verfeinerter Untersuchungsmethoden wächst die Häufigkeit symptomatischer Epilepsien.

Die Erbforschung — nicht zum wenigsten Studien an ein- und zweieiigen Zwillingen — hat bewiesen, daß die genuine Epilepsie eine Erbkrankheit, allerdings schwer durchschaubaren recessiven Erbgangs ist. Fast 10% der Kinder aus Ehen, in denen *ein* Partner genuin epileptisch ist, werden Epileptiker. Aber auch aus den Ehen symptomatisch Epileptischer gehen noch fast 2% epileptischer Kinder gegenüber etwa 0,3% bei der Durchschnittsbevölkerung hervor. Legt man diese Tatsache der noch gar nicht gelösten Frage nach dem Wesen der Epilepsie zugrunde und vergegenwärtigt man sich dazu die Tatsache, daß eine Anzahl organischer Hirnschädigungen bei einer Gruppe von Kranken eine symptomatische Epilepsie zur Folge hat, bei anderen aber nicht, so drängt sich die Vermutung auf, daß *ein pathogenetischer Faktor, und zwar ein erblicher der genuinen Epilepsie und der symptomatischen Epilepsie* (zum mindesten den und jenen ihrer Unterformen) *gemeinsam ist.*— Aus den statistischen Erhebungen geht weiterhin hervor, daß unter den Familienangehörigen, besonders den Kindern von genuinen Epileptikern psychisch Abnorme außergewöhnlich häufig sind — 30% nach CONRAD — ohne daß bei diesen jemals epileptische Anfälle auftreten; daß ferner der genuin Epileptische selbst bestimmte abwegige Persönlichkeitszüge trägt („Haftsyndrom“ nach MAUZ) und daß schließlich die *zunehmende Demenz* — ohne sichere Abhängigkeit von Art und Häufigkeit der Krampfanfälle! — *ein charakteristisches Merkmal der genuinen Epilepsie ist.* Daraus könnte man folgern, daß ein *weiterer erblicher Faktor*, der sich am Wesen und der Intelligenz dieser Kranken manifestiert, ein gerade für die Erbprophylaxe besonders wichtiges Merkmal der sog. genuinen Epilepsie sei. — *Quantitative* Variationen der ererbten Krampfneigung dürften mit Hirnschädigungen gewissermaßen ein Ordinatensystem bilden mit dem epileptischen Anfall als Resultante. Das eine Extrem würde die reine genuine Epilepsie, wohl mit funktionellen, aber ohne organische Hirnstörungen bilden; das andere, die symptomatische Epilepsie, bei der der ererbte „Krampffaktor“ so schwach und wenig penetrant ist, daß *nur* unter der Mitwirkung organischer Hirnschädigungen Anfälle auftreten. (Von der Wirkung sog. Krampfgifte und der krampfmachenden Wirkung bestimmter Tumoren des ZNS sei hier abgesehen!)

Natürlich können gelegentlich in rein genuinen Epilepsiefällen neurologische Zeichen irgendwann stattgehabter Hirnläsionen das Bild und damit die Diagnose komplizieren.

Die Frage, ob mehr oder minder symptomatische *Residual-* oder genuine Epilepsie, ist oft sehr schwer zu beantworten! — Bei der Kompliziertheit der Pathogenese des epileptischen Syndroms ist die Erfassung anderer konstitutioneller Eigenarten des Epileptikers um so dringlicher. Hier setzt die *psychologisch-psychiatrische* und die *internistische Forschung* ein. Hat die erstere schon bis jetzt gezeigt, daß der genuine Epileptiker für sich und zum Teil auch in seinem Verwandtenkreis besondere *krankhafte Wesenszüge* aufzeigt, so haben Stoffwechseluntersuchungen usw. erwiesen, daß der Epileptiker *Abwegigkeiten*, z. B. im *Eiweißstoffwechsel* aufweist, die sehr wohl zur notwendigen Erfassung der abnormen physischen Konstitution des Epileptikers beitragen können.

Was sich im Hirn im epileptischen Anfall abspielt, wissen wir nicht. Vasomotorische Vorgänge — Gefäßspasmen — wie auch die von KROLL nachgewiesenen Krampfstoffe in der Hirnrinde sind wohl nur Begleiterscheinungen. Für die *tonisch-klonische Natur der Anfälle* dürften *subcorticale wie corticale Vorgänge verantwortlich sein.* Rein *umschriebene corticale* Anfälle vom JACKSON-Typ (vgl. unten) gehören jedenfalls nicht zum Syndrom der genuinen Epilepsie.

Symptomatologie und Verlauf der genuinen Epilepsie. *Das familiäre Milieu* der Epileptiker ist gekennzeichnet sowohl durch den Nachweis von Epileptikern, wie vor allem von psychisch und körperlich Abnormen: Psychopathen, Schwachsinnigen, Erregbaren, Pedanten, Alkoholikern, wie von Verwandten mit Migräne, Enuresis, Stottern und dysplastischer Konstitution.

Charakteristisch für die Epilepsie ist der *große Anfall,* dem meist Prodromalerscheinungen in Form der sog. **Aura** vorausgehen. Die Kranken klagen über kurz dauernde Parästhesien, optische, akustische, Geruchs- oder Geschmacksempfindungen, Schwindelgefühl, auch das eigenartige Gefühl angeblasen zu werden (daher die Bezeichnung!). Es gibt auch eine sog. psychische Aura, bei welcher die Kranken über Angst-, Unlust-, Glücksgefühl, Zustände erleichterten oder gehemmten Gedankenablaufs und gestaltete Halluzinationen berichten. In anderen Fällen stehen viscerale Erscheinungen und Mißempfindungen, auch vasomotorische Störungen (Erröten, Erblassen, Schweißausbruch, Angina pectoris-ähnliche Beschwerden) im Vordergrund. Jeder Kranke hat mehr oder minder konstant *seine* Aura. Gar nicht selten fällt der Umgebung ein Seufzen, Stöhnen, Röcheln oder Lallen kurz vor dem Anfall auf. Die Aura *kann* auch einmal Stunden dauern. Die Kranken sind dann meist deprimiert und gehemmt, oder aber es bemächtigt sich ihrer eine zunehmende Reizbarkeit, bis schließlich der Anfall die Spannung löst. — Der **Anfall** selbst beginnt entweder als generalisierter Anfall mit einem lauten Aufschrei und plötzlichem Bewußtseinsverlust, wobei die Kranken zu Boden stürzen und sich verletzen können, oder mehr allmählich mit *lokalisierten Zuckungen,* z. B. der einen Gesichtsseite oder des Kopfes. (Beschränkung des Anfalls auf eine Seite ist ungewöhnlich!) An Stelle der Zuckungen treten auch manchmal unschlüssige und halbwillkürliche, ungeschickte Bewegungen. Unter solchen Initialsymptomen tritt rasch eine Trübung des Bewußtseins ein, die alsbald in völligen *Bewußtseinsverlust* übergeht. Manchmal folgt dann nur ein *tonischer Streckkrampf* mit starker Cyanose des Gesichts und Sistieren der Atmung; häufig aber auch sofort *generalisierte klonische Krämpfe,* welche den Rumpf, die Glieder, die Zungen-, Kau-, Gesichts- und Augenmuskulatur befallen. Die Atmung wird dabei schnarchend; *Schaum* kann auf die Lippen treten, der infolge einer *Bißverletzung* der *Zunge* oft blutig gefärbt ist. Häufig erfolgt *Urin-*, bisweilen auch *Kotabgang.* Die Pupillen sind meist weit und lichtstarr. Nach 1—3 Min. nimmt die Geschwindigkeit der Muskelzuckungen ab und ihre Amplitude zu. Diese großen Gliederbewegungen gehen langsam in Ruhe über. Der Kranke fällt in tiefen Schlaf. Weckt man ihn, so ist er schwer besinnlich, abwesend, verstimmt, gehemmt in Auffassung und Denken und verhält sich, als erwache er aus einem schweren Traum. Noch jetzt kann man gelegentlich neurologische Befunde erheben: aphasische, agnostische, apraktische, dysarthrische Störungen, Einschränkung des Gesichtsfeldes, Fehlen der Haut- und Steigerung der Sehnenreflexe, positiven *Babinski*, Fehlen des MAYERschen Grundgelenkreflexes, gelegentlich wohl auch Sensibilitätsstörungen und Hypotonie der Muskulatur. — Da epileptische Anfälle sich relativ häufig *bei Nacht* ereignen, ist auf ihre *Folgen* zu achten. Am wichtigsten ist da ein zerwühltes Bett, unwillkürlicher Urinabgang, Zungenbiß oder andere Verletzungen, welche die Kranken sich im Anfall unbewußt zugezogen haben, sowie große Müdigkeit und Gefühl des Zerschlagenseins am Morgen.

Außer den großen Anfällen sieht man — bei manchen Kranken vorwiegend, unter Umständen auch ganz allein! — *atypische Anfälle*, sog. **Äquivalente.** Hier sind vor allem zu nennen: vorübergehende grundlose Verstimmungen, Bewußtlosigkeit ohne Krämpfe und leichtere Formen von Bewußtseinstrübung, **„Absencen“.** Verbinden sich hiermit leichte motorische Unruhe mit Zuckungen, so spricht man von einem **„Petit mal“.** *Rudimentäre epileptische Anfälle* können auch in Form jener geschilderten Aura-Symptome verlaufen. Zum Beispiel als sog. „epileptische Migräne“. Viele Kranke erleiden solche Absencen und Attacken von „Petit mal“ mehrmals am Tage, oft mitten in der Unterhaltung, die plötzlich in ein unverständliches Lallen übergeht, von einer Sekunden dauernden Bewußtseinstrübung unterbrochen wird, um gelegentlich ohne Zögern zu Ende geführt zu werden. Manche Kranke merken solche Absencen, andere müssen erst darauf aufmerksam gemacht werden. — Im Anschluß an einen großen Anfall oder auch selbständig auftretende *anhaltende Bewußtseinstrübungen* nennt man **Dämmerzustände.** Die Kranken sind „wie im Traum“ in ihrer Orientierung gestört, begehen allerhand Fehlhandlungen, so z. B. schon beim Ankleiden, perseverieren im Denken, Handeln und Sprechen und können gelegentlich durch ganz überraschend auftretende sinnlose, auch aggressive Handlungen gefährlich werden. Für die Dauer solcher Zustände besteht *Amnesie.* — Amnesien von monatelanger Dauer sind ungewöhnlich und müssen den Verdacht auf hysterische Zustände erwecken. Manche Kranke bieten *Delirien, psychotische Zustände*, sog. *besonnene Dämmerzustände* (in denen sinnlose Handlungen wie zwecklose Reisen, unmöglich geschäftliche Handlungen usw. vorgenommen werden), Stunden bis Wochen anhaltende *Verstimmungen* (in denen die Kranken umherirren, wohl auch zum Alkohol greifen können) als Äquivalente.

Die genuinen Epileptiker entwickeln früher oder später ohne sichere Beziehungen zu den Anfällen *Veränderungen der Persönlichkeit*, die schließlich in die **epileptische Demenz** ausgehen können. Diese ist gekennzeichnet durch zunehmende Verlangsamung und Schwerfälligkeit in allen psychischen Leistungen, Erschwerung der Aufnahmefähigkeit, Verarmung des Vorstellungsschatzes und typische Wesensveränderungen, über die in den Lehrbüchern der Psychiatrie nachzulesen ist.

Betrachtet man den **Verlauf** der genuinen Epilepsie, so sieht man die *ersten Erscheinungen* in 20% vor dem 10. Jahr, in weiteren 50% bis zum 20. Jahr und nur bei unter 15% nach dem 30. Jahr — unter Bevorzugung des *männlichen* Geschlechts — auftreten (JOH. LANGE). Krankhafte Zustände, welche gelegentlich vor dem Auftreten eigentlicher epileptischer Erscheinungen beobachtet werden, sind migränöse Zustände, Bettnässen, *Absencen* und die sog. *Kinderkrämpfe (Fraisen).* Die von FRIEDMANN als **„Pyknolepsie“** bezeichneten gehäuften Anfälle *bei sonst normalen Kindern* verschwinden im Pubertätsalter von selbst; es sei denn, daß es sich doch schon um echte epileptische Anfälle gehandelt hat!. Man kann sagen, daß jeder Epileptiker seinen *individuellen Verlaufstyp*, besonders bezüglich der Anfälle bietet. Viele Epilepsien zeigen sich unmißverständlich zum erstenmal — oder auch erneut — zur Zeit der *Pubertät.* Freilich braucht dies durchaus nicht immer gleich in Form der großen Anfälle zu geschehen. Manche Kranke zeigen für Jahre nur eine *rudimentäre* **Form** der Epilepsie. Gelegentlich sieht man auch jahrelange anfallsfreie Perioden; dann wieder auf kurze Zeitspannen zusammengedrängte gehäufte Anfälle. Besonders gefährlich ist ein **Status epilepticus,** in dem die Kranken von einem Anfall in den anderen geraten. Nicht nur, daß ein solcher Status epilepticus letal enden kann; er wirkt sich auch besonders ungünstig auf die Persönlichkeit der Kranken aus. Im ganzen Verlauf haben akzessorische Momente, körperliche wie psychische Reize, Alkohol, Kopftraumen, endokrine Momente einen bisweilen erheblichen Einfluß auf Häufigkeit und Stärke der Anfälle. — Sind es im Anfang mehr die obengenannten periodenweisen Verstimmungen und Dämmerzustände, so wird im weiteren Verlauf die *Demenz* und *Charakterveränderung* doch offenbar. Die Minderzahl der Kranken bieten, was man der Seltenheit der Anfälle wegen eine *Oligoepilepsie* nennt. Eine große Zahl von Epileptikern bleibt relativ lange arbeitsfähig. Wenn auch die Häufigkeit der Anfälle mit dem Alter abnimmt, so wird doch die Lebensdauer durch das Leiden in schwereren Fällen verkürzt. Der Tod erfolgt hier infolge der Anfälle, bisweilen im Status; häufiger jedoch durch sekundäre Leiden, vor allem eine Tuberkulose.

Diagnose und Differentialdiagnose gegen symptomatische Epilepsie. Die Diagnose der genuinen Epilepsie sollte nur nach eingehendster *Untersuchung* und *Beobachtung,* sowie einer denkbar gründlichen *Anamnese* gestellt werden. Das Vorkommen organischer Hirnläsionen bei der genuinen Epilepsie und die Bedeutung erblicher Momente für die symptomatische Epilepsie macht die Differentialdiagnose manchmal sehr schwierig. Selbst bei klinischer Untersuchung sind bis zu 14% aller Fälle eben nicht zu klären (STAUDER). Vor allem hüte man sich etwa allein aus der Tatsache, daß epileptische Anfälle nach bestimmten äußeren Einwirkungen aufgetreten sind, zu weitgehende Schlüsse zu ziehen. Entscheidend vielmehr ist neben den klassischen Symptomen und deren Verlauf vor allem der *Gesamteindruck* des Kranken und sein familiärer Rahmen (vgl. oben!). Zu fordern ist vor allem auch eine gute *Röntgenaufnahme* des Schädels und in Zweifelsfällen, zumal wo neurologische Zeichen, Wachstumsstörungen (z. B. an den Fingern!) der Verdacht auf eine intrauterine oder frühkindliche Hirnschädigung (auch einen Hydrocephalus) und damit auf eine *Residualepilepsie* hinlenken, auch eine *Encephalographie.*

Symptomatische Epilepsien in reinster Form sind **Anfälle vom JACKSON-Typ.** Diese *Rindenkrämpfe* tragen die Merkmale ihres *fokalen* Ursprungs. Je nachdem, welche Rindenpartie unter dem Einfluß eines krankhaften Reizes steht, pflegt dem Anfall oft eine besonders gefärbte Aura vorauszugehen. Dieser folgen dann in der Regel unmittelbar Krämpfe, welche zunächst auf den jeweiligen bestimmten Körperteil beschränkt sind, um dann in gesetzmäßiger Weise, der Rindenfelderung entsprechend (vgl. Abb. 10) auf die benachbarte Muskulatur evtl. auch die andere Seite überzugreifen. Bei Läsionen im Bereich der sog. extrapyramidalen Rindenfelder O. FOERSTERS (vgl. S. 500) sind die Anfälle gekennzeichnet durch krampfartige Bewegungssynergien, z. B. Augen-, Kopf- und Rumpfbewegungen zur Gegenseite mit oder ohne tonisch-klonische halbseitige Extremitätenkrämpfe. Fokale Epilepsien, welche von der hinteren Zentralwindung her ausgelöst werden, gehen oft mit wandernden Parästhesien evtl. auch bleibenden umschriebenen Sensibilitätsstörungen (vgl. S. 512) einher. Ein Fokus im Parazentrallappen kann zu Stuhl- und Urindrang vor dem Krampfanfall führen. An die Reizerscheinungen können sich fokale Lähmungen anschließen. Das Bewußtsein ist im Anfall meist erhalten, schwindet aber bisweilen nach Eintreten der Krämpfe.

Die **Ursachen** dieser JACKSON-*Anfälle* — aber *auch generalisierter symptomatischer Anfälle* — können sehr verschieden sein. An erster Stelle stehen *Hirntraumen*, meist Kontusionen oder offene Hirnverletzungen, welche im Verlauf eines halben Jahres oder länger epileptische Anfälle auslösen können. *Rein* traumatische Epilepsien machen keine typisch epileptischen, sondern nur posttraumatische Wesensveränderungen. Geburtstraumen, vor allem Blutungen, sind von großer Bedeutung für viele *kindliche symptomatische Epilepsien.*

Kinderkrämpfe sieht man außerdem häufiger bei toxischen und infektiösen Hirnschädigungen, wie sie z. B. im Beginn hochfieberhafter Infektionskrankheiten (vgl. S. 661), aber auch beim Keuchhusten (Zirkulationsstörungen) auftreten können. Auch bei der *Helminthiasis* kann man meist unschuldige Krämpfe sehen. Die kindliche *Tetanie* (Spasmophilie) hat nichts mit der Epilepsie zu tun.

Die *Syphilis* kann mitunter generalisierte epileptische Anfälle als einziges Symptom machen; bekannt sind epileptische Anfälle in Frühstadien der *progressiven Paralyse.* Mehr JACKSON-artige Anfälle sieht man bei der syphilitischen Konvexitätsmeningitis, aber auch bei basalen Prozessen. — *Alkoholabusus* kann epileptische Anfälle zur Folge haben. Die Frage, ob man es da mit provozierten genuinen Anfällen oder etwa mit Anfällen infolge traumatischer Hirnschädigungen — *Pachymeningitis haemorrhagica* — zu tun hat, ist unter Umständen schwer zu beantworten. Die eigentliche „Alkoholepilepsie" kann selbst in einen Status epilepticus ausgehen. — Über Epilepsie als *Tumor*-Symptom wurde auf S. 607 berichtet. Langsam und diffus wachsende Tumoren, auch das STÜRGE-WEBER*sche Syndrom* — eine eigenartige capilläre Angiomatose mit röntgenologisch typischen feinen Verkalkungen im Hirn — neigen besonders zu Krampfbildung. — Seltener sind Krämpfe bei Abusus wie auch Entwöhnung von Schlafmitteln (z. B. des Phanodorms), bei Hitzschlag, elektrischen Stromverletzungen, bei Äther- und Chloroformnarkose (prognostisch sehr übel!) und bei operativen Eingriffen an der Pleura (Luftembolien!). — Epileptische Anfälle, die erstmalig nach dem 50. Jahr auftreten, bezeichnet man als *E. tarda.* Diese Spätepilepsien werden überwiegend durch *cerebrale Kreislaufstörungen* — zumal bei Hypertonikern — verursacht. Über epileptische Anfälle bei der *Urämie, Eklampsie* und *Bleivergiftung* vgl. S. 676ff.

Die *Differentialdiagnose* epileptischer Anfälle hat auch Anfälle ganz anderer Natur auszuschließen. In erster Linie verdient hier der **hysterische Anfall** Erwähnung. Anfälle psychoneuritischer Individuen sind gekennzeichnet schon durch die Art der „Krämpfe", welche viel mehr in an- und abschwellenden tonischen Gliederversteifungen und wilder Bewegungsunruhe als in klonischen Muskelkontraktionen ablaufen. Groteske Körperstellungen wie „arc de cercle" und krampfhafte Körperhaltungen, welche die emotionelle Einstellung des Kranken verraten können, sind charakteristisch. Im gleichen Sinn sprechen auch andere Äußerungen affektiver Erregung, wie Schreien, mehr oder minder unzusammenhängende Reden und motorische Unruhe, welche auf beruhigende Worte und wohlgemeintes Zurückhalten nur mit Zunahme der Bewegungsäußerungen reagiert. Das Gesicht ist meist hochgerötet. Der Kranke wehrt sich gegen Öffnung der Augen, und die Augäpfel rollen aufwärts, wenn man die Augenöffnung erzwingt. Der anscheinend tiefe Bewußtseinsverlust, den man aus dem Fehlen von Schmerzreaktionen annehmen könnte, ist nicht begleitet von jenen Reflexstörungen, die für ein Koma oder echte schwere epileptische Bewußtseinsstörungen typisch sind. Die Pupillen sind nicht starr, die Bauchdeckenreflexe sind erhalten, der BABINSKIsche Reflex fehlt. Man sieht weder Zungenbiß noch Inkontinenz. — Die Umstände, unter denen hysterische Anfälle auftreten, erleichtern oft die Diagnose. Obschon echte epileptische Anfälle auch durch psychische Erregung ausgelöst werden können, so ist solch ein Zusammenhang doch hier weit seltener und weniger eindeutig als beim hysterischen Anfall. Eine andere Beobachtung, welche man ganz allgemein bei hysterischen Anfällen macht, ist von entscheidender Bedeutung: der hysterische Anfall, der wenn auch unbewußt motiviert ist, braucht zur Auslösung Zuschauer! Deshalb treten solche Anfälle niemals im einsamen Zimmer oder etwa in der Toilette auf; sie ereignen sich auch nicht unbeobachtet während der Nacht, wenn nur ein zerwühltes Bett oder eine abnorme Müdigkeit und Zerschlagenheit am frühen Morgen einen nächtlichen Krampfanfall wahrscheinlich macht.

Schwierigkeiten differentialdiagnostischer Art bieten häufig **Ohnmachten** auf zirkulatorischer Grundlage. Gelegentlich ist es gar nicht einfach eine Synkope von einem petit mal zu trennen. Auslösende Umstände und Begleiterscheinungen sowie das Fehlen von retrograder Amnesie und Verwirrungszuständen bei Kreislaufstörungen klären, wenn auch nicht immer, die Sachlage. Erwähnt sei auch jenes eigenartige *Carotissinussyndrom*, bei dem abnorme Reize vom Sinus Anfälle von Schwindel, Ohnmacht und auch gelegentlich allgemeine Krämpfe auslösen können. Der Puls ist hier langsam und der Blutdruck niedrig. Man denke auch an das ADAMS-STOKESsche Syndrom, bei dem gleichfalls die kritisch verminderte Hirndurchströmung zu Ohnmacht und Krämpfen zu führen pflegt. Auch *paroxysmale Rhythmusstörungen des Herzens* — Tachykardien wie passageres Vorhofflattern — können einmal akute Bewußtseinsstörungen machen, welche den Verdacht auf eine Epilepsie erwecken mögen.

In zweifelhaften Fällen empfiehlt sich, wenn möglich ein *Elektroencephalogramm* zur Erkennung abnormer Aktionsströme des Gehirns heranzuziehen. Bei Epileptikern finden sich entweder generalisiert oder lokal umschrieben sog. *Krampfströme*, welche nicht nur zur Differentialdiagnose genuiner und fokaler Epilepsie verhelfen können, sondern auch unklare Fälle von Absencen und petits maux aufzuklären vermögen. Näheres findet der Leser im Abschnitt über „Das Encephalogramm“.

Labyrinthäre Störungen (vgl. das Kapitel über die MÉNIÈREsche Krankheit!) können ohnmachtsähnliche Anfälle machen, sind aber in der Regel an ihren typischen Begleiterscheinungen als solche zu erkennen.

Die **Narkolepsie** ist ein eigenartiges klinisches Syndrom, dessen Beziehungen zur Epilepsie noch nicht geklärt sind. Beide kommen bisweilen zusammen vor, und Fälle sind beschrieben, wo eine Narkolepsie in Epilepsie überging. Kranke dieser Art fallen, oft mehrmals am Tag in einen anscheinend natürlichen *Schlaf*, für Minuten oder auch für Stunden, aus dem sie meist völlig frisch erwachen. Typisch ist, daß solche Schlafzustände ganz plötzlich und so zwanghaft eintreten, daß der Kranke, selbst in unmöglichen Situationen, diesem Schlafdrang nachgeben muß. Gelegentlich sind Narkoleptiker im „Schlaf“ ihrer Umgebung gewahr, verstehen wohl auch, was ihnen gesagt wird ohne sich verständlich machen zu können. — Ein zweites Merkmal sind Anfälle, meist nur wenige Minuten dauernd, von *Tonusverlust* der *quergestreiften Muskulatur*. Ganz leichte Anfälle mögen nur eine kurzdauernde „Schwäche in den Knien“ zeigen, oder die oder jene Muskelgruppe kann von anfallsweiser Schwäche befallen werden, wenn ein besonders intensiver Willkürakt sie innerviert. Fast stets folgt der Tonusverlust einer emotionellen Erregung, mag dies Freude oder Furcht sein, mitten im Lachen oder einer ärgerlichen, zornigen Gemütsbewegung. Viel seltener sind *kataleptische Zustände* ähnlich den oben erwähnten „bewußten Schlafzuständen“, in denen der Kranke, meist in voller Ruhe und ohne emotionelle Erregung, für Minuten gelähmt ist und nach seiner Schilderung kein Glied rühren kann. Zwanghafter Schlaf folgt gelegentlich einem kataleptischen Anfall. Die Ähnlichkeit solcher kataleptischer Lähmungen mit physiologischen Zuständen von Glieder- oder allgemeiner Lähmung, wie wir sie rein subjektiv gelegentlich im Schlaf oder Halbschlaf erleben, ist offensichtlich.

Die *Ursache* narkoleptischer Zustände ist unbekannt. Oft hört man von Schädelverletzungen in der Vorgeschichte. Endokrine Störungen wurden oft vermutet. Ihr Vorkommen im Gefolge von Encephalitis läßt an die Möglichkeit organischer Zwischenhirnläsionen denken.

Therapie. Nach dem Stand unseres heutigen Könnens vermögen wir bei der genuinen Epilepsie wohl oft die Anfallshäufigkeit herabzusetzen, in seltenen Fällen die Anfälle auch ganz zum Verschwinden zu bringen, den Prozeß — vor allem in bezug auf die Persönlichkeitsveränderung — aufhalten können wir aber leider nicht. So wird denn im allgemeinen auch immer nur der *Anfall bekämpft*. Von einem Erfolg spreche man erst, wenn der Kranke wenigstens 1 Jahr anfallsfrei geblieben ist. — Man ordne die gesamte Lebensweise des Kranken, lasse ihn alle gröberen Unregelmäßigkeiten vermeiden, verbiete den Alkohol! Umstellung der Lebensweise — z. B. Fasten, kochsalzfreie, auch Rohkost — können für eine gewisse Zeit günstig wirken. Viele Behandlungsmethoden sind auf Wasserentziehung und Veränderung des Säurebasengleichgewichts aufgebaut. Die im Verlauf von Infekten sich günstig auswirkende Globulinvermehrung im Serum hat man — bisher ohne viel Erfolg — auch herangezogen. Die sog. ketogene Diät soll Fett:Eiweiß plus Kohlehydrat in einem Verhältnis von $2^1/_2$—$4^1/_2$:1 enthalten und eine Woche Hungerkost soll der Säurekost vorangehen. Epileptische Anfälle bei Kindern oder jugendlichen Erwachsenen reagieren besonders auf diese, allerdings schwer länger durchführbare Diät.

Die medikamentöse Behandlung geht meist vom Brom oder Phenobarbital (Luminal) aus. Brom, das man als Na- oder K-Verbindung (wie auch in Form von Lubrokal, Sedobrol, Brosedan usw.) geben kann, verordne man in 1-g-Dosen mehrmals täglich unter gleichzeitiger Beschränkung des Kochsalzes in der Nahrung. Die Wirksamkeit und Verträglichkeit von Brom wechselt außerordentlich von Fall zu Fall. Es ist ratsam den Bromgehalt des Blutserums zu kontrollieren und ihn nicht über 200 mg-% ansteigen zu lassen. Brom wirkt erregungsvermindernd auf die Hirnrinde. In zu hoher Dosierung macht es das Bild der *Bromvergiftung*. Die Bromacne ist das bekannteste Zeichen einer Bromüberdosierung oder auch einer Bromunverträglichkeit und erzwingt meist eine Verminderung oder völlige Aussetzung der Brombehandlung. Weniger bekannt aber, mindestens gleich bedeutungsvoll sind die Zeichen einer Bromintoxikation seitens des Gehirns. Die Kranken erscheinen schläfrig und träge, und ihre motorische Koordination ist unsicher. Sie gehen schwankend, wie betrunken und ihre Sprache ist dysarthrisch mit der typischen verwaschenen Aussprache der Konsonanten. Psychische Störungen, Erregungszustände, Delirien sind bei schweren Bromintoxikationen nicht ungewöhnlich. Unterbrechung der Bromdarreichung und Verdrängung des Broms aus den Geweben mittels einer kochsalzreichen Kost bringt in der Regel diese Symptome rasch zum Verschwinden.

Phenobarbital gibt man in Dosen von 0,1—0,2 g mehrmals am Tage, genügend, um die großen epileptischen Anfälle zu unterdrücken. Manche Kranke fühlen sich so schläfrig bei dieser Medikation, daß ein Versuch mit Prominal angezeigt ist. Jeder Fall verlangt seine individuelle Dosierung. Kranke, die selbst auf große Mengen von Luminal oder Prominal nicht oder ungenügend reagieren, behandle man mit Dilantin (Diphenylhydantoin) 0,1 2—3mal täglich mit oder ohne Kombination mit Luminal. Dilantin, das in USA. sehr geschätzt wird, macht nicht so selten Vergiftungserscheinungen, vor allem ein Exanthem und bei längerem Gebrauch eine Schleimhauthypertrophie am harten

Gaumen und Zahnfleisch und gelegentlich ataktische Erscheinungen. In solchen Fällen kann man Mesantoin oder Phenantoin (3-methyl-5,5-phenylthylhydantoin „Sandoz“) versuchen. Man gebe von diesem weniger toxischen Medikament 0,3 —1 g je Tag. Manche Kranke vertragen auch dieses Mittel schlecht und reagieren mit Benommenheit, Schwindel usw.

Alle diese Mittel allein oder kombiniert helfen uns zur Kontrolle der großen Anfälle bei der genuinen wie bei der symptomatischen Epilepsie. Sie versagen in der Regel gegenüber dem petit mal der Pyknolepsie und den sog. Äquivalenten. Hierfür ist zur Zeit das Tridion (3,5,5-Trimethyloxazolidin-2,4-dion „Abbott“) das Mittel der Wahl. Tridion hat eine ausgesprochene Wirkung auf die Hirnrinde, welche sich auch in dem Verschwinden der „spikes and waves“ im Elektroencephalogramm dieser Kranken kundgibt. Man gebe 0,3—2 g täglich und individualisiere je nach dem Alter. Ein guter Teil der meist kindlichen Kranken verlieren ihre Anfälle. Man kann die Wirksamkeit von Tridion prüfen, indem man versucht, ob Überventilierung (Hyperpnoe) noch einen petit mal-Anfall auslöst. Das Mittel zeigt auch eine günstige Beeinflussung der Persönlichkeitsveränderungen und kann auch mit Erfolg bei postencephalitischen Charakterveränderungen bei Kindern gegeben werden. Man sei vorsichtig in seiner Anwendung und kontrolliere die Leukocytenzahl im Blut. Eine Leukopenie soll zur Vorsicht raten und erzwingt gelegentlich die Absetzung dieses Mittels. Andere toxische Erscheinungen sind Exanthem und Sehstörungen, die sich meist darin verraten, daß die Kranken angeben „Schnee“ zu sehen. Bei epileptischen Äquivalenten vor allem psychomotorischer Art empfiehlt sich die Kombination von Tridion mit Luminal. Wo petits maux sich mit großen Anfällen vereinen, versuche man Dilantin und Tridion kombiniert.

Der *Status epilepticus* verlangt parenterale Behandlung. Man gebe Luminal (bis 0,4 g intramuskulär) oder Evipan (bis 4—5,0 g intravenös). Auch Amylenhydrat (6,0 auf 30,0 Gummi arab. als Klysma) kann versucht werden. Eine Lumbalpunktion und Entnahme von etwa 20 ccm Liquor hilft gelegentlich, wenn Sedation versagt. Man achte auf den Kreislauf und unterstütze wenn nötig Herz und Gesamtzirkulation mit Coffein, Digitalis usw. Für die Behandlung der relativ seltenen postkonvulsiven Delirien hat sich Hyoscin ($^1/_4$ mg i.m.) und wiederholte Verabreichung von Paraldehyd, das auch intramuskulär gegeben werden kann, nützlich erwiesen.

Der Kranke im Anfall muß vor Selbstbeschädigung geschützt werden. Man verhindere Zungenbisse, indem man einen gepolsterten Spatel oder einen entsprechenden Gegenstand zwischen die Kiefer bringt, man öffne beengende Kleidung, vor allem den Kragen, und versuche die konvulsiven Bewegungen der Arme zu vermindern, um Schulterluxationen usw. zu vermeiden. Nach Anfällen lasse man die Kranken schlafen.

Symptomatisch-posttraumatische oder *Tumorepilepsien* erfordern wenn möglich einen chirurgischen Eingriff. Die Excision einer Rindennarbe bzw. eines kleinen für die Krampfauslösung verantwortlichen Rindenareals hat oft einen Dauererfolg. Die *epileptische Psychose* und *Demenz* gehören in psychiatrische Abteilungen bzw. Heil- und Pflegeanstalten. Epileptiker sind darüber aufzuklären, daß sie sich selbst und unter Umständen auch andere infolge des unvorher gesehenen Auftretens von Anfällen in Gefahr bringen können. Von einer gewissen Art von Berufen oder auch sportlichen Betätigungen sind sie daher fernzuhalten. Epileptiker, welche nicht länger als 1 Jahr unter ärztlicher Kontrolle und Behandlung frei von Anfällen geblieben sind, sollen keinen Führerschein zum Fahren eines Kraftfahrzeugs erhalten.

b) Die Migräne (Hemikranie) und andersartige Kopfschmerzen.

Ätiologie und Pathogense. Die Migräne hat Beziehungen zur Epilepsie, die wahrscheinlich darin bestehen, daß *gleiche ererbte Faktoren* bei beiden Leiden die Manifestation begünstigen. Erwähnt wurde bereits das häufige Vorkommen von Migräne im Verwandtenkreis der Epileptiker. Migräniker wissen fast stets über gehäuftes Vorkommen des Leidens in der Familie, besonders bei der Mutter und Großmutter zu berichten. Beziehungen zu endokrinen wie allergischen Störungen — sei es auf der Basis erworbener oder auch ererbter Funktionsanomalien — sind bei der Migräne häufig. Allgemein bekannt ist die Beziehung der migränösen Zustände bei Frauen zur Menstruation wie auch das häufige Sistieren der Anfälle zur Zeit einer Schwangerschaft und im Klimakterium bzw. einem der Menopause korrespondierenden Alter beim Mann. Die Verwandtschaft mit allergischen Zuständen zeigt das gar nicht so seltene Vorkommen von Migräne in Familien, in denen Heufieber, Asthma bronchiale, Zustände funktioneller Angina pectoris, Darmspasmen usw. gehäuft auftreten. Auch zu Leiden wie dem Raynaud und ähnlichen vasomotorischen Störungen kann die Migräne einmal Beziehungen haben. *Die Natur des Migräneanfalls* ist eine *vasomotorische Störung* der Kopfgefäße, gelegentlich auch anderer Gefäßbezirke. Im Migräneanfall sind sowohl vasoconstrictorische wie vasodilatorische Phasen im Carotisbereich zu unterscheiden: Meistens wird ein Anfall eingeleitet von einer Vasokonstriktion der intrakraniellen wie auch oft der Gesichtsgefäße. Die Symptome der Aura, vor allem die mannigfachen neurologischen Symptome, welche dem eigentlichen Kopfschmerz meist vorausgehen, sind offenbar das Resultat von cerebralen Gefäßspasmen, welche eine Vorliebe für die Äste der A. cerebri post. (Skotome!) haben. Eine Gesichtsblässe mit weiten Pupillen und erweiterter Lidspalte als Zeichen sympathischer Reizung ist gelegentlich im ersten Stadium des Migräneanfalls nachweisbar. Die constrictorische Phase wird abgelöst von einer reaktiven Vasodilatation. Erweiterung und übermäßige Pulsation der Meningealgefäße verursacht Kopfschmerz und ist begleitet von Erweiterung der Schläfenäste der Carotis externa, kenntlich an der Rötung des Gesichts und der Konjunktiven und gelegentlich begleitet von Verengerung der Pupille und Lidspalte, als Zeichen einer sympathischen „Lähmung". Die Vasodilatation, welche wahrscheinlich eine Histaminwirkung ist, ist in der Regel auf die Äste der Carotis externa beschränkt, kann aber auch einmal das Gehirn selbst befallen und sogar wenn hochgradig zu Hirnödem mit Stauungspapille führen (*Status hemicranicus* oder *migraenosus*). Bei Beteiligung der Plexus chorioidei kommt es zu Überproduktion von Liquor und zu Symptomen akuten Hirndrucks. QUINCKE hat solche Zustände als „*angioneurotischen Hydrocephalus*" beschrieben. Dabei sieht man auch flüchtige Ödeme im Gesicht und vorübergehende Störungen im Wasserhaushalt. Ich habe des öfteren einen deutlichen Gewichtsanstieg infolge Wasserretention während Migräne Attacken beobachtet.

Symptomatologie und Verlauf. Die Migräne befällt überwiegend das weibliche Geschlecht. Der Anfang des Leidens ist manchmal in die Kindheit, häufig in die Jugend zurückzuverfolgen. Wenn auch späterer Beginn den Verdacht auf die symptomatische Natur des Leidens erwecken muß, so erscheint doch auch die idiopathische Migräne nicht so selten nach dem 30. Jahr. Das Leiden ist gekennzeichnet durch den *Migräneanfall*. *Gelegenheitsursachen*, besser akzidentelle Momente zu seiner Auslösung gibt es in Menge. Man könnte sagen, daß bei dem Disponierten jede *Unregelmäßigkeit* in seiner Alltagsordnung sogar ein zu langer Schlaf am Sonntagmorgen die Attacke auslösen kann.

Geistige und körperliche Anstrengungen, psychische Anforderungen, Witterungseinflüsse, Diätfehler, Verdauungsstörungen, endokrine Momente (Periode!), alles kann den Anfall herbeiführen. Emotionelle Spannungen und Konflikte spielen eine große Rolle im Leben dieser Kranken. Wie bei der Epilepsie sehen wir auch bei der Migräne nicht selten *Prodromalsymptôme,* eine gewisse *Aura.* Hierzu gehören ungewöhnliche Reizbarkeit, motorische Unruhe, Depression, schlechtes Allgemeinbefinden, Appetitlosigkeit, unangenehme viscerale Sensationen, Eingenommenheit des Kopfes und unruhiger Schlaf. Vasokonstriktion im Gehirn äußert sich vor allem in dem für die Migräne so charakteristischen *Flimmerskotom,* dem *Scotoma scintillans*; d. h. die Kranken sehen — halb- oder doppelseitig — in der Peripherie des Gesichtsfeldes sich bewegende Lichterscheinungen: Funken, Blitze, leuchtende Zacken, die in allen Farben des Spektrums schillern können und meist nach einigen Minuten wieder verschwinden. Von einer *ophthalmischen Migräne* spricht man, wenn diese Lichterscheinungen von einer transitorischen Hemianopsie, evtl. sogar Amaurose gefolgt sind. Bisweilen ist nur das eine Auge von der Störung betroffen. Mitunter sieht man im Beginn oder während des Anfalles *aphasische* Symptome und zum Sitz des Schmerzes kontralaterale *Hemiparesen* sensibler oder motorischer Art. Auch *Rindenreizerscheinungen, Kleinhirnsymptome* und Störungen der einzelnen Sinneswahrnehmungen können vorkommen. — Häufig wacht der Kranke mit der Migräne auf, oder sie setzt am Morgen ein. Im Beginn ist der *Kopfschmerz* meist einseitig in der Stirn, Schläfe oder der Augenhöhle, geht aber dann oft auch auf die andere Seite über. Gelegentlich beginnt der Schmerz auch im Nacken, selten in der Scheitelgegend. Der Schmerz kann von bohrendem, schneidendem, pulsierendem, hämmerndem Charakter sein und ist meist begleitet von *Übelsein (Nausea),* das aber bisweilen erst im späteren Verlauf einsetzt und mit starkem Brechreiz und Erbrechen unabhängig von der Nahrungsaufnahme einhergeht. Häufig beendigt Erbrechen den Anfall. Gelegentlich geben die Kranken an, daß die Anfälle *mit* Erbrechen die leichteren seien. Der Schmerz ist oft so heftig, daß der Kranke Zuflucht in einem verdunkelten Zimmer suchen muß und sich nach Möglichkeit von allen Reizen absperrt. Zu anderen Zeiten und auch bei anderen Kranken bleibt der Schmerz nur ein mäßiges Unbehagen. Von den *vasomotorischen Störungen im Gesicht* usw. vor und während des Anfalls war schon die Rede. Oft kann der Kranke oder der Arzt die erweiterte und stark pulsierende Schläfenarterie fühlen. Druck auf dieses Gefäß oder manchmal auch auf die Carotis vermindert den Schmerz, wenigstens im Frühstadium des Anfalls. — Die *Häufigkeit* der Anfälle ist sehr verschieden, 2—3mal im Jahre bis mehrere Male in der Woche. Auch die *Dauer* der Anfälle schwankt, von nur angedeuteten, rudimentären Anfällen über eine durchschnittliche Zeit von 12 Stunden zu kontinuierlichen Typen, die tagelang anhalten können. In schwersten Fällen können gehäufte Anfälle in einen *Status hemicranicus* übergehen. — Auch die Migräne hat ihre *petit mal* und *Äquivalente.* So leiden bisweilen Kranke nur an anfallsweisen Flimmerskotomen oder Nausea. Oder aber es treten zwischen den typischen Anfällen anfallsweise Symptome anderer Art auf. Von diesen erwähnt BING als besonders wichtig: Attacken von vasomotorischer Angina pectoris, QUINCKEsches Ödem, Asthma bronchiale, Drehschwindel, Ohrensausen, psychische Depression, Gastralgie, Gähn- und Nieskrampf, transitorische Parästhesien, flüchtige Hemianopsie, Vasokonstriktionen an den Gliedern, Herzjagen, Ohnmachten und psychische Störungen verschiedenster Art. Die *Prognose* der Migräne ist wohl quoad *vitam* durchaus günstig, hingegen quoad *sanationem* doch stets zweifelhaft, da nicht alle Fälle im höheren Alter ausheilen. Daß die vorübergehenden Hirnstörungen einmal konstant werden, kommt vor, ist aber glücklicherweise selten und weist auf eine komplizierende organische Hirngefäßerkrankung hin.

Diagnose und Differentialdiagnose. So verhältnismäßig leicht die Diagnose einer typischen Migräne ist, so schwierig kann die richtige Deutung atypischer Formen und der sog. Äquivalente sein. Eine genaue Anamnese, wobei die Familienanamnese besondere Aufmerksamkeit verdient, ist ein Haupterfordernis. Wichtig ist vor allem die Unterscheidung von *Kopfschmerzen anderer Genese.* Da kommt in Betracht der „rheumatische" Kopfschmerz in den Nacken- und Hinterkopfmuskeln, der über die ganze Galea ausstrahlt und besonders am Morgen vorhanden zu sein pflegt. Die tastende Hand fühlt hierbei häufig „Schwielen" in den Muskeln. Dabei fehlen die anderen Symptome einer Migräne und auch der Verlauf ist anders. *Kopfneuralgien* sind meist auf das Ausbreitungsgebiet eines oder mehrerer Nerven beschränkt. Stets müssen und können auch in der Regel eine Erkrankung der Zähne, Nebenhöhlen und Nase, sowie Brechungsanomalien der Augen ausgeschlossen werden. Größere Schwierigkeiten kann die Abgrenzung gegen Schmerzen machen, die von den erkrankten *Meningen,* z. B. bei der *Pachymeningitis* und *luischen* Erkrankungen und von cerebralen Prozessen, der *Arteriosklerose, Aneurysmen* und *Traumafolgen* ausgehen. Vor allem denke man auch an den *Hirntumor und unterlasse ja nicht die Betrachtung des Augenhintergrunds!* Überhaupt ist bei jeder Form hartnäckiger Kopfschmerzen eine sehr genaue *lokale* und *allgemeine Untersuchung* am Platze. Durchaus nicht selten findet man dann als Ursache eines als Migräne imponierenden Kopfschmerzes einen *arteriellen Hochdruck,* bei dem klassische Migräneanfälle nicht selten die erste merkliche Beschwerde darstellen können. Anders wieder ist der *urämische* und der bei *Anämien* vorkommende Kopfschmerz, dessen Genese die Blutuntersuchung leicht aufdecken kann. Stets ist auch an toxisch bedingten Kopfschmerz zu denken, sei es ein solcher *infektiös-toxischer* Art bei chronischen Infektionsherden im Körper oder *exogen-toxischer* Art bei *Nicotin, CO-, Metall-* und anderen Vergiftungen. Gar nicht so selten kann der Kopfschmerz auch durch Störungen des Verdauungsapparates und durch fehlerhafte, z. B. zu eiweißarme Ernährung ausgelöst werden. In den letzten Jahren hat man versucht, den sog. *Histaminkopfschmerz* (HORTON) von der Migräne abzusondern. Die Begründung dieses „Syndroms" ist fraglich, obschon gewisse Fälle migränösen anfallsweisen Kopfschmerzes eine besondere Empfindlichkeit für Histamin aufweisen und die vasoconstrictorische Phase der typischen Migräne vermissen lassen.

Unter den anfallsweisen Kopfschmerzen, die manchmal als *symptomatische Migräne* bezeichnet werden, verdient die sog. **ophthalmoplegische Migräne** (CHARCOT) einige Worte. Hierbei handelt es sich um meist in früher Jugend (aber auch später) beginnende Anfälle meist halbseitigen Kopfschmerzes, begleitet von einer Lähmung meist des oder jenen Astes des Oculomotorius, seltener des Trochlearis oder Abducens. Die Kranken können eine Ptosis, Diplopia, Strabismus divergens, Mydriasis oder alle möglichen Kombinationen von Augenmuskellähmung haben. Typisch ist, daß diese Lähmungen, wenigstens im Anfang, nach ein oder wenigen Tagen wieder verschwinden, um mit einer neuen „Migräne" wieder und mit der Zeit in verstärktem Maß aufzutreten. Am Ende bleiben diese Lähmungen oft Dauerlähmungen. Die Ursache dieser symptomatischen Migräne sind meist organische Veränderungen, sei es der Meningen, Gefäße oder der befallenen Hirnnerven selbst (chronische Entzündungen, Tumoren, Aneurysmen usw.).

Die **Behandlung der Migräne und verwandter Kopfschmerzen** ist nicht immer einfach, aber um so interessanter und lohnender, je besser man den individuellen Fall verstanden hat. Zur *Vorbeugung der Migräne* schenke man der Regelung der Lebensweise, vernünftiger Verteilung von Arbeit und Erholung, der Ernährungsweise, auch Vermeidung von Nicotin in nicotinempfindlichen Fällen, Regulierung der Verdauung und vor allem abnormen seelischen Spannungen die größte Aufmerksamkeit. *Psychotherapie* in der oder jener Form gehört zur Behandlung fast jeden Migränekranken, wie auch der meisten andersartigen chronischen Kopfschmerzen. Verabreichung von Brom oder Luminal in kleinen Dosen während des Tages und Vorsorge für einen genügend langen und tiefen Nachtschlaf sind sehr empfehlenswert. Während der Aura und der vasoconstrictorischen Phase eines Migräneanfalls versuche man gefäßerweiternde Mittel wie Wärme, Papaverin, Acetylcholin, Nicotinsäure, Euphyllin usw. Sie helfen gelegentlich zur Coupierung eines Anfalls. Besonders die *bei essentiellem Hochdruck auftretenden Migräneanfälle* sprechen gut auf Sedativa und gefäßerweiternde Mittel an. Hier ist es die Vermeidung kritischer Blutdruckschwankungen, welche zugleich anfallsweisen Kopfschmerzen vorbeugt. — Die Behandlung der vasodilatorischen Phase des Migräneanfalls ist um so erfolgreicher, je früher sie einsetzt. Nach stundenlangem Kopfschmerz sind die extrakraniellen Arterien, z. B. die Temporalarterie ödematös geschwollen, und kein Mittel vermag ihren normalen Kontraktionszustand wiederherzustellen. In solchen Fällen gäbe man Analgetica und Sedativa parenteral, damit der Kranke seinen Anfall in einem verdunkelten Zimmer ausschlafen kann. Die schweren Zustände eines *Status migraenosus* verlangen Narkotica; man versuche auch intravenöse hypertonische Traubenzuckerlösung. — Im frühen Stadium der vasodilatorischen Phase ist *Ergotamin* (Gynergen) *das* Mittel der Wahl. Man gebe von dem weinsauren Salz 0,25—0,5 mg in fertiger Lösung intravenös. Fast jeder Anfallskopfschmerz, der auf Erweiterung und übermäßiger Pulsation extrakranieller Gefäße beruht (wie es unter anderem auch für gewisse atypische Gesichtsneuralgien gilt!), reagiert auf die rechtzeitige Injektion von Ergotamintartrat binnen 20—30 Min. Intramuskuläre Injektionen wirken langsamer, haben aber den Vorteil, daß die Kranken oder ihre Angehörigen sie geben können. Manche Kranke helfen sich auch mit Ergotamin peroral. Man kann 1 mg Ergotamintartrat mit 0,1 g Coffein verbinden und den Kranken 2—3 Kapseln im ersten Anfallsbeginn nehmen lassen. Ergotamin soll in der oder jener Form nicht häufiger als einen Tag in der Woche genommen werden. Es ist ein gefährliches Gift und manche Kranke sind überempfindlich gegen Ergotamin. — Zur Behandlung migräneartiger *Histaminkopfschmerzen* hat man die subcutane oder intravenöse Histamindauerbehandlung versucht. Die Erfolge sind zweifelhaft. Immerhin ist in ansonst refraktären gehäuften Anfällen vasodilatorischer Kopfschmerzen die Histaminbehandlung (gleichbedeutend mit einer Abstumpfung gegen Histamin) eines Versuches wert. Man gebe — wie bei gewissen MÉNIÈRE-Syndromen! — 2,75 mg Histamindiphosphat in 500 ccm physiologischer NaCl-Lösung intravenös mittels Tröpfcheneinlaufs während 1—2 Stunden täglich für etwa 14 Tage. Die Kranken sollen ein angenehmes warmes Gefühl, aber keinen vermehrten Kopfschmerz empfinden. — Die rein analgetische Behandlung von Kopfschmerzen jeder Art bedient sich am besten des Aspirins (1—$1^1/_2$ g), des Coffeins (0,2—0,3 g) oder des injizierbaren Coffeinum-Natrium salicylicum (0,25—0,5 g). Coffetylin ist eine empfehlenswerte Kombination von Koffein und Salicylsäure und kann in einer Dosierung von 2 Tabletten gegeben werden. Alle diese Mittel können ein zweites Mal nach 1—2 Stunden, besser *nicht öfter* wiederholt werden.

Unter den vielerlei chronischen Kopfschmerzen, welche nicht durch intrakranielle Erkrankungen bedingt sind und nicht in die Gruppe migränöser

Kopfschmerzen gehören, steht **der muskuläre Kopfschmerz** an erster Stelle. Am häufigsten begegnet er dem Arzt als *Nacken- und Occipitalschmerz* und tritt als solcher meist beim Erwachen auf, um oft eine Stunde später spontan zu verschwinden. Er kann aber auch während des Tages auftreten und Stunden anhalten und für längere Zeit täglich rezidivieren. Die Schmerzen verteilen sich oft über den ganzen Schädel und werden als beengender Druck, Zusammenpressen des Schädels, Ziehen, Bohren, Reißen usw. empfunden. *Diese Schmerzen werden durch krampfartige Muskelkontraktionen verursacht*, die ihrerseits manchmal der Ausdruck echter *myotitischer Prozesse* sind, viel häufiger aber *reflektorische Muskelspasmen* bei allerhand extra- wie intrakraniellen krankhaften Vorgängen sind. Man sieht sie bei *Arthritis der Halswirbelsäule* oder bei *hyperämischen Schwellungen der Nasenschleimhäute*, bei *Refraktionsanomalien* oder nach *Schädeltraumen*. Man findet sie aber auch als *die übliche Erscheinungsform psychogener Kopfschmerzen* bei Neurotikern und anscheinend gesunden Individuen, welche an inneren Spannungen infolge emotioneller Konflikte und Störungen der Persönlichkeitsentwicklung leiden.

Die **Behandlung** muskulärer Kopfschmerzen muß natürlich in erster Linie die ursächliche Erkrankung betreffen. Lokal wirkt Wärme und Massage, welche in Form der sog. „Nervenpunktmassage" die allmähliche Auflösung der schmerzhaften umschriebenen Muskelspasmen in der Kopfschwarte oder der Nacken-, Stirn- und Schläfenmuskulatur („Nervenknoten", „Muskelgelosen") zum Ziel hat. In hartnäckigen, vor allem lokalisierten Muskelhärten hat Infiltration des Muskels mit 1—2% Novocainlösung oft gute Erfolge. Erklärung der Ursache dieser oft beunruhigenden, schmerzhaften Zustände, Überwindung der ängstlichen und depressiven Stimmung, wie überhaupt angemessene psychische Beeinflussung und Behandlung trägt wesentlich zum Behandlungserfolg bei.

Literatur.

BING, R.: (a) Kompendium der topischen Gehirn- und Rückenmarksdiagnostik, 6. Aufl. Wien u. Berlin: Urban & Schwarzenberg 1925. (b) Lehrbuch der Nervenkrankheiten. Wien u. Berlin: Urban & Schwarzenberg 1924.

BANZER, G.: Arzneitherapie des praktischen Arztes. Berlin-München-Wien: Urban & Schwarzenberg 1947. — BING, R.: (a) Kompendium der topischen Gehirn- und Rückenmarksdiagnostik, 6. Aufl. Wien u. Berlin: Urban & Schwarzenberg 1925. (b) Lehrbuch der Nervenkrankheiten. Wien u. Berlin: Urban & Schwarzenberg 1924. — BUMKE, O.: Lehrbuch der Psychiatrie. Berlin: Julius Springer 1929.

CURTIUS, C.: Die organischen und funktionellen Erbkrankheiten des Nervensystems. Stuttgart: Ferdinand Enke 1935.

DATTNER, B.: Moderne Therapie der Neurosyphilis. Wien: Maudrich 1933.

ECKSTEIN, H.: Encephalitis im Kindesalter. Erg. inn. Med. **36**. Berlin: Julius Spinger 1929. — ECONOMO, C. v.: (a) Die Encephalitis lethargica. Wien u. Berlin: Urban & Schwarzenberg 1929. (b) Zellaufbau der Großhirnrinde des Menschen. Berlin: Julius Springer 1927. — EDINGER, L.: Einführung in die Lehre vom Bau und den Verrichtungen des Nervensystems, 3. Aufl. Leipzig: F. C. W. Vogel 1921.

FOERSTER, O.: Spezielle Anatomie und Physiologie der peripheren Nerven. Handbuch der Neurologie, Erg.-Bd., 2. Teil, 1. Abschn. Berlin: Julius Springer 1928. FRISCH, F.: Die Epilepsie. Leipzig: Weidmann & Co. 1937.

Handbuch der Geisteskrankheiten. Herausgeg. von O. BUMKE. Berlin: Julius Springer 1930. — Handbuch der inneren Medizin, Bd. 3, 1. u. 2. Teil. Herausgeg. von G. v. BERGMANN und R. STRAEHELIN. Berlin: Julius Springer 1939. — Handbuch der Neurologie. Begründet von LEWANDOWSKY. Herausgeg. von O. BUMKE u. O. FOERSTER. Berlin: Julius Springer 1923—1929, 1935 u. 1936. — Handbuch der normalen und pathologischen Physiologie, Bd. 10 u. 11. Herausgeg. von A. BETHE, G. v. BERGMANN, G. EMBDEN, A. ELLINGER †. Berlin: Julius Springer 1926 u. 1927. — Handbuch der speziellen Pathologie und Therapie, Bd. 10 u. 11. Herausgeg. von KRAUS u. BRUGSCH. Wien u. Berlin: Urban & Schwarzenberg 1924 u. 1925. — HERRICK, J.: Introduction to Neurology, 4. Aufl. Philadelphia 1927.

Ibrahim, J.: Organische Erkrankungen des Nervensystems. Handbuch der Kinderheilkunde, 4. Aufl., Bd. 4. Leipzig: F. C. W. Vogel 1931. — Isserlin, M.: Die pathologische Physiologie der Sprache. Erg. Physiol. **29**, **33**, **34** (1929, 1931, 1932).

Kafka, V.: Taschenbuch der praktischen Untersuchungsmethoden der Körperflüssigkeiten bei Nerven- und Geisteskrankheiten, 3. Aufl. Berlin: Julius Springer 1927. — Kornmüller, A. E.: Klinische Elektroencephalographie. München-Berlin: J. F. Lehmann 1944. — Kroll, M.: Die neuropathologischen Syndrome, zugleich Differentialdiagnostik der Nervenkrankheiten. Berlin: Julius Springer 1929.

Lange, J.: Kurzgefaßtes Lehrbuch der Psychiatrie. 2. Aufl. Leipzig: Georg Thieme 1936. — Lewandowsky u. Hirschfeld: Praktische Neurologie für Ärzte, 4. Aufl. (Fachbücher für Ärzte, Bd. 1.) Berlin: Julius Springer 1919.

Marburg, O.: Mikroskopisch-topographischer Atlas des menschlichen Zentralnervensystems. Wien: Franz Deuticke 1927. — Monakow, v.: Die Lokalisation im Großhirn und der Abbau der Funktion durch corticale Herde. Berlin: Julius Springer 1914. — Müller, L. R.: Die Lebensnerven, 3. Aufl. Berlin: Julius Springer 1931.

Nonne, M.: Syphilis und Nervensystem. Berlin: S. Karger 1924.

Obersteiner, H.: Anleitung bei Studien des Baues der nervösen Zentralorgane im gesunden und kranken Zustande, 5. Aufl. Wien: Franz Deuticke 1912. — Oppenheim, H.: Lehrbuch der Nervenkrankheiten für Studierende und Ärzte, 7. Aufl. Berlin: S. Karger 1923.

Rauber-Kopsch: Lehrbuch und Atlas der Anatomie des Menschen, Teil 5 u. 6. Leipzig: Georg Thieme 1930.

Spielmeyer, W.: Histopathologie des Nervensystems, Bd. 1. Allg. Teil. Berlin: Julius Springer 1922.

Villiger, E. bearbeitet von Eugen Ludwig: Die periphere Innervation. Kurze übersichtliche Darstellung des Ursprungs, Verlaufs und der Ausbreitung der Hirn- und Rückenmarksnerven sowie Nerven sympathischen Systems mit besonderer Berücksichtigung wichtigster pathologischer Verhältnisse, 6. Aufl. Leipzig: W. Engelmann 1933. — „Gehirn und Rückenmark.“ Leipzig: W. Engelmann.

Wilson, S. A. Kinnier: Neurology. Baltimore USA: Williams & Wilkins Co. 1941.

Neurotische Reaktionen und funktionelle Störungen des vegetativen Systems.

Von

R. SIEBECK.

I. Begriffsbestimmung und Abgrenzung des Gebietes.

Der Begriff „*Neurose*" ist heute sehr umstritten und es fehlt nicht an Stimmen, die ihn ganz ablehnen. Das ist zum guten Teil auf zahlreiche Mißverständnisse und Mißbräuche zurückzuführen, die durch seine wechselnde und oft auch schwankende Bestimmung entstanden sind. Ursprünglich nannte man die Erkrankungen des Nervensystemes „Neurosen", deren anatomische Grundlage noch unbekannt war, so die Chorea, Paralysis agitans und viele andere. Mit dem Ausbau der pathologischen Anatomie des Nervensystemes wurde der Bereich mehr und mehr eingeschränkt, während zugleich tiefer greifende Beobachtungen bei „*funktionellen Störungen*" zu grundsätzlich neuen Erkenntnissen führten: man lernte die Bedeutung *psychischer Zusammenhänge* kennen. Damit trat eine Betrachtungsweise in die Medizin, die zwar in der praktischen Arbeit der Ärzte nie fehlte, die aber doch der Struktur der „Lehre" und der Wissenschaft so fremd war, daß Bedenken und Mißtrauen vielfach nicht überwunden werden konnten. Dennoch hat sich mehr und mehr die Auffassung durchgesetzt, nach der *der Begriff durch die psychische Dynamik bestimmt* wird. Dazu muß aber zweierlei ausdrücklich hervorgehoben werden: wenn die psychische Pathogenese betont wird, so kann das niemals eine Ausschließung der somatischen bedeuten, denn es gibt „*keine Seele ohne Leib*". Der Begriff der Neurose hat grundsätzlich eine andere Bedeutung als etwa der der Pneumonie, des Herzfehlers oder dergleichen. Mit dem Begriff ist ein besonderes *pathogenetisches Prinzip* gemeint. Seine Bedeutung tritt wohl bei manchen Erkrankungen so sehr hervor, daß es für ihre Beurteilung und Behandlung geradezu entscheidend ist — in diesen Fällen spricht man eben von „Neurosen". Aber grundsätzlich reicht dieses pathogenetische Prinzip sehr viel weiter, so daß man sagen kann, es sei eigentlich nie ganz belanglos, denn es gibt auch „*keinen Leib ohne Seele.*" Man kann der Besonderheit des Begriffes dadurch Rechnung tragen, daß man das Hauptwort „die Neurose" vermeidet und es vorzieht, das Beiwort „neurotisch" zu gebrauchen, oder auch, um die Persönlichkeit zu kennzeichnen, von einem „Neurotiker" spricht.

Aus der Bestimmung des Begriffes ergibt sich, daß „neurotisch" und „funktionell" nicht das gleiche ist und daß „neurotisch" und „organisch" sich nicht ausschließen. (Vgl. die „Einleitung" dieses Lehrbuches Bd. I, S. 8ff.)

Die wichtigsten Erkenntnisse, die hier neu gewonnen werden, sind ohne Zweifel dem *Ausbau der modernen psychotherapeutischen Methoden zu verdanken,* die ganz neue vertiefte Einblicke in Struktur und Dynamik seelischen Geschehens und zugleich in dessen Zusammenordnung mit dem leiblichen Leben eröffneten. An Übertreibungen, die auf keinem neuen Forschungsgebiete ausbleiben, hat es gewiß nicht gefehlt, und sie wurden — teilweise nicht ohne

Grund — als besonders verfehlt und bedenklich empfunden; das darf aber keinesfalls dazu führen, daß die große Bedeutung dieser Arbeit verkannt wird, die in allen Gebieten der Medizin und weit darüber hinaus in den verschiedensten kulturellen Bezirken sich als ungeheuer fruchtbar erwiesen hat.

Auf dem Gebiete der inneren Medizin muß zunächst festgestellt werden, daß die gleichen Symptome bei „neurotischen" und anders entstandenen inneren Erkrankungen vorkommen.

Es besteht eine „Ausdrucksgemeinschaft" (v. WEIZSÄCKER) zwischen beiden. Dabei muß betont werden, daß es nicht nur die gleichen Beschwerden, die gleichen Schmerzen sind, sondern daß neurotisch die gleichen *Alterationen somatischer Vorgänge,* des Herzschlages, der Atmung, der Sekretion und Motilität des Magens, der Durchblutung der Gewebe vorkommen, wie wir sie bei somatischen Erkrankungen sehen. Und wenn wir von der anderen Seite ausgehen, so beobachten wir oft *bei somatischer Genese gleiche psychische Phänomene wie bei neurotischer:* das Gefühl von Schwäche oder Schwindel, Übelkeit, Beklemmung, Angst und Not. Diese Ausdrucksgemeinschaft ist nicht nur eine allgemeine, es gibt vielmehr *spezifische Zusammenhänge:* Erkrankungen des Herzens machen vor allem Beklemmung und Angst (HEYER, O. SCHWARZ). Organprozesse haben eine „spezifische psychische Valenz" (v. WEIZSÄCKER), einen besonderen seelischen Gehalt, einen besonderen Spiegel in der Erlebnissphäre der Krankheit. Von spezifischen Beziehungen zwischen besonderen Organen und besonderen Bezirken des Affektlebens werden angeführt: Angst — Lunge, Herz; Ärger — Galle; Geiz und Habgier — Darm und Magen; Sexualität — Genitale und Herz. Die alltägliche Sprache gibt manchen Hinweis auf solche körperlich-seelischen Beziehungen.

Dazu kommt noch anderes: jede Krankheit bedeutet eine Belastung des Kranken, eine Situation, in der es sehr leicht zu Konflikten widerstreitender Strebungen im Menschen kommt, eine Situation, in der neurotische Auswege sehr nahe liegen, in der jedenfalls oft eine psychische Dynamik angeregt wird, die der neurotischen in vielen Punkten gleicht. Daher finden wir bei Lungenkranken, bei Herz- oder Magenkranken „neurotische" Auswirkungen des Krankheitserlebnisses. Andererseits kommt es nicht selten vor, daß neurotische Symptome und organische Erkrankung abwechseln und sich ablösen. Ich möchte jedoch schon hier davor warnen, den Begriff des Neurotischen allzuweit auszudehnen.

Es ist klar, daß die *„Differentialdiagnose" neurotischer und somatischer Erkrankungen* Einsichten auf beiden Seiten erfordert. Wenn wir diese „Differentialdiagnose" etwas mehr in die Tiefe führen, so wird sich ergeben, daß nicht das ihr Ziel sein kann, zu entscheiden, ob eine neurotische *oder* eine somatische Genese vorliegt, daß vielmehr die Aufgabe gestellt ist, *sowohl Somatisches als auch „Neurotisches" am Kranken und jedes in seiner besonderen Bedeutung zu beurteilen.* Es gibt nicht nur eine „Ausdrucksgemeinschaft", sondern auch eine „Entstehungsgemeinschaft" beider.

Manche neurotischen Erkrankungen und gerade die, mit denen es der praktische Arzt und Internist zu tun hat, zeigen *krankhafte Erscheinungen der vegetativen Funktionen („Organneurosen"* oder *„vegetative Neurosen").* Die funktionellen Erkrankungen der vegetativen Organe werden in diesem Lehrbuche, wie es üblich ist, im Zusammenhange mit den Organerkrankungen dargestellt; beide können gar nicht voneinander getrennt werden, weil sie in engstem Zusammenhange stehen. Aber die funktionellen Erkrankungen der verschiedenen Organe, der verschiedenen vegetativen Funktionsbezirke haben soviel *Gemeinsames:* sie kommen in allen Verbindungen vor, mit den gleichen Schwankungen und in den gleichen Abhängigkeiten, daß es sich nicht nur um örtliche Störungen handeln kann, sondern daß auch auf Besonderheiten in den übergeordneten regulierenden Apparaten, im „*vegetativen System*“ geschlossen werden muß. Diese Besonderheiten gerade lassen die enge Zusammenordnung in den tieferen psychisch-somatischen Lebensbereichen erkennen. Deshalb müssen die *funktionellen Erkrankungen des vegetativen Systems* in diesem Abschnitte mitbesprochen werden.

Wir können nun den Umfang unserer Aufgabe im Gebiete der inneren Medizin abgrenzen.

Schwere „Neurosen“, „Zwangsneurosen“, sexuelle Perversionen u. a. erfordern durchaus spezialistische Erfahrung. Der Neurosenarzt muß aber nicht nur die neueren psychotherapeutischen Methoden beherrschen, er muß in der inneren Medizin und vor allem auch in der Psychiatrie wirklich ausreichend ausgebildet sein, denn es bestehen nicht nur die erwähnten Beziehungen zu inneren Erkrankungen, sondern genau ebenso nahe zu dem Gebiete des Psychiaters, etwa zu dem Formenkreise der schizophrenen und der cyclischen Erkrankungen. Wie aber jeder Arzt wissen muß, wann der Chirurg zu Rate zu ziehen ist, so muß er wissen, welche Kranke er dem Psychiater oder dem spezialistischen Psychotherapeuten zu überweisen hat. Er wird seine Kompetenzen nicht überschreiten und bedenkliche Versäumnisse vermeiden, wenn er weiß, um was es in der Neurosenlehre und in der Psychotherapie geht.

Um so wichtiger sind für den praktischen Arzt die vielen neurotischen Störungen somatischer, besonders vegetativer Funktionen, ob sie nun mehr oder weniger mit organischen Erkrankungen verbunden sind. Die Einsichten, die hier gewonnen wurden, sind für jede Krankenbeurteilung und Krankenbehandlung heute von unschätzbarem Werte, ja, wie wir meinen, heute einfach unentbehrlich.

Es soll deshalb im folgenden wesentlich eine kurze *Einführung in die allgemeine Neurosenlehre* gegeben werden, vom Standpunkte des Internisten aus und auf Grund seiner Erfahrungen, also mit besonderer Berücksichtigung der in seinem Bereiche liegenden neurotischen Störungen, während auf die schweren Formen und auf die schwierigen psychotherapeutischen Methoden nur eben kurz hingewiesen wird. Es kann sich nur um eine Einführung handeln, nicht um eine erschöpfende Darstellung; ihre Aufgabe kann nur sein, aufmerksam zu machen und anzuregen, in keiner Weise die, das Studium von Fachwerken zu ersetzen. Das Gebiet ist ein überaus problemreiches, viele wichtige Punkte sind noch heiß umstritten; der Plan dieses Lehrbuches und der Ausgangspunkt des Verfassers verlangen Beschränkung.

II. Allgemeine Neurosenlehre.

1. Begriff und Wesen neurotischer Erscheinungen.

Als „neurotisch“ bezeichnen wir Symptome, die sich wesentlich aus einem *besonderen Gebaren*, aus einer *typischen Haltung* und *Einstellung der Persönlichkeit* entwickeln. Das Wesentliche ist nicht die Veränderung eines Organes, die Störung irgendeiner Funktion, nicht eine Reaktion des Organismus, wie etwa Fieber, das Wesentliche sind auch nicht vitale, psychisch-somatische Phänomene, wie Rotwerden bei Scham oder Erregung bei einer Panik. Solches kommt bei Neurosen vor, aber kennzeichnend ist nicht irgendein Symptom, ein Vorgang, ein Phänomen, sondern eben die Haltung der Persönlichkeit, das Gebaren eines Menschen, der in seinem Lebensraume steht, verbunden mit anderen Menschen, der, wenn auch dunkel und unklar, weiß, daß er eine Aufgabe im Leben hat, dem ein gewisses Gefühl von Verpflichtung und Verantwortung eigen ist. Diese Bindung ist dem Menschen eingegeben, auch wenn er sie manchmal verleugnen oder verdrängen möchte und sich ihrer gar nicht bewußt ist. Nur mit dieser Auffassung der Persönlichkeit kann Neurose richtig verstanden werden.

„Neurotisch“ ist ein pathogenetischer Begriff, der auf die Auswirkung eines besonderen Verhaltens hinweist. Bei aller Vielgestaltigkeit der Erscheinungen, bei aller Mannigfaltigkeit der Zusammenhänge ist doch etwas ganz Eigenartiges in der Lebensform, eine *typische psychische Dynamik* wirksam; auch die Erscheinungsbilder sind durchaus nicht unbegrenzt, ordnungslos, vielmehr führen typische Zusammenhänge zu typischen Bildern.

Es muß hier ausdrücklich bemerkt werden: wenn in diesen Ausführungen Begriffe wie „psychische Dynamik“, „Mechanismus“, „Energie“, „Verdrängung“, u. dgl. gebraucht werden, so dürfen sie niemals wörtlich, im eigentlich physikalischen Sinne verstanden werden. Die der Physik entnommenen Ausdrücke sollen *nur bildhaft* dazu dienen, die an sich ganz andersartigen Zusammenhänge im psychischen Leben anschaulich zu beschreiben.

Die neurotische Dynamik wird ausgelöst in Situationen, in denen die *Einordnung der Persönlichkeit in ihren Lebensraum zum Problem,* anscheinend zum unlösbaren Problem wird. Der Neurotiker ist der Erdenlast, die er wie jeder zu tragen hat, nicht gewachsen; er vermag die Schwierigkeiten, die ihm die Einstellung zu seinen Lebensaufgaben und Lebensmöglichkeiten macht, auf normalen Wegen nicht zu überwinden. Er kann nicht, wie er möchte oder wie „es“ in ihm möchte, und er will nicht, wie er seinem innersten Empfinden nach sollte. Es ist ein Widerstreit in ihm, ein „Uneinssein mit sich selbst“. Es ist ein Versagen und zugleich der Versuch, dies Versagen auszugleichen. Was mißlungen ist, soll krampfhaft erzwungen oder auf Abwegen erschlichen werden.

Die kritischen Entscheidungen fallen in typischen Lebensbezirken: Geschlecht und Familie, Beruf, Geld, Recht, Geltung und Ehre, Politik und Dienst in der Gemeinschaft, Weltanschauung und Religion. Neurotische Reaktionen entstehen aber nicht durch einen augenblicklichen Verdruß, durch oberflächliche und flüchtige Mißstimmungen, sie sind vielmehr tiefer in *der Persönlichkeit verwurzelt und in ihrem Wesen verhaftet.* Die ganze Erlebnismasse der Persönlichkeit, besonders die Erlebnisse aus frühester Kindheit, alles was das Triebleben einmal affiziert und in Bewegung gesetzt hat, geht in die „Neurose“ ein. Wo Triebe nicht zu ihrer vollen Auswirkung kamen, durch andere Strebungen gehemmt und unterbrochen wurden, wo „verdrängte Komplexe“ entstanden, da ist der Boden bereitet, auf dem die Neurose wächst.

Wie aber in jedem Erlebnis etwas anklingt, so ist die tiefverwurzelte Triebdynamik immer die Reaktion eines Gegebenen, eines schon Vorhandenen auf die Geschehnisse der Umwelt, *ursprünglich die Reaktion der genotypischen Anlage auf die Peristase.* So sehr wir die Psychogenese betonen, so einseitig erscheint es mir, die in der Anlage gegebene Bereitschaft zu unterschätzen. Um die Bedeutung der Erbanlage nachzuweisen, ließ ich eingehende Familienuntersuchungen durchführen (M. Wagner). Es ergab sich eine deutliche familiäre Häufung von neurotischen Reaktionen und Erkrankungen des Nervensystemes. Bei Mitgliedern „*neuropathischer Familien*“ kommt es durch kritische Erlebnisse leichter und häufiger zu neurotischen Reaktionen.

Was der Neurose zugrunde liegt, ist allgemein-menschliches Schicksal. Wir alle leben in Spannungen, wir alle sind unruhig, solange das Herz schlägt, angetrieben und gehemmt, gebunden und frei, aber wir ertragen es schlecht und recht. Von Neurose kann nur dann die Rede sein, wenn es *durch diese Spannungen zu krankhaften Erscheinungen kommt,* wenn der geordnete und geregelte Lebensrhythmus gestört wird, wenn „der Mensch an sich oder die Umwelt an ihm leidet“ (Kurt Schneider).

Diese Einschränkung muß ausdrücklich betont werden. Gewiß ist die Grenze von gesund und krank nicht an einer bestimmten Stelle festzulegen, gewiß kann die Beurteilung des einzelnen je nach dem ärztlichen Standpunkte verschieden lauten, aber daß wir sie nicht immer finden können, beweist nicht, daß es keine Grenze gibt. Es ist nicht richtig, alles Unzulängliche, alles Gebrochene und Zerspaltene im Menschen „neurotisch“ zu nennen. Neurotisch ist für uns ein *ärztlich wertender Begriff*. Nicht jede problematische Existenz ist neurotisch — dann gäbe es in der Tat keine Grenze —, sondern nur wer des Arztes bedarf. Die Überspannung des Neurosebegriffes, die diese Grenze nicht achtet, führt zu bedenklichen Mißbräuchen.

Die *krankhaften Erscheinungen* liegen auf *psychischem wie auf somatischem Gebiete*. Es kommen die verschiedenartigsten Symptome vor, oft in recht typischen Zusammenhängen. *Neurotische Irrwege* wählen *bestimmte Funktionsgebiete*. Vielfach werden die krankhaften Erscheinungen *durch besondere Erlebnisse ausgelöst*, durch Schreck oder Angst, durch *„psychische Traumen“*, durch irgendeinen Eindruck, der die tiefe Triebdynamik trifft und aufwühlt, der alte, versenkte und verdrängte Triebhaltungen weckt. Die ganze Dynamik kann dem Bewußtsein des Kranken mehr oder weniger entzogen sein. Die neurotischen Symptome entstehen an der Grenze von Bewußtem und Unbewußtem, in der schillernden „Sphäre“ zwischen Wissen und Nichtwissen, von Willen und Zwang.

Endlich ist hier noch eine weitere Einschränkung dringend geboten: *nicht jede krankhafte Erscheinung, die durch psychische Einflüsse ausgelöst wird, ist als neurotisch* zu bezeichnen. Bei entsprechender körperlicher Bereitschaft können auch normale psychische Wirksamkeiten krankhafte Vorgänge hervorrufen. Wir wissen, daß ein Diabetiker nach einer Aufregung weniger Kohlehydrate vertragen kann; das ist nicht neurotisch. Das Neurotische ist bestimmt und *begrenzt durch die typische Dynamik*, das typische Gebaren der Persönlichkeit. Diese Einschränkung wird nicht von allen gemacht. Ich halte sie aber für sehr wichtig und erforderlich.

Faßt man das alles zusammen, so ergibt sich: Als *neurotisch* bezeichnen wir *krankhafte Entgleisungen psychischer und somatischer Phänomene, die auf Grund einer eigenartigen Veranlagung durch besondere psychische Zusammenhänge, oft im Anschlusse an kritische Erlebnisse, bei einer Persönlichkeit entstanden sind, der die Einordnung in ihrem Lebensraum nicht gelingt.*

2. Die Psychogenese der neurotischen Reaktion. (Die psychische Dynamik.)

Ich führe zunächst einige *Beispiele* an.

Ein *46jähriger Stadtobersekretär* aus einer Kleinstadt sucht den Arzt wegen eines „nervösen Zusammenbruches“ auf. Er kann nicht mehr schlafen, kann darum am Tage nicht mehr arbeiten, hat Herzbeschwerden und glaubt ein Herzleiden zu haben. Er hat immer sehr viel gearbeitet, besonders die letzten Jahre; er konnte nie Urlaub haben, da er den Bürgermeister vertreten mußte. Die letzte Angabe, bei der er sichtlich erregt ist, gibt einen Fingerzeig: der Bürgermeister war lange krank, unser Patient mußte ihn vertreten, hatte alle Mühe, Last und Ärger, die mit dieser Stellung zusammenhängen — aber nicht die Ehre; er war und blieb im Ansehen der Stadt immer der Zweite, obwohl er in der Arbeit weitaus der Erste war. Und nun stirbt der Bürgermeister, es kommt die neue Wahl. Viele wollen ihn haben, die meisten, da sie seine Tüchtigkeit kennen — aber er kann doch nicht Bürgermeister werden, denn es muß ein „Akademiker“ sein, das verlangt das Prestige der Gemeinde.

Er selbst ist vom Leben verkürzt, er wuchs unter sehr bescheidenen Verhältnissen auf, hat sich durch seine Energie emporgearbeitet, aber das frühere Defizit haftet ihm an, und nun, nachdem er so viel erreicht und geleistet hat — er hat den höchsten Beamten am

Orte vertreten —, nun wird ihm dieses Minus zum Verhängnis. Obwohl er durchaus befähigt ist, obwohl er alles, was er hatte, eingesetzt hat, dies Minus zu überwinden und auszugleichen, kann er die Ehre und die Stellung, die ihm gebühren, nicht erreichen. Es ist wirklich eine schwierige Situation und zugleich eine ganz charakteristische. Wir finden sie so häufig gerade bei subalternen Beamten, die die höheren Stufen nicht erlangen können, die Feldwebel und Schreiber bleiben, ihr Leben lang, obwohl sie glauben, das Zeug zu Besserem zu haben. Das kann man zwar lange ertragen, dann aber kommt entweder ein besonderes Ereignis, ein Übergangenwerden bei der Beförderung oder es kommt das Alter, in dem es handgreiflich wird, daß man nicht mehr so leicht Hoffnungen schmieden und von Hoffnungen leben kann; es kommt an den Tag, daß man sich über die wahre Lage getäuscht hat — und es kommt zum „nervösen Zusammenbruch"

Das Beispiel ist kennzeichnend für das Milieu des Subalternen, es kommt aber auf jeder Stufe vor. Es ist aber auch bezeichnend für das Alter, sehr oft wird es gerade gegen das Ende der 40er Jahre offenkundig, daß das Unumgängliche eines endgültigen Verzichtes, daß die Träume des bis dahin immer noch Werdenden und Wachsenden unwiderruflich zerschellen.

Ein *22jähriges Mädchen* leidet an heftigen *Schmerzen im Hinterkopfe*, die oft ganz unerträglich sind, seit einem halben Jahre fast ununterbrochen. Seit dem 12. April, sie weiß es ganz genau. Es muß also damals irgend etwas passiert sein. Nach einigem Zögern kommt es heraus: ihr Verlobter und ihr Vater haben am Abend so lange über Politik gesprochen. Sie haben nicht etwa gestritten, im Gegenteil es ging sehr friedlich zu (das ist es gerade!) — aber sie selbst interessiert sich nicht für Politik, d. h. sie versteht nichts davon, sie kann nicht mitreden. Das Gespräch zwischen Verlobtem und Vater war ihr öde, sie hat sich darüber geärgert —, da lief es ihr auf einmal heiß über den Kopf, sie wurde ganz rot, so daß es den *anderen auffiel* (das ist besonders wichtig!). In der Unterhaltung über Politik kann sie sich keine Geltung verschaffen, nun erzwingt sie die Aufmerksamkeit der anderen dadurch, daß sie krank wird und das deutlich zum Ausdrucke bringt. Die Situation ist tatsächlich bedenklich für sie: es droht ihr der Verlust des Vaters, an dem sie sehr hängt und der des Verlobten, der ihr den Vater ersetzen sollte.

Die Szene bedeutet zweifellos eine Schwierigkeit, ein gewisses Trauma. Aber nur deshalb kommt es hier zur Neurose, weil die Kranke in dem Augenblicke und dem Ereignisse gegenüber *besonders neurosebereit* war, sie war an dem Punkte, an dem sie getroffen wurde, überempfindlich. Es ist leicht zu sehen, warum sie das war: sie ist seit mehr als einem Jahre verlobt, der Verlobte ist Student, es besteht noch gar keine bestimmte Aussicht auf die Heirat. Dabei ist sie entschieden triebstark, ist beim Zusammensein oft sexuell erregt, ohne daß bei der sittlichen Einstellung beider und bei ihrer gesellschaftlichen Bindung die Befriedigung des aufgerührten Triebes in Betracht käme. Das Verlobtsein ist immer eine Belastung, zumal für das Mädchen, besonders für moralisch und gesellschaftlich stark Gebundene und zugleich Triebstarke. Die Situation ist noch schwieriger, wenn wie hier die Heirat unabsehbar ist und wenn beide am gleichen Orte wohnen und oft zusammenkommen.

Ein *23jähriges Mädchen* klagt über heftige *Rückenschmerzen*, sie fürchtet „rückenmarksleidend" zu sein. Körperlich ist sie vollständig gesund und kräftig.

Die Angst vor Rückenmarksleiden bei jungen Leuten ist so typisch, für den Arzt so verdächtig, daß wir uns etwas eingehender mit der Kranken unterhalten haben. Ich betone: wir haben uns nur näher nach den Schmerzen und deren Entstehung und nach den Vorstellungen des Mädchens über ihre Bedeutung erkundigt; ohne irgendwelche aufdringliche Fragen haben wir uns bemüht, sie zum Reden zu bringen. Da erzählte sie, daß sie früher „*sehr viel Selbstbefriedigung getrieben*" habe. Gerade das findet man so oft: daß Onanierende fürchten, rückenmarksleidend zu sein oder zu werden. Daß das eine zwar verbreitete, aber vollkommen irrige Vorstellung ist, versteht sich von selbst. Ein Rückenmarksleiden besteht nicht, es handelt sich um eine „Neurose". Es wäre nun aber auch ganz verkehrt zu sagen: durch die Onanie ist die Neurose entstanden. Wo es bei Masturbanten zur Neurose kommt, ist diese nicht die Folge der üblen Gewohnheit, vielmehr ist es ein Zeichen der Neurose, daß diese Gewohnheit überhandnimmt und allzu mächtig wird.

Die *Onanie* entsteht meist in früher Kindheit, spontan oder durch Verführung, zunächst ohne bewußtes sexuelles Empfinden. Die Kinder — das sind sie ja noch — wissen gar nicht, was sie tun. Irgendeine unbestimmte Lust hängt mit den körperlichen Zonen und mit entsprechenden, meist ziemlich wirren Vorstellungen zusammen, und die ungesuchte Entdeckung reizt zu gewollter Betätigung. So gleiten sie in die Gewohnheit hinein und können dann nicht mehr von ihr lassen, trotz Widerständen und Kämpfen; Nachgeben ist Zwang und Pein zugleich.

All dies ist zunächst nichts anderes als der Ausdruck des allmählich zum Bewußtsein erwachenden, noch unsicher umherflatternden Triebes. Wohl besteht die Gefahr, daß die unerotische oder autoerotische Triebbefriedigung den gesunden erotischen Strebungen die natürlichen Triebkräfte entzieht, die notwendige Bindung an andere hemmt und zu einer ganz übertriebenen, unerwünschten und unproduktiven Beschäftigung mit sich selbst führt. Die so leicht erreichte Triebbefriedigung kann die Triebhaftigkeit alterieren und steigern, kann zu schädlicher Übertreibung und zu unerfreulichen Auswüchsen führen, so daß das Phantasieleben von allerlei Unkraut überwuchert wird. Aber wenn es dazu kommt, wenn dann wirklich Arbeitsfreude und Arbeitstüchtigkeit leiden, dann ist das immer *Ausfluß tieferer neurotischer Untergründe.*

Kehren wir zu unserer Kranken zurück: die Neurose ist durch die Onanie nicht erklärt, wir müssen vielmehr tiefere Wurzeln suchen.

Das Mädchen stammt aus einfachen Verhältnissen. Ihr Vater ist pensionierter Volksschullehrer, es geht ziemlich eng und knapp zu Hause zu. Der Vater ist viel zu weich, er ist unmännlich, er gibt immer nach. Die Mutter ist dagegen sehr streng, gegen die Kinder hart, ist sehr nervös. Dennoch ist das elterliche Verhältnis ein gutes, denn der Vater weiß die Mutter zu nehmen.

Unsere Kranke hat zwei Schwestern, eine ältere, die sehr einfach, heiter und eine jüngere, die etwas schwieriger ist. Sie selbst, die zweite, war immer sehr begabt, war der Stolz der Familie, mehr als sie es verdiente, es wurde immer viel mehr, etwas Besonderes von ihr erwartet.

Ihre Kindheit war wegen vieler Szenen mit der Mutter schon früh ziemlich unerfreulich. Sie selbst hat die Mutter oft angeschrien, während sie sich mit dem Vater ausgezeichnet verstanden hat.

In der Schule war kein guter Ton, von Kameradinnen wurde sie in übler Weise aufgeklärt. Die Mutter hatte nichts mit ihr besprochen. Beim Lesen von schaurigen Geschichten (auch in guten Büchern, in Heiligengeschichten) habe sie zuerst Wollust empfunden; dadurch kam sie anscheinend ganz von selbst zur Onanie. Schon auf der Schule hat sie „deshalb" nicht genug geleistet, nicht was sie hätte leisten können, was man von ihr erwartete. Als Kind war sie sehr fromm, sie wurde auch von den Eltern religiös und kirchlich erzogen.

Auf der Hochschule kam sie „in einen sehr guten und tüchtigen Kreis", aber es druckte sie, „daß alle viel bessere Menschen waren als sie selbst". Sie hatte viele oberflächliche, aber keine tieferen Freundschaften, kann sich überhaupt schlecht anschließen und aussprechen. Es haftet ihr immer der Makel des Onanierens an. Einmal hatte sie eine tiefere Neigung zu einem Freunde, es ist aber „wegen der Onanie schief gegangen". Zuerst liebte sie ihn und er sie nicht, später liebte er sie — aber sie konnte nun nicht mehr. Sie wird überhaupt nie zum Heiraten kommen, sie ist es nicht wert. Ängstlich fragt sie, ob sie überhaupt noch heiraten könne, ob sie es dürfe, da sie durch die Onanie doch auch in ihrer körperlichen Entwicklung gelitten habe. Sie leidet sehr darunter, daß sie nicht mehr so ist wie früher. Sie hat ihr Unrecht gebeichtet, aber das hat sie nicht erleichtert und befreit, denn sie ist nicht mehr so fromm wie früher, sie hat keinen rechten Anteil mehr an den kirchlichen Institutionen, ist entfremdet und vereinsamt.

Die neuere *Neurosenlehre* unternimmt es nun, die *Geschichte der Kranken zu „deuten"*, d. h. die ihren neu gewonnenen Anschauungen entsprechenden *Zusammenhänge aufzuzeigen*. Wenn wir dem folgen, so können wir an dem letzten Beispiele zugleich verständlich machen, was diese neuen Begriffe und Vorstellungen eigentlich bedeuten.

Wir sehen in der Kindheit dieses Mädchens *„Vaterbindung"* und *„Mutterhaß"*, ein Verhältnis, das in der Psychoanalyse FREUDS durchaus libidinös gedeutet, als *„Ödipuskomplex"* eine große Rolle spielt. Wie Ödipus den Vater erschlug und die Mutter freite, so lehnt der Sohn den Vater ab und begehrt nach der Mutter, während das Mädchen sich an den Vater bindet und die Mutter haßt. Wir sehen das Walten der *„Libido"*, des sexuellen Triebes, in der sexuellen Erregbarkeit, in dem Drang zu onanieren, später in dem Bedürfnisse nach natürlicher Erotik (sie liebt den Freund), aber wir sehen auch die *„Ambivalenz"* des Triebes, die Scheu, die Hemmung und Verdrängung (sie kämpft gegen das Onanieren, sie kann den Freund doch nicht recht lieben, nicht heiraten).

Wir können an dem Mädchen auch im Sinne der *„Individualpsychologie"* ADLERS das *„Geltungsbedürfnis"* des Kindes aus kleinen Verhältnissen erkennen, das früh nach höheren Zielen strebt, das begabter ist als die anderen, als die Schwestern, das durch die Bewunderung des Vaters und die größeren Ansprüche der Mutter herausgehoben, zum Aufstieg bestimmt ist.

Wenn es in der Schule nicht gar so gut geht, so muß sie doch immer die Begabung, die ihr die größere Geltung verschafft, in vollem Lichte erscheinen lassen. Deshalb verfällt sie auf einen *Ausweg:* sie *wird „nervös“* und onaniert; damit wird es ja erklärlich, daß sie nicht soviel leistet, wie von ihr erwartet wurde, auf ihre Begabung wirft es jedenfalls keinen Schatten. Nach den Vorstellungen der Individualpsychologie ist es tatsächlich umgekehrt: *sie kann nicht weniger gut lernen, weil sie nervös ist,* sondern *sie ist neurotisch geworden, weil sie nicht ganz so gut lernen,* weil sie sich durch das Lernen doch nicht ganz die ersehnte Geltung verschaffen kann. — Und weiter: sie liebt, durchaus natürlich, aber sobald der Partner auch sie liebt, sobald es irgendwie Ernst werden könnte, zieht sie sich zurück, kann nicht mehr lieben, kann nie heiraten, sie hat ja durch das Onanieren sich geschadet. Tatsächlich aber fürchtet sie, in einer Ehe doch vielleicht etwas von ihren gesteigerten Ansprüchen aufgeben zu müssen.

So etwa wäre diese Lebensgeschichte nach den Anschauungen der neueren Neurosenlehre zu deuten. Wahrscheinlich ist damit vieles ganz richtig gesehen; solche Zusammenhänge sind gewiß wirksam, und es ist wichtig, sie zu kennen, denn wir können an ihnen angreifen. Aber wir sind doch von alledem längst nicht restlos befriedigt und viele Fragen bleiben ungelöst.

Psychotherapie und Neurosenlehre wurden durch den Anstoß von S. FREUD in neue Bahnen gelenkt, die sich um so fruchtbarer erweisen, nachdem seine mechanische Auffassung persönlicher Vorgänge und seine ganz unnatürliche Überspannung des Sexuellen überwunden wurden. Gewiß ist der Geschlechtstrieb eine unheimliche Gewalt in der menschlichen Seele, aber er ist nicht alles, er herrscht nicht allein. Es hat keinen Sinn *alle* Beziehungen und Bindungen von Mensch zu Mensch, die der Kinder zu den Eltern, die unter Freunden *nur* sexuell zu verstehen. Freilich spielt ein so starker Trieb wie der sexuelle bei jeder Haltung und Einstellung des Menschen auch irgendwie mit, er ist immer mit dabei, denn in der Seele hängt alles zusammen, und es ist alles aufs engste und unlöslich verflochten. Es gibt keine seelischen Akte, die gleichsam in der Luft schwebten und von den triebhaften Gründen losgelöst wären; auch wo der Trieb verdeckt ist, kann er immer weiter wirken, oft noch stärker, aber es bedeutet eine grobe Vergewaltigung der natürlichen Lebensfülle, eine verengernde Schematisierung und Mechanisierung, *nur* die Libido in der menschlichen Seele zu sehen. Der Trieb nimmt in der Seele manche Gestalt an, hängt sich manches glänzende Gewand um, das über sein eigentliches Wesen sehr täuschen kann, aber er waltet nicht allein, er hat Geschwister, mit denen er zusammengebunden ist, mit denen er sich oft zankt und streitet (dadurch entstehen die Konflikte), mit denen er aber oft auch vereint stürmt.

Der Mensch will bekanntlich *viel und vielerlei.* Er will *herrschen, anerkannt und beachtet* sein, nicht beiseite stehen, im Leben *eine Rolle spielen.* Ich erinnere an die angeführten Beispiele. Der Mensch will aber noch viel mehr: er will vor allem *leben* („*Erhaltungstrieb*“, „animalischer Lebenstrieb“ von JUNG). Er will essen, schlafen, handeln, er will, wie JUNG einmal sagt: „Unzählige Gewöhnlichkeiten, nicht zum mindesten das Philisterhafte.“ Er will, was er gerade nicht haben kann, Ruhe und Sicherheit.

Man kann in erster Annäherung folgende Bereiche des Trieblebens unterscheiden: Geltungsstreben, Besitzstreben, Sexual- bzw. Liebesstreben (SCHULTZ-HENKE).

In der Konfliktsituation spielen auch „*ethische*“ *Vorstellungen* eine große Rolle. Man kann das gar nicht verkennen. Mag man in ihnen noch so viele triebhafte Wurzeln, Widerspiel von Trieb und Gegentrieb aufspüren, Tatsache ist jedenfalls, daß wir diese Spannung und Unruhe in uns *nicht nur als*

„Triebprodukt" erleben, sondern wesentlich *als Verpflichtung, Verantwortung und Schuld.* Auch das ist tief in der menschlichen Seele verankert, ein altes *„urtümliches Bild"*, das *im Unbewußten noch mehr wirkt als im Bewußten,* auch das nicht zunächst im Denken und in der Überlegung, sondern vielmehr affektbeladen. „Das ethische Problem ist eine leidenschaftliche Frage" (JUNG).

Immer wieder muß man die *unlösbare Verflochtenheit all dieses Treibens* betonen. *Jedes Erlebnis setzt das ganze Seelenleben in Bewegung,* und *jede Haltung, jeder Affekt, jede Stimmung und Handlung kommt aus dem Ganzen hervor.* Bewußtes und Unbewußtes hängen eng zusammen, es gibt nichts Bewußtes, das nicht von Unbewußtem getragen und getrieben wäre, und wir kennen kein Unbewußtes, das nicht von Bewußtem gespeist wäre. Bewußtes und Unbewußtes sind nicht durch eine feste Wand getrennt, sie berühren sich und gehen ineinander über.

Durch das *Widerspiel in sich;* durch die Schwierigkeit, die ihm die Einordnung in seinen Lebensraum macht, gerät der Mensch in Konflikte. Das ist unvermeidlich, ist allgemein menschliches Los. Aber nun trennen sich die Wege des Gesunden und des Neurotikers. *Der Gesunde erledigt seine Konflikte irgendwie,* schlecht und recht, er schlägt diesen oder jenen Weg ein und bleibt dabei gesund. Der Neurose liegen *unerledigte Konflikte* zugrunde oder, vom ärztlichen Standpunkte aus gesehen, *verkehrte Versuche, den Konflikt zu lösen.* Die *Lösung* wird *nicht* (wie beim Gesunden) mit Mühe und Arbeit *errungen,* sondern *erschlichen.* Der Neurotiker scheut, von Angst überwältigt, vor der Aufgabe zurück und schlägt einen *Irrweg* ein, er hilft sich mit einer *Scheinlösung* aus, er *läßt sich zur Krankheit verführen.* „Auch die Neurose ist der Versuch zu einer neuen Synthese des Lebens, aber ein verkehrter und mißlungener" (JUNG). Der Neurotiker kommt aus dem Zwiespalt in sich nicht heraus, er wird von ihm verzehrt, sein Gesundheitsgefühl wird zerstört und seine unerledigten Spannungen finden den Ausweg in allerlei krankhafte Symptome; das Seelische zieht das Körperliche mit sich in den Abgrund der Krankheit. Aber lange nicht immer und gerade nicht in den schweren Fällen handelt es sich dabei um bewußte Erlebnisse. Durch Spannung und Hemmung der Affekte entstehen gewaltige Spannungen und Überkompensationen, die die Schwelle des Bewußtseins nicht erreichen.

Hier ergibt sich nun eine überaus wichtige Ansicht von der Neurose, die wir der modernen Psychotherapie verdanken: *die Neurose hat einen Sinn, sie bedeutet etwas;* sie ist nicht „kausal-genetisch" zu erklären, sondern sie muß auch „final", nach ihrem Sinne verstanden werden. Sie hat ein Ziel, einen Zweck in den Strebungen des Menschen, in den „Leitlinien" seines Lebens, sie scheint eine *bestimmte Tendenz im Leben* zu verfolgen.

Diese Vorstellung hat sich für das Verständnis und auch für die Behandlung Kranker zweifellos in hohem Maße bewährt. Aber man muß nun doch hinzufügen, daß all diese Worte leicht zu massiv klingen, daß die Erklärungen eigentlich immer noch viel zu einfach sind. Es handelt sich ja nicht oder nicht nur um Bewußtes und um Willkürliches. Das dunkle, mehr oder weniger unbewußte Treiben, das wir an den neurotischen Auswirkungen erfahren, können wir nur in Bildern beschreiben.

Auch verleiten alle Theorien, so fruchtbar sie sein mögen, leicht dazu, sich die Zusammenhänge zu schematisch, zu isoliert vorzustellen. Das Seelenleben, das bewußte und das unbewußte, läuft in einem *großen Zusammenhang* ab, *jeder Anstoß setzt das ganze Getriebe in Bewegung.* Die Analyse zerstört, muß zerstören, das ist ihr Weg der Erkenntnis; darin liegt ihre Bedeutung, aber auch ihre Grenze.

3. Neurosebereitschaft und psychopathische Persönlichkeit.

Es hat sich ergeben, daß Neurosen aus unerledigten oder schlecht gelösten Konflikten entstehen, daß diese Konflikte aber allgemein menschliche Konflikte sind. Wer hat nie eine Enttäuschung erlebt, wer ist nie uneins mit sich gewesen, wer hat je seine Triebe ganz ausgelebt, wessen Bindungen sind nicht einmal gewaltsam bedroht oder zerrissen worden, wessen Geltungsbedürfnis ist je ganz befriedigt? Warum entstehen nicht noch viel mehr Neurosen? Warum führen im Grunde doch ganz banale und alltägliche Nöte und Schwierigkeiten nur manchmal zur Neurose? — Ich habe in einem der Beispiele (S. 766f.) schon darauf hingewiesen: *es muß eine gewisse „Neurosebereitschaft" bestehen, damit ein Erlebnis zur Neurose führt.*

Auch diese *„Neurosebereitschaft"* können wir — das eben hat die Psychoanalyse gelehrt — *weitgehend aus früheren Erlebnissen erklären,* aus *„verdrängten Komplexen"*, aus *„unerledigten Affektspannungen"*. Man kann sich — um ein gewiß zu grob mechanisches Bild zu gebrauchen — etwa vorstellen, daß es einer gewissen Menge solchen Stoffes bedürfe, bis schließlich die Schwelle überschritten wird; man kann an *„spezifische Wirkungszusammenhänge"* denken, daß etwa eine „Anaphylaxie" bestehe und die Berührung eines alten wunden Punktes ganz unvergleichlich wirksam sei.

Die Psychoanalyse hat die dauernde und überwältigende Bedeutung der *Erlebnisse aus der frühesten Kindheit* aufgedeckt, aus jener Zeit, in der die menschliche Seele besonders eindrucksfähig ist und ihre Prägung für das ganze Leben empfängt. Gerade diese Erkenntnisse haben sich als besonders fruchtbar erwiesen, aber auch hier ließ man sich zu manchen einseitigen Übertreibungen verführen, man grub immer tiefer und glaubte schließlich als den letzten Grund der Neurose *die Angst beim „Geburtstrauma"* zu finden, die Angst, die der Mensch während seiner Geburt aussteht. Doch welcher „vom Weibe Geborene" entgeht diesem Trauma? Wenn das die Wurzel der Neurose ist, wer sollte dann von ihr frei sein? Eher könnte man noch auf den Gedanken verfallen, die Charaktereigenschaften eines Cäsar, eines Macduff darauf zurückzuführen, daß sie dieses Trauma nicht natürlich erlebt haben. Vor solchen Phantasien muß nachdrücklich gewarnt werden.

Wir stehen hier unausweichlich vor der Frage: Warum wirken auch die allerersten Erlebnisse schon so verschieden? Der Grund ist klar: Auch das allererste Erlebnis ist das Produkt von Wirkung und Gegenwirkung, hängt ab von der Reaktionsfähigkeit, die dem Menschen mit der *Anlage* gegeben ist.

Nun haben allerdings vor allem die großen Massenexperimente der Kriege gezeigt, daß jeder Mensch eine gewisse Neurosebereitschaft hat, jeder *kann* einmal in die Neurose verfallen, d. h. neurotische Reaktionen zeigen. Niemand ist gefeit. Aber die *Neurosebereitschaft ist eine überaus verschiedene.* Während beim einen nur die allerschwerwiegendsten Erlebnisse zur Neurose führen, genügen beim anderen ziemlich banale Ereignisse, die für Widerstandsfähigere harmlos und wirkungslos sind. Die Verschiedenheit der Neurosebereitschaft hängt teilweise von der *Fülle der früheren Erlebnisse,* besonders jener aus der Kindheit, von der ganzen Geschichte ab, aber auch von der *genotypischen Anlage;* daran kann kein Zweifel sein. *Die Neurosebereitschaft ist „konstitutionell"*, d. h. sie ist *phänotypisch,* ein Produkt von Genotypus und Peristase.

Größere Neurosebereitschaft ist *eine Eigentümlichkeit „psychopathischer Persönlichkeiten".*

Mit dem Begriffe der *„psychopathischen Persönlichkeit"* ist die Vorstellung *„von wesentlich anlagemäßigen Mängeln"* verbunden, während im Begriffe der

„Neurose“ der Ton auf der Reaktion liegt. Beide Begriffe decken sich durchaus nicht, sie entsprechen zwei Kreisen, die sich überschneiden. Auch nichtpsychopathische Persönlichkeiten können neurotisch reagieren, und viele Psychopathen sind nicht neurotisch. Psychopathen sind Menschen an der Grenze von gesund und krank; sie weisen in ihrer psychischen, charakterologischen Struktur *gewisse Mängel auf, „an denen sie leiden oder unter denen die Gesellschaft leidet“* (KURT SCHNEIDER); sie brauchen nicht „krank“ zu sein, keine krankhaften Erscheinungen zu zeigen.

Gewiß ist die Grenze von gesund und krank fließend und sie kann in vielen Fällen nicht sicher gezeigt werden, aber das enthebt uns nicht der Verpflichtung, die Klärung immer so weit zu führen, wie es möglich ist.

Der Begriff des Psychopathen darf auch *nicht* mit dem des *„Degenerierten“* vermischt werden. Von Entartung kann nur dann die Rede sein, „wenn die Art von Generation zu Generation sich verschlechtert“ (BUMKE); vgl. darüber Bd. I, S. 18.

Das Psychopathische führen wir auf die *erbliche Anlage* zurück. Daß auch psychische Eigenschaften vererbt werden, ist nicht zu bezweifeln; sie sind an den Körper gebunden und mit der genotypischen somatischen Grundlage gehen sie in den Erbgang ein. Neuere Forschungen haben das deutlich aufgezeigt (besonders Zwillingsstudien von J. LANGE und von v. VERSCHUER, ferner familiengeschichtliche Studien von KRETSCHMER, CURTIUS u. a.).

Als *Beispiel* führe ich eine *charakterologische und psychologische Beobachtung* erbgleicher Zwillinge von F. CURTIUS an:

Eineiige Zwillinge *Eugen und Rudolf M.*, 18jährige Oberprimaner (nach Angaben der Mutter und Exploration der Zwillinge). Von jeher eigenartige Charaktere. Leben „in einer Welt für sich“.

Beide sind hochgradig gehemmt, schüchtern, verschlossen, hilflos, lebensuntüchtig, sehr leicht geniert, linkisch. Schon mit 4 Jahren fiel dies auf; sie stehen z. B. weinend im Garten, weil es regnet und ihnen niemand befohlen hat ins Haus zu gehen. Beide müssen mit 16 Jahren (als Unterprimaner!) noch vom Dienstmädchen zur Schule an einer entfernten Stelle der heimatlichen Großstadt gebracht werden. Sie fürchten sich allein in eine fremde Universitätsstadt zu ziehen, wünschen die Begleitung der Mutter. Keinerlei Interesse für Mädchen, für den Anzug, für mondänes Amüsement. Die Mutter findet sie fast „asketisch“ veranlagt.

Gemütlich: sehr kühl, ohne Zärtlichkeitsbedürfnisse. „Sie sind nur Maschinen, man kann nur an den Verstand, nicht an die Seele heran“ (Charakterisierung durch eine Vorschullehrerin). Geringer Anschluß an Mitschüler. Keine Freunde. Auch dem Vater, der Großmutter gegenüber keine wärmeren Beziehungen.

Seelische Erregungen vermeiden sie peinlich: ein Lehrer sprach von ihrer „mimosenhaften Empfindlichkeit“; sie gehen deshalb auch nie ins Kino.

Intellektuell: hochgradige überdurchschnittliche, einseitig mathematisch-physikalische Begabung mit Glanzleistungen in diesen Fächern. Mit Physik und Mathematik beschäftigen sie sich stundenlang. Anderes interessiert sie nicht.

Körperlich: kleine, schmale Leptosome. Seelisch und körperlich sind beide Zwillinge hochgradig ähnlich.

In der väterlichen und mütterlichen Familie mehrere Schizophrenien, Psychopathien, Schwachsinnsformen und organische Nervenkrankheiten.

Die psychopathischen Persönlichkeiten zeigen Besonderheiten auf dem Gebiete des Gefühlslebens und des Willens, nicht auf dem des Intellektes. Sie lassen sich nach verschiedenen Gesichtspunkten zu *Typen* gruppieren, die auch bestimmte Beziehungen zur Neurosebereitschaft erkennen lassen.

C. G. JUNG unterscheidet *introvertierte und extravertierte Typen.* Unter „Introversion“ versteht er die Hinwendung vom Objekt weg zum Subjekt, unter „Extraversion“ die Hinwendung vom Subjekt weg zum Objekt. Es sind immer beide Tendenzen im Menschen vorhanden, aber die eine oder die andere überwiegt und tritt mehr hervor. Der Introvertierte zieht sich in sich selbst zurück, für ihn hat die Beziehung zum Objekt nur sekundäre Bedeutung; der

Extravertierte dagegen denkt und fühlt sich ins Objekt hinein, er lebt im Gegenstand, sein Zustand ist vom Objekt bedingt. Durch Kompensation der Grundtendenz, durch Ausdehnung der Tendenz auf verschiedene Bereiche der Psyche, durch den Unterschied des Geschlechtes entstehen vielgestaltige Typen, die in einem sehr komplizierten, kaum entwirrbaren System entwickelt werden.

JUNG führt interessante Beispiele an: im Anschlusse an SCHILLERS Aufsatz vergleicht er die naive Dichtung mit dem extravertierten, die sentimentale mit dem introvertierten Typus. In der Geschichte der Psychoanalyse zeigt er, daß FREUD den ersten, ADLER den zweiten Typ vertritt, denn der Sexualtrieb bedeutet Beziehung auf das Objekt, das Geltungsbedürfnis Betonung des Ichpunktes.

Die Beziehung zur Neurosebereitschaft ist nach JUNG die, daß die *Neurose des Introvertierten die „Psychasthenie"*, die des *Extravertierten die „Hysterie"* ist.

Die Aufstellungen von JUNG enthalten viel Wichtiges und Richtiges, sie lassen aber auch die Grenzen einer andersartigen schematischen Betrachtungsweise erkennen.

Sehr bekannt ist die *Typeneinteilung* von KRETSCHMER, der von den großen Formenkreisen der endogenen Psychosen ausgeht. Zum Umkreise der schizophrenen Psychosen gehört der „schizoide", zu dem der cyclischen Psychosen der „cycloide" Psychopath. Die Reihen werden weitergezogen in den Bereich des Normalen, zu den „schizothymen" und „cyclothymen" Persönlichkeiten. Es ergibt sich dann folgendes Schema:

Normal	Psychopathie	Psychose
Schizothym	Schizoid	Schizophren
Cyclothym	Cycloid	Cyclisch

Die Verbindung zwischen dem Normalen, dem Psychopathischen und Psychotischen ist in jeder Reihe durch dreierlei Zusammenhänge gegeben:

Erstens sind an der *„prämorbiden" Persönlichkeit* typische Eigenschaften zu erkennen. Es kann festgestellt werden, daß der Schizophrene vor seiner Erkrankung „schizothyme", der Cycliker „cyclothyme" Züge zeigt.

Zweitens sind es *familiengeschichtliche Zusammenhänge.* In der Verwandtschaft Schizophrener werden vor allem schizoide Psychopathen und schizothyme Persönlichkeiten gefunden, und das Entsprechende gilt für den Umkreis des Cyclikers.

Drittens bestehen bestimmte Beziehungen zu *körperbaulichen Konstitutionstypen.* In der Reihe des *Cyclikers* herrschen bei Gesunden, Psychopathen und Psychotischen *pyknische,* in der Reihe des *Schizophrenen asthenische, athletische oder dysplastische Typen vor.* (Über die Körperbautypen vgl. Bd. I, S. 15f.)

Gerade die Betonung dieser Zusammenhänge vom Kranken ins Bereich des Gesunden, der erblichen Beziehungen und der Verbindung charakterologischer mit körperlichen Typen ist von großem Interesse und erscheint wichtig genug, auch wenn manches Einzelne noch ungeklärt ist und der Ergänzung und Verbesserung bedarf.

Aber welches sind nun die charakteristischen Züge dieser psychopathischen Typen?

Beim *Cycloiden schwankt die Temperamentslage* zwischen gehoben-heiter und traurig-verstimmt. Es bestehen Schwankungen und auch Mischungen, aber keine Spannungen. Der Cycloide ist beweglich, behäbig, gesellig, gutherzig, freundlich, gemütlich, witzig, humoristisch, unter Umständen lebhaft-hitzig.

Oder er ist still, ruhig, schwernehmend, weich, traurig. Er ist gut ansprechbar, ist „extravertiert". Unter diesen Typen finden sich tüchtige Geschäftsleute, Führernaturen, Gelegenheitsdichter, die immer ein paar passende oder auch unpassende Verse bereithaben.

Der *Schizoide* ist *voller Spannungen;* er ist reizbar, empfindlich oder kühl stumpf. Die Oberfläche gibt kein Bild der Tiefe; die Maske ist oft undurchdringlich, und „hinter der schweigenden Fassade kann das Nichts sein oder sehr viel". Der Schizoide ist ungesellig, still, zurückhaltend, scheu, schüchtern, feinfühlend, verschlossen; er hält Distanz zu den Menschen, neigt zum Einsamen und Sonderling. Er kann sehr formell sein, „stilisiert", verhalten, um nur sein Inneres nicht preiszugeben. Seine *Temperamentskurve* schwingt nicht, sie *springt.* Seine Begabung ist eine mathematische, spekulative; als Dichter ist er Lyriker. Er ist kompliziert, problematisch, neigt zum Radikalen und Revolutionären. Er ist *„introvertiert"*, er ist *in besonderem Maße neurosebereit.*

Es ist klar, daß auch in dieses Schema nicht alles paßt, es bleiben unklare Fälle, andere Typen.

Man hat deshalb die psychopathischen Persönlichkeiten *rein beschreibend,* unsystematisch in *Typen* gruppiert und sie nach dem charakteristischen Bilde gekennzeichnet: die Manischen und die Depressiven mit ans Psychotische grenzenden Stimmungsschwankungen, die Gemütlosen, mit merkbaren gemütlichen und moralischen Defekten, die Willenlosen, Haltlosen, die Explosiblen, die *Selbstunsicheren* und die *Asthenischen.* Nur die beiden letzten Typen, die viel Verwandtes untereinander haben, können hier kurz beschrieben werden, denn sie neigen besonders zu neurotischen Reaktionen.

Wir können für unsere Betrachtung die beiden Typen zusammenfassen. Es besteht bei ihnen „eine *erhöhte Eindrucksfähigkeit für alle seelischen Erlebnisse und zugleich die Unmöglichkeit der Entladung*" (Kurt Schneider). Sie sind überaus empfindsam, zartfühlend, feinbesaitet, sind „sensitiv". Viele sind „asthenisch" (auch im Körperbau), aber sie brauchen durchaus nicht „Schwächlinge" zu sein; sie sind eher fein organisiert, vielleicht allzu fein für diese Welt. Ihr feines Gefühl richtet sich besonders auch gegen die eigene Unzulänglichkeit, die sie allzu deutlich empfinden. Sie leiden an Insuffizienzgefühlen, sind „selbstunsicher". Vielleicht verdecken sie es nach außen, aber ihre innere Ruhe ist gestört. Sie leiden an Skrupeln, an religiösen, moralischen Schuldgefühlen, auch ohne eigentlichen Grund, aber eben doch mit irgendeinem Kerne von Berechtigung; sie wissen, daß der Mensch zwar das Gute will, aber es zu vollbringen nicht die Kraft hat. Sie schwanken oft zwischen Wollen und Nichtwollen, voll innerer Spannungen und Kämpfe, die hinter einer undurchdringlichen Maske verborgen sind, so daß niemand das wilde Toben in der Tiefe ahnt.

Ein in jeder Hinsicht hochstehender Geistlicher, in dessen Gemeinde nachts mehrere sexuelle Überfälle vorgekommen waren, geht zur Polizei und meldet sich als Täter, völlig unbegründet. Man sieht, was in seiner Seele wühlt, wie in irgendeiner versteckten Ecke seines Herzens die „gemeine Bestie" schlummert; man sieht, wessen diese eigentlich sich fähig weiß.

Auch anderen gegenüber sind diese Psychopathen überempfindlich. Jeder Blick, der sie trifft, bedeutet etwas. Deshalb ziehen sie sich in sich zurück, befangen, verhalten, verkrampft, und sie verlieren alle Naivität und jeden Humor.

Die Befangenheit und Unsicherheit kann kompensiert und überkompensiert werden. Hohen Ehrgeiz, hervorragende Tüchtigkeit und aufrichtigstes Streben findet man bei ihnen, wenn der innere Zwiespalt sie nicht zu sehr hemmt.

Aber andererseits kann die Spannung in ihnen zu bedenklichen Störungen führen: irgendwelche unreinen, ekelhaften Vorstellungen zwingen sich ihnen auf, sexuellen, vielleicht auch perversen Inhaltes, sie vermögen sie nicht zu unterdrücken, obwohl sie bei ruhiger Überlegung einsehen, wie unsinnig sie sind. So kann es zu Zwangshaltungen kommen, zu Phobien aller Art, Waschzwang und Schmutzfurcht, Menschenscheu oder Platzangst oder doch zu unnatürlicher Korrektheit, übertriebener Peinlichkeit, Verschrobenheit und enormer Pedanterie, wie wir sie etwa an manchen Junggesellennaturen sehen; daß sie Junggesellen sind, ist ihr psychopathisches Schicksal.

Viele dieser Psychopathen haben eine unüberwindliche Angst vor jeder Entscheidung, denn sie fühlen immer so deutlich, was *gegen* jeden Entschluß spricht. Und wie sie sich auch schließlich entscheiden, so werden sie doch immer eine schwache Stelle finden, an der sie mit ihrem vorgegebenen Schuldgefühl und ihren ewigen Bedenken einhaken können.

Aus der Unsicherheit kommen oft „Kompromißhandlungen“, indem der verpönte Impuls zugleich abgewehrt und in abgeschwächter Form doch ausgelebt wird. Sie sind zu anständig, um zu tun, was viele andere tun, aber sie können es doch nicht ganz lassen, so tun sie es halb und um so mehr verkehrt. Gerade auf sexuellem Gebiet findet man diese Haltung sehr häufig.

Es ist deutlich genug, daß es in alledem fließende Übergänge zum Gesunden gibt, ja, daß hier in manchen Punkten im Grunde nur die wahre menschliche Natur sich allzu offenkundig enthüllt.

Daß diese Psychopathen sich weitgehend mit den *Introvertierten* JUNGS und den *Schizoiden* KRETSCHMERS decken, läßt die Beschreibung unmittelbar erkennen.

Auch die Körperbautypen entsprechen dem: man findet unter diesen Psychopathen besonders viele Astheniker und Dysplastiker.

Wichtig ist, daß die Unterscheidung dieser Psychopathien von Psychosen selbst für den erfahrenen Psychiater überaus schwierig, gelegentlich unmöglich sein kann; das gilt besonders für die Differentialdiagnose zwischen der „reaktiven“ Depression eines Psychopathen und der „endogenen“ eines Psychotischen.

Für uns kommt es vor allem darauf an, daß viele dieser Psychopathen zu neurotischen Reaktionen neigen. Es besteht eine große Bereitschaft zu Allgemeinsymptomen, zu rascher Ermüdbarkeit, Schlaflosigkeit, Kopfschmerzen, zu verminderter Leistungsfähigkeit, Störungen der Konzentration und der Merkfähigkeit; gerade was sie im Augenblicke brauchen, das fällt ihnen nicht ein; aus lauter Angst vor dem Versehen, versehen sie sich gewiß.

Aus allzu großer Ängstlichkeit kommt es zu krankhaften somatischen Erscheinungen, denn die Angst vor dem Symptom schafft das Symptom. Die vegetativen Funktionen können es gerade nicht brauchen, daß sie allzu bewußt und ängstlich kontrolliert werden, unangebrachte Aufmerksamkeit stört ihren normalen Ablauf. So kommt es nicht nur zu Sensationen am Herzen, sondern zu Veränderungen der Herztätigkeit.

Es ist natürlich eine ganz verkehrte Ansicht, hier von „Einbildung“ und eingebildeten Beschwerden zu reden, es ist nicht nur die *psychische Gegebenheit der Beschwerden* unbestreitbar, sondern es bestehen auch tatsächlich — oft erhebliche — *Alterationen der somatischen Funktionen.*

Wir betonen hier die psychische Genese; daß aber auch eine sehr wesentliche *somatische Grundlage* in Frage kommt, davon wird in folgenden Kapiteln (S. 775ff.) ausführlicher zu sprechen sein. Ähnliche Bilder wie die beschriebenen sehen wir *nach und bei körperlichen Erkrankungen,* bei Erschöpfung nach schweren Krankheiten. Freilich ist zu bedenken, daß oft durch die Krankheit nur deutlich geworden ist, was schon vorher im Menschen lag.

4. Die Gestaltung des Krankheitsbildes (Symptomwahl der neurotischen Reaktionen).

Neurotische Reaktionen können die verschiedensten Symptome bilden. Zwar kommt nicht alles vor — schon CHARCOT hat darauf hingewiesen, daß es eine „hysterische" Facialislähmung nicht gebe —, aber es werden doch sehr viele und vielerlei Territorien betreten. Im einzelnen Falle sind freilich meistens die Kernsymptome auf bestimmte Regionen beschränkt („Monopolisierungstendenz" KEHRER). Es gibt *typische Bilder* und *typische Zusammenhänge.*

Es würde viel zu weit führen, alle neurotischen *Symptome* aufzuführen. Die wichtigsten für uns sind Allgemeinsymptome wie Arbeitsunfähigkeit, Müdigkeit, Unlust, Verstimmung, Schlaflosigkeit, Schwindel, örtliche Symptome wie etwa Herz-, Atem-, Magen-, Darmbeschwerden, Kopfschmerzen, Rückenschmerzen, Bewegungsstörungen wie Lähmungen, Krämpfe, Zittern, Störungen sensibler und sensorischer Funktionen. Betont werden muß, daß es sich durchaus nicht nur um „psychische" Phänomene handelt, sondern ganz wesentlich um Alterationen der somatischen Vorgänge, etwa um Gefäßkrämpfe, Krämpfe des Magens, Störungen der Herztätigkeit u. a.

Es ist nun zu untersuchen, *wie das Auftreten dieser Symptome aus Psychogenese und Reaktionsbereitschaft verstanden werden kann.* Wie kommt es, daß dieser Kranke an einer „Herzneurose", jener an einer neurotischen Lähmung oder an Zittern leidet? Es ist die Frage nach der *„Symptomwahl"* (oder *„Organdetermination"*) der neurotischen Reaktionen.

Es versteht sich von selbst, daß das *Krankheitsbild* hier wie immer das *Produkt vieler Faktoren* ist. Je besser wir die einzelnen Faktoren kennenlernen, desto besser werden wir auch ihr oft unentwirrbares Zusammenspiel begreifen.

Das muß beachtet werden, wenn wir im folgenden die wichtigsten Zusammenhänge kurz anführen. Die Aufzählung weist auf *Fragen* hin, *die wir am einzelnen Kranken zu stellen haben*; ist eine Frage positiv beantwortet, so sind damit die anderen noch nicht erledigt. Je mehr Fragen wir uns vorlegen, desto eher haben wir Aussicht, den Kranken richtig zu verstehen. Gerade auf dem Gebiete der Neurose ist die möglichst weitgehende Analyse des einzelnen Falles unerläßlich.

Da wir die *neurotische Reaktion* als den *Ausdruck einer psychischen Dynamik* verstehen — der damit bezeichnete Weg ist heute zweifellos der fruchtbarste —, so gehen wir auch zunächst von dem auslösenden *Erlebnisse* aus und prüfen, welche *Beziehungen zwischen Erlebnis und Symptom* festzustellen sind.

1. Der einfachste Fall ist der der *„psychischen Ansteckung"*. Wir kennen im Bereiche des Gesunden die ansteckende Wirkung von Gähnen, Niesen, Husten u. dgl. Disponierte können vor allem durch Ohnmachten, Zittern, Chorea, allerlei Krampfanfälle „infiziert werden". Intensives, besonders *affektbeladenes Miterleben kommt bei Neurosebereitschaft in identischen Körpervorgängen zum Ausdruck.* Psychische Epidemien bei Katastrophen, Massensuggestionen unter enormer Affektspannung sind teilweise so zu erklären. Manche „hysterischen" Reaktionen, manche der berühmten Hysterien CHARCOTs entstanden auf diesem Wege. Wie die „Tendenz" der neurotischen Reaktion zwischen Unbewußtem und Bewußtem schillert, so schwebt diese Ansteckung zwischen unbewußter und bewußter *„Imitation"*, in allen Übergängen bis zu grober Simulation.

2. *Das Erlebnis ist verbunden mit affektbeladenen, etwa ängstlichen Vorstellungen über besondere krankhafte Erscheinungen, über körperliche Vorgänge in gewissen Organen und Regionen,* und diese Vorstellungen führen nicht nur zu Sensationen, sondern zu Alteration der physiologischen Abläufe. Krankheitsangst führt zu

neurotischen Reaktionen, etwa Krebsangst, Arterioskleroseangst zu Störungen am Magen, am Gefäßsystem. Laienhafte Irrtümer, Kenntnisse aus dem Konversationslexikon oder anderen populären Schriften spielen eine große Rolle. Der Onanist leidet an Rückenschmerzen, weil er gehört hat, daß Rückenmarksleiden von „sexuellen Ausschweifungen" kommt. Wer einen „Schlaganfall" befürchtet, leidet an Kopfschmerzen, Schwindel u. dgl. Wenn das etwa nach einem apoplektischen Insult in der Umgebung auftritt, so sind nahe Beziehungen zu psychischer Ansteckung (1) gegeben.

3. In anderen Fällen tritt die *Funktionsstörung in einer Region auf, die im entscheidenden Erlebnisse eine große Rolle spielt.* So werden manche *Beschäftigungs- und Berufsneurosen* verständlich; die Beschäftigung ist nicht ganz befriedigend, im Berufe entstehen schwer überwindliche Hindernisse. Wer schreiben muß, was er nicht gerne schreibt, wer nicht schreiben kann, was er schreiben sollte (weil er der Aufgabe nicht gewachsen ist), bekommt einen Schreibkrampf. Eine Geigerin, die viel mit einem von ihr geliebten Freunde musiziert, bekommt einen Geigerkrampf, Schmerzen und Innervationsstörungen in dem den Bogen führenden Arme, als sie mit der Musik nicht recht weiterkommt und zugleich erfährt, daß der Freund eine andere intime Beziehung unterhält.

4. Nicht selten führt die *materielle Einwirkung auf eine bestimmte Körperregion* zu neurotischen Symptomen in dieser Region. Bei einem Sturze auf den Arm entsteht eine neurotische Lähmung dieses Armes. Derartige Beispiele findet man vor allem bei Charcot in großer Zahl; sie führten zu seiner Lehre von der *„traumatischen Entstehung der Hysterie"*.

5. In anderen Fällen wird eine *Funktionsstörung fixiert, die zunächst somatisch motiviert* war: etwa Herzklopfen, das zuerst nach einer großen körperlichen Anstrengung, Übelkeit, die nach Genuß verdorbener Speisen auftrat. Wenn einmal die Unbefangenheit gegenüber vegetativen Funktionen verloren ist, so leidet ihr normaler Ablauf, die Sicherheit ihrer Regulation.

6. In der Genese neurotischer Symptome kommt oft eine *tiefere Verbundenheit somatischer und psychischer Vorgänge* zum Ausdrucke, die nicht aus der Geschichte des Individuums zu erklären, sondern in den tiefen vitalen, psychisch-somatischen Schichten der Person gegeben ist. Psychische Dynamik findet spezifische Wege in die Körperlichkeit. Ekel führt zu Erbrechen, Erbrechen wird zum „Ausdruck" des Ekels, der Abwehr, der Ablehnung.

Man kann die Betrachtung an die der *„Ausdrucksbewegungen"* anschließen. Bekanntlich hat Darwin in vergleichend physiologischen Untersuchungen sich bemüht, die Ausdrucksbewegungen aus früher bewußten, willkürlichen, beabsichtigten Vorgängen zu erklären. Er hat auf die Beziehung zu Abwehrbewegungen hingewiesen, etwa beim Ballen der Faust im Zorn. Er hat aber auch festgestellt, daß jeder Affekt von Veränderungen der glatten Muskulatur (besonders der Gefäße), der willkürlich bewegbaren Muskeln und der Drüsen begleitet ist. Der Versuch, solche Zusammenhänge auf Reflexe zurückzuführen, trägt nicht weit; das Ineinander von Psychischem und Somatischem ist viel tiefer begründet.

Das zeigt schon der Hinweis auf Reflexe, die ja nicht „einfache" Vorgänge sind, sondern immer von einem ganzen System von Haltungen und Wirkungen abhängen: auch die *Ausdrucksbewegungen* sind *von der psychisch-somatischen Gesamtsituation abhängig.* Manches ist mit der somatischen Grundlage genotypisch gegeben; Gebärden, Bewegungen der Hände werden vererbt, nicht nur vom Kinde imitiert. Die Auswirkung aller Erlebnisse und aller augenblicklichen Eindrücke spielt mit.

Man kann deshalb nicht mit KLAGES eine Ausdrucksbewegung als „schlechthin bewußtlosen und mithin unbeabsichtigten Vorgang" definieren; das ist zu eng, denn auch Bewußtes, etwa die Aufmerksamkeit, auch im Grunde mehr oder weniger Beabsichtigtes fließt mit ein, hemmend oder fördernd.

Die Ausdrucksbewegungen sind *„soziale Phänomene"*; auch das hat schon DARWIN gezeigt, der darauf hinwies, daß „wir nur in Gegenwart unserer Ankläger erröten".

All dies ist auf die *„neurotische Ausdrucksbewegung"* anzuwenden; sie ist *von der Gesamtsituation bestimmt, psychisch-somatisch begründet, entsteht in der Schwebe von Bewußtem und Unbewußtem, ereignet sich vor anderen,* hat eine *geheime Tendenz.*

Diese *„Ausdrucksbeziehungen"* von Erlebnis und Symptom spielen in der modernen Neurosenlehre eine große Rolle („Symptomsprache" des Neurotikers). Vom Erbrechen war schon die Rede; es bedeutet: wieder von sich geben. Der Neurotiker bricht nicht nur in einer ekligen Situation, er bricht auch bei der Gegenwart eines abgelehnten Menschen. Zittern und Schütteln ist Ausdruck, Symbol der Angst. Die Kriegszitterer und -schüttler im Weltkriege zeigten das deutlich. Das Beängstigende soll „abgeschüttelt" werden. Auch diese Deutungen sind nur bildnishaft, aber die Sprache ist reich an Hinweisen, die des tieferen Sinnes nicht entbehren. Freilich darf nicht verschwiegen werden, daß in der Analyse Ausdeutungen und Symbolbeziehungen vielfach ungeheuer und ganz einseitig übertrieben werden. In Wirklichkeit sind die Ausdrucksphänomene fast stets sehr vieldeutig.

7. Wichtig ist, daß *in der neurotischen Reaktion das Symptom fixiert und auch ohne das adäquate Erlebnis reproduziert wird.* Im Symptom wird *der somatische Ausdruck der Ursprungsszene festgehalten,* wenn diese nicht ihre befriedigende Lösung gefunden hat. Die Ursprungsszene wird verdrängt, der eine Teil des Ichs weiß nichts mehr davon, der andere hält daran fest und bringt das auf Schleichwegen zum Ausdruck. Wenn die Szene anklingt, auch ohne deutlich in den Bereich des Bewußtseins einzutreten, tritt das Symptom wieder auf.

Die Richtigkeit der Deutung soll in vielen Fällen dadurch erwiesen werden, daß das Symptom durch Reproduktion des Erlebnisses hervorgerufen und durch seine nachträgliche Erledigung in der Analyse, durch „Abreagieren" geheilt werden kann (vgl. Psychotherapie, „kathartische Methode").

In allen diesen Beziehungen haben wir versucht, das neurotische Symptom vom Erlebnisse aus zu verstehen. Nun entsteht aber sehr oft das *Symptom* auch an *einer besonders disponierten Stelle im Körper.* Die Neurose gewinnt ihre Gestalt nicht nur durch die „Psychogenese", sondern *durch die betroffene psychisch-somatische Persönlichkeit.* Das war auch in allen bisher besprochenen Zusammenhängen deutlich genug zu erkennen, denn immer ist das Symptom Reaktion; aber nun tritt das noch in anderem, prägnanterem Sinne hervor. Das Symptom wird an einem schwachen Punkte des Körpers gebildet. „Das Organ kommt der Neurose entgegen" (FREUD). Die *„Organminderwertigkeit"* bestimmt die Gestaltung der Neurose; diese heftet sich an die „persönliche Achillesferse".

Wer einen „labilen Magen" hat, erkrankt, wenn neurotische Dynamik ausgelöst wird, an einer „Magenneurose". Es gibt nicht nur eine allgemeine, sondern auch eine *regionale, örtliche Neurosebereitschaft.* Der Inhalt des auslösenden Erlebnisses kann dann verhältnismäßig indifferent sein, d. h. nicht spezifisch, indifferent in bezug auf die Körperregion, nicht indifferent für die Persönlichkeit.

Die *Organminderwertigkeit ist konstitutionell,* d. h. phänotypisch. Sie kann wesentlich in der erblichen *Anlage* begründet sein — derartige Zusammenhänge sind durch familiengeschichtliche Untersuchungen nachzuweisen —, sie ist aber auch sehr oft *erworben*, durch irgendeine Erkrankung, einen Infekt, eine Intoxikation oder ein Trauma. Gerade die neurotischen Reaktionen nach und bei organischen Erkrankungen sind in der inneren Medizin so wichtig. Eine Dame litt an neurotischen Herzstörungen. Nachdem sie einen infektiösen Darmkatarrh durchgemacht hatte, traten — nach dessen völliger Heilung — bei einem kritischen Erlebnis neurotische Darmstörungen auf.

Die *somatische Grundlage* ist hier nicht zu bezweifeln. Sie ist oft, aber längst nicht immer morphologisch, als *organische Alteration* faßbar. Nicht selten geht die Organminderwertigkeit, die „örtliche Neurosebereitschaft", Hand in Hand mit der Entwicklung organischer Erkrankung. Man kann dann von einem *„neurotischen Aufbau"* sprechen, aber eben nur dann, wenn die typische neurotische Dynamik bei der Genese der Symptome mitspielt.

So findet man häufig, daß die Enuresis bei Dysplasien der nervösen Apparate stark von neurotischen Momenten abhängig ist; die Dysplasien des Rückenmarks sind an segmentären Störungen der Sensibilität, der Reflexe, der Motorik und Trophik (z. B. Hohlfuß) zu erkennen.

Wir gehen noch einen Schritt weiter: auch beim Phthisiker, beim Herzkranken finden wir nicht nur *neurotische Schwankungen im Befinden*, sondern auch *im Ablaufe somatischer Prozesse*. Manche Fiebersteigerung eines Lungenkranken nach einem Besuche, manche Blutung nach einer erregenden Nachricht ist nicht anders zu erklären. Es wird aber auch darauf hingewiesen, daß organische Erkrankung und neurotische Reaktion „sich ausschließen". Der Neurotiker hat es solange er organisch erkrankt ist, nicht mehr nötig, neurotisch zu reagieren.

Endlich soll hier noch folgendes kurz erwähnt werden: *„Asthenische Psychopathen"* neigen besonders zu *Allgemeinsymptomen* wie Müdigkeit, Erschöpfbarkeit u. dgl. Auch da spielt *die somatische Grundlage* gewiß eine große Rolle; es gibt nicht nur eine „Organ-" und eine „Systemminderwertigkeit", sondern auch eine *„Organismusminderwertigkeit"*, mit allen Folgen von Kompensation und Überkompensation.

Wenn wir die *psychische Dynamik in der Genese* heute so hervorheben, so dürfen wir deshalb die *somatische Bedingtheit der Krankheitsbilder* nicht verkennen. Die *Neurose ist durch die psychische Dynamik gekennzeichnet*, das muß *für die Diagnose entscheidend* sein, wie es die Wirkungen des Tuberkelbacillus für die Diagnose Tuberkulose sind; aber wie wir den Tuberkulösen ohne den Blick auf die Konstitution nicht richtig verstehen, so müssen wir auch beim Neurotiker den Körper berücksichtigen. Nur aus dieser Einsicht können wir den richtigen Ausgangspunkt für die diagnostische Aufgabe gewinnen: wir erfüllen sie nicht mit der Frage, ist der Kranke ein Neurotiker oder nicht, vielmehr gilt es zu *erkennen, was an ihm neurotisch ist, was nicht, und was das Neurotische an ihm bedeutet.*

Ehe wir das des näheren besprechen, müssen wir die somatischen Vorgänge und Zusammenhänge, die hier in erster Linie in Betracht kommen, genauer kennenlernen.

III. Die funktionellen Erkrankungen des vegetativen Systems.

1. Der Begriff des „vegetativen Systems" und das Wesen seiner funktionellen Erkrankungen.

Die *„vegetativen Funktionen"* im Organismus, Atmung, Kreislauf, Verdauung und Ausscheidung, der Stoffwechsel im weitesten Sinne, die Funktionen der Sexualsphäre, sind *geleitet und geregelt, zusammen- und in den Organismus eingeordnet,* alle Einzelabläufe sind *zu einem Ganzen zusammengefügt.* Das

Blut strömt, wie es der Blutbedarf der Organe erfordert, die Körperwärme wird durch Regelung der Wärmebildung und -abgabe, des Stoffwechsels und der Durchblutung und Schweißsekretion der Haut aufrecht erhalten, die Zusammensetzung des Blutes wird durch den Stoffaustausch zwischen Blut und Gewebe immer wieder ausgeglichen, der Bestand der Gewebe bleibt gewahrt trotz des dauernden „Stoffwechsels", trotz des ununterbrochenen und wechselnden Verbrauches, Magen und Darm passen ihre Verdauungsfunktion der Nahrung an, die Nieren scheiden aus, was auszuscheiden ist. Alles ist dauernd in Bewegung, aber es ist beim Gesunden aufeinander eingestellt.

Wir kennen einige Wege der Regulationen, *„Regulationsmechanismen":* das vegetative Nervensystem, Sympathicus und Parasympathicus und ihre *zentralen Schaltstellen,* im engsten Zusammenhange damit die Hormone, die Produkte der Schilddrüse, der Epithelkörperchen, des Pankreas, der Nebennieren, der Geschlechtsdrüsen und der die andern zusammenordnenden Hypophyse; wir wissen, daß Produkte jeder Zelltätigkeit — Kohlensäure und organische Stoffe — wiederum auf andere Gewebe und ihre Funktion einwirken, daß das *Blut* nicht nur die Hormone und hormonartigen Stoffe an alle Gewebe heranbringt, daß auch dieses „innere Milieu" der Organe durch seine physikalisch-chemischen Eigenschaften, durch die kolloidale Struktur des Plasmas und durch das Verhältnis der Ionen auf die Membranen der Zellen und damit auf die Abläufe in ihnen einwirkt. Was im Gewebe zusammenwirkt, Nerv und Hormone, Ionenmischung, Plasma und Membran, faßt F. KRAUS unter dem Begriffe des *„vegetativen Betriebsstückes"* zusammen.

Wie die Organe zum Organismus verbunden sich entwickelt haben zum Aufbau des erwachsenen Körpers, so bleiben sie in ihrer Funktion verbunden während des Lebens. Durch die Regulationen, durch die Verbundenheit der Organe wird die große Anpassungsfähigkeit des Organismus an wechselnde Bedingungen und Einflüsse ermöglicht.

Auch die verschiedenen Regulationsmechanismen sind untereinander aufs engste verbunden; vegetative Nerven und Hormonbildung, Plasma und Ionenmischung haben nicht nur die gleichen polaren Wirkungen auf die Organe, sie wirken auch aufeinander ein, verbinden und ersetzen sich. *Ein Anstoß an irgendeiner Stelle setzt* das ganze Getriebe und Gefüge, *das ganze „System" in Bewegung.* Diese innige Verflochtenheit der verschiedenen vegetativen Regulationen im Zentrum und in der Peripherie wird durch den Begriff des *„vegetativen Systems"* (F. KRAUS) ausgedrückt.

Unter diesem Begriffe werden alle verschiedenen Koordinationen zusammengefaßt. Der Begriff muß durchaus funktionell verstanden werden; gemeint ist nicht dieser oder jener Apparat oder ihre Summe, sondern wesentlich das *Prinzip der Regulation,* an dem mehr oder weniger alle Gewebe beteiligt sind. Der Begriff weist auf den *Vollzug der Integration* hin, er umfaßt die Funktion von Zentral- und Erfolgsorganen. Das vegetative System ist „distributiv in den Organen *und* kollektiv in der Person" (F. KRAUS), es ist das Bindeglied „zwischen der einheitlichen Person und den Organsystemen", „zwischen dem korrelativen Ganzen und seinen Teilen". Das vegetative System ist der *„vitale Kern"*, die Funktion der *„Tiefenperson"*.

Das *vegetative System* hängt an der *Körperlichkeit:* die Schaltstellen im Gebiete des Hirnstammes sind sein zentrales Substrat. Durch Nerven und Hormone beherrscht es die Summe der individuellen Reaktionsfähigkeiten, die *Konstitution,* formt es den *Körperbau.* Auch *mit der Psyche* ist es *aufs engste verbunden,* besonders mit dem *Affektiven, Emotionellen, Triebhaften.* Es besteht eine Gleichzeitigkeit, eine Zusammenordnung von psychischen und vegetativen Erscheinungen, ein Anstoß kann von der psychischen wie von der somatischen Seite her erfolgen. Man denke an die Wirkung von Affekten auf die Herztätigkeit und umgekehrt an die der hormonalen Funktionen der Schilddrüse, der Geschlechtsdrüsen auf Temperament und Charakter. Die *Tiefenperson ist der Bezirk der psychisch-somatischen Lebensbereiche*, „Stimmung" ist immer körperlich und seelisch zugleich, und wie oft können wir nicht unterscheiden, von welcher Seite der erste Anstoß kommt, — ob wir etwa schlecht verdauen, weil wir verstimmt sind oder verstimmt sind, weil wir schlecht verdauen.

Das vegetative System zeigt in seiner Arbeitsweise Unterschiede und Schwankungen. Es entwickelt sich aus der *genotypischen Anlage und der Summe aller Umwelteinflüsse.* Es ist *individuell verschieden,* und es wechselt seine Eigentümlichkeit mit der *Lebenskurve,* ist in der Kindheit anders als während der Pubertät, zur Zeit der Reife anders als im Alter. Wir kennen seine Schwankungen bei *Ermüdung* oder *Erschöpfung,* etwa nach großen Anstrengungen oder auch nach Infektionskrankheiten; wir kennen auch seine Alteration durch *Erkrankungen der hormonalen Organe oder der nervösen Zentralapparate.* (Diese werden an anderen Stellen dieses Lehrbuches dargestellt; vgl. die Abschnitte über die Erkrankungen der Drüsen mit innerer Sekretion und über die organischen Nervenkrankheiten.)

Es gibt eine *konstitutionelle Labilität des vegetativen Systems,* durch die es *in den verschiedensten vegetativen Organen besonders leicht zu Funktionsstörungen* kommt.

Diese funktionellen Alterationen zeigen einen großen Wechsel; sie sind ausgleichbar, reversibel, durch die verschiedensten Einwirkungen beeinflußbar. Es sind gewissermaßen Entgleisungen der normalen Funktion, bizarre, übertriebene Reaktionen. Auf die normalen Reize wird zuviel Magensaft mit zuviel Salzsäure abgesondert, am Pylorus, oder an anderen Stellen des Magendarmkanals, etwa am Colon, kommt es zu „spastischen Verschlüssen" u. dgl. mehr. Es treten Krämpfe und Anfälle in den verschiedensten Gebieten auf.

Eine große Rolle spielt bei alledem das Gefäßsystem. Der normale Vasomotorentonus ist vermehrt oder vermindert, die Gefäße sind gekrampft oder erschlafft, oder sie wechseln rasch von einem zum andern. Zirkulationsstörungen in den „terminalen Gefäßgebieten" (RICKER), in den Arteriolen, Capillaren und feinsten Venen führen zu Blutstockung und Ernährungsstörung des Gewebes. Die Herztätigkeit ist alteriert, verlangsamt oder beschleunigt oder durch Extrasystolen unregelmäßig, die Atmung ist gestört durch Krämpfe der Bronchialmuskeln, durch abnorme Schleimsekretion und Schwellung der Schleimhaut.

Wir sehen all das in bunter Mischung und oft in großem Wechsel. Bald ist nur ein einziges Funktionsgebiet betroffen, bald sind es mehrere, bald lösen sich verschiedene Erscheinungen ab. Aber auch hier ist es doch so, daß gewisse typische Zusammenhänge bestehen und daß beim einzelnen die eine oder andere Region stark bevorzugt ist.

Diese Funktionsstörungen hängen nun in hohem Maße von somatischen und psychischen Einflüssen ab, von Einflüssen des alltäglichen Lebens, von Lebenshaltung und Gewohnheiten. Ich erinnere etwa an Tachykardie und Gefäßkrämpfe nach Genuß von Tabak oder Kaffee, an Reizzustände am Magen und Darm nach Diätfehlern. Dauernde Unruhe, Anspannung und Anstrengung durch erregende Arbeit, durch Unregelmäßigkeit und mehr noch durch Exzesse aller Art führen besonders zu Alterationen am Gefäßsystem, zu erhöhtem Blutdruck.

Von den somatischen sind psychische Einwirkungen nicht zu trennen. Kummer und Sorge, Enttäuschungen und Schwierigkeiten im Leben spielen eine große Rolle. Es bedarf bei dieser Labilität des vegetativen Systems durchaus nicht „neurotischer Dynamik", vielmehr kann auf völlig normalen psychischen Wegen das Gleichgewicht gestört werden. Wie oft schwinden krankhafte

Erscheinungen rasch, wenn der Kranke aus einer allzu unruhigen Umgebung entfernt, wenn er von beruflichen oder anderen Sorgen abgelenkt wird oder wenn irgendein Wunsch Erfüllung findet, während bei innerer Unruhe, bei seelischer und körperlicher Anspannung die Regulation versagt. Wie eng Psychisches und Somatisches verknüpft ist, kann man sich etwa an einem Magenkranken deutlich machen, der in einer erregten Periode allzu hastig und ungeregelt ißt; wenn nun Magenschmerzen auftreten, sind psychische oder somatische Einflüsse entscheidend? Man kann das gar nicht trennen.

„Funktionelle“ Alterationen können in „organische“ übergehen (vgl. Bd. I, S. 11). Wird, etwa im Gehirn, die Blutzufuhr durch einen Gefäßkrampf nur einen Augenblick unterbrochen, so kann alles wieder ausgeglichen werden, die Funktionsstörung klingt vollkommen ab; dauert das aber länger, so geht Gewebe zugrunde, und es kommt zu bleibenden Ausfällen der Funktion. Gerade das *Gefäßsystem ist die wichtigste Einbruchstelle des Funktionellen in das Organische.* An den Gefäßen selbst entstehen durch Alterationen des Säftestromes degenerative, durch übermäßige Anspannung produktive Veränderungen des Gewebes (Arterio- und Arteriolosklerose), am Magen und Duodenum entstehen Ulcera. Und nicht nur die Entstehung organischer Prozesse, wesentlich auch ihre weitere Entwicklung und ihre Bedeutung für den Kranken hängen in hohem Maße von dem Ausgleiche der Funktion ab.

Fassen wir das alles zusammen, so ergibt sich: die funktionellen Erkrankungen des vegetativen Systems sind gekennzeichnet durch eine konstitutionelle Labilität der vegetativen Regulationen, durch die somatische und psychische Einflüsse besonders leicht zu Funktionsstörungen vegetativer Organe und damit zu krankhaften Erscheinungen führen.

2. Die vegetativ Labilen („Stigmatisierte“).

Man hat nun versucht, die funktionellen Erkrankungen des vegetativen Systems nach verschiedenen Typen zu gruppieren.

EPPINGER und HESS unterschieden „*Vagotonie*“ und „*Sympathicotonie*“ und verstanden darunter eine vermehrte Neigung zu Erregung des Vagus bzw. des Sympathicus. Sie knüpften dabei an die *Prüfung* des Sympathicus und Parasympathicus (Oculomotorius, Facialis, Vagus, Pelvicus und Sacralnerven) *durch pharmakologische Agenzien* (H. H. MEYER) an, die ergeben hatte, daß Adrenalin die Funktion des Sympathicus, Pilocarpin die des Parasympathicus erregt, während Atropin den Parasympathicus lähmt. Als „*vagotonische Symptome*“ werden langsamer Puls, starke respiratorische Arrhythmie, Neigung zu Schweißen, Hypoglykämie, Überfunktion des Magens und Eosinophilie beschrieben, als „*sympathicotonische*“ Symptome Tachykardie, alimentäre Glykosurie, Achylie.

Aber ein *prinzipieller Antagonismus zwischen der Wirkung des Vagus und Sympathicus läßt sich nicht festhalten;* beide wirken in mancher Hinsicht antagonistisch, z. B. am Herzen und am Magen, aber sie wirken in anderer Hinsicht auch „*synergistisch*“, das haben Physiologie (E. SCHILF) und Anatomie (PH. STÖHR jun.) jetzt sicher erwiesen; die normale Funktion ist an einen Ausgleich der Erregung beider gebunden. Auch hat sich ergeben, daß die *pharmakologischen Prüfungen* sich nicht für die klinische Diagnose verwerten lassen. Die Wirkung *hängt* immer auch *vom Erfolgsorgan ab,* ein Organ kann „sympathicotonisch“, ein anderes zugleich „vagotonisch“, ja das gleiche Organ kann — je nach seinem Funktionszustande — bald in der einen, bald in der anderen Richtung reagieren.

Die Fülle der funktionellen Erkrankungen des vegetativen Systems läßt sich in keiner Weise in die Gruppen der Vagotonie und Sympathicotonie pressen.

Ausgehend von psychologischen Untersuchungen (über „*eidetische Erscheinungen*“, d. h. über Nach- bzw. Anschauungsbilder) haben die Gebrüder JAENSCH „*Basedowoide*“ und „*Tetanoide*“ (B- und T-Typen) unterschieden. Mit den *psychologischen* hängen *somatische Eigentümlichkeiten* zusammen, beide sollen durch Kalium bzw. Calcium beeinflußbar sein. Aber auch diese Typisierung konnte nicht befriedigend durchgeführt werden, auch diese Unterscheidung hat sich in der Klinik keineswegs bewährt.

Es bleibt zunächst nur die Tatsache bestehen, daß *viele Personen zu vegetativen Symptomen neigen,* daß sie „*vegetativ Stigmatisierte*“ (v. BERGMANN) oder „*vegetativ Labile*“ sind. Viele von diesen zeigen Symptome, die an die ersten Anfänge der BASEDOWschen Krankheit erinnern, können also als „basedowoid“ bezeichnet werden.

Die „*vegetativ Labilen*“ sind also gekennzeichnet durch ihre *große Neigung zu vegetativen Funktionsstörungen;* die *Regulationen sind weniger gesichert.* Ihre Funktionen können ausgeglichen sein, aber unter den verschiedensten Einflüssen kommt es zu Entgleisungen.

Ihr Körperbau gehört häufiger zum leptosomen (asthenischen) Typus: sie sind eher lang und schmal, eher zart als grob, haben feine, differenzierte Gesichter und oft glänzende Augen.

Da gerade das Unausgeglichene typisch ist, findet man polare Ausschläge vieler Merkmale:

Die *Haut* ist feucht, neigt zu Erröten und zu Erblassen, zeigt rote oder blasse Dermographie, bildet leicht Urticaria und Quaddeln. Hände und Füße sind kalt oder heiß. — Haut und Schleimhäute neigen zu vermehrter Sekretion: Schweiße, Tränen- und Speichelsekretion sind gesteigert.

Die *Lidspalte* ist öfter groß als klein, die Pupille häufiger weit.

Die *Herztätigkeit* kann verlangsamt sein, um 50, zeigt deutliche respiratorische Arrhythmie und nicht selten Extrasystolie, sie ist sehr labil, zuweilen auch dauernd beschleunigt. Die Labilität der Vasomotoren kommt in der Neigung zu Ohnmachten, zu Migränen u. a. zum Ausdruck; der Blutdruck schwankt stark („*angiospastische Diathese*“, LICHTWITZ).

Am *Atmungsapparat* kommt es leicht zu Asthma, zu Heuschnupfen, am *Magen* zu Erbrechen oder zu einem „Reizzustand“, am Darm zu spastischer Obstipation oder zu Durchfällen und „Colitis“, besonders nach Aufregungen, beides Ausdruck einer „Ataxie“ der Darmmotorik und -sekretion.

Auch die Regulationen des Stoffwechsels, des Kohlehydrat- und Wasserhaushaltes sind labil.

Will man die pharmakologischen Prüfungen durchführen, so beobachtet man:

Bei *Adrenalin* ($^1/_2$—1 mg subcutan, *Erregung des Sympathicus*): das Verhalten der Pulsfrequenz, des Blutdruckes, Blässe und Tremor, Glykosurie, Hyperglykämie.

Bei Atropin ($^1/_2$—1 mg subcutan, *Lähmung des Parasympathicus*): Pulsfrequenz, Trockenheit im Munde, Akkommodationsschwäche und Erweiterung der Pupille.

Bei *Pilocarpin* (0,01 g in 1 ccm subcutan, *Erregung des Parasympathicus*): Pulsfrequenz, Schweiß- und Tränen- und Speichelsekretion. Im gleichen Sinne wird *Priscol* gebraucht.

Es gibt auch besondere Versuche zur Prüfung der *Vaguserregbarkeit:*

Bei Druck auf den Bulbus (ASCHNER), bei Druck auf den Vagus (TSCHERMAK) bzw. auf die Carotis (E. H. HERING) oder beim Niederhocken (ERBEN) wird der Puls verlangsamt.

Auch diese Versuche haben praktisch keine besondere Bedeutung. Wichtiger ist der „vegetative Status“ nach den oben angeführten Symptomen.

3. Vegetativ labile und psychopathische Persönlichkeiten, funktionelle und neurotische Erkrankung.

Es fragt sich nun, in welcher Beziehung stehen die *vegetativen Labilen zu den Psychopathen?* Zweifellos gibt es *viele Berührungspunkte.* Wir treffen häufig Personen, die sowohl vegetativ labil als auch psychopathisch sind; die nicht seltene „asthenische“ Konstitution ist wohl eine gemeinsame Grundlage. *Aber die beiden Kreise decken sich durchaus nicht;* es gibt nicht wenige Psychopathen ohne alle vegetativen Stigmen und es gibt ebensoviele vegetativ Labile, die in ihren psychischen und charakterologischen Eigenschaften in keiner Weise auffällig sind. Wichtig ist auch, daß sich spezifische Zusammenhänge zwischen bestimmten vegetativen und psychopathischen Merkmalen nur in beschränktem Umfange erkennen lassen.

Was wir an den vegetativ Labilen sehen, das bewegt sich wie die Eigentümlichkeit der Psychopathen auf der *Grenze von gesund und krank.* Es gibt viele

Funktionsstörungen des Magens, des Herzens usw., die so rasch abklingen, die nur bei leicht vermeidbaren Anlässen auftreten, daß wir sie kaum als krankhaft bezeichnen können. Sie beeinträchtigen Wohlbefinden und Integrität nicht. Es handelt sich um eine „*Konstitutionsanomalie*", nicht um eine Krankheit. Aber von da gibt es nun alle Übergänge zu ausgesprochener Erkrankung, auch zu Erkrankung mit organischen Veränderungen.

Die *Symptombildung* ist eine überaus *wechselnde*, aber wie erwähnt, werden beim einzelnen doch bestimmte Funktionsgebiete stark bevorzugt. Es gibt beim einzelnen eine *typische Organkonstanz.*

Wir erkennen darin die *Bedeutung des Erfolgsorganes für die Symptomwahl.* Wie wir es bei den Neurosen besprochen haben, so kann auch hier die „*Organminderwertigkeit*" in der *Anlage* begründet und *durch Erkrankung* erworben sein. Nicht immer ist sie auf ein Organ beschränkt, sie ist oft an größere Funktionsgebiete gebunden, sie betrifft nicht selten verschiedene Regionen, die zugleich oder abwechselnd erkranken.

Es ist begründet, daß diese Erkrankungen bei den Organerkrankungen besprochen werden. Der *Systemcharakter*, die Zusammengehörigkeit ergibt sich aber nicht nur aus den vielen Mischungen und Verbindungen, sondern vor allem daraus, daß wir auf den verschiedenen Gebieten die gleichen Schwankungen sehen, die Bedeutung der gleichen kritischen Perioden im Leben, die gleichen Abhängigkeiten und Beeinflussungen.

Die *funktionellen Erkrankungen verbinden sich mit organischen*, der Reizzustand des Magens mit Gastritis und Ulcus. Funktionsstörung führt zu organischer Alteration und „überlagert" sie. Der Zirkel von funktionell zu organisch und wiederum von organisch zu funktionell ist von größter allgemeiner Bedeutung. Überdies möchte ich aber annehmen, daß beide weitgehend *koordiniert* entstehen, auf der konstitutionellen Grundlage der „*Organminderwertigkeit*", *die funktionell und organisch ist.* Die Beschwerden hängen oft mehr vom Funktionellen ab, so etwa der „Ulcusschmerz" vom Reizzustand. Daher ist sein großer Wechsel, seine Beeinflußbarkeit zu verstehen.

In alledem finden wir viel *Übereinstimmendes zwischen funktionellen und neurotischen Erkrankungen;* das ist um so eindrucksvoller, als auch die Funktionsstörungen vielfach von psychischen Einflüssen abhängen. Und doch ist die Trennung *prinzipiell von großer Bedeutung. Neurosen entstehen durch eine besondere typische, psychische Dynamik, auch bei normaler, somatischer Reaktionsbereitschaft — funktionelle vegetative Erkrankungen durch eine besondere Labilität der Regulationen, auch durch normale psychische Reaktionen.* Das pathogenetische Prinzip liegt einmal in der psychischen Dynamik, das andere Mal in der somatischen Reaktionsbereitschaft; das kann für die Beurteilung und Behandlung ganz entscheidend sein. Wie es freilich Übergänge von gesund und krank gibt, so daß eine strenge Scheidung oft nicht möglich ist und wie Körperliches und Seelisches eine untrennbare Einheit sind, so versagt oft die Unterscheidung von funktioneller und neurotischer Erkrankung, so kann oft nicht sicher entschieden werden, ob das Krankhafte mehr hier oder da zu suchen ist. Die Antwort wird nicht zuletzt auch von der Auffassung und Einstellung des einzelnen Arztes abhängen.

Man kann sich leicht vorstellen: je labiler die vegetative Regulation ist, desto leichter wird neurotische Dynamik ihren Ausweg in die Funktionsstörung finden. Oft wird es dann nur eine Frage der Betonung sein, was wir hervorheben, immer aber müssen wir aufzuklären suchen, *was beim Kranken das Neurotische und was die vegetative Labilität bedeutet.*

Wenn zwei Kreise, die sich überschneiden, die Bereiche der psychopathischen und der vegetativ labilen Persönlichkeiten darstellen, so geht die Grenze von gesund und krank durch sie beide hindurch, als ein fließender, allmählicher Übergang. Der Bereich der Neurose wird durch einen besonderen Ausschnitt aus der kranken Seite bezeichnet.

IV. Die Krankenbeurteilung.

Die *diagnostische Aufgabe* kann hier nicht anders als durch die *Charakterisierung des kranken Menschen und seiner Lage* erfüllt werden. Wortdiagnosen, verschiedene Krankheitsbezeichnungen sagen hier allzuwenig, und zwar nicht nur deshalb, weil über den Gebrauch der meisten Begriffe (auch über den der „Neurose“ selbst) keine Einigkeit herrscht. Wir haben gesehen, *wie verflochten hier somatische und psychische Zusammenhänge* sind, wie *Anlage und Umwelteinflüsse* zusammenspielen, wie neurotische, funktionelle und organische Phänomene ineinandergreifen. Gerade hier geht es am allerwenigsten an, nach dem Nachweis des einen Momentes auf die Prüfung der anderen zu verzichten. Nur eine *wirklich umfassende Betrachtung* kann hier die Grundlage für das ärztliche Urteil und die ärztliche Behandlung bilden. Nicht darauf kommt es an, daß der Arzt rasch ein Wort, einen Begriff findet, sondern darauf, daß er *Genese und Bedeutung der verschiedenen Beschwerden und krankhaften Erscheinungen richtig versteht.* Im folgenden sollen die wichtigsten Regeln für die diagnostische Aufgabe entwickelt werden.

Die *erste Regel*, von der man immer ausgehen soll, ist die, daß *genauestens nach Zeichen einer organischen Erkrankung gesucht* wird. Es ist immer eine schlimme Sache, wenn ein Kranker als „Magenneurotiker“ behandelt und am nächsten Tage von einer Magenblutung oder gar von einer Perforation betroffen wird, oder wenn man erkennen muß, daß man über der „Neurose“ eine multiple Sklerose oder eine Paralyse übersehen hat.

Es ist also *immer sorgfältigste, erschöpfende, körperliche Untersuchung erforderlich*, die sich auf die *vegetativen Organe* wie auch auf das *Nervensystem* zu erstrecken hat. Man vergesse nie die Untersuchung der Reflexe, der Pupillen und in allen nicht ganz klaren Fällen die des Augenhintergrundes! Außer an multiple Sklerose und Paralyse muß besonders an Tabes, an andere luische Erkrankungen des Zentralnervensystems, an Hirntumoren und an Reste einer Encephalitis gedacht werden.

In diesem Zusammenhange soll auch auf die *Schizophrenie* und andere Psychosen hingewiesen werden. Es muß unbedingt verlangt werden, daß bei irgendwie verdächtigen Fällen der Psychiater zu Rate gezogen wird.

Wenn wir nun so großen Wert auf eine minutiöse „organische Diagnose“ legen, so ist es nicht weniger wichtig, immer genau zu prüfen: was *bedeutet* der organische Befund, auf welche Gefahren weist er hin, wieweit vermag er die Beschwerden des Kranken zu erklären. Gerade heute, wo wir durch erheblich verfeinerte Methoden (Röntgendiagnostik, Elektrokardiographie u. a.) minutiöse Befunde feststellen können, ist diese Frage sehr dringend.

Die *zweite Regel* ist die, daß man die *Funktionsstörungen* der vegetativen Organe nicht nur feststellt, sondern daß man ihren *Wechsel* und ihre *Bedingungen, ihre Abhängigkeit von äußeren Einflüssen, von somatischen und psychischen Bedingungen erfaßt.* Vielfach wird man aus der Beschwerde auf die Funktionsstörung schließen und in einer genauen *Anamnese* Kommen und Gehen der Beschwerden klären. Es kommt darauf an, was somatische und psychische Einwirkungen, was klimatische und therapeutische Einflüsse, was periodische, jahreszeitliche Schwankungen, was das Lebensalter und besondere Situationen bedeuten.

Wichtig ist hier die *allgemeine Regel: je intensiver die Funktionsstörungen sind, je länger sie dauern, je öfter sie wiederkommen, desto mehr muß mit organischen Veränderungen gerechnet werden.*

Aber auch die Frage muß man sich vorlegen: *sind durch die Funktionsstörungen die Beschwerden nun wirklich erklärt* oder läßt das subjektive Krankheitsgefühl nicht auf eine *besondere psychische*, auf *neurotische Auswirkung* schließen?

Man soll nicht nur krankhafte Funktionen untersuchen, sondern sich auch ein möglichst weitreichendes *Urteil über die allgemeine Reaktionsfähigkeit*, über das „*vegetative System*“ bilden. Nie ist das *Einzelsymptom* zur Charakterisierung des vegetativ Labilen geeignet, vielmehr kommt es immer auf das Zusammenspiel, auf die *Neigung zu Symptomen*, auf das *Spiel des Systems* an.

Von größter Wichtigkeit ist es, die „*prämorbide Persönlichkeit*“ möglichst genau zu erfassen. Dazu gehört auch die Aufklärung der *Erbanlage*. Familienanamnesen geben nur unzureichende Ergebnisse. Nach Möglichkeit müssen objektive Unterlagen beigeschafft werden. In der Anlage kann einmal eine vermehrte allgemeine Bereitschaft zu neurotischen Reaktionen gegeben sein („neuropathische Familie“), dann aber auch durch eine ererbte „Organminderwertigkeit“ die Neigung, die Bereitschaft zu Symptombildungen auf besonderen Funktionsgebieten.

Endlich muß die Diagnose der neurotischen Reaktion, d. h. die Aufklärung der Psychogenese angeschlossen werden, und zwar wie gesagt, *nicht nur dann, wenn die somatische Untersuchung keinen befriedigenden Befund gibt.* Im Grunde ist es bei jedem Kranken mehr oder weniger erforderlich, selbstverständlich muß der Aufwand der gegebenen Lage entsprechen.

Man kann sagen, die *Diagnose einer neurotischen Reaktion ist nur aus ihrer Geschichte, aus der Lebensgeschichte der Persönlichkeit* zu stellen, ja schließlich endgültig nur aus der *Geschichte ihrer Behandlung und ihrer Heilung.* Es ist vielleicht kaum zu viel gesagt, wenn man sagt, nur eine geheilte Neurose ist wirklich ganz verstanden und eine richtig verstandene Neurose wird eben geheilt — wobei freilich „geheilt“ ein sehr relativer Begriff ist und nicht mehr heißt, als daß der unter den bestehenden Verhältnissen bestmögliche Zustand erreicht ist.

Ich möchte hier nochmals darauf hinweisen, daß nach unserer Auffassung *neurotisch* durch eine *typische psychische Dynamik* gekennzeichnet und durchaus nicht identisch mit psychogen ist. *Nicht alles Psychogene darf als neurotisch bezeichnet werden.*

Es gilt also hier, die *typische, neurotische Dynamik aufzuklären.* Die Methode der Untersuchung ist für unsere allgemein ärztliche, nicht spezialistische Aufgabe eine *verständige Exploration, die zielbewußte Aussprache, die „analytisch orientierte Anamnese“*. (Die allgemeinen Vorschriften sind in dem einleitenden Abschnitte dieses Lehrbuches, Bd. I, S. 24ff. nachzulesen.)

Man bedenke vom ersten Augenblick an, daß die *Aussprache zugleich ein wesentlicher, oft der entscheidende Teil der Behandlung ist.*

Die äußere Situation soll einfach und natürlich sein, „analytische Gesten“, theatralische Aufmachungen sind zu vermeiden. Auch hier muß man dem Kranken durchaus auf gleicher Ebene entgegentreten, alles was „von oben herab“ kommt, ist verletzend und störend; aber man soll unbedingt eine gewisse Distanz wahren, auch, und gerade wenn es um vertrauliche Dinge geht.

Der Arzt muß den Kranken reden lassen, zum Reden bringen; er soll mit seinen Fragen anregen und Richtung geben. Er muß dem Kranken helfen, daß er Hemmungen überwindet; oft ist es nützlich kleine Aufschlüsse einfließen zu lassen, um zu zeigen, daß der Kranke hier wirklich verstanden wird.

Jede Antwort, jede Äußerung des Kranken muß genau beachtet werden; es kommt nicht nur darauf an, *was* der Kranke sagt, sondern *wie* er es sagt. Die Mimik ist oft viel ehrlicher als die Sprache, sie läßt mehr in die Tiefe sehen. Was gehemmt oder erregt geäußert wird, ist meist besonders wichtig.

Alle *Schlüsse aus den Mitteilungen* des Kranken erfordern aber *große Vorsicht.* Meist sehen die Kranken zu einfache Kausalzusammenhänge, allzu naheliegende Erklärungen. Oft werden Ursache und Folge verwechselt. Der Kranke sagt: ich kann nicht arbeiten, weil ich müde bin, Kopfschmerzen habe, nicht schlafen kann; tatsächlich ist es aber umgekehrt, er ist müde, hat Schmerzen, kann nicht schlafen, weil er mit seiner Arbeit nicht vorwärtskommt, weil er nicht die ersehnte innere oder äußere Befriedigung in ihr findet.

Immer soll man bedenken, daß *manches verschwiegen*, manches *verdrängt* und *vergessen* wird. Man soll sich nie zu rasch zufrieden geben, sondern vorsichtig und taktvoll weitersuchen.

Es soll nun noch kurz besprochen werden, *welche Fragen* für die Diagnose der Neurose besonders wichtig sind. Der Weg, den man zu gehen hat, richtet sich natürlich ganz nach dem einzelnen Falle.

Auch hier geht man von der *augenblicklichen Lage* aus, läßt sich die Beschwerden eingehend beschreiben, läßt sich berichten, was der Kranke über sie denkt, wie er sie sich erklärt, wodurch sie anscheinend entstanden sind. Der *Beginn* soll möglichst genau, *ganz konkret* geschildert werden. Die Lage des Kranken damals, Stimmung, Umgebung — alles kann wichtig sein.

Vor allem muß eingehend besprochen werden, *was die Krankheit für den Kranken und seine Stellung im Leben bedeutet, für Arbeit und Beruf,* was er leisten kann u. dgl. Mancher versagt bei jeder verantwortungsvollen Arbeit und sucht sich durch allerlei „Betrieb", durch nutzlose Arbeit oder durch „Zerstreuungen" zu betäuben, weil er nicht leisten kann, was er sollte.

Ferner: *Wie steht der Kranke in seiner Krankheit zu seiner Umgebung,* zu der *Familie,* zum Gatten, zu Eltern oder Kindern? Was halten diese von der Sache? Diese Fragen leiten leicht dazu über, sich nach den persönlichen Verhältnissen zu erkundigen. Die häusliche Gemeinschaft spielt eine große Rolle, vor allem das eheliche Verhältnis. Wenn der Kranke erzählt, daß er sich mit seiner Frau „sehr gut verstehe", so sagt das sehr wenig. Auch bei wirklicher Zuneigung sind viele Zerwürfnisse im Alltag möglich, besonders wenn im tieferen Grund irgend etwas nicht stimmt. „Geistige" Bindungen außer der Ehe, rein platonische Liebe zu einem dritten können für die Ehe ebenso verhängnisvoll sein wie mehr oder weniger sinnliche Beziehungen. „Sich verstehen" kann soviel sein wie „sich berühren", zum Nutzen oder Schaden.

Was die *Sexualität* bei Neurosen bedeutet, ist heute allgemein bekannt. Jedes Mißverhältnis von Triebstärke und Triebbefriedigung ist ein fruchtbarer Boden. In der Ehe können durch die „Regelung der Kinderzahl" große Schwierigkeiten entstehen und alles Unnatürliche kann die Quelle von neurotischen Nöten werden.

Auch die Lage der *Unverheirateten* muß richtig verstanden werden. Ehelosigkeit ist meist nicht durch äußeres Schicksal, sondern durch *„innere Gründe"* zu erklären. Scheu vor der Ehe, Abwehr einer festen, vielleicht zu sehr überwältigenden Bindung, die Angst, zu viel von sich selbst zu verlieren, sind wichtige, mehr oder weniger unbewußte Gründe. Bei Triebstarken, die sich mühsam bezwungen haben, kann auch die Sorge mitspielen, sie möchten mit dem einmal geweckten Triebe nicht mehr fertig werden.

Aus Trieb und Triebscheu, aus Zwiespältigkeit, aus „Ambivalenz" des Triebes können neurotische Reaktionen entstehen. Auch „unglückliche Liebe" hat ihren psychologischen Grund; „nicht die Versagung, sondern der Prestigeverlust oder die Furcht vor dem Prestigeverlust löst die Neurose aus". Aber Liebe, die auf die volle Erfüllung verzichten muß, kann nicht nur zu einer erheblichen Belastung, sondern auch zu einem besonders fruchtbaren Aufschwung führen.

Das Sexuelle hat im Leben der Menschen gewiß eine sehr unterschiedliche Bedeutung; gering ist sie freilich nie einzuschätzen, auch wo sie gering *scheint*, hat das oft einen versteckten Grund, und nicht selten ist das Toben in der Tiefe dann besonders stark.

Bei *Frauen* muß auch nach den *Manifestationen der sexuellen Funktion*, Menstruation, Gravidität, Geburt und Puerperium gefragt werden, nach dem Verhältnis zum Kinde, nach Klimakterium, alles kritische Momente im Leben der Frau. Gewollte und mehr noch ungewollte Kinderlosigkeit sind eine schwere Last für die Frau. Schwer ist nicht nur das Fehlen des Kindes, es ist das Nichtausleben einer natürlichen Funktion, trifft das Geltungsbedürfnis und macht fast unvermeidlich ein Insuffizienzgefühl, das freilich oft ganz unbegründet ist; wie oft ist die Ursache am Manne gelegen, etwa an den Folgen einer alten Gonorrhoe.

Über all dies muß man, wo es nötig ist, ruhig reden, selbstverständlich immer vorsichtig und mit feinem Takt. Wenn der Arzt es versteht, hier zartfühlend Hemmungen zu überwinden, so hat er sehr viel gewonnen.

Auch der *weitere Lebensraum* ist wichtig: *die beruflichen Verhältnisse*, Erfolg bei der Arbeit, Befriedigung des Geltungsbedürfnisses in der Arbeit, Ehrgeiz, das unruhige Streben nach immer mehr — nicht nur von Geld, auch von Arbeit und Ansehen —, andererseits Pflichtbewußtsein und Verantwortungsgefühl, das Tempo der Arbeit, Initiative, Impulsivität, Produktivität, aber auch Ausdauer und Tatkraft sind wichtigste Momente.

Wenn der Kranke *keinen Beruf, keine Arbeit* hat, so erfordert auch das Aufklärung. Es gibt ganz verschiedene „Typen arbeitsunfähiger Nervöser“: die einen kommen aus dauernder Angst vor einer Blamage, aus dauerndem „Lampenfieber“ nicht zur Arbeit. Andere fangen mit großem Elan an, aber ihre Anstrengung verpufft so rasch wie ein Strohfeuer. Manche leiden an übertriebener Gewissenhaftigkeit, sie wissen, daß sie doch nicht das leisten, was sie eigentlich leisten sollten. Auch darin kann im Grunde mehr Eitelkeit stecken: nichts ist für sie gut genug, was könnten sie eigentlich leisten! Endlich gibt es Haltlose und Genußsüchtige, die sich der Last jeder Arbeit entziehen.

Folgende Fragen führen oft weiter: Was würden Sie dazu sagen, wenn ich Sie für gesund erklärte, was würden Sie arbeiten, wenn Sie gesund wären?

Von Bedeutung ist weiter *das Verhältnis zur Umgebung im Berufe*, zu Kollegen, zu Vorgesetzten und Untergebenen. Ist der Kranke beliebt, wird seine Arbeit, seine Stellung anerkannt, oder bestehen Schwierigkeiten, wodurch sind sie entstanden? Meistens wird die Schuld von der eigenen Person auf andere abgewälzt.

Man frage ferner nach dem *Umkreise von Freundschaft und Verwandtschaft*, nach Geselligkeit, Bodenständigkeit, Stellung zu Land und Leuten, zur Politik. Der Übergesellige wie auch der Einspänner muß in seinem wahren Wesen erkannt werden.

In alledem spielen die *sozialen und wirtschaftlichen Verhältnisse* des Kranken eine große Rolle. Soziale Umstellungen, erzwungener Wechsel des Arbeitsplatzes, des Berufes, Bruch mit einer Familientradition oder irrige Vorstellungen über gesellschaftliche Wertungen bilden oft eine Bereitschaft zur Krise (HOLLMANN).

Endlich muß *die Frage der Weltanschauung* berührt werden; *ohne das kann der Neurotiker* meist *nicht richtig verstanden werden*. Manche sind einfach gebunden an Tradition oder gegebene Institutionen, an eine alte oder an die neue Zeit; viele sind ebenso direkt ablehnend. Aber alles „Einfache“ und „Direkte“ kann auch nur scheinbar so sein und einen schweren Kampf oder tiefen Bruch verdecken. Die „Problematischen“ oder die, die sich dafür halten, *sind oft* lange *nicht* die schwierigsten. Auch Surrogate, irgendwelche

Liebhabereien, Spielereien oder kultische Mißbräuche muß der Arzt durchschauen. Auch hier sind es oft besonders die Umbrüche, die zu Entgleisungen führen — sei es, daß diese in der persönlichen Entwicklung oder im Zeitgeist und in der Gemeinschaft entstanden sind.

Wie die gegebene Lage des Kranken, so muß auch seine *Geschichte* erforscht werden, einschließlich der Familiengeschichte. Es ist eines der größten Verdienste der Psychoanalyse, daß sie die ungeheure Bedeutung der *Kindheitserlebnisse* erkannt hat. Die Situation im Hause, das Verhältnis der Eltern untereinander und zu den Kindern, die Stellung unter den Geschwistern und in der Geschwisterreihe, die ganze Atmosphäre, aber auch wirtschaftliche und soziale Verhältnisse sind von Bedeutung. Alles muß man sich konkret, mit einzelnen Zügen beschreiben lassen. Man läßt sich einzelne Erinnerungen, die „früheste Kindheitserinnerung" erzählen. *Nicht nur das einzelne Ereignis ist wichtig, sondern auch, daß es haften blieb und wie es wieder produziert wird.*

Man geht weiter auf die *Verhältnisse in der Schule* ein, auf das Lernen, auf Einflüsse durch Lehrer und Kameraden, auf die Frage der „Aufklärung", auf erste sexuelle Regungen und Erlebnisse in der Zeit, in der der Geschlechtstrieb lebhafter und drängender wird und allmählich eine bestimmtere Zielrichtung gewinnt, die Zeit erster Lieben und Enttäuschungen. Wo es geboten ist, wird hier eine Aufklärung über die Onanie in der Jugend angeschlossen (vgl. S 767).

Man verfolgt die *Geschichte* des Kranken *bis zur Gegenwart*, bis zu dem *Punkte der Lebenskurve*, an dem er nun steht. *Entwicklung* und *Reife, Stillstand* und *beginnender Rückgang*, jeder Punkt hat seine besondere Bedeutung.

Die „analytisch orientierte Anamnese" erfordert Zeit, Geduld und Verständnis. Und es muß immer wieder darauf hingewiesen werden, daß der Aufwand dem Erfordernis der Lage entsprechen muß. *Alles was notwendig ist, aber auch nur was notwendig ist, soll berührt werden.*

Alles einzelne muß im Zusammenhang des Ganzen verstanden werden, das Vergangene in seiner Bedeutung für den Augenblick, der Augenblick aus seinen Wurzeln und in seiner Richtung auf das Kommende und Erwartete. Was will, was erstrebt der Kranke eigentlich? Die verborgene Tendenz der neurotischen Reaktion erfährt man oft am besten durch Fragen, wie die, die ich schon erwähnte: Was haben Sie vor, wenn Sie gesund sind? Immer kommt es darauf an, daß *das Wesen der Persönlichkeit und ihre Stellung im Lebensraume,* daß die *besondere neurotische Dynamik richtig erkannt* wird. Man muß zwischen den Zeilen lesen, die Fassade durchschauen und verkehrte Rationalisierungen des Kranken aufdecken.

Eine große Hilfe ist es, *wenn man auch von anderer Seite etwas über die Persönlichkeit* und ihre Situation hören, wenn man die Anamnese *„objektivieren"* kann (vgl. Bd. I, S. 27).

Daß bei jeder Unterredung mit Dritten, auch mit dem Mann oder der Frau, mit Eltern oder Kindern das *ärztliche Berufsgeheimnis aufs strengste gewahrt* werden muß, versteht sich von selbst, muß aber nachdrücklich betont werden. Auch durch eine harmlose Bemerkung zu der Umgebung kann man das Vertrauen des Kranken restlos verscherzen, ganz abgesehen von anderen bedenklichen Folgen.

Die neuere Neurosenlehre hat nun noch *andere Methoden zur Analyse der neurotischen Persönlichkeit* entwickelt, bei denen im wesentlichen allerlei Ereignisse, Produktionen des Kranken *„gedeutet"* werden, ausgehend von der Einsicht, daß nichts „zufällig" geschieht, sondern daß alles psychologisch — bewußt oder unbewußt — motiviert ist.

Im *„Assoziationsversuch"* (JUNG u. a.) werden die Reaktionszeiten und die Reaktionsworte nach einer bestimmten Folge von Reizworten notiert. Verlängerung der Reaktionszeit weist auf das Anklingen tieferer Schichten, das Reaktionswort auf deren Inhalt hin.

Gedeutet werden ferner verschiedene „*Fehlleistungen*“ wie Versprechen und Verschreiben, Versehen, Vergessen. FREUD erzählt von sich, wie ihm einmal das Wort Monaco nicht eingefallen sei, weil es, wie eine kleine Selbstanalyse ergab, eine schwer überwindbare Szene in München anklingen ließ.

Die wichtigste, man kann wohl sagen, die entscheidende Rolle spielt bei den psychoanalytischen Methoden endlich die *Deutung von Träumen*, die zu einer richtigen Technik ausgebildet wurde. Im Traume wird einer der wesentlichsten Zugänge zum Unbewußten gesehen, der Traum verfügt über längstvergessenes Material aus der Kindheit, er verfügt nicht nur über das persönliche, sondern auch über das kollektive Unbewußte.

Wesentlich am Traume sollen aber nicht die äußeren Anlässe sein, die „Tagesreste“, d. h. die Anknüpfung an kurz vorhergehende Erlebnisse, sondern die „Traumarbeit“, das, was das Unbewußte daraus macht. Träume sollen verdrängte Regungen und Strebungen ausdrücken, unerfüllte und unerfüllbare Wünsche, aber nicht direkt; die „Traumzensur“ erlaubt es nicht, daß die „latenten Traumgedanken“ ans Licht treten; so entsteht der „manifeste Trauminhalt“ durch Verschiebungen und Verdichtungen. Die Zeit wird verschoben, die Kostüme werden gewechselt, Personen vertauscht. Besonders der Träumer selbst oder Stücke von ihm treten in allen möglichen Gestalten auf; es gilt die Regel, daß in jeder Hauptperson des Traumes auch etwas vom Träumer steckt.

Aus diesen Erkenntnissen ergibt sich die *Notwendigkeit, die Träume nicht wörtlich zu nehmen, sondern zu deuten.* Außer den Träumen selbst können auch *Einfälle des Kranken zum Traume* oder zu Traumelementen der Deutung den Weg weisen.

Es ist kein Zweifel, daß in alledem wertvolle Erkenntnisse enthalten sind, aber andererseits sind die analytischen Ausdeutungen von Träumen oft allzu künstlich, und viele „Symbolbeziehungen“ einseitig und übertrieben.

Auch der Traum dient dazu, die Persönlichkeit in ihren tieferen Schichten kennen und verstehen zu lernen, aber auch der Traum muß aus der Persönlichkeit heraus verstanden und erfaßt werden; *alles einzelne muß zum Ganzen gefügt werden.*

Es muß hier bei diesen kurzen Hinweisen sein Bewenden haben. Der Arzt soll mit alledem *äußerst vorsichtig* umgehen. Viele Erkenntnisse sind von größter Bedeutung für sein Verständnis, aber es sind ihm gefährliche Waffen in die Hand gegeben. Er muß vor allem seine eigene Grenze kennen und darf nicht durch den Mißbrauch von Methoden, die ein sehr genaues Studium und besondere Ausbildung erfordern, Schaden anrichten.

Wenn man nun versucht, nach der Analyse der Neurose *verschiedene Formen* zu unterscheiden, so stößt man auf erhebliche Schwierigkeiten.

Allgemein wird man vor allem für die Prognose und Therapie zunächst fragen, *wie tief greift die neurotische Dynamik?* Danach könnte man etwa *Gelegenheits-* und *Persönlichkeitsneurosen* oder Aktual- und Individualneurosen unterscheiden. Die *Gelegenheitsneurosen* kommen wesentlich aus der aktuellen Situation, aus einem besonderen Konflikt, den das Leben brachte, während der Kern der Persönlichkeit weniger erheblich berührt wird. Hierher würden etwa viele „traumatische Hysterien“ im Sinne von CHARCOT, aber auch viele Organneurosen gehören, besonders die, bei denen die somatische Bereitschaft eine größere Rolle spielt.

Bei den „*Persönlichkeitsneurosen*“ ist der Aufbau der Persönlichkeit alteriert, ihre Struktur viel tiefer ergriffen. Zwangsneurosen, Perversitäten u. dgl. wären als Beispiele zu nennen.

Der Unterscheidung kann die praktische Bedeutung zugesprochen werden, daß mit dem Umkreise der „*Gelegenheitsneurosen*“ etwa der *Bereich der allgemeinärztlichen Aufgabe* umschrieben ist, während die „*Persönlichkeitsneurosen*“ *spezialistischer Behandlung* bedürfen.

In einer dritten Gruppe könnte man die „*Sozialneurosen*“ zusammenfassen, die durch die sozialen Verhältnisse entstehen; sie bilden im wesentlichen eine Untergruppe der Gelegenheitsneurosen.

Daß solche Unterscheidungen nicht allzu weit tragen, versteht sich von selbst. Auch die Reaktion auf irgendeinen Konflikt hängt von der Persönlichkeit ab und ergreift sie, und auch die schweren, tiefgreifenden Neurosen entwickeln sich oft aus besonderen Situationen heraus.

J. H. SCHULTZ hat *Rand-, Schicht- und Kernneurosen* unterschieden, Begriffe, die nach dem Vorhergehenden leicht verstanden werden können. Diese drei Gruppen erfordern je eine besondere Therapie, und zwar einfach pädagogische, suggestive oder analytische Behandlung.

Man kann jedenfalls soviel mit Sicherheit sagen: *je tiefer die neurotische Dynamik an den Kern der Persönlichkeit greift, desto ernster ist die Prognose, desto dringender ist spezialistische Behandlung geboten.*

Nach den Symptomen kann man — entsprechend der physiologischen Einteilung des Nervensystems — *vegetative und animalische Neurosen* unterscheiden, die ersten mit Störungen der visceralen Organe *(Organneurosen, Visceralneurosen)*, die zweite mit *Störungen der Rezeption und Aktion*, mit sensorischen und sensiblen Ausfalls- und Reizerscheinungen, mit Lähmungen und Bewegungsstürmen.

Wenn wir im vorhergehenden die somatische und die psychische Diagnose gesondert besprochen haben, so muß hier nochmals ausdrücklich betont werden, daß die umfassende Beurteilung gerade nicht ein Nebeneinander, sondern ein Ineinander des Vorgehens in diesen beiden Richtungen verlangt: die somatische Diagnose soll in der psychischen und diese in jener ihre Kritik finden; was das eine bedeutet, kann nur aus der Erkenntnis auch des anderen, die Persönlichkeit nur aus der Betrachtung von verschiedenen Punkten aus erfaßt werden.

Schließlich müssen die Ergebnisse des gewonnenen Materials und der Überlegungen zu ganz bestimmten *Schlüssen* zusammengefaßt werden. Aus dem Urteile über organische Veränderungen, über Funktionsstörungen und über neurotische Momente suchen wir die Antwort auf die Fragen:

1. nach der *Behandlungsbedürftigkeit*,
2. nach der *Leistungsfähigkeit*,
3. nach der *Prognose*.

ad 1. Wo organische Erkrankungen und wo wesentliche Funktionsstörungen vorliegen, ist die Antwort gegeben. Bei neurotischen Reaktionen ist die Grenze von gesund und krank fließend. Wo der Kranke an sich oder die Gesellschaft an ihm leidet, ist Hilfe notwendig. Aber eine neurotische Reaktion kann auch der beste Ausweg aus einer unabänderlichen Situation sein. Man denke an die „Neurose" des Künstlers! Es kann auch der Fall sein, daß Therapie mehr zerstört als nützt. In solchen Fragen kann nur der Fachkundige entscheiden. (Über die Frage: Neurotische Reaktion und Simulation vgl. S. 805.)

ad 2. Auf die Beurteilung somatischer Störungen kann hier nicht eingegangen werden. Bei schweren neurotischen Reaktionen kann die Leistungsfähigkeit *zeitweise* in hohem Maße eingeschränkt oder ganz aufgehoben sein. Aber man sei mit dem Urteile sehr zurückhaltend. Wenn ein Neurotiker nur durch die „Neurose" wirklich arbeitsunfähig erscheint, ist meistens spezialistische Beurteilung und Behandlung notwendig. Bei leichteren Reaktionen darf man nicht ängstlich sein. Es ist sehr viel besser, wenn vom „Kranken" etwas verlangt wird. Bei frischen Erkrankungen soll immer zunächst sachgemäße Behandlung versucht werden.

ad 3. Neurotische Reaktionen sind an sich nicht lebensgefährlich. Wo bei psychopathischen Persönlichkeiten nur der leiseste Verdacht auf Selbstmordgefahr besteht, muß unter allen Umständen der Psychiater zugezogen werden, der meistens auch die weitere Behandlung zu übernehmen hat.

Die *Aussichten der Heilung* sind sehr verschieden: *Tiefe und Dauer der Erkrankung* sind wichtige Momente. Aber auch die äußeren Verhältnisse, Schicksal und Umgebung, unpassender Beruf, schlechte Familienverhältnisse, die soziale und wirtschaftliche Lage können die Behandlung sehr erschweren und einen Erfolg mehr oder weniger ausschließen. Je eher es gelingt, den Kranken in seinen Lebensraum einzuordnen und den Lebensraum seinen persönlichen Möglichkeiten anzupassen, desto günstiger sind die Aussichten. Wenn spezialistische Behandlung angezeigt erscheint, muß immer auch der damit verbundene meist erhebliche Aufwand bedacht werden. Die richtige Wahl des Psychotherapeuten ist entscheidend.

Über die Zeit, die die Heilung erfordert, urteile man in den schweren Fällen vorsichtig.

Je beträchtlicher die konstitutionelle „Neurosebereitschaft" ist und je schwieriger die Lebensbedingungen sind, desto mehr muß auch nach einer Heilung mit Rückfällen gerechnet werden.

V. Die Krankenbehandlung.

Wenn wir uns hier ausdrücklich auf die *allgemein-ärztliche Aufgabe* der Krankenbehandlung beschränken und die des Spezialisten nur kurz erwähnen, so muß doch nachdrücklich verlangt werden, daß diese ärztliche Behandlung keine oberflächliche, daß nicht die „Symptomheilung", sondern die *Heilung der Grundstörung* ihr Ziel sei. Kurzschlußtherapie ist hier besonders bedenklich, weil vorübergehende, aber eben auch *nur* vorübergehende Erfolge, oft unschwer zu erzielen sind.

Neurosenheilung kann letztlich nur durch eine *Umstellung,* durch eine *Neubildung der Persönlichkeit* erzielt werden; der Kranke muß auf den *Boden der immer das Materielle und das Geistige umfassenden Wirklichkeit zurückgeführt* werden, denn „Neurose" ist Verlust der „fonction du réel" (JANET). Aber die Wege, die dahin führen, sind sehr verschieden. Viele, sehr viele Neurotiker finden sich zurecht, wenn man ihnen über irgendwelche quälende Erscheinungen hinweghilft; so kann *Symptomheilung* doch der *Ansatz zu der „wesentlichen" Heilung* sein, die dann, durch nützliche Ratschläge und Aufklärungen unterstützt, im Grunde *Selbstheilung* ist. Bei leichten neurotischen Reaktionen, bei vielen „Organneurosen", bei „Gelegenheitsneurosen", besonders bei frischen Erkrankungen ist dieser Weg oft der beste, der kürzeste und zugleich der sicherste. Aber er ist nicht immer zweckmäßig, denn er führt sehr oft nicht zum Ziele.

In anderen Fällen ist *tiefgreifende Psychotherapie* unerläßlich, denn je tiefer der Kern der Persönlichkeit von der neurotischen Dynamik betroffen ist, desto mehr muß dem Umbau ein Abbau vorausgehen; dieser Weg muß aber den Ärzten überlassen bleiben, die über besondere Kenntnisse und sichere Fähigkeiten verfügen.

Es ist ganz falsch, *einseitig* die Wichtigkeit *somatischer oder psychischer Behandlung* zu betonen. *Beides ist notwendig* und *beides muß ineinandergreifen:* nur mit dem Verständnis für *beide* Seiten kann die Behandlung richtig durchgeführt werden.

Noch ein weiterer Punkt muß berücksichtigt werden: Neurotischen Reaktionen liegt oft ein *soziologisches Problem* zugrunde; die Behandlung kann sich deshalb nicht nur mit den Kranken selbst beschäftigen, sie muß vielmehr — oft in ziemlich weitem Umfange — die Umgebung, wirtschaftliche und soziale Verhältnisse berühren und setzt deshalb soziologisches Verständnis beim Arzt voraus (vgl. v. WEIZSÄCKER, HOLLMANN). Immer aber muß auch in der Behandlung *der Aufwand dem Bedürfnisse entsprechen.* Ich betone das, weil die Darstellung der Behandlung mit vielen Möglichkeiten rechnen muß; lange nicht immer wird alles gebraucht werden, was im folgenden besprochen wird.

Ich werde besonders die *vegetativen funktionellen* und die *neurotischen Erkrankungen* berücksichtigen, die *im Gebiete der inneren Medizin* die größte

Rolle spielen. Es handelt sich aber dabei nicht nur um „nervöse“ Kranke, es handelt sich um therapeutische Prinzipien, die auch bei der Behandlung organischer Erkrankungen wichtig sind.

Ich bespreche zunächst die **somatischen Behandlungsmethoden.**

Auch sie sind bei diesen Kranken mit Gefahren verbunden: sie können leicht zu einer *zu großen Betonung der somatischen Seite* führen und den Kranken an seine körperlichen Symptome binden. Unsachliche Wichtigtuerei und allzu umständliche, unnötige Methoden vergrößern die Gefahr beträchtlich. Die Behandlung sei sorgfältig und gewissenhaft, aber verständig in der Beschränkung. Die Gefahren sind zu vermeiden, wenn der Arzt bei der somatischen immer zugleich auch die psychische Behandlung im Auge behält, wenn er diese in jene einfließen läßt.

Es ist aber damit nicht getan, daß die Verordnung einer Arznei mit einer wohlwollenden Suggestion verbunden wird, vielmehr soll die *somatische Behandlung selbst zugleich als psychische verstanden* und ausgenützt werden. Man mache sich das ganz klar: wenn man auf vegetative Vorgänge einwirkt — etwa durch Beruhigung —, so wirkt man damit auch auf Psychisches ein, und diese Wirkung muß im Sinne der Psychotherapie zur neuen Einstellung der Persönlichkeit ausgenützt werden. Wenn einzelne Methoden besprochen werden, wird das deutlicher werden.

Somatische Behandlung vegetativer Funktionsstörungen kann zwei Wege gehen: sie kann auf die *Funktion selbst* und sie kann mit dem Ziele einer „Umstellung“ auf das *regulierende System* gerichtet sein; auch diese beiden Wege greifen ineinander. Das Grundgesetz der *„funktionellen Behandlung“* ist *Schonung und Übung* (vgl. Bd. I, S. 43 f.): durch Schonung und Beruhigung soll ein Ausgleich, durch Übung und Belastung Festigung erreicht werden. Die Möglichkeit, das regulierende System zu behandeln, ergibt sich aus der Erfahrung, daß seine Arbeitsweise von vielen äußeren Einflüssen abhängt; wir kennen anregende „Reize“ und beruhigende Momente und wir können versuchen, durch abgestuften Gebrauch beider seine Reaktionsweise günstig zu beeinflussen, eine gewisse „Umstimmung“ zu erzielen.

Es sollen nun die Prinzipien der wichtigsten Methoden kurz besprochen werden.

Körperliche Ruhe bis zu *Bettruhe* ist zwar als ein erheblicher Eingriff zu bewerten, in vielen Fällen aber, besonders für den Anfang der Behandlung von großem Werte; sie wirkt somatisch und psychisch beruhigend, freilich nur, wenn durch verständige Pflege und Einstellung des Kranken wie seiner Umgebung wirklich für Beruhigung gesorgt wird. Zweckmäßig kann Bettruhe — in schweren Fällen — mit Isolierung verbunden werden (DUBOIS).

Das führt auf ein weiteres Moment: auf den *Wechsel des Milieus.* Die Ausschaltung der Summe alltäglicher Umwelteinflüsse, einer Menge von Reizen (auch im Sinne der bedingten Reflexe PAWLOWS), die Lösung von Betrieb und Unruhe, von der dauernden Erinnerung an Sorgen oder unbefriedigte Wünsche, eine Umstellung der Lebensweise kann größte Hilfe sein.

In vielen Fällen kann zugleich ein *Klimawechsel* als leichter Reiz oder als Beruhigungsmittel gebraucht werden. Je differenter das Klima (See, Hochgebirge), desto mehr wirkt es als Reiz auf das vegetative System, während ein indifferentes Klima, etwa in mäßigen Höhen des Mittelgebirges oder in waldigen Gegenden beruhigend wirkt. Gerade bei vegetativ Labilen ist die Wirkung oft kaum berechenbar; man soll deshalb vorsichtig prüfen. Es gibt Labile, die schon in Höhen von 800 m nicht gut schlafen, andererseits klingen gar nicht selten „vegetative Stürme“ (Asthma, Reizmagen, cholangitische Krisen u. a.) im Hochgebirge (um 1800 m) rasch ab. Zurückhaltung ist bei Hochdruck und Gefäßkrisen geboten.

Vor zu viel „Zerstreuung“ auf Reisen, vor dem Umtrieb in Kurorten muß gewarnt werden; auch die klimatische Behandlung muß in die allgemeine somatisch-psychische eingefügt werden.

Selbstverständlich muß in alledem das richtige Maß eingehalten werden: zu lange Bettruhe, zu große Eingriffe, zu lange Ausschaltung aus dem Berufe, aber auch zu große Kosten müssen unbedingt vermieden werden. Wohlhabende sind oft besonders gefährdet, wenn sie viel zu lange und mit viel zu großem Aufwand „behandelt“ werden.

Das gleiche gilt von der *Diätetik*. Viele Organstörungen erfordern vorsichtige Kost, aber man überschätze nicht die einzelne Verordnung. Die individuelle Reaktion und vor allem die allgemeine Einstellung des Kranken müssen berücksichtigt werden, ohne daß der Kranke zu übertriebener Selbstbeobachtung verführt wird. Durch Schonungskost kann etwa ein nervöser Reizzustand des Magens ausgeglichen werden; wenn die Schmerzen schwinden, kann der Kranke — bei richtiger Einstellung durch den Arzt — lernen, seinen Magen zu vergessen, er wird dadurch zugleich psychisch beruhigt und seine beruhigte Psyche wird die vegetative Funktion nicht mehr stören. In dieser Weise kann man oft durch ziemlich einfache Verordnungen einen unerfreulichen Circulus vitiosus durchbrechen.

Bei Asthenischen ist oft eine Mastkur angezeigt; DUBOIS wie auch die Psychoanalytiker haben diese somatischen Methoden mit Vorteil gebraucht. Das Ziel der Ernährung soll immer ein möglichst normaler, d. h. dem Individuum entsprechender Ernährungszustand sein. Übertriebene Mast wie allzu strenge Entfettungskuren sind zu vermeiden; jedenfalls soll man immer langsam vorgehen.

Von *physikalischen Behandlungsmethoden* kommen zunächst die *hydrotherapeutischen* in Betracht: milde Bäder (34—32° C) mit Fichtennadelextrakt, Halbbäder, Wechselfußbäder, Abgießungen und Abreibungen wirken beruhigend und bei vorsichtiger Intensivierung anregend. Bäder, besonders Kohlensäurebäder machen zunächst Ermüdung (der Kranke soll also nach dem Bade ausreichend, mindestens eine Stunde, ruhen); auf die Ermüdung folgt aber (bei richtiger Dosierung) ein überaus wohltuendes Gefühl der Erfrischung.

Großen Wert möchte ich auf *gymnastische Übungen* legen. Durch passende Übungen können die Körperkräfte entwickelt, kann die Leistungsfähigkeit — auch trotz mancher Beschwerden — gehoben werden. Der Kranke lernt es, seine Bewegung zweckmäßiger, ökonomischer auszuführen; das ist der somatisch-therapeutische Sinn von „Lösung“ und „Entspannung“. Damit kann zugleich ein *neues Gesundheitsgefühl* gewonnen werden: der Kranke bekommt Freude an der Betätigung, mehr Vertrauen zu seiner Leistungsfähigkeit und zugleich wird seine Aufmerksamkeit von den vegetativen Organen abgelenkt. Mit dem somatischen wird auch das psychische Gleichgewicht gefestigt.

Die Art der Gymnastik (das „System“) ist dabei nicht allzu wichtig. Zweckmäßig wird allgemeine Körpergymnastik mit vernünftiger Atemgymnastik verbunden. Jede Einseitigkeit soll vermieden, das „System“ soll nicht überschätzt und vor allem nicht mit einem weltanschaulichen Aufbau versehen werden. Gerade für den Neurotiker sind weltanschauliche, meist allzu dürftige Surrogate ebenso verführerisch wie gefährlich; sie erschweren die notwendige ernste Auseinandersetzung mit der Problematik, an der er leidet. Sehr nützlich ist oft in Verbindung mit Gymnastik die neuere „Bindegewebsmassage“, durch die viele Verkrampfungen gelöst werden können.

Endlich wäre noch kurz von der *Arzneibehandlung* zu reden. Im allgemeinen sollen bei diesen Erkrankungen Arzneien *nur vorübergehend zur Überwindung von augenblicklichen Schwierigkeiten* gebraucht werden. So können Reizzustände des Magendarmkanals durch Belladonnapräparate günstig beeinflußt werden, abnorme Erregungen der Vasomotoren durch Nitrite, Papaverin oder Purinpräparate und entsprechende Kombinationen. Alles einzelne ist in den Abschnitten über die Erkrankungen der verschiedenen Organe nachzusehen. Hier ist nur das Grundsätzliche zu erwähnen: alle diese Mittel müssen *vorsichtig und individuell dosiert werden.* Zweckmäßig verteilt man mehrere kleine Dosen über den Tag. Die Verordnungen sollen *nicht zu lange* fortgesetzt werden, man soll immer wieder versuchen, ob der Ausgleich ohne das Medikament erhalten bleibt.

Sehr viel gebraucht werden *allgemein beruhigende Mittel.* Man sei aber *möglichst vorsichtig und zurückhaltend.* Wieviel Mißbrauch wurde nicht mit Brom und wird noch immer mit den Verbindungen der Barbitursäure getrieben! Man überlege sich die Indikation und Gegenindikation gewissenhaft und suche nicht den Kranken mit einem Rezept zu befriedigen und abzufinden! Es gibt zweifellos Kranke, bei denen man ohne derartige Medikamente nicht gut auskommt. Es ist dann zweckmäßig, nicht nur abends, sondern auch tagsüber die Erregung zu dämpfen. Je harmlosere Mittel zum Erfolge führen, desto besser ist es; je wirksamer ein Mittel ist, desto differenter ist es, desto größer ist auch die Gefahr der Gewöhnung. Man versuche zunächst etwa Baldrianpräparate: Ta. Valerianae, Recvalysat, oder dgl., dann Bromural, Abasin, Adalin, Sedormid und ähnliche, schließlich (mit besonderer Vorsicht) Brompräparate oder die wirksameren Schlafmittel: die verschiedenen Barbitursäurepräparate und ihre Verbindungen: Veramon, Phanodorm, Allional, Medinal, Luminal, Somnifen. Von den Schlafmitteln gibt man dreimal täglich $^1/_8$—$^1/_4$ der Schlafdosis, abends evtl. die doppelte Dosis oder selbst die Schlafdosis. Neuerdings wird empfohlen, 1 ccm einer 25% igen Magnesiumsulfatlösung intravenös täglich über längere Zeit hin zu geben. Man soll zwischen verschiedenen Mitteln abwechseln und vor allem sie nie zu lange gebrauchen. Man muß sich darüber klar sein, daß mit ihnen wirklich nur das Symptom, nicht seine Wurzel behandelt wird, auch wenn sie gelegentlich eine wesentliche Hilfe sein können.

Auch bei den beruhigenden Medikamenten muß man die psychische Wirkung voll ausnützen. Jeder somatische Vorgang hat sein psychisches Korrelat, und jedes somatische Medikament auch seinen psychischen Wirkungswert (F. MOHR). Die Wirkung eines Medikamentes ist nicht nur somatisch bedingt, sie hängt immer auch von allen Begleitumständen, von Stimmung und Laune, von der Einstellung des Kranken zu der Verordnung ab; das weist auf eine sehr wichtige Aufgabe des Arztes hin.

Die verschiedenen Methoden somatischer Behandlung müssen miteinander und mit der psychischen Behandlung richtig verschmolzen werden. Bei schweren vegetativen Reaktionen wird man anfangs zweckmäßig Bettruhe mit mildester Hydrotherapie und beruhigenden Arzneiverordnungen verbinden. Der Kranke soll sich zunächst der Ruhe hingeben, soll Müdigkeit und Schläfrigkeit als begründet ansehen, er braucht die Zeit der Erholung, aber er muß auch wissen, daß sie nur als das Mittel zu seiner Kräftigung und Erholung dient. Und diese Zeit der Ruhe ist zu nachdrücklicher Psychotherapie auszuwerten: nun ist die Gelegenheit gegeben, den Kranken zu erfassen, ihn einzustellen und umzustellen, wie es notwendig ist.

Alle beruhigende Behandlung ist nur erster Akt. Im zweiten müssen die Anforderungen mehr und mehr gesteigert und die Arzneiverordnungen abgebaut werden, damit der Kranke im dritten in seinen Lebensraum eingeführt und aus der Behandlung entlassen werden kann.

Den **psychotherapeutischen Methoden** verdanken wir ohne Zweifel nicht nur die wichtigsten Erkenntnisse über die neurotischen Reaktionen, sondern auch ganz wesentliche und entscheidende Erfolge in der Behandlung. Ohne die hier gewonnenen Einsichten kann man heute keinen „Neurotiker", nichts Neurotisches an irgendeinem Kranken richtig verstehen und behandeln, auch wenn es lange nicht immer geboten ist, die eigentliche Technik der Methoden anzuwenden.

Der *Vorteil* der psychischen Behandlung ist zunächst, daß sie mehr von den körperlichen Symptomen ablenkt; sie ist deshalb da, wo diese *nur* der Ausdruck seelischer Irrwege sind, im Grunde ehrlicher und sachlicher. Der Kranke lernt es besser, seine Krankheit richtig zu verstehen, er kann eher die richtige Einstellung zu ihr gewinnen und das ist die größere Hilfe für die Dauer. Psychotherapie ist schließlich eine Erziehung des Kranken, sie berührt die Persönlichkeit des Kranken und soll ihn besser mit seinem Schicksal vertraut machen, auch mit den Schwierigkeiten seines Ichs.

Gewiß fehlt es auch nicht an *Gefahren*. Auch die Psychotherapie kann leicht zu Scheinlösungen führen, zu einer Heilung nur des Symptomes. So geht es leicht bei jeder „Überrumpelung" des Kranken. Auch eine nicht gelöste Bindung an den Arzt ist eine durchaus falsche Lösung. Je tiefer der Arzt an den Kern greift, desto mehr drohen nicht mehr beherrschbare Zerstörungen, bis zum Selbstmord während der analytischen Behandlung.

Endlich muß bedacht werden, daß jede eingreifende psychische Behandlung nicht nur vom Arzt außer der Beherrschung der Methode sehr viel Zeit und Mühe, sondern auch vom Kranken meistens recht große Opfer verlangt, und von einer zu früh abgebrochenen Behandlung ist mehr Schaden als Nutzen zu erwarten.

In der *psychischen Behandlung* sind drei verschiedene Prinzipien zu unterscheiden: sie ist *beruhigend und zudeckend, aufwühlend und erschütternd und endlich anleitend und aufbauend*. Der kritische und entscheidende Punkt liegt im zweiten, in der Aufklärung der neurotischen Dynamik. Jedes Prinzip ist zu besonderen Methoden entwickelt worden, aber wirklich umfassende Psychotherapie kann keines ganz entbehren, soll vielmehr alle drei ineinander verbunden enthalten.

Man kann *Psychotherapie allgemein-ärztlicher und spezialistischer Praxis* unterscheiden. Aber je mehr jeder Arzt von den besonderen Methoden und je mehr der Spezialist von der allgemeinen Aufgabe weiß, desto besser wird jeder behandeln. Freilich muß daran festgehalten werden, daß die tief eingreifenden Methoden, die Analysen im eigentlichen Sinne dem spezialistisch ausgebildeten Arzte überlassen bleiben.

Psychische Behandlung geht mit der Untersuchung Hand in Hand, ist wesentlich in ihr enthalten. Der Arzt hat sich eingehend mit dem Kranken zu beschäftigen, hat eine „*analytisch orientierte Anamnese*" zu erheben.

Die *erste Frage*, vor der er nach einer vorläufigen Aussprache steht, ist die: wieweit ist es angezeigt, den Kranken über Psychogenese und Psychotherapie aufzuklären und wie soll es geschehen? Man soll hier vorsichtig sein und sich nicht zu rasch den Zugang zum Kranken verbauen, denn die meisten Neurotiker möchten lieber „ernstlich krank" sein. Laienhafte Vorstellungen über „nur nervös", „hysterisch" und „eingebildet" müssen natürlich gründlich abgebaut werden. Wo eine erhebliche Funktionsstörung, wo nur der leiseste Verdacht organischer Erkrankung besteht, warte man ab, beobachte den Kranken genau und führe zugleich die Aussprache nach und nach mehr in die Tiefe. Dabei soll die allgemeine Bedeutung psychischer Momente und die Notwendigkeit, sie aufzuklären, hervorgehoben werden. In dieser Weise gelingt es meist den Kranken richtig einzustellen.

Die *zweite Frage* ist dann die: Wie tief soll nun aufgegraben, wie weit an die Wurzeln gegriffen werden? Wieweit braucht der Arzt das Material für das richtige Verständnis und wieweit erfordert die Behandlung, daß dem Kranken die tieferen Quellen zugänglich gemacht werden? Man bedenke die Gefahren der Erschütterung und man bedenke die Grenzen der eigenen Möglichkeiten, an Zeitaufwand wie an Befähigung! Wer über Takt und Feingefühl, über Übung und Kenntnisse verfügt, kann ziemlich weit gehen; aber es muß sich von selbst ergeben, es darf nicht mit Gewalt erzwungen werden. Wer sich nicht sicher fühlt, soll zur richtigen Zeit einen guten und verläßlichen Spezialisten zuziehen. In jedem Falle muß dafür gesorgt werden, daß auch begründete Erfordernisse somatischer Behandlung nicht vernachlässigt werden.

Von den psychotherapeutischen *Methoden* erwähne ich zuerst die *beruhigenden*. Allgemeine *Suggestivtherapie* kann mit irgendwelchen Mitteln, mit Diät, mit Arznei, mit Bädern oder anderen physikalischen Maßnahmen durchgeführt werden. Aber man soll davon nicht zuviel erwarten und soll sich nicht darauf verlassen. Es haftet dem allem doch leicht etwas Unreelles an, und die Gefahr ist um so größer, je mehr der Arzt vergißt, was er eigentlich tut. Vor allem führt es zu einer falschen Einstellung des Kranken und damit zu bedenklichen Scheinheilungen. Auch kommt es auf diesem Wege oft zu unerfreulichen Bindungen an den Arzt und an besondere Methoden. Auch die Erlernung „*autosuggestiver*“ Verfahren kann nützlich sein („*Coué*“ u. a.).

Eine besondere Methode der Suggestivtherapie ist die *Hypnose*. Man versteht unter Hypnose einen suggestiv erzeugten Ausnahmezustand in verschiedenen Stufen, von leichtem Halbschlaf bis zu tiefem „kataleptischem“ Zustande, in dem der Kranke den Suggestionen des Arztes besonders zugänglich ist. Seit dem „Mesmerismus“ im Anfange des 19. Jahrhunderts, seit den Schulen von Nancy (LIÉBAULT und BERNHEIM) sind viele Beschwerden und krankhafte Vorgänge damit geheilt worden, nicht selten auch für längere Zeit. Aber keine Hypnose ist ein indifferenter Eingriff, besonders nicht bei Empfindlichen und Sensiblen. Und außerdem liegt — wie bei allen Suggestivmethoden — die Gefahr von Kurzschlußheilungen und von zu großer Abhängigkeit vom Arzte sehr nahe. Wo freilich mit der Beseitigung eines Symptomes der Kranke wieder den richtigen Boden im Leben findet, kann die Behandlung entscheidend helfen.

Die Hypnose kann auch zur Aufklärung tiefer Komplexe dienen (im ersten Stadium der Psychoanalyse von FREUD, im „kathartischen“ Verfahren von FRANK); sie ist dann ein Bestandteil analytischer Behandlung.

Eine Hypnose darf immer nur von Kundigen und Erfahrenen durchgeführt werden.

Aus der Ablehnung von Hypnose und hypnotischer Suggestion hat DUBOIS sein Verfahren der „*Persuasion*“ entwickelt. Er appellierte an Vernunft und Verstand und suchte den Kranken zu Einsicht und „optimistischer Weltanschauung“ zu führen, mit großem Nachdrucke und großer Energie, mit dem ganzen Einsatze seiner starken Persönlichkeit. Es ist „eine Erziehung des Geistes“ (JANET). Statt „überrumpelt“ soll der Kranke „überzeugt“ werden. Darin liegt gewiß sehr viel Richtiges, aber es wird die Wirkungssphäre des „Verstandes“ weit überschätzt, die Macht des Affektiven, Triebhaften verkannt.

Die sehr handgreiflichen, *massiven Suggestivverfahren*, die während des ersten Weltkrieges mit „Starkströmen“ u. a. geübt wurden, bei denen „Einschüchterung“ und „Überrumpelung“ ganz entscheidend gewirkt haben, waren wesentlich an die besonderen Verhältnisse der damaligen Situation gebunden. Schon im letzten Kriege waren sie nicht mehr möglich.

Die *analytischen Verfahren* verfolgen das Ziel, die *Grundstörung* anzugreifen, die neurotische Dynamik, die „Tendenz“ und die „Motive“ der Neurose aufzuklären. Die wichtigsten dieser Kenntnisse sind in den vorhergehenden Kapiteln dargestellt; auf die Methoden der Analyse soll hier nicht eingegangen werden. Sie setzen beim Arzte besondere Kenntnisse und Fähigkeiten, beim Kranken ein gewisses Maß von Intelligenz, bei beiden viel Zeit und Geduld voraus.

Es liegt der Gedanke zugrunde, daß der Trieb von der krankhaften Bindung an das Symptom frei gemacht werden soll, und es hat sich ergeben, daß die Lösung nicht ohne die Bindung des Triebes an den Arzt gelingt. Diese „*Übertragung*“ ist unvermeidlich, unentbehrlich, aber sie darf nur das Mittel zum Zweck sein, sie muß zur richtigen Zeit „gelöst“ werden. Im Verhältnisse zu dem Arzte soll der Kranke „die Möglichkeit der Gemeinschaftsfindung“ wieder gewinnen, soll gewissermaßen an einem Beispiel das gesunde Zusammensein mit anderen Menschen wieder lernen. Aber dazu ist eben erforderlich, daß der Arzt der Situation wirklich gewachsen ist.

Der Heilungsvorgang ist „zugleich ein Prozeß im Unbewußten und das Ergebnis bewußter Anstrengung“ (v. HATTINGBERG). Der Weg geht durch Erschütterung, durch Verzweiflung zu einem neuen, richtigeren Selbstbewußtsein, zu einer „Neubildung der selbständigen Persönlichkeit“, er geht durch Abbau zum Umbau und Aufbau; er ist „Nacherziehung zur Überwindung innerer Widerstände“.

Aber „Selbstbewußtsein“ und „Persönlichkeit“ sind nicht für sich, sie sollen ins *Gemeinschaftsleben* eingeführt werden. Durch „Abbau des unpassenden Machtstrebens“ soll die Verbundenheit mit den anderen, in der gebotenen „Ordnung“ entwickelt werden.

All dies weist deutlich genug über die „analytische Erschütterung“ hinaus, zur „aktiven“, „*positiven*“ und „*synthetischen*“ Psychotherapie (JUNG, F. MOHR, J. H. SCHULTZ). Es wird eigene Arbeit vom Kranken verlangt; Analyse ist Anleitung zur Selbstanalyse, zu besserer Selbsterkenntnis, ist Zusammenarbeit vom Arzt und Kranken. Es soll dem Kranken nicht die Verantwortung abgenommen werden, er soll ins Leben, ins wirkliche, harte und rauhe Leben in der Gemeinschaft eingeführt werden.

Ein besonderes Verfahren positiver Psychotherapie wurde von J. H. SCHULTZ als „*autogenes Training*“ entwickelt.

Der Arzt soll dem Kranken nicht zuviel einzelne und bestimmte Ratschläge in konkreten Schwierigkeiten geben; er soll alle konkreten Nöte eingehend mit dem Kranken besprechen, zugleich aber ihn anleiten, selbst die Entscheidung zu finden und zu vertreten. Es gilt nicht nur Störendes zu beseitigen und wegzuräumen, auch vorhandene Bindungen richtig zu nützen und zu fördern.

Übungen mit praktischen Aufgaben, die den Fähigkeiten und Bedürfnissen des Kranken möglichst entsprechen sollen, Arbeits- und Beschäftigungstherapie, sind ein weites Feld für den Arzt, der die gegebene Lage richtig zu erfassen versteht (vgl. auch die Bemerkungen über Gymnastik).

Psychotherapie in diesem Umfange erfordert aber vom Arzte nicht nur analytisches Verständnis der Triebdynamik, sondern auch *aufgeschlossenen Sinn für das Leben des sittlichen, seiner Verantwortung und Verpflichtung bewußten Menschen*, dessen Schicksal Mühe und Arbeit und dessen Gesetz vom Gesetz der Gemeinschaft umfaßt ist.

Anhang.

VI. Besondere Begriffe und Formenkreise.

Manche Erscheinungsformen neurotischer und funktioneller Erkrankungen wie die vasomotorisch-trophischen Neurosen, die Organneurosen des Herzens und des Magendarmkanales, ebenso Ohnmachtsanfälle u. dgl. sind in anderen

Abschnitten dieses Lehrbuches dargestellt. Hier sind noch einige besondere Formenkreise zu besprechen, die sich um bekannte und viel gebrauchte Begriffe gruppieren; dabei wird es freilich vor allem notwendig sein, die Bedeutung dieser Begriffe einer genauen Prüfung zu unterziehen. Was hier aufgezählt wird, ist durchaus nicht systematisch gemeint, es soll lediglich der praktischen Orientierung dienen.

1. Der Begriff der Neurasthenie und „nervösen Erschöpfung".

Der Begriff der „*Neurasthenie*", der auf den amerikanischen Arzt BEARD zurückgeht, wurde überaus populär und zugleich von Ärzten und Laien immer mehr verflacht und mißbraucht, so daß er heute von den meisten mit guten Gründen lieber vermieden wird. Gemeint war eine „reizbare Schwäche" des Nervensystems. JANET, der die Bedeutung psychischer Momente erkannte und hervorhob, sprach von „*Psychasthenie*" und wies damit auf eine „allgemeine Insuffizienz" psychischer Leistungen hin.

Man hat zweierlei unterschieden: eine *konstitutionelle* und eine *erworbene Neurasthenie*.

Die *konstitutionelle Neurasthenie* kann nur als eine somatisch-psychische Konstitutionsanomalie verstanden werden; „Neurastheniker" sind tatsächlich psychopathische Persönlichkeiten, und zwar besonders asthenische und sensitive, teilweise auch depressive Typen. Ich verweise auf das Kapitel über „Neurosebereitschaft und psychopathische Persönlichkeit" (S. 770).

Unter „*erworbener Neurasthenie*" versteht man eine durch irgendwelche belastende, psychische oder somatische Einflüsse entstandene „*nervöse Erschöpfung*". Zu diesem Begriff sind einige Bemerkungen notwendig.

Belastende Einflüsse könnten zunächst durch übermäßige Leistungen, durch „*Überarbeitung*" gegeben sein. Aber man muß sich darüber klar sein, daß die „*erschöpfende*" *Wirkung einer Leistung wesentlich auch davon abhängt, in welcher Einstellung sie vollbracht wird.* Aufregung, falscher Ehrgeiz, Haß und Unruhe, Widerwille und seelischer Druck machen viel aus. Was als Folge der „Überanstrengung" erscheint, ist oft im Grunde durchaus nicht Folge der Anstrengung, sondern vielmehr die eines Mißerfolges, eines Versagens, einer Insuffizienz, einer Anstrengung am falschen Platze und auf falschem Wege. Das sehen wir gelegentlich bei Studenten, die dem erwählten Studium nicht gewachsen sind oder keine rechte Neigung dazu haben; wir sehen es bei Kaufleuten und Industriellen in Zeiten wirtschaftlicher Depression, bei Bankleuten nach verfehlten Spekulationen. Es ist klar, daß hier (wie bei allem „Konstitutionellem") endogene und exogene Einflüsse oft untrennbar ineinander greifen.

Wo vom Kranken „*geistige Überanstrengung*" angegeben wird, soll also immer nach einem *tieferen Grund gesucht* werden.

Aber es gibt doch geistige Überanstrengung, besonders dann, wenn die Arbeit mit großer Erregung verbunden ist, so daß das normale Signal der Ermüdung verdeckt, das natürliche Schlafbedürfnis unterdrückt wird und damit die natürlichen Regulationen gestört sind. Vor allem bei ununterbrochener Anspannung, bei großer Verantwortung oder bei dauerndem Gehetztsein — zumal in unruhigen und belastenden Zeiten — kann das eine bedenkliche Rolle spielen, wenn gerade die besten Köpfe (an denen nirgends Überfluß ist) zu sehr verbraucht werden.

Selbstverständlich spielt das *konstitutionelle Moment* auch hier eine ganz große Rolle. Es ist nicht nur die Widerstandsfähigkeit sehr verschieden, sondern auch das Temperament. Es gibt Menschen, die sich verbrauchen müssen; sie neigen zum Übermaß in Arbeit und Genuß, und sie neigen zugleich zu neurotischen Reaktionen. Besonders lebhafte, auch besonders tüchtige Menschen haben nicht so selten zugleich auch eine besondere Empfindlichkeit dem eigenen Ich gegenüber.

Ein Teil dieser Persönlichkeiten steht der Gruppe der Cyclischen nahe: ihre gesteigerte Arbeit ist der Ausdruck einer erregten „hypomanischen" Phase und die Depression danach wird als Folge der „Überanstrengung" mißverstanden.

Auch *körperliche* Einflüsse können zu „nervöser Erschöpfung" führen: Krankheiten, akute und chronische Infekte (Tuberkulose), Blutverluste, Unterernährung u. dgl. Wo freilich bei entsprechender Behandlung der Besserung des körperlichen Zustandes keine Besserung des psychischen folgt, spielen meist andere, äußere oder innere Zusammenhänge die entscheidende Rolle.

Jede „Überarbeitung", ebenso jeder „nervöse Zusammenbruch" nach gemütlichen Erregungen und Anspannungen, jede länger dauernde Verstimmung nach somatischer Schädigung erfordert meist eine genaue Analyse der Psychogenese und der Neurosebereitschaft, der psychischen und somatischen Momente.

Das Krankheitsbild nervöser Erschöpfung ist durch recht typische Erscheinungen gekennzeichnet, durch die Symptome der „reizbaren Schwäche" ohne grobsinnfällige Reiz- oder Ausfallserscheinungen, die vielmehr für den Begriff der „Hysterie" charakteristisch sind.

Im Vordergrunde stehen subjektive Symptome: das Gefühl der Leistungsunfähigkeit, besonders im Berufe, Ermüdbarkeit, größte Müdigkeit zugleich mit Schlaflosigkeit, Unruhe, Störung des Konzentrationsvermögens, Klagen über schlechtes „Gedächtnis", allgemeine geistige Abspannung und Depression, Verstimmung. Wir finden ferner: Kopfschmerzen, Kopfdruck, Appetitlosigkeit, oft Mangel an Selbstbeherrschung und Hemmungslosigkeit bei Affekten: größere Labilität der Ausdrucksbewegungen, Neigung zu Tränen, Fassungslosigkeit bei jeder Gemütsbewegung.

Der reizbaren Schwäche entspricht manchmal in der Aktivität eine gewisse rasche Impulsivität, der aber jede nachdrückliche Energie fehlt, in der Sensibilität eine Hyperästhesie für allerlei Körperempfindungen, die zu hypochondrischen Vorstellungen führt und die vegetativen Funktionen stört.

So kommt es, zumal wenn zugleich das vegetative System labil ist, zu Alteration vegetativer Funktionen, zu Vasomotorenerregbarkeit, Veränderungen der Herztätigkeit und des Blutdruckes, Störungen der Verdauung, wie Durchfall oder Verstopfung.

Aus alledem ergibt sich die *Bedeutung des Begriffes „Neurasthenie":* er hat nicht die Dignität einer wesentlichen Diagnose; es ist nicht sehr viel damit gesagt und es bleibt die Aufgabe einer genaueren Diagnose. Erforderlich ist immer:

Die *Differentialdiagnose organischer Erkrankungen.* Es kommen vor allem in Betracht: multiple Sklerose, Arteriosklerose, progressive Paralyse, Hirntumoren oder Allgemeinerkrankungen wie Tuberkulose, Diabetes, Bleivergiftung, Alkoholismus und Tabakmißbrauch, beginnende Carcinomatose, Anämien, Leukämien u. a., aber auch Psychosen, besonders Depressionszustände, beginnende Schizophrenien u. a.

Die *Analyse des einzelnen Falles* hat sich auf das Verständnis der (psychopathischen) Persönlichkeit, der konstitutionellen, psychischen und somatischen Grundlage zu erstrecken, wie auf die Genese des Zustandes und der einzelnen Symptome, auf den „Sinnzusammenhang" des ganzen Bildes (vgl. S. 784ff. Krankenbeurteilung).

Die *Behandlung* muß unbedingt auf der Analyse des einzelnen Falles aufgebaut werden. Man muß unterscheiden, was im Augenblick und was auf die Dauer geboten ist.

Wirkliche Erschöpfung erfordert Ruhe und Pflege, während vor „Zerstreuung“ und „Ablenkung“ durch Reisen u. dgl. entschieden gewarnt werden muß. In schwereren Fällen ist der Aufenthalt in einem Krankenhaus oder einem guten Sanatorium angezeigt, zumal, da ein Milieuwechsel an sich oft ausgezeichnet wirkt. Schließlich kommt es darauf an, der Persönlichkeit soweit wie irgend möglich zum richtigen Maß von Arbeit und Genuß, zur richtigen Einordnung in ihren Lebensraum zu verhelfen.

2. Der Begriff der hysterischen Reaktion.

Der *Krankheitsbegriff* der *Hysterie* ist heute problematisch, die klassischen Bilder von CHARCOT mit den großen Symptomen und Stigmen sind heute selten. Während die einen von *„hysterischer Konstitution“*, von *„hysterischem Charakter“* oder von hysterischer Einstellung zum Leben sprechen, lassen andere nur den Begriff *„hysterischer Symptome“* oder *„Reaktionen“* gelten.

Man kann eigenartige neurotische Reaktionen als „hysterische“ bezeichnen. Sie sind gekennzeichnet durch ein *theatralisches Wesen;* es ist etwas Unechtes, das zugleich geeignet ist, einen starken Eindruck auf die Umgebung zu machen. Hysterisch ist man vor dem Zuschauer. „Anstatt sich mit den ihr gegebenen Anlagen und Lebensmöglichkeiten zu bescheiden, hat die hysterische Persönlichkeit das Bedürfnis, vor sich und anderen mehr zu erscheinen als sie ist, mehr zu erleben als sie erlebensfähig ist“ (JASPERS). Weil man sich im Grunde unzulänglich fühlt, „nichts besonderes“ ist, führt man ein Schauspiel auf, um Beachtung zu erringen; der Hysterische wählt die Rolle des Kranken und Leidenden, weil diese bei seiner Schwächlichkeit ihm am nächsten liegt. Er will nicht „krank sein“, aber „als Leidender gelten“; darauf kommt es ihm an. Er verlangt nach dem Genuß des Mitleides anderer. Er schwelgt im Leiden. Hysterische Reaktionen sind die „geradlinigsten Zweckneurosen“; hier ist die geheime Absicht am durchsichtigsten.

Man spricht von der *„Sensationslüsternheit“* des Hysterikers (KEHRER). Sensation wird hervorgerufen durch Verbrechen, durch Erotik, durch Wunder oder auffallende Krankheiten. Nur das letzte kommt für den Hysteriker in Betracht, denn so sagt KEHRER in zugespitzter Form: „Von 1000 Hysterikern sind 999 zu schweren Verbrechen zu feige, 998 zu komplizierten Vergehen zu dumm oder ungeschickt, 997 zu Wunderdarstellung zu unbegabt und unreligiös, 995 zu erotischen Finessen nicht delikat genug — also bleibt ihnen gewissermaßen nur die Sensation der Krankheitsdarstellung.“

Daß alledem irgendeine *Unzulänglichkeit* zugrunde liegt, ist ganz deutlich. Dabei braucht es aber nicht an Intelligenz und Erlebnisreichtum zu fehlen. Es ist eine Abartung der Willensrichtung, ein *„Defekt des Gesundheitsgewissens“*, ein gewisser Wille zur Krankheit („Nosophilie“). Es ist dabei nicht zu unterscheiden, „wieviel auf Nichtwollenkönnen und wieviel auf Nichtkönnenwollen beruht“ (WAGNER VON JAUREGG). Es ist das eigentümliche, unbestimmbare Schillern von Bewußtem und Unbewußtem, von Wollen und Nichtanderskönnen, von dem wir bei der Psychogenese der Neurosen gesprochen haben.

Das *Gefühlsleben* ist *unausgeglichen* und überaus *labil*, die Phantasietätigkeit überwuchert stark, so daß Unwahrhaftigkeit und Unzuverlässigkeit, vermehrte Suggestibilität und zugleich ungeheurer Egoismus und Eigensinn, alles gesteigert und verzerrt, charakteristisch sind.

In bezug auf die Symptomgenese (Symptomwahl) muß auf die allgemeinen Kapitel über die Neurosenlehre verwiesen werden.

Es leuchtet ein, daß „hysterische" Reaktionen besonders eindrucksvolle somatische Symptome bevorzugen. Alle Ausdrucksformen sind übertrieben und verzerrt. Besonders häufig sind Störungen sensibler und sensorischer Funktionen (etwa Taubheit), Lähmungen und Krämpfe, Sprach- und Stimmstörungen, Anfälle aller Art, bis zu solchen, die von epileptischen schwer zu unterscheiden sind, also vor allem „animalische Neurosen" (vgl. S. 790f.).

Charakteristisch ist bei Lähmungen der Motilität und Sensibilität (letztere besonders bei ärztlicher Untersuchung) die Anordnung nach laienhaften Vorstellungen über Körperteile, die weder der segmentären noch peripheren Innervation entspricht.

KRETSCHMER unterscheidet zwei Archetypen: „Bewegungssturm" und „Totstellreflex".

Auch von den *vegetativen* Störungen sind es besonders die auffälligen: Erbrechen, Asthma, vasomotorisch-trophische Störungen, bis zur „Stigmatisierung", bei der allerdings der Verdacht auf Artefakte stets nur durch überaus gründliche und sorgfältige Beobachtung ausgeschlossen werden kann.

Es würde viel zu weit führen, alles was vorkommt, aufzuzählen, wenn auch betont werden muß, daß in der Vielgestaltigkeit doch durchaus typische Zusammenhänge hervortreten.

Auch die *Entstehung der hysterischen Reaktionen* hat meistens etwas *Theatralisches, Eindrucksvolles*. Hysterische Reaktionen sind meist typische „Gelegenheitsneurosen" (vgl. S. 789). Als Anlässe finden wir vor allem Unfälle, Traumen aller Art („traumatische Hysterie"), dann Schreck und Schock, die aber nicht allzu tief zu gehen brauchen. Die Zusammenhänge mit Unfällen und deren Bedeutung werden im folgenden Kapitel besprochen.

Aber bei jedem Ereignis spielt der psychisch-somatische „Aktualzustand" eine sehr große Rolle, der Zustand, in dem das Ereignis den Menschen trifft. Konstitutionelles, die charakterologische Struktur und die körperliche Widerstandsfähigkeit sind so wichtig wie augenblickliche Momente: Erregung, Spannung, schließlich auch körperliche Erkrankung, seelische Erschöpfung, Übermüdung, Entbehrungen, Tabak- und Alkoholmißbrauch können die Bildung hysterischer Reaktionen begünstigen.

In der Kindheit und an den kritischen Punkten der Lebenskurve, besonders in der Pubertät und im Klimakterium, auch zur Zeit der Menstruation sind sie besonders häufig.

Die Dynamik der Genese ist die, die wir eingehend geschildert haben.

Für die hysterische Reaktion ist kennzeichnend, daß sie mit dem auslösenden Ereignisse nicht abklingt, sondern „*fixiert*" wird. Schließlich werden die gesunden Funktionen verlernt, die Bereitschaft zu den krankhaften wird immer größer, die Mechanismen werden immer mehr gebahnt. So haben viele Hysteriker „die Fähigkeit, verschwundene Störungen anspringen zu lassen, wenn sie diese Störungen brauchen. Der Anstoß ist willkürlich, aber der Ablauf des Krampfes, des Zitterns erfolgt dann automatisch" (KURT SCHNEIDER).

Fassen wir zusammen, so ergibt sich: auch „*Hysterie*" ist für uns heute *keine abschließende Diagnose*, bedeutet vielmehr die *diagnostische Aufgabe einer Analyse der Genese und einer Charakterisierung der Persönlichkeit*. Nicht nur das „Aktuelle", auch das Zurückliegende, nicht nur „die Hysterie", sondern die Bedeutung der einzelnen Symptome muß aufgeklärt werden.

Differentialdiagnostisch müssen *organische Erkrankungen* und *simulierte Erscheinungen* in Betracht gezogen werden.

Besonders bei organischen Erkrankungen des Nervensystems, bei peripheren Lähmungen wie bei Erkrankungen des Gehirnes (z. B. Hirnverletzten) können die Schwierigkeiten ungeheuer groß sein. Sorgfältigste neurologische Untersuchung ist die Voraussetzung jeder weiteren Überlegung. Hier ist größte Vorsicht unbedingt notwendig.

Freilich, mit dem Nachweise einer organischen Läsion ist die Frage nach der hysterischen Reaktion nicht erledigt. Gerade hier sind Verbindungen sehr häufig. Nur die *genaue somatische und psychische Analyse* des einzelnen Falles kann zu der richtigen Beurteilung führen.

Die Unterscheidung von *Simulation und Aggravation* ist nicht nur oft technisch unmöglich (in der technischen Entlarvung von Schwindel hat man erhebliche Fortschritte gemacht), sondern sie ist grundsätzlich begrenzt, nachdem man gelernt hat, wie fließend der Übergang zwischen bewußten und unbewußten Tendenzen ist. Es kommt schließlich darauf an, festzustellen, „wie weit sich der einzelne über das Wesen der von ihm gebotenen Symptome und über die Möglichkeit, sie zu unterlassen oder zu beseitigen, im klaren ist" (Bumke, Kretschmer, K. Blum [vgl. auch das folgende Kapitel]).

Die *Prognose* hängt wesentlich von der *Persönlichkeit,* aber auch von der *Genese* und besonders von der *Dauer der Reaktion* ab. Je mehr das aktuelle Ereignis hervortritt, je stärker seine Wirkung anzuschlagen, je ungewöhnlicher es ist, und je oberflächlicher die Symptome in der Persönlichkeit verankert scheinen, desto günstiger ist die Prognose. Wo aber die charakterologische Struktur deutliche „hysterische Züge" erkennen läßt, ist im allgemeinen keine allzu weitgehende Änderung zu erwarten, zumal wenn erschwerende Lebensbedingungen ein unabänderliches Hindernis bilden.

Die *Behandlung* hat sich der verschiedenen psychotherapeutischen Methoden zu bedienen. Nicht nur die Kranken, auch ihre Ärzte haben vielfach einen gewissen Hang zum Schauspielerischen; die Situation verführt dazu. Mit suggestiven und überrumpelnden Verfahren können Augenblickserfolge errungen werden und diese können auch bei mehr oberflächlichen Reaktionen für längere Zeit anhalten; aber überall wo die Persönlichkeit tiefer berührt ist, sind tiefergreifende Behandlungsmethoden kaum entbehrlich, freilich ohne daß durch sie die meist ziemlich trüben Aussichten für die weitere Zukunft wesentlich verbessert wurden.

3. Die Neurosen der Versicherten.

Es ist heute eine alltägliche Erfahrung, daß *Versicherte und Versorgungsberechtigte nach einem Unfalle sehr häufig nicht ebenso gesund werden wie andere,* die im Zusammenhange mit dem Unfalle keine Rechtsansprüche geltend zu machen haben. Ein Industrieller erleidet bei einem Eisenbahnunglück einen nicht allzu beträchtlichen Stoß gegen den Kopf und er leidet seitdem an Kopfschmerzen, kann nicht mehr arbeiten wie früher; die Eisenbahnverwaltung ist haftbar für den Schaden, den er erlitten. — Ein Arbeiter stürzt in dem Betriebe auf den Rücken, er erleidet einen *„Betriebsunfall"* und kann seitdem nur schwer und mit gekrümmtem Rücken gehen. — Im Kriege hat einer einen Granateinschlag erlebt, ohne selbst verwundet zu werden, seitdem zittert er am ganzen Körper.

Solche Bilder sind ganz typisch. Und typisch ist der *Verlauf;* der Kranke geht zum Arzt, der zunächst vorsichtig ist und das Leiden bestätigt, es wird ein Verfahren eingeleitet und Entschädigung beantragt. Der Kranke wird untersucht und begutachtet, wird abgewiesen oder bekommt irgendeine Rente, jedenfalls ist er mit der Entscheidung nicht zufrieden, geht zu einem Anwalt oder zu dem Sachwalter irgendeines Verbandes, der seine Interessen vertritt und ihn nur allzuoft in seinen gesteigerten Ansprüchen bestärkt und unterstützt

Es kommt zum „*Rentenkampf*“, und mit dem werden die Beschwerden immer mehr „fixiert“, immer schlimmer bis zur völligen Arbeitsunfähigkeit.

Es gibt aber noch *weitere Erfahrungen:* in der Schweiz wird von den Versicherungsgesellschaften keine Rente gewährt, sondern eine Abfindung gezahlt, und da hat sich ergeben, daß zwar auch hier nach Unfällen manche Beschwerden zurückbleiben, daß aber die Verunglückten viel früher und in viel höherem Maße wieder an die Arbeit kommen (O. NAEGELI). Auch die deutsche Reichsbahn verfährt jetzt meist ebenso und erzielt damit die gleichen, viel besseren Erfolge. Endlich weiß man noch aus früheren Erinnerungen, aus Zeiten, in denen es keine Versicherung gab: auch mit erheblicher Beeinträchtigung *kann* noch recht viel gearbeitet werden.

Nach alledem kann daran gar kein Zweifel bestehen: *die gehäuften und gesteigerten, die Arbeitsfähigkeit mindernden Beschwerden Versicherter nach Unfällen sind wesentlich psychisch* bedingt, sie sind *neurotisch.* Das haben FR. SCHULTZE (1889) und J. HOFFMANN (1890), jene Führer der alten klassischen Neurologie, zuerst erkannt. O. NAEGELI (1910) hat es an großem Material aufgezeigt, und endlich haben es die Massenerfahrungen des Weltkrieges erschreckend deutlich zum Ausdrucke gebracht.

Es handelt sich um „*traumatische*“ oder „*Rentenneurosen*“, oder wie man auch gesagt hat, um „*Rentenhysterie*“.

Die *Krankheit* hat einen *Sinn,* der Kranke will etwas mit seiner Krankheit.

Welches ist nun die mehr oder weniger deutliche und bewußte *Tendenz,* die in diesen Reaktionen verfolgt wird?

Es liegt am nächsten, an die „*Rente*“ zu denken. Die neurotische Dynamik wird durch „*Begehrensvorstellungen*“ in Gang gesetzt. Das spielt sicher vielfach eine nicht unbeträchtliche Rolle. Aber man bedenke, wie groß oft das Opfer der Krankheitsdarstellung (Lähmung, Zittern u. dgl.) und wie unbedeutend in vielen Fällen der „Krankheitsgewinn“, irgendeine kleine Rente, ist!

Außer der Rente wird die *Sicherung* der Versorgung für spätere Zeiten erstrebt. Vielfach liegt ein „*Geltungsbedürfnis*“, das Streben nach Anerkennung irgendeiner Leistung, etwa des Einsatzes im Kriege, zugrunde.

Durch die soziale Gesetzgebung, durch Haftpflicht und private Versicherung sind *Ansprüche auf Entschädigung* gegeben. Der Kranke hat das Recht durch eigene Beiträge erworben und er benützt die Gelegenheit, sein Recht mit Nachdruck geltend zu machen. Wenn seine Ansprüche nicht voll und ganz anerkannt werden, fühlt er sich in seinem Rechtsempfinden gekränkt. Der „*Rechtstrieb*“ ist in ihm wachgerufen, und wozu dieser mächtige Trieb imstande ist, das kann man etwa aus der Geschichte des Michael Kohlhaas, aus Kleists Novelle lernen. Die Neurosen, die hier entstehen, kann man „*Rechtsneurosen*“ (v. WEIZSÄCKER) nennen.

Jede neurotische Reaktion trägt das Gepräge der Persönlichkeit und ihrer Lage, die der Arzt offen und verständnisvoll sehen muß. Materielle Not, schwere, einförmige, uninteressante Arbeit, die Unmöglichkeit einer Entwicklung, eines Aufstieges, unabsehbare Sorgen und hoffnungsloser Kummer können zur untragbaren Last werden, zumal wenn die Vereinzelung nicht durch eine wirkliche und lebendige Gemeinschaft überwunden wird („*sozial bedingte Neurosen*“). Wer irgendwie im Leben gescheitert ist und versagt, findet im Unfalle einen willkommenen Grund: ihn trifft in seiner Notlage, aus ihr heraus, ein Unfall, er wird leidend und kann deshalb nicht mehr arbeiten; nun ist es ja erklärt, daß er es zu nichts bringt. Es ist die bekannte, oben beschriebene Dynamik bei der Genese der Neurose.

Durch den Unfall, durch die Aussicht „versorgt zu sein“, durch das Gefühl im Rechte zu sein und zur Geltung zu kommen, entsteht aus der allgemeinen sozialen Not heraus der *aktuelle Konflikt.* In diesem aktuellen Konflikt kommt alle aufgestaute Dynamik mit zur Entladung: Konflikte aus sexuellen Nöten, aus dem Ehe- und Familienleben, aus der beruflichen Stellung, verletztes Ehrgefühl durch Vorgesetzte und Kameraden, Angst vor irgendeiner Beeinträchtigung, alles entlädt sich nun an dieser Stelle, an der der mühsam geschlossene und gehaltene Damm der sozialen Existenz einmal durchbrochen ist.

Man muß diese tiefen Quellen sehen und man muß sie im einzelnen Falle suchen, auch wenn es meistens überaus schwer und nur mit größter Geduld möglich ist, sie aufzudecken, denn der Neurotiker führt alles nur auf den Unfall zurück und jede andere Möglichkeit wird von ihm energisch abgelehnt. Schließlich muß der Arzt wissen, daß nicht selten der Unfall nicht die Ursache sondern der Ausdruck einer neurotischen Haltung, einer „Fehlhandlung" ist. Nach den Erfahrungen der Betriebsärzte in großen Werken entstehen kleine Unfälle, unbedeutende Verletzungen und dergleichen am häufigsten in den frühen Morgenstunden, so daß unzureichende Nachtruhe, schlecht verbrachte Freizeit, mangelnde Erholung, fehlendes Frühstück, überhasteter Weg zur Arbeitsstätte als Gründe anzusehen sind. Schwere Unfälle sind zum guten Teil durch Fahrlässigkeit, Leichtsinn, Nichtbeachtung von Schutzeinrichtungen und entsprechenden Vorschriften bedingt, tatsächlich also durch eine verfehlte Haltung der Persönlichkeit. Und wenn man mehr in der Tiefe sucht, so findet man die typischen Quellen der Fehlleistungen in der Persönlichkeit und ihrem sozialen Schicksal (BÖTTCHER). In der neueren amerikanischen Literatur sind viele Beobachtungen darüber zu finden, daß Unfälle in einer besonderen persönlichen Situation begründet sind.

Auch „*Arbeitsschäden*" müssen oft „lebensgeschichtlich" verstanden werden, denn es kommt nicht nur auf die Arbeit, sondern ebenso auf die Arbeitsgesinnung an.

Aber „traumatische" und „Rechtsneurosen" kommen in allen Kreisen vor. Man kann es auch erleben, daß Wohlhabende einen endlosen Streit mit einer Versicherungsgesellschaft ausfechten und immer mehr in die „Neurose" versinken. Auch Michael Kohlhaas war ein sehr vermögender Mann. Zumal in Zeiten schwerer politischer, sozialer, wirtschaftlicher und weltanschaulicher Krisen mit ihrer erschütternden Belastung des einzelnen in seinen geschäftlichen oder persönlichen Verhältnissen wächst die Neurosebereitschaft.

Die *Krankheitsbilder* dieser Neurosen sind vielgestaltig; es ist aber begreiflich, daß die demonstrativen Symptombildungen weitaus bevorzugt sind und dadurch die engsten Beziehungen zum „Hysterischen" bestehen. Lähmungen und Bewegungsstürme wie Zittern, Krampfanfälle, Kopfschmerzen, Schwindel, Taubheit, Erbrechen und Durchfälle sind überaus häufige Symptome, die oft je nach der Art des Traumas entstehen.

Die Krankenbeurteilung.

a) Die Differentialdiagnose organischer Erkrankungen. Oftmals sind die Folgen einer „*Gehirnerschütterung*" (vgl. Kap. Nervenkrankheiten) schwer festzustellen. *Materiellen Unfallfolgen* (im Sinne von OPPENHEIM) kann für die Genese der echten neurotischen Reaktionen heute keine Bedeutung zugesprochen werden, aber es ist nicht zu bestreiten, daß Gehirnerschütterung oder Verletzungen des Gehirns zu langedauernder Schädigung führen können, die ähnliche psychische Erscheinungen macht, wie wir sie bei neurotischen Reaktionen finden: Ermüdbarkeit, allgemeine Leistungsunfähigkeit, Störungen des Konzentrationsvermögens, Vergeßlichkeit, ferner Kopfschmerzen u. dgl. Man muß sich immer ein Urteil darüber bilden, ob bei dem Unfalle wirklich eine Schädigung des Gehirnes durch Gewalteinwirkung entstanden ist: die Dauer der Bewußtlosigkeit, Erbrechen,

Blutungen aus Nase, Mund und Ohren, Fissuren oder Impressionen des Schädels auf dem Röntgenbilde, endlich cerebrale Herderscheinungen sind Anzeichen dafür. Wichtig ist, daß auch leichte Traumen schwere organische Störungen verursachen können und daß andererseits die Folgen schwerer Gewalteinwirkungen mit Frakturen und Substanzdefekten nicht selten auffallend geringfügig sind. Die unmittelbaren Kontusionsfolgen klingen meistens doch in Monaten ab, aber durch sekundäre Prozesse, wie Blutungen, Cysten usw. können dauernde und auch progrediente Ausfälle entstehen, die durch sorgfältige neurologische Untersuchung aufgedeckt oder ausgeschlossen werden müssen.

Ebenso schwierig kann die Diagnose bei *peripheren Unfallfolgen,* Nervenverletzungen u. dgl. sein. Daß auch die mehrfach erwähnten, nicht traumatischen Erkrankungen des Nervensystems, daß auch Allgemeinerkrankungen (Tuberkulose, Arteriosklerose, Herzleiden, Magenleiden, Anämie, Diabetes u. a.) durch sorgfältige Untersuchung ausgeschlossen werden müssen, versteht sich von selbst.

Nicht selten kommt bei organischer Erkrankung ein „neurotischer Aufbau" vor, zumal auch organische Unfallfolgen neue Schwierigkeiten und Konfliktsmöglichkeiten im Leben bedeuten, die auf einem bereiten Boden neurotische Reaktionen zu wecken vermögen. Die Diagnose erfordert hier größte Vorsicht. *Immer ist eine sorgfältige somatische, besonders neurologische Untersuchung und eine Analyse der neurotischen Auswirkung unerläßlich. Keine positive Feststellung auf einem der beiden Gebiete macht die Erforschung des anderen entbehrlich.*

b) Die Frage von Simulation und Aggravation. Im vorhergehenden Kapitel über „Hysterie" wurde ausgeführt, wie *problematisch die Abgrenzung* ist. Es ist die Frage, *wieweit der Kranke sich seiner Tendenzen bewußt ist und ob er den Gesundheitswillen aufbringt, den man von ihm als Glied der Gemeinschaft füglich verlangen kann und unbedingt verlangen muß,* ob er die Verantwortung und Verpflichtung auf sich zu nehmen bereit und gewillt ist, ohne die wirkliche Gemeinschaft überhaupt nicht möglich ist. Verständnis für den Kranken darf nicht zu Schwäche führen; auch wenn wir nur zu gut begreifen können, wie alles aus der Lage heraus entsteht, so dürfen wir deshalb nicht nachlassen mit den energischen sittlichen und sozialen Forderungen, die wir zu stellen verpflichtet sind.

Schwindel muß mit allen Mitteln *entlarvt und entsprechend bewertet werden.* Es gibt dazu viele Methoden, die heute notwendig sind: sorgfältige und gewissenhafte Untersuchung ist erste Voraussetzung. „Schmerzen" können bei längerer Untersuchung und Unterhaltung nach echten oder unechten Ausdrucksbewegungen beurteilt werden. Man berührt empfindliche Stellen bei Ablenkung, man prüft die Konstanz der Schmerzen bei variierter Untersuchung. Vorgetäuschte Lähmungen, Sensibilitätsstörungen, Taubheit u. dgl. können durch verschiedene Überraschungen entdeckt werden. Der Kranke muß genau beobachtet werden, wenn er sich unbeobachtet glaubt; der Arzt muß seine Findigkeit in der gegebenen Situation beweisen. Ophthalmologische und otologische Methoden liefern oft überaus wertvolle, eindeutige Ergebnisse, auch wenn keine gröberen Symptome des Gebietes vorliegen. Man sollte deshalb in allen fraglichen Fällen einen kundigen Spezialisten zuziehen.

Schließlich ist aber auch hier entscheidend, daß der Arzt den Kranken richtig kennt und versteht. *Nur auf der Analyse der Persönlichkeit und der einzelnen Symptome kann ein wirklich ausreichendes Urteil aufgebaut werden.* Auch bei einem Schwindler kann überdies eine neurotische Reaktion oder eine organische Erkrankung vorliegen.

Wer die Genese der Symptome verstehen will, muß seine Aufmerksamkeit auf den *Zustand vor dem Unfalle* lenken. Freilich erhält man von dem Kranken fast nie verwertbare Angaben, denn vor dem Unfalle war in seinen Augen, jedenfalls nach seinen Worten, alles gut. Er konnte arbeiten, hat sich wohl gefühlt, war zufrieden und froh. Nur durch den Unfall ist das Unglück gekommen. Auch die Umgebung ist oft weitgehend in diese Einstellung hineingezogen; besonders die Frauen können nichts anderes sagen. Manchmal bekommt man durch irgendeine zufällige Äußerung eine wichtige Auskunft. Prämorbide Persönlichkeit und Erbanlage sind möglichst durch objektive Unterlagen aufzuklären.

Bei tiefergreifender Analyse wird man nicht ganz selten finden, daß schon im *Unfallereignis* die Neurose mitspielt. Irgendeine verborgene Tendenz braucht und inszeniert den Unfall; der *Unfall* kann *eine „Fehlhandlung"* (vgl. S. 789) sein. Auch die Begleitumstände bei der Entwicklung der „Unfallneurose" müssen genau erforscht werden. In nicht wenigen Fällen liegt eine wirtschaftliche oder soziale Katastrophe aus ganz anderen Ursachen, etwa der Zusammenbruch eines Unternehmens zugrunde, und die mißliche Lage wird nun auf die Erkrankung durch den Unfall geschoben, wobei die Täuschung mehr oder weniger unbewußt sein kann.

Von der primären neurotischen Reaktion muß die *sekundäre Fixierung* unterschieden werden. Die Motive können ganz verschiedene sein. Bei der Fixierung spielen ärztliche Urteile, die *Fehlurteile* sind, *Behandlung und Begutachtung*, alle Spannungen und Erregungen des *Rentenkampfes*, vor allem uneinheitliche Urteile, Berater, die für die vermeintlichen Rechte eintreten, eine große Rolle.

Die Krankenbehandlung.

Nur zugleich mit einer endgültigen Regelung der rechtlichen Angelegenheit bietet die Behandlung der Neurose Aussicht auf Erfolg. Solange der Streit tobt, kann nichts erreicht werden. Die Behandlung muß, wenn die somatischen Unfallfolgen abgeklungen sind, eine *psychotherapeutische* sein; sie hat wesentlich in verständnisvoller und vertrauensvoller Beratung und Belehrung zu bestehen. Suggestive und auch analytische Verfahren können dabei mit gebraucht werden. Was tatsächlich erreicht werden kann, zeigen die schönen Erfolge von v. WEIZSÄCKER.

Der letzte und entscheidende Akt einer sachgemäßen Behandlung ist *Arbeitstherapie,* d. h. Therapie durch Arbeit zur Arbeit. Dem Kranken muß — unter sachverständiger Mitwirkung des Arztes — passende Arbeit vermittelt werden, die er zunächst noch unter ärztlicher Beobachtung und Fürsorge zu verrichten hat.

Die allgemeinen Regeln für die **Begutachtung** sind im einleitenden Abschnitte dieses Lehrbuches (Bd. I, S. 37 ff.) besprochen. Bei den „Neurosen" Versicherter muß ganz besonders jedes Wort aufs genaueste abgewogen werden. Jede, auch die unbedeutendste Äußerung ohne genaue Untersuchung und auch ohne genaue Kenntnis der Akten muß unterbleiben; der Schaden kann unermeßlich sein. Vor allem *der Arzt, der zuerst den Unfallkranken sieht, hat eine große Verantwortung.* Wieviel „iatrogenes" Leiden macht später den Kranken selbst, den Versicherungsträgern und den weiteren Gutachtern größte Schwierigkeiten. Ruhige, nüchterne, sichere Sachlichkeit, sine ira et studio, ohne ungerechte Begünstigung, aber auch ohne moralische Entrüstung und ohne Ärger ist unbedingtes Erfordernis.

Bei *Bemessung der Arbeitsunfähigkeit* sei man bei rein neurotischen Reaktionen sehr zurückhaltend. Zwang zu Arbeit führt nicht selten zur Heilung. Nach schwereren Unfällen können mäßige *„Übergangsrenten"* gewährt werden (etwa 20—30%), grundsätzlich sind aber Neurotiker ohne organische Erkrankung voll arbeitsfähig. Ausnahmen müssen durch spezialistische Entscheidung begründet werden.

Abfindung ist der Berentung *weitaus vorzuziehen;* das lehren viele Erfahrungen. Womöglich sollte, *solange der Kranke in ärztlicher Beobachtung und Behandlung ist, eine endgültige Abmachung getroffen werden,* unter Mithilfe des Arztes, der die Rolle des Vermittlers nach beiden Seiten spielen soll. *Je früher* nach dem Unfalle in dieser Weise verfahren wird, *desto günstiger* ist es für alle Beteiligten.

Literatur.

BERNHEIM: Studien über Hypnotismus, Suggestion und Psychotherapie (von FREUD übersetzt). Leipzig u. Wien 1892. — BIRNBAUM: Die psychischen Heilmethoden. Leipzig 1927. — BUMKE: Psychopathische Zustände, Einstellungen und Entwicklungen. Handbuch der inneren Medizin, herausgeg. von v. BERGMANN, STAEHELIN u. SALLE, Bd. V/2, 3. Aufl. Berlin 1939.

DUBOIS: Die Psychoneurosen und ihre seelische Behandlung, 2. Aufl. Bern 1910.

HOLLMANN: Krankheit, Lebenskrise und soziales Schicksal. Schriftenreihe zur Dtsch. med. Wschr. H. 4 (1940).

KRONFELD, A.: Psychotherapie, 2. Aufl. Berlin: Springer 1925.

MOHR: Psychophysische Behandlungsmethoden. Leipzig 1925.

SCHNEIDER, KURT: Die psychopathischen Persönlichkeiten, 8. Aufl. Wien 1946. — SCHULTZ, J. H.: Seelische Krankenbehandlung, 5. Aufl. Jena 1930. — Das autogene Training, A. Leipzig 1940. — SCHULTZ-HENKE: Einführung in die Psychoanalyse. Jena 1927. SIEBECK, SCHULTZ-HENKE u. v. WEIZSÄCKER: Über seelische Krankheitsentstehung. Schriftenreihe zur Dtsch. med. Wschr. H. 3 (1939). — SCHWARZ: Psychogenese und Psychotherapie körperlicher Symptome.

v. WEIZSÄCKER: Soziale Krankheit und soziale Gesundung. Berlin: Springer 1930. — Fälle und Probleme. Stuttgart: Enke 1947.

Vergiftungen.

Von

R. Schoen.

Mit 3 Abbildungen.

A. Allgemeine Toxikologie.

1. Allgemeine Bedingungen von Giftwirkungen.

Pharmakologisch hat der Begriff „Gift“ nur einen quantitativen, nicht einen qualitativen Sinn, weil jede chemisch reaktionsfähige Substanz, sei sie auch wie Kochsalz lebensnotwendig, in ungeeigneten Mengen und bei veränderten Bedingungen eine giftige, selbst tödliche Wirkung ausüben kann. „Dosis sola facit venenum.“ Gifte können auch im Organismus durch krankhafte Stoffwechselvorgänge, z. B. bei der Retentionsurämie, entstehen. Für die Darstellung einer *klinischen Toxikologie* ist der Giftbegriff so zu begrenzen, daß *exogene chemische Stoffe*, soweit sie nach Wirkung und Konzentration geeignet sind, krankhafte Störungen beim Menschen zu verursachen, in Frage kommen. Neben den gewöhnlichen chemischen gibt es auch physikalische und physikalisch-chemische Giftwirkungen (Radium, Kochsalz).

Die Vergiftungen in diesem engeren Sinne sind pharmakologischen Experimenten am Menschen vergleichbar. Es handelt sich um eine einfache — praktisch allerdings nach Art und Dosis oft zunächst unbekannte — *Krankheitsursache:* Der Verlauf der Vergiftung erfolgt gesetzmäßig unter Berücksichtigung der Menge und Konzentration, der Zuführungsart und Resorptionsgeschwindigkeit des Giftes, der Empfänglichkeit und der allgemeinen Widerstandsfähigkeit des Vergifteten. Je schwerer die Vergiftung ist, um so weniger werden die besonderen Bedingungen des vergifteten Organismus den Ablauf beeinflussen. Die Mehrzahl der Vergiftungen zeigt einen verhältnismäßig *typischen* Verlauf, dessen Kenntnis für die Diagnose oft ausschlaggebend sein wird. Die frühzeitige Erkennung einer Vergiftung wird häufig den Weg zu ihrer erfolgreichen Behandlung eröffnen, sie wird oft weiteren Schaden rechtzeitig verhüten helfen und manchmal Licht in dunkle, sogar forensische Zusammenhänge bringen. *Bei unklaren Krankheitsbildern rechtzeitig an die Möglichkeit einer Vergiftung zu denken, ist außerordentlich wichtig, weil dann häufig noch der direkte Giftnachweis in den Ausscheidungen oder in der Leiche gelingt.* Manches Verbrechen blieb durch Versagen der Ärzte auf toxikologischem Gebiete unentdeckt oder konnte nachträglich nicht mehr geklärt werden. Hinter jedem plötzlichen Todesfalle unter unerklärlichen Umständen kann eine Vergiftung stecken. Der Arzt muß sein toxikologisches Wissen bereit haben, weil er rasch entscheiden, rasch handeln muß, um die Diagnose zu sichern und wirksame Therapie zu treiben, weil er andererseits auch vermeiden muß, durch eine zu Unrecht angenommene Vergiftung falschen Alarm zu schlagen.

Der *Mechanismus der Giftwirkung* im Organismus ist sehr mannigfaltig. Ätzgifte zerstören durch lokale Wirkung bei genügender Konzentration die *Körperoberfläche* (Säuren, Laugen, Phenole, Kampfstoffe), chemisch weniger aktive Substanzen wirken erst nach der *Resorption* ins Gewebe. Ein Teil der Vergiftungen sind *Ionenwirkungen,* wozu sowohl die Nekrosen des Gewebes durch Säuren und Alkalien gehören (H, OH-Ionen), wie gewisse Wirkungen von Salzen entweder durch ihre Kationen (Na, K, Ca, Mg) oder seltener durch ihre Anionen (Cl, Br, J). Salze können auch durch Beeinflussung des *osmotischen Druckes* giftig (z. B. hämolytisch) wirken. Der feinere Mechanismus vieler Giftwirkungen, welche ins *innere* Gefüge des Zellebens eingreifen, *ist unbekannt.* Entweder handelt es sich, wie bei den Schwermetallen, um Bildung komplexer Metallalbuminate mit dem Zelleiweiß oder um Störungen fermentativer Lebensvorgänge oder um andere brüske Eingriffe in den Zellstoffwechsel. Auch die Wirkung auf die *Zelloberfläche,* Änderung der Permeabilität, kann einer Giftwirkung — z. B. bei den lipoidlöslichen Narkotica und Saponinen — zugrunde liegen. Eine Besonderheit stellt die Erstickung durch Störung der O_2-Übertragung (Kohlenoxyd) oder Lähmung des Atmungsferments (Blausäure) dar. So wichtig die weitere Erforschung des *Wesens* der Giftwirkungen für Biologie und Pharmakologie ist, so spielt sie für die praktische Toxikologie am Krankenbett bisher noch kaum eine Rolle. Nur bei klarem Mechanismus und günstigen Vorbedingungen, wie bei der CO-Vergiftung, können wir die Entgiftung der Zelle (Erythrocyt) selbst beeinflussen.

Die *Aufnahmewege* der Gifte sind neben Menge und Form (Pulver oder Lösung) oft von entscheidender Bedeutung für Eintritt und Verlauf der Vergiftung. Lipoidlösliche oder in Fett gelöste Stoffe können auch durch die unverletzte *Haut* eindringen (Gelbkreuzstoff, Hg als graue Salbe). Der gewöhnliche Aufnahmeweg ist der *Magendarmkanal.* Die Geschwindigkeit der Resorption hängt dabei nicht nur vom Gift selbst, sondern auch vom Funktionszustand des Magendarmkanals und von seinem Inhalt ab. Durch Einführung in Mastdarm, Scheide und Harnblase können Vergiftungen entstehen. Zahlreiche Gifte (Curare, Schlangengifte) sind bei peroraler Zufuhr völlig ungiftig, entweder weil die Resorption zu langsam erfolgt, um eine wirksame Konzentration im Körper zu erreichen, oder weil die Gifte bei der Verdauung zerstört werden. Vergiftungen durch Einnahme von schwer resorbierbaren Stoffen erfolgen langsam und bieten dadurch oft die Möglichkeit, noch unresorbiertes Gift durch rasche Hilfe unwirksam zu machen und aus dem Körper zu entfernen. Sehr rasch dagegen wirkt die *Inhalation* von giftigen Gasen und Dämpfen durch die Lunge, welche fast der intravenösen Injektion gleichgesetzt werden kann. Es ist dabei die enorme Oberfläche der Lungenalveolen zu bedenken. Die *(subcutane, intravenöse* und *intramuskuläre)* Injektion von Giftlösungen findet sich nur bei den medikamentösen Vergiftungen durch den Arzt bei Überdosierung oder Verwechslung, ferner bei Überempfindlichen oder bei Suicidversuchen (besonders von Ärzten und Schwestern). Der Eintritt der parenteralen Giftwirkung erfolgt meist sehr rasch, bei intravenöser Zufuhr schlagartig (z. B. intravenöse Narkose); Resorptionsverhinderung ist meist nicht mehr möglich. Auch der *Schlangenbiß* stellt eine parenterale Vergiftung dar, ebenso die Resorption von Giften (Salben, Umschläge) aus *offenen* Wunden und Geschwüren.

Der *Ort der Giftwirkung* ist bei den Ätzgiften unmittelbar die Einwirkungsstelle; bei den meist in flüssiger Form getrunkenen Säuren, Alkalien oder Phenolen sind also die Schleimhäute der Lippen, des Mundes und Rachens, der Speiseröhre und des Magens (lokale Giftwirkung), bei den eingeatmeten Gasen und Dämpfen (Chlor, Phosgen) die Luftwege und die Lungen befallen. Transcutan eindringende Gifte, wie Gelbkreuzstoff, sind in ihrer Wirkung nicht auf die Eintrittsstelle begrenzt, sondern dringen im Gewebe von dort aus flächenhaft vor. Der lokalen steht die *resorptive* Giftwirkung gegenüber, welche unabhängig von der Eintrittsstelle zustande kommt (Narkotica, Alkaloide). Lokal wirkende Gifte können daneben auch resorptive Wirkungen entfalten (Sublimat). Bei den resorptiven Giftwirkungen zeigt sich eine gewisse Affinität bestimmter Giftgruppen zu einzelnen Organen *(Organotropie)*. Dieses kann durch die besondere Empfindlichkeit bestimmter Zellsysteme gegenüber Schädigung (z. B. des Zentralnervensystems gegen O_2-Mangel) erklärt werden; ferner können physikalisch-chemische Gründe die Verteilung beeinflussen, wie man es bei der Affinität des Zentralnervensystems zu lipoidlöslichen Stoffen (Narkosetheorie von MEYER-OVERTON) annimmt; ein chemisches Beispiel ist die Bindung des Kohlenoxyds an Hämoglobin. Die Mehrzahl der organgerichteten Giftwirkungen der Alkaloide und Glykoside ist unerklärt. Häufig sind auch die Ausscheidungsstätten der Giftwirkung besonders stark ausgesetzt, vor allem Nieren und Magendarmkanal (Quecksilber).

Das *Schicksal* der in den Körper eingeführten Gifte ist verschieden. Sie werden entweder ausgeschieden oder gespeichert oder im intermediären Stoffwechsel in ungiftige Stoffe umgewandelt *(Entgiftung)*. Ein weiterer Schutz des Organismus gegen bestimmte Gifte ist die *Gewöhnung* bei wiederholter Darreichung. Die Ausscheidung aller flüchtigen Gifte erfolgt auf dem Wege der Diffusion entsprechend dem Druckgefälle durch die *Lungen*. Sie nimmt mit dem Atemvolumen und mit der Partialdruckdifferenz zwischen Blut und Alveolarluft zu. Die Therapie der CO-Vergiftung ist auf diese physikalischen Gesetze aufgebaut. Für die gelösten Gifte ist die *Niere* das wichtigste Ausscheidungsorgan. Bei der großen natürlichen Schwankungsbreite der Harnmenge und Konzentration ist die Giftausscheidung von diesen Faktoren verhältnismäßig unabhängig. Die Menge des ausgeschiedenen Giftes, jedoch nicht seine Konzentration im Harn, pflegt von der Giftkonzentration im Blut bestimmt zu werden. Bei leicht löslichen und diffusiblen Stoffen wie Alkohol gehen Harn- und Blutkonzentration nahezu parallel. Es gibt Gifte — Quecksilbersalze —, welche mit ihrer Ausscheidung durch die Niere die Diurese mächtig anregen, weshalb sie als Diuretica Verwendung finden. Ist die Diurese und damit die Ausscheidung des Mittels unvollkommen, besteht Vergiftungsgefahr. Gegenüber der Niere tritt der *Verdauungskanal* an Bedeutung für die Giftausscheidung zurück. Unter seinen Drüsen scheidet vor allem die Leber durch die Galle gut und schlecht diffusible Stoffe aus; dazu gehören neben Salzen und Farbstoffen auch die Schwermetalle. Die Drüsen der Magen- und Darmschleimhaut sind ebenfalls Ausscheidungsorgane zahlreicher Stoffe. Die Ausscheidung von Morphin in den Magen ist für die Therapie wichtig (Magenspülung), die Ausscheidung von Schwermetallen in den Darm ebenfalls (Klysmen, Abführmittel). Die ulceröse Colitis bei Quecksilbervergiftung stellt eine Giftwirkung am Ausscheidungsort dar. Die *Haut* spielt praktisch keine Rolle für die Giftausscheidung, auch nicht durch den *Schweiß*, weil die abgegebenen Mengen zu gering sind. Dagegen ist die Kenntnis des Überganges von Giften in die *Milch* stillender Frauen zur Verhütung von Schädigung der Säuglinge wichtig.

Die Ausscheidung von Giften geschieht in unveränderter oder in veränderter, ganz oder teilweise entgifteter Form. Die *Entgiftung* durch Veränderung der Gifte im Körper erfolgt im intermediären Stoffwechsel durch Oxydation, Reduktion, hydrolytische Spaltung und durch Synthesen wie Veresterung mit Schwefelsäure (Phenole), Paarung mit Glykokoll oder Glucuronsäure. Die Stoffwechselvorgänge können in Ausnahmefällen umgekehrt auch zur Verstärkung der Giftwirkung führen, z. B. bei Oxydation von Methylalkohol (Opticusschädigung). Säuren und Alkalien werden durch die Puffersysteme des Organismus (Alkalicarbonate, Ammoniak, Kohlensäure, vor allem aber durch Eiweißkörper) neutralisiert. Die *Speicherung* von Giften dient insofern ebenfalls der Entgiftung, als diese aus dem Blut in ungefährdete Speicherungsorte im Binde- und Stützgewebe abwandern, wo sie reaktionslos liegen bleiben. Sehr wichtig ist die Speicherung im *Skeletsystem*, die vor allem für Blei und andere Schwermetalle erwiesen ist. Das Reticuloendothel, die Lymphdrüsen, phagocytäre Blutzellen nehmen corpusculäre Elemente (auch Kolloide) auf, die Speicherung von Silbersalzen in der Haut führt zur Argyrosis; der Blei- und Wismutsaum am Zahnfleisch kann als Speicherung an einem Ausscheidungsorgan aufgefaßt werden. Aus den Speichern können kleine Giftmengen über längere Zeit abgegeben werden; die oft lange

Dauer chronischer Bleivergiftungen wird dadurch gefördert, vielleicht auch die seltene Entstehung von Rezidiven ohne neue Bleiaufnahme erklärt.

Die Entgiftungs- und Ausscheidungsvorgänge sind für den Ablauf einer Vergiftung von bestimmendem Einfluß. Die Konzentration des Giftes im Blut hängt von der zugeführten Menge, der Resorptionsgeschwindigkeit und der Geschwindigkeit der Ausscheidung und Entgiftung ab. Dieses gilt für die „*Konzentrationsgifte*", z. B. die Narkotica, deren Wirkung auch während langer Zeit mit der jeweiligen Konzentration im Blut zu- und abnimmt.

Sobald *irreversible* Veränderungen der Zellen eintreten, gelten diese Beziehungen nicht mehr. Die sogenannten *c. t. Gifte*, deren Wirkung ein Produkt von Konzentration (c) $\times$ Zeit (t) darstellt, werden solange gebunden, bis sie restlos mit den Zellbestandteilen reagiert haben. Bis zur erkennbaren Wirkung kann eine gewisse Latenzzeit verstreichen. In diese Gruppe gehören die säureabspaltenden Gifte, auch die Kampfstoffe, bei welchen also im Gegensatz zu den reinen Konzentrationsgiften die Dauer der Einwirkung und die Konzentration die Wirkung bestimmen. Die Gesetzmäßigkeit erstreckt sich nur auf den Bereich wirksamer Konzentrationen.

Die *Gewöhnung* an Gifte zeigt sich in einer mit der Häufigkeit und Menge der Zufuhr bestimmter Gifte zunehmenden erworbenen Widerstandsfähigkeit des Körpers gegen ihre Wirkung. Zur Erzielung der gleichen Wirkung ist bei Wiederholung eine Steigerung der Dosis erforderlich. Die Giftgewöhnung ist an die Fortdauer der Giftzufuhr gebunden. Ihr Mechanismus beruht nicht auf Bildung von Antikörpern, sondern auf Anpassung durch vermehrte Entgiftung und Zerstörung (Morphin), verminderte Resorption (Arsenik) oder abnehmende Empfindlichkeit. Die Gewöhnung ist nicht immer streng spezifisch, sondern kann sich auf nahestehende Gifte übertragen (Alkohol-Narkotica). Sie braucht andererseits nur auf Teilwirkungen eines Giftes gerichtet zu sein, während andere Wirkungen der Gewöhnung weniger oder nicht unterliegen. Die Gewöhnung an Gifte hat allgemeine biologische Bedeutung (z. B. Chininresistenz von Malariastämmen) und stellt nichts Einheitliches dar. Es ist nicht bekannt, welche Eigenschaften der Gifte die Gewöhnung verursachen, welche bei vielen Stoffen, z. B. Digitaliskörpern, völlig fehlt. Die Gewöhnung an die Genußgifte Alkohol, Nicotin, Coffein ist beim Erwachsenen fast „physiologisch". Die toxikologisch wichtigsten, zur Gewöhnung führenden Gifte sind die Narkotica (Schlafmittel) und Opiate, weil aus der Gewöhnung die *Giftsucht* entsteht. Voraussetzung dazu ist gewöhnlich eine psychische Minderwertigkeit. *Giftfestigkeit* ist die Folge der Gewöhnung oder eine angeborene Eigenschaft.

Eine besondere Form der Giftwirkung, gewissermaßen ein Gegenstück der Gewöhnung, ist die *Giftallergie*, die erworben (Anaphylaxie) oder angeboren (Idiosynkrasie) sein kann. Die Neigung zu allergischen Reaktionen ist individuell verschieden und vererbbar. Die Überempfindlichkeit tritt unter verschiedenen Erscheinungen auf (Asthma, Rhinitis vasomotorica, Dermatosen usw.), welche nicht vom auslösenden Allergen bestimmt werden. Die chemische Zugehörigkeit der als Allergene (Haptene) wirkenden Gifte, deren Zahl kaum begrenzt werden kann, ist sehr verschieden, vielfach wirken sie in Form von Eiweißverbindungen. Am häufigsten finden sich Hauterscheinungen: Arzneiexanthem, anaphylaktische Purpura, Urticaria. Auch die bedrohlichen Knochenmarkschädigungen durch therapeutische, sonst störungslos vertragene Arzneigaben, z. B. nach Pyramidon, Sedormid oder Neosalvarsan, in Form von Agranulocytose, Thrombopenie und Panmyelophthise, dürften zu den Überempfindlichkeitsreaktionen gehören. Arzneiexantheme finden sich besonders nach Pyrazolon- und Barbitursäurederivaten, Chinin und Aspirin.

2. Allgemeine Erkennung von Vergiftungen.

Die *Anamnese* gibt in Fällen, bei welchen der Kranke selbst oder seine Umgebung Auskunft geben können oder wollen, sofort Klarheit. Doch darf man nicht jede geäußerte Vermutung einer Vergiftung als gegeben betrachten, sondern muß das klinische Bild entscheiden lassen. Oft läßt die Gesamtlage, in welcher der Vergiftete gefunden wird, die Ursache ohne weiteres erkennen, z. B. bei Leuchtgasvergiftungen. Sehr wichtig ist es, stets Resten von Giften in der Umgebung des Kranken nachzuspüren und sich ihrer zu versichern, ehe sie mit oder ohne Absicht von der Umgebung beseitigt sind, also: Flüssigkeiten in Gläsern, Flaschen oder Spüleimern, Injektionsspritzen, Arzneimittelpackungen. Bei Suicid ist auch an die Möglichkeit kombinierter Giftwirkungen zu denken. In Betrieben wird die Art der Beschäftigung anamnestische Hinweise geben können. Häufig läßt die Anamnese jedoch im Stich oder fehlt überhaupt. Dann ist — zumal bei Bewußtlosen — die Diagnose einer Vergiftung sehr erschwert oder kann nur allgemein gestellt werden: z. B. Schlafmittelvergiftung. Differentialdiagnostisch sind dann besonders sorgfältig endogene Vergiftungszustände (Urämie, Coma diabeticum oder hepaticum), ferner Apoplexien und andere cerebrale Krankheitsprozesse und schwere fieberlose Infektionen auszuschließen, ehe die Vermutung einer exogenen Vergiftung geäußert wird.

Lokale Vergiftungen sind rasch zu erkennen, sofern sie sich nicht, wie bei den Kampfstoffschädigungen, noch in der Latenzzeit befinden, die z. B. bei Phosgen oder Gelbkreuz 3—4 Stunden zu dauern pflegt. Wie schwierig die Frühdiagnose dadurch wird, läßt sich denken. *Akute Allgemeinvergiftungen* sind nach ihrem Symptomenbild ohne anamnestischen Hinweis oft nur zu vermuten. Ein Zustand tiefer Bewußtlosigkeit ist außerordentlich vieldeutig, doch wird man auch dabei, wenn man darauf achtet, gewisse Anzeichen finden, die weiterhelfen, z. B. das Auftreten von motorischer Unruhe und Krämpfen, die besonders bei CO- und Veronalvergiftungen bekannt sind; auch das Aussehen, die Beteiligung von Atmung und Kreislauf, Erbrechen und Durchfälle können wichtige Hinweise geben. Die *subakute* Vergiftung ist durch die Mitwirkung des Kranken gewöhnlich leichter festzustellen, jedoch verweigern Selbstmordkandidaten oft jede Auskunft oder suchen den Arzt irrezuleiten. Besonders schwierig ist die Diagnose *chronischer Vergiftungen.* Dabei entsteht eine kumulierende Wirkung schwach oder gar nicht wirksamer Einzeldosen, welche die Zeit der Giftaufnahme erheblich überdauern kann. Im Vergiftungsbild treten die langsam reparablen Wirkungen, die sich addieren, gegenüber den schnell ablaufenden mehr hervor. Die Zahl der Gifte, welche chronische Wirkungen hervorrufen können, ist begrenzt, die chronische CO-Vergiftung ist stark umstritten. Das Bild akuter und chronischer Vergiftung durch das gleiche Gift (z. B. Hg) ist manchmal völlig verschieden. Erregend wirkende Stoffe führen weniger zu chronischen Vergiftungen, als lähmende. Neben Narkotica, Benzol, Schwefelkohlenstoff, Schwefelwasserstoff sind vor allem die Metalle Mangan, Quecksilber, Thallium, Blei, Wismut, ferner Arsen, Antimon und Phosphor als Ursache chronischer Intoxikationen zu nennen. Die Symptomatologie dieser Zustände ist in einigen Fällen (Blei, Thallium) hinreichend charakteristisch, in anderen Fällen bedarf es wegen der hauptsächlich auf funktionellem Gebiet liegenden Störungen größter Erfahrung und Vorsicht in der Beurteilung. Eine wichtige Voraussetzung der Diagnose ist stets der Nachweis der stattgehabten Gifteinwirkung (Exposition). Die Verantwortung, welche der Arzt mit der Diagnose und Begutachtung einer Vergiftung übernimmt, ist groß. Fehldiagnosen führen oft zu einem erbitterten und kostspieligen Kampf um die Anerkennung der Schädigung, welcher den Kranken selbst zermürbt und ihn bei Veranlagung zum Neurotiker werden lassen kann. Dies gilt vor allem bei gewerblichen Schädigungen (Berufskrankheiten).

Trotz der großen Zahl der in Frage kommenden Gifte sind die Erscheinungen der Vergiftungsbilder nicht so mannigfaltig, wie man glauben möchte. Der Verlauf der Vergiftungen richtet sich, abgesehen von Menge und Art des Giftes, nach dessen Verteilung im Körper, welche in den einzelnen Phasen der Vergiftung verschieden ist. Die häufigsten Symptome sind folgende:

1. Die *örtlichen* Wirkungen bei ätzenden und entzündungserregenden Stoffen aller Art sind, soweit sichtbar, leicht erkennbar und diagnostisch beweisend. Die durch Reizung des Magen-Darmkanals bei peroraler Zufuhr verursachte *Gastroenteritis acuta*, oft mit Austrocknung und Kollaps durch Wasserverlust einhergehend, findet sich im Anfang sehr vieler Vergiftungen. Im weiteren Verlauf treten dann häufig als resorptive Wirkungen Leberschädigungen (mit Ikterus) und Störungen an den Ausscheidungsorganen (Nephropathie) auf. Die Einatmung lokal reizender Stoffe bewirkt Reizung der Schleimhaut der Luftwege oder Lungenödem.

2. Die *resorbierten* Gifte haben je nach ihrer Organaffinität *spezifische* Wirkungen. Die häufigsten Erscheinungen sind Lähmungen oder Erregungen des Zentralnervensystems (Narkotica, Alkaloide), welche verschiedene, zum Teil charakteristische Bilder ergeben können und häufig bedrohliche Formen (Koma) annehmen. Die Einwirkungen auf den *Kreislauf* führen meist zum *Kollaps* durch Störungen der Blutverteilung, welche primär durch Lähmung der zentralen Regulation (Nervengifte) oder durch Anschoppung im Splanchnicusgebiet und Austrocknung verursacht werden. Toxische Herzstörungen als Ursache der Kreislaufinsuffizienz sind seltener, *Kollapsgefahr besteht fast bei jeder schweren Vergiftung*.

Eine besondere Gruppe bilden die *Blutgifte*, welche verschiedene Angriffsorte haben. Der Blutfarbstoff wird durch CO und die Methämoglobinbildner für den O_2-Transport blockiert (Anilin, $KClO_3$, Nitroverbindungen). Die Blutkörperchen verfallen der Hämolyse (Saponine, Lorchel- und Schlangengift, AsH_3), die Blutbildungsstätten im Knochenmark werden geschädigt, wodurch Agranulocytose, Thrombopenie und Panmyelophthise entstehen können (Benzol, Salvarsan, Pyramidon).

Bei der oft bestehenden Schwierigkeit der exakten Diagnose aus Anamnese und Krankheitsbild liegt das Schwergewicht auf dem *chemischen Nachweis des Giftes* im Blut und in den Ausscheidungen, manchmal auch in Haaren und Nägeln (As, Tl). Das gilt für alle akuten und für einige chronische Vergiftungen. Erbrochenes, Harn und Stuhl, Spülflüssigkeit von Magen- und Darmspülungen sind unbedingt aufzubewahren. Die Blase ist notfalls durch Katheter zu entleeren (Morphinvergiftung). Die Untersuchung des Harns dient nicht nur dem *Nachweis* des Giftes, sondern auch seiner *quantitativen* Bestimmung. Der Geruch der Ausatmungsluft ist bei flüchtigen Giften charakteristisch. Wichtig sind auch sekundäre Befunde, wie die Glykosurie bei CO- und Schlafmittelvergiftungen. Die Blutuntersuchung ist vor allem wichtig zur Erkennung der CO- und Methämoglobinvergiftungen (Spektroskopie) sowie zum Bleinachweis. Reste von Giftpflanzen, Pilzen lassen sich durch mikroskopische Untersuchung identifizieren. Manche Gifte, welche dem chemischen Nachweis entgehen, können im pharmakologischen Tierversuch nachgewiesen werden. Schließlich sei noch auf die Notwendigkeit der *gerichtlichen Sektion* bei allen Verdachtsfällen des Vergiftungstodes hingewiesen. Der charakteristische Organbefund und der Giftnachweis an der Leiche wird meist zur Klärung führen. Selbst noch an spät exhumierten Leichen lassen sich bestimmte Gifte (Arsen) nachweisen.

3. Allgemeine Therapie.

Die Behandlung Vergifteter bezweckt 1. das noch nicht resorbierte Gift schnellstens zu entfernen oder unwirksam zu machen, 2. das schon resorbierte Gift zu entgiften oder zur Ausscheidung zu bringen, 3. durch symptomatische Therapie die gestörten Funktionen wiederherzustellen. Diese Aufgaben erfordern Umsicht und *rasches*, tatkräftiges *Handeln*. Die Entfernung unresorbierten Giftes ist bei Giftinhalation durch Lüftung, Verbringung in einen giftfreien Raum und Anregung der Atmung frischer Luft in geringem Maße möglich. Giftreste auf Haut und Schleimhäuten (Auge) müssen verdünnt oder neutralisiert werden, noch lokal nach Injektion oder Biß unter der Haut befindliche Gifte können durch Incision und nachfolgende Blutung bei sofortigem Zugreifen manchmal noch teilweise entfernt werden. Bei Aufnahme des Giftes per os ist die ausgiebige *Magenspülung* (10—20 Liter) die erste Maßnahme. Sie gelingt meist leicht bei Bewußtlosen. Als unvollkommener Ersatz kann die Auslösung von Erbrechen durch Reizung des Rachens oder durch Injektion von Apomorphin (0,01 g) dienen. Die Entleerung des Magens durch Erbrechen ist unvollständig. Wiederholung nach Trinken von Wasser verbessert die Wirkung. Kontraindikation für beide Maßnahmen sind Fälle mit Perforationsgefahr, also alle Vergiftungen durch ätzende Gifte mit erheblichen Schleimhautschädigungen, besonders Laugenvergiftungen. In solchen Fällen kann Verdünnung des Mageninhalts durch Trinken chemisch bindender Flüssigkeiten versucht werden. Auch die Auslösung von Krampfanfällen (Strychninvergiftung) durch die Sondierung verbietet diese oder macht vorherige Narkotisierung notwendig. Die Magenspülung wird zweckmäßig stets mit Zusatz *adsorbierender* Mittel verbunden, um eine physikalische Bindung noch vorhandenen Giftes in Magen und Darm zu erzielen. Die Adsorptionsbehandlung gilt für *alle* Vergiftungen und muß möglichst frühzeitig angewandt werden. Als Mittel der Wahl ist die Kohle (Carbo medicinalis), welche verschiedenartige Stoffe (elektropositive und -negative) adsorbiert, in 5—10%igen Suspensionen anzuwenden. Dabei dürfen andere Stoffe, welche adsorbiert werden und dadurch die Giftbindung stören, zunächst nicht verabreicht werden. Erlaubt und zweckmäßig ist Zufügung von *Magnesiumsulfat* (15 g) als Abführmittel zur Entfernung der mit Gift beladenen Kohle und unresorbierten Giftes aus dem Darm. Das Trinken von Milch oder Eiweißlösungen zur Fällung von Schwermetallsalzen ist ein bewährtes Volksmittel, jedoch ist Milch in anderen Fällen ungeeignet, weil sie als Lösungsmittel die Resorption vieler Gifte fördert (Alkaloide, Phosphor). Die Verwendung von Tannin zur Fällung der Alkaloide im Magen ist verlassen; es wirkt höchstens durch seine Gerbwirkung resorptionsverzögernd. Oxydationsmittel (Kaliumpermanganat) sind meist unzweckmäßig außer bei Phosphorvergiftung. Bei rectaler Giftzufuhr (selten) tritt das Klysma an Stelle der Magenspülung.

Die unmittelbare Gefahr der Magenspülung ist neben der Perforation auch die *Ruptur;* man wird also brüske und übermäßige Füllung streng vermeiden. Als Spätfolge der Spülung und noch vielmehr des Erbrechens droht die *Schluckpneumonie* durch Aspiration von Mageninhalt, welche bei narkotischen Vergiftungen besonders häufig und gefährlich ist und wesentlich zum ungünstigen Ausgang beitragen kann. Sie stellt das wichtigste Bedenken gegen die Anwendung von Brechmitteln dar.

Die Erfassung des bereits resorbierten Giftes ist nur in seltenen Fällen und sehr unvollkommen möglich. Der alte Begriff des „Antidots“ im eigentlichen chemischen Sinne existiert nur in wenigen Fällen, wie bei Säure und Alkalivergiftungen. Die Injektion von Calcium bei Oxalsäurevergiftung, die Umwandlung von Blausäure in Rhodan durch Natriumthiosulfat sind weitere Beispiele. Die

Beförderung der Ausscheidung von Giften gelingt ebenfalls nur in beschränktem Maße. Anregung der Diurese und Diaphorese sind von sehr geringem Werte. Dagegen ist die Ausscheidung *flüchtiger* Gifte durch Anregung der *Atmung* eine sehr wichtige therapeutische Maßnahme, welche durch Injektion atmungserregender Mittel oder als Dauermaßnahme durch Einatmung von 5—7% CO_2-haltiger Luft oder Sauerstoff (bei CO-Vergiftung) durchgeführt wird. Der *Aderlaß* ist manchmal angezeigt und kann dann mit Injektion von 40% Traubenzuckerlösung verbunden werden, wodurch der Flüssigkeitsstrom aus den Geweben ins Blut befördert wird. Schließlich ist noch die *Liquorentnahme* in manchen Fällen (Schlafmittel) zur Entgiftung und außerdem als Entlastungsmaßnahme zu empfehlen. Neue aussichtsreiche Methoden der Entgiftung beruhen in der Wiederherstellung gestörter Fermentwirkungen.

Wir kommen damit zur *symptomatischen* Behandlung der Vergiftungen, welche von *größter Bedeutung* bei akuten und schweren Zuständen ist, zumal bei der Unwirksamkeit einer ätiologischen Therapie. Die bedrohlichen Symptome der Vergiftung bedürfen möglichst *rascher* und *wirksamer* Behandlung. Die „erste Hilfe“ bei den wichtigsten *akut lebensgefährlichen Zuständen* soll kurz besprochen werden, während Einzelheiten der Therapie im speziellen Teil zu finden sind.

1. Bei *zentralen Lähmungszuständen* bedarf es der „Weckmittel“ oder *Hirnanaleptica*, welche — selbst Krampfgifte — die Erregbarkeit des Zentralnervensystems, besonders der lebenswichtigen Funktionen von Kreislauf und Atmung erhöhen. Diese antagonistisch zur Narkose wirkenden Mittel müssen zur raschen Wirkung intramuskulär, im Notfall intravenös oder sogar suboccipital und stets in wirksamen Mengen injiziert werden. Die Wirkung ist an Blutdruck, Puls, Atmung, Sensorium und Motorik zu beurteilen. Krampfdosen sind unerlaubt. Nach Abklingen der Wirkung erfolgt so oft eine neue Injektion, bis eine dauernde Besserung erzielt ist. Der Arzt muß solange am Krankenbett ausharren und die Therapie dem Zustande des Kranken dauernd anpassen. Die Mittel der Wahl sind Cardiazol, Coramin, Neospiran, Coffein, Strychnin (Movellan), als reines Atmungsstimulans ferner Lobelin. Bei starker Blutdrucksenkung und bedrohlichem Kreislaufkollaps sind außerdem periphere Herz- und Gefäßmittel notwendig, wie Sympatol und Veritol. Es bedarf oft einer viele Stunden hindurch fortgesetzten Injektionsbehandlung mit verschiedenen Mitteln in planmäßigem Wechsel, bis ein Erfolg eintritt. Die sonst übliche Dosierung kann dabei überschritten werden. Auch physikalische hautreizende Maßnahmen und künstliche Atmung (Biomotor, O_2 mit 5—10% CO_2) können nützlich sein. Der Lohn des ärztlichen Einsatzes ist in Kombination mit den notwendigen, zielbewußt angewandten speziellen Maßnahmen die oft kaum noch erhoffte Lebensrettung.

2. *Erregungszustände* sind durch die in rascher Folge auftretenden Krämpfe akut bedrohlich wegen der Gefahr des Atmungsstillstandes. Die erste Aufgabe ist, die Übererregbarkeit zu beseitigen. Die motorische Unruhe stellt gleichzeitig enorme Ansprüche an den geschädigten Kreislauf. Die zentrale Beruhigung wird je nach Dringlichkeit durch intravenöse, subcutane oder rectale Gabe von Narkotica zu erreichen sein. Dazu sind diejenigen Mittel in ausreichender Dosis zu wählen, welche Atmung und Kreislauf am wenigsten schädigen und am besten steuerbar sind. Für rascheste Wirkung Evipan oder Eunarcon, deren intravenöse Gabe nach Bedarf wiederholt werden kann, für länger dauernde Wirkung Luminalnatrium subcutan und Rectidon als Zäpfchen. Der Kreislauf kann dabei durch periphere (nicht zentral erregende) Mittel (Sympatol, Veritol) angeregt werden. Auch narkotische Vergiftungen (CO-

und Veronalvergiftungen) können mit motorischen Erregungszuständen einhergehen, was zur Vorsicht bei Anwendung der Weckmittel verpflichtet.

3. *Lungenödem* soll möglichst im Anfangsstadium behandelt werden. Um die Ödembildung zu verhindern, ist ein großer Aderlaß (Anregung des Flüssigkeitsstromes aus dem Gewebe ins Blut) erforderlich, besonders wenn bereits Bluteindickung besteht, anschließend Injektion von 50 ccm 40%iger Traubenzuckerlösung in die Blutbahn (Osmotherapie). Außerdem sind periphere Kreislaufmittel (Sympatel), bei Herzschwäche auch Strophanthin ($^1/_4$—$^1/_3$ mg) zu injizieren. Auch Calciumgluconat (i. v.) wird empfohlen (Abdichtung). Sehr wichtig ist neben Vermeidung jeder unnötigen Bewegung des Kranken die Atmung reinen Sauerstoffes mit 5% CO_2 zur Verbesserung der arteriellen O_2-Sättigung. Überdruck ist dabei streng zu meiden, wenn die Lunge durch Ätzwirkung geschädigt ist (Phosgen).

4. *Kreislaufkollaps.* Bei *Austrocknungszuständen* infolge Brechdurchfalls kommt es zu hochgradiger Eindickung des Blutes mit Verminderung der zirkulierenden Blutmenge, welche besonders durch die Anschoppung des Splanchnicusgebietes einen höchst bedrohlichen *Kollapszustand* herbeiführt. Das Wichtigste ist Auffüllung der Blutbahn durch intravenöse Infusion physiologischer Salzlösungen ($^1/_2$—2 Liter), da die Blutspeicher des Körpers nichts abgeben können. Der Infusionsflüssigkeit wird zweckmäßig ein Kreislaufmittel (z. B. Sympatol) zugesetzt. Die Infusion kann wiederholt werden oder in Form der schonenden Dauertropfinfusion erfolgen, solange der Flüssigkeitsverlust aus dem Magen und Darm anhält. Andere peripher bedingte Kollapszustände (Verblutung ins Splanchnicusgebiet bei Gastroenteritis) werden durch die peripheren Kreislaufmittel bekämpft. Zur subcutanen Therapie eignen sich vor allem Sympatol und Veritol. Kollapse durch zentrale Lähmung der Kreislaufregulationen sind außerdem durch Hirnanaleptica (Coramin, Cardiazol) in der zum Erfolg nötigen Dosierung zu bekämpfen. Die Kollapstherapie muß so lange fortgesetzt werden, bis die Gefahr völlig vorüber ist; sie darf z. B. bei Erwachen aus Bewußtlosigkeit noch nicht aufgegeben werden.

Alle hier angedeuteten Maßnahmen dienen unmittelbar der Erhaltung des Lebens. Zeitgewinn bedeutet *alles* bei Vergiftungen; wenn die weitere Giftresorption aufgehört hat, überwindet der Organismus durch fortschreitende Entgiftung häufig noch eine ohne unser Zugreifen letale Giftdosis. In anderen Fällen, besonders bei den narkotischen Vergiftungen, wird ein anfänglicher Erfolg der Behandlung oft noch durch nachfolgende Bronchopneumonien zunichte gemacht.

Bei *Selbstmordversuchen* könnte man — unter Hinblick auf die vielleicht menschlich verständlichen Gründe zum Selbstmord — als Arzt in Zweifel kommen, ob es richtig ist, den Versuch der Rettung durchzuführen. Solche Überlegungen stehen dem Arzt jedoch nicht zu, seine Aufgabe ist, ***mit allen ihm zur Verfügung stehenden Mitteln das Leben zu erhalten.***

Allgemeines über die Verhütung von Vergiftungen.

Beabsichtigte Vergiftungen kommen als Selbstmordversuch oder kriminelle Vergiftung vor. Die Verhütung der absichtlichen Vergiftung liegt nur soweit im Bereich der ärztlichen Belange, als der Arzt mit der Rezeptur von Giften im allgemeinen und besonders bei Kranken, die Suicidabsichten haben könnten, vorsichtig und verantwortungsbewußt sein soll.

Der *Rezepturzwang* vermag allerdings die ernsthafte Selbstmordabsicht meist nicht zu verhindern. Er ist auch nicht auf alle „geeigneten" Mittel ausgedehnt, jedoch ist die Beschaffung von Giften dadurch wenigstens erschwert. Phosphorvergiftungen sind durch die Abänderung in der Zündholzfabrikation so gut wie verschwunden. Die Entgiftung des Leuchtgases könnte die noch bei weitem „beliebteste" Selbstvergiftung mit Kohlenoxyd erheblich einschränken. Nach der augenblicklichen „Mode" steht bei den Selbstmordversuchen die Verwendung von Leuchtgas noch an erster Stelle, es folgen dann

Schlafmittel, vor allem Veronal, Luminal, Veramon. Morphium ist vor allem bei Ärzten und Pflegepersonal beliebt (Erschwerung des Bezugs durch das Rauschgiftgesetz), die anderen Gifte, Sublimat, Cyankali, Lysol usw. werden seltener verwandt. Die früher häufige Verwendung von Arsen zu Giftmorden ist durch die Kenntnis der leichten Nachweisbarkeit an der Leiche seltener geworden, dagegen nehmen die Talliumvergiftungen zu.

Unabsichtliche Vergiftungen entstehen im Beruf *(gewerbliche Vergiftungen)*, im Haushalt *(ökonomische Vergiftungen)* und durch Arzneimittel *(medizinale Vergiftungen)*. *Gewerbliche Gifte* sind Rohstoffe, Zwischen- oder Endprodukte, Abfallstoffe, Lösungsmittel, welche im gewerblichen Betrieb entstehen oder verwandt werden. Zum Teil werden solche gewerblichen Vergiftungen als *Betriebsunfälle* nach dem Reichsunfallgesetz entschädigt, auch bei chronischer Einwirkung[1]. Vergiftungen im *Haushalt* geschehen meist durch Unachtsamkeit, Unwissenheit, durch schlechte Öfen (CO-Vergiftung), verdorbene Speisen oder Konserven, Pilze, Verwechslung von Getränken mit im Haushalt verwendeten Säuren oder Laugen, kosmetische Mittel, Ratten- und Mäusegift (Giftweizen), selten durch Einrichtungs- und Gebrauchsgegenstände (arsenhaltige Tapeten). Die *medizinalen* Vergiftungen sind sehr mannigfach und entstehen entweder durch falsche Rezeptur (Überdosierung) oder falsche Arzneizubereitung (Verwechslung, falsche Ausführung oder Signatur), durch unzweckmäßige Verwendung durch den Laien und Arzt. Vergiftungen zu Abtreibungszwecken oder durch Genußgifte (Alkohol, Nicotin, Cocain, Morphium), sind teilweise schon beabsichtigte Vergiftungen. Eine besondere Gruppe stellen die Vergiftungserscheinungen bei *Überempfindlichkeit* dar, weil sie ohne Überschreitung therapeutischer Dosen zustande kommen.

Die *Prophylaxe* von Vergiftungen hat sehr verschiedene Aufgaben und Möglichkeiten, welche häufig außerhalb der eigentlichen ärztlichen Tätigkeit liegen. Die Kontrolle der Giftbeschaffung ist gesetzlich geregelt. Für die richtige Abgabe der Arzneien und Vermeidung von Überdosierung haftet der *Apotheker*. Für den Schutz des Patienten vor Vergiftung ist aber in erster Linie der *Arzt* verantwortlich; nicht nur die einwandfreie Rezeptur, sondern die Aufklärung des Kranken und rechtzeitige Erkennung von Gefährdung und Verhinderung von Arzneimittelmißbrauch gehören zu den ärztlichen Pflichten. Die *Verhütung* gewerblicher Vergiftungen ist ein wichtiger Zweig der *sozialen* Medizin. Der Schutz der Gesundheit der Arbeitenden gehört zu den wichtigsten Aufgaben des Staates. Die Einführung von Fabrik- und Gewerbeärzten dient diesem Ziel. Ärztliche Überwachung der Arbeiter, periodische Untersuchungen, Aufklärung und Erziehung (z. B. Verbot der Nahrungsaufnahme im Arbeitsraum) sind ebenso wichtig, wie die Beseitigung im Fabrikationsverfahren auftretender Gifte durch Entlüftung, Schutzmasken, Ersatzstoffe oder andere Maßnahmen. Ärztliche Hilfsmaßnahmen müssen sorgfältig vorbereitet und rasch einsatzfähig sein (Sanitätsdienst). Im ganzen handelt es sich um ein sehr vielseitiges und wichtiges, in voller Entwicklung begriffenes Gebiet, das beachtliche Spezialkenntnisse erfordert und dem Arzt in der Zusammenarbeit mit dem Betrieb große und dankbare Aufgaben stellt. Schon jetzt zeigt sich der Erfolg im Rückgang einzelner gewerblicher Vergiftungen. So ist z. B. das Buchdruckergewerbe als praktisch bleifrei zu bezeichnen, während es früher das Hauptkontingent der Bleivergiftungen stellte und auch die Phosphorvergiftung ist äußerst selten geworden. Wichtige Maßnahmen gegen Vergiftungen sind die Verhütung des Rauschgifthandels, welche zwischenstaatlich geregelt ist (Rauschgiftgesetz) und in Deutschland streng gehandhabt wird, ferner die Bekämpfung des Kurpfuschertums und Geheimmittelwesens und die Kontrolle von Arzneimittelproduktion und -vertrieb.

Strafrechtlich gelten Vergiftungen als vorsätzliche oder fahrlässige Tötungen oder Körperverletzungen. Es wird auch die Absicht bestraft, wenn der Erfolg ausbleibt. In Frage kommen § 229 StGB. für Einzelgefährdung und § 324—326 StGB. für gemeingefährliche Verbrechen (z. B. Brunnenvergiftung).

---

[1] Als *Berufskrankheiten* (insgesamt 31) werden nach der 4. Verordnung über Ausdehnung der Unfallversicherung auf Berufskrankheiten vom 29. 1. 43 entsprechend Betriebsunfällen entschädigt die Vergiftungen mit Blei, Phosphor, Quecksilber, Arsen, Mangan, Benzol und Homologen, Nitro- und Aminoverbindungen des Benzols oder seiner Homologen und deren Abkömmlinge, Halogenkohlenwasserstoffe der Fettreihe, Salpetersäureester, Schwefelkohlen- und Schwefelwasserstoff, Kohlenoxyd, Erkrankungen durch radioaktive Stoffe, schwere Staublungenerkrankungen, Staublungenerkrankung in Verbindung mit aktiv fortschreitender Lungentuberkulose, schwere Asbestose, Lungenkrebs durch Asbestose, Chrom, Schneeberger Lungenkrankheit, Erkrankungen der Lunge durch Thomasschlackenmehl, Aluminiumstaub, Beryllium. Der Verdacht einer Berufskrankheit ist meldepflichtig (Formblatt).

B. Spezielle Toxikologie.

1. Säuren, Alkalien, Phenole (Ätzgifte).

Die ätzenden Gifte wirken infolge ihrer Affinität zu Wasser lokal nekrotisierend auf die Zellen, mit welchen sie in Berührung kommen, vor allem auf die besonders empfindlichen feuchten Schleimhäute. Die Wirkung ist hauptsächlich durch die Konzentration, den Dissoziationsgrad und die Dauer der Einwirkung, nicht so sehr durch die Menge der Ätzgifte bestimmt, weil die Nekrotisierung dem Weiterdringen des Giftes durch Fällung ein gewisses Hindernis setzt. Die resorptiven Giftwirkungen stehen meist gegen die örtlichen zurück. Doch treten als unspezifische Folgeerscheinungen durch den ausgedehnten Gewebszerfall schwere Kollapszustände ähnlich wie bei Verbrennungen auf. Die Vergiftungen entstehen meist durch Unglücksfall, Verwechslung (Kinder), jedoch auch in selbstmörderischer oder verbrecherischer Absicht. Ihr Verlauf ist äußerst qualvoll und folgenschwer. Die Ätzschorfe sind für verschiedene Gifte charakteristisch. Ihre Lokalisation läßt insofern einen Schluß auf die Vergiftungsabsicht zu, als bei Suicidversuch Verätzungen an den Lippen meist fehlen, weil das Getränk in raschem Entschluß nach hinten gekippt wird, während der ahnungslos Trinkende die Lippen benetzt. Die Säureätzung verursacht Koagulationsnekrose mit *harten* Schorfen. Durch die tiefgreifende Geschwürsbildung entstehen leicht Perforationen oder bei Ausheilung stenosierende Narben (Oesophagus- und Magenphlegmonen, Mediastinitis). Chronische Ernährungsstörungen, Siechtum können nach Überstehen der akuten Gefahren die Folge sein. Die *Alkalihydroxyde* bilden durch ihre auflösende Ätzwirkung *grauweiße, weiche* Schorfe (Colliquationsnekrose). Die Tiefenwirkung ist noch größer als bei Säureverätzung und daher besteht in noch höherem Maße die Gefahr der Perforation oder der Strikturbildung. Ätzwirkungen durch Phenole zeigen *weiße Schorfe.* Durch ihre Lipoidlöslichkeit treten resorptive Giftwirkungen dabei stärker hervor.

Die Therapie muß bestrebt sein, die Konzentration der einwirkenden Ätzgifte durch Verdünnung herabzusetzen (Mundspülen, Wassertrinken), Säuren und Laugen zu neutralisieren; sie muß die Perforationsgefahr beachten (keine Magenspülungen bei schweren Vergiftungen), die Entzündung und den Schmerz bekämpfen und den Kollaps zu verhindern suchen. Die Säure- und Laugenvergiftungen betragen etwa 15% aller Vergiftungen, die Letalität beträgt bei zufälligen Vergiftungen etwa 8%, bei Selbstmordabsicht 18%. Besondere Aufgaben für die Behandlung erwachsen durch die Dauerfolge der Narbenstrikturen.

a) *Säurevergiftungen: Mineralsäuren, Schwefelsäure* (Vitriol), *Salpetersäure* (Scheidewasser), *Salzsäure* (Lötwasser) verursachen sofort nach dem Trinken äußerst heftige Schmerzen. Schwere *Stomatitis* mit schmutzigen Belägen und Geschwüren und starkem Speichelfluß. Schorfe bei Schwefelsäure: schwärzlich, bei Salpetersäure: gelb, bei Salzsäure (häufigste Vergiftung): weißlich. Schwellung der Speiseröhre. Erbrechen blutig-nekrotischer Massen. Meteorismus, manchmal blutig-schleimige Durchfälle. Die verengten Stellen des Verdauungskanals (längeres Verweilen des Giftes) sind besonders durch Geschwürsbildung, Perforationen und Strikturen gefährdet (Oesophaguseingang und Kreuzung mit hinterem Bronchus, Gegend von Cardia und Pylorus). *Verlauf:* Tod unter furchtbaren Schmerzen, im akuten Kollaps oder nach 1—2 Tagen durch Perforation von Oesophagus oder Magen. Bei milderem Verlauf schwere Kollapszustände, Nierenschädigung mit eiweiß- und bluthaltigem Harn. Bei Verschlucken kann tödliches Glottisödem eintreten. Spätfolgen: Narbenstrikturen (Pylorusstenose, Sanduhrmagen). Inanitionszustand.

Behandlung. Reichliche Flüssigkeitszufuhr, Magenspülung nur in den ersten Stunden bei leichten Fällen ohne Perforationsgefahr erlaubt, unter Beifügung von reichlich Magnesia usta zur Neutralisation, notfalls Kreideaufschwemmung oder pulverisiertem Kalk (Wandverputzung), rohen Eiern, Milch. Kein Natriumcarbonat, weil die Entwicklung von Kohlensäure durch Dehnung des Magens gefährlich ist. Schmerzmittel (Narkotica), Kollapsmittel.

Vergiftungsanlässe. Gewerblich besonders Schwefelsäure. Säureattentate zur Entstellung des Gegners. Unvorsichtigkeit, Verwechslung im Haushalt. 4—5 g konz. H_2SO_4 können schon tödlich wirken. 1%ige Lösungen unwirksam. Unterchlorige Säure (ClOH) *Eau de Javelle*, heute wenig gebraucht, Ätzwirkung.

Organische Säuren. Ameisensäure entsteht intermediär bei Methylalkoholvergiftung. Lokal: hautreizend, resorptiv durch Lipoidlöslichkeit Nervengift (Opticus). *Essigsäure:* Vergiftung im Haushalt durch Verwechslung von Tafelessig (2—6%) mit Essigessenz (50—80%), auch gewerbliche Vergiftung. Schwere Gastroenteritis, resorptiv Bewußtseinsstörungen (lipoidlöslich), Hämaturie (Hämolyse).

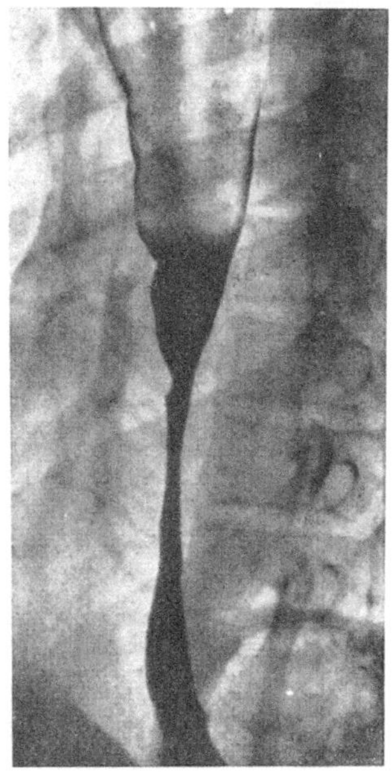

Abb. 1. 1935 Laugenveratzung. Partielle Oesophagusstenosierung mit geringen subjektiven Beschwerden. Dilatation oberhalb der Stenose. (Medizin. Klinik Göttingen 1941.)

Oxalsäure $(COOH)_2$: Starke Säure mit lokal ätzender Wirkung, jedoch schwächer als bei den Mineralsäuren. Resorptive Vergiftung auch nicht ätzender Konzentrationen und der Salze (Kleesalz = saures Kaliumoxalat) durch Fällung des Calciums als unlösliches Calciumoxalat mit der Folge des Kalkmangels in Blut und Zellen. Symptome: Krämpfe, Trismus, Atemnot, Herzstörungen. Akut tödlich oder subakut verlaufend mit Erbrechen, Durchfällen, Nierenschädigung, Tenesmen der Blase (Erregung der glatten Muskulatur), Anurie und Urämie durch Verstopfung der Harnkanälchen mit Oxalatkrystallen, Oxalurie (Diagnose). Die Prognose ist unsicher. Therapie: Intravenöse wiederholte Calcium- und Bicarbonatgaben, Calcium per os. Kreidewasser, Milch (Spülungen), Analeptica. Später Anregung der Diurese durch reichliche Flüssigkeit (Infusionen). *Anlässe:* Reinigungsmittel (Verwechslung), Abtreibung, Suicidversuch, Verbrechen (Kleesalz). Toxische Dosis 1—2 g, 4—5 g tödlich; seltenes Vorkommen.

Salicylsäure: Medikamentöse Vergiftung mit Ohrensausen, Schwerhörigkeit, Magenverstimmung und Erbrechen häufig. Tödliche Dosis 30 g. Rauschzustand, Delirien, Krämpfe. Nachweis im Harn: Violettfärbung durch Eisenchlorid. Ernste Prognose der Salicylsäurevergiftung durch Kreislaufversagen. *Therapie:* Kollapsmittel. Häufig sind Überempfindlichkeitserscheinungen nach Salicylmedikation (Exanthem).

b) Alkalivergiftungen. Natron- und Kalilauge: Die Toxizität ist vom Gehalt an freien OH-Ionen, von der gelösten Alkalimenge, der Lipoidlöslichkeit, Temperatur und Dauer der Einwirkung abhängig. *Lokale Ätzwirkung* (Colliquationsnekrose mit Neigung zur Ausbreitung und Tiefenwirkung, weiche Schorfe): geringe Schorfbildung im Mund, starke Schädigung in Speiseröhre und Magen, Schmerzen, Erbrechen, Blutungen, Perforationsgefahr. Ausgedehnte Narbenstrikturen (vgl. Abb. 1), resorptive Herzlähmung, Kollaps. *Ammoniak* (Gas): Liquor Ammonii caustici (Salmiakgeist), 10% wässerige

Lösung 20—30 ccm letal. Bei konzentrierter Einatmung von Ammoniakgas entzündliche Reizung der Schleimhäute (Tränenfluß, Niesen, schmerzhafter Husten, Erstickungsgefühl), Glottisödem, Tracheobronchitis, Bronchopneumonie, sogar Lungenödem. Starke Tiefenwirkung bei geringer Ätzwirkung, Gefährdung der Augen. Reizwirkung als Gas von 0,1 mg je Liter an. *Soda* (Natriumcarbonat), *Pottasche* (Kaliumcarbonat), *Ätzkalk* (Calciumoxyd) verursacht lokale Entzündung und Verätzung. *Diagnose der Alkalivergiftungen:* Klinisches Bild: Weiche Schorfe (im Mund gering), Erbrechen alkalischer blutigschleimiger Massen. *Therapie:* Essig oder Citronenwasser, später Schleim, Milch trinken lassen, Narkotica, Kollapsmittel. Spülung wegen Perforationsgefahr unterlassen. Ernährung später schwierig, rectal oder durch Anlegung einer Magen- bzw. Darmfistel. Strikturenbehandlung. *Anlässe:* Gewerbliches Vorkommen von Laugen in Seifenfabrikation, Färbereien, Ammoniak technisch viel verwendet (undichte Ammoniakbehälter), Verwendung aller Alkalien im Haushalt (Reinigungsmittel), Löschen von Kalk (CaO), Suicidabsicht.

c) Phenole. Carbolsäure (C_6H_5OH) Acid. carbolicum liquefactum, ferner ihre Derivate, *Kresole* (Methylphenole), besonders *Lysol* (Liquor cresoli saponatus). Starke Ätzwirkung an den Schleimhäuten (weiße Schorfe). Hautnekrosen (Gangrän) bei längerer Einwirkung nur 2—3% Carbollösungen. Resorptive Wirkungen stark hervortretend (hohe Lipoidlöslichkeit). Schwindel, Kopfschmerzen, Übelkeit, Bewußtlosigkeit, Kollaps. Spätwirkung: hämorrhagische Nephritis. Diagnostisch wichtig: Carbolgeruch der Atmungsluft und des Erbrochenen, dunkelolivgrüne Harnfärbung (Carbolharn) durch Hydrochinonbildung. *Therapie:* Stets Magenspülung (geringe Perforationsgefahr), Verwendung von Magnesia usta, verdünntem Kalkwasser, Milch. Abführmittel. Kollapsmittel. Zum Schutz der Magenschleimhaut und Resorptionsverhinderung werden große Dosen Paraffinöl (300 ccm) empfohlen. Phenol 1—2 g toxisch, 8—10 g letal.

Anlässe: Verwendung als Desinfektionsmittel, Suicid (Lysol besonders beliebt), Unachtsamkeit. Carbolverbände sind heute verlassen.

2. Halogene.

Chlor. *Chlorgasvergiftungen* erfolgen meist durch plötzliches Entweichen größerer Mengen aus Bomben oder Chlorkammern bei Betriebsunfällen. Der unangenehme Geruch, der schon in Verdünnung von 1:1 Million bemerkbar ist, schützt im allgemeinen vor Vergiftungen. *Symptome:* Schleimhautreizung, (1 : 20000): Tränenfluß, Nießen, Kratzen im Hals, Husten. Bei höheren Konzentrationen (1:10000) Atemnot, Brustschmerzen, Bronchitis, Bronchopneumonien. Konzentriertes Chlorgas wirkt akut tödlich. *Behandlung:* Frische Luft, Wasserdampf einatmen mit Zusatz von etwas Ammoniak oder Emser Salz. Analeptica.

Phosgen entsteht durch Verbrennung von Chloroform (offenes Licht bei Chloroformnarkose) und Tetrachlorkohlenstoff. Die gewerbliche *Phosgenvergiftung* bietet ein eindrucksvolles Bild. Die Reizwirkung auf die Schleimhäute ist gering, Schutzreflexe treten nicht in Tätigkeit. Nach einer Latenzzeit von etwa 4 Stunden mit wenig gestörtem Allgemeinbefinden treten die Folgen einer Reizung der tiefen Luftwege und Alveolarepithelien ein: beginnendes *Lungenödem*; die Atmung wird flach, frequent und rasselnd mit dünnflüssigem, schaumigem Sputum und es stellt sich schwerster Sauerstoffmangel ein. Durch Flüssigkeitsverlust dickt das Blut ein, das rechte Herz wird durch erhöhten Widerstand im Lungenkreislauf erweitert und versagt, die Kreislaufschwäche vollendet das schwere Krankheitsbild. Tod am 1. oder 2. Tag, bei Überleben günstige Prognose. Geringe resorptive Wirkung. Die Behandlung verlangt absolute Ruhe, da Steigerung des O_2-Verbrauches schädlich ist und jede Mehratmung das Gas in intensivere Berührung mit der Lunge bringt, liegender Abtransport aus dem verseuchten Bezirk; bei beginnendem Lungenödem großer Aderlaß, O_2-Atmung, Traubenzuckerinfusion, Strophanthin, Analeptica. Keine künstliche Atmung, kein Morphin (S. a. Bd. I, S. 547).

Chlorsaures Kali ($KClO_3$) wurde früher als Gurgelwasser viel verwandt, Vergiftungen durch Verschlucken (Kinder). Hämolytisch wirkendes *Blutgift*. Methämoglobinbildung. Toxisch von 1—2 g an. *Symptome:* Nach hohen Dosen Erbrechen und Durchfälle. Auch bei Fehlen derselben nach einigen Stunden blaugrüne Verfärbung der Lippen und des Gesichts, Atemnot, Erstickungsgefühl, Herzschwäche, Kollaps. Leberschädigung mit Ikterus, Nephrose mit wenig eiweißhaltigem, braunem Harn, zuweilen Anurie mit Ausgang in Urämie. Dosis let. min. 5 g. *Behandlung:* In den ersten 4 Stunden Magenspülung, Brechmittel (Apomorphin). Reichliche Flüssigkeitszufuhr, intravenöse Infusionen, Kollapsmittel. Die Niere entscheidet die Prognose (Verstopfung der Nierenkanälchen).

Brom. Die Dämpfe wirken wie Chlor (selten).

Bromsalze (NaBr, KBr, NH_3Br). Als Sedativa verwandt. Bei Empfindlichen entsteht *Bromismus:* Acne, später Somnolenz. 100 g NaBr tödlich. Es sind Fälle von echter Bromsucht bekannt, wozu auch der chronische Mißbrauch von Bromural führen dürfte.

Organische Bromverbindungen. Brommethyl und Bromäthyl sind narkotische Nervengifte. Gewerbliches Vorkommen. Cl und Br verdrängen sich gegenseitig aus dem Organismus, also bei Bromismus reichlich Kochsalz zuführen.

Jod. Akute *Vergiftungen* durch Trinken von Jodlösungen (Jodtinktur, LUGOLsche Lösung), leichte Verätzungen des Magens, Nierenschädigung. Kollaps, Cyanose, Erbrechen, Harnverhaltung. Therapie: Eiweiß, verdünnte Alkalien, Kollapsmittel.

Chronische Vergiftungen. Jodismus durch Jod und Jodsalze (auch organische Verbindungen) infolge längerdauernder Jodtherapie. Die individuelle Empfindlichkeit gegen Jod ist sehr verschieden, in den Alpenländern höher als im Norden. Bei Überempfindlichen erzeugen kleinste Jodgaben (z. B. Verwendung von sog. „Vollsalz" im Haushalt) thyreotoxische Erscheinungen (Jodbasedow). Vorsicht bei Patienten mit Struma (s. Kapitel: innere Sekretion). *Symptome des Jodismus:* Dünnflüssiger Schnupfen, Bindehautkatarrh, Akne, Exantheme. Jodoform: S. s. 760. *Behandlung* des Jodismus: Jod absetzen, symptomatische Therapie.

Jodverbindungen, welche wegen ihrer geringen Durchlässigkeit für Röntgenstrahlen als Kontrastmittel für die Röntgendiagnostik viel verwandt werden, sind nicht ganz ungefährlich. Seltene perakute Todesfälle bei Überempfindlichen (intravenöse Pyelographie) sind beschrieben (Lungenödem).

Fluor. Fluorsalze werden als Konservierungsmittel, Glasätztinte und gegen Ungeziefer verwendet. Praktische Bedeutung hat der Fluorwasserstoff (HF) als starkes Ätzmittel (Haut, Schleimhäute, Nebelkatastrophe im Maastal 1930). Natriumfluorid (NaF) und Natriumsilicofluorid (Na_2SiF_4) dienen als Mittel zur Konservierung von Nahrungsmitteln und zur Ungezieferbekämpfung. *Symptome:* Erbrechen, Durchfälle, Urticaria, Lähmungen des Gehirnstammes, Krämpfe. Dosis let. 5—10 g. *Behandlung:* Magenspülung mit Kalkwasser, Calciumpräparate, Milch, Abführmittel, Analeptica. Chronische Vergiftung bei Kryolitharbeiten ($AlF_3 + 3\,NaF$): Osteosklerose, Anämie, später Osteomalacie.

3. Metalle.

Viele Schwermetalle wirken lokal reizend und entzündungserregend. Das Metallion verwandelt Organeiweiß in Metallalbuminat, ferner ist die Säuredissoziation und die Oxydationsstufe für die Ätzwirkung maßgebend. Praktisch sind die Blei- und die Quecksilbervergiftung, neuerdings auch die Thalliumvergiftung von größter Wichtigkeit.

Blei (Pb). Die *akute* Bleivergiftung ist selten. Sie verläuft unter dem Bild einer akuten Gastroenteritis und wird mit Magenspülung und Abführmitteln behandelt.

Die *chronische Bleivergiftung* ist die wichtigste unter den gewerblichen Vergiftungen, wenn auch die früher häufigste Entstehung im *Buchdruckergewerbe* heute durch Einführung von maschinellen Betrieben und Sicherheitsmaßnahmen in größeren Betrieben wegfällt. Heute stammen gewerbliche Bleivergiftungen aus Akkumulatorenfabriken oder zahlreichen anderen der Bleiverarbeitung dienenden Betrieben. Sie erfolgen ferner bei nebensächlicher Verwendung von Blei in Form von Mennigekitten, Bleipuder (Emailfabrikation), beim Löten (Klempner), durch Einatmung von Lösungsmitteldämpfen von Bleifarben. Maler sind dagegen viel weniger gefährdet als früher, weil Bleifarben zu Anstrichen nicht mehr benutzt werden. Dagegen ist die Verwendung von Bleifarben in organischen Lösungsmitteln, im Spritzverfahren durch Einatmung von Dämpfen viel gefährlicher. Auch der Zusatz von Bleitetraäthyl und Bleimethyl zu Betriebsstoff zur Erhöhung der Klopffestigkeit von Benzinmotoren liefert neue Gefahren der Vergiftung. Gerade die Aufnahme durch die *Lunge* führt zu rascher und vollständiger Resorption der Bleidämpfe. Natürlich wird die Vergiftung durch äußere Umstände, wie mangelnde Lüftung in engen Arbeitsräumen, begünstigt. Die Zahl der Industrien, welche zu Bleivergiftungen führen können, ist sehr groß. Unter 3362 gemeldeten gewerblichen Vergiftungen des Jahres 1930 befanden sich 2008 Bleivergiftungen. Im gesamten Buchdruckergewerbe in Berlin und Leipzig betrug dagegen unter allen Erkrankungen die Zahl der Bleivergiftungen 1925 bis 1930 nur 0,2% pro Jahr, heute noch weniger. Die größte Zahl der gemeldeten Bleivergiftungen in diesem Gewerbe sind Fehldiagnosen, entstanden durch die überholte Vorstellung besonderer Gefährdung. Gegen die gewerblichen Bleivergiftungen treten andere Ursachen (Gebrauchsgegenstände, Eßgeschirr, Spielzeug) völlig zurück. Geschosse, (Schrapnellkugeln), welche im Körper stecken, sind selten Ursache von Vergiftungen. Dagegen sind *Bleiendemien* größeren Umfangs durch Trinkwasser, welches in bleihaltigen Röhren stagnierte, vorgekommen (Leipzig 1930). Regelmäßige Untersuchungen des Leitungswassers auf Blei werden allgemein durchgeführt. Zur chronischen Vergiftung führt die tägliche Aufnahme von 1 mg Pb nach Monaten, von 5 mg schon nach einigen Wochen. Die Gefahr der Vergiftung ist um so größer, je feiner die Verteilung und je größer die Oberfläche ist (Bleistaub, Bleidampf). Die größte Gefahr bietet die Inhalation. Verschlucken von Blei beruht oft auf Unsauberkeit beim Essen im Betrieb.

Im Organismus findet sich das Blei in *Depotform* im Skeletsystem, ferner vor allem in Leber und Niere. Die Ausscheidung erfolgt im Harn und Stuhl. Pathologisch im Sinne eines erhöhten Bleigehaltes des Körpers sind Werte im Blut über 0,06 mg Pb in 100 ccm, im Harn über 0,1 mg in 24 Stunden, im Stuhl über 0,5 mg in 100 g. Werte von mehr als 4 mg Blei im Stuhl finden sich nur bei reichlicher Bleiaufnahme (Entlarvung von Bleiessern bei Versicherungsbetrug). Der Nachweis eines erhöhten Bleispiegels im Blut ist bei entsprechenden Krankheitssymptomen beweisend für Bleivergiftung und möglichst in allen Fällen vorzunehmen. Bei der Unsicherheit von Standardwerten und ihrem Schwanken mit dem Mineralstoffwechsel sind mehrtägige Untersuchungen wünschenswert.

Symptome: Mattigkeit, metallischer Geschmack, Appetitlosigkeit, Magendrücken, blasses Aussehen *(Bleikolorit)*. Das erste alarmierende Symptom ist häufig die *Bleikolik* oder in weniger ausgeprägter Form schmerzhafte spastische Obstipation mit eingezogenem Leib. Für die Koliken sind segmentäre Dünndarmspasmen verantwortlich. Auch Bleigastritis kommt vor. Die *Bleianämie* kann sich frühzeitig entwickeln, ebenso der *Tremor*. Spätere Erscheinungen sind *motorische Lähmungen*, fast pathognomonisch im Bereich der Vorderarmstrecker (N. radialis), seltener in anderen Gebieten. Die mit schweren cerebralen Störungen, besonders Erregungszuständen, Amblyopie einhergehende *Encephalopathia saturnina* ist heute eine äußerst seltene Spätschädigung. Andere Spätfolgen, welche auch als Bleischäden durch Gefäßspasmen aufgefaßt werden, nämlich Hochdruck, Gefäßschrumpfniere und sekundäre Gicht, ferner Magengeschwüre können nur mit äußerster Zurückhaltung und niemals ausschließlich als indirekte Bleischäden betrachtet werden. Bei Kindern kann die Bleivergiftung (Spielzeug) poliomyelitisartige Lähmungen und Bleimeningitis hervorrufen. Leberschädigung mit Ikterus kann bei subakuter Vergiftung vorkommen, ferner Fieber (Gefahr von Fehldiagnosen).

Diagnose: Die Annahme einer Bleivergiftung darf nie auf einem einzelnen Symptom gegründet sein. Am häufigsten finden sich *vier* Symptome: 1. Der *Bleisaum* am Zahnfleisch, besonders der Schneidezähne, als Zeichen der Bleiaufnahme durch Ablagerung von Bleisulfid in der Schleimhaut des Zahnfleischrandes durch Schwefelwasserstoff, der bei schlecht gepflegten Zähnen durch Fäulnis in der Mundhöhle entsteht und analog dem Wismut- und Quecksilbersaum nicht abkratzbar ist. Verwechslung mit Verfärbung bei Paradentosen häufig. 2. Das

Bleikolorit, eine schiefergraue Blässe durch Kontraktion der Hautgefäße, kann schon vor stärkerer Anämie auftreten. 3. Die *Vermehrung der basophilgetüpfelten Erythrocyten* auf über 1000 je 1 Million Erythrocyten ist nur in Verbindung mit anderen Symptomen bedeutsam und wird vielfach überbewertet. Es handelt sich wohl um geschädigte jugendliche Zellen, welche keineswegs für Blei spezifisch sind, sondern sich regelmäßig bei Anämien und Reizzuständen des Knochenmarkes finden. Zu ihrer Darstellung ist die MANSON-Färbung zu empfehlen. Die Anämie ist mikrocytär-regenerativ mit ausgeprägter Retikulocytose. 4. Die vermehrte *Porphyrinausscheidung* (Protoporphyrin) im Harn, ebenfalls ein unspezifisches Symptom, ist ein Frühzeichen bei Bleivergiftung. Der qualitative Nachweis, der spektroskopisch leicht durchführbar ist, kann durch quantitative Messung ergänzt werden (Messung der Lumineszenzintensität nach FICKENTSCHER im Stufenphotometer). Die Diagnose der Bleivergiftung wird bei Auftreten von *Koliken* oder der typischen *Bleilähmung* klinisch mit Sicherheit zu stellen sein, wenn die zuerst genannten Symptome nachweisbar sind. In allen Fällen wird der Nachweis des über 0,06 mg-% erhöhten Bleispiegels im Blut für die Sicherung der Diagnose sehr wertvoll sein. Wichtige Voraussetzung der Annahme einer Bleivergiftung ist natürlich die Wahrscheinlichkeit erhöhter Bleiaufnahme (Exposition, Bleirisiko), deren Beurteilung oft eine genaue Kenntnis der Berufstätigkeit erfordert. Manchmal gelingt der Nachweis von Blei an den Händen durch Bildung von schwarzem Bleisulfid in den Falten und Nagelfalzen bei Abreiben mit Schwefelammonium. Die *Prognose* richtet sich nach der Schwere der Vergiftung und dem Zeitpunkt des Erkennens. Spätfolgen verschlechtern sie erheblich. Rezidive leichter Art können durch Mobilisierung von Depotblei aus dem Skeletsystem erfolgen (selten), jeder Rückfall erweckt den Verdacht erneuter Bleiaufnahme im Beruf oder zum Zweck des Versicherungsbetruges (Entlarvung durch Nachweis großer Bleimengen im Stuhl). Die individuelle Empfindlichkeit gegen Blei ist verschieden.

Behandlung: Verhinderung weiterer Bleiaufnahme. Bei Koliken intravenöse Calciumgaben (gluconsaures Ca), Wärme, Spasmolytica (Atropin oder Belladonnapräparate). Bei schweren Vergiftungen versucht man durch lactovegetabile, alkalische Kost und Calciumgaben zunächst die Deponierung des Bleies im Knochen zu begünstigen. Nach Eintritt von Besserung wird durch vorsichtige Mobilisierung des Bleies die allmähliche Ausscheidung aus dem Körper angestrebt. Dazu wird neben Umstellung auf kalkarme, saure Kost die Verabreichung von Jod (Kal. jodat. 10/200. 4—5 Eßlöffel tägl. während 2 Wochen stoßweise) empfohlen. Parathormon (Nebenschilddrüsenhormon) mobilisiert mit dem Kalk auch das Blei.

Die *Prophylaxe* der Bleivergiftung wird durch Überwachung, periodische Untersuchungen der in bleigefährdeten Betrieben Arbeitenden (Blutbild) und Blutbleispiegel, durch Feststellung der „Bleigefährdeten" und Überführung in unschädliche Berufe angestrebt, ferner durch Ersatz von Blei in Gewerbebetrieben durch unschädliche Stoffe.

Eine neue Quelle für Bleivergiftungen stellt die Verwendung von *Bleitetraäthyl* $[Pb(C_2H_5)_4]$ mit 64% Pb als Zusatz zu Treibstoff dar (Bleibenzin), um das Klopfen der Motoren zu verhüten. Die Symptome der akuten und subakuten Vergiftung bestehen in Unruhe, Erregungszuständen, Gehstörungen, in leichten Fällen in Schwindel, Schlaflosigkeit, morgendlichem Erbrechen, Schwäche, Zittern, Gewichtsabnahme. Tödliche Vergiftung bei 5 mg je Liter Luft mit Delirium und Koma. Die Behandlung ist symptomatisch (Rindenhormon und Ephetonin). Die Erscheinungen klingen meist in 1—2 Wochen ab. Der Schwerpunkt liegt auf frühzeitiger Erfassung und Entfernung aus der Gefahrenzone. Am Eintrittsort (Haut, Luftwege) entstehen meist keine Reizwirkungen. Das Überwiegen cerebraler Störungen wird durch die Lipoidlöslichkeit erklärt; bevorzugt sind Stammhirn und vegetative Zentren (Hypotonie).

Quecksilber (Hg). Akute und chronische Vergiftungen verlaufen völlig verschieden. Ionisierte Hg-Verbindungen pflegen die akute, Hg-Dampf (Inhalation) durch daraus im Organismus entstehende nicht ionisierte Verbindungen die chronische Vergiftung zu erzeugen. Die akute Vergiftung durch Hg-Dämpfe ähnelt dem Symptomenbild der chronischen Vergiftung. Die häufigste Form der akuten Hg-Vergiftung ist die *Sublimatvergiftung* ($HgCl_2$). Ähnlich verlaufen alle durch lösliche Hg-Salze bewirkten Vergiftungen (Cyanide, Nitrate, die diuretischen Komplexverbindungen Novasurol, Salyrgan). Hydrargyrum oxycyanatum (Desinfektionsmittel) wirkt weniger stürmisch, ebenso das unlösliche Kalomel (Hg_2Cl_2), welches im Darm in lösliche Komplexsalze umgewandelt wird. Hg-Salben (Schmierkur) wirken percutan und durch Inhalation von Dämpfen. Für gewerbliche Vergiftungen ist das Mercuronitrat am wichtigsten. Metallisches Quecksilber per os ist unschädlich.

Die akuten Vergiftungen entstehen entweder absichtlich oder durch Verwechslung von Arzneimitteln oder Überdosierung. Einführungswege sind außer den üblichen auch die Scheide (Sublimateinlagen, Spülungen). Die chronischen Vergiftungen durch Einatmen von Hg-Dämpfen sind meist Berufserkrankungen. Die Hg-gefährdeten Gewerbe sind vor allem Vakuumindustrie, Amalgamisierung, chemische, synthetische Industrie (Hg-Katalyse), Silbergewinnung, Haarbeizereien, (Hutmacher), Thermometerfabrikation, Schädlingsbekämpfung, dagegen ist die Spiegelindustrie durch Einführung des Silberspiegels heute bedeutungslos. Die Hg-Vergiftung ist nächst Blei die wichtigste gewerbliche Vergiftung, wenn auch viel seltener. Vergiftungen durch Amalgamplomben spielen keine Rolle. Die toxische Dosis von Sublimat beträgt 0,1—0,2 g, die tödliche 0,5 g. 1%ige Lösungen können bei Spülungen bereits toxisch wirken. Sublimat ist eines der stärksten Ätzgifte und durchdringt leicht das Gewebe. Die Hg vor allem speichernden Organe und zugleich Ausscheidungsstätten sind Leber, Darm, Niere und Lunge.

Akute Vergiftungen (Sublimatvergiftung): Die Symptome sind metallischer Geschmack, Leibschmerzen, Erbrechen weißlicher Massen, Durchfälle mit blutigen, manchmal schwarzen (HgS) Stühlen und Tenesmus, schwerer, unter Umständen tödlicher Kollaps. Die Ursache dieser Erscheinungen ist die Entzündung des gesamten Magen-Darmkanals mit sichtbaren Verätzungen im Mund und Speichelfluß bei Vergiftungen *per os*. Die später einsetzenden *resorptiven* Wirkungen, welche bei nicht peroraler Zufuhr die ersten Symptome darstellen, sind Verminderung der Harnabscheidung bis zur Anurie und nachfolgender Urämie infolge Nephrose und anschließender Nekrose und Verkalkung der Nierentubuli. Die Nierenfolgen werden erst nach einigen Tagen in bedrohlichem Grade bemerkbar, der Tod pflegt nach 5—11 Tagen einzutreten, bei Erholung besteht langdauernde Albuminurie. Als Folge der Ausscheidung des Hg im Darm entsteht vor allem eine schwere ulceröse Colitis mit ruhrartigen, blutig-schleimigen Durchfällen und quälendem Tenesmus, ferner die Hg-Stomatitis. Die Prognose der akuten Hg-Vergiftung ist auch nach Überleben der ersten schweren gastroenteritischen Phase durch die drohende Urämie unsicher.

Behandlung: Versuch, unresorbiertes Gift zu entfernen, Magenspülungen (nur in der ersten Zeit), Kohle, Milch, Eiweißlösungen in großen Mengen trinken lassen, Abführmittel. Eine Entgiftung des resorbierten Hg durch intravenöse Gabe von 5—10% Natriumthiosulfatlösung kann versucht werden. Durch Injektion gesetzte Depots schwerlöslicher Hg-Salze (Oxycyanat) können chirurgisch angegangen werden. Kollaps, Colitis, Stomatitis sind symptomatisch zu behandeln. Gegen die Nierenschädigung werden 4% Traubenzuckerinfusionen und vor allem Kochsalzzufuhr im Stadium der Oligurie empfohlen, bei Anurie Nierendiathermie und paravertebrale Anästhesie (D/XII—L/II).

Akute Hg-Dampfvergiftungen kommen bei Kesselarbeiten, Nieten Hg-haltiger Gegenstände oder Platzen von Hg-Dampflampen vor. Nach einigen Stunden entstehen Übelkeit, Husten, Bronchitis, Kopfschmerz, Erbrechen, Zittern, in schweren Fällen Krämpfe und Bewußtlosigkeit mit nachfolgendem Tod.

Die *subakute und chronische Hg-Vergiftung* (Mercurialismus) beginnt mit der Stomatitis mercurialis simplex, später ulcerosa und gangraenosa, Mundgeruch, metallischem Geschmack, Speichelfluß (Ptyalismus mercurialis), feinschlägigem Zittern der Hände. Manchmal Hg-Saum (HgS). Die Zähne werden wacklig und fallen aus. Der chronische Mercurialismus ist hauptsächlich durch Erethismus, Tremor und im Endstadium durch Kachexie gekennzeichnet, also stehen neurologische Symptome im Vordergrund. Erethismus bedeutet ein Gemisch von psychischer Reizbarkeit mit Mattigkeit, Verlegenheit, Schwindel, Gedächtnisschwäche, Parästhesien. Der Tremor merc. umfaßt eine Gruppe motorischer Erscheinungen, z. B. Zuckungen der Mundwinkel und Polyneuritis, das kachektische Stadium, zentrale und periphere Lähmungen, Halluzinationen, Delirien, Demenz (Encephalopathia mercurialis).

Die *Diagnose* der chronischen Hg-Vergiftung ist bei den überwiegend leichten Fällen, abgesehen von der Stomatitis, schwierig. Durch den chemischen Giftnachweis im Harn, Blut (über 6—7 mg in 1000 ccm spricht für Vergiftung) und Liquor (bei zentralnervösen Störungen) kann die Diagnose gestützt werden, vor allem aber durch den Nachweis der Hg-Aufnahme. Die individuelle Empfindlichkeit gegen Hg schwankt erheblich. Die *Behandlung* besteht in sorgfältiger Mundpflege, Adstringentien, Alkoholabstinenz, Jodkalium (stoßweise). Bei nervösen Störungen symptomatische Therapie. Entfernung aus dem Hg-Betrieb.

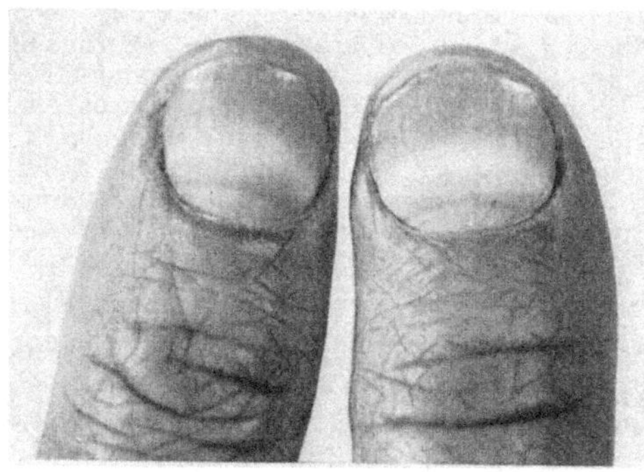

Abb. 2. MEESsche Linien 7 Wochen nach Thalliumvergiftung bei 34 jähriger Frau. Aus dem Wachstum der Fingernagel von 0,1 mm taglich läßt sich vom oberen Rand der MEESschen Bander etwa der Zeitpunkt der Vergiftung errechnen. (2 Monate Latenz).

Thallium (Tl) dient als Ratten- und Mäusegift in Form von 2% **Zelioweizen** und Zeliopaste mit Thalliumsulfat (Tl_2SO_4). Die Verwendung von Thalliumacetat als Enthaarungsmittel ist aufgegeben. Gewerbliche Vergiftungen kommen kaum vor, jedoch ist die Verwendung zur absichtlichen Vergiftung (Giftmord und vor allem Selbstmord) in Zunahme begriffen. Mittlere tödliche Dosis 1 g Thalliumsalz, minimale 0,7 g = Inhalt einer Tube Zeliopaste.

Die *akute Vergiftung* bietet ein charakteristisches Bild, gekennzeichnet durch schwere spastische Obstipation mit Koliken, Polyneuritis der unteren Extremitäten mit unerträglichem Fußsohlenschmerz, fortschreitendem Haarausfall (2. bis 3. Woche), vor allem der Kopfhaare, Schlaflosigkeit, Blasenstörungen, gelegentlich Stomatitis und initiale gastroenteritische Erscheinungen, psychische Störungen, Opticusneuritis. Der Nachweis des Tl im Harn oder in den Haaren (spektroskopisch) sichert die Diagnose. Verlauf schleppend, über Wochen hinziehend, Eintritt der typischen Erscheinungen erst nach Tagen. Charakteristisch als Spätsymptom ist das Auftreten MEESscher Linien an Finger- und Fußnägeln. (Abb. 2). Schädigung der Frucht tritt bei Schwangerschaft nicht ein. Mehrfach wurden Remissionen der Vergiftung beobachtet, wie sie bei Blei vorkommen. *Behandlung:* Magenspülung, Abführmittel ($MgSO_4$) und Diuretica, 3% Natriumthiosulfat (20 ccm) intravenös, später Spasmolytica, Schlafmittel, Vitamin B_1, paravertebrale Anästhesie.

Mangan (Mn) wirkt in zweiwertiger Form als Nervengift. Gewerbliche Vergiftungen vor allem durch Staubinhalation in Braunstein-(MnO_2)-Mühlen und in Braunsteinbergwerken. Als Ätzgift wirkt Kaliumpermanganat ($KMnO_4$) in 5—6% Lösungen und Krystallen.

Die *chronische Manganvergiftung* zeigt sich in Müdigkeit, Schwäche in den Beinen, Zittern. Später tritt ausgesprochener *Parkinsonismus* mit Rigor, mimischer Starre, Sprach- und Bewegungsstörungen ein (hypertonisch-akinetisches Pallidumsyndrom), dazu labile Stimmung, Gedächtnisschwäche, Potenzstörungen. — Eine wirksame Therapie ist nicht bekannt.

Die *Manganpneumonie* stellt die durch manganhaltige Staubeinlagerung der Lunge erhöhte Neigung zu Pneumonien mit hoher Mortalität dar. Durch aktive Immunisierung gegen Pneumokokken läßt sich die Mn-Pneumonie vermeiden.

Zink (Zn) wirkt vor allem als Zinkchlorid ($ZnCl_2$) lokal ätzend, unter Auftreten heftiger Gastroenteritis und nachfolgender Nephritis. Auch die Entstehung von Magen- und Duodenalgeschwüren wird auf die Zinkvergiftung, welche mit Blei kombiniert sein kann, zurückgeführt. Das *Gießfieber* entsteht beim Messingguß. Die eingeatmeten Zinkoxyddämpfe führen dabei in 6—8 Stunden zu Schüttelfrost, Fieber, Müdigkeit und Schlaf. Auch Kupfer, Cadmium und Nickeldampf erzeugen das gleiche Bild des „*Metalldampffiebers*", eine rasch vorübergehende Erscheinung.

Zinkvergiftungen kommen in galvanoplastischen Betrieben und Akkumulatorenfabriken (kombiniert mit Bleivergiftung) vor, ferner medizinal.

Kupfer (Cu)-Verbindungen werden schlecht resorbiert. Gegen Selbstvergiftung mit Kupfervitriollösung bietet die Brechwirkung einen gewissen Schutz. Gewerbliche Vergiftungen kommen durch Einatmen feinstäubiger Kupfersalze vor. Dabei werden Reizungen der Nasenschleimhaut, Erbrechen und ulcusartige Magenbeschwerden beobachtet. Ob Lebercirrhose, die experimentell durch Kupfer erzeugt wird, infolge chronischer Kupfervergiftung (Spritzen der Weinstöcke) entstehen kann, ist zweifelhaft. Die akute Kupfervergiftung kann unter schwerer Gastroenteritis und Kollaps zum Tode führen. Behandlung: Eiweiß, Milch, Magenspülung, Analeptica; Natriumthiosulfat intravenös gegen resorptive Vergiftung.

Wismut (Bi) kann in der Luestherapie toxische Wirkungen ausüben, welche der chronischen Bleivergiftung ähnlich sind. (Bi-Saum, basophilgetüpfelte Erythrocyten, Anämie, Durchfälle). Intraglutäale Bi-Depots sind röntgenologisch nachweisbar.

Chrom (Cr) wirkt in Form von Kaliumbichromat (0,5 g) akut giftig. Gewerbliche Vergiftungen bei Färben, Gerben, Beizen, bei Chromatdarstellung meist durch Staubinhalation.

Die *akute Chromvergiftung* führt zu Gastroenteritis, Kopfschmerzen, Krämpfen und hämorrhagischer Nephritis. Gelbfärbung von Mund und Rachen erleichtert die Diagnose. Gefahr der Anurie. Magenspülungen, Alkalien. Die chronische Chromstaubinhalation verursacht eine charakteristische Perforation der Nasenscheidenwand. Wichtig ist das gehäufte Vorkommen von Bronchialcarcinom bei Chromatarbeitern.

Uran. Ein äußerst giftiges Schwermetall, bewirkt wie Chrom Gastroenteritis und Nierenschädigung. Die radioaktiven Isotopen haben für die Gewinnung von Atomenergie große Bedeutung erlangt. Die physikalischen Fernwirkungen der γ-Strahlen sind vor allem schwere Knochenmarksschäden (Panmyelophthise), Kräfteverfall, Kachexie, Sterilität.

Barium kann bei Wäscheappretur, in der Strohhutindustrie und als Rattengift akute Vergiftungen verursachen, die medizinale Vergiftung ist heute selten. Die Symptome sind heftige Gastroenteritis, Herzstörungen, Kollaps bei akuter, aufsteigende Lähmung bei einige Tage dauernder Vergiftung. Therapie: Natriumsulfat (20—30 g per os und 2% Lösung intravenös).

Cadmium bewirkt in Dampf- und Staubform akute Reizerscheinungen an den Schleimhäuten, später Schwindel und Bewußtlosigkeit.

*Nickel*vergiftungen in Nickelbetrieben sind in Form der *Nickelkrätze*, hartnäckiger Ekzeme mit Ödem- und Juckreiz vor allem an der unbedeckten Haut und am Genitale häufig. Flüchtige, als Katalysatoren verwandte Nickelcarbonyle sind neurotrope Gifte.

Kobalt findet sich neben Arsen und Uran in den Bergwerken von Schneeberg im Erzgebirge. Die Möglichkeit des Zusammenhanges der Erzstaubinhalation radioaktiver Gesteine mit dem *Schneeberger Lungenkrebs* ist naheliegend. In Joachimsthal werden gewerbliche *Radiumvergiftungen* bei Bergleuten und bei Arbeiterinnen, welche radioaktive Leuchtfarben verwenden, beobachtet. Die Hauptsymptome sind fortschreitende myelotoxische Anämie, Kiefernekrosen, sekundär kann tödliche Sespis eintreten.

Eisen, Zinn, Silber, Gold haben keine wesentliche toxikologische Bedeutung, wenn man von medikamentösen Giftwirkungen absieht, welche vor allem bei der Goldtherapie in Form von Allgemeinsymptomen, Nieren- und Leberschädigungen vorkommen.

Beryllium (Be)verursacht bei den Arbeitern häufig Atemnot infolge sehr hartnäckiger Pneumonien. Die schwere Beeinträchtigung wird dabei durch den klinischen Befund oft nicht genügend erklärt.

Vanadium (V) ist als Pentoxyd (V_2O_2) ein gewerbliches Gift bei der Stahl- und Anilinfabrikation. Der eingeatmete Staub verursacht chronische Bronchitiden.

4. Metalloide.

Arsen (As) ist das klassische Gift für Giftmorde. Toxikologisch wichtig sind vor allem das Arsenik (As_2O_3), das Anhydrid der arsenigen Säure und deren Metallsalze (Schweinfurtergrün), der gasförmige Arsenwasserstoff (AsH_3), das Salvarsan und arsenhaltige Kampfstoffe. Elementares As ist ungiftig. Die O_2-Verbindungen sind Capillargifte, As-Wasserstoff dagegen Blutgift. Lokale Reizgifte sind die organischen Verbindungen des As-Trichlorids (Kampfstoffe). Als gewerbliches Gift wirkt Arsenik durch die Schädlingsbekämpfung (z. B. Ausstreuung von Arsenik-Calciumcarbonat durch Flugzeuge), durch Verwendung bei Kürschnern und Gerbern und zur Konservierung in Museen. Andere Ursachen sind Rattengift, arsenhaltige Tapeten, Verwechslungen. In Weinbaugebieten sind durch die Schädlingsbekämpfung der Reben und Genuß arsenhaltigen Weines und „Haustrunkes" chronische Vergiftungen häufig (Winzerkrankheit). Die individuelle Empfindlichkeit ist sehr verschieden, die toxische Wirkung beginnt bei 0,01—0,03 g Arsenik, die minimal tödliche Dosis ist 0,06 g. Die Gewöhnung der Arsenikesser beruht auf veränderter Resorption und schützt nicht gegen parenterale Vergiftung.

Die *akute Arsenvergiftung* beginnt mit schweren gastrointestinalen Erscheinungen innerhalb 1—2 Stunden; Trockenheit, Kratzen im Rachen, Speichelfluß, danach heftiges Erbrechen, Leibschmerzen, profuse Durchfälle (Reiswasserstühle) und quälender Tenesmus, ein choleraartiges, schweres Krankheitsbild. Durch hochgradigen Wasserverlust schneller Verfall, Austrocknung, Wadenkrämpfe, schwerster Kollaps, oft rascher Tod am 1.—2. Tag im Koma. Bei weniger akutem Verlauf kann am 3.—4. Tag vorübergehend Besserung eintreten und trotzdem noch der Tod im Kollaps erfolgen. Bei subakuter Vergiftung kann nach wochenlangen Durchfällen durch Entkräftung und sekundäre Erkrankungen der Tod eintreten. In anderen nach Stunden zum Tod führenden Fällen stehen cerebrospinale Reiz- und Lähmungserscheinungen im Vordergrund (paralytische Form).

Die *Diagnose* wird durch Nachweis von weißen Arsenikkrümeln oder grünen Farbstoffen im Erbrochenen und durch Knoblauchgeruch der Atemluft (kann fehlen) unterstützt. Der Arsennachweis nach MARSH ist einfach und sicher, auch an der Leiche. Besonders geeignet dafür sind Haare und Nägel. Arsen wirkt vor allem als Capillargift, daher findet sich anatomisch enorme Anschoppung im Splanchnicusgebiet, klinisch der schwere Kollaps.

Die Behandlung der akuten Arsenikvergiftung erfordert 1. Magenspülungen mit reichlicher und fortgesetzter Kohle- und Magnesia usta-Beigabe (Adsorption, Abführwirkung und Bildung schwerlöslichen Magnesiumarsenits). Die Wirkung des alten *Antidotum arsenici* (frisch gefälltes Eisenoxydhydrat, offizinell) ist nur adsorbierend. 2. Bekämpfung der Austrocknung und des Cl-Verlustes durch große intravenöse Infusionen (mit Sympatol-Zusatz). 3. Energische Kollapsbehandlung.

Die *chronische Arsenvergiftung* tritt durch häufig wiederholte kleine Giftgaben ein, sie zeigt ein völlig anderes Bild als die akute Vergiftung und wird häufig verkannt. Sie stellt die abgefeimtere Form des Giftmordes dar. Die *gastrointestinalen* Symptome treten in gemilderter Form auf: Appetitlosigkeit, Erbrechen, Darmstörungen. Dazu kommen Veränderungen der *Haut* und *Schleimhäute*, Trockenheit, Katarrhe der Bindehaut, Nase, Luftwege, Hautausschläge, Arsenkeratose (an Hand- und Fußsohlen, Beugeflächen), Arsenmelanose an Druckstellen, Leukomelanoderma, Haarausfall, weiße Querstreifen der Fingernägel: MEESsche Linien (s. Abb. 2); diese sind pathognomisch für nicht tödliche akute Vergiftungen (ähnlich nur nach Thalliumvergiftung vorkommend) und lassen sogar den Zeitpunkt der Giftgabe errechnen (2 Monate Latenz + Wachstumsgeschwindigkeit des Nagels); die weißen Linien enthalten etwa die 10fache As-Menge wie der übrige Nagel. Im Vordergrund stehen zentrale und periphere *nervöse* Erscheinungen: Kopfschmerzen, Parästhesien und Schmerzen an Händen und Füßen, Schwindel, Seh-, Hör- und Geruchsstörungen. Schließlich tritt die Arsenlähmung ein, meist zuerst an der Streckmuskulatur der Füße (symmetrisch). Auch das Blut beteiligt sich durch Erschöpfung der Blutbildung mit hypochromer, seltener perniciosaähnlicher Anämie. Schließlich kommt es zu Degeneration von Herz, Nieren und besonders der Leber mit Verfettung und Cirrhose. Auch Raynaudartige Erscheinungen und Gangrän der Finger sind beschrieben. Es entsteht zuletzt ein schweres Siechtum mit Inanition und seelischem Verfall (Marasmus) bis zum Tod. Differentialdiagnostisch sind chronische Erkrankungen, nervöse und Magen-Darm-Störungen und Kachexie anderer Ursache auszuscheiden. Wichtig ist in solchen Fällen an Arsen zu *denken.* Die Behandlung ist symptomatisch roborierend, der Verlauf auch leichterer Fälle durch langsame As-Ausscheidung sehr chronisch.

Auch *örtliche* Arsenvergiftungen der Haut und Schleimhäute mit Erythemen, Katarrhen, Geschwulstbildungen (Perforation der Nasenscheidewand) unter starkem Zurücktreten resorptiver Wirkungen können vorkommen. Die *Arsenwasserstoffvergiftung* ereignet sich vor allem bei Herstellung von Wasserstoff. Schon Konzentrationen von 1 : 20 000 an sind giftig, tödlich 0,3—0,6 g. Die Einatmung erzeugt neben leichten Allgemeinerscheinungen nach 6—10 Stunden Hämolyse mit Austritt von Hämoglobin und Hämiglobin, Ikterus. In schweren Fällen werden $^3/_4$ der roten Blutkörperchen hämolysiert. Der Tod erfolgt durch innere Erstickung und Anurie infolge Verstopfung der Harnkanälchen mit Farbstoffcylindern in 2—4 Tagen. In nicht rasch tödlichen Vergiftungen entstehen Leber- und Milztumor, hepato- und hämatogener Ikterus (bronzeartiges Kolorit) und Anämie, daneben Nierenstörungen, nach 2—4 Wochen kann noch der Tod erfolgen. Behandlung durch wiederholte Bluttransfusionen. Durchspülung, O_2-Atmung, symptomatisch Kollapsmittel.

Gegen Arsenvergiftung wurde in England ein Dithiol BAL (Brit. Anti-Lewisit) (Dimercaptopropanol) als wirksam gefunden, welches die Enzymhemmungen durch Arsen aufhebt und umkehrt und die Ausscheidung befördert. Das Prinzip erscheint aussichtsreich zur Entgiftung von As und anderen metallischen Giften. Die Toxizität 3wertiger As-Verbindungen ist weitgehend vom Bindungsvermögen an Thiolgruppen in Enzymproteinen abhängig, ebenso diejenige von Hg, Cadmium, Zink.

Salvarsan (Neosalvarsan). Todesfälle, sonst selten, im Kriege häufiger, mit Gehirnpurpura, akuter Leberdystrophie und Panmyelophthise. Die Symptomatologie der Salvarsanschäden zeigt als Ausdruck der Überempfindlichkeit angioneurotische Störungen, Exantheme und Dermatitiden, ferner Polyneuritis, Encephalitis, Myelopathien (Agranulocytose, thrombopenische Purpura) und Leberschäden. Der häufige Salvarsanikterus während der Behandlung entsteht toxisch, wochenlang nachher durch Infektion mit Hepatitisvirus (homologe Serum-Gelbsucht) bei einer Injektion. Behandlung: Allergie: Ca intravenös, Kollaps: Analeptica, Dermatitis: Natriumthiosulfat. Leberschutztherapie.

Antimon (Sb) steht dem Arsen chemisch und toxikologisch nahe. Chronische Vergiftungen kommen in Kautschukfabriken, Färbereien und Lederfabriken und bei Herstellung von Email und Lettern vor, akute Vergiftungen durch Brechweinstein (0,5 g tödlich).

Phosphor. Die Vergiftung mit gelbem Phosphor ist heute äußerst selten geworden (*Änderung der Streichholzfabrikation*, geringe medikamentöse Anwendung). Es kommen noch Selbstmordversuche (Rattengift) und Vergiftungen bei Phosphorfabrikation vor.

Die *akute Vergiftung* (0,05—0,1 g P) verursacht akute Gastroenteritis. Diagnostisch wichtig ist der Knoblauchgeruch der Atemluft und Phosphorisieren des Erbrochenen. Nach 2—3 Tagen *akute gelbe Leberatrophie* mit allgemeiner hämorrhagischer Diathese. Tod nach

8—10 Tagen. Prognose unsicher. Behandlung mit Magenspülung durch 1% Kalium-Permanganatlösung (Oxydation) und große Kohlegaben, *keine Fette* (Löslichkeit), per os 30—40 Tropfen altes Terpentinöl in Salepschleim. Leberschutztherapie (Traubenzucker, Methionin).

Die *chronische* Phosphorvergiftung führt zu Knochenveränderungen, speziell der *Phosphornekrose* der Unterkiefer.

Ähnlich wie durch Manganstaub treten nach Einatmung von Thomasschlackenmehlstaub in Phosphatmühlen und Düngemittelmischereien schwere Bronchitis und Bronchopneumonien auf, die sich auf mehrere Lappen erstrecken und schwer lösen.

Orthotrikresylphosphat: früher wenig bekannte Vergiftung, Folge der Notzeit durch Verwendung technischer Öle zum Backen und von Igelitschlauchen als Gummiersatz zur Schnapsdestillation. *Symptome:* nach 2—3 Wochen rasch eintretende schmerzlose schlaffe Lähmung der distalen Enden der Beine (und Arme) mit Atrophie. Reflexverlust. Schlechte Prognose. Periaxiale Neuritis. Einzel- und Massenerkrankungen. Toxische Dosis 0,15 bis 0,30 g. (Vgl. Apiolvergiftung S. 843.)

5. Gase und Dämpfe, organische Lösungsmittel.

Gas- und dampfförmige Stoffe können als *Stickgase* die O_2-Atmung in der Lunge oder im Blut unterbrechen, sie können als *Reizgase* die oberflächlichen Gewebe der Luftwege schädigen und sie können *resorptive* Giftwirkungen ausüben. Die Gasresorption erfolgt sehr rasch, ebenso der Wirkungseintritt, wenn er auch manchmal erst nach längerer Latenzzeit bemerkbar wird. Die anorganischen Gifte dieser Gruppe sind bereits besprochen worden.

Kohlenoxyd (CO) ist die häufigste Ursache von Vergiftungen, sowohl der gewerblichen wie der beabsichtigten. In der Selbstmordstatistik steht die CO-Vergiftung obenan. Das Gas, ein unvollkommenes Oxydationsprodukt des Kohlenstoffes, ist zu 5—10% im Leuchtgas, zu 50% im Wassergas, zu 0,1—0,5% in Rauchgasen (rauchende Öfen), bis zu 7% in Auto-Abgasen (Limousinenkrankheit) enthalten. Reines CO ist geruchlos. Die Giftwirkung des CO besteht in der schwerlöslichen Bindung an das Hämoglobin des Blutes, welches dadurch für den Sauerstofftransport verlorengeht. Die Affinität des CO zu Hb ist 200mal größer als bei Sauerstoff. Infolgedessen ist schon bei 0,2% CO in einem Luftraum nach 1 Stunde die Hälfte des Hämoglobins in CO-Hb umgewandelt. 0,4% CO führen in 20—30 Minuten zur Beschlagnahme von 70% des Hämoglobins, womit die Grenze der Lebensfähigkeit erreicht ist. Die Empfindlichkeit ist individuell verschieden und richtet sich nach dem Sauerstoffbedarf (geringere Gefährdung im Schlaf). Die wirksame Grenzkonzentration ist 0,01% CO. Beim Höhenflug wächst die Gefahr. Wie die Vergiftung, so ist auch die Entgiftung lediglich von den physikalischen Gasgesetzen abhängig, sie wird durch Erhöhung des O_2-Druckes im Blut und der Ventilationsgröße beschleunigt. Der Tod und die Vergiftungserscheinungen erklären sich durch O_2-Mangel (Asphyxie). Daneben werden eisenhaltige Fermente durch CO blockiert, welches ebenso eine Affinität zum Hb-Eisen wie zum Gewebseisen besitzt. Die elektiv befallenen diencephalen Ganglienguppen sind besonders eisenreich.

Die Symptome der CO-Vergiftung sind je nach der eingeatmeten Konzentration verschieden. Höhere Konzentrationen führen nach wenigen Atemzügen zu Bewußtlosigkeit (z. B. Atmen aus dem Gasschlauch). Bei langsamerem Beginn tritt zuerst Kopfdruck, Schwindel, manchmal Erbrechen ein, dann Atembeklemmung und Bewußtseinsverlust. Die Hautfärbung bleibt rot. Im tiefen Koma ist die Atmung langsam, oft unregelmäßig und röchelnd, der Puls klein und frequent, im Harn wird häufig Zucker gefunden. Manchmal treten tonische Streckkrämpfe (Enthirnungsstarre) vorübergehend ein, die Körpertemperatur sinkt ab, der Tod erfolgt durch Atmungslähmung. Dauert die tiefe Bewußtlosigkeit 1—2 Tage an, so besteht in hohem Grade die Gefahr der hypostatischen Pneumonie und des Lungenödems, die dann den Tod herbeiführen. Je länger die Bewußtlosigkeit dauert, um so schlechter wird die Prognose.

Beim Erwachen besteht retrograde Amnesie. Auch dann drohen noch *Nachkrankheiten*, vor allem durch Erweichungsherde im Gehirn, speziell im Globus pallidus. Sensible, trophische und motorische Störungen, Neuritiden, Verwirrtheit und Merkunfähigkeit, Psychosen, Sprachstörungen, extrapyramidale Syndrome können auftreten, also ein sehr mannigfaches und oft bejammernswertes Bild. Leichtere CO-Vergiftungen mit nicht über 5stündiger Bewußtlosigkeit heilen meist ohne Nachwirkungen. Für die Begutachtung ist wichtig, daß auch coronare schwere Durchblutungsstörungen und ihre Folgen und cerebraler M. Basedow durch CO-Vergiftung ausgelöst werden können.

Die *Diagnose* ist in anamnestisch unklaren Fällen durch den CO-Nachweis im Blut zu sichern, der nur bei frischen Vergiftungen gelingt. Am besten ist der spektroskopische Nachweis der zwei durch Schwefelammonium nicht verschwindenden Absorptionsstreifen des CO-Hb. Einfacher sind chemische Proben; mit 1% Tanninlösung gibt CO-haltiges Blut einen roten Niederschlag, CO-freies einen grauen Farbton. Die *Behandlung* der CO-Vergiftung muß neben Verbringen in CO-freie Luft durch O_2-Inhalation mit 5—7% CO_2 (Carbogen) bei dicht schließender Maske zur Anregung der Atmung für Verdrängung des CO aus dem Hämoglobin besorgt sein. Schwere Atemstörungen müssen durch künstliche Atmung (Biomotor) und durch chemische Anregung (Lobelin, Cardiazol, Coramin) angegangen werden. Dazu kommen alle Mittel der Kollapsbehandlung (s. Bd. I, S. 378), wobei auf Vermeidung von Krämpfen bei der bestehenden Bereitschaft zu achten ist. In schweren Fällen kommt große Bluttransfusion in Frage, evtl. nach Aderlaß. Der Versuch durch Injektion von Thionin (Katalysin) 10 ccm intravenös katalytisch die Atmung zu beeinflussen, erscheint nicht ganz aussichtslos zu sein.

Die *Prophylaxe* der CO-Vergiftung ist ein wichtiges und vielseitiges, zum Teil technisches Problem, besonders auch im Hinblick auf die Möglichkeit *chronischer Vergiftungen* durch geringe CO-Konzentrationen, wie sie im Verkehr der Großstadt z. B. vorkommen können. Die chronische Kohlenoxydvergiftung ist umstritten, da ihre Symptome nicht objektiv erfaßbare *neurasthenische* Beschwerden, wie Herzklopfen, Beklemmungen, sein sollen. Für die Begutachtung ist ein solches Krankheitsbild ein gefährlich schwankender Boden, weshalb große Zurückhaltung nötig ist. Vestibuläre Übererregbarkeit, unsicherer Gang, Schwindel, Polyglobulie, Psychosen werden als Symptome angegeben. Eher zu beurteilen ist die Häufung mehrerer Fälle im gleichen Arbeitsraum, bei nachgewiesener erhöhter CO-Konzentration in der Luft. Die meisten Fälle halten jedoch der Kritik nicht stand.

Kohlensäure (CO_2) ist zu 5% in der Alveolarluft des Menschen vorhanden. Höhere alveolare Konzentrationen wirken atmungserregend und schließlich lähmend. Unter Krämpfen tritt der Tod durch Asphyxie ein. Diese Gefahr besteht von 8% CO_2 in der Einatmungsluft an. Vergiftungen kommen in Kohlengruben, Tunnels, Kloaken und Bergwerken vor, oft in Verbindung mit CO, Ammoniak und Schwefelwasserstoff. CO_2 sammelt sich am Boden an (blaue Grotte, Capri). Vergiftungen (schwere Wetter) in Bergwerken entstehen oft durch CO-CO_2-Gemische. Zur Behandlung der CO_2-Vergiftung ist Anregung der Atmung mit physikalischen und chemischen Mitteln zur Abdünstung der CO_2 vordringlich, dann O_2-Atmung.

Blausäure (HCN). Die Vergiftungen mit diesem augenblicklich tödlichen Fermentgifte erfolgen meist durch Einnahme von Cyankali (KCN), welches durch die Salzsäure des Magens (individueller Faktor!) in Blausäure übergeht. Einatmung von Blausäuredämpfen (Laboratorien, Schädlingsbekämpfung) ist seltener. Cyankali wird häufig zu Selbstmord verwendet, außerdem in der Technik (Photographie, Galvanoplastik (Vergoldung), Metallhärtung und -lösung, Insektenvernichtung) gebraucht. Minimale tödliche Dosis per os 0,25 g KCN,

0,06 g reine Blausäure, toxische Dosis 0,1 g Cyankali. Bittermandelwasser enthält 0,1% CNH (60 ccm sind tödlich). Gasförmige Blausäure wirkt in Konzentration von 0,2—0,3 mg je Liter Luft sofort, 0,12 mg in $^1/_2$—1 Std. tödlich, 0,02—0,04 mg sind unschädlich. Die *Blausäurevergiftung* tödlicher Dosen lähmt das Atmungsferment, indem sein für die Atmung notwendiges Eisen gebunden wird. Die plötzliche Hemmung der Sauerstoffübertragung aus dem Blut in die Gewebe führt zu sofortiger Lähmung des gegen O_2-Mangel am meisten empfindlichen Zentralnervensystems. Der Vergiftete stürzt — oft mit einem Schrei — tot zu Boden. Als Zeichen der Vergiftung findet man das venöse Blut von hellroter Farbe, weil es noch nahezu mit Sauerstoff gesättigt ist, ferner hellrote Totenflecke. Bei langsamerem Verlauf werden Kratzen im Hals, Angstgefühl, Schwindel, Atemnot, Herzklopfen, langsame, krampfhafte Atmung beobachtet, bis dann unter Bewußtlosigkeit und Krämpfen der Tod eintritt. Blausäuregas kann lokale Reizwirkungen in Augen, Mund und Rachen hervorrufen. Der an Bittermandelöl erinnernde Geruch, das rosige Aussehen, ohne Cyanose, trotz Atemnot, kann die Diagnose stützen. Der Nachweis der Blausäure in Luft und Mageninhalt kann durch Benzidinkupferpapier leicht erbracht werden. Die *Behandlung* kommt fast immer zu spät. Bei langsamerem Verlauf Magenspülungen mit Oxydationsmitteln (3% Wasserstoffsuperoxydlösung), Methylenblau oder Natriumthiosulfat (1 g) intravenös. Künstliche Atmung, Hirn-Analeptica. O_2-Atmung zwecklos.

Kalkstickstoff (60% Calciumcyanid) wird zunehmend als Düngemittel gebraucht und führt durch Bildung von Cyanamid, $CN(NH_2)$ nicht selten zu Vergiftungserscheinungen, vorwiegend mit entzündlicher Reizung der Haut, der Augenbindehaut und der Luftwege, seltener zu Allgemeinerkrankung. Diese tritt besonders nach Genuß von *Alkohol* auf, wahrscheinlich durch Erschöpfung des Glutathionbestandes des Körpers. Außer Mattigkeit, Übelkeit, Erbrechen und Bronchopneumonien treten nervöse Störungen ein: vasomotorische und Vagusreizung (Sinusbradykardie), Bewußtlosigkeit. Die Prognose ist günstig, in wenigen Tagen pflegen die Erscheinungen zu schwinden. Beim Umgang mit Kalkstickstoff (Verladen, Ausstreuen) muß Alkoholgenuß streng vermieden werden.

Schwefelwasserstoff (SH_2) gehört wie Blausäure zu den giftigsten Gasen und ist schwerer als Luft, mit charakteristischem Geruch, schon in Konzentration von 0,0001 Vol.-% wahrnehmbar. Die hohe resorptive Giftigkeit erklärt sich durch innere Erstickung infolge Sulfidierung des Zelleisens. Das Gas entsteht bei Eiweißfäulnis, in Kloaken (mit CO, CH_4, NH_3), Silos, Gerbereien, Abwässern, bei Reinigen von Schwefelsäuretanks und in der Kunstseidenindustrie. 0,1 Vol.-% sind sofort tödlich, 0,01% bei längerer Einatmung schleimhautreizend. *Die akute Vergiftung* führt sofort zu Bewußtlosigkeit und Atemlähmung (apoplektische Form), bei mehrstündiger Dauer zu Bewußtlosigkeit mit Krampfanfällen (tetanische Form). Bei langsamerem Verlauf gehen Erbrechen, Erregungszustände und Bewußtseinsstörungen vorher, zentralnervöse und Herzstörungen folgen nach. Die chronische Einwirkung geringer Konzentrationen (0,01 Vol.-%) bewirkt Schleimhautreizung (Brennen der Augen, Katarrh der oberen Luftwege), Übelkeit, Gewichtsverlust, reizbare und depressive Stimmung. Die „neurasthenischen“ Erscheinungen bilden sich langsam zurück. Vorsicht in der Diagnose der *chronischen* SH_2-Vergiftungen, außer bei gegebener Vergiftungsmöglichkeit. Chronische SH_2-Einatmung steigert die Empfindlichkeit gegen das Gift. Bei der akuten Vergiftung kann der spektroskopische Nachweis von Sulfhämoglobin versucht werden (Absorptionsstreifen im Rot). Behandlung symptomatisch. Meldepflichtig.

Die Vergiftungen durch **organische Lösungsmittel,** deren Hauptvertreter im folgenden angeführt sind, bilden einen heute zunehmend wichtigen Zweig der Gewerbemedizin, dessen Kenntnis noch nicht genügend verbreitet ist. Es werden über 100 derartige Mittel gebraucht, welche farblos, fettlöslich und wasserabweisend sind und rasch verdunsten. Sie vermögen zahlreiche technische

Produkte zu lösen, welche nach Verdunstung des Lösungsmittels in fester Form haften bleiben. Die wichtigsten Anwendungen sind das *Spritzlackierverfahren* (für Autokarosserien, Eisenbahnwagen, Möbel), Aufbringen von Klebestoffen (Schuh- und Gummiwaren), Beizen, Imprägnieren, chem. Reinigung, Tiefdruck, Herstellung von Polituren, Bohnerwachs. Neben der vielseitigen Verwendung erhöht sich die Gefahr durch die Flüchtigkeit der Lösungsmittel, welche fast ausschließlich durch die große Oberfläche der Lungen aufgenommen werden. Meldepflichtig sind die Vergiftungen mit Schwefelkohlenstoff, Benzol (Xylol, Toluol) und gechlorten Kohlenwasserstoffen der Fettreihe (Trichloräthylen, Tetrachloräther, Tetrachlorkohlenstoff), welche am folgenschwersten sind. Doch gibt es zahlreiche andere giftige Lösungsmittel, wozu auch Aceton, Alkohole und Äther (S. 835 und 836) gehören. Häufig werden verschiedene Lösungsmittel gleichzeitig verwandt. Die beginnende Vergiftung geht oft mit unbestimmten Allgemeinbeschwerden einher. Daher ist neben Schutzmaßnahmen die Kenntnis der Gefahr zur Früherkennung besonders wichtig. Es ist auch zu fordern, daß die giftigen Bestandteile von Lösungsmitteln deklariert werden.

Schwefelkohlenstoff (CS_2) kommt bei der Kautschuk- und Kunstseideverarbeitung als Lösungsmittel nur noch selten zur Anwendung. Die Dämpfe der flüchtigen Substanz sind giftig, 0,5 Vol.-% tödlich. Die seltene *akute* Vergiftung geht mit Erbrechen, Sehstörungen, Verwirrtheit, Krämpfen und Bewußtlosigkeit einher. *Die chronische Vergiftung* beginnt mit allgemeinen nervösen und psychischen Störungen (hysteriform). Objektiv finden sich Tremor, Ataxie, Paresen, Parkinsonismus, Sehstörungen durch retrobulbäre Neuritis. Der Nachweis objektiver Veränderungen ist zur Abgrenzung von funktionellen Neurosen sehr wichtig. Lange Dauer der Erkrankung mit guter Prognose. Berufswechsel anzuraten. Meldepflichtig.

Die Gruppe der Halogenkohlenwasserstoffe enthält wichtige Lösungsmittel für Fette. Di- und Trichlormethan finden als Solästhesin und Chloroform Verwendung als Narkotica. Allen Stoffen der Gruppe kommt eine narkotische Wirkung mit Schädigung der parenchymatösen Organe, vornehmlich der Leber zu. Bei Zersetzung entsteht das giftige Phosgen (S. 820). Für die Behandlung stehen Kollapsmittel und Leberschutztherapie im Vordergrund.

Tetrachlorkohlenstoff (CCl_4) wird als Lösungsmittel in der Industrie in zunehmendem Maße verwandt (Putzmittel, Spektrol), medikamentöse Anwendung als Wurmmittel. Bei Einatmung tritt Hustenreiz, Benommenheit, Blutdrucksenkung und Bewußtlosigkeit auf. Bei Einnahme per os finden sich Magen-Darmstörungen, resorptiv Leber- und Nierenschäden. Manchmal Fieber durch Eiweißzerfall. Ähnlich wirken andere Chlorkohlenstoffverbindungen, namentlich das sehr giftige *Trichloräthylen* (Chlorylen) und *Tetrachloräthan,* welche zur Fettextraktion und als Zusatz zu Farb- und Lacklösungen dienen. Abgesehen von akuten narkotischen Vergiftungen sind *chronische* Vergiftungen der Arbeiter mit Kopfschmerzen, Schwindel, Appetitlosigkeit, Neuralgien, in schweren Fällen Lähmungen, Opticus- und Leberatrophie mit Gelbsucht beschrieben. Dichlormethan und Trichloräthylen werden von Rauschsüchtigen zu Genußzwecken mißbraucht (Tri-Sucht).

Auch andere leicht flüchtige, *organische Lösungsmittel* bekommen durch die ausgedehnte Anwendung im Spritzverfahren heute *zunehmende toxikologische* Bedeutung, z. B. *Amylalkohol* und *Amylacetat* (im Zaponlack). Ihre Einatmung erregt Verdauungsbeschwerden mit Gewichtsverlust und sekundärer Anämie.

Benzol, *Benzin, Toluol, Xylol* stehen sich toxikologisch nahe und sind wichtige gewerbliche Gifte, teils als Betriebsstoffe für Motoren, teils als organische Lösungsmittel in technischen Betrieben. Die Vergiftung (Meldepflicht) erfolgt fast stets durch Inhalation, daneben durch die Haut (Gummiarbeiter) und trägt chronischen Charakter. Bei akuten Vergiftungen, welche Rauschzustände und Narkose bewirken, muß auch an eine Beimengung (CO, Bleitetraäthyl, Trichloräthylen) gedacht werden. Die Symptome der chronischen Vergiftung sind nervöse Störungen, wie Schwindel, Kopfschmerzen, Zittern, Herzklopfen, psychische Depression, Neuritiden. In zweiter Linie führen diese Gifte, vor allem *Benzol*, zu schweren Störungen der Blutbildung mit Anämie, Thrombopenie und Leukopenie. Die Knochenmarkschädigung ist ein wichtiges *Frühzeichen* der chronischen Benzolvergiftung. Benzin ist relativ harmlos und kein Blutgift.

Die *Toluol- und Xylolvergiftung*, welche neben Benzol vor allem beim Tiefdruck, ferner bei Spritzlackierung vorkommen, verursachen die gleichen Blutveränderungen, vor allem Neutropenie und Vermehrung der kleinen Lymphocyten. Durch alle diese Stoffe wie auch durch Tetrachlorkohlenstoff und Trichlor-äthylen kann infolge schwerer Knochenmarkschädigung das Bild der tödlichen *Panmyelophthise* entstehen. Bei Benzol findet sich auch das Symptombild der hämorrhagischen Aleukie. Die schwere aregenerative Knochenmarkschädigung steht im Mittelpunkt, die spezielle Reaktionsform im Einzelfalle ist wohl klinisch, aber nicht diagnostisch bedeutsam. In der Rekonvaleszenz ist Polyglobulie häufig, dagegen ist die Entstehung von echten leukämischen Zuständen durch Benzolvergiftung abzulehnen. Für die *Diagnose* ist die Kombination der nervösen und Blutveränderungen, in leichten Fällen besonders der Granulocytenschwund neben der Anämie, wichtig. Die Beurteilung leichter Fälle ist schwierig und oft umstritten. Die *Behandlung* ist rein symptomatisch (Bluttransfusionen, Leberpräparate, O_2-Atmung, große Vitamin-C-Gaben. Die hierher gehörigen Teerderivate, die aromatischen Kohlenwasserstoffe, *Benzpyren* und das *Methylcholantren* wirken cancerogen.

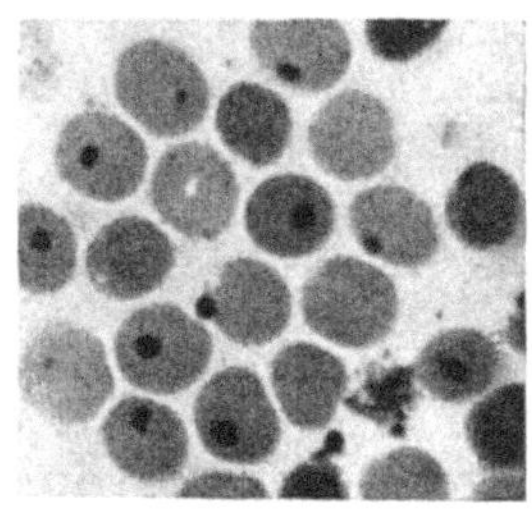

Abb. 3. HEI..sche Körperchen bei Dinitrobenzolvergiftung (Vitalfarbung). Sie stellen Koagulationsprodukte an der Hulle der Erythrocyten durch methämoglobinbildende Gifte dar, wobei die Farbstoff- und Eiweißkomponente des Hb angegriffen wird.

Eine Gruppe zusammengehöriger meldepflichtiger gewerblicher Gifte stellen die *Nitro- und Amidoverbindungen* des *Benzols* oder seiner *Homologen* dar, welche vor allem als Lösungsmittel in der chemischen und Sprengstoffindustrie verwendet werden. Sie werden in Form von Dämpfen oder Staub aufgenommen sowie durch die Haut (Schwitzen) resorbiert. Sie wirken durch Methämoglobin-(Hämiglobin-) Bildung als *Blutgifte*, wozu sekundäre Schädigungen von Zentralnervensystem, Kreislauf und Atmung hinzukommen. Die Hauptgefahr der chronischen Vergiftung ist die Leberschädigung bis zu akuter gelber Leberatrophie. Alkoholgenuß und Hunger steigern die Empfindlichkeit. Große individuelle Unterschiede.

Nitrobenzol ist das wichtigste dieser *methämoglobinbildenden Blutgifte*. Unter den *Nitriten* sind außer den Nitrobenzolen vor allem *Trinitrotoluol* und *Nitroglycerin*, ferner das *Anilin* und seine Derivate sowie *Phenylhydrazin* zu nennen. Die Wirkung beruht auf im Abbau entstehenden Hydroxylaminverbindungen, welche das Oxyhämoglobin der Erythrocyten direkt in Methämoglobin verwandeln. Die Symptome der Methämoglobinvergiftung sind Blaufärbung der Haut mit Blässe oder leichter Gelbfärbung (Ikterus durch Hämolyse), bräunliche Verfärbung und Zähflüssigkeit des Blutes, Übelkeit, Kopfschmerzen, Schwindel, Ohrensausen, Herzklopfen, Tachykardie, in schweren Fällen Krämpfe, Koma und Tod, wenn über 60% des Hb in Methämoglobin umgewandelt sind. Bei chronischem Verlauf treten schwere Anämien und Leberatrophie hervor, im übrigen sind die Symptome die einer abgemilderten akuten

Vergiftung. Der Nachweis der Methämoglobinämie erfolgt *spektroskopisch* (charakteristischer Streifen im Rot-Orange, der nach Zusatz von Schwefelammonium durch Oxyhämoglobinbildung verschwindet). Im Blutausstrich findet man die Heinzschen Körperchen als Ausdruck der Schädigung der Erythrocyten (Abb. 3). Die Vergiftung mit Di-Nitrobenzol (stärkster Methb-Bildner), Di- und Trinitrotoluol (überwiegend Lebergift) kommt in der Sprengstoffindustrie vor, Mononitrobenzol dient als Mirbanöl zur Parfümherstellung (Abortivum). Die akute *Nitrobenzolvergiftung* zeigt einen charakteristischen Geruch nach bitteren Mandeln, das Bild ist durch die schwere Cyanose von der Blausäurevergiftung zu unterscheiden. Bei *Trinitrotoluolvergiftung* entsteht gelbbraune Verfärbung der Hände und Haare. Die medikamentös gebrauchten Gefäßmittel, Nitroglycerin, Kalium- und Natriumnitrit geben kaum Anlaß zu Vergiftungen durch Überdosierung.

Die *Anilinvergiftung* erfolgt häufig durch Anilinfarben, z. B. Lederschwärze, womit Schuhe schwarz gefärbt werden. Die akute Anilinvergiftung zeigt die Erscheinungen der Methämoglobinvergiftung, während die chronische ohne Methämoglobinbildung zu hämolytischer Anämie und Cyanose führen kann. Antifebrin und Phenacetin wirken als Anilinderivate entsprechend. Wichtig ist der häufig vorkommende Blasenkrebs der Anilinarbeiter, der auch nach Benzidin, Toluidin und Naphtylamin vorkommt. Diamine der Benzolreihe können bei Überempfindlichen Ekzem und Asthma hervorrufen; am wichtigsten ist das *Ursolasthma* bei Pelzfärbern (Paraphenylendiamin), welches eine echte Allergie darstellt.

Die Behandlung der *Methämoglobinvergiftung* muß die akute Gefahr durch Sauerstoffinhalation und Hirnanaleptica bekämpfen, die Anämie durch Bluttransfusion angehen und die Nieren gleichzeitig durchspülen, gegebenenfalls Leberschutztherapie anwenden. Als Antidot wird Katalysin (Thionin) auf Grund experimenteller Erfahrungen empfohlen. Je nach der Art der Vergiftung werden Magenspülungen, Abführmittel und Reinigung der Haut (Anilin) die ersten Maßnahmen sein. Die Prognose ist nicht ungünstig.

Sulfonamide sind Anilinabkömmlinge, welche sich vom p-Aminophenylsulfonamid $NH_2\langle\;\rangle SO_2NH_2$ herleiten. Trotz ihrer verbreiteten Anwendung in hohen Dosen sind toxische Nebenwirkungen der zahlreichen Präparate selten und meist vermeidbar. Cyanose entsteht durch Bildung von Sulfhämoglobin. Durch Ausfallen von Krystallen in den Nierenkanälchen kann Anurie, manchmal mit tödlichen Folgen, entstehen, ferner Nephrolithiasis. Am gefürchtetsten ist die Agranulocytose. Auch allergische Erscheinungen, besonders Exantheme (Sulfathiazol) werden beobachtet. Die neueren Präparate sind weitgehend ungefährlich. Kontraindikation bei Leberschäden.

Als *Nitrosegase* werden mit einem Sammelnamen die niedrigen Oxyde des Stickstoffes, braunrote Dämpfe von NO und NO_2 (N_2O_3 und N_2O_4) bezeichnet, welche aus Berührung von Salpetersäure mit organischen Stoffen, Metallen oder aus Nitrocellulose entstehen. Vergiftungen kommen in der Metall-, Sprengstoff- und Celluloidindustrie vor.

Die *Nitrosegasvergiftung* besteht vor allem in anfänglicher Reizwirkung auf die Luftwege, in schweren Fällen kommt es nach scheinbarer Besserung mit einer Latenzzeit von einigen Stunden zu *Lungenödem* mit schwerer Atemnot, Lungenblähung und schaumig-serösem, rötlichem Auswurf, dann folgt meist der Tod (Reizgastyp). Andere Symptome entstehen durch Methämoglobinbildung und narkotische Wirkungen. Die symptomatische Behandlung besteht in völliger Ruhe, großem Aderlaß, O_2-Atmung und später Analeptica. Schutz durch Gasmasken mit Spezialeinsatz B. Lebensgefahr besteht bei Gehalt der

Luft von 0,3 Vol.-% Nitrosegasen. Die Kenntnis dieser heimtückischen Vergiftung (Latenzzeit!) ist für das richtige Handeln (vgl. Phosgen) von größter Wichtigkeit.

Rauchgase (Brandgase) sind je nach dem brennenden Material verschieden zusammengesetzt. Die Rauchvergiftung ist meist eine Kombination der CO-Vergiftung mit Reizgaswirkung durch zahlreiche Gase, darunter Schwefeldioxyd, CO_2 und Nitrosegase (besonders bei Explosion von Sprengkörpern). Anfänglich beherrscht die CO-Wirkung das Bild, später nach deren Abklingen finden sich Bronchitis, Bronchopneumonien mit Neigung zum Abscedieren bis zu Lungenödem. Wechselvolle Bilder; Therapie entsprechend.

6. Alkoholreihe, Narkotica, Schlafmittel.

Die zu dieser Gruppe gehörigen chemisch sehr verschiedenen Stoffe gleichen in Grundzügen ihrer pharmakologischen Wirkung dem Alkohol.

Die Toxizität der Alkohole nimmt mit der Wertigkeit ab, steigt mit dem C-Gehalt. Tertiäre und sekundäre Alkohole sind meist giftiger als primäre. Daneben zeigen sich qualitativ verschiedene Wirkungen, wodurch sich die besondere Giftigkeit des Methylalkohols erklärt.

Methylalkohol (CH_3OH) dient als Lösungsmittel in der Industrie und ist manchmal in minderwertigen alkoholischen Getränken (Schwarzhandel!) enthalten; die Giftigkeit wird durch Beimengung von Allylalkohol und Aceton (Fusel) erhöht. Die individuelle Empfindlichkeit wechselt. Die Rauschwirkung ist geringer, die Giftwirkung dauert nach einer Latenz bis zu einem Tage wegen der sehr langsamen Ausscheidung viel länger als bei Äthylalkohol und verursacht schweren „Kater". Bei regelmäßiger Aufnahme besteht die Gefahr der Summation.

Die akute Vergiftung (5—10 g) geht mit Schwindel, Kopf- und Leibschmerzen, nach längerer Incubation mit Sehstörungen (Skotome, Amblyopie) einher, manchmal tritt durch Opticusschädigung völlige doppelseitige Erblindung ein. Später folgen in schweren Fällen Herzschwäche, Kollaps mit schwerer Cyanose, Delirien, Bewußtlosigkeit und Tod durch Atemlähmung (30 g). Der Geruch der Ausatmungsluft ist diagnostisch wichtig, ebenso der Nachweis von Ameisensäure im Harn. Acidose. Therapie mit ausgiebiger Magenspülung, Herz- und Kollapsmitteln, Alkalien (Bicarbonat, Kochsalzinfusion).

Äthylalkohol (C_2H_5OH) ist ein überall verbreitetes Genußgift. Der Alkoholgehalt von Bier beträgt 3—5%, von Weißwein 6—8%, von Branntwein 30—55%. Die Empfindlichkeit gegen Alkohol ist sehr verschieden und wird durch Gewöhnung herabgesetzt; Kinder sind sehr empfindlich. Bei Abstinenten beginnende Intoxikation nach 30 g Alkohol, letale Dosis 100—200 g. Pharmakologisch werden 4 Stadien der Alkoholwirkung unterschieden: Die Excitation, der leichte Schlaf (hypnotisches Stadium), die Narkose und das asphyktische Stadium. Der Tod erfolgt durch Atemlähmung.

Die *akute Vergiftung* bewirkt zuerst Enthemmung, Euphorie, welche eine beabsichtigte, das Wohlbefinden und die Geselligkeit fördernde Wirkung als Genußmittel darstellt. Die Auffassungs- und Urteilsfähigkeit sind herabgesetzt, weshalb Kraftfahrzeuglenker auch kleine Alkoholmengen vor der Fahrt streng vermeiden müssen. Im späteren Stadium der Excitation folgen motorische Erregung, Streitsucht, Steigerung des Trieblebens (sexuelle Delikte), Ataxie, Sprachstörungen. Dann kommt das hypnotische Stadium bis zum Koma mit reaktionslosen Pupillen, röchelnder Atmung, Erbrechen, Kollaps. Durch Störung der Wärmeregulation mit Erweiterung der Hautgefäße tritt Unterkühlung ein (Neigung zu Erfrierungstod). Als *pathologischer Rausch* wird Auftreten von

Geistesstörungen mit verbrecherischen Triebhandlungen schon nach mäßigem Alkoholgenuß bezeichnet. Retrograde Amnesie.

Die *Diagnose* der Alkoholvergiftung wird durch den Geruch der Ausatmungsluft und des Erbrochenen erleichtert. Von großer Bedeutung besonders bei Verkehrsunfällen ist der Alkoholnachweis im Blut nach WIDMARK; 1 ‰ entspricht leichter Angetrunkenheit, 2,5 ‰ dem schweren Rausch. Die Behandlung besteht in Magenspülung, Weckmitteln (Hirnanaleptica), Schutz vor Wärmeverlust, Atmungsanregung.

Die *chronische* Vergiftung *(chronischer Alkoholismus)* geht mit Gewöhnung einher und entsteht überwiegend durch Schnapsgenuß. Als *Lokal*symptome durch chronische Reizwirkung entwickeln sich Rachen- und hypertrophischer Magenkatarrh, häufig mit Achylie und morgendlichem Erbrechen verbunden. Resorptive Folgen sind Parenchymdegenerationen von Herz, Nieren und Leber mit der Folge der atrophischen Lebercirrhose. Lokale Gefäßerweiterung führt zur Trinkernase. Am wichtigsten sind die Folgen am *Nervensystem:* alkoholischer Tremor, Alkoholneuritis, (Pseudotabes alcoholica), Sehstörungen, Impotenz und psychische Veränderungen, besonders des Charakters, Eifersucht, rücksichtsloser Egoismus, Verfolgungsideen, gesellschaftsfeindliches Verhalten, Halluzinationen, KORSAKOFFsche Psychose mit groben Gedächtnislücken und Konfabulation u. a. m. Anfallsweise auftretender Alkoholismus wird Dipsomanie genannt (Quartalsäufer). Meist sind es von Anfang an Psychopathen, welche der Trunksucht verfallen. Die Entziehungskuren für süchtige Alkoholiker haben nur in besonderen Anstalten Aussicht auf Erfolg, die Beschaffungsmöglichkeit von Alkohol ist zu groß. Die Abstinenzerscheinungen sind ungefährlicher als bei Morphiumsucht. Trunksucht schädigt die Nachkommenschaft.

Das *Delirium tremens* (Säuferwahnsinn) ist eine akute Psychose, welche nicht durch direkte Alkoholvergiftung entsteht, sondern bei Alkoholikern durch Infektionen, Traumen und durch plötzlichen Alkoholentzug ausgelöst wird. Besonders groß ist die Gefahr bei Pneumonien. Die Häufigkeit des Delirium tremens hat mit dem Alkoholismus stark abgenommen. Die Symptome sind große motorische Unruhe, Ängstlichkeit, Schlaflosigkeit und *Gesichtshalluzinationen* (weiße Mäuse). Frühzeitige Erkennung ist zur Vermeidung von Unfällen nötig (Sturz aus dem Fenster). Dauernde Überwachung ist daher erforderlich, Entfernung aller Gegenstände, womit Schaden angerichtet werden kann, Verabreichung von Narkotica, Scopolamin sowie geringen Alkoholgaben.

Höhere Alkohole finden sich in bouquetreichen Weinen, in Fusel besonders Amylalkohol. Ihre Wirkung äußert sich in schlechter Bekömmlichkeit (Kater).

Äther (C_2H_5O = Schwefeläther), das am meisten gebrauchte Mittel zur Inhalationsnarkose, wird selten, besonders von Trinkern, als Genußgift inhaliert oder getrunken. Es verursacht brennende Wärmeempfindung im Rachen und Gesicht mit Hyperämie, Euphorie, dann Narkose. Geruch typisch. Die chronische Äthersucht (selten) entspricht dem Alkoholismus mit frühzeitigen nervösen Störungen.

Chloroform ($CHCl_3$) wird wegen seiner Giftwirkung als Narkoticum tunlichst vermieden. Seltene Anwendung zu verbrecherischer Betäubung. Die Gefahr der Chloroformnarkose besteht in Herzstillstand (bei unvorsichtiger Dosierung) in Blutdrucksenkung und Kollaps bei längerer Narkosedauer und in Leberparenchymstörungen (wie nach Phosphorvergiftungen) mit Nekrosen und nachfolgender akuter gelber Leberatrophie als Spätwirkung hoher Chloroformgaben. Die während der Narkose auftretenden Kreislaufstörungen sind mit zentral und peripher angreifenden Analeptica meist erfolgreich zu behandeln. Nach

Chloroformnarkosen Leberschutztherapie durch kohlenhydratreiche Diät mit Traubenzucker, Eidotter, Insulinzusatz. (Gechlorte Kohlenwasserstoffe s. S. 832.)

Chloralhydrat ($CCl_3CH(OH)_2$), das älteste Schlafmittel mit rascher und kräftiger Wirkung, teilt die Gefahren des Chloroforms und wird fast nur bei Kindern und Geisteskranken verwendet. Tödliche Dosis 5 g. Bei Selbstvergiftungen sind Magenspülungen, Analeptica, künstliche Atmung erforderlich.

Jodoform (CHJ_3) Vergiftungen aus Wundflächen, Cysten oder Wundhöhlen nach ärztlicher Anwendung sind heute selten geworden. Die Symptome sind Erregungszustände, Schlaflosigkeit, Depression, Zittern, Herzklopfen, leichter Ikterus. Das Jodoformdepot ist möglichst zu entfernen, die Diurese anzuregen, Beaufsichtigung wegen Selbstmordgefahr.

Schlafmittel. Die Schlafmittel sind heute in gefährlichem Maße verbreitet, die Zahl der Schlafmittelvergiftungen ist ständig im Wachsen. Am häufigsten sind die akuten Vergiftungen in selbstmörderischer Absicht, welche an Zahl den Kohlenoxydvergiftungen wenig nachstehen. Daneben wird auch die chronische Vergiftung häufiger. Trotz der fast unabsehbar großen Zahl der Schlafmittel ist das Bild der *akuten Vergiftung* ziemlich *einheitlich*. Je nach dem Grad herrscht leichte bis völlige Bewußtlosigkeit, die Reaktion auf sensible Reize ist erloschen, der Tonus schlaff, Bauchdecken- und Cornealreflexe fehlen, die verengerten Pupillen reagieren noch auf Licht. Das schwere komatöse Stadium geht mit Blutdrucksenkung, völligem Reflexverlust, Wärmeregulations- und Atmungsstörungen und Kreislaufkollaps einher. Das Gesicht ist gerötet und gedunsen. Der Tod erfolgt auf dem Höhepunkt der Vergiftung an Atemlähmung oder Lungenödem (trophische Störungen) oder später durch sekundäre Bronchopneumonie infolge Aspiration oder Hypostase. In günstigen Fällen klingt die Bewußtlosigkeit in 1—2 Tagen ab. Auf die Phase der Bewußtlosigkeit folgt eine besonders bei Veronalvergiftung ausgesprochene Phase elementarer Bewegungsunruhe mit Herumwälzen, Muskelstarre und Krämpfen (Vorherrschen subcorticaler Automatismen). In einer 3. Phase werden die corticalen Funktionen schrittweise wiederhergestellt, neben Somnolenz herrscht ein Gemisch von läppischer Euphorie und Ängstlichkeit, auch Delirien kommen vor. In der letzten Phase der Wiederherstellung des vollen geordneten Bewußtseins finden sich noch cerebellar ataktische Gehstörungen und Schwäche. Bei der langsam ablaufenden, schweren Vergiftung mit Veronal, Luminal, Somnifen sind diese Phasen meist ausgeprägt, während in Vergiftungen mit Mitteln kürzerer Wirkungsdauer (Phanodorm, Noctal) die späteren Stadien zurücktreten. Die Gefährlichkeit der Schlafmittelvergiftungen ist von der resorbierten Giftmenge, ferner von der Geschwindigkeit der Entgiftung abhängig. Die Stoffe mit gesättigten Alkylresten (Veronal, Luminal) wirken wegen ihrer Stabilität lange nach, während diejenigen mit ungesättigten Alkylresten (Somnifen, Dial, Noctal, Pernocton) und die cyclisch ungesättigten Phanodorm und Evipan rasch abgebaut werden. Die stabilen Mittel finden sich auch unverändert im Harn (Veronal zu 70%, Luminal 30%), während die weniger stabilen großenteils bereits im intermediären Stoffwechsel entgiftet werden. Auch die Kumulationsgefahr ist bei der ersten Gruppe viel stärker.

Die *Diagnose* der Schlafmittelvergiftung wird aus dem klinischen Bild nur in dieser allgemeinen Form gestellt werden können. Bei Fehlen einer aufklärenden Anamnese ist der spezielle Giftnachweis im Harn oder Mageninhalt ausschlaggebend, der Nachweis im Blut und Liquor ist ebenfalls möglich. Die *Prognose* der Schlafmittelvergiftungen ist in schweren Fällen anfangs ganz unsicher, da Schwankungen im Verlauf auftreten und vor allem die große Gefahr der Pneumonie nicht beurteilt werden kann; die Kenntnis des Giftes erleichtert die Prognose. Als allgemeine Richtlinien für die *Behandlung* sind Magenspülung, Abführmittel (bei Veronal- und Luminalvergiftungen auch Liquorentnahme) zur Entfernung des Giftes zu nennen, ebenso wichtig ist die systematische

Bekämpfung der tiefen Bewußtlosigkeit und ihrer Folgen für Kreislauf und Atmung durch analeptische Weckmittel (s. allgemeiner Teil), deren antagonistische Wirkung gegen Narkotica vielfach erprobt ist. Auch die Einatmung von O_2-CO_2-Gemischen kann anregend und regulierend auf die Atmung wirken, ferner sind periphere Kreislaufmittel wertvoll. Entscheidend für den Erfolg ist die zähe Ausdauer des Arztes, der oft eine planmäßige Polypragmasie unter Anpassung an den Zustand des Vergifteten treiben muß.

Die wichtigsten Schlafmittel sind *Harnstoffverbindungen,* die Sulfongruppe wird kaum mehr verwandt (Sulfonal, Trional). Die *Barbitursäurederivate* sind die eigentlichen Schlafmittel, während die *Säure-Ureide* als Sedativa und Einschlafmittel mit kurzdauernder Wirkung verwendet werden. In enormen Dosen (10—15 g) wirken auch diese, z. B. Adalin, Bromural narkotisch, doch pflegt der Ausgang der Vergiftung nach 1—3tägigem tiefen Schlaf günstig zu sein. *Urethan* ist neuerdings für die Behandlung chronischer Leukämien verwandt worden. *Sedormid* wird wegen gelegentlich vorkommender schwerer Knochenmarkschädigungen mit Blutungsbereitschaft nicht mehr verwendet. Unter den Barbitursäuren ist das *Veronal* (Diäthylbarbitursäure) das stärkste und am meisten verwendete Gift mit langdauernder Wirkung (15% aller medikamentösen Vergiftungen erfolgen durch Veronal). Dosis letalis minima 3—4 g. *Luminal* (Phenyläthylbarbitursäure), *Dial* (Kurral), *Somnifen* sind ebenfalls starke Narkotica von anhaltender Wirkung und entsprechendem Vergiftungsbild. Dagegen sind *Phanodorm, Noctal, Evipan* von kürzerer Wirkungsdauer und erzeugen selten tödliche Vergiftungen trotz enormer Dosen. Im Vergiftungsbild mancher Schlafmittel treten erregende Wirkungen *im späteren Verlauf* stärker hervor (Veronal, Pernocton), was gewisse Vorsicht im Gebrauch zentralerregender Analeptica erfordert. *Veramon*-Vergiftungen (28% Veronal + Pyramidon) zeigen durch die Anwesenheit toxischer Pyramidonmengen ebenfalls erhöhte Krampfneigung. Häufig sind Schlafmittelvergiftungen durch Kombination verschiedener Mittel.

Die *chronische Schlafmittelvergiftung* wird nicht selten durch die Verordnung des Arztes gefördert. Durch chronischen Gebrauch und die mit zunehmender Gewöhnung gesteigerte Dosis der Schlafmittel entsteht bei Veranlagten (Psychopathen) die *Schlafmittelsucht.* Auch hier stehen heute nicht mehr Chloralhydrat und Paraldehyd, sondern die Barbitursäurederivate im Vordergrund. Der Schlafmittelmißbrauch kommt dem chronischen Alkoholismus und Morphinismus an Bedeutung schon sehr nahe. Bevorzugt werden die weniger toxischen Mittel, vor allem *Phanodorm,* dessen geringe Giftigkeit rasche Steigerung der Dosis bei Suchtigen gestattet. Die Wirkungen sind Betäubung mit Euphorie, ferner Tremor, Rausch- und Dammerzustände, Delirien und Halluzinosen. Die akuten Psychosen finden sich häufiger als bei Veronal- und Luminalmißbrauch. Die chronische Schlafmittelsucht gehört in psychiatrische Behandlung (strenge Entziehungskur). Sie kann mit Morphinismus verknüpft sein. Der Rezepturzwang ist jetzt auf sämtliche barbitursäurehaltigen Mittel und Kombinationen ausgedehnt worden.

7. Alkaloide.

Die Alkaloide sind sehr stark wirkende Substanzen, die Vergiftungen sind meist schwer und pathologisch-anatomisch kaum erfaßbar. Die Wirkungsweise der Alkaloide ist chemisch nicht geklärt, sie haben eine spezifische Affinität zu bestimmten Teilen des Zentralnervensystems, welche ihren Wirkungscharakter bestimmt. Schon geringe Mengen können lebenswichtige Funktionen zerstören.

Die **Opiumgruppe** wird in ihrer Giftwirkung vom Morphin beherrscht, welches die Hälfte der Opiumalkaloide ausmacht. Die Vergiftung mit Opium stimmt mit der Morphiumvergiftung im wesentlichen überein, ebenso mit Pantopon, Laudanon, Dilaudid. *Morphium* wirkt in subcutanen Gaben von 0,03 g an toxisch, von 0,09 g an tödlich. Die Empfindlichkeit ist verschieden, besonders empfindlich sind Säuglinge. Die gewöhnliche tödliche Dosis per os ist 0,3—0,4 g. Die *akute Vergiftung* erfolgt meist in Selbstmordabsicht (Ärzte, Pflegepersonal), seltener durch Verwechslung und Überdosierung (Dilaudid). Die Symptome sind bei langsamer Wirkung vom Magen-Darmkanal aus Wärme und Behaglichkeit, dann Nausea und Erbrechen, danach ein sehr verschieden stark ausgeprägter Rauschzustand mit euphorischer Erregung, Schwindel, Juckreiz, Müdigkeit, Herabsetzung der Schmerzempfindung. Rasch folgt ein tiefer Schlafzustand mit Übergang in Koma mit Tonusverlust der Muskulatur und unregelmäßiger Atmung (Cheyne-Stokes), dann folgt langsame, tiefe Atmung mit Pausen (Keuchatmung) und schließlich der Tod. Die Atemtätigkeit als Ausdruck des Grades der Schädigung des Atemzentrums durch Morphin ist entscheidend für den Verlauf. Für die Differentialdiagnose gegenüber anderen komatösen Zuständen ist besonders die Morphinmiosis, die bis kurz vor dem Tod anhält, wichtig, außerdem der anfänglich gute Puls, die Harn- und Kotverhaltung. Der Nachweis des Giftes im Stuhl und Mageninhalt ist chemisch, im Harn auch biologisch (Schwanztest bei der weißen Maus) möglich.

Zur *Behandlung* der akuten Morphinvergiftung ist die Magenspülung auch bei subcutaner Zufuhr wiederholt anzuwenden, da Morphin in den Magen teilweise ausgeschieden wird. Als Zusatz zur Spülflüssigkeit ist Kohle zur Adsorption und Magnesiumsulfat (15 g) als Abführmittel zweckmäßig. Auch dünne Kaliumpermanganatlösung wird als Spülmittel empfohlen. Von Atropin als Antidot ist abzuraten. Dagegen ist die Injektion hoher Dosen von Weckmitteln (Cardiazol, Coramin, 2—5 ccm), ferner Lobelin (vgl. S. 815) so lange zu wiederholen, bis eine bleibende Besserung eintritt. Es gelingt durch stundenlang fortgesetzte Behandlung mit zentralerregenden, analeptischen Mitteln gerade bei der Morphinvergiftung nicht selten einen sonst dem sicheren Tod Verfallenen durchzubringen.

Die *chronische Vergiftung* mit Morphin *(Morphinismus)* oder Opium *(Opiumsucht)*, welche in Form des verbreiteten Opiumrauchens im Orient verheerende Wirkungen ausübt, spielt auch im abendländischen Kulturkreis eine große Rolle, wobei die Spritze bevorzugt wird. Ärzte, Apotheker, Pflegepersonal stellen einen großen Teil der Morphinisten. Durch chronischen Gebrauch entsteht Gewöhnung, die immer größere Dosen zur gleichen Wirkung erfordert. Unterbrechung der Giftzufuhr bringt unangenehme Abstinenzerscheinungen, Durchfälle, Verstimmung, Schlaflosigkeit, Tremor, akute Psychosen. Die Mehrzahl der Morphinisten sind Psychopathen, die auch andere Narkotica reichlich verbrauchen. Die tägliche Dosis kann die toxische und tödliche Dosis weit übersteigen und über 1 g Morphin betragen. Die Symptome der chronischen Vergiftung sind Stoffwechselstörungen und nervöse Erscheinungen, Abmagerung, Anämie, welkes, gealtertes Aussehen, Kopfschmerz, Schlaflosigkeit, Impotenz, Stimmungswechsel. Unmittelbar nach der Spritze Euphorie, Frische, Lebhaftigkeit, dann wieder rascher Umschlag ins Gegenteil. Dadurch entsteht ein unbezwinglicher Drang nach Morphin. Später stellen sich schwere seelische Veränderungen mit ethischen Mängeln ein, ein erschütterndes Bild der Zerstörung der gesamten Persönlichkeit. Die *Diagnose* wird durch Auffinden zahlloser Stichnarben an allen selbst erreichbaren Körperstellen, bei Rechtshändern vor allem am linken Unterarm, bestätigt. Die Behandlung durch Entziehungskur ist nur in geschlossener Anstalt möglich, die Rückfallsgefahr ist groß. Sehr oft sind äußere Schwierigkeiten oder Schmerzen der Anlaß zum Morphinismus bei energielosen Menschen. Der Arzt darf dazu nicht seine Hand reichen. Die richtige Verordnung schmerzstillender Mittel bedeutet gleichzeitig Prophylaxe gegen Morphiummißbrauch. Das *Opiumgesetz*, welches die Verordnung der

Opiate gewissen Einschränkungen unterwirft, erschwert den Mißbrauch, doch scheut der Süchtige kein Mittel, um in den Besitz des Giftes zu gelangen. Neben Morphium werden vor allem Eukodal, Heroin, Dilaudid, Dicodid von Süchtigen bevorzugt. Dagegen führt Dionin- und Codeingebrauch mangels Euphorisierung zwar zur Gewöhnung, aber nicht zur „Sucht".

Solanaceen. *Atropin, Hyoscyamin* und *Scopolamin,* Alkaloide der Nachtschattengewächse sind wichtige Arzneimittel (Extractum Belladonnae). Vergiftungen durch den Genuß von Tollkirschen, Stechäpfeln und Bilsenkraut sind heute selten, medizinale Vergiftungen kommen gelegentlich vor. Die Empfindlichkeit schwankt erheblich (toxische Dosis 1—15 mg Atropin pro die). Die *Atropinvergiftung* bewirkt Lähmung der parasympathischen Endapparate und cerebrale Erregung. Die Symptome sind Schwindel, Ataxie, starke Trockenheit im Mund, Durstgefühl, Erschwerung des Schluckens und Sprechens, Herzklopfen, Tachykardie, Gesichtsröte, Mydriasis, schließlich Erregungszustände (*Toll*kirsche), Delirien und Krämpfe. Die leichten Stadien der Vergiftung, wie Trockenheit, Mydriasis, Akkomodationslähmung treten bei Empfindlichen schon nach therapeutischen Dosen auf. Genuß von Tollkirschen reizt die Magenschleimhaut, Selbstschutz durch Erbrechen. Die Prognose auch der schweren Vergiftung ist meist günstig. Die Abgrenzung gegen Botulismus und Cocainvergiftung (Unterschied blasses Aussehen) kann schwierig sein.

Behandlung mit Magenspülung bei Vergiftungen per os: Sonde einfetten, Kohlezusatz, Abführmittel! Bei Erregungszuständen sind Schlafmittel (keine Opiate) zu injizieren oder rectal zu geben (Evipan, Luminalnatrium, Rectidon).

Die *Scopolaminvergiftung* läßt Pulsbeschleunigung, Erregungszustände und Delirien vermissen, dafür steht die *narkotische* Wirkung auf das Zentralnervensystem, vor allem auf die Motorik im Vordergrund. Die Lähmung des Parasympathicus ist in gleicher Weise vorhanden. Die minimal toxische Dosis ist $^1/_2$—1 mg. Todesfälle durch Scopolamin allein kommen auch bei großen Dosen nicht vor. Scopolamin-Morphin-Kombinationen werden zum Dämmerschlaf in der Geburtshilfe angewandt.

Nicotin, ein farbloses Öl der Tabakpflanze (Blätter), welche 1—7% des Alkaloids enthält, ist sehr giftig. 30—60 mg — der Gehalt einer Zigarre — wirken bereits tödlich. Beim Rauchen gelangt Nicotin durch den Speichel und durch tiefe Inhalation in geringen Mengen zur Resorption, toxische Wirkungen vor allem beim Anfänger. Rauchtabak enthält etwa 1,5% Nicotin. Beim Rauchen einer Zigarette mit mäßigem Inhalieren werden 0,12 mg Nicotin aufgenommen.

Die *akute Vergiftung* bewirkt Speichelfluß, Übelkeit, kalten Schweiß, kleinen und raschen Puls, Miosis, Durchfälle, Würgen und Erbrechen, in schweren Fällen Sehstörungen (Skotome), Krämpfe, Koma. Tod durch Versagen von Herz oder Atmung. Behandlung mit analeptischen Mitteln.

Die *chronische Nicotinvergiftung* führt in der häufigen leichten Form zu Raucherkatarrh, Herzklopfen, Extrasystolen und stenokardischen Zuständen, zu allgemeiner Neigung zu Gefäßkrämpfen (intermittierendes Hinken), Blutdruckerhöhung, Kopfschmerzen, Schwindel, Tremor, Gastritis, Neigung zu Durchfällen (Zigarettenmagen), Skotomen. Die Behandlung besteht vor allem im Rauchverbot. Dieses muß absolut sein, wenn echte Angina pectoris besteht. Bei Gewohnheitsrauchern treten Entziehungserscheinungen bei plötzlichem Nicotinentzug auf. Auch der Nichtraucher ist bei Aufenthalt in rauchigen Räumen leichter Nicotineinwirkung ausgesetzt. Gewerbliche Vergiftung kommt durch Tabakstaubinhalation bei Tabakarbeitern vor (Sehstörungen). Die Nicotinwirkung greift an den Synapsen des autonomen Systems in den Ganglien an und wirkt erregend und lähmend auf sympathische und parasympathische Funktionen. Besonders Jugendliche und Frauen (Sterilität) sind durch Rauchen gefährdet.

Die carcinogene Wirkung des Tabakteers wird für den Lippen- und Zungenkrebs, vielleicht auch für das Bronchialcarcinom mit verantwortlich gemacht. Im ganzen sind die Meinungen über die Schädlichkeit des Rauchens noch recht uneinheitlich.

Physostigmin und Pilocarpin sind parasympathische Reizgifte, die gelegentlich medizinale Vergiftungen verursachen. Die Symptome sind enorme Speichel- und Bronchialsekretion, profuse Schweiße, Miosis, Akkommodationskrampf, Durchfälle. Zur Behandlung ist das vaguslähmende Atropin geeignet.

Cocain wird wegen seiner lähmenden Wirkung auf die peripheren sensiblen Nerven zur Lokalanästhesie verwandt. Das Bild der Cocainvergiftung wird durch die erregende und lähmende Wirkung auf das Zentralnervensystem beherrscht. Ursache der Vergiftung ist meist die Verwendung der Cocablätter als Genußgift und das gefährliche Schnupfen von Cocainpulver. Die toxische Dosis beträgt 0,1 g, die tödliche 1,0 g. Die durch Verwechslung und Überdosierung vorkommende *akute Cocainvergiftung* erzeugt außer lokaler Anästhesie Trockenheit im Munde, Schwindel, Blässe, Angstgefühl, Mydriasis. Bei schweren Vergiftungen treten Erregungszustände mit Halluzinationen, Ataxie, Tremor, hochgradige Blässe auf, schließlich folgen unter Atemnot und Tachykardie Krämpfe, Koma und Tod. Der Ablauf der Vergiftung erfolgt rasch, nach 2 Stunden ist die Lebensgefahr vorbei. Die Resorption des Cocains durch die Schleimhäute (auch der Blase) geschieht leicht. Zur Unterscheidung gegenüber der ähnlichen Atropinvergiftung dient vor allem die Blässe des Gesichts. Die *Behandlung* muß auf Entfernung des unresorbierten Giftes von den Schleimhäuten durch reichliche Spülungen bedacht sein, bei Injektion Abschnüren der entsprechenden Extremität. Gegen die Unruhe sind Schlafmittelinjektino (Evipan, Luminalnatrium) oder Äthernarkose notwendig (kein Morphium geben), bei Lähmung schließlich Analeptica. Die Prophylaxe der akuten Cocainvergiftung wird durch Anwendung weniger giftiger Ersatzmittel besonders gefördert. Jedoch kommen auch nach solchen (z. B. Percain, Novocain) Vergiftungen vor. Die Verzögerung der Resorption der Lokalanästhetica nach Injektion durch Adrenalinzusatz ist wichtig.

Die *chronische* Cocainvergiftung *(Cocainismus)* ist in Süd- und Mittelamerika heimisch und als gefährlichste Rauschgiftsucht in die europäischen Großstädte gedrungen. In Deutschland hat die Cocainsucht ihre Rolle ziemlich ausgespielt. Die Erscheinungen sind Erregungen des sympathischen Nervensystems mit an Basedow erinnernder Beschleunigung von Puls und Atmung, feinschlägiger Tremor, Abmagerung, weite Pupillen. Die psychische Aktivität und die Sexualität nimmt zu. Ferner stellen sich Halluzinationen, Depressions- und Erregungszustände ein, in schwersten Fällen geistiger Verfall. Der Cocainschnupfer kann durch Perforation des Nasenseptums erkannt werden. Die Entziehungskur kann nur durch Anstaltsbehandlung erfolgen und gelingt leichter als bei Morphinisten. Cocain unterliegt wie Opium dem durch das Rauschmittelgesetz verschärften Rezepturzwang.

Der *indische Hanf* „Haschisch" spielt in der arabischen Welt als euphorisierendes Rauschgift (an Stelle von Alkohol) eine wichtige Rolle, *Meskalin* ist das indianische Rauschgift. Bei uns gibt es neuerdings Gewöhnung und Sucht nach den ephedrinartigen Mitteln *Pervitin* und *Benzedrin*, welche das Ermüdungsgefühl unterdrücken und Euphorie erzeugen.

Strychnin wird nur mehr selten in Selbstmordabsicht genommen, die Vergiftung ist äußerst qualvoll. Gelegentlich kommt sie durch Genuß von Giftweizen zur Rattenvertilgung vor. Die minimal toxische Dosis beträgt 0,01 g, die minimal tödliche 0,03 g, die therapeutische 1—2 mg. Die unbegründete Angst vor Vergiftung verhindert reichlicheren Gebrauch von Strychnin als analeptisches Mittel, trotzdem es wegen seiner langdauernden Wirkung gut geeignet ist.

Die *Symptome* sind die des *Tetanusanfalls*. Nach anfänglicher Steifigkeit der Glieder und des Halses und Schluckbeschwerden tritt der toxische Streckkrampf mit Opisthotonus ein; die Atmung stockt durch Beteiligung des Zwerchfells, der Blutdruck steigt, der Tod erfolgt durch Erstickung. Die Krämpfe treten in Abständen von wenigen Minuten auf und können durch äußere Reize ausgelöst werden. Die Behandlung mit Magenspülung ist im Krampfstadium nicht möglich. Die durch Erstickung bedrohlichen und quälenden Krämpfe müssen durch Narkose rasch verhindert werden. Diese ist am besten intravenös einzuleiten (Evipan) und nach Beseitigung der akuten Gefahr durch subcutane oder rectale Narkose weiterzuführen. In Narkose kann auch der Magen gespült werden. Völlige Fernhaltung äußerer Reize ist notwendig. Die leichte Strychninvergiftung geht mit Steigerung der Sinnesempfindungen und Reflexe einher.

Chinin*vergiftungen* waren bei der Malariabehandlung mit großen Dosen nicht selten. Die Einführung von *Plasmochin* und *Atebrin* haben Chinin in der Malariabehandlung und Prophylaxe verdrängt. Die Symptome der Chininvergiftung sind der initiale Erregungszustand mit Schwindel, Ohrensausen bis zur Taubheit, Sehstörungen bis zur Erblindung (Optochin), später Benommenheit, bei schwerer Vergiftung Kollaps und Tod an Herzlähmung. Bei tropischer Malaria kann durch Chinin ein Anfall von Hämolyse mit Hämoglobinurie ausgelöst werden, das gefürchtete Schwarzwasserfieber. Bei Chininallergie treten Juckreiz, Lidödem, Fieber und scharlachähnliche Exantheme auf. *Atebrin* wirkt nur bei Überdosierung toxisch mit Erregungszuständen, Krämpfen, Psychosen. Regelmäßig entsteht Gelbfärbung der Haut, die nicht mit Ikterus verwechselt werden darf.

Ähnliche Giftwirkungen und allergische Erscheinungen wie nach Chinin können auch durch andere *Antipyretica* hervorgerufen werden. *Salicylsäure* und ihre Salze (Aspirin) verursachen Ohrensausen, Magenbeschwerden, Schlaflosigkeit oder Erregungszustände mit heiteren Delirien. Trotz enormer Dosen (20—40 g) Aspirin entsteht selten Lebensgefahr (vgl. S. 819).

Atophan, eine Phenylchinolincarbonsäure, als Gicht- und Rheumamittel verwandt, verursacht bei längerem Gebrauch nicht nur Magenbeschwerden und Exantheme, sondern zuweilen schwere Leberschädigungen (akute gelbe Leberatrophie). Erstes Zeichen der Atophanschädigung ist Auftreten von Urobilinogen im Harn.

Pyramidon (Aminophenazon), ein ohne ärztliche Kontrolle sehr viel gebrauchtes Schmerz- und Fiebermittel, ist auch in seinen Kombinationen mit Schlafmitteln der Barbitursäurereihe nach dem Muster des *Veramon* sehr beliebt. Pyramidon allein kann in Mengen von 8—10 g unter epileptiformen Krämpfen tödlich wirken. In Kombination mit Schlafmitteln (Veramon, Allional) wirkt Pyramidon nicht entgiftend, oft treten bei Vergiftungen spastisch-hyperkinetische Erscheinungen neben der Narkose mehr hervor. Eine weitere Giftwirkung des Pyramidons bei Disponierten ist die Auslösung von *Agranulocytose*, welche bei der verbreiteten Unsitte das Mittel ohne Verordnung zu nehmen, größte Beachtung verdient. *Arzneiexantheme* (Erythem, scharlach- und masernartige Ausschläge) finden sich bei allen Antipyretica, häufig bei Antipyrin, daneben aber auch nach zahlreichen anderen Mitteln, z. B. Barbitursäuren. Voraussetzung ist die angeborene oder erworbene Disposition *(Idiosynkrasie, Überempfindlichkeit)*.

Coffein, in Form von Kaffee und Tee unser wichtigstes Genußmittel, ist ein zentral erregendes Gift (Kollapsmittel). Grammdosen führen zu Erregungszuständen, Zittern, schließlich Krämpfen. Ther.: Schlafmittel.

Noch einige bekannte *Alkaloide*, die heute seltener Ursache von Vergiftungen sind, seien der Vollständigkeit halber genannt: Das *Aconitin* aus dem blauen Eisenhut, kann schon in Dosen von 4—6 mg tödlich wirken. Neben lokalen Reizerscheinungen verursacht es starke Parästhesien und Polyurie, später Krämpfe, curareartige motorische Lähmung und Tod an Herzlähmung. Ein ebenso altes Gift ist das *Coniin* des Schierlings (Socrates), welches aufsteigende motorische und schließlich Atmungslähmung bei erhaltenem Bewußtsein erzeugt. Schierling wird gelegentlich mit Petersilie verwechselt. Die *Hundepetersilie* wirkt durch ihren Coniingehalt giftig. Das Gift der Herbstzeitlose, *Colchicin*, wird als Gichtmittel angewandt, die toxische Dosis (5 mg) liegt nahe der therapeutischen. Die nach einer Latenz von einigen Stunden eintretende Vergiftung besteht in Kratzen im Hals, Schluckbeschwerden, Brechdurchfall, Koliken. Der Tod bei Vergiftungen mit Mengen über 10 mg erfolgt unter Krämpfen und Delirien an Herzlähmung. Auch die *Veratrin*vergiftung (Alkaloid der weißen Nießwurz) zeigt ähnliche lokale und resorptive Symptome.

8. Ätherische Öle, Glykoside.

Terpentinöl wird gelegentlich als Abortivum oder zu Suicid verwendet. Die Symptome sind nach Verschlucken: Übelkeit, Kopfschmerzen, Erbrechen, Durchfälle, bei Einatmung der Terpentindämpfe: Reizung der oberen Luftwege. Bei stärkerer resorptiver Vergiftung entstehen Nierenentzündung, Priapismus, Petechien, Bewußtlosigkeit. Bei Graviden kann Abort eintreten. Je nach Herkunft ist die Giftigkeit des Terpentinöls verschieden, die geringste toxische Dosis ist 1 Eßlöffel. Da Terpentin durch die Lunge ausgeschieden wird, ist der Geruch der Ausatmungsluft charakteristisch, ebenso derjenige des Harns (veilchenartig). Der Harn gibt Reduktionsproben (Glucuronsäure). Therapie: Magenspülung.

Als *Abortiva* werden verschiedene *ätherische Öle* seit alters häufig gebraucht, meist in Form der Droge oder als frische Pflanze. Dazu gehören Lebensbaum (Thuja orientalis) *Wacholder*, *Eibe* (Taxus baccata), Sadebaum, Juniperus sabina, Wermut, Muskatnuß, Absinth, Petersilie, Kamille, Efeu, *Apiol* (Petersiliencampher), welches durch Beimengung von Trikresylphosphat Lähmungen erzeugen kann (S. 829).

Die Symptome dieser Vergiftungen sind starke Reizerscheinungen des Magendarmkanals, Kontraktionen des graviden Uterus, bei schwerer Vergiftung Krämpfe, Bewußtlosigkeit; als Nachwirkung Leberschädigung (Fettleber) oder Nierenschädigung; diese finden sich besonders bei medizinalen *Eucalyptusölvergiftungen*, welche schon nach 3 g auftreten können.

Wurmmittel Oleum chenopodii, welches Ascaridol enthält, ist als Wurmmittel vielfach verwendet worden, doch heute wegen seiner Giftigkeit großenteils verlassen. Besonders bei Kindern ist große Vorsicht notwendig. Die Mortalität der Vergiftungen ist hoch. Die Symptome sind Übelkeit, Erbrechen, Schwindel, Krämpfe und Bewußtlosigkeit. Besonders typisch sind Augenmuskellähmungen und Gehörstörungen, welche ausschließlich den N. cochlearis betreffen. Der Tod erfolgt im Koma. Auch andere Wurmmittel zeigen unerwünschte toxische Wirkungen. Das *Santonin* (Wurmsamen) erregt vor allem bei Kindern Gelbsehen und Krampferscheinungen. Der zur Bandwurmkur verwendete *Farnkrautextrakt* (Extractum Filicis maris aether.) wirkt bei geschwächten, anämischen Menschen (Kur gegen Ankylostoma duodenale) und bei längerem Verweilen im Darm giftig. Die Symptome sind akute Gastroenteritis, oft mit nachfolgendem Ikterus, schwerer Kollaps, Benommenheit, Krämpfe, Atemstörungen. Als Spätfolge können Sehstörungen durch Opticusschädigung (Atrophie) sich einstellen. Die Behandlung muß auf Entfernung des Giftes aus dem Magendarmkanal bedacht sein, die ja bei jeder Kur von größter Wichtigkeit ist. Die Verwendung von Ricinusöl ist gestattet. 8 g Farnkrautextrakt sollen bei Wurmkuren nicht überschritten werden, bei Kindern 4 g. Die Wirksamkeit und Verträglichkeit wird bei Verabreichung durch die Duodenalsonde erhöht.

*Campher*vergiftungen durch Überdosierung sind durch epileptiforme Krampfe und rauschartige Erregung gekennzeichnet, aber heute selten geworden (tödliche Dosis 6 g subcutan). *Senföl* wirkt lokal und resorptiv stark reizend, bei Inhalation der Dämpfe entsteht Lungenödem.

Digitalis, die Glykoside des roten und gelben Fingerhuts enthaltend, ist bei längerer Verabreichung von giftigen Nebenwirkungen gefolgt, deren Kenntnis wichtig ist. Die Injektion von Strophanthin wurde gelegentlich auch zu Giftmord verwendet.

Die Symptome der Digitalisintoxikation sind Dyspepsie, Appetitlosigkeit, Erbrechen, Durchfälle, erhebliche Pulsverlangsamung, sie sind teils lokal, teils resorptiv bedingt. Wichtiger noch sind Extrasystolen, vor allem Bigeminie und Überleitungsstörungen. Der Tod bei Vergiftungen entsteht durch Herzlähmung.

Die Vergiftung mit *Strophanthin*, *Meerzwiebel*, *Oleander-*, *Adonis-* und *Convallaria*präparaten, die an Stelle von Digitalis gebraucht werden, ist ähnlich. Zahlreiche Pflanzen enthalten herzwirksame Glykoside. Die verbreiteten *Saponine* (Expectorantia) wirken lokal reizend auf Haut und Magendarmkanal (Gastroenteritis). Zu den entzündungserregenden Stoffen gehören auch die als Abführmittel heute obsoleten „*Drastica*", wie *Aloe*, *Koloquinten*, *Crotonöl*, *Podophyllin*, welche hamorrhagische Enterocolitis erzeugen. Sehr groß ist die Zahl der hautreizenden Pflanzengifte, z. B. das *Primin* der Giftprimel, welches heftige Ekzeme erzeugt.

9. Pilzvergiftungen (Mycetismus).

Die Vergiftungen mit Pilzen, welche fälschlich als eßbar angenommen werden, kommen hauptsächlich von Juli bis Oktober vor, Lorchelvergiftungen im April und Mai. Am gefährlichsten ist der *Knollenblätterschwamm* (Amanita phalloides), der mit dem Champignon verwechselt wird. Sein Genuß führt in 35—50% der Fälle zum Tod, oft von mehreren Familienmitgliedern. Nach einer Latenzzeit von mindestens 8, häufig 12 und mehr Stunden, treten plötzlich Übelkeit und Erbrechen ein, ferner Koliken, Durchfälle (reiswasserähnlich), es entwickelt sich ein choleraartiger, schwerer Zustand akuter Gastroenteritis mit starker Austrocknung, Bluteindickung, Wadenschmerzen und Kollaps. Am zweiten Tage treten häufig Benommenheit und Krämpfe auf, der Tod kann im Kollaps erfolgen. Bei Überlebenden folgt dann das Stadium der Leberstörung, zuerst Schwellung und Druckempfindlichkeit der Leber, dann Ikterus, gelegentlich akute Leberatrophie. Das Bild gleicht in diesem Stadium der akuten Phosphorvergiftung mit degenerativer Leberverfettung. Der Tod kann plötzlich erfolgen, auch noch nach scheinbarer Besserung bis zum 10. Tage eintreten. Die Behandlung muß vor allem den Kollaps und die Austrocknung beseitigen. Magenspülungen kommen wegen der Latenzzeit meist zu spät. Infusionen am besten mit 6% Dextroselösungen dienen gleichzeitig als Leberschutzbehandlung. Neue Versuche einer Serumtherapie erscheinen aussichtsreich. Das wirksame Gift ist das Amanitatoxin, während das hämolytisch wirkende Phallin meist nicht resorbiert wird.

Der *Fliegenpilz* (Amanita muscaria) verursacht seltener Vergiftungen als seinem Ruf als Giftpilz entspricht. Er enthält das vagusreizende Alkaloid Muscarin, doch wird das Vergiftungsbild nicht dadurch allein bestimmt (Beimischung von Muscaridin mit atropinartiger Wirkung). In Sibirien wird der Fliegenpilz als Rauschgift genossen. Die Vergiftung beginnt mit einem rauschartigen Erregungszustand innerhalb 15—20 Minuten mit motorischer Unruhe, Schreien und Verwirrtheit. Dabei besteht Pupillenerweiterung, Speichelfluß (seltener Miosis und Koliken). Später folgt Schlaf. Die Prognose ist besser als bei Knollenblätterschwammvergiftungen. Die Behandlung besteht in Magenspülungen, Abführmitteln, Analeptica; treten Muscarinsymptome hervor, so kann Atropin versucht werden. Bedrohliche Erregungszustände sind mit rasch wirkenden Narkotika (Injektion von Evipan, Luminalnatrium) zu bekämpfen. Ähnliche Vergiftungsbilder entstehen durch den *Pantherpilz* und den ziegelroten *Rißpilz*, welcher Muscarin enthält und mit dem Champignon verwechselt wird. Der *Giftreizker* enthält ein Capillar- und Krampfgift, welches ins Kochwasser übergeht. Die Vergiftung besteht in Gastroenteritis, Krämpfen und Kollaps. Der praktisch nach dem Knollenblätterschwamm wichtigste Giftpilz ist die *Lorchel* (Helvella esculenta), welche vor allem das Blutgift *Helvellasäure* enthält. Dieses geht ins Kochwasser über und kann so entfernt werden. Frische Lorcheln sind giftiger als getrocknete. Das Vergiftungsbild gleicht dem des Knollenblätterschwamms, doch treten die ersten gastroenteritischen Erscheinungen schon nach wenigen Stunden ein; am 2.—4. Tage tritt Hämolyse und die Leberstörung hervor, der Tod kann durch akute gelbe Leberatrophie erfolgen. Ferner können Krämpfe und nachfolgende Lähmungen mit Koma auftreten. Die Prognose ist günstiger als bei Knollenblätterschwammvergiftung, die Behandlung entsprechend. Der durch Verwechslung mit dem Steinpilz gefährliche *Satanspilz* verursacht heftigen Brechdurchfall mit nachfolgendem Kollaps ohne Leberschädigung.

Die beste Prophylaxe der Pilzvergiftung besteht darin, daß jeder nur solche Pilze sammelt, die er genau kennt. Allgemeine Zeichen eines Giftpilzes gibt es nicht. Bei der Zubereitung ist sorgfältiges Abkochen und Weggießen des Kochwassers manchmal ein gewisser Schutz (Giftreizker, Lorchel). Der Giftgehalt der Pilze schwankt erheblich.

10. Nahrungsmittelvergiftungen.

Die *Mutterkornvergiftung (Ergotismus)* entsteht durch Verunreinigung des Mehls mit dem Pilz Claviceps purpurea und hat zu allen Zeiten zu schweren Massenerkrankungen (Kriebelkrankheit) geführt. Die letzte große Epidemie war in Rußland 1926—1927; durch die bessere Reinigung des Korns besteht bei uns keine Gefahr des Ergotismus mehr. Im Mutterkorn (Secale cornutum) sind verschiedene Alkaloide (Ergotoxin, Ergotamin = Gynergen u. a.) enthalten, deren medizinale Anwendung nur selten zu Vergiftung führt. Das Krankheitsbild des chronischen Ergotismus tritt in der *konvulsiven* und in der *gangränösen* Form auf. Die akute Erkrankung beginnt stets mit Dyspepsie, Erbrechen, Trockenheit im Halse, Parästhesien (Kriebeln) an den Fingern und Zehen. Bei der konvulsiven Form entwickeln sich tetanische Krämpfe und Kontrakturen der Beugemuskeln mit starken Schmerzen. Schließlich können Lähmungen, Aphasie, geistige Stumpfheit, Psychosen entstehen (Ergotintabes). Der gangränöse Ergotismus, der durch große Giftmengen entsteht, ist durch Gefühllosigkeit und plötzlich auftretende Gangrän der Finger und Zehen, die zu tödlicher Sepsis führen kann, gekennzeichnet. Die Ursache sind Gefäßkrämpfe. Die Wirkung der Mutterkornalkaloide beruht in Tonussteigerung der glatten Muskulatur, welcher durch Nitrite (Gefäße) und Spasmolytica (Eupaverin) zu begegnen versucht werden kann.

Kartoffelvergiftungen durch unreife neue oder gekeimte Kartoffeln sind auf erhöhten *Solaningehalt* zurückzuführen. Die Erscheinungen sind Brennen im Halse, Übelkeit, Erbrechen, Durchfälle, Benommenheit, manchmal Cyanose und Krämpfe. Die Prognose der als Massenerkrankung vorkommenden Vergiftung ist günstig. Häufiger sind *Paratyphus-Epidemien* durch Genuß von auf Vorrat zubereitetem *Kartoffelsalat.*

Bei einseitiger Ernährung mit *Kichererbsen* entsteht der mit peripheren Lähmungen einhergehende Latyrismus (Mittelmeerländer).

Fischvergiftungen durch spezifische Gifte sind nach Genuß des Rogens von Barben und des japanischen Fugu bekannt. Die durch den Genuß von Grundfischen, meist Aalen und Zandern in Ostpreußen in den Jahren 1924—1926, 1932 und 1940 aufgetretene *Haffkrankheit* war durch aus Abwässern aufgenommene Gifte (Sulfitablaugen) und nachfolgende Muskelarbeit zu erklären. Die wichtigsten Symptome waren heftigste Muskelschmerzen, Braunfärbung des Harns durch Myoglobin, anschließend Hämaturie und zunehmende Anurie, in 2% Tod durch Urämie. Muschelvergiftungen kommen vor allem durch *Miesmuscheln* und *Austern* vor. Es handelt sich dabei nur zum Teil um lähmende Giftstoffe, welche die Tiere aus dem Wasser gespeichert haben. Die meisten derartigen Vergiftungen entstehen durch bakterielle Verunreinigung und Zersetzungsprodukte und verlaufen unter gastroenteritischen Erscheinungen. Auch Paratyphus und Typhus kommen vor.

Die Mehrzahl aller Nahrungsmittelvergiftungen überhaupt entsteht durch *Bakterien* vornehmlich der *Paratyphus-* und GÄRTNER-*Gruppe*, ferner durch Coli- und Proteusbacillen und hämolytische Staphylokokken als grobe Verunreinigungen. Es handelt sich häufig um Erkrankung aller Teilnehmer einer Eßgemeinschaft, besonders wenn Nahrungsmittel schlecht und länger als erlaubt aufbewahrt oder nicht genügend gekocht werden (Paratyphus-infizierte Enteneier). Die Symptome sind heftige, fieberhafte Gastroenteritis, oft mit schwerer, choleraartiger Verlaufsform. Der Tod kann im Kollaps (Austrocknung) erfolgen. Leichtere Erkrankungen klingen nach 2—3 Tagen wieder ab. Manchmal entsteht auch ein typhusartiges Krankheitsbild. Die Diagnose ist bakteriologisch, vor allem durch Stuhluntersuchung, sicherzustellen. Die Therapie besteht in Hungern, Abführen, Infusionen, Analeptica, Isolierung der Erkrankten; Meldepflicht! Die Prophylaxe liegt in sorgfältiger Nahrungsmittelkontrolle und Aufbewahrung, besonders bei Massenverpflegung, Erfassung von Dauerausscheidern. Besonders wichtige Ursachen von Massenvergiftungen sind Wurst und Fleisch, Kartoffelsalat, Speiseeis. Eine besondere paralytische Form der Vergiftung, meist durch Fleisch- und Gemüsekonserven (Bohnen) stellt der *Botulismus* dar (vgl. Bd. I, Infektionskrankheiten).

11. Tierische Gifte.

Insektenstiche und *Bisse* erzeugen lokale und allgemeine Giftwirkungen und können je nach ihrer Lokalisation (Zunge, Lippe, Kehlkopf) und Zahl gefährlich werden. Bei Überempfindlichen können schwere anaphylaktische Erscheinungen (Fieber, Urticaria, Ödeme [Glottis], Gelenkschwellungen, Kollaps), die Folge sein. Als lokale Hilfsmaßnahmen sind Entfernung des Stachels (bei Bienen, Wespen, Hornissen), Betupfen der Stichstelle mit Salmiakgeist, kühle Umschläge, Ruhigstellung anzuwenden, im übrigen symptomatische Therapie, Kollapsmittel. Bei Stechmücken, Läusen, Zecken besteht außerdem die Gefahr von *Übertragung* bestimmter *Krankheitserreger*.

Eine besondere Form der Vergiftung, die heute bedeutungslos geworden ist, stellt die Einnahme von *Canthariden* (gepulverte spanische Fliegen) dar, welche als Hautreizmittel (zur Blasenbildung) verwendet werden. Innerlich verursachen sie lokale Reizwirkungen, hämorrhagische Enterocolitis, Hämaturie, Nephritis, in schweren Fällen Krämpfe, Koma und Tod.

Schlangengifte. In Deutschland kommt nur die *Kreuzotter* als Giftschlange vor, in Südeuropa auch die Aspis- und Sandviper. In tropischen Gegenden ist die Zahl der Giftschlangen weit größer. Die Gefahr des *Kreuzotterbisses* ist geringer als allgemein angenommen wird. Das Gift enthält ein lokal wirkendes Hämorrhagin und ein Neurotoxin. Todesfälle sind selten (unter 2%). Die Stärke der Giftwirkung ist vom Alter des Tieres, der Zeit seit dem letzten Biß und der Bißstelle abhängig. Meist werden barfuß gehende Kinder, die besonders gefährdet sind, beim Beeren- oder Pilzsuchen gebissen. Die Symptome sind Schmerz, Schwellung und bläuliche Verfärbung der Bißstelle und ihrer Umgebung mit Blutaustritt ins Gewebe. Rasch danach treten allgemeine Vergiftungserscheinungen auf, nämlich Übelkeit, Erbrechen, Durstgefühl, Schwäche und in schwereren Fällen schließlich Krämpfe, Delirien, motorische und Atemlähmung. In 7—9 Tagen wird die Vergiftung meist überwunden. Manchmal wird ein Finger oder eine Zehe durch den Biß gangränös. Schlangenbiß in eine Vene kann schon in wenigen Minuten tödlich wirken.

Die *Behandlung* erfordert möglichst schnelles Abbinden des verletzten Gliedes, jedoch nur bis zur venösen Stauung, um Resorptionsverzögerung zu erzielen. Ferner sind die Bißpunkte durch tiefe Schnitte zu verbinden und auszusaugen. Schlangengift ist per os unwirksam. Zerstörung des Giftes im Gewebe kann durch Injektion von 1—3‰iger Kaliumpermanganatlösung oder Chlorwasser (Eau de Javelle) versucht werden. Das wichtigste Mittel ist die möglichst frühzeitige Injektion von *Schlangenserum*, welches durch Immunisieren von Pferden mit europäischen Schlangengiften gewonnen ist. Die Injektion von 10 ccm in die Gegend des Bisses (Serüle) schützt noch nach 1 Stunde gegen die tödliche Dosis. Später ist intramuskuläre und intravenöse Injektion von 20 bis 40 ccm des Serums erforderlich (Vorsicht wegen Anaphylaxie). Die Allgemeinerscheinungen sind ferner symptomatisch mit Analeptica zu bekämpfen. Die Behandlung mit hohen Alkoholdosen (Volksmittel) ist unzweckmäßig.

Literatur.

AXMACHER, F.: Allgemeine Pharmakologie. Berlin: Springer 1938.

BAADER, E. W.: Gewerbekrankheiten, 2. Aufl. 1943. Berlin und Wien: Urban & Schwarzenberg 1943.

BEHRENS, B.: Slg. Vergift.fälle 1—12 (1930—1943).

BREZINO, E.: Die gewerblichen Vergiftungen und ihre Bekämpfung. Stuttgart: Ferdinand Enke 1932.

FLURY, F. u. F. ZERNIK: Schädliche Gase. Berlin: Springer 1931.

FLURY, F. u. H. ZANGER: Lehrbuch der Toxikologie. Berlin: Springer 1938.

FÜHNER, H.: Medizinische Toxikologie. Leipzig: Georg Thieme 1943.

LESCHKE, E.: Die wichtigsten Vergiftungen. München: J. F. Lehmann 1933.

MUNTZSCH, F.: Die chemischen Kampfstoffe. Leipzig: Georg Thieme 1937.

POULSSON, E.: Lehrbuch der Pharmakologie, 15. Aufl., bes. von G. LILJESTRAND. Leipzig: S. Hirzel 1945.

STARKENSTEIN, E., E. ROST u. J. POHL: Toxikologie. Urban & Schwarzenberg 1929.

TAEGER, H.: Die Klinik der entschädigungspflichtigen Berufskrankheiten. Berlin: Springer 1941.

Die entschädigungspflichtigen Berufskrankheiten, herausgeg. vom Reichsarbeitsministerium. Berlin 1943.

Krankheiten aus äußeren physikalischen Ursachen.

Von

G. KATSCH.

Mit 2 Abbildungen.

Indem der Mensch immer mehr die physikalischen Kräfte beherrschen lernt und technisch in seinen Dienst zwingt, erzeugt er selbst nach Art und Umfang neuartige Gesundheitsschäden. Man kann sie zu den *Zivilisationskrankheiten* rechnen. Zum Teil sind es *Berufskrankheiten* oder *Unfallkrankheiten;* ihre Bedeutung reicht daher über das Gebiet des Arztes hinaus.

Es beginnt damit, daß Klimate besiedelt werden, in denen der Mensch im Urzustand nicht leben konnte. Er trotzt der Hitze und der Kälte, fährt über das Meer und fliegt durch die Luft, ersteigt Himalayagipfel und taucht in die Tiefe des Ozeans. Wenn er heut im Raketenflugzeug mit dem Schall um die Wette fliegt und in die Stratosphäre aufsteigt, so ist er trotz technischer Sicherungen stets vom Ikarusschicksal bedroht und in Gefahr, daß das von ihm geschaffene Werkzeug die Leistungs- und Widerstandskräfte seines Körpers überfordert. Auch der schlichte Kumpel, der mit dem Preßlufthammer die Förderleistung seiner Vorfahren um ein Vielfaches übertrifft und mit ihm viele Industriearbeiter sind von Berufskrankheiten bedroht, die es im Naturzustand nicht gab. Die Elektrifizierung des Lebens erbringt viel mehr Unfälle als der Blitz. Von der Zähmung des Feuers bis zur Entbindung der Atomenergie wachsen in steiler Kurve die Gefahren der Schädigung durch physikalische Kräfte. Der Arzt muß vorbereitet und jederzeit bereit sein, die entstehenden Schäden zu erkennen, zu heilen oder zu mildern; bei der Vorbeugung mitzuwirken, um so mehr, als er selbst zu Heilzwecken physikalische Kräfte benutzt, die auch schaden können.

I. Krankheiten durch Luftdruckveränderung.

1. Druckluftkrankheit.

(Preßluftkrankheit, Caissonkrankheit, Taucherkrankheit).

Der Taucher steigt mit Helm und gasdichtem Taucheranzug in die Tiefe. Der Druck in dem Luftraum, den der Anzug bildet, muß durch eine Luftpumpe so hoch gehalten werden, wie es die darauf lastende Wassersäule erfordert. Das macht für je 10 m Tiefe etwa 1 Atmosphäre aus. Arbeit in solcher Druckluft ist schwer und ermüdend. Sie soll nur kurze Zeit durchgeführt werden. — Weniger hoch sind die Drucke in den Caissons, die man bei Bauten von Brückenpfeilern und Docks verwendet, sowie bei Tunneln unter Flüssen und im Grundwasserbereich. In solchen Caissons arbeiten zahlreiche Arbeiter bei Drucken von selten mehr als 4 Atmosphären.

Gefahren entstehen nicht bei der Arbeit und nicht durch den Druckzuwachs, sondern erst bei der *Druckentlastung.* Die vielseitigen vorkommenden Symptome beruhen darauf, daß bei schneller Druckentlastung Gasblasen in Geweben, Gefäßen, serösen Höhlen, Gelenken frei werden. Befindet sich ein Mensch in Druckluft, so wird in vermehrter Menge Sauerstoff und Stickstoff durch die

Lungen in das Blut und dann in die Gewebe aufgenommen. Die Gewichtsmengen des absorbierten Gases sind nach dem HENRYschen Gesetz proportional dem Druck. Während der Sauerstoff verbraucht wird, wird der Stickstoff wie im toten Gewebe nur rein physikalisch gebunden. Die dem Außendruck entsprechende Sättigung der Gewebe mit Stickstoff wird freilich nur langsam erreicht, weil Grenzflächen die Gasdiffusion zwischen der Außenluft und dem Gewebe aufhalten. Man nimmt an, daß erst nach etwa 8 Stunden eine volle Sättigung der Gewebe mit Stickstoff erreicht ist. Es können immerhin bedeutende Stickstoffmengen aufgenommen werden. Menschliches Fett und Lipoid (Zentralnervensystem) absorbieren 5—7mal mehr N_2 als Wasser, so daß ein Mann von 70 kg bei voller Sättigung je Atmosphäre Außendruck etwa 1 Liter Stickstoff in seinem Gewebe bindet. Bei langsamer Druckentlastung wird dieser N_2 durch die Lungen abgelüftet. Bei *plötzlicher* Druckentlastung reicht dieser Entlüftungsmechanismus nicht aus, denn das Blut kann jeweils nur eine beschränkte Menge Stickstoff aufnehmen und transportieren. Es entsteht nach den Umständen eine erhebliche Übersättigung der Gewebe. Und der vorher unter Überdruck absorbierte *Stickstoff muß sich in den Geweben und den Blutgefäßen in Gasblasen entbinden*, so wie beim plötzlichen Öffnen einer Mineralwasserflasche die Kohlensäure in Blasenform frei wird. Das erzeugt sehr schmerzhafte Spannungen („bends“) in den Gelenken und, wie mir scheint, auch in Sehnen- und Nervenscheiden, ferner Jucken in der Haut. Blutgefäße können nach Art der Gasembolie verstopft werden. In der Haut kann die Capillarverstopfung zu tiefschwarzblauer Verfärbung führen, in schweren Fällen diffus, sonst in eigentümlicher Felderung. Die *blaue Marmorierung* verstärkt sich bei Hustenstößen oder beim VALSALVAschen Versuch (MELLINGHOFF). Durch die Blutstauung in den Geweben sinkt die zirkulierende Blutmenge bis zum Kreislaufkollaps. Im Nervengewebe können schwere Schäden entstehen. Besonders gefährdet ist die weiße Substanz des Dorsalmarkes: sie absorbiert reichlich Stickstoff (freilich erst nach längerer Einwirkung des Überdrucks), während wenig Blutgefäße für dessen Abfuhr zur Verfügung stehen. So wurden Paraplegien mit Blasen- und Mastdarmstörungen beobachtet, spinale Erkrankungen, denen bei Anaemia perniciosa ähnlich; aber auch cerebrale Lähmungserscheinungen im Gebiete verschiedener Hirnzentren, psychische Störungen, Bewußtseinstrübung, apoplektische Insulte, Todesfälle. Atemnot entsteht angeblich durch Gasverstopfung im Coronargebiet (Bradykardie!). Oft gehen selbst schwere Störungen, Lähmungen auffallend gut zurück. Andererseits können größere Stickstoffblasen im Gewebe vom Lymphstrom nicht aufgesaugt werden; sie werden bei erneuter, auch vorschriftsmäßiger Druckluftentlastung zur „Sammelstelle für Stickstoff“. Druckusur durch solche größeren Stickstoffblasen erzeugt als späte Nachkrankheiten röntgenologisch erkennbare Aufhellungen, z. B. in Gelenkköpfen und Arthrosen.

Wenn im Prinzip die Erkrankungen bei Tauchern und bei Caissonarbeitern gleichartig sind, so ist der Taucher stärker gefährdet, weil höhere Drucke bei ihm zur Anwendung kommen (5—6 Atmosphären Überdruck), so daß die Gewebe viel Stickstoff aufnehmen können. Andererseits verbietet die anstrengende Taucherarbeit ein längeres Verweilen in der Druckluft von selbst (Regel: nicht mehr als 10—15 Min.), so daß bei vernünftiger Handhabung die Sättigungsgrenze bei weitem nicht erreicht wird. Der Caissonarbeiter wiederum arbeitet zwar in geringem Überdruck (1—3 Atmosphären); doch werden Arbeitsschichten von mehreren Stunden vertragen, so daß der Zeitfaktor die Gefahr beträchtlicher Stickstoffsättigung heraufbeschwört. (Die Arbeitszeit regelt das „Preßluftgesetz“.)

Vorbeugend keine Arbeiter mit minderwertigem Zirkulationssystem zulassen! Auszuschließen sind ebenso Anämische, Menschen mit eingeschränkter Respirationsfläche, Fettsüchtige, schließlich Ohrenkranke (s. S. 849). Wichtig ist Beschränkung der Arbeitszeit (um so kürzer, je höher der Druck). Besonders wichtig, daß die Druckentlastung *stufenweise* erfolgen soll. Treten Symptome auf, so ist sofortige *Rekompression* nötig. Diese ist die beste und einzige *Therapie* (während Sauerstoffatmung sich wenig bewährte). Erkrankungen sind noch 8 Stunden nach der Dekompression beobachtet worden.

Taucher- und Caissonkrankheit entstehen *plötzlich* im Augenblick der Gasbildung; sind daher Unfallkrankheiten. Auch ohne daß es zu akuten Drucklufterkrankungen kommt, können Berufstaucher nach jahrelanger Beschäftigung an Arthrosis deformans erkranken. — Neuerdings verwendet man in Amerika in Caissons statt Druckluft ein Helium-Sauerstoffgemisch und vermeidet dadurch die Caissonkrankheit. Helium hat gegenüber Stickstoff zwei Vorzüge: es ist weniger löslich in Fetten und Lipoiden und entweicht schneller aus Flüssigkeiten.

2. Druckfallkrankheit der Höhenflieger.

Grundsätzlich die gleichen Störungen wie bei zu schneller Entschleusung der Caissonarbeiter treten beim *Sturz in die Höhe* auf, d. h. wenn große Gipfelhöhen in kurzer Steigzeit erreicht werden — mit verschiedener Heftigkeit bis zur „Drucksturzapoplexie". Erste Erscheinungen dieser Art, besonders „bends" und Schwindel werden in 7000 bis 8000 m beobachtet, in welche Höhe viele moderne Flugzeuge in 10 Min. aufsteigen können, während Düsenjäger in 3 Min. 11000 m hoch steigen. Ein Aufstieg bis 10000 m entspricht einer Ausschleusung aus 2,84 atü. Während aber beim Taucher oder Caissonarbeiter es sich um eine Dekompression aus Überdruck auf Normaldruck handelt, erleidet der Höhenflieger eine Dekompression aus Normaldruck in den Unterdruck. Ein bloßes Niedergleiten auf geringere Höhe bedeutet für ihn die heilende Rekompression, die alle Symptome beseitigt. Ungünstig ist für den Flieger, daß bei ihm die mitunter heftig störenden Erscheinungen während eines gefahrvollen Einsatzes auftreten, während der Caissonarbeiter erst nach der Arbeit erkrankt. Die von der Taucherkrankheit bekannte individuell verschiedene Latenzzeit wird auch bei den Druckfallsymptomen der Flieger beobachtet; sie kann durch Sauerstoffvoratmung (vor dem Aufstieg) verlängert werden.

Theoretisch muß bei schnellem Druckabfall in atmosphärische Bereiche von 18000 bis 21000 m nach dem Gesetz der Partialdrucke neben N_2 auch O_2 und CO_2 sich gasförmig entbinden. Schließlich muß das Blutwasser verdampfen. Das ist der Fall, wenn in solcher Höhe die Druckkabine undicht wird — ein Unfall, der freilich allein schon durch Sauerstoffmangel den schnellen Tod der Flugzeugbesatzung herbeiführt.

3. Störungen durch Wechsel des Luftdruckes.

Bei verschlossenen Tuben kommen heftige Ohrenschmerzen und Trommelfellplatzen vor, wenn sich der Luftdruck schnell ändert, sowohl bei Kompression als auch während der Dekompression im Caisson, bei Aufstieg wie bei Landung des Flugzeugs. Schluckbewegungen und Gähnen nutzen bei verstopften Tuben nichts. Ähnlich kann der Druckausgleich in den Nasennebenhöhlen mangelhaft sein, wenn ihre Verbindung zur Nase verstopft ist. Der Sturzflieger bekommt dann Kopfschmerzen bis zur Gefährdung der Flugsicherheit. Schleimhautablösung in den Nebenhöhlen kommt vor, erfordert operative Behandlung. Wenn unter einer Zahnfüllung Bakterien Gas bilden, so erzeugt dessen Ausdehnung bei schnellem Aufstieg plötzliche oder besonders heftige Zahnschmerzen.

4. Höhenkrankheit.

(Krankheit durch Luftdruckverminderung, Fliegerkrankheit, Ballonkrankheit, Bergkrankheit, Sorocho.)

Gelangt ein Mensch in beträchtliche Höhe, so tritt in Abhängigkeit von der niederen Sauerstofftension eine *Hypoxämie* ein. Diese ist Ursache der Symptomenkomplexe, die unter verschiedenen Namen beschrieben werden. Höhenkrankheit tritt in jeder Höhe auf, wenn der O_2-Bedarf die O_2-Zufuhr übertrifft, wofür besonders das Gehirn empfindlich ist, Gewöhnung mindert die Empfindlichkeit gegen solche Schädigungen. Es gibt ein Training für die Höhe und eine Akklimatisation. Auch konstitutionell sind die Menschen verschieden empfindlich, Kälte steigert die Bereitschaft, ebenso Sonnenschein und Windstille, dann aber körperliche Anstrengung, auch Angst an gefährlichen Stellen im Gebirge. Es scheint auch noch klimatische Nebenursachen zu geben, vielleicht luftelektrische Verhältnisse. Durch die verstärkte Atmung und die Trockenheit der Höhenluft entsteht auch ohne sichtbares Schwitzen ein ausgeprägter Wasserverlust. Schon in geringen Höhen vermindert sich infolge der Atmungssteigerung die Kohlensäurespannung in der Alveolarluft. Bei 2000 m Höhe findet sich individuell verschieden eine leichte Verminderung der Sauerstoffsättigung im Blut. In 4000 m Höhe zeigen sich durchschnittlich die ersten Krankheitserscheinungen. In 8000 m Höhe oder früher entsteht Lebensgefahr. Bei Zufuhr von reinem Sauerstoff werden Höhen bis 14000 m vertragen. Welthöhenrekord im offenen Flugzeug 14433 m (Donati 1934). In noch größeren Höhen fängt das Blut an zu sieden. Sie sind nur im gasdicht geschlossenen Stratosphärenflugzeug erreichbar. Flugzeugweltrekord mit Überdruckanzug war 1938 (Pezzi) 17000 m. Inzwischen werden noch größere Höhen, wohl von 25000 m erreicht.

Die **Erscheinungen** des O_2-Mangels bestehen zuerst in Ausgleichsbemühungen des Organismus: Pulsbeschleunigung, Verstärkung der Atmung, Veränderung des Schlagvolumens. Dann folgen die Empfindung des Lufthungers bis zu schwerer Dyspnoe und frühzeitig psychische Erscheinungen: Müdigkeit, Trägheit, Kritiklosigkeit (Euphorie!), Ungeschicklichkeit, Entschlußlosigkeit, Bewußtseinsstörungen. Diese sind besonders für den Flieger gefährlich. Die ausgleichende Tiefatmung bewirkt zwar verbesserte O_2-Aufnahme, ungleich stärker aber ein Abrauchen von CO_2. Bald wird das Atemzentrum nicht genügend angeregt, so daß der Flieger sich dem Zustand der Stickstoffnarkose nähert (Höhen-CHEYNE-STOKES-Atmung der Flieger, Höhenrausch). Blutaustritte aus verschiedenen Schleimhäuten kommen hinzu. Frontale Kopfschmerzen, Schwindelerscheinungen, Übelkeit, Erbrechen. Die Höhenkrankheit tritt am reinsten auf, wenn man mit einer Bergbahn schnell in größere Höhen gelangt, oder im Flugzeug. Heutige Hochleistungsmaschinen steigen in 7—10 Min. auf 6000 m. Der Bergsteiger gelangt nicht so plötzlich in die Höhe, aber die körperliche Anstrengung kann besonders bei Untrainierten das Erkranken begünstigen. Muskelarbeit ebenso wie Kälte erhöhen ja den O_2-Bedarf. Die Erscheinungen der Bergkrankheit gehen bei körperlicher Ruhe in Höhen bis 3000 m schnell wieder zurück. In noch größeren Höhen (4000 m und mehr) werden die schweren Erscheinungen erst in Tagen überwunden und Anpassung erst in Monaten erreicht.

Im Zuge der *Anpassung* harmonisieren sich die Regulationen. Das durch starke Atmung alkalisch gewordene Blut gewinnt seine normale Reaktion wieder, ebenso der Harn. Die Steigerung des Minutenvolumens geht zurück; anfängliche Tachykardie weicht der Bradykardie des Akklimatisierten. Inzwischen ist der Hämoglobinwert des Blutes und in gleichem Maße die Zahl der roten Blutkörperchen angestiegen. (Erst Blutentspeicherung, dann gesteigerte Erythropoiese.) Die Mehrbildung der Erythrocyten wird nach VERZÀR dadurch angeregt, daß sie bei ungenügender O_2-Sättigung des Blutes rascher zerfallen, wie an Bilirubinämie und vermehrter Urobilinogenausscheidung zu erkennen ist. Dieser Zerfall, bzw. die Zerfallsprodukte liefern den Reiz für die (überschießende) Neubildung. Eine Abflachung der T-Zacke im Ekg — als Ausdruck relativer Sauerstoffnot des Herzmuskels — kennzeichnet nur das akute Stadium der Höhenkrankheit.

Prophylaxe. Nicht ohne Gewöhnung große Höhen aufsuchen. Bei Aufstieg in die Zone der absoluten Gefahr (über 6000 m) ist Sauerstoffzufuhr nötig. Doch konnte bei langsamen Aufstieg in 40 Tagen die letzte Himalajaexpedition 7600 m ohne Sauerstoffgerät erreichen. Der Flieger muß *rechtzeitig* zum Sauerstoffgerät greifen. Bei kranken und schwächlichen Personen vermehrte Vorsicht! Besonders Hypertoniker sollen nicht schnell ins Hochgebirge gebracht werden. Andererseits ist die Bereitschaft zur Bergkrankheit schwerlich aus bestimmten körperlichen Merkmalen vorauszusagen. Zum Fliegen, vor allem zum Fliegerberuf, soll man nur gesunde Menschen zulassen. Anämiker und Kreislaufkranke scheiden aus. Probeaufstieg als Ergänzung auch der sorgfältigsten Eignungsprüfung für die Beurteilung nicht zu entbehren. Für den Höhenflug: sportliche Erziehung der Atemtechnik.

Chronische Bergkrankheit. Wenn Menschen, selbst von Geburt an, dauernd in großer Höhe leben (3000—5000 m) wie in den Hochtälern der peruanischen Anden, so kann durch unvollkommene *oder überschießende Anpassungsreaktionen* chronisches Kranksein entstehen (MONGE). Starke Polyglobulie, Kreislaufstörungen mit hochgradiger Cyanose. Nervöse und psychische Veränderungen. Tod durch Kreislaufinsuffizienz. Heilung durch Überführung ins Tiefland. Es gibt auch einen emphysematösen Typ der chronischen Bergkrankheit mit Trommelschlegelfingern, Leber- und Milzvergrößerung, Störungen in der Regulation des Säurebasengleichgewichts. Es ist die schwere Form *(Morbus Monge)*.

Beim **Höhenflug** entstehen neben der Anoxämie *besondere Störungen durch Ausdehnung der Darmgase.* Diese verdoppeln ihr Volumen in etwa 5500 m Höhe ($^1/_2$ Atmosphäre Druck), drängen das Zwerchfell in die Brust und beeinträchtigen Atmung und Kreislauf, obwohl diese doch zum Ausgleich des verminderten O_2-Druckes ihre Leistung steigern müssen. Verdauungsstörungen schädigen die Flugfähigkeit. Diese vermehrte Darmgasbildung tritt jedoch nur bei schnellem Aufstieg auf und ist vorübergehend. Bei der Hochandenexpedition (1935) wurde sie nicht beobachtet. — Wird die Druckkabine eines Stratosphärenflugzeugs in großer Höhe plötzlich undicht, so können bedrohliche Störungen im Sinne der Druckfallkrankheit (s. S. 849) entstehen.

II. Krankheiten durch passive Bewegungen (Kinetosen).

1. Seekrankheit.

Nausea kommt von Naus. Schiffsbewegungen erzeugen Seekrankheit, leichter auf kleinen Schiffen als auf Ozeanriesen. Sensible und vegetativ labile Personen sind anfälliger. Doch ist fast niemand völlig gefeit. Säuglinge und Kinder bis zu 4 Jahren sind kaum empfindlich. Auch alte Menschen nicht, doch gibt es Ausnahmen. Am sichersten sind Taubstumme (mit Aplasie des Labyrinths). Untätige Fahrgäste erkranken leichter als Matrosen. Gewöhnung macht seefest. Aber es gibt alte Seefahrer, die es nie völlig werden (Nelson, Tegethoff). Manchmal ist der Grund hierfür ein chronisches Magenleiden oder eine Cholecystopathie (wie bei Charles Darwin).

Entstehung. Die ungewohnten, dem Menschen unnatürlichen Schiffsbewegungen überhäufen den Vestibularapparat mit einer verwirrenden Fülle von an sich adäquaten Reizen. Denn die Bogengänge sollen Änderungen der Bewegungsrichtung und der Bewegungsschnelligkeit melden; der Statocystenapparat die jeweilige Stellung des Körpers im Raum. Auf diese Meldungen, die durch optische und kinästhetische ergänzt werden, wird reflektorisch der Tonus in der Muskulatur den Lageveränderungen angepaßt, das Gleichgewicht erhalten. Auf See treffen nun den Vestibularapparat Reize in ungewöhnlicher Häufung, Stärke, Interferenz, Unregelmäßigkeit. Und besonders unnatürlich ist wohl, daß diese Bewegungsreize uns bei körperlicher Passivität treffen (den Reisenden mehr als den Matrosen). Das Reflexspiel gerät in Unordnung: Schwindelgefühl registriert die Großhirnrinde. Und die fehlende normale Reizabfuhr führt zur Erregung vegetativer Zentren (Vaguskern). Reizsummierungen können mitwirken. Optische: durch In-die-Wellen-Starren, Beobachtung der schwankenden Horizontlinie oder der Schiffsmasten. Gerüche aus Schiffsküche oder Maschinenraum. Unvorsichtige Füllung des Magens, Brechbereitschaft des Gallensteinträgers. Anblick anderer Seekranker. Wie. zu jedem unbedingten Reflex sich bedingte Reflexe ausbilden können, so kann bei ängstlichen Personen schon der Anblick eines Schiffes *Signal* für den Ausbruch der Nausea werden. So wird in manchen Fällen Seekrankheit vorwiegend vom Großhirn erregt. Ein *bedingter Anteil* mischt oft dem Reflex sich bei. In entsprechendem Grade ist er suggestiv beeinflußbar.

Erscheinungen. Wenn die Brise sich steift, bekommt der Schiffsarzt alle Schattierungen von Seekrankheit zu sehen. Der Appetit läßt nach, Tischplätze im Speisesaal bleiben leer. An Deck sieht er apathische Gestalten, bleich, mit engen Pupillen über die Reeling hängen. Sie klagen über Kopfweh, Ziehen, Kältegefühl im Bauch. Andere rennen auf der Windseite auf und ab. Weitere liegen mit geschlossenen Augen auf Liegestühlen oder zusammengerollt in der Koje. Die Übelkeit steigert sich zum Höhestadium. Klebriger

Schweiß bricht aus, der Blutdruck sinkt. Erbrechen ist durch nichts mehr zurückzuhalten. Fühlen manche nach dem ersten Erbrechen für längere Zeit eine Befreiung, so geht es bei anderen weiter. Sie erbrechen Galle und fade, fermentarme Sekrete, nicht ganz selten mit etwas Blut. Das Krankheitsgefühl kann sich zu qualvollster Höhe steigern. Unkundige Menschen fühlen mit Sicherheit den Tod nahen. Oder sie wünschen ihn. — Im weiteren Verlauf der Reise gehen die Erscheinungen meistens zurück, besonders wenn die Windstärke nachläßt. Gewichtsverluste werden schnell wieder eingebracht.

Vorbeugung vermag manches. Der Magen soll beschäftigt, aber nicht überfüllt sein. Mittschiffs, wo die Bewegungen am geringsten sind, lege man sich im Freien hin, warm zugedeckt, lesend, musikhörend; beschäftigt, nur nicht den Horizont beachtend. Denn bei Aufrechthaltung tritt die Labyrintherregung am schnellsten und am intensivsten auf (BRUNS) und im Liegen ist die Hirnanämie, damit auch der bohrende Kopfschmerz geringer. Auch körperliche Betätigung, Bordspiele können nützlich sein. Rechtzeitig gegeben wirkt Veronal-Natrium bei manchen Personen fraglos günstig (0,5 g).

Behandlung. Es gibt mancherlei Medikamente von bedingter Wirkung: Medinal 0,5 oder Luminal 0,1. Deutlichen Nutzen haben manche von einer Atropininjektion ($^3/_4$ mg). Auch Papaverin in kräftiger Dosis (0,05—0,1 subcutan) wird empfohlen, mit Eumydrin kombiniert im Papavydrin. Ebenso Kalkspritzen. Populär beliebt ist Mothersills Seasickness Remedy, ein Geheimmittel, das Chloreton enthalten soll. Ein neues Präparat ist Vasano, das Hyoscyamin und camphersaures Scopolamin enthält. Einzeldosis 1—2 Tabletten, Tagesdosis 4 Tabletten. Auch in Suppositorien. Peremesin (kolloidlöslicher Ceroxalatkomplex) 1—2 Tabletten, besser als Einspritzung, ist ein neues gutes Mittel. Nach tagelangem Erbrechen ist Salzzufuhr zweckmäßig — zur Beseitigung der durch den Magensaftverlust entstandenen Hypochlorämie.

Differentialdiagnose. Auf einem Schiff mit vielen Seekranken bedarf es bisweilen besonderer Aufmerksamkeit, damit man nicht übersieht, daß das Erbrechen eines Reisenden andere Ursachen hat (Appendicitis usw.).

2. Luftkrankheit.

Auch im Flugzeug ist die Vielheit der Bewegungsreize oder die Trägheit der Statolithen auslösende Ursache für die der Seekrankheit analogen Erscheinungen. Ebenso im wackelnden Fesselballon, im schlingernden Eisenbahnwagen. Ähnlich bei Schaukel- und Erdbebenkrankheit.

Steigt ein Flugzeug in große Höhen, so können sich Symptome von *Höhenkrankheit* mit denen der Kinetose mischen.

3. Beschleunigungs- und Fliehkraftwirkungen.

Beim **Hochleistungsflug** entstehen noch besondere, gefährliche **Kinetosen durch sehr heftige Wirkungen von Beschleunigung und Fliehkraft** (Katapultstart, Fliegen enger Kurven mit großer Geschwindigkeit, plötzliches Abfangen der Maschine im Sturzflug). Das Blut wird gleichsam abzentrifugiert in die unteren Extremitäten mit einem Druck, den das Herz nicht ausgleichen kann (Blutleere der Netzhaut, des Gehirns, des Herzens); Flimmern vor den Augen („Mattscheibe“, Syncope). Promptheit und Leistungsfähigkeit der Kreislaufregulationen sind von entscheidender Bedeutung. Sie sind wohl in gewissem Umfang trainierbar. Nahrungsaufnahme vor dem Flug erhöht die Beschleunigungsfestigkeit. Die Haltung des Fliegers bzw. seiner Körperachse relativ zur Richtung der entstehenden Fliehkraftwirkung ist wichtig.

4. Fliegerkrankheiten — Luftfahrtmedizin.

Die physikalischen Beanspruchungen und Gefährdungen der Flieger sind bei der Leistungsfähigkeit der heutigen Flugzeuge vielseitig und erheblich. Besonders beim „Hochleistungsflug" wird der fliegende Mensch großen Beanspruchungen ausgesetzt. Andererseits sind durch die Bedeutung und den Umfang der heutigen Militär- und Sportfliegerei diese Hochleistungsflüge keine Seltenheit mehr. So ist in der „Luftfahrtmedizin" ein neues wichtiges Aufgabengebiet für den Arzt entstanden. Es umfaßt die Überwachung an und für sich gesunder, leistungsfähiger Menschen in bezug auf die Gefahren des Höhenfluges. Neben starken physikalischen Beanspruchungen kommen für den Flieger noch andere Gefährdungen in Betracht, z. B. durch Abgase des Motors, sowie durch Unfallmöglichkeiten.

Die physikalischen, gefahrreichen Einwirkungen, denen der Flieger ausgesetzt ist, sind vorstehend bereits in verschiedenen Abschnitten erwähnt. Die wichtigsten sind folgende: 1. Die Einwirkung des Aufenthalts in großer Höhe — Höhenkrankheit. 2. Die große Geschwindigkeit, mit der große Höhen erreicht werden — Krankheiten durch Luftdruckveränderung — Druckfallkrankheit der Höhenflieger. 3. Einwirkung schlingernder Bewegungen — Luftkrankheit. 4. Zentrifugalwirkungen beim Kurvenflug unter hoher Fluggeschwindigkeit. 5. Starke Kälteeinwirkung mit Erfrierungsgefahr. Der Luftfahrtmediziner bzw. Physiologe muß mitwirken bei der Ausarbeitung und Erprobung von Höhenatmungsgeräten, die der fliegenden Besatzung ausreichende Sauerstoffversorgung und möglichst volle Erhaltung der Leistungsfähigkeit sichern.

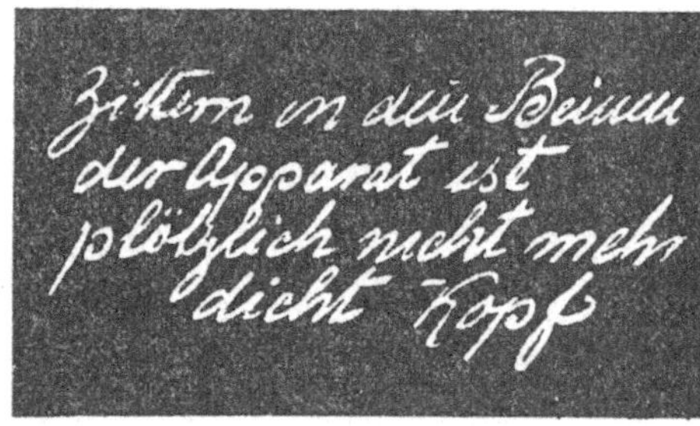

Normalschrift.

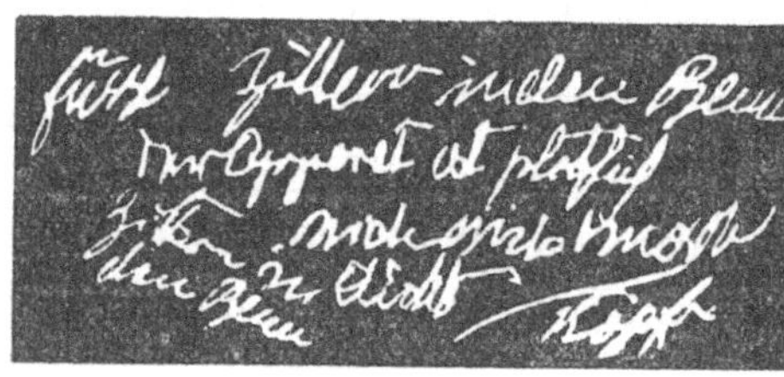

Abb. 1. Koordinationsstörungen in der Höhe.

Aufgabe des Fliegerarztes ist weiterhin die Ermittlung der *Fliegertauglichkeit.* Neben der körperlichen Untersuchung und der Prüfung der Leistungsfähigkeit ist die Beurteilung der Gesamtpersönlichkeit wesentlich. Genaue Prüfung der Sinnesorgane (Ermittlung von Farbenschwachen, Prüfung der Vestibularorgane usw.) ist erforderlich, um Ungeeignete von vornherein von der fliegerischen Laufbahn auszuschalten.

Das *Studium typischer Flugzeugunfälle* ergibt wichtige Hinweise für zweckmäßige Anbringung der Anschnallgurte, Vermeidung kantiger Vorsprünge etwa am Instrumentenbrett, an die bei plötzlicher Bremsung (Bruchlandung, Absturz) der Kopf herangeschleudert werden kann. (Anteil der Kopfverletzten an der Gesamtzahl der tödlichen Verletzungen beträgt 70—80%.)

Hygienische Überwachung der fliegenden Besatzung zur Erhaltung der Leistungsfähigkeit sind weitere wichtige Aufgaben des Fliegerarztes. (Allgemeine Hygiene, Schutz vor Vergiftung etwa mit Benzin, das als „Antiklopfmittel" Zusätze von Bleitetraäthyl enthält, Schutz vor Erfrierung bei Höhenflügen durch zweckmäßige, teils elektrisch beheizbare Kleidung, sportliches Training zur Steigerung der Leistungsfähigkeit, Höhenflugsonderernährung, d. h. Vermeidung blähender Speisen.) Diese kurzen Hinweise mögen genügen, um die Vielseitigkeit und Dringlichkeit der Aufgaben der Luftfahrtmedizin zu zeigen, deren Ziele sind: Verhütung vermeidbarer Flugunfälle, Leistungssteigerung der fliegenden Besatzung, Fernhaltung gefährdeter Personen von Höhenflügen.

Der „Luftfahrtmediziner" wird sich mit besonderer Sorgfalt den Fragen des Krankentransports im Flugzeug und seiner zweckmäßigen technischen Ausgestaltung zu widmen haben (s. den anschließenden Abschnitt).

5. Gefahren und Schäden durch Krankentransport im Flugzeug.

Jeder Arzt kann heute oder künftig in die Lage kommen, über die Frage des Lufttransports eines Schwerkranken plötzlich entscheiden zu müssen. Er muß deshalb nicht nur von den Vorteilen, sondern auch von den Nachteilen und Gefahren des Krankentransports durch die Luft eine Vorstellung haben.

Die Vorteile des Krankentransports im Flugzeug gegenüber dem Eisenbahn- oder Autotransport liegen auf der Hand. Die Schnelligkeit läßt weiträumige Länder mit dünnem Verkehrsnetz leicht überwinden, auch über Seen und Meere hinweg. Luftbeförderung ermöglicht eine Frühversorgung in räumlich ferngelegenen Fachabteilungen. Gewinn von Transportstunden kann Lebensrettung bedeuten. Das gilt für manche Unfälle, Hirnverletzungen, auch bei Seuchenkranken, die einer Spezialbehandlung bedürfen (z. B. bei Lyssa). Es kann ein Kranker mit ausgebrochenem Coma diabeticum, für dessen Behandlung örtlich die Voraussetzungen fehlen, sogleich einer geeigneten Fachabteilung zugeführt werden usw.

Die Erschütterungsfreiheit des Lufttransports ist für viele Kranke und Verletzte eine besondere Wohltat.

Bedacht werden muß unter Umständen, daß mit dem Flugzeug auch Seuchen übertragen werden können, z. B. durch mitgeschleppte Parasiten (Malaria- oder Gelbfiebermücken, Fleckfieberläuse).

Gegenindikationen ergeben sich im Einzelfall aus den besonderen jeweils vorliegenden *Flugbedingungen*. Wichtig ist schon die *Art des verfügbaren Flugzeugs*. Im geräumigen Sanitätsflugzeug mit Arzt und Pflegepersonal an Bord können auch schwer zu lagernde und zu wartende, auch unruhige Kranke transportiert werden. Schwieriger und unter Umständen abzuraten ist behelfsmäßiger Transport in kleinen Maschinen. — Die Frage der notwendigen *Flughöhe* muß erörtert werden. Sie ist abhängig von der Überwindung von Gebirgen, jeweiligen Wolkendecken, überhaupt der Wetterlage. Flughöhen von 500—700 m sind auch Kranken zuzumuten. Bei Höhen ab 800 m ist jedoch Vorsicht geboten. Während beim Gesunden erst ab 3000 m die Abnahme des O_2-Teildrucks zu spüren ist, sind beim Kranken die Gegenregulationen von Kreislauf und Atmung weniger prompt und leistungsfähig, so daß schon in geringer Höhe die Hypoxämie droht. Mit zunehmender Höhe und früher als der Gesunde sind insbesondere gefährdet: Kranke mit Kreislaufinsuffizienz, Kranke mit respiratorischer Insuffizienz (Pneumoniker nicht durch die Luft transportieren!), ferner Anämische und besonders auch Hypertoniker oder alte Menschen mit bekannter oder zu vermutender Neigung zu Coronarinsuffizienz. Coronartod im Flugzeug ist nicht selten vorgekommen.

Ist die Hypoxämie die Hauptgefahr für Kranke, so ergeben sich andererseits für nicht wenige Gefahren aus der Minderung des Gesamtluftdruckes. Die Gasvolumina der Eingeweidehöhlen vergrößern sich. In 5—6000 m Höhe bei halbem Atmosphärendruck sind die Gasvolumina der Eingeweidehöhlen bereits verdoppelt, in 8000 m verdreifacht. Daher wird die Frage der Flughöhe besonders bedeutsam für Kranke mit starkem *Meteorismus*, mit gastrokardialem bzw. colokardialem Syndrom, bei *Ileus* oder Subileus, bei Einklemmung an sich vielleicht kleiner Eingeweidebrüche. Für derartige Kranke sind Höhen von 1000 m und mehr zu vermeiden.

Vom Lufttransport sind ausgeschlossen: Pneumothoraxträger, Kranke mit Ventilpneumothorax, solange dieser nicht durch Punktion in einen offenen Pneumothorax verwandelt ist.

Raschen Höhenwechsel wird man beim Krankentransport ohnehin vermeiden. Er kann, wie oben bereits ausgeführt, Schmerzsteigerung bewirken bei Nebenhöhlenentzündung mit Schwellung der Ausführungsgänge, bei Tubenkatarrh. Es kann zu Trommelfellperforation, zu Mittel- und Innenohrblutungen kommen.

Die genannten Gefahren würden in Wegfall kommen bei Flug mit Sauerstoffatmung und Überdruckkabine im sog. Stratosphärenflugzeug.

6. Schäden durch Erschütterung.

Durch die Einführung von *Preßluftwerkzeugen*, besonders im Bergbau, wurde die Leistung des einzelnen Arbeiters gewaltig gesteigert; andererseits wird sein gesamter motorischer Apparat (Muskeln, Sehnen, Gelenke, Knochen, auch Nerven) einer stark erhöhten „unnatürlichen" Beanspruchung und Abnutzung unterworfen. Es handelt sich um mit der Arbeiterhand zu führende durch Preßluft angetriebene Stemm-, Bohr- und Niethämmer, Meißel, Stampfer usw., Werkzeuge, die ein nicht unbedeutendes Eigengewicht von 2—15 kg haben und durch den intermittierenden Preßluftstrahl mit bedeutender Geschwindigkeit hin- und herbewegt werden. Bei den kleineren Meißeln gibt es Schlagzahlen bis 4000 je Minute; bei Stampfern ist die Schlagzahl geringer, andererseits die Hubhöhe und die Wucht des Rückstoßes viel größer. Der geübte Arbeiter fängt die Stöße mit Muskeln (und Sehnen) ab, der ungeübte oder ermüdete (!) gibt die Gelenke den Stößen preis.

So entstehen zwei Typen von Schäden: einerseits örtliche Nekrosen an Muskeln (vielleicht infolge von Blutungen), an Sehnen, an Gelenkkapseln mit folgender Kalkeinlagerung. Schwerwiegender sind andererseits Schädigungen der Gelenkflächen mit Knorpel- und Knochennekrosen (Osteochondritis dissecans), an die sich eine Osteoarthropathia deformans mit meist besonders *ausgeprägter Knochenwucherung* anschließt. Am häufigsten sind Veränderungen des Ellenbogengelenks, oft mit pilzförmiger Deformation des Radiusköpfchens. Am Handgelenk kommt es zu Lunatumnekrosen und anderen schweren Veränderungen.

Vorbeugend müssen zu lange Arbeitszeiten und Ermüdung bei der Arbeit vermieden werden, unter Berücksichtigung der verschiedenen Schwere und Stoßkraft der Werkzeuge. Alte und sehr junge Arbeiter soll man diesen Belastungen nicht aussetzen.

Zur Behandlung eingetretener Schäden werden Wärmeanwendung, Gymnastik, Massage, wie sonst bei deformierender Arthrose und Arthritis herangezogen. Das Wichtigste ist Arbeitswechsel, damit ein Fortschreiten der Erkrankung möglichst verhindert wird. Nach Arbeitsunterbrechung kommt sie meist zum Stillstand.

Gefäßspasmen in der Hand bis zur RAYNAUDschen Gangrän kommen bei bestimmten Arbeitern der *Schuhindustrie* in verschiedener Stärke sehr häufig vor. Es handelt sich um die Bedienung der *Anklopfmaschinen*, die mit bis zu 9000 Hammerschlägen in der Minute das Leder über den Leisten schlagen. Die ersten Erscheinungen — Absterben und Weißwerden der Finger — werden gewöhnlich bei kaltem Wetter oder beim Waschen in kaltem Wasser bemerkt. Auch hier ist rechtzeitige Unterbrechung dieser Arbeit die einzige wirksame Therapie.

7. Schäden durch Luftstoß (Detonationsschäden).

In naher Umgebung von Bombeneinschlägen sind neuerdings Schädigungen und Todesfälle beobachtet worden, die heftigsten Luftstößen zugeschrieben werden, welche einmalig oder auch nach Reflektion an Gebäudeteilen mehrfach hintereinander einen lebenden Organismus treffen.

Durch „Wasserstoß" bei Detonationen unter Wasser sind ähnliche Beobachtungen gemacht. Luftstoß- und Wasserstoßverletzungen konnten auch im Tierexperiment reproduziert werden. Voraussetzung für derartige innere Verletzungen sind äußerst heftige Luft- bzw. Wassererschütterungen. Der auffälligste und regelmäßigste Befund bei diesen Detonationstodesfällen sind die großen Lungenblutungen (RÖSSLE), dazu kommen Lungenrisse, Pleurarisse. Der Tod erfolgt nicht durch Erstickung, sondern durch Luftembolie in Herz- und Hirnarterien. Die Luftembolie des Herzens ist lebensgefährlicher als die des Gehirns. Es handelt sich um arterielle Luftembolien. Die physikalischen Vorgänge, die diese Luftembolien herbeiführen, sind nicht unkompliziert.

Es wird angenommen, daß die plötzlichen Ausdehnungen der gashaltigen Innenräume des Körpers den Verletzungen zugrunde liegen. Die anatomischen Befunde würden also dafür sprechen, daß dem primären Luftstoß anschließend eine gewaltige Sogwirkung folgte.

So kommen nicht nur in der Lunge, sondern auch am Magen und Darm Einrisse zustande. Innere Blutungen sind die Folge. Daß Hautemphysem und Mediastinalemphysem beobachtet werden, ist verständlich. Auch eigenartige Muskelnekrosen wurden gesehen.

Übrigens ergaben anatomische Untersuchungen von Versuchstieren, die einem Absturz des atmosphärischen Druckes in der Unterdruckkammer bei gleichzeitigem Verschluß der oberen Atemwege ausgesetzt worden waren, in gleichartiger Weise arterielle Luftembolien des großen Kreislaufes (RÖSSLE). Hiernach wird vermutet, daß in den Fällen von tödlicher Drucksturzapoplexie, die bereits in dem Abschnitt über Druckfallkrankheit der Höhenflieger erwähnt wurden, eine derartige arterielle Luftembolie ausschlaggebend für den tödlichen Verlauf sein kann, daß es sich also nicht nur um der Taucherkrankheit analoge Gasentbindung, sondern zur Luftembolie führende innere Zerreißungen handelt.

III. Schädigungen durch Lärm und Ultra-Schall.

Lärm ist störender Schall. Das Ohr ist in der Mitte seines 11 Oktaven umfassenden Bereichs, also zwischen 1000—3000 Hertz am empfindlichsten. Die Schallempfindlichkeit ist bei steigender Lautstärke dieser nur im mittleren Lautstärkenbereich proportional. Unangenehme Empfindungen und seelische Beeinträchtigungen durch Industrielärm treten auf nicht nur in Abhängigkeit von der objektiv meßbaren Lautstärke des einwirkenden Geräusches; vielmehr kommt es neben der Art auch auf die Modalität der Geräusche sowie auf Kontrastwirkung, auf den allgemeinen „Schallpegel" (z. B. Unterschied von Tag und Nacht) und sehr stark auf individuelle Empfindlichkeit und Gewöhnung an.

Von der Gewöhnung sind fließende Übergänge zur Abstumpfung und schließlich zur degenerativen Schädigung der Sinneszellen im CORTIschen Organ. Langsam entwickelt sich — als typische anerkannte Berufskrankheit — zunehmende Schwerhörigkeit, selbst Ertaubung. Die obere Tongrenze des Hörbereichs wird herabgesetzt, die Hörschärfe leidet. Schwindelerscheinungen fehlen dabei. Diese kommen vielmehr als Unfallkrankheit nach Detonationen vor, ferner kombiniert mit Erbrechen, Kopfschmerzen, Magen-Darmerscheinungen als akute Störung und Anfangsbelästigung besonders bei Jugendlichen im Lärmbetrieb.

Auch wenn die Lärmwirkung nicht in einfacher Abhängigkeit von der Schallstärke ist, so erbringt die objektive Feststellung der Schall- oder Lautstärke mit physikalischen Instrumenten dennoch wichtige Anhaltspunkte. Die durch Übereinkunft festgesetzte Lautstärkeneinheit = 1 Phon, ist eine für die Normalfrequenz 1000 Hz festgelegte physikalische Größe, die andererseits der durchschnittlichen Empfindungsschwelle des menschlichen Ohres für Geräuschunterschiede entspricht.

Die größten Lautstärken gibt es in Kesselschmieden und Flugmotorprüfständen, deren Lärm eine Stärke von 110—130 Phon hat, ferner in Betrieben der metallverarbeitenden Industrie, beim Preßluftnieten, in der Nähe des Preßlufthammers, durch Dampfhämmer und Stanzen, in Stampfwerken, Lokomotiven- und Waggonfabriken.

Ein Nachlassen mechanischer und geistiger Leistungen beobachtet man schon, wenn die Lautstärke in Arbeitsräumen mehr als 80 Phon beträgt. Bei längeren Fahrten und Reisen ermüdet der Störschall.

Vorbeugung. Nur akute Störungen sind reparabel. Für die degenerative Innenohrschwerhörigkeit gibt es keine Therapie. Um so wichtiger sind vorbeugende Maßnahmen. Mit technischen und baulichen Möglichkeiten der Lärmsenkung und des Schallschutzes beschäftigt sich eine ganze Wissenschaft. Besonders wirksam ist die **periodische Unterbrechung der Lärmexposition** durch einen Mehrschichtenbetrieb. In Betracht kommt ferner räumliche und zeitliche Zusammenfassung oder gerade weite Trennung der störendsten Maschinen und lautesten Arbeitsgänge, je nachdem was im Einzelfall zweckmäßiger ist. Der Spitzenlärm ist ausschlaggebend. Bei Fahrzeugen helfen Radkonstruktionen, Federsysteme, bei der Eisenbahn längere Schienen, die Vermeidung eiserner Schwellen. Die Schallabwehr im Flugzeugbau mit seinen hochgezüchteten Antriebsanlagen gehört zu den schwierigsten Aufgaben für den Schalltechniker. Es gibt geräuscharme Schreibmaschinen. In bezug auf den Straßenlärm in verkehrsreichen Städten liegt noch manches im Argen.

Für den Individualschutz ist Ohropax nicht ohne Wirkung. Richtig getragen bewähren sich die einem Kopfhörer ähnlichen Gehörschutzkapseln nach PERWITZSCHKY-LANIG.

Ultraschall. Zunehmend wird in der Industrie Ultraschall verwendet, bei Schmelzprozessen, um Legierungsbestandteile homogen zu mischen, bei der Herstellung von Salben und Emulsionen usw. Als Ultraschall bezeichnet man Schallfrequenzen oberhalb der Hörgrenze des menschlichen Ohres, die bei 20000 Schwingungen je Sekunde (20 kHz) liegt. Die kürzesten erzeugten Ultraschallwellen nähern sich der Größenordnung nach der Wellenlänge des sichtbaren Lichtes. Durch ihre Kleinheit haben sie besondere Wirkung, auch biologische Wirkung. Sie töten Bakterien, aber auch kleinere Tiere (Fische, Frösche). Vorher erzeugen sie Lähmungserscheinungen. In Tierversuchen sind Zerreißungen von Muskelgeweben, von Zellenmembranen, Zerstörungen der roten Blutkörperchen, Mitosestörungen, Denaturierung von Proteinen, Inaktivierung von Fermenten nachgewiesen. Daher muß bei Arbeit mit Ultraschallwellen auch mit Schädigungen gerechnet und Vorsicht empfohlen werden, um so mehr, als Ultraschall bereits medizinisch zur Neuralgiebehandlung, zur Arthritisbehandlung, zur percutanen Applikation von Medikamenten verwendet wird.

IV. Thermische Schädigungen

(durch Hitze und Kälte).

1. Verbrennungen.

Abgesehen von den ins Gebiet der Chirurgie gehörenden örtlichen Verbrennungen treten oft schwere *Allgemeinwirkungen* auf. Schon wenn ein Achtel der Körperoberfläche durch Verbrennung geschädigt ist, kann der Tod eintreten. Absolut tödlich ist im allgemeinen Zerstörung von mehr als einem Drittel der Körperoberfläche. Die Allgemeinwirkung hängt jedoch nicht nur von der Ausdehnung der Oberflächenschädigung ab, sondern auch von der Tiefenwirkung, der Masse des zerstörten oder geschädigten Gewebes.

Erscheinungen. Die Kranken machen oft den Eindruck des Shocks, sind bei klarem Bewußtsein, haben anfangs eine Blutdruckerhöhung. Sind blaß, haben enge Pupillen. Temperatur oft herabgesetzt (in der Achselhöhle werden 36 bis herab zu 33^0 gemessen). Die Aftertemperatur kann kontrastierend hoch sein. Schlagfolge und Minutenvolumen des Herzens steigen: Die Blutzirkulation soll als Kälteleitung dienen. Oft aber versagt früh der Kreislauf, der Puls wird klein und frequent, Atemstörungen treten auf. Hierin liegt die Gefahr. Soporöser Zustand oder Kollaps folgen. Nach anfänglichem Anstieg sinkt der Blutdruck, spärlicher Urin geht unwillkürlich ab. Eine starke *Eindickung des Blutes* ist erkennbar an einer Hämoglobinvermehrung und Vermehrung der roten Blutkörperchen um 1—2, selbst 4 Millionen. Das ist um so auffälliger, als durch Zerfall von roten Blutkörperchen Hämoglobinämie und Hämoglobinurie in den schweren Fällen auftreten. Starke Leukocytosen werden gefunden. Im Harn Eiweiß, wenn auch nicht regelmäßig. Ferner abnorme Eiweißzerfallsprodukte.

Pathogenese. Der gefährliche „Verbrennungskollaps" beruht auf einer Oligämie und diese wiederum auf einem Plasmaaustritt in die durch die Verbrennung geschädigten Gewebe. Die austretende Ödemflüssigkeit hat nahezu den Eiweißgehalt des Blutplasmas, und die somit entstehende Eindickung und Viscositätszunahme des Blutes erschwert weiterhin — neben der Verminderung der zirkulierenden Blutmenge — die capillare Durchblutung. Für den schweren Allgemeinzustand wird auch eine chemische Ursache hinzugezogen im Sinne der Eiweißzerfallstoxikose. Es wird an Histamin gedacht oder Acetylcholin, obwohl diese Toxine im verbrannten Gewebe oder im Blut im allgemeinen nicht nachgewiesen werden konnten. EPPINGER vergleicht den allgemeinen Vorgang nach Verbrennungen der „serösen Entzündung". Bei sog. Frühshock oder Frühtod nach schweren Verbrennungen mögen reflektorische Vasomotorenstörungen zusätzlich das Kreislauferliegen begünstigen. Jedoch nimmt man heute weniger einen Reflexshock (Prototyp GOLTZscher Klopfversuch) als alleinige Ursache an, ausgelöst durch Plötzlichkeit und Gewalt des Traumas oder durch überwältigende Schmerzen (Mort par excès de douleur, DUPUYTREN). Widerspruch findet die Angabe einiger neuer Autoren: Der Verbrennungstod werde durch Nebennierenschädigung veranlaßt.

Therapie. Im Vordergrunde stehen Schmerz- und Shockbekämpfung. Warmhaltung der Körperoberfläche: neben den verschiedenen Kreislaufexcitantien hat bei den frühen Shockzuständen Alkohol Wert. Reichliche Flüssigkeitszufuhr soll die eingetretene Wasserverarmung ausgleichen. Man hilft damit dem Kreislauf. Die beste, oft lebensrettende Maßnahme besteht in der unmittelbaren Bekämpfung der Oligämie. Bei weitem am besten ist, wenn durchführbar, die Bluttransfusion. Ihr ist, wie unter anderem SCHWIEGK zeigte, die Zuführung von menschlichem Plasma oder Serum, auch als Serumkonserve, oder in Form von gelöstem Trockenserum in Mengen von 800 bis 1200 ccm annähernd gleichwertig, weil offenbar in der Verbesserung der zirkulierenden Blutmenge der rettende Eingriff besteht, während die Menge der roten Blutkörperchen als Sauerstoffüberträger von weit geringerer Bedeutung ist. Durch endovenöse Zufuhr von Kochsalz- oder RINGER-Lösungen gelingt es nicht, die Oligämie und die Kreislaufgefahr genügend nachhaltig zu beheben. Dagegen kommt als Ersatz für menschliches Plasma oder Serum das kolloidale Präparat „Periston" (WEESE) in Betracht. Die intravenösen Infusionen müssen nötigenfalls mehrmals wiederholt werden. So gelang es SCHWIEGK bei einer Verbrennung, die eine Hälfte der Körperoberfläche betraf, das Leben durch Infusion von 12 Liter Plasma und Blut im Laufe von 10 Tagen zu erhalten. — Zusätzlich führt man dem Kranken reichlich Getränke zu, sobald die akuteste Kreislaufgefahr überwunden ist. Auch erleichtert man so die Ausspülung der Giftstoffe. Später Dauerbadbehandlung.

Spätfolgen. Noch im weiteren Verlauf können schwere Vergiftungszustände sich ausbilden (denen manchmal durch rechtzeitige Absetzung verbrannter Glieder vorgebeugt werden kann). Das verbrannte Eiweiß wirkt als Antigen. Ob eine Spätinurämie durch toxische Nierenschädigung öfters vorkommt, scheint zweifelhaft. Von den Wundflächen drohen sekundäre Infektionen. Bleibt der Kranke am Leben, so können Parenchymschädigungen an der Leber oder in den Drüsenzellen des Verdauungskanals Reste hinterlassen. Berühmt ist das (freilich seltene) Duodenalgeschwür nach Verbrennungen (CURLING). Gastritische Veränderungen haben durch Studien von KAUFMANN besonderes Interesse gewonnen (für die Theorie der „hämatogenen" Gastritis). Pneumonien nach Verbrennung sind in ihrer Entstehungsweise unklar.

2. Hitzschlag und Sonnenstich.

Gesteigerte Blutwärme führt zu Schädigungen des Zentralnervensystems. Nach einem Vorstadium, in dem die Regulationen des Körpers meistens nicht ohne subjektive Beschwerden gegen die Überwärmung ankämpfen, setzen die Krankheitserscheinungen oft „*schlagartig*" unter Bewußtseinsstörung ein. Die Überwärmung wird hervorgerufen durch strahlende Sonnenwärme *(Sonnenstich)*, durch verschlechterte Wärmeabfuhr von der Körperoberfläche bei hoher Wärmeproduktion durch die arbeitende Muskulatur *(Hitzschlag)*. Die Unterscheidung gilt nur a potiori. In kalter, trockener Luft gibt es keinen Sonnenstich. *Wärmestauung wirkt immer mit.* Heiße, feuchte Tropenluft begünstigt sie besonders, aber auch die schweißfeuchte Luft unter schwerer Kleidung und in enger Marschkolonne. Im zu heißen Bade können alle Symptome des Hitzschlages auftreten. Moderne Ventilationseinrichtungen haben die Hitzschlagfälle unter den Schiffsheizern vermindert. Außer dem von außen wirkenden Wärmezwang durch Klima, Wetter und Kleidung spielen Leistungsfähigkeit und Übungsgrad der physikalischen Wärmeregulation eine Rolle. Sie sind von Mensch zu Mensch verschieden, beeinträchtigt durch Hunger und Blutverlust, schwächende Krankheiten, Alkohol, latente Fieberzustände. Ist Schweißbildung das stärkste Mittel zur Wärmeabgabe, so wird diese bei übertriebener Bildung von tropfbarem Schweiß wiederum verschlechtert (Überreaktion). Menschen mit Fischhaut, die nicht schwitzen können, sind besonders gefährdet. Für die höchsten Grade von Hyperpyrexie, die beobachtet wurden (bis 46° rectal), wird außer der Wärmestauung eine regulatorische Störung zentralen Ursprungs vermutet (MARCHAND). Fette Menschen sind gefährdeter.

Vorstadium. Während die Körperwärme steigt, wird der Puls, mehr noch die Atmung frequent („Hundeatmung"). Das drohende Versagen der Wärmeregulation kann sich dadurch kennzeichnen, daß innerhalb von Viertelstunden die Temperatur um 1° schwankt. Es bestehen Kopfweh und Blutandrang zum Kopf, Übelkeit, Erschöpfungsgefühl, Schwere der Beine, Gähnen, sensorische Auraerscheinungen (Farbsehen, Flimmerskotome, Hörstörungen). Alle diese Erscheinungen sind zunächst noch reversibel.

Krankheitsbild. Lähmungs- und Reizerscheinungen des Nervensystems setzen plötzlich ein (bisweilen erst Stunden nach Aufhebung des äußeren Wärmezwangs, z. B. des Nachts im Bett), wenn die Körpertemperatur ihren Höhepunkt erreicht oder schon überschritten hat. Man beobachtet Temperaturen von 39—43°, in den Tropen selbst 47°. Krankheitsfälle mit mehr als 41,5° verlaufen etwa zur Hälfte tödlich. Doch ist auch bei Temperaturerhöhung auf 43,5° Wiederherstellung vorgekommen. Die Atmung zeigt im Hauptstadium sehr wechselndes und unregelmäßiges Verhalten. Atemfrequenz von 70 kann in Verlangsamung übergehen. Atempausen kommen vor. Selten Cheyne-Stokes. Erbrechen und Durchfälle können eintreten. Die Bewußtseinsstörungen zeigen alle Grade: Ohnmacht, Sopor, Koma. Dämmerzustände und Delirien. Nur ausnahmsweise beobachtet man nach direkter Insolation tagelanges Fieber mit verwaschenen Allgemeinsymptomen, ohne daß es zu einer Bewußtseinstrübung kommt.

Verschiedene klinische Bilder lassen sich abgrenzen. Die leichtesten sind die vorübergehende Marschohnmacht, *Hitzeohnmacht*, kurzwährendes Koma. Prognostisch am ungünstigsten dagegen die *deliranten Formen* mit Angstbewegungen, Illusionen, Halluzinationen, auch manche mit „stilleren" Delirien. Dazwischen stehen Krampfbilder *(Heizerkrampf)*, die den Typ des epileptischen Anfalls haben können (mit Zungenbiß). Es kommen auch ticartige Bewegungen und hysterieforme Jaktationen vor. *Dämmerzustände.*

Auch *herdförmige entzündliche Prozesse* können im Zentralnervensystem entstehen mit Hemiparesen, Hemiplegien, bulbären Symptomen usw. Der *Liquordruck* kann erhöht sein (Meningitis serosa). Auch Zellvermehrung im Liquor und positiver Pandy. Die vorwiegend meningitischen Bilder besonders nach starker Insolation von Kopf und Nacken. Im Blut fand ich Linksverschiebung (24% Stabkernige ohne Leukocytose) und beschleunigte Blutsenkung.

Die *Erholung* vollzieht sich sehr allmählich, wenn die Erkrankung nicht tödlich verläuft. Pulsverlangsamung erweckt den Verdacht auf Hirndruck. Nervöse Syndrome als Nachkrankheiten kommen vor.

Prophylaxe. Vermeidung von Alkohol, zweckmäßige Kleidung, Sonnenschutz, Anpassung, Hitzetraining, Marschpausen, Ausscheidung von Gefährdeten, wo körperliche Arbeit in großer Hitze zu leisten ist.

Therapie. Man sorgt durch Öffnen der Kleider und kühle Umgebung für Erleichterung der Wärmeabgabe. Schroffe Abkühlungsmanöver sind zu vermeiden. Andererseits werden eisgekühlte Rectaleinläufe empfohlen, von KROETZ sogar intravenöse Injektion von eisgekühlter RINGER-Lösung (vorsichtig, langsam, nur bei Bewußtlosen). Transporte ungünstig, abgesehen davon, daß sorgfältigste dauernde Überwachung nötig ist, weil Krämpfe und Delirien drohen. Manche empfehlen Aderlaß. An Lumbalpunktion ist zu denken. Campher nur bei Herzschwäche, bei lebhafter Polypnoe und Erregungszuständen zu vermeiden. Künstliche Atmung und Herzmassage können notwendig werden.

3. Örtliche Schädigungen durch ultrarote Strahlen.

Durch strahlende Wärme können Schädigungen an empfindungsgestörten Körperteilen auftreten, z. B. bei Syringomyelie.

Arbeiter, die bei ihrer Tätigkeit sehr heiße Lampen oder Flammen in Gesichtsnähe haben, erkranken am *Wärmestar*, auch *Glasbläserstar* genannt.

4. Erfrierungen und Kältetod.

Grad der Schädigung entspricht nicht der physikalischen Schädigungsgröße. Lokale Erfrierungen wie Allgemeinschädigung und Kältetod kommen vor bei Temperaturen über dem Nullpunkt. Es gibt Frostschäden ohne Frostwetter. Dauer der Kälteeinwirkung, Wind und Nässe sind von Bedeutung. Schon nasse Luft entzieht viel Wärme. Und der erfrorene Schützengrabenfuß war im ersten Weltkrieg eine typische Krankheit der überschwemmten Flandernfront. Der Tod des guten Schwimmers ist der Kältetod. Das schlimmste ist schmelzender Schnee: er dringt in das Schuhwerk, er leitet die Wärme. Er entzieht seiner Umgebung große Wärmemengen (um 1 g Schnee zu schmelzen ist dieselbe Wärmemenge nötig, die 1 g Wasser von 0° auf 80° erhitzen würde). Trockener Schnee ist ungefährlicher. Er leitet Wärme schlechter als Wasser. Während Polarforscher bei —50° sich wohlbefunden haben, können Nässe und Sturm bei Temperaturen um den Nullpunkt unerträgliche Kältewirkung erzeugen. Klimaforscher bemühen sich, mit besonderen Apparaten, die *Abkühlungsgröße* bei verschiedener Wetterlage zu messen (Frigorimeter).

Erfrierungen werden begünstigt durch enges Schuhwerk, enge Strümpfe, fehlende Körperbewegung (Postenstehen). Vasomotorische und anämische Menschen sind besonders gefährdet. Bei solchen sind selbst bei Außentemperaturen von + 12° Erfrierungen beobachtet. Auch gegenüber der allgemeinen Unterkühlung sind Blutarme, Hungernde, Genesende und alte Leute weniger geschützt, ebenso Berauschte, durch Muskelanstrengung Erschöpfte. Kinder wiederum bieten dem Kälteangriff die größere Oberfläche (Körperoberfläche und Körpermasse wachsen wie Quadrat und Kubus). Bei Säuglingen und erst recht bei Frühgeburten kommt hinzu, daß die Wärmeregulation noch unvollkommen ist. Auch bei Erwachsenen macht Gewöhnung etwas aus. Der Fette ist geschützter, teils wegen des Oberflächengesetzes, teils weil Fett die Wärme schlecht leitet.

Erscheinungen. Bei lokalen Erfrierungen unterscheidet man drei Grade: Rötung, Blasenbildung, Nekrose. An Nekrosen können sich Eiterungen anschließen. Durch Endarteriitis obliterans kommt es zur Spätgangrän (alles Nähere in den Lehrbüchern der Chirurgie). Außer durch *Ischämie* wird das Protoplasma der Gewebe *direkt* geschädigt. In der kolloidalen Lösung werden die Eiweißteilchen zusammengeflockt. Neben dieser Gelose (nach SCHADE) dürfen indessen die ischämischen Schädigungen nicht übersehen werden. *Durch* chronische *Kälte*einwirkung entstehen Hautverdickungen und Turgorveränderungen, besonders bei Vasomotorischen: Frostbeulen, Wadenmanschetten infolge der kniefreien Mode der Frauen. Auch die bekannten Capillarerweiterungen auf den Wangen. Gesichtserfrierungen bei Fliegern.

Gegenüber dem allgemeinen Kälteangriff beobachten wir als erstes Abwehrmaßnahmen. Die Muskulatur wird bewegt, zittert oder spannt sich wenigstens. Die Haut wird erst gerötet, dann blaß, dann livid durch Vasomotorenlähmung. Die *Allgemeingefahr* beginnt, wenn Müdigkeit, Gähnen, Schlafsucht auftreten. Die Sinne werden schlecht, Blindheit kommt vor, der Gang wird taumelnd. Nach vorübergehendem Anstieg sinkt der Blutdruck; Atmung und Herztätigkeit werden allmählich gelähmt; während die Rectaltemperatur sinkt, sinkt der Blutzucker (vorher vorübergehender Anstieg). Stärkere Hämolyse tritt im allgemeinen nur bei besonderer Disposition auf (paroxysmale Kältehämoglobinurie, s. dort). Tetanische Krämpfe können vorkommen. Über ein Stadium des „*Kältescheintodes*" tritt schließlich der Tod ein. Auch beim Kältekollaps spielt Plasmaverlust in die Gewebe und dadurch bedingte Oligämie eine Rolle, ähnlich wie bei Verbrennungen (s. oben).

Diagnose ergibt sich aus den äußeren Umständen und aus der erniedrigten *Rectaltemperatur.*

Vorbeugend wirkt Gewöhnung, zweckmäßige Kleidung, Körperbewegung, Vermeidung von Alkohol, warme Getränke sind nützlich. Vor allem muß man das Einschlafen verhindern; den Bedrohten, schon Taumelnden allenfalls herumführen.

Die Behandlung der allgemeinen und der Kühlungsschäden hat in den letzten Jahren eine grundlegende Änderung erfahren. Während man bisher eine schnelle Erwärmung fürchtete und sich zur Aufgabe stellte, den Unterkühlten ganz allmählich zu erwärmen, etwa durch Reiben mit Schnee oder nassen Tüchern, hat sich herausgestellt, daß schnelle Erwärmung im heißen Bade sehr viel zweckmäßiger und erfolgreicher ist. Besonders bei Fliegern, die ins Meer gestürzt waren und dadurch einen schweren Wärmeentzug erlitten hatten, hat sich das Verfahren der schnellen Erwärmung in heißem Bade bewährt. Natürlich muß die Temperatur des Bades, ganz besonders bei Bewußtlosen, genau kontrolliert werden und soll 41° nicht überschreiten. Künstliche Atmung wird im Anfang nötig sein. An Medikamenten: Campher, Cardiazol, Coffein, Strychnin. Körperwarme endovenöse Infusionen werden empfohlen.

Durchfrorene Körperteile können abbrechen, sind sehr vorsichtig zu behandeln.

Oberflächliche Frostschäden der Haut werden frühzeitig mit passenden Frostsalben behandelt. Sehr gut ist Pernionin. Die chirurgische Behandlung von örtlichen Schäden des 2. und 3. Grades ist hier nicht zu besprechen.

Nachkrankheiten. Nach der Wiederbelebung aus dem Kältekoma bestehen Kopf- und Gliederschmerzen, vorübergehend Fieber, Verwirrtheit und verschiedene Störungen seitens des Zentralnervensystems und der Sinnesorgane. Auch auf längere Dauer und selbst endgültig können Nervenstörungen zurückbleiben. — Die nach örtlichen Erfrierungen zurückbleibenden Gefäßschädigungen hinterlassen eine örtliche Überempfindlichkeit gegen Kälte und Neigung zu Rezidivschäden; so ist besonders die Wiederkehr der Pernionen (Frostbeulen) schon bei geringer Kälte sehr lästig und verlangt Vorbeugung.

5. Erkältungskrankheiten.

Abkühlung des Körpers, häufiger einzelner Körperteile, wirkt als physikalischer Angriff, der eine Krankheit auslösen kann, auch wenn die Kälteeinwirkung nicht stark genug ist, um eine Erfrierung zu setzen. Diese Krankheit nennt man dann eine Erkältungskrankheit. Es gibt direkte Erkältungskrankheiten, die am Ort der Kälteeinwirkung entstehen: z. B. Ischias nach Sitzen auf einem kalten Stein. Es gibt indirekte: z. B. Cystitis oder „Reizblase". Manchmal scheint die Abkühlung die einzige oder mindestens wichtigste Krankheitsursache, z. B. wenn durch kalten Wind gegen eine Gesichtsseite eine Facialislähmung entsteht. In anderen Fällen sind andere Ursachen oder ein Locus minoris resistentiae deutlich (einseitige körperliche Anstrengung als Ursachenfaktor bei Ischias oder *Myalgie*, Rückfälle bei chronischer oder latenter Cystitis). Oft ist neben dem thermischen

Trauma eine bakterielle Ursache im Spiele (Pneumonie, Gelenkrheumatismus von Schiffbrüchigen), oder „dispositionelle Momente“ durch einen kleinen latenten Infektherd. Die wichtigsten Erkältungskrankheiten sind die katarrhalischen Erkrankungen der Nase und der Luftwege.

Vorkommen. Erkältung als krankmachende Schädigung wird im Laienpublikum aus primitivem Kausalitätsbedürfnis heraus noch heute überschätzt, während sie in der Zeit des großen Aufschwungs der Bakteriologie zu Unrecht fast überhaupt nicht anerkannt wurde. Heute zweifelt kein Arzt mit offenen Augen daran, daß Erkältungen vorkommen. Wenn, wie ich es erlebte, bei einer Batterie eines Artillerie-Regimentes und nur bei dieser, gehäuft Lungenentzündungen vorkamen, weil der Hauptmann dieser Batterie, um zu sparen, seine Kaserne nicht heizte und die vom Reitunterricht erhitzten Rekruten sich dort erkälteten, so hat das die Beweiskraft eines wissenschaftlichen Experiments. Es gibt entsprechende Kriegserfahrungen (SCHADE). Tierversuche sind schwierig und weniger beweisend. Berühmt (und umstritten) ein Versuch von SIEGEL, der durch Abkühlung der Hinterbeine Nephritis bei Hunden erzeugte. Blutabkühlung findet bei den meisten Erkältungen nicht statt und nicht die absolute Abkühlungsgröße ist das Entscheidende. Ein Mann, der in der Silvesternacht bei Offenbach in den stark strömenden Main fällt, wird zwischen Treibeis schwimmend erst in Frankfurt herausgefischt (3 km) und in meine dortige Klinik gebracht. Er geht ohne jede Schädigung aus. Eine Dame steht 2 Stunden im überfüllten, überhitzten D-Zug nahe dem nicht fest schließenden Fenster: sie erkrankt auf der exponierten Seite an Pleuritis. Gefahr kommt, wenn Zugluft länger auf kleine Bezirke einwirkt, besonders bei Körperruhe, besonders nach vorhergehender Erhitzung (Erkältung nach Tanzfesten) und besonders wenn feiner Luftzug nicht empfunden wird und deshalb keine vasomotorische Gegenregulation auslöst. Steht das Bett eines Rheumatikers zwischen Tür und Fenster, so ist das wesentlicher als die von Rutengängern angeschuldigte Wasserader unter dem Haus. Die Überempfindlichkeit mancher Personen beruht auf mangelnder Abhärtung (Übung des Apparates für die physikalische Wärmeregulation), oder sie liegt im empfindlichen *latent kranken Organ*, vielleicht in der Bahnung eines reflektorischen oder allergischen Vorganges. Bei Schnupfen und banalen „Erkältungsinfekten“ ist ein ultrafiltrables Virus im Spiel.

Theoretisches. **MORAWITZ** und **HESS** zeigten mit besonderer Versuchsanordnung, daß die Durchblutung der Kaninchenlunge bei Abkühlung der äußeren Haut abnahm, dagegen nicht, wenn ein Ätherspray direkt auf die Lunge einwirkte. Wirkt Kälte auf die Haut, so nimmt der Tonus des Magens zu (WEITZ und VOLLERS), auch der Tonus der Milz (Auslösung eines Malariaanfalles). Die Gefäße der Niere verengen sich reflektorisch. Man nimmt unter der Suggestion des DASTRE-MORATschen „Gesetzes“ eine zentrale Wallung zu den Bauchorganen an, wie man sie früher bei der Adrenalinwirkung vermutete, der die Reaktion auf Kältereize so ähnlich ist. Wir wissen jetzt, daß in der Adrenalinwirkung auch die inneren Organe anämisch werden (Bauchfenstertiere). Und die „viscerale Wallung“ nach Kältereiz auf die Haut scheint unerwiesen. Sicher ist, daß der großen Abwehrorganisation der physikalischen Wärmeregulierung eingegliedert, auch auf lokale Kältereize an der Haut starke vasomotorische Reflexe spielen. Man kann sich infolgedessen vorstellen, daß durch veränderte Durchblutung Bereitschaften zu Erkrankung oder gestörter Bakterienabwehr entstehen, oder doch durch Unvollkommenheit, Ungeübtheit, Fehlleistung dieser vasomotorischen Regulationen, indem diese zu schwach oder übertrieben ausfallen. Die nach Anästhesie des Ganglion stellatum vorkommende Nasenverstopfung durch Schleimhautschwellung ist ein neuer Hinweis auf die Bedeutung vegetativer Nerven für sog. Katarrherscheinungen; die Hydrorrhoea nasi nervosa schon altbekannt. Aus solchen Vorstellungen heraus ergibt sich mit verschiedenen Schattierungen die *Reflextheorie der Erkältung*. Andererseits wird an Gewebs- oder Zellenwirkung durch die Kälte gedacht. So sucht SCHADE besonders für Myalgien und Neuritiden am Orte der Kälteeinwirkung den Grund in einer *kolloidchemischen Schädigung des Gewebes*. Er spricht von einer Annäherung der Kolloide an den Zustand der Gelbbildung *(Gelose)*. Die subjektive Empfindung der Gewebsversteifung ist ihm dabei führend.

Eine wichtige Gruppe anderer Arbeiten ist angelehnt an Studien über die *paroxysmale Hämoglobinurie*. Diese Erkrankung zeigt, daß (bei Disponierten) durch verhältnismäßig geringe Kälteeinwirkung Blutveränderungen gesetzt werden. Bei diesen Hämoglobinurikern findet man nicht nur den typischen Erythrocytenzerfall, sondern ähnlich wie im anaphylaktischen Shock die Zeichen der sog. hämoklastischen oder kolloidoklastischen Krise (WIDAL): Sturz der Leukocytenzahl, Blutdrucksenkung, verkürzte Gerinnungszeit, Fibrinolyse. Diese Erscheinungen gehen dem Auftreten des freien Hämoglobins voraus, sind also nicht durch es sekundär hervorgerufen. Auch bei gesunden Tieren konnten ähnliche Blutveränderungen durch ein kaltes Bad erzeugt werden. WICHELS fand bei nicht hämoglobinurischen Versuchspersonen nach lokaler Abkühlung (Handbad von 20 Min. Dauer bei 10°) eine veränderte Senkungsreaktion (Stabilisierung der Erythrocyten) und außerdem eine Verschiebung der Eiweißfraktionen des Serums. Die Globuline nahmen auf Kosten des Albumins zu. Gleichzeitig Anstieg des Eiweißwertes. STAEHELIN erweiterte diese Feststellungen, indem er zeigte, daß solche Blutveränderungen nicht bei allen Versuchspersonen auftreten, anscheinend aber gerade bei solchen, die zu Erkältungen neigen. Bei diesen Personen besteht vielleicht etwas wie eine *Hyperergie gegenüber Kältereizen,* die durch frühere Kälteangriffe erzeugt sein kann. Greift man wiederum auf die paroxysmale Hämoglobinurie zurück, als Modell einer besonderen, in ihrem Mechanismus teilweise studierten Erkältungskrankheit, so zeigt sich nach den Beobachtungen von WICHELS folgendes: Durch den Untergang der roten Blutkörperchen bilden sich allmählich in einigen Tagen nach dem hämoglobinurischen Anfall Hämolysine und Hämagglutinine, oder sie vermehren sich. So entsteht eine Sensibilisierung oder Bereitschaft für den nächsten Anfall. Hierdurch wird die Hypothese nahegelegt, daß *Erkältungsbereitschaft irgendwie auf Antikörperbesitz* beruhen könnte. Wenn wir diese Annahme aussprechen, so muß doch gleichzeitig gesagt werden, daß unser Wissen um die Pathogenese der Erkältungskrankheiten noch besonders dürftig ist. Kokkenherde in Tonsillen oder am Gebiß sind für manche Fälle als mitschuldig anzusehen. Auch mögen verschiedene Mechanismen der „Erkältung" (als Vorgang) vorkommen oder zusammenwirken, so daß wir der Reflextheorie der Erkältung nicht jede Berechtigung absprechen. Die Rolle des Schnupfenvirus auch für die Erkältungsbereitschaft muß noch geklärt werden.

Prophylaxe. Die Vorbeugung gegen Erkältungskrankheiten deckt sich teilweise mit der Beseitigung eines vorhandenen Locus minoris resistentiae, mit der Beseitigung latenter Krankheiten (Cystitis, chronische Tonsillitis). Andererseits ist Abhärtung nötig. Einübung der Funktionen, die der physikalischen Wärmeregulation dienen. Der Mensch soll nicht ausschließlich in der „Behaglichkeitszone" leben. Gewöhnung der Haut an Luftreize, Übung der Regulationen durch hydriatische Maßnahmen sind zweckmäßig. Allerdings ist vor allzu robusten Abhärtungsmaßnahmen gerade bei Kindern und bei schon Erkältungsempfindlichen zu warnen. Man kann damit Kältetraumen setzen. Nach den oben entwickelten theoretischen Vorstellungen würde man sogar verstehen, daß man durch schroffe Abhärtungsversuche die Erkältungsbereitschaft vermehrt. Wir werden darauf hingewiesen, daß eine Desensibilisierung gegen Erkältungsschäden in vorsichtiger Dosierung und Dosensteigerung stattfinden soll. Sonnen- und Luftbäder bei warmem Wetter sind besser als kalte Duschen.

Therapie. Besteht eine Erkältungskrankheit, so bringen neue Erkältungsgelegenheiten gewöhnlich leicht Verschlimmerung. Abhärtungsversuche sind im frischen Stadium zu unterlassen. Bei Ausbruch einer Erkältungskrankheit wirkt öfters eine kräftige Schwitzprozedur günstig, bei der wiederum eine anschließende Exposition des erhitzten Körpers gegen Kälte streng vermieden werden muß. Die Behandlung der einzelnen Erkältungskrankheiten ist in den entsprechenden Kapiteln abgehandelt. Eine ernstlich wirksame Therapie des Schnupfens (des abakteriellen wie des infektiösen) gibt es bekanntlich nicht. Durch kleine Dosen von Dionin oder Dicodid kann man wohl die Sekretion der Nasenschleimhaut beschränken und eine gewisse Euphorie erzeugen, aber den Verlauf nicht abkürzen. Strenges Dursten (VOLHARD) wirkt wohl auch nur sekretionsbeschränkend. Kochsalzfreie Kost kürzt bei manchen Menschen Rhinitis und andere Schleimhautkatarrhe ab. Einatmen von Ozon, das die katarrhalischen Erscheinungen akut heftig steigert, scheint bei günstiger Dosierung einen Schnupfen abzukürzen. Bei Erkältungsmyalgien (Gelosen) ist Hitzebehandlung und Massage am Platze. Hervorragende Wirkung erbringt oft eine Klimatherapie (Hochgebirge, See).

V. Wetterbedingte Krankheitsauslösung

(Meteoropathologie).

Abgesehen von Erkältungen und Hitzeschäden gibt es noch *andere pathogene Wetterwirkungen,* die bei vorhandener Bereitschaft Erkrankungen oder anfallartige Ereignisse auslösen. Saisoneinflüsse und Klimaeinflüsse sind bei gewissen

Infektionskrankheiten, z. B. Scharlach, Diphtherie, Poliomyelitis sehr ausgeprägt. In den Tropen sind diese Erkrankungen durchweg seltener als in unserem Klima. Bei Poliomyelitis findet sich eine raschere Immunisierung mit zunehmender Äquatornähe (de Rudder). An anfallartigen Ereignissen durch Wetterlagen kommen in Betracht: Pneumonie, Diphtherie, Hämoptoe, Eklampsie, Tetanie, rheumatische Schübe, Angina pectoris, Embolie, Apoplexie usw. Wetterschmerzen in Narben, und „Wetterfühligkeit“ haben wohl Beziehungen hierzu. Der wirksame Faktor oder *die* wirksamen Faktoren sind bis heute unbekannt. Sie sind nicht nur im Freien, sondern auch im Zimmer wirksam. Es wird an luftelektrische Vorgänge gedacht. Klinische Beobachtungen beschuldigen schon lange das Föhnwetter und „Wetterstürze“. Ein Fortschritt ist neuerdings erzielt, indem nicht nur die leicht wahrnehmbaren Wetterfaktoren berücksichtigt werden (Luftdruck, Feuchtigkeit usw.), sondern die „*Frontendurchgänge*“ (de Rudder). Als Fronten bezeichnet man Unstetigkeitsschichten zwischen verschieden gearteten „Luftkörpern“ (Linke). Sie entstehen z. B. durch Einbrüche polarer Kaltluft oder Vordrängen äquatorialer Luft aus dem subtropischen Hoch. Die Frontenhypothese hat indessen noch nicht zur Aufdeckung des pathogenen Faktors oder der pathogenen Komplexe und ihrer Beziehungen zu den Unstetigkeiten im „atmosphärischen Geschehen höherer Art“ geführt.

Einigermaßen gesichert scheint, daß stärkere Schwankungen des *Luftdruckes* und des *Ionengehaltes der Luft* bei wetterempfindlichen Menschen über das vegetative Nervensystem besondere Gefäßreaktionen begünstigen, die dann ihrerseits auslösender Faktor werden für Glaukom, Eklampsie, Apoplexie, Lungenembolie. In bezug auf den Luftdruck sind nach neuen Beobachtungen (Mörikofer, v. Ficker) nicht dessen mittlere Lagen von Bedeutung, sondern in der Atmosphäre auftretende *Druckwellen* von 3—15 Min. Periodenlänge und Wellenlängen zwischen 21 m und mehreren Kilometern. Solche Druckwellen sind mit dem „Variometer“ registrierbar, einem Gerät zur Messung schneller Luftdruckveränderungen, das auch von den Fliegern zur Kontrolle ihrer Flughöhe benutzt wird. Es sind Wellen, die man als *Infraschallwellen* bezeichnen kann (Hörbereich: Wellenlängen von 21 m bis 10 mm). Sie werden bei Föhn beobachtet. Bei Föhn liegt im Tal Kaltluft, die vom Föhn stürmisch überweht wird. Hierdurch entstehen an der Obergrenze der Kaltluft („Inversion“ genannt) jene Druckwellen mit Ausschlägen bis zu 4 mm Hg. Sie sind bis zum Grunde des im Tal lagernden Kaltluftsees nachweisbar, und zwar schon im Vorstadium des Föhns, also ehe der warme Fallwind bis zum Tal durchgedrungen ist, und auch in geschlossenen Räumen. Dieses Vorstadium des Föhns wird von wetterempfindlichen Personen besonders unangenehm empfunden. Man nimmt an, daß die atmosphärischen Druckwellen, die auch sonst bei „Inversionen“ und „Frontendurchzügen“ vorkommen mögen, über den Vestibularapparat vegetative Zentren erregen und daß sich hierdurch Reaktionen auf Wettervorgänge erklären. Die Kenntnis von solchen Feststellungen führt leider bei manchen Kranken, besonders älteren Blutdrucklern, über eine gewisse Prophylaxe im Gesamtverhalten, die berechtigt ist, zu einer „Meteoro-Hypochondrie“, die ärztlich bekämpft werden muß.

VI. Elektrischer Unfall und Blitzschlag.

Die Zahl der elektrischen Unfälle nimmt zu durch die Zunahme der elektrischen Stromanlagen. Besonders gefährlich ist der hochgespannte Wechselstrom, während die größere Zahl der Unfälle bis vor kurzem von Gleichstromanlagen ausging. Elektrische Unfälle und Blitzschlag haben eine hohe Mortalität (nahezu 50%). Auch bei Niederspannungen (unter 300 Volt), selbst bei 60 Volt sind Todesfälle vorgekommen. Trotz technischer Sicherungen können unglückliche Umstände die Gelegenheit zum elektrischen Unfall herbeiführen. Nicht selten ist eigene Fahrlässigkeit der Verletzten im Spiel. Neuerdings häufen sich Mitteilungen über elektrischen Selbstmord (Differentialdiagnose!). Zahlenmäßig überwiegen die Verletzungen durch Niederspannungseinrichtungen; die Möglichkeit, in eine Hochspannungsleitung zu geraten, ist selbstverständlich viel seltener vorhanden. Durch induzierte Ströme in abgeschalteten Leitungen sind Todesfälle vorgekommen. Vagabundierende Ströme können, wenn die Isolierung schadhaft wurde, aus elektrischen Anlagen ausbrechend, in Wasser- und anderen Rohrleitungen getroffen werden.

Gefahr entsteht nur bei Durchströmung des Körpers, nicht durch bloße Aufladung. Meist ist der Hergang der, daß durch den Menschen, der stromführendes Metall berührt, ein *Erdungsstrom* geht. Mit Rücksicht auf die Erdungsgefahr unterscheidet JELLINEK als stromgefährliche Räume solche, die mit Steinplatten oder Zement belegt sind (besonders, wenn der Zement feucht wird), auch Kellerräume und Ställe. Relativ stromsicher sind Zimmer mit Holz-, Stoff- oder Teppichbelag oder Linoleum. Durch Radioanlagen wird die Erdungsgefahr vermehrt. So kann ein Mensch, der einen Kopfhörer benutzt und mit der Hand eine schadhafte elektrische Stehlampe berührt, einen Unfall oder den Tod erleiden. In sehr vielen Fällen wird freilich ein Stromdurchgang für die Gesundheit belanglos sein. Entscheidend für Harmlosigkeit oder Gefährlichkeit eines Stromdurchgangs sind mehrere physikalische Größen: Spannung, Stärke, Dauer des durch den Körper gehenden Stromes. Ferner Größe der Kontaktfläche. Beim Wechselstrom ist die Periodenzahl wichtig. Je größer sie ist, desto geringer die Gefahr. Die Hochfrequenzströme des Diathermieapparates sind trotz der für die Wärmeentwicklung notwendigen Stromstärke von mehreren Ampères durch ihre Frequenz von etwa 1 Million ungefährlich im Gegenteil zu dem üblichen Lichtstrom mit 50 Perioden.

Ferner ist der Weg, den der Strom im menschlichen Körper nimmt, von entscheidender Bedeutung (Stromdurchgang durch Herz oder Gehirn). Die individuelle und zeitliche Bereitschaft kann etwas schwanken dadurch, daß der Stromwiderstand der menschlichen Haut mit deren Durchblutung und Durchfeuchtung schwankt. Nach JELLINEK sind auch psychische Momente von Belang: „Strombereitschaft“, die Erwartung eines elektrischen Schlages, vermindere die Gefahr, während Überraschung und andererseits Angst sie vermehre. Zur Erklärung derartig gedeuteter Beobachtungen darf man vielleicht eine zusätzliche Shockwirkung annehmen. Von neueren Bearbeitern wird psychischen Faktoren keinerlei Bedeutung zuerkannt (KOEPPEN). Metallene Gegenstände in der Kleidung vermehren die Gefahr. Oft hat ein Schuhnagel die Erdung ermöglicht.

Erscheinungen. Bei Stromdurchgang von beträchtlicher Stromstärke kommt es zu einem gewaltigen Tetanus zahlreicher Muskelgruppen von einer Heftigkeit, daß Muskelzerreißungen, Knochenabrisse, Frakturen und Luxationen vorkommen. Die tetanisch krampfende Hand des Monteurs, der unvorsichtig den durchströmten Hochspannungsdraht anfaßte, kann sich von ihm nicht lösen. Krampfende Kehlkopfmuskeln machen Hilferufe unmöglich. Oft erlischt das Bewußtsein mit späterer retrograder Amnesie, oder man beobachtet Zustände von Stupor oder Desorientiertheit. Brustbeklemmung oder Atemnot werden nur von manchen empfunden. Alle Erscheinungen können ohne Folgen wieder abklingen.

An den Stellen des Stromeintritts in den Körper kommt es zu eigentümlichen *Strommarken.* Sie sind oft winzig klein, schwer zu entdecken: trockene reaktionslose Veränderungen, bald dellen- bald warzenförmig. Bei Überspringen eines Lichtbogens auf den Körper können durch die sehr hohen Temperaturen Metalle vergast und in die Haut imprägniert werden. *Dendritische Blitzfiguren* beobachtet man nur bei Hochspannungsströmen oder bei Bitzschlag. Die aseptischen Gewebszerstörungen durch den Stromeintritt, die Glüheisenverbrennungen gleichen (KOEPPEN), heilen auffallend gut. Gleichfalls haben eine gute Heiltendenz eigentümliche pralle Ödeme, deren Entstehungsweise noch unerklärt ist. LUCKE vergleicht sie mit dem QUINCKE-Ödem. Gefäßschädigungen, kolloidale Zustandsänderungen werden vermutet.

Über die Hauterscheinungen hinausgehend kann es durch die im Gewebe entstehende *Joulesche Wärme* oder durch Lichtbogenwirkung zu Nekrosen, Verbrennungen, Verkohlungen jeglichen Umfangs kommen. Auch diese haben eine erstaunliche Heilungstendenz.

Auf seinem Wege durch den Körper folgt der Strom oft den besser leitenden *Blutgefäßen.* Es kommt zu ausgedehnten Gefäßverengerungen mit stärkster Blässe der Extremitäten, aber auch zu Gefäßwandnekrosen, wodurch die Gefäße für einige Wochen bis zur bindegewebigen Reparation sehr zerreißlich werden. Während des akuten Elektrotrauma treibt der Tetanus großer Muskelgebiete mechanisch den Blutdruck in die Höhe (KOEPPEN); die Kontraktion der Bauchmuskeln erhöht den Bauchinnendruck, doch sind wohl die unmittelbaren Gefäßwirkungen wichtiger. So kommt es zu vielerlei Belastungen des

Herzens, die eine Lebensgefahr darstellen, und denen ein nicht intakter Kreislauf erliegen kann, auch mit akuten Herzdilatationen. Das Herz kann mit Coronarspasmus reagieren, vor allem aber mit Rhythmusstörungen: Extrasystolen, Vorhofflimmern und Kammerflimmern.

Tod (und Scheintod) durch elektrischen Strom werden meist auf Herzkammerflimmern zurückgeführt. In Versuchen an Hunden erzeugt in der Tat der elektrische Strom, besonders der Wechselstrom, Flimmern der Herzkammern und Sekundenherztod. Für den elektrischen Unfalltod gibt es indessen keine Schablone (LUCKE). Andere Formen des Kreislauftodes sind sehr gut vorstellbar. Es scheint, daß auch Erstickungstod durch Schädigung des Atemzentrums vorkommt. Die Frage des elektrischen Scheintodes, dessen Vorkommen JELLINEK nachdrücklich behauptet, muß trotz des Widerspruchs von KOEPPEN praktisch wichtig genommen werden, da auch andere über Wiederbelebung Pulsloser nach stundenlang durchgeführter künstlicher Atmung berichten. Jedenfalls scheint es schwierig, bei elektrischen Unfällen zwischen Koma, das sich von selbst zurückbildet (wie bei Elektroschock), Scheintod und Tod sicher zu unterscheiden. Dadurch, daß ein Stromverletzter bewußtlos abstürzt oder durch einen Krampf seiner Muskeln fortgeschleudert wird, können tödliche Schädelverletzungen entstehen, die mit dem Stromdurchgang nicht unmittelbar zu tun haben.

Prophylaxe. Elektrischen Unfällen vorzubeugen ist eine wachsende schwierige Aufgabe für technische Betriebe. Der Arzt, der nicht alle Einzelheiten beherrschen kann, wird immerhin vor leichtsinnigem Berühren elektrischer Leitungen warnen und auf die Gefahren aufmerksam machen, die durch schadhafte Isolierungen etwa an elektrischen Bügeleisen, zerbrochenen Steckern usw. hervorgerufen werden. Hat ein Arzt Starkstromanlagen im eigenen Betrieb, so soll er sich vom Errichter der Anlage bescheinigen lassen, daß sie nach den Unfallverhütungsvorschriften für elektrische Anlagen ausgeführt sind, Angestellte sind gegen Unfall zu versichern.

Diagnose. Wenn nicht aus den Umständen oder durch Zeugenaussagen sich der Tatbestand eines elektrischen Unfalls ergibt, so können Strommarken (manchmal sehr klein, grauweiß, rundlich, derb mit zentraler Einnabelung, ohne Reaktion der Umgebung) zur Diagnose führen. Oder Blitzfiguren an Haut oder Schuhwerk. Auch andere Spuren am Schuh und in den Kleidungsstücken, Schmelzungen an Schuhnägeln, Knöpfen, Schnallen, Uhrketten. Bisweilen sind solche Veränderungen nur mit der Lupe erkennbar.

Behandlung. Eine verhängnisvolle Erscheinung bei starken Stromdurchgängen ist die geschilderte Tetanisierung der Muskeln. Sie führt dazu, daß die Opfer eines Unfalls verkrampft an der Stromleitung haften und sich mit eigener Kraft nicht losmachen können. Helfer, die den Verkrampften berühren, werden selbst vom Unfall betroffen. Abschaltung des Stromes ist nötig; doch muß Vorsorge getroffen werden, daß nicht nach der plötzlichen Lösung des Krampfes der Verunglückte irgendwie abstürzt und sekundären Schaden erleidet. — Hauptaufgabe ist beim elektrischen Scheintod, schnell und sachgemäß künstliche Atmung einzuleiten und diese bis zu 3 Stunden mit Beständigkeit durchzuführen. Selbst nach 8 Stunden sollen Wiederbelebungen geglückt sein. Erst das Auftreten von Totenflecken entbindet von der Fortführung der Wiederbelebungsversuche. Bei Hirndruckerscheinungen Lumbalpunktion. Vom Blitz Getroffene sind wärmebedürftig und gehören für 3 Tage ins Bett. Medikamentös braucht man bald Beruhigungsmittel, bald campherartige Kreislaufmittel, während vor Adrenalin und auch Strophanthin und Digitalis gewarnt wird. Im weiteren Verlauf kommt Schmerzlinderung in Betracht. Mit Frühamputation sei man zurückhaltend, teils wegen der guten

Heilfähigkeit der Nekrosen, teils weil anfänglich große Blutungsbereitschaft aus den geschädigten Gefäßen besteht. Trotz guter Heilung können natürlich die entstandenen Nekrosen mehr oder weniger ausgedehnte Organschäden endgültig hinterlassen, auch am Zentralnervensystem und am Herzen — nicht Klappenfehler, wie behauptet worden ist, wohl aber Coronarstörungen und elektrokardiographisch nachweisbare Myokardschäden. Gliederverstümmelungen, auch mit der Notwendigkeit von *Spät*amputationen sind nicht selten. Die Erholung kann wochenlang dauern, auch wenn sichtbare Verletzungen fehlen. Indessen sei man sich bewußt, daß es wie nach anderen Unfällen auch bei elektrischem Unfall und Blitzschlag Unfallneurosen gibt.

VII. Strahlenschädigungen.

Dem Spektrum der Strahlenenergien, in welchem die hochdifferenten Qualitäten der verschiedensten Strahlenarten auf quantitative Unterschiede der Wellenlängen von elektromagnetischen Schwingungen zurückgeführt und aneinandergereiht werden, entspricht wahrscheinlich eine Skala auch der biologischen Wirkungen. Unser Wissen darüber zeigt noch Lücken. Durch Anpassungen und selektive Sensibilisierungen sind physiologisch gewisse Strahlenarten von herausgehobener Bedeutung. Pathogenetisch treten immer mehr neue Formen von Strahlenenergie in Erscheinung, je mehr menschliche Physik und Technik neue Arten von Strahlen entfesseln. Den Röntgenstrahlen folgten die Radiumstrahlen und auf der anderen Seite des Spektrums die Kurzwellen, die Ultrakurzwellen, die Dezimeterwellen. Die Summe der Strahlenarten, die durch die Bombe von Hiroshima, aus der Atomenergie entbunden, biologische Schädigungen hervorrief, ist noch nicht aufgegliedert. Praktische Bedeutung für die Pathogenese haben zunächst neben den infraroten oder Wärmestrahlen, die schon weiter oben Erwähnung fanden, die ultravioletten mehr als die Lichtstrahlen. Dann die Röntgenstrahlen, die Radiumstrahlen. Während die längsten elektromagnetischen Wellen viele Kilometer lang sind, werden die kürzesten unterhalb des Lichtspektrums gern nach Ångström-Einheiten gemessen: 1 Å entspricht dem 10millionsten Teil eines Millimeters. Die Wellenlängen des sichtbaren Lichtes liegen zwischen 4000—8000 Å (s. Abb. 2).

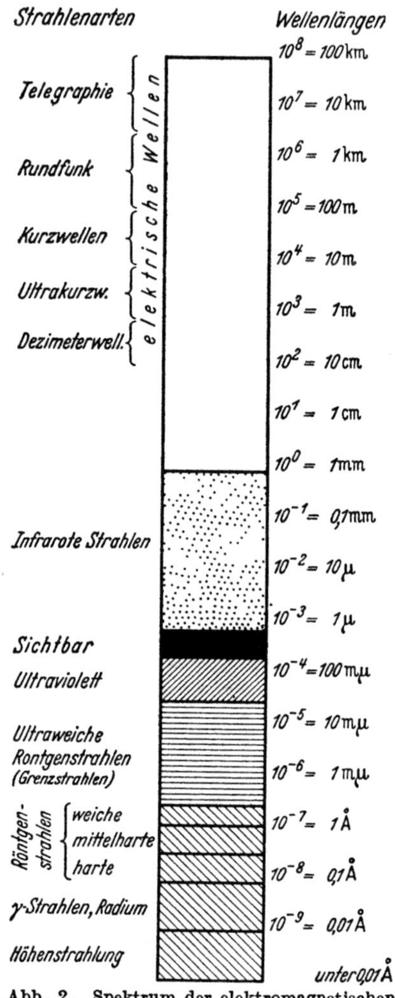

Abb. 2. Spektrum der elektromagnetischen Wellen.

1. Schädigungen durch Licht.

Wie bei allen Strahlenwirkungen, auch bei solchen der Wärme-, der Radium-, der Röntgenstrahlen, vollzieht sich die Wirkung (auch die Heilwirkung) durch Vermittlung von schädigenden oder zerstörenden Angriffen auf die Zellen. Zellzerfallstrümmer und durch sie entfachte Gegenstoffbildungen sind es, die als Reiz protoplasma-aktivierend die Gewebsmauserung fördernd, umsatzsteigernd wirken und Immunitätsvorgänge begünstigen können („Zelldünger", LAZARUS). Doch kann der zu starke Reiz auch Schaden stiften und nicht nur im Sinne der örtlichen Zerstörung, Zellzerfall bewirkt Mineralbewegungen im ganzen Körper: im Blut, in den Geweben, in der Gesamtbilanz (KROETZ). Vielleicht durch Vermittlung der biogenen Amine (Cholin, Histamin). Die langsame photochemische Entstehung von Histamin aus Histidin der Haut erklärt die Latenzzeit des Lichterythems.

Man kann drei Gruppen von Schädigungen unterscheiden: lokale, fokale und Allgemeinwirkungen. Für alle Licht- und Strahlenwirkungen gilt das Relativitätsgesetz der Dosen. Der ultraviolette Teil des Lichtspektrums ist am wirksamsten. Gegenüber den örtlichen Einwirkungen ist die Netzhaut besonders empfindlich. Netzhautzerstörungen mit Dauerskotomen kommen vor nach Wanderung über besonnte Schneeflächen, bei Beobachtungen der Sonne (Sonnenfinsternis). Für die Haut wird die Intensität der Belichtung gefährlich und die Ausdehnung der besonnten Hautfläche. Erytheme und Blasenbildungen kommen vor. Ich sah ein 1jähriges Kind sterben, das die Mutter auf einer Dampferfahrt nackt der Sonne ausgesetzt hatte. Fokale Wirkungen kommen in Betracht bei Menschen, die schlummernde Krankheitsherde in sich tragen — bei latenter oder wenig aktiver Tuberkulose.

Allgemeinwirkungen, die bis zur Eiweißzerfallstoxikose führen, kommen durch Licht weniger zustande, als durch Verbrennungen und Röntgenstrahlen in übermäßiger Dosis. Mit dieser Tatsache verwandt ist wohl die andere, daß für *heilende Allgemeinwirkungen* die Lichtstrahlen günstigere Möglichkeiten bieten als die anderen Strahlenarten.

Vorbedingungen für Lichtschäden können in „Klimafaktoren" liegen. Fangen Dunst und große Luftschicht über einer Fabrikstadt in der Niederung viel Strahlen ab, so steigt die Intensität der Sonnenwirkung mit der Höhenlage beträchtlich. Auch die staub- und rauchfreie Seeluft ermöglicht intensive Lichtwirkungen. Indessen kommt die Sonne in Meereshöhe der Hochgebirgssonne nicht gleich, weil die Atmosphäre von allen Strahlen absorbiert, am stärksten von den kurzwelligen ultravioletten. Gleichzeitige Wärmestrahlung unterstützt die Erythem- und Pigmentbildung durch Licht, wahrscheinlich auch die Schäden. An Summierungen ist zu denken, wenn andere Einwirkungen die Haut treffen: so wenn Personen nach umfangreicher Röntgenuntersuchung oder Röntgenbehandlung gedankenlos die Höhensonne anwenden, die in manchen Häusern zum Allheil- oder kosmetischen Hausmittel geworden ist. Jodbehandlung (auch innerlich) verstärkt die Lichtwirkung, auch viele reizende Einreibungen auf die Haut. Die Gefahr der schmerzhaften Dermatitis und Blasenbildung ist größer bei Menschen mit zarter Haut, bei Rothaarigen, bei Thyreotoxischen, ganz besonders bei Säuglingen. Gefährdeter ist die lichtentwöhnte, nicht pigmentierte Haut. Ruhige Lage während der Besonnung verstärkt die Intensität der örtlichen Wirkung. Entgegenzutreten ist andererseits der Anschauung, als seien Bräunung und Bräunungsfähigkeit der Haut ein Maßstab der Gesundheit oder der erzielten Lichtheilwirkung. Südländer, die sich vor der Sonne schützen, haben darin ein richtigeres Urteil als manche unserer sportfrohen „Pigmentprotzen". Die Bräunungsbereitschaft ist z. B. verstärkt bei pellagroider Hypovitaminose.

Unter schwerer und gefährlicher Lichtempfindlichkeit leiden Menschen mit erworbener Porphyrinopathie oder mit der sehr seltenen endogenen Porphyrie (Hydroa aestivalis). Entsprechende Erscheinungen können auch experimentell durch Hämatoporphyrin erzeugt werden (s. unter Stoffwechselkrankheiten).

Gefährdet sind ferner gewisse Tuberkulöse, besonders mit aktiven Lungenherden und dann, wenn die Sonneneinwirkung oder Bestrahlung mit dem ultravioletten Quarzlampenlicht zu intensiv oder mit zu großer zeitlicher Ausdehnung angewendet wird. Heftige fokale Reaktionen können die Folge sein. Der moderne Lichtkult ist für unser Klima vernünftig und gut. Aber wie alle wirksamen Heilmittel ist das Licht eine zweischneidige Waffe des Arztes.

2. Schädigungen durch Röntgenstrahlen.

a) Die Überdosierung.

Vorkommen. Röntgenschädigungen können vorkommen durch Überdosierung bei der Röntgentherapie und als professionelle Schädigungen von Ärzten und ärztlichem Hilfspersonal, auch beim Röntgenpersonal gewisser technischer oder physikalischer Betriebe. Dadurch, daß in der Therapie sehr wirkungsvolle Strahlen und Strahlendosen mit der Absicht der Gewebszerstörung (Carcinom, Lymphogranulom) angewendet werden, liegt die Gefahr einer Schädigung und Gewebszerstörung über den erstrebten Umfang hinaus bei dem bestrahlten Patienten stets nahe, um so mehr, als die Empfindlichkeit der bestrahlten Personen individuell und auch zeitlich schwankt. Eine örtliche Schädigung von Nachbargewebe ist bei der Krebsbestrahlung bisweilen unvermeidbar, muß in Kauf genommen werden als kleineres Übel gegenüber dem wuchernden Krebs. Das therapeutische Handeln ist hier mit großer Verantwortung verbunden. Deshalb und auch weil unter Umständen Haftpflichtansprüche erhoben werden können, ist es notwendig, daß der Röntgentherapeut die physikalische Leistung und den jeweiligen Zustand seines Bestrahlungsgerätes genau kennt, laufend kontrolliert und hierüber sowie über die Einzelheiten der Strahlenanwendung in jedem Bestrahlungsfall genau Buch führt. Ohne Schulung durch einen erfahrenen Röntgentherapeuten sollte kein Arzt sich an die Strahlentherapie heranwagen.

Dosimetrie. Zur Messung der radioaktiven Strahlen wird heute ausschließlich die internationale Einheit der Röntgenstrahlen „*r*" benutzt. (Internationaler Röntgenologenkongreß Stockholm 1928.) Sie ist rein physikalisch bestimmt und wird gemessen mit Dosimetern verschiedener Konstruktion, die auf dem Prinzip der Luftionisation beruhen. In der Bestrahlungspraxis unterscheidet man: Die „Einfalldosis" (an der Strahlenquelle), die „Oberflächendosis" und die „Tiefendosis". Diese letzte ist nicht genau bestimmbar. Die ältere *biologische* Strahleneinheit, die H.E.D. (Haut-Erythem-Dosis) ist inkonstant, da sie von der Strahlenqualität abhängt. Sie schwankt je nach der Härte der Strahlen zwischen 250 r und 900 r.

Regeln zur Verhütung vermeidbarer Überdosierung. Es gilt als Regel, daß die Strahlendosis des Geräts einmal in der Woche physikalisch kontrolliert wird. Der primäre, besonders der sekundäre Stromkreis muß in bezug auf seine Spannung jederzeit sorgfältig beobachtet werden. Zur Kontrolle der erzeugten Strahlenmenge dient ein Milliampèremeter, das unausgesetzt zu beobachten ist.

Genaueste Einhaltung der errechneten *Bestrahlungszeit*! Genaueste Einhaltung des *Fokusabstandes*, da mit der Größe des Abstandes die Dosis sich im Quadrat vermindert oder vermehrt! Bei allen Tiefenbestrahlungen, um in erster Linie die durchdringungsfähigen Röntgenstrahlen mit kürzerer Wellenlänge und hohem Energiequant zur Wirkung kommen zu lassen, werden an der Austrittsstelle der Röntgenstrahlen aus dem die Röhre umgebenden Schutztubus Metallplatten aus Kupfer oder Aluminium als „Filter" vorgeschaltet. Diese fangen in erster Linie die weichen für die Haut besonders gefährlichen, weil von ihr absorbierten Strahlen ab, schwächen in gewissem Umfang natürlich auch die Energie des verwendeten Strahlenbündels. Auch bei der diagnostischen Anwendung der Röntgenstrahlen werden zur Verhütung von Schäden die weichen langwelligen Strahlen abgefangen. Es ist klar, daß Versäumnisse oder *Versehen in der Filteranwendung* äußerste Tragweite gewinnen können und unbedingt vermieden werden müssen. Und selbstverständlich ist, daß bei der Eichung und Kontrolle der Apparatur das gleiche absorbierende Filter vorgeschaltet wird wie bei der praktischen Anwendung.

Um ein in der Tiefe gelegenes Organ oder eine Geschwulst kräftig zu bestrahlen unter Schonung des darüber liegenden Gewebes, bestrahlt man aus verschiedenen Richtungen, benutzt unter Verwendung des HOLFELDERschen Felderwählers verschiedene Hautfelder als Eintrittspforten für das therapeutische Strahlenbündel, so daß eine Summierung der Strahlenwirkungen nur an der beabsichtigten in der Tiefe gelegenen Stelle eintritt. Eine *Randüberschneidung der Felder* muß unbedingt vermieden werden. Die Nachbarschaft des bestrahlten Feldes ist durch Bleischutz abzuschirmen. Ein bestrahltes

Hautfeld bleibt gegenüber einer erneuten Bestrahlung noch für Wochen überempfindlich. Es ist eine Eigenschaft der Strahlenwirkung, daß die Gewebsschädigung erst nach einer mehr oder minder langen *Latenzzeit* eintritt. Daraus folgt eine *kumulierende Wirkung*. Sie bringt Gefahren, wird andererseits auch planvoll ausgenutzt.

Auch *anders geartete Reize* oder Schädigungen des Gewebes, insbesondere der Haut, führen zu einer *Summation der Wirkungen*, vermehren die zerstörende Kraft der Strahlen und müssen deshalb vermieden werden. Hierher gehören Lichtwirkungen auf die Haut, insbesondere durch ultraviolettes Licht, durch Quarzlampenbehandlung der Haut vor und nach Anwendung der Röntgenstrahlen, selbst in erheblichem Zeitabstand, aber auch chemische Reizungen der Haut durch ätherische Öle, Vesicantien usw. Auch innerliche Anwendung von Jod oder Thyroxin, von Metallsalzen, sensibilisiert die Gewebe für Röntgenstrahlen. Kurzwellenanwendung und Diathermie sind im Bestrahlungsgebiet zu vermeiden.

Staffel der Oberflächenschäden.

Man kann folgende Staffel der Strahlenschäden aufstellen (HOLFELDER):

1. Pigmentverschiebungen der Haut.
2. Erweiterung der Hautcapillaren (Teleangiektasien).
3. Atrophie der Lederhaut bis zu pergamentartiger Veränderung derselben *ohne* Schwund des Unterhautzellgewebes.
4. Atrophie der Lederhaut *mit Schwund* des Unterhautzellgewebes.
5. Atrophie der Schleimhäute (dabei muß der Nachweis von Teleangiektasien in den Schleimhäuten für den ursächlichen Zusammenhang mit der Strahlenwirkung unbedingt gefordert werden).
6. Geschwürsbildungen in der Haut und Schleimhaut mit Neigung zu dauernder oder vorübergehender Heilung.
7. Geschwürbildung in der Haut ohne Heilungsneigung mit mehr oder weniger tiefgreifender Gewebszerstörung.
8. Hornbildungen auf atrophischer, geschädigter Haut (Hyperkeratosen).
9. Krebsbildung auf atrophischer geschädigter Haut.

In dieser Aufstellung sind die *akuten* Röntgenschäden der Haut (s. unten) nicht berücksichtigt, sondern nur die *Endzustände*. In der Röntgendiagnostik lassen sich dank der modernen Sicherungsvorrichtungen sämtliche erwähnten Schädigungen vermeiden. Allenfalls können in Fällen, in denen es notwendig wird, wiederholt und lange vor dem Röntgenschirm zu beobachten, Schäden wie unter 1 und 2 vorkommen. Zur Strahlenbehandlung bösartiger Geschwülste werden hohe Strahlendosen benötigt. Dabei lassen sich je nach Lage des Falles trotz Einhaltung der oben bezeichneten Vorsichtsmaßnahmen selbst schwere Schäden nicht immer vermeiden. Dasselbe gilt für die Aktinomykose- und die Lymphogranulombestrahlung, bei der man gerade in neuerer Zeit zur Anwendung kräftiger Dosen übergegangen ist. Bei Röntgenbehandlung nicht maligner Krankheiten der Haut, ferner von Uterusmyomen, Tuberkuloseherden, BASEDOWscher Krankheit, Neuralgien und Arthralgien kommen auch ohne technische Fehler geringere Schäden nach Gruppe 1, 2, 3 und 5, auch gelegentlich 4 vor. Schäden aus höheren Gruppen erwecken den Verdacht auf fehlerhafte Handhabung und unter Umständen Haftpflichtansprüche. Für deren Beurteilung gibt es international anerkannte Richtlinien.

Die professionellen Strahlenschädigungen waren in der ersten Zeit der Röntgenära, ehe man die Gefahren kannte, sehr häufig. Selbst multiple Röntgencarcinome kamen bei Ärzten und Röntgenschwestern vor. Auf den ersten Röntgenkongressen saßen in der 1. Reihe die Pioniere und Veteranen der Röntgenologie, besonders durch Armamputationen verstümmelt. Eine Reihe von ihnen starb an Röntgencarcinomen. Die heutigen Schutzmaßnahmen haben, trotz außerordentlich gesteigerter Energieleistungen, besonders der Therapiegeräte, diese kumulierenden Dauerschädigungen sehr weitgehend ausgeschaltet. Immerhin soll man es mit dem Strahlenschutz unbedingt ernst nehmen. Er ist bei jeder Einrichtung eines Röntgenbetriebes fachmännisch anzulegen und zu überwachen. Vor jedem Leichtsinn, wie dem Palpieren mit der ungeschützten Hand vor dem Röntgenschirm, ist zu warnen. Eine Röntgendermatitis an der Hand des Röntgenarztes bekommt man auch heute noch gelegentlich zu sehen. Vagabundierende Röntgenstrahlen können bei nicht vollkommenem Schutz in benachbarten Räumen neben und über der Röntgenstation ihr Wesen treiben und bei Personen, die sich regelmäßig dort aufhalten, Allgemeinschädigungen der blutbildenden und der Generationsorgane erzeugen.

b) Pathologische Physiologie.

Ausschlaggebend für Art und Grad der Schädigung ist nicht nur die physikalische Größe der in den menschlichen Körper eingedrungenen absorbierten und in Streustrahlen und Elektronenabschleuderung umgesetzten Strahlenenergie und die Qualität (Wellenlänge) der Strahlen, sondern deren *biologischer Wirkungswert*. Dieser schwankt mit der Strahlenempfindlichkeit der getroffenen Personen und insbesondere der bestrahlten Gewebe. Auch ein *Zeitfaktor* mischt sich ein, indem die Verteilung der physikalischen Gesamtdosis auf mehrere Einzeldosen und längere Bestrahlungszeiten die Wirkung verstärken kann. Es werden mehr Zellen in ihrer „schwachen Stunde" getroffen. Für die therapeutische Anwendung ist andererseits wichtig, daß die Strahlenempfindlichkeit *der Haut* sich verringert, wenn die Gesamtdosis unterteilt verabfolgt wird.

An der Tiefenwirkung, Streuwirkung und Nachwirkung einer Röntgenstrahlenexposition beteiligt sich die angeregte *Eigenstrahlung*, in die ein Teil des absorbierten Strahlungsquants umgesetzt wird. Atome des Körpergewebes werden selbst zu Emissionszentren. Die Eigenstrahlung ist verhältnismäßig gering, da sich die Körpergewebe aus Elementen sehr kleinen Atomgewichts zusammensetzen. Sie wird gesteigert (unter Umständen in unbeabsichtigter und unberechenbarer Weise) durch Anreicherung der Körpergewebe mit Elementen hohen Atomgewichtes (Jod, Arsen, Blei, Wismut).

Der atomare Angriff der im Röntgenstrahl strömenden Elektronen trifft am heftigsten gewisse Eiweißmoleküle — Nucleine, Chromatin —, wodurch die besondere Röntgenempfindlichkeit der Leuko- und Lymphocyten die relative Unempfindlichkeit der roten Blutkörperchen, des Fettgewebes zu erklären ist. Andererseits könnte damit zusammenhängen, daß der Röntgenstrahl wie ein *Mitosegift* wirkt, die Zellen im Teilungsstadium und stark proliferierendes Gewebe am stärksten schädigt. Es kann zu schnellem Kernzerfall kommen — bei empfindlichen Zellen oder bei starker Dosis. Typischer sind langsame Veränderungen, sogar mit — wechselnder — Latenzzeit: Quellung, dann Schrumpfung der Kerne; Vakuolenbildung im Protoplasma und Cytolyse. Kann einerseits durch den Reiz der Zerfallbröckel eine kompensierende Regeneration angeregt werden, so führt umfangreicher Strahlentod von Zellen zu entsprechender Funktionsschädigung, zu irreparabler Gewebs- und Organzerstörung; der gesteigerte Anfall von devitalisierten Zerfallsprodukten macht Allgemeinerscheinungen: Eiweißzerfallstoxikose.

Demnach unterscheiden wir *Lokalschädigungen* einzelner Organe und Gewebe und *Allgemeinschädigungen*. Außer den Veränderungen am Zelleiweiß bewirken die Röntgenstrahlen Erweiterung der Capillaren mit Verlangsamung der Blutströmungsgeschwindigkeit. Dadurch örtliche Ernährungsstörung. Diese Schädigungen von Capillaren (und Gefäßendothelien) sind z. B. die Ursache für strahlenbedingte Veränderungen im Unterhautzellgewebe und in der Muskulatur. Die unterschiedliche Empfindlichkeit der

Gewebe ergibt eine *Empfindlichkeitsskala*. In ihr steht obenan: Lymphgewebe, Milz, Knochenmark, Thymus. Der zehnte Teil der Hauttoleranzdosis erzeugt in diesen Geweben schon deutlichen Kernzerfall. Nächstdem folgen die Ovarien und in kurzem Abstand die Hoden. Etwa ein Drittel der Hauttoleranzdosis bewirkt Sistieren der Ovulation bzw. reichliches Absterben von Spermiogonien. Es folgen Schleimhäute, Speicheldrüsen, Schweiß- und Talgdrüsen, Haarpapillen (Epilation). Dann erst folgt die Haut, deren Empfindlichkeit am leichtesten zu beobachten ist, und die daher zum Ausgangspunkt für die Bestimmung der Toleranzdosen genommen wurde. Die nun folgenden Gewebe sind weniger strahlenempfindlich, etwa in folgender Reihe: Seröse Häute, Lunge, Nebenniere, Niere, Leber, Pankreas, Thyreoidea, dann Bindegewebe und Gefäße, Muskeln, auch der Herzmuskel, Knorpel, Knochen, Nerven.

Am wenigsten empfindlich sind die Nervenzellen des Gehirns.

Bei der Brustdrüse nimmt die Strahlenempfindlichkeit im Beginn der Schwangerschaft zu. Bei gewissen Drüsen mit innerer Sekretion sind Funktionsänderungen schon nach geringeren Strahlenanwendungen nachweisbar, obwohl histologische Veränderungen noch ausbleiben. Speziell bei der Schilddrüse ist eine vermehrte Inkretausschüttung kurz nach der Röntgenbestrahlung aus klinischen Beobachtungen sicher zu entnehmen.

Für pathologisches Gewebe gilt etwa folgende *Empfindlichkeitsskala* (nach GLASSCHEIB):

I. Akut entzündliche Gewebe und Granulationsgewebe.

II. Leukämische und pseudoleukämische Gewebe, Seminome, Mycosis fungoides. Lymphosarkom.

III. Ekzematöse Efflorescenzen. Psoriatische Plaques.

IV. Granulationsgeschwülste: Lymphogranulome, tuberkulöse Lymphome, Aktinomykose.

V. Maligne Tumoren: Sarkome, Carcinome.

VI. Benigne Tumoren: Warzen, Naevi, Teratome.

c) Lokale Schädigungen durch Röntgenstrahlen.

An der *Haut* gibt es Strahlenschäden einerseits durch akute einmalige Überdosierung am Patienten; andererseits als Folge von Einwirkungen über Monate oder Jahre von kleinen oder sehr kleinen Röntgendosen — bei Röntgenärzten und ihren Helfern. — Die akuten Hautschädigungen, auch Röntgenverbrennungen genannt, werden in vier Grade eingeteilt. Abgesehen von dem *Früherythem*, das als zarte Rötung wenige Stunden nach der Bestrahlung auftritt, in 2—3 Tagen abklingt, zeigt sich die *Hauptreaktion* nach 10—14 Tagen. Sie ist *1. Grades*, wenn sie sich auf leichte Hautschuppung, Haarausfall und anschließende Pigmentbildung beschränkt und bildet sich meist zurück. *2. Grades* ist das entzündliche Erythem mit heftiger Rötung und Schwellung, Hitze und Spannungsgefühl, öfters mehr mit Juckreiz verbunden. Bei Abheilung hinterbleiben atrophische Narben mit dunklem Pigment, oft unter Einstreuung von hellen, völlig depigmentierten Stellen. Teleangiektasien können sich entwickeln. Die geschädigte Haut verbleibt nun äußerst empfindlich gegen erneute Strahleneinwirkung *und andere Reize*. — Bei der Verbrennung *3. Grades* kommt es zu Blasenbildung, zur Störung von Schweiß- und Talgdrüsen. Die Abheilung erfolgt viel langsamer, die hinterbleibenden Schäden sind stärker. Sekundäre Nekrosen kommen noch spät vor. Als *4. und höchsten Grad* der akuten Röntgenschädigung bezeichnet man die Ausbildung des scharfrandigen, schmerzhaften, torpiden *Röntgenfrühgeschwürs*, dessen Heilung Monate, selbst Jahre in Anspruch nimmt und das unter schwerster Deformation vernarbt. Durch Schädigung tieferer Gewebe wird der Narbenboden derb.

Man spricht von *Röntgenschwiele* (WINTZ) oder chronisch *induriertem Ödem*. Durch spätere örtliche oder allgemeine Einwirkung kann ein derartiges Ulcus auch nach sehr langer Latenz auftreten. Wir erlebten das, als eine vor Monaten bestrahlte Patientin an Typhus erkrankte. Nach Vernarbung einer Schädigung 4. Grades verbleibt ein Locus minoris resistentiae.

Die Hautschädigung des durch *chronische Einwirkung* meist an der Hand betroffenen Röntgenarztes verläuft chronisch und zeigt ein anderes Bild. Die Haut wird allmählich unelastisch und dick, spröde, rissig, dann atrophisch. Die Haare schwinden, die Funktion der Hautdrüsen erlischt. Der Betroffene empfindet ein unangenehmes Spannungsgefühl, wird empfindlich gegen mechanischen Druck, gegen Wärme und Kälte. Dann bilden sich gelegentlich Rhagaden. Aus ihnen können sich schmerzende Geschwüre entwickeln. Teleangiektasien entwickeln sich auch in diesen chronischen Fällen in der atrophierenden Haut. Brüchige Nägel und Hyperkeratosen sind charakteristisch.

Aus diesen hyperkeratotischen Veränderungen, die HOLZKNECHT geradezu als präcanceröse Bildungen bezeichnet, andererseits auf dem Boden des chronisch gewordenen Röntgenulcus kann sich ein *Plattenepithelkrebs* mit stark infiltrativem Wachstum entwickeln. Er entsteht *nur* auf chronisch durch Röntgenstrahlen geschädigter Haut nach langer Inkubation — unter Umständen viele Jahre nach Sistieren der Strahlenexposition.

Diagnostisch können allenfalls Hautveränderungen durch Lues, Tuberkulose, Pellagra gewisse Schwierigkeiten bereiten.

Die **Therapie** ist neben der Schonung vor allen, auch mechanischen Reizen nur symptomisch. Bei Röntgencarcinom frühe Radikaloperation weit im Gesunden.

Keimdrüsen. Die Eierstockfollikel sind sehr strahlenempfindlich. Kleinere Dosen erzeugen temporäre, größere endgültige Sterilität. Durch die entsprechende Empfindlichkeit der Hoden, die schon nach kleinen therapieüblichen Dosen geschädigt werden können, ist besonders männliches Röntgenpersonal bei nicht vollkommenem Strahlenschutz gefährdet. Es kommt zu Oligospermie, Nekrospermie bzw. Azoospermie ohne impotentia coeundi (da die innersekretorische Funktion erhalten bleibt). Wenn nach ersten Schädigungszeichen weitere Strahlenexposition wegfällt, ist auf Regeneration zu hoffen.

Fruchtschäden. Während der Schwangerschaft darf eine Frau nicht mit Röntgenstrahlen behandelt werden. Auch nicht an unterleibsfernen Körperstellen. Es gibt indirekte Fruchtschäden. Die embryonalen Gewebe sind äußerst empfindlich. Nach Unterleibsbestrahlung muß eine Konzeption längere Zeit vermieden werden: sonst drohen Abort, Frühgeburt, schwere Entwicklungsschäden. Tritt unter Bedingungen, wo solche zu erwarten sind, eine Schwangerschaft ein, so ist Unterbrechung angezeigt. Männer, die vorübergehend durch Strahlen steril waren, haben gesunde Kinder erzeugt. Doch ist über etwaige Erbschädigungen in solchen Fällen das letzte Wort noch nicht gesprochen.

Knorpel- und *Knochengewebe* ist nur während des Wachstums strahlenempfindlich, jedoch nicht in dem Maße, daß diagnostische Anwendung von Röntgenstrahlen bedenklich wäre. Die bei Zahnschmerzen recht wirksame Röntgenbestrahlung wird wenig verwendet, weil bei Überdosierung Zahnschädigungen zu befürchten sind. Nach Röntgenbestrahlung von Knochentuberkulosen im Säuglings- und frühen Kindesalter sind Wachstumsstörungen nicht selten beobachtet. Angriffsstellen der Schädigung sind Periost und Endost, Odontoblasten.

Kehlkopf. Bei Halsbestrahlungen (Schilddrüse, tuberkulöse Lymphome) gibt es nicht nur ein reparables Erythem der Kehlkopfschleimhaut mit Heiserkeit und Hustenreiz, sondern bei höheren Dosen (Carcinomdosen) Ödembildung bis zum tödlichen Glottisödem und ulcerösnekrotischen Zerfall auch des Knorpels.

Pleura und Lunge. Tumorbestrahlungen im Bereich des Brustkorbes führen zu Pleuraschwielen und Lungenschwielen mit physikalischen Erscheinungen wie bei chronischer Pneumonie, meist ohne Fieber, starke Schrumpfungsvorgänge können Herz und Mediastinum verziehen.

Muskulatur und Bindegewebe. Muskelschädigung entsteht erst nach höheren Dosen. Der geschädigte Muskel ist ödematös und schmerzhaft. Auch das Herz hat eine verhältnismäßig hohe Toleranz. Doch sind Schäden, insbesondere Kombinationsschäden mit Arbeitsdyspnoe beobachtet. Die Muskulatur des Uterus ist außerhalb der Wachstumsperiode ziemlich strahlenfest. Bestrahltes Bindegewebe neigt zur Schrumpfung, z. B. kann das Kniegelenk nach Bestrahlung durch Schwielenbildung versteifen.

Drüsige Organe zeigen Funktionsschäden und Indurationen, so die Speicheldrüsen. Wird eine gewisse Funktionsdämpfung bei Schilddrüsenbestrahlung mit therapeutischem Erfolg angestrebt, so kann Überdosierung zum Myxödem führen. Der Thymus ist (lymphocytäres Gewebe!) empfindlich, besonders im Wachstum. Nur bei Kindern kommen Schädigungen des Skeletwachstums in Betracht. Schon geringe Dosen unterdrücken die Milcherzeugung der lactierenden Mamma. Die jugendliche Mamma wird nach Bestrahlung im Wachstum gehemmt. Bei der Leber bestehen vielleicht Beziehungen zum Röntgenkater. Hypophyse, Nebenniere, Pankreas, Niere, Prostata sind wenig strahlenempfindlich. Darmschleimhaut scheint empfindlicher als Magenschleimhaut.

Nervengewebe und Fettgewebe gehören zu den wenigst *empfindlichen.* Besonders resistent sind Lipome.

Wer therapeutische Röntgenbestrahlungen unternimmt, muß sich durch *Fachliteratur* noch genauer unterrichten. Gewissenhafte Berücksichtigung der vorliegenden Kenntnisse und Erfahrungen über die Radiosensibilität der einzelnen Gewebe und Organe ist bei Festlegung des *Bestrahlungsplanes* in jedem Einzelfall erforderlich.

Therapie. Vorbeugend sind nicht nur alle Regeln und Vorschriften betreffend Bestrahlungsplan, Dosierung, Einzelheiten, von denen oben die Rede war, zu beachten, sondern es müssen mit besonderer Sorgfalt *Kombinations-* und *Summierungsschäden* verhindert werden. Schon vor Einleitung der Bestrahlung wird anamnestisch festgestellt, ob in letzter Zeit die zu bestrahlende Haut oder Körperregion irgendwelchen anderen chemischen oder physikalischen Reizen ausgesetzt war. Alsdann ist die Bestrahlung zu verschieben. Ebenso sind chemische und physikalische Reizungen nach der Bestrahlung unbedingt für mehrere Wochen zu verhindern: Hitze, wie Heizkissenanwendung, Lampenbestrahlung, heiße Bäder, Diathermie, Kurzwellen, Sonnenexpositionen, aber auch Kälte (Eisbeutel). Ferner Jodanstriche, Benzin, Äther, reizende Pflaster und Salben, Kölnisch Wasser, Dermatol, Jodoform. Auch technische Chemikalien sind gefährlich, wie Schmieröl, Kunstdünger, Kupfersulfatlösung. Selbst mechanischer Druck durch Lastentragen, enge Verbände, Strumpfbänder, Büstenhalter, scheuernde Bruchbänder, ist gefährlich.

Nach stärkerer Bestrahlung ist es zweckmäßig, *schon vor* dem Auftreten von Hauterscheinungen die bestrahlte Hautstelle mit reizlosen, mildesten Salben einzufetten: reine weiße Vaseline, Kamillosansalbe, Eucerinsalbe, Quimbosalbe, Desitin-Röntgensalbe. Zeigt sich bereits eine Hautschädigung, so ist bei dem Auftragen der Salben sehr vorsichtig zu verfahren und auch geringste mechanische Reizung zu vermeiden. Bestrahlte Haut wird vor einem Bade eingefettet, nach dem Bad nur abgetupft und frisch eingesalbt. Zur Reinigung von Salbenresten benutzt man nicht Wasser, sondern am besten Olivenöl.

Teleangiektasien können (nicht zu früh) mit Kaltkaustik angegangen werden, Hautschwielen durch chirurgische Excision. — Schleimhautreizungen in der Mundhöhle erfordern schonendste Spülung nach jeder Mahlzeit mit Kamillen- oder Salbeiinfus, bei üblem Geruch mit dünner Kaliumpermanganatlösung. Zahnbehandlung ist zu verschieben.

Bei Tiefenschädigung ist eine lokale Therapie meistens machtlos. Man beschränkt sich auf Schonungsmaßnahmen und Liegekuren. Bei Lungenerscheinungen haben manche von Transpulminbehandlung Günstiges gesehen, bei Enteritis und Gastritis Schonungsdiät und Spasmolytica (Belladonna, Eupaco, Octin). Die gleichen Medikamente bei Blasentenesmen.

d) Allgemeinschäden.

1. Blutschädigungen. In der Skala der Röntgenempfindlichkeit steht das lymphatische Gewebe obenan, das myeloische folgt in kurzem Abstand. Resistenter sind die Erythroblasten, und die reifen Erythrocyten im strömenden Blut sehr wenig empfindlich. Auch der am häufigsten beobachtete Sturz der Leukocytenzahl im strömenden Blut beruht auf einer indirekten Wirkung. Sie greift an den Blutbildungsstätten an, auch wenn diese nicht unmittelbar bestrahlt sind. Sie beruht auf einer Toxinwirkung, läßt sich im Parabioseversuch übertragen. In vitro bestrahltes Blut soll nach Einspritzung ähnliche Wirkungen ausüben. Als erste Reaktion beobachtet man Vermehrung der weißen Blutkörperchen, alsbald folgt Leukopenie. Lymphocyten, Granulocyten, Monocyten vermindern sich. Die Eosinophilen nehmen nicht so gesetzmäßig an der Verminderung teil. Das rote Blutbild kann in Form einer reaktiven Überleistung mit leichter Polyglobulie reagieren. Die Thrombocyten sind ziemlich resistent. Hämorrhagische Diathese nach Bestrahlung wird neuerdings durch vermehrte Ausschüttung von Heparin erklärt.

Jedenfalls sind auch bei gutem Röntgenschutz ständige Blutbildkontrollen des im Röntgenzimmer arbeitenden Personals erforderlich. Ebenso sind nach jeder kräftigeren Bestrahlung das Blutbild des Patienten und seine Veränderungen zu verfolgen.

Therapie. Sind Blutschäden eingetreten, so kommen in Betracht: kräftige, eiweißreiche Ernährung, bei Leukocytensturz insbesondere nucleinreiche Kost (Bries, Leber, Niere), andererseits Eisenmedikation (Ferrostabil, C-Ferro, Ferro 66), ferner Bluttransfusionen. Diese auch bei hämorrhagischer Diathese, zusammen mit den sonst üblichen Bekämpfungsmitteln.

2. Der Röntgenkater. Als Ausdruck einer Allgemeinschädigung des Organismus durch die Eiweißzerfallstoxikose treten eine Reihe von Erscheinungen auf, die unter dem Namen „Röntgenkater" (GAUSS) zusammengefaßt werden und bei stärkeren Bestrahlungen nicht zu vermeiden sind. Sie sind der leichte Grad der Strahlenintoxikation, die bei entsprechend stärkerer Bestrahlung geradezu in eine Strahlenkachexie übergehen kann. Besonders leicht bzw. heftig treten diese Erscheinungen nach Bestrahlung des Oberbauches auf, man vermutet durch Einwirkung auf die Leber, die Milz, lymphatisches Gewebe, sympathische Plexus.

Symptome des Röntgenkaters sind: Nervöse Reizbarkeit, Appetitmangel, Überempfindlichkeit gegen Gerüche, Kopfschmerzen, Schwindel, Übelkeit, Erbrechen, Darmstörungen, starke Müdigkeit, auch über Durstgefühl und metallischen Geschmack im Munde wird geklagt. Stoffwechseluntersuchungen in diesem Zustand zeigen eine Verminderung des Kochsalz-, Calcium-, Cholesterinspiegels im Blut, während Blutaceton und Reststickstoff im Blut steigen können. Im allgemeinen klingen diese Erscheinungen ab, können jedoch bei sehr intensiven Bestrahlungsanwendungen sehr lästig sein.

Zur Behandlung gibt man oft schon vorbeugend Colsil, ein Cholesterinpräparat, das der Übelkeit entgegenwirkt, ferner Salzsäuretropfen, Peremesin, Einspritzungen von C- und B-Vitamin. Intravenös sind Traubenzuckerlösungen (20—30%ig), bei Erbrechen Kochsalzlösungen (10 ccm, 10%ig), ebenso 10%ige Calciumlösung von Nutzen. Ernährung vorsichtig wie bei schwerer Gastritis. Da die ganze vegetative Situation bei sensiblen Personen gestört sein kann, ist auch eine gewisse psychotherapeutische Beeinflussung nicht selten am Platze.

3. Schädigungen durch Radiumstrahlen und radioaktive Substanzen.

Das Energiequant der γ-Strahlung des Radiums ist entsprechend der weitaus höheren Schwingungsfrequenz nicht unerheblich stärker als beim Röntgenstrahl, der sog. COMPTON-Effekt im Gewebe größer. Eine Härtung wird auch hier durch Filter, meist feine Platinfilter, erzielt. Die Kostbarkeit der radioaktiven Präparate bringt es andererseits mit sich, daß im allgemeinen mit relativ kleinen Radiummengen gearbeitet wird. Die Bestrahlung mit Radium muß daher über etwas längere Zeit als bei der Röntgentherapie mit Hochleistungsgeräten durchgeführt werden. Wiederum gestattet die Technik der Radiumbehandlung leicht eine entsprechend berechnete und gewünschte Ausdehnung der Bestrahlung. Im Zeitfaktor liegt der wesentlichste Unterschied beider Methoden. Das Röntgentherapiegerät ermöglicht eine Stoßbehandlung mit Konzentration der Strahlenintensität auf die Zeiteinheit, mit akuterer Schädigung der betroffenen Organe, mit momentaner Anreicherung von Zerfallsprodukten im Organismus (durch die fraktioniert-protahierte Röntgenbestrahlung nach COUTARD wird das Stoßprinzip allerdings gemildert). Für die Radiumbestrahlung ist die Ausdehnung über einen längeren Zeitraum charakteristisch. Trotz dieser quantitativen Unterschiede im Zeit- und im Härtefaktor sind die biologischen Wirkungen und auch die Schädigungen grundsätzlich die gleichen und brauchen daher nicht im einzelnen wiederholt zu werden. Fruchtschäden und Gen-Mutationen kommen auch durch Radium zustande. Wachsende Organismen und Gravide sind besonders gefährdet. Auch Radiumkrebse können entstehen.

Über Kombinationswirkungen durch andere Reize, ganz besonders natürlich durch Röntgenstrahlen, gilt das im Kapitel der Röntgenschädigung Gesagte. Entsprechende Vorsichtsmaßnahmen und Instruktionen des Patienten sind (auch der Haftpflicht wegen) geboten. — Bei *Radiumbädern* dringt ein kleiner Teil der Emanation durch die Haut in den Körper ein. Ein weiterer Teil wird aus der Luft über dem Badewasser eingeatmet; jedoch sind diese Mengen so gering, daß bisher Schäden selbst nach jahrelangem Baden in radioaktivem Wasser nicht beobachtet wurden.

Nicht ganz so ungefährlich ist das *Trinken radioaktiver Wässer*. Allerdings ist die Retention schädlicher Radiummengen nur nach sehr langem Gebrauch von 2 und mehr Jahren beobachtet worden, so daß nur vor der gedankenlosen *Ausdehnung von Radiumtrinkkuren* gewarnt werden muß, ebenso freilich vor Überschreitung der therapeutisch zulässigen Höchstdosen von Thorium-X-Lösung usw.

Diese seltenen, aber in einzelnen Fällen über eine Strahlenkachexie zum Tode führenden Radiumvergiftungen durch lange Kumulationswirkung leiten über zu den *gewerblichen* Radiumvergiftungen. Man beobachtet sie bei Fabrikarbeitern, die Leuchtfarben auf Zifferblätter auflegen, insbesondere, wenn die Arbeiter den Pinsel mit dem Munde anfeuchten. Kiefernekrose und schwere Anämie auch vom Perniciosatyp wurde beobachtet. Radium und Mesothorium reichern sich besonders im Knochenmark an. Innerhalb des Knochens entsteht über einen hyperplastischen Reizzustand eine Fibrose, die wiederum den Boden für das Wuchern von tödlichen Knochensarkomen liefert. Die Entgiftung dauert auch bei Entfernung der Arbeiter aus dem Betrieb mehrere Jahre. Zur beschleunigten Ausscheidung des Radiums werden Parathormon, Viosterol, Ammonchlorid empfohlen (FLINN). Sonst gibt es nur symptomatische Therapie. Das Schwergewicht liegt auf der Prophylaxe. Die Diagnose der Radiumvergiftung kann übrigens gesichert werden dadurch, daß die Ausscheidungen lange Zeit radioaktiv sind.

Bei Einatmung von *radioaktiven Dämpfen* oder *radioaktivem Staub* kommt es zu fibröser Umwandlung und Schrumpfung des Lungengewebes und zum Carcinom. Die Ausatmungsluft der Vergifteten ist radioaktiv. — Diese Art der Radiumschädigung ist übrigens die Erklärung für den seit langem bekannten, lange rätselhaften, häufigen *Lungenkrebs im Schneeberger Bergrevier*, der sich nach vieljähriger Tätigkeit in den dortigen Gruben, ebenso bei den Radiumarbeitern des Joachimsthaler Reviers entwickelt. In Schneeberg soll nach Ansicht von JÜNGLING die gleichzeitige Aufnahme von Arsen zur Verstärkung der Eigenstrahlung im Gewebe entscheidend beitragen (vgl. die bei den Röntgenschäden gemachten Ausführungen). Auch diese Schäden sind laut Unfallgesetzgebung als Berufskrankheiten entschädigungspflichtig.

Das Präparat *Thorotrast*, das einige Jahre lang als Kontrastmittel in der Röntgendiagnostik verwendet wurde, sendet eine nicht unerhebliche γ-Strahlung aus. Bei intravenöser Einspritzung speichert es sich in den Reticulumzellen von Milz und Leber, ermöglicht dadurch eine Kontrastdarstellung dieser Organe, bringt ihnen andererseits wie auch dem Knochenmark, dem lymphatischen Gewebe Strahlenschädigungen. Diese Anwendung von Thorotrast ist zu vermeiden, ebenso seine Verwendung in der retrograden Pyelographie, durch die Nierenschädigungen vorgekommen sind, wenn es infolge Abflußbehinderung im Nierenbecken liegenblieb. Da Thorotrast neuerdings in der Tuberkulosebehandlung verwendet wird, um die indurierende Wirkung auszunutzen, ist es wichtig, auf diese Gefahren hinzuweisen. Man hat die Spätwirkungen zu wenig in der Hand.

4. Schäden durch Atomenergie.

Wenn Atomenergie frei wird, so entsteht eine radioaktive Strahlung von einer Intensität, wie sie von gewaltigen Radiummengen ausgehen würde. In bedeutendem Umkreis müßte alles Leben zugrunde gehen. Zum Schutz gegen die tödliche Strahlung wäre ein meterdicker Stahlschirm oder eine mehrere Meter dicke Zementwand erforderlich. Wir erfahren aus zweiter oder dritter Hand über Schäden, die Personen in größerer Entfernung (bis 4000 m) von der Explosionsstelle der Atombomben in Hiroshima und Nagasaki erlitten. Sie wurden von der ungeheuren Hitzeentwicklung durch die Explosion nicht betroffen. Gebäude, insbesondere Holzhäuser, schützen nicht vor Erkrankung. Diese bestand zunächst in Erscheinungen, die man der Schilderung nach mit einem protahierten Röntgenkater mit Übelkeit und Erbrechen vergleichen möchte. Manche hatten Fieber dabei. Alle litten an einer sich steigernden Müdigkeit. Sie verloren innerhalb der ersten Wochen einen großen Teil ihres Kopfhaares. Bei manchen stellte sich hämorrhagische Diathese ein mit verlängerten Blutungszeiten. Man fand Hpoproteinämie und stark beschleunigte Blutsenkung, schwerste Leukopenie und hypochrome Anämien. Oft fand sich das Urobilinogen im Harn vermehrt, und in manchen Fällen Tyrosin. Viele starben noch nach Wochen. Sehr langsam nur erholten sich die Überlebenden.

Noch 2 Jahre nach der Explosion stellte man Ausscheidung von radioaktiven Substanzen fest und Unfruchtbarkeit bei Frauen und Männern. Weitere Frauen litten an Menstruationsstörungen. Man steht vor einer gewaltigen Steigerung von Schäden, wie sie durch Röntgen- und Radiumstrahlen hervorgerufen werden.

Medizinische Anwendungen stehen bevor, sind zum Teil in Angriff genommen und sind sicher nicht frei von Gefahren. Der Atomturm, der an Stelle des Cyclotrons getreten ist, ist eine Neutronenfabrik gewaltigster Kapazität. Durch Beschuß mit Neutronen werden alle Elemente in radioaktive Formen umgewandelt, selbst die mit niedrigem Atomgewicht und die, aus denen die lebende organische Substanz besteht: Wasserstoff, Sauerstoff, Kohlenstoff, Stickstoff. Wenn man in winziger Menge derartige radioaktive Atome den Molekülen der Nahrung beimischt, so kann man diese „markierten" Atome kraft ihrer radioaktiven Eigenschaft, gleichsam wie beringte Zugvögel auf dem Weg durch den Körper verfolgen. Große Aufschlüsse für Physiologie und Pathologie sind zu erwarten. Und es dürften sich derartige zunächst im Tierversuch durchzuführende Untersuchungen mit unschädlichen Mengen ermöglichen lassen. Andererseits plant man eine gezielte Anwendung zerstörender Wirkungen, da einzelne Elemente und deren radioaktive Umwandlungsformen eine Affinität zu bestimmten Organen oder Körpergeweben haben. Etwa das Jod zur Schilddrüse, Phosphor zum Knochenmark, Strontium zum Knochengewebe. Es ist Aufgabe der Forschung, derartige gezielte radioaktive Wirkungen so zu dosieren und so zu steuern, daß Schäden vermieden werden.

Über Unfälle und Berufsschädigungen, die etwa bei den am Atomturm beschäftigten Arbeitern vorkommen, ist bisher nichts zu uns gedrungen.

Literatur.

Errichtungsvorschriften für Starkstromanlagen. Herausgeg. vom Verband Deutscher Elektrotechniker 1932.

FICKER, v. u. DE RUDDER: Föhn und Föhnwirkungen. Leipzig: Akademische Verlagsgesellschaft Becker u. Erler 1943.

GERBIS u. KOENIG: Drucklufterkrankungen. Leipzig: Georg Thieme 1939. — GLASSCHEIB: Allgemeine Röntgenkunde. Wien: Springer 1936.

JELLINEK: Elektrische Verletzungen. Leipzig: Johann Ambrosius Barth 1932. — JÜNGLING: Allgemeine Strahlentherapie. Stuttgart: Ferdinand Enke 1938.

KROETZ: Erg. med. Strahlenforsch. **2**, 351 (1926). — Strahlenther. **28**, 92 (1928).

LOEWY: Physiologie des Höhenklimas. Berlin: Springer 1932. — LUCKE: Erkrankungen aus äußeren physikalischen Ursachen. Handbuch der inneren Medizin, 3. Aufl., Bd. 6, Teil 1, herausgeg. von BERGMANN und STAEHELIN. Berlin: Springer 1941. — LÜBECKE, ERNST: Schallabwehr im Bau- und Maschinenwesen. Berlin: Springer 1940.

MELLINGHOFF: Hauterscheinungen bei Caissonkrankheit. Z. klin. Med. **127**, 457 (1934). — MONGE, C.: La maladie des Andes. Rev. sudamér. Méd. et Chir. (Fr.) **1**, 825 (1930).

ROESSLE: Ursachen und Folgen der arteriellen Luftembolien. Virchows Arch. **314**, 511 (1947).

SCHWIEGK: Shock und Kollaps. Klin. Wschr. **1942**, 741, 765. — STEINHAUSEN: Nervensystem und Insolation. Berlin: August Hirschwald 1910.

Unfallverhütungsvorschriften der Berufsgenossenschaft für Gesundheitsdienst und Wohlfahrtspflege 1932.

VERZÁR: Regulation der Erythrocytenzahl in großen Höhen. Schweiz. med. Wschr. **1947**, Nr 1/2.

WELTZ u. Mitarb.: Erwärmung nach lebensbedrohender Abkühlung. Münch. med. Wschr. **1942**, 1092.

Allgemeine Therapie.

Von

HANS FRHR. V. KRESS.

Mit 5 Abbildungen.

Einleitung.

Der therapeutische Idealfall ist gegeben, wenn der *beherrschende Reizfaktor* einer krankhaften Störung durch eine Heilmaßnahme ausgeschaltet werden kann. Das ist möglich bei der Behandlung bestimmter Infektionskrankheiten durch Chemotherapeutica, Antibiotica oder Heilseren. Hierbei stören die Chemotherapeutica oder Antibiotica offenbar in ganz elektiver Weise den Stoffwechsel der sich vermehrenden Bakterien, so daß diese an einer weiteren zahlenmäßigen Zunahme und an der Toxinbildung gehindert werden. In die Zellen des Organismus dringen diese Stoffe kaum oder gar nicht ein. Von den Heilseren kann man sich unschwer vorstellen, daß sie die krankmachenden Toxine neutralisieren, weshalb aber beispielsweise nach der Verabreichung des Diphtherieheilserums gewöhnlich auch der weiteren Ausbreitung der Beläge Einhalt geboten wird, ist eine noch offene Frage. Außer Zweifel steht, daß für das Zustandekommen eines Krankheitsgeschehens infektiöser Natur neben dem pathogenen Erreger meist eine Reihe von Bedingungen endogener und exogener Art belangreich ist, indem hereditär-konstitutionelle Gegebenheiten, und wechselnde Dispositionsfaktoren, vielfach auch mechanische Schädigungen, chemische Noxen, thermische und meteorologische Einwirkungen und psychische Traumen ursächliche Bedeutung besitzen. Die Ursache der Infektionskrankheit liegt in dem Versagen der Abwehr des Organismus gegenüber einem bestimmten Erreger. Mit dieser Feststellung muß man zugeben, daß die eben genannten therapeutischen Verfahren nicht die Ursache beseitigen, sondern nur gegen die Conditio sine qua non gerichtet sind. Es ist demnach nicht ganz korrekt, hier von einer kausalen Therapie zu sprechen.

Nicht nur bei den Infektionskrankheiten, sondern in gleicher Weise auch bei den meisten anderen krankhaften Zuständen ist ein Komplex von Bedingungen Voraussetzung für die Störung der Gesundheit. Die eindrucksvollen chirurgischen Verfahren, durch welche Organ- oder Gewebsschäden beseitigt werden können, stellen keinesfalls eine kausale Therapie im strengen Sinne dar. Nur die Auswirkungen eines Ursachenkomplexes werden durch den operativen Eingriff behoben, etwa im Falle eitriger Entzündungen oder bei Passagehindernissen infolge von Steineinklemmungen oder narbigen bzw. tumorösen Veränderungen, bei Incarceration, bei umschriebener hyperplastischer Wucherung usw.

Die Insulintherapie der diabetischen Stoffwechselstörung, die Lebertherapie der perniziösen Anämie, die geläufige Behandlung der Eisenmangelanämien und der hormonalen Unterfunktionszustände trägt auch keinen kausalen, sondern nur substituierenden Charakter. In diesen Fällen werden durch die Zufuhr eines Stoffes Ausfallserscheinungen kompensiert, welche darauf beruhen, daß ein Wirkstoff nicht in ausreichender Menge gebildet wird. Einer kausalen Therapie am nächsten kommt die Behandlung der Avitaminosen, wenn die Kost Mängel aufweist, so daß die Bedarfsdeckung des Organismus an einem wesentlichen Nahrungsbestandteil unzureichend ist.

Unter unseren Heilmitteln finden sich solche, die eine bestimmte Funktionsstörung wirksam zu beheben bzw. zuverlässig zu beeinflussen imstande sind. Ursache und sogar Art des Organschadens, der die Beeinträchtigung der Funktion nach sich zieht, sind von verhältnismäßig untergeordneter Bedeutung, wenn es sich beispielsweise darum handelt, dem Syndrom der Herzinsuffizienz durch Strophanthin oder Digitalis zu begegnen, oder das Syndrom der peripheren Kreislaufschwäche durch Analeptica zu bekämpfen.

Es ist wohl durchdacht und richtig, daß im medizinischen Unterricht und in den Lehrbüchern jene Krankheitsbilder in den Vordergrund gestellt werden, die in ätiologischer oder pathogenetischer oder pathologisch-anatomischer bzw. pathologisch-physiologischer Hinsicht, auch gleichzeitig in mehreren dieser Punkte, irgendwie faßbar und diagnostizierbar sind. Aus der Diagnose ergibt sich nämlich bei ihnen ein bedeutsamer Teil der therapeutischen und prognostischen Konsequenzen.

Jeder einzelne Krankheitsfall muß in der Praxis so weit der diagnostischen Klärung anheimfallen, daß festgelegt werden kann, ob die chirurgische Entfernung eines Krankheitsherdes in Frage kommt, ob eine organotrope Behandlung mit Medikamenten, mit Substitutionsmitteln, mit desensibilisierenden Heilmaßnahmen oder mit physikalischer Therapie angezeigt ist, ob der betreffende Kranke ruhiggestellt werden muß und ob eine Entlastung durch diätetische Schonung oder Flüssigkeitsbeschränkung gerechtfertigt erscheint. Mit diesen wichtigsten und vordringlichsten therapeutischen Maßnahmen ist jedoch die Behandlung keineswegs erschöpft. Die ergänzende sog. *Allgemeinbehandlung* im Zusammenhang mit jedem einzelnen Krankheitsbild zu erörtern, würde fortwährende Wiederholungen bedingen, weshalb ihre Grundzüge in diesem Abschnitt dargelegt werden sollen.

Häufige Begleitsymptome akuter und chronischer Erkrankungen sind Schmerzzustände, Fieberreaktionen, Bewußtseinstrübungen, Störungen des Schlafs und der Eßlust, ein abnormes Durstgefühl und das Darniederliegen exkretorischer Funktionen. Im Hinblick auf diese Erscheinungen bedarf jeder Kranke ebensosehr ärztlicher Fürsorge und pflegerischer Betreuung, wie eine sorgfältige Führung der Rekonvaleszenz nach überstandenen Krankheiten unerläßlich für ihn ist. Der Versuch der Beeinflussung uncharakteristischer Begleiterscheinungen, die sog. symptomatische Therapie, wird gegenüber den speziellen Behandlungsverfahren oft vernachlässigt. Die symptomatische Therapie gewinnt aber für denjenigen an Ansehen und Reiz, der sich darüber klar geworden ist, daß für den Kranken vornehmlich die Summe der subjektiv wahrnehmbaren Symptome die Krankheit ausmacht.

Subjektive Krankheitsempfindungen werden nicht allein durch eine etwa entstandene Gewebsschädigung und die daraufhin erfolgende Defensivreaktion hervorgerufen, deren Substrat morphologisch mehr oder weniger faßbar ist. Auch außerhalb des unmittelbar geschädigten und in Abwehr befindlichen Gewebes machen sich störend empfundene Reaktionen geltend. Die Schwankungsbreite in der Ansprechbarkeit der vegetativen Zentren und eine unterschiedliche Sensibilität führen bei den einzelnen Menschen zu weitgehender Verschiedenartigkeit einer und derselben Krankheit. Zu einem ganz erheblichen Teil sind Verlauf und Schwere einer Krankheit eine Angelegenheit der Reaktionsbereitschaft bzw. Reaktionslebhaftigkeit des Organismus. Die hierin in Erscheinung tretende individuelle Prägung jedes Krankheitsbildes erfordert von der symptomatischen Therapie noch viel mehr als von der speziellen Behandlung die Anpassung an die Eigenart des Kranken.

Dieser spürt niemals die eigentliche Ursache seiner Krankheit, etwa — um ein Beispiel zu nennen — die infolge mangelnder Widerstandskraft in die Tonsillen eingedrungenen oder vielleicht durch die Tonsillen ausgeschiedenen Erreger einer eitrigen Angina. Er empfindet in sehr wechselnder Weise die entzündliche Reaktion des Gewebes als Schmerz. Darüber hinaus belästigen ihn, ebenfalls in verschiedener Intensität, toxisch bedingte Kopfschmerzen, geschwollene regionäre Lymphdrüsen, Mitbeteiligung der Ohrtrompete durch stechende Schmerzen bei jedem Schluckakt, pappiger Geschmack im Munde, Appetitlosigkeit, Schlafstörungen und Fieber. Die Behandlungsmöglichkeiten sind nicht hinreichend ausgeschöpft, wenn sich die Therapie lediglich auf die Verordnung eines Sulfonamids beschränkt. Die der operativen Entfernung eines Krankheitsherdes folgenden Belästigungen durch langes Liegen, durch Nahrungs- und vor allem Flüssigkeitskarenz, durch Obstipation, Meteorismus, Übelkeit usw. sind im Blickfeld des Patienten eine schwere Krankheit.

Jedes einzelne Sxmptom, über das der Kranke klagt, soll im Hinblick darauf bewertet werden, ob es im Zusammenhang steht mit einer nützlichen, die Heilung begünstigenden Regulationseinrichtung, oder ob es dem Organismus Nachteile bringt bzw. nutzlose Qual für den Leidenden bedeutet. Die vis reparatrix naturae nicht zu stören, sondern zu unterstützen, ist und bleibt wichtigster therapeutischer Grundsatz. Ängstlich muß alles vermieden werden, was den Abwehrreflex, welcher der Selbstheilung dient, beeinträchtigt. Infolgedessen dürfen keineswegs *alle* uns als Krankheit imponierenden Symptome unterdrückt werden, wie etwa Erbrechen, Durchfälle und Husten. Stellen sich Erbrechen und Durchfälle auf den Genuß eines verdorbenen Nahrungsmittels hin ein, oder wird bei einer akuten Bronchitis durch den Husten reichlich eitriger Auswurf herausbefördert, dann sind diese Krankheitszeichen natürlich nützlich. Erweist sich hingegen Husten beispielsweise als Symptom einer weit fortgeschrittenen kavernösen Phthise oder eines ausgedehnten Bronchialcarcinoms, dann kann kein Zweifel bestehen, daß er medikamentös unterdrückt werden soll. Auch schwere Hustenanfälle als Symptom der Stauung im Lungenkreislauf eines Hypertonikers sind schon deswegen der symptomatischen Beeinflussung bedürftig, weil die mit den krampfhaften Hustenstößen verbundene intrathorakale Druckerhöhung und Blutdrucksteigerung eine akute Gefahr darstellen.

Wie demnach jedes Symptom, das den Kranken belästigt, in Beziehung gesetzt werden muß zu den Krankheitsursachen und unter dem Gesichtswinkel seiner Nützlichkeit bzw. Schädlichkeit für den Kranken zu betrachten ist, so hat man auch bei der Aufdeckung jedes krankhaften objektiven Organbefundes kritisch zu überlegen, ob mit diesem eine Beeinträchtigung der Leistungsfähigkeit oder der Lebensfreude des betreffenden Menschen verbunden ist und ob etwa vorhandene Mißempfindungen durch den erhobenen Befund auch tatsächlich ihre Erklärung finden. Sofern bestehende funktionelle Störungen damit in Zusammenhang gebracht werden können, ist die Behandlungsbedürftigkeit des Organbefundes natürlich gegeben. Des weiteren erfordert der Befund die Einleitung einer Therapie, wenn er als Frühsymptom einer allmählich fortschreitenden Krankheit angesehen werden muß. Hingegen ist eine Behandlung kontraindiziert, wenn das ermittelte „Krankheitszeichen" für das Befinden und die Leistungsfähigkeit des Untersuchten gegenwärtig und in Zukunft gänzlich bedeutungslos ist. Häufigste Beispiele dieser Art sind akzidentelle Herzgeräusche, belanglose elektrokardiographische Abweichungen von der Norm, harmlose Myombildungen, leichte Strumen im

Schulalter, ruhende große Solitärsteine in der Gallenblase und enteroptotische Merkmale. Man kann es leider nur allzu oft beobachten, daß durch die Bekanntgabe solcher in keiner Weise störender Befunde die Aufmerksamkeit des Trägers auf das betreffende Organ erst hingelenkt wird, und daß von diesem Zeitpunkt an Beschwerden entstehen. Mit Recht sind diese vermeidbaren Beschwerden als iatrogene Krankheiten charakterisiert worden.

Die unter einer bestimmten Bezeichnung registrierbaren Krankheitsbilder stellen in der Tätigkeit des praktischen Arztes gar nicht einmal die Hauptmasse dar. Viel häufiger beschäftigen ihn in der Sprechstunde die in ihrer Konstitution *vegetativ labilen* oder *asthenischen* Patienten mit ihren vielfältigen Beschwerden. Klagen über Kopfschmerzen, vielfach migränoider Art, über Kardialgien und über abdominelle Schmerzen sind in dieser großen Patientengruppe besonders häufig. Es sind des weiteren die beruflich oder psychisch *überbeanspruchten* Kranken sowie die an gewisse Alterstufen gebundenen Störungen *funktioneller Art*, welche in der ärztlichen Sprechstundentätigkeit eine große Rolle spielen.

Alle diese Zustände lassen sich ihrer symptomatologischen und ätiologischen Vielfältigkeit, zum Teil auch Undurchsichtigkeit wegen lehrbuchmäßig kaum oder gar nicht beschreiben und ebensowenig mit Krankheitsnamen belegen. Wesen und Ursachen dieser gesundheitlichen Beeinträchtigungen müssen im Einzelfall vornehmlich anamnestisch erschlossen werden. Die Objektivierung durch konstante, von der Norm abweichende Befunde ist meist nicht möglich.

Therapeutisch ist es nicht ohne Belang, wenn ärztlicherseits gerade diese Krankheitserscheinungen im Längsschnitt, also von dem zu beurteilenden Beschwerdekomplex aus rückwärts in die Vergangenheit und vorwärts in die Zukunft durchgedacht werden. Denn auf weite Sicht droht unter Umständen die Gefahr eines Übergangs funktioneller Störungen in organische Schäden. Die konstitutionell vasolabilen Typen sind in dieser Richtung besonders bemerkenswert. Natürlich lassen sich zeitlich kurz zurückliegende, ätiologisch bedeutsame psychische Traumen und konstitutionell bedingte Eigentümlichkeiten bei Jugendlichen und Kindern meist leichter ermitteln als bei Erwachsenen.

Mancher Kranke mit fixiertem Hochdruck und arteriolosklerotischen Veränderungen der Hirn-, Herz- und Nierengefäße läßt bei eingehendem Befragen erkennen, daß die Anzeichen einer vasolabilen Konstitution bis in die Jugend zurückzuverfolgen sind. Manchmal ist es ein lang zurückliegender, möglicherweise aber immer noch wirksamer infektiös-toxischer Einfluß, dessen Beseitigung für den Hochdruckkranken wichtig ist. Zahlreiche Träger eines sog. Myokardschadens bieten vielfach über Jahre und Jahrzehnte hinweg hyperthyreotische Symptome dar, die nie ernst genommen, sondern immer nur als „nervös" bedingt erklärt wurden.

Das Ulcus des Magens oder Duodenums wird heute aufgefaßt als Organschaden, dessen Ursachenkomplex zusammengesetzt ist aus konstitutionell bedingten, neurovegetativen Fehlsteuerungen und aus exogenen Schädigungen, insbesondere psychischen Belastungen und unzweckmäßigen Essensgewohnheiten. Bei den in der Kindheit bereits auftretenden Ulcerationen wird das konstitutionelle Moment ätiologisch in vorderster Linie stehen, bei den im späteren Alter sich manifestierenden Ulcera können Umwelteinflüsse die maßgeblichere Rolle spielen (KALK). Wir sind gewiß nicht imstande, die Konstitution eines Menschen durch Behandlungsmaßnahmen zu ändern, aber es liegt durchaus im Bereich der Möglichkeit, die Ulcusgefährdeten dahingehend zu beraten, daß sie in diätetischer Beziehung ihrem Magen eine gewisse Schonung angedeihen lassen und sich des Nicotins enthalten. Die baldige Lösung etwa auftretender Konfliktsituationen ist anzustreben und bei beruflich stärkerer Belastung sind entsprechend lange und genügend häufige Ruhepausen einzulegen. Als besonders ulcusgefährdet ist derjenige anzusehen, in dessen väterlicher und mütterlicher Familie das Ulcusleiden gehäuft aufgetreten ist.

Der Kranke mit nicht zu beeinflussender schwerer Emphysembronchitis hat vielleicht in der Anamnese infolge „großer Anfälligkeit" seine immer wiederkehrenden Katarrhe der oberen Luftwege aufzuweisen. Eine sorgfältige Prophylaxe hätte sicher manchen irreparablen Schaden verhüten oder zumindest hinauszögern können.

Rechtzeitige Ausschaltung des schädlichen Einflusses von Genußgiften bei Vasolabilen oder zu familiärem Hochdruck Disponierten, eine ökonomische Lebensweise bei diesen und den Asthenikern (Hypotonikern), eine Abhärtung bei den sog. Anfälligen, Erhaltung der Kaufähigkeit des Gebisses und Berücksichtigung der nachteiligen Einwirkungen des zu hastigen und zu heißen Essens bei Magenempfindlichen, all das sind wahllos herausgegriffene Beispiele für eine prophylaktische Therapie allgemeiner Art, die naturgemäß bei der Darstellung der klassischen Krankheitsbilder oft zu kurz kommt. Die Migräne mit ihrem häufigem Flimmerskotom, die Angina pectoris vasomotorica, die leichte Hyperthyreose, die immer wiederkehrenden Luftröhrenkatarrhe und der „nervöse" Magen sind, in die Zukunft gesehen, keine „Bagatellfälle". Sie sind therapeutisch oft dankbarer als die großen klinischen Krankheitsbilder, die nicht selten Endzustände eines seit langer Zeit sich anbahnenden krankhaften Geschehens mit bereits irreparablen Schäden sind.

Lehr- und lernbar sind die auf den menschlichen Organismus zu übertragenden Tatsachen der Naturwissenschaften, die experimentell fundierten Erkenntnisse über Angriffspunkt und Wirkungsweise der chemischen und physikalischen Heilmaßnahmen und die Technik ihrer Anwendung. Die Therapie hat aber noch eine weitere Stärke. Der ärztlichen Kunst verdankt der begnadete und berufene Arzt seine größeren Erfolge. Vertrauen gewinnen durch Einfühlungsvermögen, taktvoll und teilnehmend seelische Schwierigkeiten ermitteln und für ihre Lösung den richtigen Rat erteilen, im einen Fall beruhigen, im anderen die Notwendigkeit prophylaktischer und therapeutischer Maßnahmen mit entsprechendem Ernst unterstreichen, all diese Dinge sind Bestandteile der Therapie und nicht die unwesentlichsten.

Der Arzt, der den psychotherapeutischen Teil in seiner Behandlung zur Geltung bringen kann und will, braucht Zeit für seine Kranken. Er muß selbst als ausgeglichene Persönlichkeit wirken und darf nicht überreizt oder übermüdet sein. Eine gediegene Kenntnis von der Beeinflußbarkeit und den Beeinflussungsmöglichkeiten der menschlichen Psyche und eine verständnisvolle Einstellung zu den menschlichen Schwächen und Trieben erleichtert ihm die Exploration und die psychische Führung seiner Kranken. Mit Recht haben sich für die Behandlung der ausgeprägten Psychosen, Neurosen und Psychopathien Sonderdisziplinen herausgeschält. Man darf nur nicht vergessen, daß jeder Kranke, dessen harmonische Ordnung im Ablauf seiner körperlichen Funktionen so gestört ist, daß sich subjektives Krankheitsgefühl mit Beschwerden herausbildet, auch seelische Veränderungen erleidet. Nur der Arzt, der die Beeinflussung der Psyche mit berücksichtigt, nützt seine therapeutischen Möglichkeiten voll aus. Bedeutende medizinische Wissenschaftler und angesehene Diagnostiker gaben sich vielfach einem therapeutischen Nihilismus deshalb hin, weil sie der Therapie der funktionellen Störungen und vor allem auch der psychischen Behandlung keine hinreichende Bedeutung einräumten.

Unheilbar Kranke erheischen gewissenhafte Betreuung unter Berücksichtigung aller störenden Symptome, die Vermeidung überflüssiger diagnostischer

Maßnahmen und eine von Geduld und Mitfühlen geleitete psychische Beeinflussung. Erhaltung des Lebenswillens und Förderung der Hoffnung auf Genesung sind ein Gebot der Menschlichkeit, weil die Gewißheit, lang dauernde Qualen mit sicherem tödlichen Ausgang vor sich zu haben, eine Grausamkeit ist. Die Suggestibilität jedes schwerkranken Menschen erlaubt es glücklicherweise, ihm noch etwas Hoffnung auf Genesung zu erhalten, selbst in den Fällen, in welchen es nötig erscheint, den Kranken auf den Ernst des Zustandes nachdrücklich aufmerksam zu machen. Dem Leidenden ist nur die Stärke der störenden Empfindungen ein Gradmesser für die Schwere seiner Krankheit. Wenn ihm durch eine sorgfältige symptomatische Behandlung diese Mißempfindungen weitgehend genommen werden, dann läßt sich ihm durch ermutigenden Zuspruch die Hoffnungslosigkeit seines Zustandes verschleiern.

Mit großen Anforderungen an die fachlichen und menschlichen Qualitäten des Arztes ist die Führung der für dauernd körperlich Behinderten verbunden, besonders wenn es sich um eine fortschreitende Krankheit handelt. Die geringe Leistungsbreite und der vielfältige Verzicht führen leicht zu Verbitterung und lassen Minderwertigkeitsgefühle aufkommen. Bei manchen dieser traurigen Fälle kommt dem Arzt die Tatsache zu Hilfe, daß eine gesunde Psyche sich mit einem körperlichen Defekt allmählich abzufinden pflegt, und bei anderen tragen das Ausgefülltsein von einem noch durchführbaren Beruf und das Gespenst der materiellen Not dazu bei, daß oft noch erstaunlich viel aus einem behinderten Körper herausgeholt wird. Große Charaktere geben Beispiele dafür ab, daß schwerste Beeinträchtigung körperlicher Funktionen durch intensive geistige Arbeit vergessen werden kann. Einen beweglichen sprühenden Geist in einem somatischen Wrack bewundern zu können, ist immer ein eindrucksvolles Erlebnis.

I. Behandlung des Rekonvaleszenten.

Rückfälle in die eben durchgemachte Krankheit oder Komplikationen der verschiedensten Art liegen im Bereich der Möglichkeit, wenn der Rekonvaleszent das in seiner Funktion bzw. in seiner anatomischen Beschaffenheit noch nicht völlig wiederhergestellte Organ oder Organsystem zu früh und zu rücksichtslos belastet. Ob es sich nun um eine Schädigung des Herzens, der Leber, der Nieren, der Schleimhäute des Intestinal- oder Respirationstraktes, der Gallen- und Harnwege oder um entzündliche Vorgänge an den Gelenken gehandelt hat, in jedem Falle benötigen diese Organe eine gewisse Zeit, bis sie nach einer akuten Erkrankung ihre normale Leistungsfähigkeit und Widerstandskraft wieder erlangt haben.

So ist es, um ein häufig vorkommendes Beispiel anzuführen, nicht angängig, daß nach einer strengen *Ulcus*-Liegekur der Rekonvaleszent sofort wieder jegliche diätetische Rücksichtnahme fallen läßt, gleich seine körperlich anstrengende oder psychisch belastende Berufstätigkeit aufnimmt und sich vielleicht gar noch Kälteeinflüssen aussetzt. Ein nach kurzem Intervall auftretendes Rezidiv ist unvermeidlich, wenn sich der Kranke nicht allmählich im Laufe einiger Wochen vorsichtig seiner normalen Lebensweise nähert, wenn er nicht auf Monate oder Jahre hinaus die ausgesprochenen Säurelocker und die Speisen mit langer Verweildauer im Magen vermeidet, und wenn er nicht an der Einnahme häufiger Mahlzeiten festhält. Enthaltsamkeit im Nicotin- und Alkoholgenuß ist auf lange Sicht hinaus geboten. Der Ulcuskranke, der so überaus häufig die Anzeichen der vegetativen Labilität aufweist, tut in jedem Falle gut daran, nach den Hauptmahlzeiten zu liegen, zumindest nach der Mittagsmahlzeit. Dort, wo es üblich ist, mittags heimzugehen und nach dem Essen zu ruhen, sind die Dauererfolge nach Ulcuskuren ohne Zweifel besser als im Falle der durchgehenden Arbeitszeit ohne nennenswerte Mittagspause. Der vom Rezidiv immer bedrohte Ulcuskranke benötigt also nach der strengen Kur eine lange Rekonvaleszenz unter Beobachtung einschneidender Beschränkungen und selbst hiernach noch eine weitgehende, ständige Schonung.

Im Anschluß an eine akute *Gastritis* oder nach einer *infektiös-alimentär* ausgelösten *Darmerkrankung* kann gleichfalls nicht sofort wieder jegliche diätetische Schonung aufgegeben werden. Diejenigen pflanzlichen Speisen, die in ihren Fasern, Schalen und Kernen viel Cellulose enthalten, müssen so lange vermieden werden, als ihr Genuß krankhafte Folgeerscheinungen zeitigt. Besonders nach überstandener Dysenterie wird eine nicht hinreichend lange Schonung später schwer bereut, weil die betreffenden Kranken dann oft ihr ganzes Leben lang nach Hülsenfrüchten, Roggenbrot, rohem Obst und ungekochten Gemüsesorten durchfällige Stuhlentleerungen mit Leibschmerzen bekommen.

Die Notwendigkeit diätetischer Rücksichtnahme während der Rekonvaleszenz und darüber hinaus besteht auch nach Affektionen der *Gallenwege* und des *Leberparenchyms*. Fettreiche Nahrungsmittel, besonders in Fett gebackene Speisen, voluminöse Mahlzeiten und lange Pausen zwischen den Mahlzeiten sind sowohl den Gallenwegen wie der Leber nachteilig. Körperliche Anstrengungen, zumal schwer Heben, rufen bei Gallensteinleidenden oft Beschwerden hervor, ebenso seelische Erregungen. Nach abgeklungenem Ikterus infolge eines Leberparenchymschadens machen sich Rückfälle, unter Umständen sehr hartnäckiger Art geltend, wenn die Kranken das Bett verlassen, bevor die Gelbfärbung so gut wie vollständig verschwunden ist, und wenn sie sich in der Rekonvaleszenz Diätfehler zuschulden kommen lassen oder gar alkoholische Getränke zu sich nehmen. Eine mehrere Wochen umfassende Schonung ist nach überwundenen Parenchymschädigungen der Leber dringend zu empfehlen.

Der Kranke, welcher an einer *Cholelithiasis* leidet, kommt um eine auf Jahre sich erstreckende Achtsamkeit nicht herum. Sowohl der Magenempfindliche wie der in seinem Leber-Gallenwegssystem Geschädigte braucht in jedem Falle nach der Überwindung einer akuteren Phase seines Leidens ganz präzise Vorschriften hinsichtlich der Dauer der körperlichen und psychischen Schonung und der diätetischen Beschränkungen. Die ärztliche Beaufsichtigung nur bis zum Abklingen der alarmierenden Krankheitszeichen genügt nicht.

Ein *insuffizientes Herz* läßt sich durch Ruhe und entsprechende Medikation meist ziemlich rasch so weit kompensieren, daß Stauungszeichen sich in Ruhe nicht mehr zeigen. Es hängt vom Grad der Herzschädigung ab, welches Ausmaß an ganz vorsichtig und langsam ansteigender Belastung tragbar ist, ohne daß es erneut zu Dekompensationserscheinungen kommt. Die weitere Lebensführung des Kranken entscheidet darüber, ob eine erzielte Kompensation des Kreislaufes aufrechterhalten wird. Ratschläge bis ins einzelne haben sich nicht nur auf die erlaubte körperliche Leistung zu erstrecken, sondern auch das zulässige Maß an geistiger Arbeit und an sexueller Betätigung festzulegen mit genauer Fixation der einzuhaltenden Ruhepausen und der Beschränkungen in der Flüssigkeits- und Salzzufuhr. Solche Vorschriften der allgemeinen Lebensführung sind nicht weniger belangreich als die Entscheidung, ob eine intermittierende bzw. chronische Digitalisierung oder Strophanthindarreichung vonnöten ist.

Eine durch strenge Hunger- und Durstmaßnahmen zur Ausheilung gebrachte akute *Nephritis* hinterläßt auf lange Zeit hinaus ein empfindliches Organ. Neue Infekte und Kälte- oder Nässeeinflüsse können ein Rezidiv der

Nierenerkrankung zeitigen. Auf diesen Umstand wie auf die noch einzuhaltende diätetische Schonung ist der Rekonvaleszent aufmerksam zu machen. In die Rekonvaleszenzphase fällt nach der Heilung einer akuten Nephritis ebenso wie nach dem Abklingen einer akuten Polyarthritis die wichtige Entscheidung, ob etwaige als Foki zu wertende Eiterherde entfernt werden müssen.

Daß während der Rekonvaleszenz nach Infekten der *Luftwege* und der ableitenden *Harnwege* nachteilige Witterungs- und Klimaeinflüsse, Abkühlungen und Durchnässungen Rückfälle herbeiführen können, ist so allgemein bekannt, daß es sich erübrigt, auf die hieraus sich ergebenden ärztlichen Vorschriften näher einzugehen. Ein Krankheitsbild jedoch soll nachdrücklich hervorgehoben werden, und das ist die *Pleuritis exsudativa*, für die man eine tuberkulöse Genese anzunehmen verpflichtet ist, wenn sie nicht im Zusammenhang mit einer nachweisbaren Grundkrankheit auftrat. Angesichts der Gefahr einer später sich manifestierenden Lungentuberkulose hat sich die Schonung nach einer Pleuritis exsudativa auf Monate zu erstrecken. Der Aufenthalt an einem in klimatischer Beziehung günstig gelegenen Ort unter möglichst guten Ernährungsbedingungen trägt zur notwendigen Erholung und Hebung der allgemeinen Widerstandskraft wesentlich bei.

Polyarthritis-Rezidive, die man des Herzens wegen mit Recht fürchtet, treten gleichfalls unter dem Einfluß von Zugluft und kalter, nasser Witterung auf. Sie sind aber auch zu beobachten, wenn die affiziert gewesenen Gelenke einer zu frühzeitigen Belastung oder gar einer traumatischen Schädigung ausgesetzt werden. Bei der Polyarthritis hat man in der Blutsenkungsgeschwindigkeit ein verhältnismäßig zuverlässiges Kriterium zur Erkennung des Zeitpunktes, in welchem die hauptsächlichste Rezidivgefahr überwunden ist. Es hat sich bewährt, den Polyarthritiskranken so lange im Bett zu halten, bis die Senkung annähernd normale Werte annimmt, selbst wenn vorher schon die entzündlichen Gelenkreaktionen völlig abgeklungen sind. Finden sich die Anzeichen einer polyarthritischen Herzschädigung, dann muß dem Herzen zur Erholung von der Myokardaffektion bzw. zur Anpassung an die durch eine Endokardbeteiligung veränderten Strömungsbedingungen eine über Wochen, unter Umständen sogar über Monate sich erstreckende Schonung gewährt werden. Medikamentöse Maßnahmen sind meist gar nicht erforderlich, vonnöten sind lediglich eine hinreichend lange körperliche Ruhe und eine dann unter strenger Kontrolle nur ganz allmählich gesteigerte Belastung des Kreislaufs.

Die zweite Infektionskrankheit, die mit hervorstechender Häufigkeit das Herz in Mitleidenschaft zieht, ist die *Diphtherie*. Der diphtherische Herzschaden ist in seinen Anfangsstadien ungleich gefahrvoller als der rheumatische. Sofern eine diphtherische Herzaffektion zu objektivieren oder nur zu vermuten ist, läßt man den Kranken länger als nur 3 Wochen im Bett liegen, erlaubt ihm dann zunächst lediglich ganz kurzes Aufstehen und hält ihn in der Folgezeit noch über Wochen hinweg von jeder körperlichen Anstrengung fern. Eine lange Arbeitsunfähigkeit nach einer Diphtherie oder einer akuten Polyarthritis ist für den Patienten weniger nachteilig und für den Versicherungsträger weniger kostspielig als ein über kurz oder lang sich einstellendes Rezidiv der Polyarthritis bzw. eine kardiale Dekompensation des rheumatisch oder diphtherisch geschädigten Herzens.

Die Rekonvaleszenz nach den *akuten Infektionskrankheiten* ist dadurch ausgezeichnet, daß sich eine *periphere Kreislaufschwäche* geltend macht. Ob es eine Sepsis, eine schwere Angina, ein Typhus, ein Fleckfieber, eine Ruhr oder eine Pneumonie, ein Scharlach, ein Erysipel oder eine Grippe gewesen sein mag, fast regelmäßig zeigt sich in der Rekonvaleszenz, zumal bei den ersten Aufstehversuchen, eine Kreislauflabilität. Schwächezustände bis zur Ohnmacht beim Aufstehen, beim Waschen und vor allem beim Rasieren, blasses Aussehen, Neigung zu Tachykardien und Schweißausbrüchen und allgemeine Mattigkeit lassen sich auf eine Insuffizienz des peripheren Kreislaufs beziehen. Diesem über verschieden lange Zeit sich hinziehenden Symptomenbild nach Infektionskrankheiten, übrigens auch nach größeren Operationen, sind als kennzeichnend noch hinzuzufügen eine ausgeprägte Kraftlosigkeit und Ermüdbarkeit der Muskulatur, eine Herabsetzung der intellektuellen Leistungsfähigkeit, Beeinträchtigungen in der sexuellen Sphäre und eine sehr labile Stimmungslage. Das wichtigste Therapeuticum ist die Ruhe, solange diese Anzeichen sich deutlich bemerkbar machen. Erst wenn sie verschwunden sind und der Kranke selbst ein Gefühl der Genesung mit gehobener Lebensfreude verspürt, ist langsames Aufstehen erlaubt. Wird dieses gut vertragen, dann darf der erste Ausgang nur bei gutem, windstillem Wetter unternommen werden. Medikamentös ist gegen die laufende Verabreichung eines Analepticums (Sympatol, Cardiazol, Coramin) nichts einzuwenden. Die eigentlichen Herzmittel Strophanthin und Digitalis sind kontraindiziert, sofern sich nicht eine Insuffizienz des Herzens mit Stauungserscheinungen feststellen läßt.

Eine Massagebehandlung wirkt sich günstig auf den peripheren Kreislauf aus und beschleunigt die Wiederherstellung der durch die Bettruhe, vielleicht auch durch bakterielle Toxine atrophierten Muskulatur. Die nach jeder längeren Bettruhe und nach Infektionskrankheiten sich in besonderem Ausmaß zeigende *Adynamie* führt dem Kranken seine Hinfälligkeit und seine Schonungsbedürftigkeit deutlich vor Augen und ihre Besserung ist ein brauchbarer Test für den Fortgang der Erholung.

Der *Appetit*, der sich nach dem Abfall des Fiebers bei Bettruhe unter Umständen schon ganz befriedigend wieder eingestellt hat, erleidet im Zusammenhang mit dem Aufstehen oft eine erneute Verschlechterung. Dieser Umstand kann als Hinweis darauf gewertet werden, daß die Rekonvaleszenz noch nicht genügend weit fortgeschritten ist, um dem Kranken ein Mehr an Belastung zuzugestehen.

Der *Schlaf* erfährt in der Rekonvaleszenz häufig eine Störung. Therapeutisch ist es wünschenswert, ihn durch leichte physikalische Maßnahmen, wie feuchte Wadenwickel oder warme Fußbäder, durch kurze kühle Abwaschungen des Oberkörpers, durch ein kühl gehaltenes Schlafzimmer und durch leichte Kost am Abend zu verbessern. Kleine Dosen von Brom oder Valerianapräparate sind natürlich erlaubt, wohingegen nach Möglichkeit von stärkeren Schlafmitteln Abstand genommen werden soll, weil diese die Rekonvaleszenz zu hemmen scheinen. Mit Vollbädern sei man in der Rekonvaleszenz zurückhaltend. Besonders des Abends strengen sie oft an und wirken sich störend auf die Nachtruhe aus. Besser ist ein Reinigungsbad mit Fichtennadelzusatz am Morgen mit darauffolgender mehrstündiger Bettruhe.

Von den roborierenden oder tonisierenden Mitteln, die sich zur Behebung der Schwäche und Ermüdbarkeit in der Rekonvaleszenz eignen, verdienen Coffein und Kola, Strychnin, Arsen und Phosphor Erwähnung. Vorwiegend aus ihnen setzen sich die als Tonica im Handel stehenden Fabrikpräparate zusammen. Zur Anregung des Appetits sind kleine Mengen Alkohol oft von Nutzen und manchmal bewährt sich Salzsäure mit Pepsin.

Die Mithilfe des krank Gewesenen ist während der Periode der Umstellung von der Krankheit zur Gesundheit unbedingtes Erfordernis. Die Stärkung des Genesungswillens und die Lenkung der Übung lahmgelegter Funktionen darf ärztlicherseits nicht vernachlässigt werden. Die Distanzierung von der

Krankheit erheischt besonders dann eine kluge und energische ärztliche Führung, wenn dem Rekonvaleszenten die Rückkehr in ein unerfreuliches, sorgenvolles und mühsames Leben bevorsteht.

Viel gesündigt wird dadurch, daß Rekonvaleszenten nach überstandenen Krankheiten oder nach Operationen zu bald in ein Reizklima oder in einen Badeort geschickt werden. Die Anstrengungen der Reise und die klimatischen Reize, die ein Aufenthalt im Hochgebirge oder an der See mit sich bringen, noch mehr die Strapazen einer Bade- oder Trinkkur, bedingen oft Rückfälle, zum mindesten eine überflüssige Verzögerung der Erholung.

II. Behandlung des durch Überlastung geschwächten Organismus.

Anzeichen körperlicher und nervöser Erschöpfung finden sich vorwiegend bei Menschen in verantwortungsvollen Berufen mit übermäßiger Arbeitslast, gehetzter Tätigkeit und ungenügenden Ruhepausen. Sie treten ferner gehäuft auf bei Hausfrauen, die tagaus tagein überanstrengt sind, ohne Hilfskraft den Mann und die Kinder versorgen, keinen Sonntag kennen und auch im Urlaub zu hinreichender Entspannung keine Gelegenheit haben. Ein nicht seltenes Bild von körperlicher Erschöpfung mit depressiver Stimmungslage kommt auch bei jenen jungen Frauen vor, die rasch hintereinander mehrere Schwangerschaften ohne entsprechende Erholungszeit durchgemacht bzw. das Stillen ihrer Kinder übermäßig lange hingezogen haben (F. v. MÜLLER).

Ein hoher Grad tätigkeitsmäßiger Überbürdung und dazu oft noch belastende psychische Bedrückungen einerseits und ein vorwiegend wohl konstitutionell gegebenes beschränktes Ausmaß der körperlichen und seelischen Leistungsbreite andererseits wirken zusammen bei der Ausbildung eines Erschöpfungszustandes. Es ist dabei immer wieder erstaunlich zu sehen, welche Summe von erschütternden Schicksalsschlägen ein Mensch auszuhalten vermag, ohne daß körperliche Krankheitszeichen über längere Zeit hinweg resultieren. Ungleich stärker sind demgegenüber persönliche Kränkungen, Zurücksetzungen im Berufsleben, Konflikte in der Ehe, Verletzungen des Rechtsempfindens, Enttäuschungen, Zukunftssorgen, und nicht zuletzt liebloses Verhalten der Umgebung imstande, durch unverkennbare Wirkungen auf das autonome Nervensystem und auf das inkretorische Geschehen somatische Funktionsstörungen zu zeitigen. Das gleiche gilt auch von sexuellen Abwegigkeiten und Exzessen.

Eines der hervorstechendsten Symptome übermäßiger körperlicher oder psychischer Belastung stellt das Gefühl dauernder Müdigkeit dar. Dieses Symptom ist allerdings auch eine regelmäßige Erscheinung bei zahlreichen Organkrankheiten. Es muß infolgedessen jedes ausgeprägte Müdigkeitsgefühl, welches immer mit einem Nachlassen der geistigen Arbeits- und Konzentrationsfähigkeit verbunden ist, zu sorgfältiger Allgemeinuntersuchung Veranlassung geben. Tuberkulose, Diabetes mellitus, maligne Neoplasmen, beginnende kardiale Insuffizienz, cerebrale Sklerose, Neurolues, Blutkrankheiten und hormonale Korrelationsstörungen sind in erster Linie zu berücksichtigen. Weiterhin kommt eine Aufzehrung der Reserven und ein Verschleiß der Substanz infolge lang andauernder Unterernährung in Betracht. Erst nach dem *zuverlässigen Ausschluß* einer organischen Krankheit darf bei nachgewiesenem Mißverhältnis zwischen Arbeitsbelastung und Ruhepausen oder beim Vorliegen einer tiefgreifenden seelischen Beanspruchung ein Erschöpfungszustand angenommen werden.

Außer in Müdigkeit äußert sich dieser auffallend häufig in *vasomotorischen Störungen*. Letztere geben sich in wechselnder Weise durch Kopfdruck, Unsicherheitszustände im Kopf bis zu den Schwindelerscheinungen des MENIÈREschen Symptomenkomplexes und durch vasoconstrictorische Vorgänge in der Peripherie mit blasser Hautfarbe und kühlen Extremitäten zu erkennen. Ganz besonders oft treten stenokardische Beschwerden mit irradiierenden Schmerzempfindungen auf. Auch das Gefühl des Herzklopfens, extrasystolische Unregelmäßigkeiten, Neigung zu tachykardischer Herzarbeit unter psychischen Einflüssen, ja selbst dyspnoische Erscheinungen im Zusammenhang mit körperlichen Anstrengungen können vasomotorisch bedingt sein. Auf Regulationsstörungen im Hypophysenzwischenhirnsystem wird man die vasomotorische Labilität zurückführen dürfen. Das geschilderte Syndrom findet sich bekanntlich auch bei arteriosklerotischen Gefäßveränderungen und geht dann gleichfalls mit Müdigkeit und nachlassender geistiger Leistungsfähigkeit einher. Auf den Zustand der Coronararterien läßt unter Umständen ein kritisch bewertetes Ekg Rückschlüsse ziehen, auf die Beschaffenheit der cerebralen Arterien manchmal eine Untersuchung der Gefäße des Augenhintergrundes.

Bei den Erschöpfungszuständen kommen zwei extreme Reaktionstypen hinsichtlich des Vasomotorentonus vor. Der eine Typus ist der des *Hypotonikers*, bei welchem mit einem konstitutionell niedrigen Blutdruck fraglos zu rechnen sein dürfte. Unter starker beruflicher oder nervlicher Beanspruchung erleiden die Blutdruckwerte eine weitere Verringerung. Bei diesen Hypotonikern ist die Vasolabilität oft besonders ausgeprägt. Bisweilen zeigt sich, zumal bei den Asthenien der jungen Frauen nach häufigen Geburten oder zu langem Stillen, ein erniedrigter Grundumsatz. Solcher Ausfall einer Grundumsatzbestimmung ist dann natürlich überraschend, wenn diese jungen Frauen als Ausdruck ihrer vegetativen Labilität Symptome aufweisen, die eine Hyperthyreose vermuten lassen. Vermehrte Schweiße, abnorme Reizbarkeit, Zittrigkeit, tachykardische Herzarbeit und Körpergewichtsabnahme sind diesen Kranken eigen. Sehr oft klagen die Hypotoniker beiderlei Geschlechtes über mangelhaftes Gedächtnis, gesteigerte Schmerzempfindlichkeit, Nachlassen der Libido und sexuellen Potenz und depressive Verstimmung. Bei Frauen ist eine Amenorrhöe häufig die Folgeerscheinung einer psychischen und körperlichen Überbeanspruchung. Hypotoniker mit Vasolabilität sind gegenüber Kälteeinflüssen überaus empfindlich. Frostschäden an Händen und Füßen und Veränderungen, die dem Bild der primär-chronischen Polyarthritis entsprechen, kommen bei ihnen während eines strengen Winters nicht selten zur Beobachtung.

Die *Hypertoniker* unter den körperlich und nervös Erschöpften sind meist außerordentlich erregbar, wechseln rasch ihr Aussehen und klagen über Schlafstörungen und oft über Kardialgien. Ihre Blutdruckwerte sind bemerkenswerterweise schwankend und nähern sich nach ausgiebiger Entspannung nicht selten wieder der Norm. Diese Kranken stehen häufig in sehr verantwortungsvoller und aufregender Berufsarbeit. Körperliche Bewegung fehlt meist, die Schlafdauer ist zu kurz, und die Patienten betreiben vielfach einen Nicotinabusus. Von diesen aufgezählten Faktoren dürfen wir annehmen, daß sie sich sämtlich in vasoconstrictorischem Sinne auswirken. Ausgleichende vasodilatatorische Effekte durch körperliche Bewegungen im Freien und durch genügende psychische Entspannung kommen kaum zur Geltung. Untersucht man bei solchen Patienten regelmäßig den Harnsäuregehalt des Blutserums, dann findet man ihn verhältnismäßig oft erhöht. Eine genaue Anamnese deckt bisweilen bei dem Kranken selbst oder bei seiner Aszendenz Erscheinungen einer harnsauren Diathese auf (Arthritiden, Neuritiden, Myalgien, Steinbildungen, Migräne und manche Ekzemformen).

Allerdings ist die Uricämie in diesen Fällen nicht so ausgeprägt wie bei renaler oder kardialer Insuffizienz, vor allem nicht so hochgradig wie bei Leukämien und zerfallenden bösartigen Neoplasmen. Haben solche Kranke mit erhöhtem Harnsäurespiegel eine trockene Haut, eine konstitutionell bedingte langsame Wasserausscheidung und eine Obstipation, wie sie sich häufig findet, wenn die Berufsarbeit nur im Sitzen ausgeführt wird, dann mag schon damit zu rechnen sein, daß mangelhafte exkretorische Funktionen am körperlichen Unbehagen ursächlich beteiligt sind. Sofern derartige Kranke zu Migräne neigen, ist die dem Anfall folgende Polyurie in dieser Richtung ebenso bemerkenswert wie der zu erzielende therapeutische Erfolg mit Abführmitteln.

Eine abnorme Reizbarkeit läßt bei den körperlich und nervös erschöpften Patienten nicht selten der *Intestinaltrakt* erkennen. Jede nervöse Erregung führt bei vielen dieser Kranken zu Hyperaciditätserscheinungen mit Magendruck und oft liegt der Appetit erheblich darnieder. Am Dickdarm finden sich als Ausdruck der vegetativen Übererregbarkeit Spasmen mit der Folge einer chronischen Obstipation.

Die wünschenswerten therapeutischen Maßnahmen bei den Erschöpfungszuständen lassen sich aus dem Gesagten unschwer ableiten. Es bahnt sich insofern leicht ein Circulus vitiosus an, als die dem Kranken zum Bewußtsein kommenden körperlichen Störungen Besorgnis und Angst auslösen und diese ihrerseits wiederum die vegetative Labilität steigern. Eine eingehende Anamnese ist nicht nur diagnostisch von Wert, sondern auch therapeutisch, weil dem Kranken zunächst einmal das Gefühl gegeben werden muß, daß sein Zustand eine eingehende Beachtung erfährt. Nach entsprechend sorgfältiger Untersuchung zeitigt die Versicherung der Ungefährlichkeit vorhandener Störungen und der Möglichkeit ihrer Beeinflussung oft bereits den ersten sichtbaren Effekt. Manchen Kranken ist die Erklärung, daß es sich nur um eine nervöse Störung handle, eine Beruhigung, anderen hinwiederum eine Belastung, da sie nervöse Symptome mit eingebildeten gleichsetzen und nicht als eingebildet krank gelten wollen.

Von größter Wichtigkeit ist bei den Erschöpfungszuständen natürlich die sinnvolle Regelung des *Verhältnisses zwischen Arbeit und Ruhe* bzw. die Beratung hinsichtlich der Beseitigung einer etwa gegebenen seelischen Belastung. Bei überanstrengten Kranken bewährt es sich immer auf das Beste, wenn sie die Tagesarbeit durch eine Mittagsruhe unterbrechen. Die Vermeidung langer Nahrungspausen durch Einschieben einer kleinen Zwischenmahlzeit am Vormittag und am Nachmittag ist besonders bei den Hypotonikern von Nutzen, weil bei ihnen nicht selten eine Neigung zu hypoglykämischen Zuständen zu beobachten ist. Den Hypotonikern leistet eine Tasse starken Kaffees am Morgen und Mittag vorzügliche Dienste. Bei vegetativ labilen Frauen ist die Vermeidung körperlicher Anstrengungen während der beiden ersten Tage der Menses dringendes Gebot. Die besonders große Anfälligkeit für Infekte während der Menses illustriert die mit ihnen verbundene Verstärkung der vegetativen Labilität.

Den Kranken mit sitzender Lebensweise ist ein Mehr an *körperlicher Bewegung im Freien*, eine regelmäßige Massagebehandlung oder die Ausführung leichter gymnastischer Übungen anzuraten. Dürfte die genannte Hemmung der exkretorischen Funktionen eine Rolle spielen, dann sind Luftbäder, auch Heißluft- und Dampfbäder, Abklatschungen, atemgymnastische Übungen, Laxantia und alkalisch-sulfatische Mineralwässer in Erwägung zu ziehen. Die lang dauernde Verabreichung pflanzensaurer Salze (Uricedin od. dgl.)

wird vielfach angenehm empfunden. Die therapeutischen Effekte in den Kneipp-Kurorten sind bei diesen Patienten beachtlich.

Ein länger dauernder *Urlaub* ist selbstverständlich das beste Adjuvans zur Wiederherstellung eines körperlich oder nervös Erschöpften. Dabei muß nur beachtet werden, daß nervös reizbaren Patienten ein Schonungsklima zu empfehlen ist, weil sich im Hochgebirge bzw. an der See die Schlafstörungen und die Erregbarkeit meist noch mehr steigern. Das Reizklima eines Gebirgs- oder Seekurortes ist hingegen solchen Kranken förderlich, bei denen der hypotonische Symptomenkomplex ohne nennenswerte nervöse Erregbarkeitssteigerung vorliegt. Menschen mit hypotonischer Konstitution fühlen sich wohl und bleiben leistungsfähig, wenn es ihnen möglich ist, sich zweimal im Jahr einen ausgiebigen Aufenthalt in einem Reizklima zu gestatten. Vielfach ist es bei den überlasteten und erschöpften Patienten gar nicht einmal gut, sie an einen einsamen Ort zu schicken. Der Erholungseffekt ist vielfach größer, wenn sie gesellschaftliche Anregungen und die Möglichkeit zu sportlicher Betätigung und zur Durchführung milder hydrotherapeutischer Maßnahmen haben.

Medikamentös erreicht man bei den Erschöpften mit dem Symptom des niedrigen Blutdrucks durch analeptische Mittel gar nichts. Manche, und dazu gehören vor allem die sich in der Rekonvaleszenz nach Infektionskrankheiten Befindlichen, empfinden eine Behandlung mit Nebennierenrindenhormon wohltätig. Bei asthenischen Zuständen werden kleine Dosen von Arsen mit Strychnin vielfach als wirksam gerühmt. Zur Bekämpfung nervöser Übererregbarkeit und gestörten Schlafes ist ein Sedativum am Abend (am zweckmäßigsten eine kleine Dosis Luminal mit etwas Brom) zweifellos angezeigt. Das Kombinationspräparat Bellergal, dem ein dämpfender Einfluß auf den Sympathicus wie auf den Parasympathicus und gleichzeitig auf die Zentren des Hirnstamms zugesprochen werden kann, ist für vegetativ Labile ein anerkannt gutes Mittel. Es setzt sich zusammen aus Luminal, Ergotamin und Bellafolin, stellt also ein Stammhirnnarkoticum dar und ist fähig, einen gesteigerten Vagustonus herabzusetzen. Von seinem Ergotamingehalt kann man eine Einwirkung im Sinne einer Erhöhung des Sympathicustonus erwarten, wodurch vasoconstrictorische Vorgänge in der Peripherie angeregt werden.

III. Schmerzbekämpfung.

Für die Erhaltung des Lebens sind beim Menschen Urteilskraft und Gedächtnis von großer Wichtigkeit; beim Tier steht der Instinkt, der unter anderem ein vererbtes Gedächtnis darstellt, im Dienste der Lebenssicherung. Der Schmerz nimmt unter den das Leben schützenden Einrichtungen eine Sonderstellung ein. Hunger und Durst, Atemnot und Müdigkeit treten auf, wenn vitale Bedürfnisse nicht ausreichend befriedigt werden. Furcht und Angst ermöglichen ein Ausweichen vor Gefahren. Der warnende Schmerz, der die Gefährdung sensibel versorgter Gewebe anzeigt — vornehmlich dann, wenn er im Zusammenhang mit entzündlichen Vorgängen oder als Begleiterscheinung einer Ischiämie auftritt — stellt sich erst ein, wenn Störung und Schädigung bereits erfolgt sind. Das Ausmaß der Bedrohung läßt sich aus der Schmerzintensität nicht erschließen. So kann ein für Gewebsbestand und Leben belangloses Geschehen von heftigsten neuritischen Schmerzen begleitet sein und eine Kausalgie kann unerträgliche Grade erreichen, während der „Warner" Schmerz bei gewebszerstörenden und lebensbedrohenden malignen Neubildungen oft so lange fehlt, bis der weit fortgeschrittene Krankheitsprozeß in nur mittelbar beteiligten Geweben Schmerzreaktionen auslöst. Auch die Erfahrungstatsache, daß bei lebensgefährdenden Blutungen aus einem Ulcus ventriculi oder duodeni gewöhnlich jeder Schmerz aufhört, beweist die Berechtigung, dem Schmerz die Funktion „Hüter des Lebens" zu sein, nur sehr bedingt zuzuerkennen. Nach Art und Grad sind die durch Krankheitsvorgänge ausgelösten Schmerzempfindungen mannigfaltiger, als man sie experimentell durch physikalische und chemische Reize erzeugen kann. Es ist anzunehmen, daß jeder Schmerz auf einen Reiz chemischer Natur zurückgeht, denn auch mechanisches Geschehen, das Druck und Zerrung bewirkt, führt zu chemischen Umsetzungen im Gewebe. In diesem

Sinne sprechen die Beobachtungen einer von der Reizsetzung bis zur Erregung schmerzempfindlicher Nerven verstreichenden Latenzzeit und vor allem das Fortdauern der Schmerzempfindung über den Zeitraum der Einwirkung des physikalischen Reizes hinaus.

Schmerz löst ein Reiz aus, wenn er an den peripheren sensiblen Nervenstämmen bzw. an den die Schmerzempfindung leitenden petalen Bahnen angreift, oder auch zentral, wie das Beispiel schwerster Halbseitenschmerzen im Zusammenhang mit cerebralen Apoplexien es lehrt. Die Schmerzwahrnehmung ist an das Gehirn gebunden.

Der entzündliche Vorgänge begleitende Schmerz kann stechend, schneidend oder bohrend sein; bei Panaritien, Zahnwurzel- und Mittelohreiterungen ist ihm charakteristischerweise ein Klopfen zugesellt, das dem Pulsschlag synchron ist. Es läßt auf eine Erregung sensibler Fasern im periadventitiellen Gewebe der Arterien schließen. Den Venen fehlen entsprechende nervöse Elemente.

Die Beseitigung eines *Entzündungsschmerzes* kann — sofern bakterielle Einwirkung als beherrschender Reizfaktor anzunehmen ist — unter Umständen durch Chemotherapeutica oder Antibiotica gelingen. Große Bedeutung bei der Bekämpfung von Schmerzen gewannen verschiedene an der sensiblen Großhirnrinde, vielleicht auch am Thalamus opticus angreifende Substanzen, die einen analgesierenden und sedativen Effekt ausüben, übrigens auch dämpfend auf diejenigen Teile des Zwischenhirns einwirken, denen die Regulierung der Körpertemperatur obliegt. Zu dieser Gruppe antineuralgischer und gleichzeitig antipyretischer Mittel gehören die Salicylsäure (Aspirin), die Paramidophenolpräparate (Phenacetin), die Pyrazolonderivate (Antipyrin, Pyramidon), die Phenolchinolincarbonsäure (Atophan) und das Chinin. Mit der Dosierung kann man sich bei diesen Mitteln innerhalb weiter Grenzen bewegen. Mehrfach täglich dürfen vom Aspirin 0,5—1,0 g, vom Phenacetin 0,25 g, vom Pyramidon 0,1—0,3 g, vom Antipyrin und vom Atophan 0,5—1,0 g und vom Chinin 0,2—0,5 g verabfolgt werden. Die zahlreichen im Handel befindlichen Kombinationspräparate verschiedener antineuralgischer Substanzen untereinander und Zusammenstellungen einzelner Antineuralgica mit Coffein, Codein oder schlaferzeugenden Pharmaca können nicht aufgeführt werden. Bei Einnahme größerer Dosen antineuralgischer Mittel machen sich als lästige Nebenerscheinungen oft Magenbeschwerden geltend. Antipyrin verursacht neben Magenschmerzen auch Herzklopfen. Chinin ruft nicht selten Kopfschmerzen, Ohrensausen und Schwindelerscheinungen hervor. Atophan ist bei geschädigter Leber sowie bei Hyperthyreose kontraindiziert.

Nur im Rahmen strengster Indikationsstellung sind Morphium (0,01 bis 0,02 g) und seine Derivate als schmerzstillende Medikamente zu verabreichen. Von außerordentlicher Wichtigkeit ist der Grundsatz, daß bei akut entzündlichen abdominellen Erkrankungen niemals Morphium als Mittel der Schmerzbekämpfung angewandt werden darf, solange nicht eine klare Entscheidung der Frage getroffen werden konnte, ob operativ vorzugehen ist. Zur Vermeidung einer Sucht, die bei wiederholten Gaben von Morphiumalkaloiden auf Grund ihrer eine Euphorie erzeugenden Eigenschaften stets droht, ist insbesondere bei lang andauernden Schmerzzuständen größte Zurückhaltung bei der Verordnung von Morphiumpräparaten geboten, sofern nicht große Qualen des Kranken bei infauster Prognose die Morphiummedikation nicht nur rechtfertigen, sondern fordern. Es darf nicht vergessen werden, daß Morphium und seine Abkömmlinge Atem- und Hustenzentrum in ihrer Erregbarkeit hemmend beeinflussen und die Harnsekretion verringern. Diese Nebenwirkungen sind bei entzündlichen Erkrankungen der Atmungs- und Harnwege oft unerwünscht. Erregend wirkt Morphium auf das Brechzentrum. Durch

Zugabe von Atropin ($^1/_4$—$^1/_2$ mg) läßt dieser Effekt sich weitgehend ausschalten. Manchmal kommt es unter Morphium zu einem allgemeinen nervösen Erregungszustand. Lästig, aber belanglos ist ein bisweilen besonders im Bereich der Nase und der Augenlider auftretender Juckreiz.

Entzündungsschmerzen werden nicht selten durch eine Ektotherapie erfolgreich bekämpft. In Betracht kommen Anwendung von trockener und feuchter Wärme, Leinsamenpackungen bei Tonsillenerkrankungen, Senfumschläge oder Chloroformeinreibungen bei pleuritischen Schmerzen, Ichthyolsalbe oder Salben mit Pyramidonzusatz bei Erysipelen und Rheumasanpackungen um entzündete Gelenke. Auch durch Kälteapplikation wird manchmal der Schmerz bei entzündlichen Vorgängen verringert (Eisbeutel bei Appendicitis und Parametritis, Eiskravatte bei Tonsillektomierten).

Die zahlreichen Schmerzzustände, die unter der Bezeichnung *Neuralgien Myalgien* und *Arthralgien* registriert werden, gehören zum Teil dem rheumatischen Formenkreis an, zum Teil haben sie eine gichtische Grundlage und zum Teil sind sie durch statische Anomalien bedingt. Entzündliche Gewebsaffektionen, degenerative Knorpel- und Knochenveränderungen, rheumatische Verquellungen und Narbenbildungen, mechanische und toxische Schädigungen von Nervenstämmen wirken in buntem Wechsel und in oft nicht klar durchschaubarer Weise zusammen, um die verschiedenartigen Schmerzzustände hervorzurufen. Gewiß ist es anzustreben, im Einzelfall eine ätiologische Klärung zu erzielen, aber praktisch ist das trotz sorgfältiger Untersuchung nicht immer möglich. Die Entfernung eines aufgefundenen Fokus bedeutet manchmal eine prompt erfolgende therapeutische Beeinflussung rheumatischer Schmerzen. Im Falle gichtischer Schmerzzustände wirken Colchicin und Atophan weitgehend spezifisch. So lange man, was häufig der Fall ist, auf eine symptomatische Behandlung der Schmerzen angewiesen ist, sind die oben genannten Antineuralgica, schweißtreibende Prozeduren und Wärmeanwendungen, etwa in Form heißer Packungen und Bäder, auch in Form von Kurzwellenbestrahlungen verwertbar. Bisweilen sind auch anästhesierende Röntgenbestrahlungen in Betracht zu ziehen. Bei akuten Myalgien (Lumbago) wirkt eine kräftige Massagebehandlung hyperämisierend und schmerzlindernd. Der häufige Schmerz der Omarthritis humeroscapularis läßt sich noch am besten durch Wärme mit nachfolgenden ausgiebigen Bewegungsübungen beeinflussen. Bei der so oft anzutreffenden Ischialgie, welche wohl meist auf einer Neuritis des Nervus ischiadicus beruhen dürfte, sind, wenn Wärme und Antineuralgica versagen, epidurale und präsacrale Novocain infiltrationen von eindrucksvollem Erfolg. Näheres hierüber muß in den entsprechenden Kapiteln dieses Lehrbuchs nachgelesen werden. Eine Angelegenheit der speziellen Therapie ist auch die Behandlung der überaus lebhaften neuralgischen Schmerzen bei Herpes zoster, bei Kompression der Rückenmarkswurzeln infolge von Wirbelsäulenaffektionen oder spinal-meningitischen Erkrankungen. Die völlig sinnlosen Schmerzen, die durch Wirbelsäulenmetastasen maligner Tumoren bedingt sind, überhaupt alle von einem malignen Neoplasma, das weder operabel noch bestrahlungsfähig ist, ausgehenden Schmerzen fordern eine möglichst weitgehende Linderung, wobei mit Morphium und seinen Derivaten oder mit dem sehr bewährten Dolantin nicht gespart zu werden braucht. Merkwürdig gut sprechen die durch Knochenmetastasen hervorgerufenen Schmerzen manchmal auf intravenöse Calciuminjektionen an.

Ganz anders geartet als die bisher genannten Schmerzen sind die Schmerzzustände, die auf Verkrampfungen bzw. auf Dehnung der retrograd von dem verkrampften Bezirk gelegenen Hohlorgane beruhen (Gallenblase, Magen,

Darm, Ureter, Tube). Diese Schmerzen haben *kolikartigen Charakter*, sie schwellen an und wieder ab. Therapeutisch brauchbar sind jene Substanzen, welche die Endigungen des parasympathischen Nervensystems lähmen und ihrer Wirkung zufolge als Spasmolytica bezeichnet werden. Zu ihnen gehören Atropin und seine Derivate, Eumydrin und Papaverin. Eine Kombination dieser Substanzen mit Pyramidon und mit kleinen Dosen Luminal steigert den spasmolytischen Effekt. Bei sehr heftigen Koliken, zumal bei Steinkoliken, kommt man hiermit jedoch nicht zum Ziel, so daß Morphium in Kombination mit einem Spasmolyticum angewandt werden muß. Zuverlässig wirken auch bei kolikartigen Schmerzen entsprechend große Dosen von Dolantin und speziell bei Nierensteinkoliken hat sich oft die intravenöse Injektion von 4 ccm Novalgin bewährt. Heißfeuchte Umschläge unterstützen die krampflösenden therapeutischen Bemühungen. Auch vergesse man nicht bei Koliken am Magen-Darmkanal die nützliche Wirkung des heißen Pfefferminztees. Zusammen mit einem Spasmolyticum bewährt er sich bei jenen oft sehr lebhaften, nach Bauchoperationen auftretenden Leibschmerzen, die auf einer Steigerung der Darmperistaltik beruhen.

Ob der *Ulcusschmerz* ein Kolikschmerz ist und auf Spasmen einzelner Bezirke der Magenmuskulatur oder des Pylorus beruht, oder ob er einen entzündlichen Schmerz darstellt, ist schwer zu entscheiden. Er reagiert einerseits auf Spasmolytica und feuchte Wärme, andererseits auf Alkalisierung des sauren Magensaftes durch Nahrungsaufnahme, durch Calcium carbonicum purissimum, Natrium bicarbonicum und Magnesia usta.

Die eigentümlichen krampfartigen Schmerzen, die man als *Tenesmen* bezeichnet, und die am Harnblasen- und Darmausgang verspürt werden, sind auf entzündliche Reizzustände bzw. auf Kontinuitätstrennungen der Schleimhaut durch Rhagaden und Fissuren mit Schließmuskelalteration zurückzuführen. Die cystitischen und proktitischen Erkrankungen und die Schleimhautfissuren müssen nach den Grundsätzen der speziellen Therapie behandelt werden. Wärme und Spasmolytica unterstützen dabei den Heilerfolg.

Als *vasoconstrictorischer Schmerz* wird der Schmerz der Migräne aufgefaßt. Daß eine Constriction mittlerer muskulärer Arterien Schmerzen auslösen kann, ist nicht zu bezweifeln. Das lehren die Embolien in die Extremitätenarterien. Der vasoconstrictorische Faktor bei der Migräne erhellt aus dem gleichzeitigen Vorhandensein eines Flimmerskotoms. Die eindeutige Coffein- und Theobrominwirkung bei der Migräne wird einem vasodilatatorischen Effekt dieser Substanzen zugeschrieben. Natürlich kann die Schmerzlinderung durch hinzugefügte Antineuralgica noch verstärkt werden.

Zur Bekämpfung von Schmerzen in der Extremitätenmuskulatur bei Ischämie auf der Grundlage arteriosklerotischer Gefäßveränderungen (intermittierendes Hinken, nächtliche Wadenkrämpfe) wird gern Chinin angewandt. Bei den mit Schmerzen einhergehenden zirkulatorischen Störungen der Endangiitis obliterans und des Morbus Raynaud versprechen *Ausschaltungen der sympathischen Innervation* noch den verhältnismäßig besten Erfolg. Novocaininfiltrationen des Grenzstranges in den entsprechenden Segmenten, präganglionäre Durchschneidung des Grenzstranges oder die periarterielle Sympathektomie kommen hierfür als therapeutische Methoden in Betracht.

Über die verschiedenartige Deutung des Schmerzes bei der Angina pectoris sowie über seine Behandlung ist in dem einschlägigen Kapitel Näheres zu finden. Mit guten Gründen wird vielfach eine Ischämie des Herzmuskels als Schmerzursache angeschuldigt. Stenokardische Schmerzen lassen sich großenteils durch Nitroglycerin und Amylnitrit lindern oder beheben.

Auffällige Erscheinungen im Symptomenbild des Angina pectoris-Anfalles sind die ausgeprägte Angst und das schwere Vernichtungsgefühl. Vielleicht werden diese Empfindungen zentralnervös ausgelöst. Auch die Blutdruckerhöhung im stenokardischen Anfall und die Blutzuckersteigerung beim Myokardinfarkt deuten auf zentralnervöse Erregungen hin, sind jedoch in ihrer Genese noch nicht geklärt.

Zu erwähnen wären schließlich noch die in die bisher genannten Gruppen nicht einzureihenden verschiedenen Arten von *Kopfschmerz*. Jeder intensive und länger anhaltende Kopfschmerz ist daraufhin zu prüfen, ob er auf Steigerung des Hirndrucks, auf einem Nierenleiden, auf Hochdruck, cerebraler Gefäßerkrankung, Obstipation, Anämie oder Nebenhöhlenerkrankung beruht, ob es sich um eine konstitutionelle Migräne handelt, oder ob eine Refraktionsanomalie bzw. eine Erkrankung der Augen vorliegt. Die symptomatische Behandlung mit antineuralgischen Substanzen tritt demnach gegenüber einer speziellen Therapie ganz in den Hintergrund.

Erkrankungen innerer Organe verursachen vielfach *irradiierende Schmerzen* in Form der HEADschen Zonen. Die visceralen Empfindungsbahnen erreichen im Rückenmark ein Fasergeflecht, von dem aus die spinalen Nerven des zugehörigen Segmentes irritiert werden. Dadurch kommt die Empfindung zustande, als ob sich das dem erkrankten Organ zugehörige Nervenwurzelgebiet in einem Reizzustand befände. Die Hyperalgesie in dem betreffenden Hautsegment und eine bisweilen schmerzhafte reflektorische Muskelspannung können symptomatisch durch vasodilatatorische Ektotherapie (hyperämisierende Einreibungen, Massage) oder noch wirksamer durch eine Gefäßerweiterung mittels Sympathicusblockade (paravertebrale Novocaininfiltration, chirurgische sympathische Denervation) beeinflußt werden.

Als Folge von Nervenverletzungen hat sich vornehmlich bei Kriegsverwundungen ein überwältigender, sehr quälender Schmerz beobachten lassen. Seines brennenden Charakters wegen wurde dieser Schmerz von WEIR-MITCHELL als *Kausalgie* bezeichnet. Typisch für die Kausalgie ist es, daß der Schmerz durch akustische, optische oder andere sensorische Reize eine unerträgliche Steigerung erfahren kann. Die im Vordergrund stehende Beteiligung des vegetativen Nervensystems am Kausalgiesyndrom geht daraus hervor, daß es mit vasomotorisch-trophischen Störungen vergesellschaftet ist, nämlich mit Glanzhaut, Hyperhidrosis, Veränderungen der Nagelbeschaffenheit und des Nagelwachstums und SUDECKscher Knochenatrophie. Auch die Beeinflußbarkeit des charakteristischen Schmerzes durch die eben genannten Verfahren der Sympathicusblockade führt die Bedeutung des vegetativen Nervensystems für die Entstehung einer Kausalgie vor Augen. Es soll sich bei der Kausalgie um die heftigsten uns bekannten Schmerzzustände handeln. Diese sind resistent gegenüber allen antineuralgischen Mitteln, auch auffallend wenig beeinflußbar durch Morphium.

Es bleibt noch übrig darauf hinzuweisen, daß *jeder* Schmerz durch die mit ihm verbundene Unlustempfindung die *Psyche* tangiert, die durch schmerzhafte Erkrankungen innerer Organe im allgemeinen mehr in Mitleidenschaft gezogen wird als durch Schmerzen im Bereich des spinalen Nervensystems. Zu letzteren gehören beispielsweise Zahnschmerzen, Schmerzen eines Panaritiums, Gelenkschmerzen, Schmerzen durch Brandwunden oder Erfrierungen, durch Furunkel usw. Diese Schmerzen vermögen zwar einen sehr hohen Grad anzunehmen, sind aber eben gewöhnlich nicht von solchen Auswirkungen auf die Psyche wie etwa Stenokardien, peritoneale Schmerzen oder Koliken. Nur letztere zeitigen reflektorische Erscheinungen in Form von Kreislaufkollaps, Übelkeit, Erbrechen, Aufstoßen, Gähnen. Zur Schmerz*empfindung* kommt eben noch ein Schmerz*gefühl*, eine Schmerz*bewertung*. Ein Schmerz, der seinen Träger ängstigt, stellt ein schwereres Leiden dar, als eine vielleicht intensivere Schmerzempfindung, die dem Kranken weniger unheimlich ist, weil er ihre Ursache sieht und als nicht lebensbedrohend anerkennt. Durch den Wegfall einer Schmerzbewertung hinsichtlich der Gefährdung des Lebens oder der Arbeitsfähigkeit erklärt sich wahrscheinlich die Tatsache, daß die Schmerzäußerungen kleiner Kinder wesentlich geringer sind als diejenigen Erwachsener. Es gibt Menschen, die ausgesprochen überempfindlich gegenüber Schmerzreizen sind und im fließenden Übergang solche, welche sich auffällig schmerzfest verhalten. Lang anhaltende Schmerzen und andere Unlustempfindungen steigern zweifellos die Schmerzempfindlichkeit.

Die Empfindung des *Juckens* ist an sensible nervöse Elemente der Haut, der Conjunctiva, der Nasenschleimhaut und der Schleimhäute des Mastdarms, der Labien und der Vagina gebunden. Ein leichter Druck auf den hyperämisierten Papillarkörper der Haut scheint das Gefühl des Juckens hervorzubringen. So entsteht bekanntlich Juckreiz beim Entkleiden an jenen Hautstellen, die dem Druck schnürender Kleidungsstücke ausgesetzt waren und deren Papillarkörper sich nach dem Wegfall des Druckes hyperämisieren. Wunden unter krustigen Belägen und Wunden unter dem Druck und dem Wärmeeinfluß eines Verbandes pflegen zu jucken. Mancherlei tierische und pflanzliche Stoffe können bei der Einwirkung auf die Haut als Juckreiz wirksam werden (Insektenstiche, Brennesseln). Antigen-Antikörperreaktionen mit exsudativen Vorgängen in die Haut bedingen die urticariellen Erscheinungen mit unter Umständen heftigem Juckreiz. Der Ikterus, jedoch nicht der hämolytische Ikterus, kann mit Juckreiz einhergehen, und man glaubt, daß die Anwesenheit der Gallensäuren an der Erregung der sensiblen Hautelemente schuld ist. Allerdings läßt sich keine Parallelität zwischen der Stärke der ikterischen Verfärbung und der Intensität des Juckreizes erkennen. Die diabetische Stoffwechselstörung, das Lymphogranulom und manchmal auch Leukämien können von mehr oder weniger weit verbreitetem Jucken begleitet sein. Im Senium macht sich oft Pruritus der Haut geltend. Neben dem begreiflichen Afterjucken ist der manchmal zu findende Juckreiz an der Nasenschleimhaut eine sonderbare Erscheinung bei Trägern von Oxyuren. Nach Beseitigung der Parasiten verschwindet auch der Juckreiz in der Nase.

Bei der symptomatischen Behandlung des Juckreizes können drei Arten von Maßnahmen Verwendung finden, nämlich solche, die auf Herabsetzung der Empfindung abzielen, ferner solche, die geeignet sind, eine Erwärmung zu verhindern bzw. kühlend zu wirken, und schließlich solche, bei denen Gegenreize zur Auslösung kommen. Alle die genannten antineuralgischen Substanzen beeinflussen auf dieselbe Weise die Juckempfindung, wie sie den Schmerz lindern. Anästhesierende Mittel, z. B. Anästhesin als 10%ige Salbe oder der Panthesin-Balsam können in juckende Hautpartien eingerieben werden. Bettwärme steigert einen bestehenden Juckreiz, weshalb leichtes Zudecken und kühle Abwaschungen zweckdienlich sind. Afterjucken bei Oxyuriasis wird mit Erfolg durch Kaltwasserklistiere mit nachfolgender Applikation von Anästhesinpuder in die Aftergegend bekämpft. Gegenreize können wirksam werden bei Abwaschungen mit Essigwasser, durch Menthol in spirituöser Lösung oder durch Chloroform, etwa als 5%ige Salbe. Neben diesen Maßnahmen wird man natürlich in erster Linie bestrebt sein müssen, ein zugrunde liegendes Leiden zu beeinflussen. Bei urticariellen Reaktionen bewähren sich intravenöse Calciuminjektionen, eine gründliche Abführbehandlung und die neuerdings in den Handel gekommenen Antihistaminkörper.

IV. Behandlung des Fiebers.

Ob eine Erhöhung der Körpertemperatur im Plan der Abwehrregulationen des Organismus einen sinnvollen Platz einnimmt, ist eine nicht zu beantwortende Frage. Es wird zwar vielfach behauptet, daß das Fieber, zumal im Abwehrkampf des Organismus gegen bakterielle Schädlichkeiten, von Nutzen sei, aber sicher wissen wir das nicht. Manche Experimente sprechen dafür, daß infektiöse Krankheiten keinen längeren und keinen schwereren Verlauf nehmen, wenn die Temperatursteigerung künstlich ausgeschaltet wird. Durch solche Beobachtungen wird es nahegelegt, im Fieber weniger eine Heilmaßnahme des Körpers zu erblicken als vielmehr nur eine jener Allgemeinerscheinungen, die ein Infekt mit sich bringt. Fieberreaktionen können durch verschiedene Ursachen ausgelöst werden. Die Höhe der Temperatursteigerung ist weitgehend abhängig von der Ansprechbarkeit des Wärmezentrums und der wärmeregulierenden Einrichtungen einerseits und von der Ausdehnung und dem Grad eines entzündlichen Geschehens andererseits. Ein belebter Krankheitserreger scheint als solcher wenig Einfluß auf die Höhe des Fiebers zu haben, denn Krankheitsfälle, welche sich aus der gleichen Infektionsquelle herleiten, verlaufen hinsichtlich der Temperatursteigerung außerordentlich verschiedenartig. Wir haben übrigens keine hinreichenden Anhaltspunkte dafür, daß einem Maximum von Temperatursteigerung auch ein Maximum an Mobilisation von Abwehrvorgängen entspricht.

Bei der Überlegung, wann und wieweit eine Temperatursteigerung als solche therapeutisch beeinflußt werden soll, kann nur als Richtschnur die Feststellung dienen, ob durch das Fieber lebenswichtige Organsysteme, zumal der Kreislaufapparat, bedroht werden. Wenn über zu lange Zeit hinweg Allgemeinzustand, Appetit und Schlaf des Kranken unter dem Fieber leiden, wird gleichfalls eine Beeinflussung der Temperatur erwünscht und erlaubt sein. Bisweilen nimmt die Erhöhung der Körpertemperatur ein gefährliches Ausmaß an. Die eine Hyperpyrexie begleitende Tachykardie geht mit einem außerordentlich großen Sauerstoffverbrauch im Herzmuskel einher. Lang sich hinziehende hohe Temperaturen bedeuten einen nicht mehr gleichgültigen Eiweißzerfall, und die mit erheblichem Fieber oft verbundene Trübung des Sensoriums mit etwaiger motorischer Unruhe ist für lebenswichtige Organsysteme nicht ohne nachteilige Bedeutung. Im Fieberdelir begeht der Kranke unter Umständen Handlungen, die ihm oder seiner Umgebung gefährlich werden können. Die Bedrohung durch eine hypostatische Pneumonie oder einen Decubitus bedarf beim benommenen Fiebernden gleichfalls der Berücksichtigung. So wird es z. B. in Fällen von sehr schwerem Abdominaltyphus oder von Fleckfieber oder von hyperpyretischer Polyarthritis schon bisweilen ratsam sein, den Versuch zu machen, eine sehr hohe Temperatur zu drücken. Auch bei den nicht ungefährlichen initialen Fieberkrämpfen kleiner Kinder ist ein Antipyreticum neben einem Sedativum angezeigt.

Von der Tuberkulose wissen wir ziemlich sicher, daß der Temperatursteigerung kein Heilerfolg zugeschrieben werden kann. Darüber hinaus lehrt die Erfahrung, daß lang sich hinziehende stark remittierende oder intermittierende Temperaturverläufe den Allgemeinzustand schwächen und damit die Abwehrkräfte gegenüber den Tuberkelbacillen verringern. Die Berechtigung, medikamentös solch hohe Fieberzacken zu dämpfen, ist deshalb anzuerkennen. Als bestimmt nutzlos betrachten müssen wir Temperatursteigerungen bei zerfallenden malignen Tumoren, z. B. die nicht selten zu findenden beträchtlichen Temperaturerhöhungen bei Hypernephromen, auch das Fieber bei Hirntumoren und bei Basedowscher Krankheit.

Wir sind imstande, mit den *antineuralgischen Mitteln*, die gleichzeitig fieberwidrige Substanzen darstellen, die Temperatur zu senken. Große Dosen davon verursachen leicht einen unangenehmen und anstrengenden Schweißausbruch mit bisweilen nachfolgendem, sehr raschem Wiederanstieg der Temperatur unter Frost. Man wähle deshalb kleinere Dosen, die mehrfach am Tag gegeben werden, etwa 3—5mal täglich 0,3 Chinin oder 0,25 Aspirin oder 0,25 Phenacetin oder 0,1 Pyramidon. Die vom Patienten angegebenen Empfindungen seien maßgebend für die Dosierung. Ihren zentral-nervös-sedativen Eigenschaften dürften die genannten Substanzen die antipyretische Wirkung verdanken.

Neben der medikamentösen Fiebertherapie besteht auch noch die Möglichkeit einer *physikalischen Beeinflussung* der krankhaft erhöhten Temperatur durch kühle Waschungen der Haut, kühle Ganz- oder Teilpackungen, lauwarme Bäder mit kühlen Übergießungen (s. Abschnitt über Hydrotherapie). Eine gesteigerte Wärmeabgabe durch die Haut ist durch *Schwitzprozeduren* mit Hilfe schweißtreibender Tees, antineuralgischer Medikamente und warmer Einpackungen zu erzielen. Bei der Erörterung einer Fieberbehandlung darf der Faktor des Flüssigkeitsbestandes des Körpers nicht übersehen werden. Etwa durch vorhergegangene Schweiße oder Durchfälle ausgetrocknete Organismen haben nicht mehr die Möglichkeit, durch gesteigerte Schweißabsonderung eine mit dem Fieber verbundene Wärmestauung auszugleichen. Solche Kranke also durch warme Packungen und durch Aufenthalt im überheizten Raum zum Schwitzen bringen zu wollen, wäre wegen der dann eintretenden vermehrten Wärmestauung nicht ohne Gefahr. Will man bei ausgetrockneten Kranken die Temperatur senken, dann sind die erwähnten kühlen Packungen, Waschungen oder Bäder neben antipyretischen Mitteln und reichliche Flüssigkeitszufuhr angezeigt.

Fieber kann dazu führen, daß das osmotische Gleichgewicht der Gewebe eine Gefährdung erfährt. Diese gibt sich dem Kranken durch ein Trockenheitsgefühl der Schleimhäute in Mund und Rachen, auch durch Kontraktionsempfindungen der Speiseröhre zu erkennen. Das *Durstgefühl* ist also ebenso wie der Hunger als alarmierende Schutzvorrichtung zu werten. Zur Bekämpfung des Durstes eignet sich Leitungswasser am wenigsten. Es hinterläßt beim fiebernden, durstigen Kranken ein unbefriedigtes Gefühl und einen pappigen Geschmack, und nach kürzester Zeit empfindet er wieder die Trockenheit seiner Schleimhäute. Getränke wie Mineralwässer, Limonaden und Tees sind angenehmer und wahrscheinlich auch vorteilhafter. Die Calcium- und Kaliumionen in den Mineralwässern und die Kaliumionen in den Tees und Limonaden dürften dem Ausgleich der osmotischen Störung in den Geweben förderlich sein. Auch die Einwirkung der Mineralien und der aromatischen Stoffe auf Geschmacksnerven und Speichelsekretion sind sicher von Nutzen. Wenn wegen Erbrechens oder Bewußtseinstrübung die perorale Flüssigkeitsaufnahme nicht möglich ist, dann muß ein fiebernder, ausgetrockneter Organismus durch Tropfeinläufe oder durch intravenöse bzw. subcutane Infusionen mit Flüssigkeit aufgefüllt werden. Je besser eine parenteral verabreichte Lösung hinsichtlich des Mineralgehaltes den Körpersäften angepaßt ist, desto günstiger und nachhaltiger wirkt sie sich auf das Durstgefühl aus. Tutofusin und Sterofundin erfüllen diese Forderung weitgehend. Ein nicht zu konzentrierter Urin beim fiebernden Kranken ist ein guter Test dafür, daß ihm genügend Flüssigkeit zur Aufrechterhaltung des osmotischen Gleichgewichts der Gewebe und zur hinreichenden Elimination der Schlacken des gesteigerten Stoffwechsels verabreicht wurde.

Ein sehr wichtiger Punkt ist die *Ernährung fiebernder Kranker*, besonders solcher, bei denen sich das Fieber über einen längeren Zeitraum hinweg erstreckt. Der fiebernde Kranke mit ausgetrockneter Mundschleimhaut und dick belegter Zunge ist appetitlos, seine Geschmacksnerven sind unempfindlich, und seine Speichelsekretion versagt, desgleichen meist die Magensaftsekretion. Mit Kohlehydraten in Suppen- und Breiform, Milch, Fleischextrakten, Kompotten, Obstsäften und Speiseeis muß man versuchen, Nährstoffe zum Ausgleich der negativen Energiebilanz zuzuführen, am besten in häufigen, kleinen Portionen.

V. Behandlung der Schlafstörungen.

Der Kräfteverbrauch während des Wachseins erfordert die Phase des Schlafes zur erneuten Bildung und Speicherung von Energie. Man darf den Schlaf nicht einfach als einen Zustand auffassen, in welchem sich der Organismus lediglich ausruht und infolge verringerter Funktionsintensität seiner Organe Erholung findet. Vielmehr kann die Sammlung potentieller körperlicher und geistiger Energien im Schlaf und damit die Wiederherstellung der Lebenskraft und der Lebenslust (L. R. Müller) nur als das Ergebnis einer aktiven Leistung angesehen werden. Durch die ihm eigenen *assimilatorischen* Vorgänge vegetativer und trophischer Art unterscheidet sich der Schlaf von der Narkose.

Die berechtigte Einreihung der Schlafmittel unter die Narkotica hält manche Ärzte davon ab, hiervon in größerem Umfang Gebrauch zu machen. Dabei ist angesichts der Hast und Unruhe unserer Zeit, und der heute auf allen Menschen lastenden Sorgen eine Beruhigung des vegetativen Nervensystems und der erregten Psyche außerordentlich häufig erforderlich. Mehr denn je wird über Unruhezustände und über Schlafstörungen geklagt. Den erwünschten sedativen Effekt ohne nachteilige narkotische Nebenwirkungen medikamentös zu erzielen, ist lediglich eine Dosierungsfrage. Mit Hilfe einer kleinen Evipandosis gelingt es beispielsweise, durch Verminderung der Reaktionsbereitschaft des Nervensystems einen physiologischen Schlaf einzuleiten, während durch größere, intravenös gegebene Mengen eine tiefe Narkose erzielt wird, in der nicht die Erholung und Kräftigung des physiologischen Schlafs, sondern eine nachteilige Funktionsbeeinträchtigung von Ganglienzellen zur Geltung kommt. Je mehr sich ein physiologischer Schlaf unter medikamentöser Einwirkung in einen Narkoseschlaf umwandelt, um so stärker wird das anzustrebende Optimum der Restitutionswirkung beeinträchtigt. Allgemein gültige Richtlinien für die Dosierung können bei den Schlafmitteln ebensowenig wie bei den meisten anderen Medikamenten gegeben werden, da ja der therapeutische Effekt weitgehend von der im Einzelfall wechselnden Ansprechbarkeit des vegetativen Nervensystems abhängt. Ein richtig dosiertes Schlafmittel ist bestimmt weniger nachteilig als ein immer wieder unterbrochener, oberflächlicher und zu kurzer Schlaf. Es ist auf der anderen Seite zuzugeben, daß schon seit langem der Hang, Schlafmittel einzunehmen, immer weitere Kreise gezogen und vielfach zu einem Mißbrauch geführt hat. Rezeptzwang, ärztliche Behandlung der Schlafstörungen unter sorgfältiger Berücksichtigung ihrer Ursachen, richtige Wahl der Mittel und entsprechende Dosierung müssen das unschädliche Maß medikamentöser Beruhigung sicherstellen.

Von chemischen, im Zellstoffwechsel als Folge einer körperlichen oder geistigen Arbeit entstandenen Stoffen, den sog. *Hypnotoxinen*, wird vielfach vermutet, daß sie das Müdigkeitsgefühl, welches auf das Erfordernis des Schlafes hinweist, bedingen. Der Nachweis solcher Ermüdungsstoffe ist niemals einwandfrei gelungen und gegen ihre Bedeutung als schlaferzeugende Substanzen sind mancherlei Gründe ins Feld zu führen. Es entspricht der allgemeinen Erfahrung, daß Übermüdung den Schlaf sogar zu verhindern vermag, daß anregende Unterhaltung oder Lektüre ein vorhandenes Müdigkeitsgefühl zu vertreiben imstande ist und daß Langeweile einschläfernd wirkt, selbst wenn noch kaum Ermüdungsstoffe angesammelt sein können. Nach einer durchwachten Nacht macht sich tags darauf oft gar keine besonders große Müdigkeit geltend. Diesem Tag folgt dann ein ausgiebiger Nachtschlaf und am nächsten Tag ist die Müdigkeit stärker, als sie nach der durchwachten Nacht gewesen ist. Während eines Urlaubs müßte man eine geringere Anhäufung von Ermüdungsstoffen annehmen, als während anstrengender beruflicher Arbeit, und trotzdem geht häufig im Urlaub das Einschlafen besser und der Schlaf ist tiefer und länger. Das bei den verschiedensten organischen Krankheiten zu findende Gemeingefühl von Schwäche und Mattigkeit kann auch nicht auf eine Ansammlung von Ermüdungsstoffen bezogen werden.

Als reaktives Geschehen folgt auf die Dissimilationsvorgänge der Leistung zwangsläufig die Assimilation im Schlaf. In physiologischem Wechsel, nicht in regelmäßigem Rhythmus, lösen sich Schlaf und Wachsein ab. Zum Zustandekommen eines physiologischen und seinen Zweck erfüllenden Schlafes bedarf es einer ganz bestimmten psychischen Lage mit Verminderung der nervösen Ansprechbarkeit. Diesen Zustand kann man als *Schlafbereitschaft* bezeichnen, und diese ist um so notwendiger, je geringer die vorangegangenen dissimilatorischen Prozesse waren. Die Schlafbereitschaft kann verdrängt werden durch jeglichen Reiz visueller und akustischer Art, durch Kälte und Hitze, durch Schmerzen, Fieber und Husten und durch sexuelle Erregungen. Nicht zuletzt erfährt sie durch Sorgen, Ärger, Kummer und Angst eine Beeinträchtigung. Von den erregenden und den Schlaf verscheuchenden Stoffen, wie Coffein, Adrenalin und Benzedrin ist es auffällig und bemerkenswert, daß sie sympathicomimetische Substanzen sind, welche also den dissimilatorischen Bestandteil des vegetativen Systems erregen. Im Schlaf darf man mit einem vorwiegend parasympathischen Einfluß rechnen (Grundumsatzverminderung, Temperatursenkung, Pulsverlangsamung, Blutdrucksenkung und Pupillenverengerung). Letztlich hat alles, was die Schlafbereitschaft verdrängt oder den Schlaf stört, seinen Angriffspunkt am Zentralnervensystem.

An der Existenz eines *Zentrums*, von dem aus der Schlaf erzeugt wird, braucht seit den Forschungsergebnissen v. ECONOMOs an Kranken mit Encephalitis lethargica nicht mehr gezweifelt zu werden. Dieses Zentrum befindet sich am Übergang der Wandung des III. Ventrikels in den Aquaeductus des Mittelhirns. Auf Grund welcher Vorgänge allerdings von diesem Schlafzentrum aus der Schlaf und mit ihm die Schlafbewußtlosigkeit ausgelöst wird, ist noch ungeklärt (L. R. MÜLLER). Durch elektroencephalographische Untersuchungen hat man eine Spannungsreduktion der bioelektrischen Vorgänge in der Großhirnrinde während des Schlafes nachweisen können. Transmineralisationen im Gehirn werden ferner als Grundlage des Schlafzustandes vermutet.

Mit fortschreitender Zivilisation hat der Erwachsene, unter dem Zwang eines tätigen Lebens, seine *Schlafdauer* mehr oder weniger auf das unbedingt notwendige Maß verkürzt und die Schlafzeit auf einen Teil der Nacht beschränkt. Das Tier schläft auch untertags, wenn es keine Ablenkung hat. Es gibt sich dem Schlaf besonders im Anschluß an die Nahrungsaufnahme hin. Der menschliche Säugling mit seinem physiologisch größeren Schlafbedürfnis schläft gleichfalls viel am Tage. Von den Umwelteinflüssen wird er viel weniger tangiert als der Erwachsene. Beim Kleinkind kann man schon gute und schlechte Schläfer unterscheiden. Die schlechten Schläfer sind die sensiblen, leicht erregbaren und schwer zu erziehenden Kinder. Diese Kinder sind es auch, bei denen im späteren Kindesalter das Phänomen des Nachtwandelns und die Erscheinung des Pavor nocturnus, des plötzlichen Erwachens mit Schreien und Weinen, zu beobachten sind. Die Dauer des notwendigen Schlafes ist bei den einzelnen Menschen verschieden. Konstitutionelle Veranlagung, gegenwärtige psychische und vegetative Gesamtsituation, und bis zu einem gewissen Grade auch die Gewohnheit, bedingen zeitliche Unterschiede jener Phase, in der sich die erforderlichen Assimilationsvorgänge vollziehen.

Ein Charakteristikum des Schlafes und ein wesentliches Unterscheidungsmerkmal gegenüber der Bewußtlosigkeit, auch gegenüber dem Narkoseschlaf, ist die *Erweckbarkeit*. Diese ist weitgehend abhängig von einer gewissen Bereitschaft zum Aufwachen. Bekanntlich wirkt das leise Wimmern des Kindes als Weckreiz auf die Mutter, wohingegen Geräusche mit viel größerer Lautstärke den Schlaf der Mutter nicht zu stören brauchen. Die Möglichkeit des Aufwachens zu einer vorgenommenen Zeit ist zwar unerklärlich, aber unbestreitbar gegeben. Von der mehr oder weniger ausgeprägten Abschaltung der Beziehungen der Großhirnrinde zur Umwelt dürfte die *Schlaftiefe* abhängig sein. Nach dem Einschlafen verstärkt sich die Schlaftiefe sehr rasch. Bei Kindern ist die Phase tiefen Schlafes oft von einem Schweißausbruch begleitet, der kein pathognomonisches Zeichen darstellt. Nach einigen Stunden wird die Schlaftiefe dann geringer, scheint aber bei vielen Menschen, besonders bei solchen mit labilem Nervensystem, gegen Morgen wieder eine ausgesprochene Steigerung zu erfahren.

Eine für alle Fälle gültige Erklärung der sonderbaren Erscheinung des *Träumens* besitzen wir nicht. Das Träumen stellt sich dar als Erlebnisse und Eindrücke, die nicht der Kritik durch das Bewußtsein unterliegen. Das schwierige Gebiet der Traumdeutung und deren Verwertung für eine psychotherapeutische Beeinflussung gehört in den Bereich von Sonderdisziplinen. In diesem Zusammenhang ist es nur wichtig zu erörtern, ob das Phänomen des Träumens einer Behandlung zugänglich und unter Umständen einer solchen bedürftig ist. Da ist zunächst einmal die Frage von Bedeutung, ob das Träumen ein Symptom des zu leichten Schlafes darstellt. Menschen, die sehr lang zu schlafen pflegen, träumen gewöhnlich mehr als diejenigen, die sich nur eine kurze Schlafzeit gönnen. In gewissen Entwicklungsstufen mit den entsprechenden psychophysischen Belastungen scheint das Traumleben lebhafter zu sein, augenscheinlich auch im Alter. Im zeitlichen Zusammenhang mit Konfliktsituationen jeglicher Art treten Träume erfahrungsgemäß häufiger auf als in Zeiten seelischer Ausgeglichenheit. Von intensiven Träumen ist der leise und immer wieder unterbrochene Schlaf fiebernder Kranker begleitet. Die Träume, welche in Erinnerung bleiben, demgemäß aus dem Bereich des Unbewußten in dasjenige des Bewußtseins übergetreten sind, dürften unmittelbar vor dem Erwachen erlebt werden. So sprechen also verschiedene Umstände dafür, daß das Träumen eine Begleiterscheinung verringerter Schlaftiefe ist. Klagen über gehäuftes Erwachen unter schreckhaften Träumen und die Angabe, daß Träume die Stimmungslage des folgenden Tages beeinflussen, sind also schon ein Grund, sich mit der psychisch-nervösen Struktur und der Lebensweise des Betreffenden zu befassen und entsprechende Korrekturen zu versuchen. Nicht als alleinige, aber doch bisweilen bedeutsame und einer Beeinflussung zugängliche Ursachen von Träumen sind Überladungen des Magens und Störungen im Verdauungskanal, körperliche Reize, die im Schlaf falsch gedeutet werden, nachwirkende und ungenügend verarbeitete Tageseindrücke, Triebe und Triebwünsche in Betracht zu ziehen. Eindrücke aus der Jugend spielen in den Träumen alter Menschen eine bevorzugte Rolle.

Für die Behandlung von Schlafstörungen ergeben sich aus dem bisher Gesagten bereits mancherlei Hinweise. Eine ursächliche Klärung ist zunächst immer anzustreben, denn es gibt keine Schlafstörung ohne eine Ursache, wenn auch diese in manchen Fällen nur schwer oder gar nicht zu ermitteln ist. Es ist bestimmt zweckmäßig, zunächst auf somatischem und dann erst auf psychischem Gebiet nach der Störungsursache zu fahnden. Unter den körperlichen Mißempfindungen, die trotz vorhandenen, ausgeprägten Müdigkeitsgefühls den Schlaf stören, ist an erster Stelle der *Schmerz* zu nennen. Er verhindert das Einschlafen und ist als Weckreiz imstande, den eingetretenen Schlaf zu unterbrechen. Bei Schmerzzuständen schlägt der Versuch, durch kleinere Schlafmitteldosen dem Kranken zum Schlaf zu verhelfen, regelmäßig fehl. Um einen Schlaf zu erzwingen, müßte man schon zu sehr großen Dosen greifen, durch welche dann aber ein narkotischer Schlaf mit dem Kennzeichen der Unerweckbarkeit und mit seinen schädlichen Nebenwirkungen hervorgerufen würde. Eine durch Schmerzen verdrängte Schlafbereitschaft muß deshalb in erster Linie mit schmerzstillenden Substanzen angegangen werden. Daß die Substanzen, welche die Ansprechbarkeit der sensiblen Perzeptionsapparate verringern, dem Charakter und der Stärke des Schmerzes angepaßt werden müssen, wurde bereits im Kapitel Schmerzbehandlung ausgeführt. Einen breiten Raum nahmen dabei die sog. Antineuralgica ein. Da die psychische Lage eines Kranken, der unter starken Schmerzen gelitten hat, gegenüber gesunden Tagen verändert ist und das Nervensystem solcher Patienten auf die Reize der Umwelt lebhaft zu reagieren pflegt, ist die Kombination eines schmerzstillenden Mittels mit einem Sedativum dann besonders nützlich, wenn es sich darum handelt, einige Stunden erholenden Schlafes herbeizuführen. Veramon stellt eine Kombination von Pyramidon mit etwas Veronal dar, Cibalgin eine solche aus Pyramidon und Dial. Allional besteht aus Pyramidon und Allylisopropylbarbitursäure und das vorzügliche Optalidon enthält neben Pyramidon das Barbitursäurederivat Sandoptal. Novalgin, welches sich aus Pyramidon und metansulfonsaurem Natrium zusammensetzt, hat ebenso wie Cibalgin den Vorzug, daß es auch injizierbar ist. Gerade Novalgin kann bei starken Schmerzen in einer Menge bis zu 4 ccm intravenös mit gutem und rasch eintretendem Erfolg gegeben werden, so daß es bei Schlafstörungen infolge von Schmerzen oft hervorragende Dienste leistet. Somnacetin (= Veronal + Acetphenetidin + Codein) hat sich gleichfalls in der Behandlung einer Schlaflosigkeit infolge von Schmerzzuständen vielfach bewährt. Einen besonders guten schmerzstillenden und zugleich einschläfernden Effekt übt das Dolantin aus, parenteral natürlich noch in stärkerem Maße als bei peroraler Verabreichung. In Fällen sehr schwerer und auf antineuralgische Mittel nicht reagierender Schmerzen besteht die Möglichkeit, mit Morphium oder seinen Derivaten dem Kranken Schlaf zu verschaffen. 1—2 cg Morphium führen im allgemeinen beim Erwachsenen noch nicht zu einem narkotischen Schlaf, jedoch bedingen sie eine ideale Schmerzstillung. Die Gefahr der Gewöhnung muß, wenn es sich um lang anhaltende Schmerzzustände mit Schlaflosigkeit handelt, sowohl bei den Morphiumpräparaten wie beim Dolantin im Auge behalten werden. Liegen der Schlafstörung Schmerzempfindungen infolge von Kontraktionsbewegungen der Gallenwege, des Harnleiters, des Magens oder des Colons zugrunde, dann ist — wie im Kapitel über die Schmerzbehandlung schon näher ausgeführt wurde — die Darreichung einer spasmolytisch wirkenden Substanz neben einem Beruhigungsmittel angezeigt. Bei dem Präparat Belladenal, einer Kombination von Bellafolin und Luminal, kommt die sedative Komponente besonders zur Geltung.

Ist die Schlafstörung bedingt durch Tenesmen von seiten einer entzündeten Blasenschleimhaut, durch Erbrechen oder Durchfälle, durch Pollakisurie bei Prostatahypertrophie oder durch Hustenreiz, dann muß zunächst versucht werden, das Grundleiden mit den entsprechenden Maßnahmen zu beeinflussen. Schlafmittel sind in allen diesen Fällen ziemlich nutzlos.

Dasselbe gilt von den Schlafstörungen bei *kardialer Insuffizienz.* Dabei braucht es sich noch gar nicht um schwere Dekompensationszustände zu handeln, sondern oft ist die Schlaflosigkeit ein früh auftretendes Symptom der nachlassenden Kreislaufleistung. Die Verabfolgung von Digitalis oder Strophanthin, eine weitgehende Beschränkung der abendlichen Flüssigkeitszufuhr und die Vermeidung einer voluminösen Abendmahlzeit wirken sich auf den Schlaf des betreffenden Kranken wesentlich besser aus als ein Schlafmittel.

Bei *fiebernden Kranken* sind Schlafmittel häufig ohne jeden Erfolg. Es muß zumindest das Sedativum mit einem Antipyreticum kombiniert werden. Die physikalischen Maßnahmen, die im Kapitel Fieberbehandlung näher ausgeführt werden, kommen der Herbeiführung eines Schlafes zugute, sofern es gelingt, die Temperatur zu senken. Nächtliche Fieberdelirien erfordern oft die Verwendung von Paraldehyd, wenn sich die anderen medikamentösen Substanzen und die physikalischen Maßnahmen als nur ungenügend wirksam erweisen. Nächtliche Fieberabfälle mit Schweißausbruch, auch Schweißausbrüche ohne krankhaft erhöhte Temperatur, bilden oft Störungsfaktoren für den Schlaf. Abendliche kühle Waschungen, Abreibungen mit Franzbranntwein oder Essigwasser, Atropin oder das ganz unschädliche Salvysat, niedrige Zimmertemperatur, leichte Bedeckung des Kranken und Ersatz von Federbettzeug durch Roßhaarkissen und Wolldecken sind in Erwägung zu ziehen.

In den Fällen, bei denen somatische Gründe für die Schlafstörung nicht zu finden sind, muß daran gedacht werden, daß *störende Einflüsse der Umwelt,* Lärm, ungenügende Verdunkelung des Schlafraumes und unzweckmäßige Temperaturverhältnisse im Zimmer die Einschlafbereitschaft und auch den bereits eingetretenen Schlaf bei empfindlichen Menschen beeinträchtigen können. Kalte Füße verhindern das Einschlafen. Durch Wärmflaschen oder warme Wickel ist dieser Störungsfaktor zu beeinflussen. Auch ist mit dem Kranken zu erörtern, ob er sich etwa am Abend zu lange und zu intensiv geistig beschäftigt, spät am Nachmittag oder am Abend Kaffee oder starken Tee zu sich nimmt, vielleicht einen langen Nachmittagsschlaf hält, und schließlich, ob ihm Kummer und Sorgen oder Angstzustände irgendwelcher Art den Schlaf rauben. Vom Zustand der Psyche ist ja, wie bereits angedeutet, die Einschlafbereitschaft weitgehend abhängig. Wer es zuwege bringt, sich mit einer gewissen Gleichgültigkeit gegenüber den Ereignissen der Vergangenheit und der Zukunft und in zufriedener Stimmungslage auf die Stunde des Ausruhens zu freuen, verfügt über eine gute Schlafbereitschaft. Gesteigertes Interesse an einem Fragenkomplex, das Nichtloskommenkönnen von sorgenvollen Gedanken, Unlustgefühle jeglicher Art, aber auch lebhafte Freude, wirken sich störend in jener Zeitspanne aus, in der der Zustand des Wachseins abgelöst wird durch den Schlaf. Kleine Hilfsmittel, die angezeigt sind bei denjenigen Fällen, in welchen die Beseitigung der Ursache der Schlafstörung nicht möglich ist, bestehen darin, daß sich der Kranke unmittelbar vor dem Schlafen einer leichten Lektüre oder einer ablenkenden, aber nicht aufregenden Beschäftigung hingibt, wie sie Kartenspiele oder Rätselraten darstellen. Manchen tut es gut, vor dem Schlafen noch einen kurzen Spaziergang im Freien zu machen. Es ist überhaupt daran zu denken, daß sich der Schlaf solcher Menschen, die ihre Tage sitzend verbringen oder adipös sind, oder Krankheitszeichen der uratischen Diathese aufweisen, verbessern läßt, wenn das Moment einer ausgleichenden körperlichen Bewegung berücksichtigt wird. Ein wichtiger Bedingungsreiz für den Eintritt des Schlafes ist die zeitliche Regelmäßigkeit des Zubettgehens. Gewöhnlich kommt man aber, zumal wenn eine gesteigerte nervöse Erregbarkeit besteht, wie etwa bei Hyperthyreotikern, oder wenn Kummer, Sorgen und Angst die Schlafstörung vorwiegend bedingen, nicht ohne Schlafmittel in individualisierter Dosierung aus. Handelt es sich um ein *verzögertes Einschlafen*, dann sind die schnell resorbierbaren und rasch eliminierbaren Substanzen oft ausreichend. Adalin (= Bromdiäthylacetylharnstoff), Bromural (= Bromisovalerianylharnstoff) und das schon erwähnte Evipan kommen hierfür in Frage. Nur in Fällen sehr schwerer und mit den genannten Mitteln nicht beeinflußbarer Einschlafstörungen kann hin und wieder einmal mit dem Großhirnrindenhypnoticum Choralhydrat (1—2 g) oder mit Paraldehyd (2—5 g) ein allerdings schon nahezu narkotischer Schlaf erzwungen werden. Bei Vorhandensein einer *Durchschlafstörung* mit vorzeitigem Erwachen und unruhigem, oberflächlichem Schlaf, der immer wieder unterbrochen wird und längere Phasen von Wachsein und Hindämmern mit lebhaften Träumen aufweist, sind jene Mittel angezeigt, von denen wir wissen, daß sich ihre Resorption, auch ihre Elimination, ziemlich langsam gestaltet. Dazu gehören die sog. Hirnstammhypnotica Phanodorm (= Äthylcyclohexenylbarbitursäure), Dial (= Diallylbarbitursäure), Noctal (= Isopropylbrompropenylbarbitursäure) und als noch stärkere Präparate Luminal (= Acidum aethylphenylbarbituricum), Veronal (= Acidum diaethylbarbituricum) und Medinal (= Natriumverbindung des Veronal). Zumal bei den zuletzt genannten Mitteln muß man damit rechnen, daß sie noch in den nächsten Morgen hinein wirkend den Patienten schläfrig machen. Sehr kleine Dosen der Stammhirnhypnotica eignen sich als Tagessedativa (Luminaletten, Lubrokal, Hovaletten forte). Es ist zu beachten, daß sich eine Beruhigung nervös überregbarer Patienten während des Tages, zumal gegen den Abend hin, für den Nachtschlaf günstig auswirkt.

Ausgesprochen schlecht, und zwar mit Unruhe und Erregungszuständen, reagieren manchmal schwere Cerebralsklerosen auf Schlafmittel, oft übrigens auch in ganz besonders ausgeprägtem Maß auf Morphium. Bei diesen Cerebralsklerotikern, auch bei manchen Hypertonikern mit Schlaflosigkeit, kann man versuchen, zu einem nicht zu hoch dosierten Sedativum ein Analepticum hinzuzufügen, etwa Coramin oder Cardiazol. Sogar Coffein erweist sich, weil es die cerebralen Durchblutungsverhältnisse günstig beeinflußt, hin und wieder als effektvolles Schlafmittel. Führt solche Medikation nicht zum Erfolg, dann ist bisweilen allein Scopolamin imstande, solchen Kranken, die nachts oft unter sehr großer Unruhe leiden, Schlaf zu verschaffen.

Besondere Vorsicht in der Verwendung von Schlafmitteln, gerade aus der Barbitursäurereihe, ist bei gröberen Ausscheidungsstörungen Nieren- und Herzkranker am Platze, auch bei Leberkrankheiten, weil die Leber beim Abbau dieser Mittel eine maßgebliche Rolle spielt. Eine Überdosierung von Schlafmitteln äußert sich in psychischer Stumpfheit, tagelang anhaltender Schläfrigkeit, Schwindelerscheinungen, ataktischen Bewegungen und Sprachstörungen. Als Überempfindlichkeitsreaktionen sind Exantheme, vorwiegend nach Luminal und Veronal, zu werten, wohl auch die auf das Schlafmittel Sedormid hin mehrfach beobachtete Neigung zu Hautblutungen.

VI. Behandlung der Appetitstörungen.

Das Verlangen des gesunden Organismus nach quantitativ ausreichender und qualitativ besonders zusammengesetzter Nahrung erleidet im Zusammenhang mit krankhaften Störungen vielfach eine Beeinträchtigung. Nur manchmal verfügt der kranke Mensch über einen nützlichen Instinkt, wenn er im Falle des Fiebers das Eiweiß in der Nahrung ablehnt, welches die Verbrennungsvorgänge steigert, wenn er bei akuter Nephritis die Nahrungsaufnahme verweigert und wenn er bei einer akuten Gastroenteritis jegliche Speise meidet. Fehlgerichtet, weil unzweckmäßig, ist das Verlangen des Diabetikers nach großen Kohlehydratmengen. Der Kranke mit einer geschädigten Leber empfindet es nicht instinktiv, daß ihm Alkohol schädlich ist, und der in seinem Gallenwegssystem Empfindliche lehnt für ihn unverträgliches Fett auch nur dann ab, wenn er erst durch trübe Erfahrungen klug geworden ist. Das in gesunden Tagen als nützliche Schutzvorrichtung aufzufassende Durstgefühl wird dem Kranken zum Verhängnis, wenn er ihm im Falle einer akuten Nephritis und einer kardialen Dekompensation ungezügelt nachgibt.

Der Appetit pflegt häufig darniederzuliegen bei fieberhaften Affektionen, bei Trägern maligner Tumoren und unter dem Einfluß von Intoxikationen, auch Autointoxikationen, etwa bei der Urämie. Abdominelle Sensationen bei Obstipation, Ulcusschmerzen und Cholangien beeinträchtigen oft den Appetit. Rekonvaleszenten und übermüdete Menschen leiden gleichfalls bisweilen unter mangelnder Eßlust. Sehr hohe Grade kann eine Appetitstörung auch bei somatisch Gesunden, jedoch psychisch-nervös Belasteten annehmen.

Natürlich ist es im Hinblick auf eine möglichst zweckmäßige Behandlung wünschenswert, im Einzelfall Einblick in den Ursachenkomplex zu gewinnen, der der Appetitstörung zugrunde liegt. Über Vermutungen kommt man dabei allerdings vielfach nicht hinaus. Es ist wichtig, daran zu denken, daß für das Zustandekommen des Symptoms Appetitlosigkeit eine mangelhafte Magensaftsekretion eine Rolle spielen kann, daß neben den bereits genannten Bedingungen Medikamente am Auftreten einer Appetitstörung Schuld sein können und daß ein fötider Geruch bei Mund- und Zahnkrankheiten sowie bei Bronchiektasen den Appetit zu beeinträchtigen vermag. Fehlt das Riechvermögen von Geburt an oder geht es in früher Kindheit verloren, dann stört dieser Defekt die Eßlust erfahrungsgemäß nicht. Wird hingegen das Riechvermögen im späteren Leben geschädigt, dann ergibt sich manchmal eine beträchtliche Appetitstörung.

Ungenügender Nahrungsaufnahme liegt nicht immer eine Appetitlosigkeit zugrunde, sondern es ist oft die Angst vor Schmerzen nach den Mahlzeiten, wodurch die Kranken veranlaßt werden, wenig oder nichts zu essen. Zu strenge diätetische Verordnungen führen häufig zu einer so einseitigen Ernährungsweise, daß hierunter die Eßlust leidet.

Um einen etwa aus psychisch-nervösen Gründen darniederliegenden Appetit anzuregen, wird es sich immer bewähren, dem Kranken zu abwechslungsreicher Kost, die seinen Geschmacksempfindungen entspricht, zu raten, ihm zu empfehlen, in Gesellschaft zu essen und anzuregen, daß die auf den Tisch kommenden Speisen sorgfältig und hübsch angerichtet werden. Ein Milieuwechsel mit Entspannung ist oft das Wirksamste. Manchen Kranken mit geringem Appetit hilft längerer Aufenthalt mit körperlicher Bewegung in der frischen Luft, manche empfinden es als vorteilhaft, vor dem Essen etwas zu ruhen. Im einen Fall sind häufige, kleine, im anderen seltene größere Mahlzeiten angezeigt. Ein kühl gehaltenes Speisezimmer ist für den Appetit meist förderlich, wohingegen er im überheizten Raum leidet. Die Bekämpfung einer Obstipation oder das Absetzen von Medikamenten, welche die Eßlust beeinträchtigen, ist oft nützlicher als die Verabreichung appetitanregender Mittel. Bei üblem Mundgeschmack oder fötidem Geruch der Atemluft kommen Mundspülungen mit aromatischen Wässern vor dem Essen, Sublimat- oder Eukalyptusinhalationen in Betracht. In jenen Fällen, in denen die Magensaftsekretion ungenügend ist, läßt sich durch Darreichung von Pepsin und Salzsäure während der Mahlzeiten vielfach der Appetit verbessern. In der Kost sind dann die sog.

Säurelocker zu bevorzugen, nämlich Fleischextraktivstoffe, Salz und andere Gewürze und Röstprodukte, wie sie beim Braten und Backen von Speisen entstehen. Auch der Alkohol, besonders in Verbindung mit Bitterstoffen (Angostura, Vermouth, Tinctura Chinae, Tinctura Condurango) regen die Magensaftsekretion und damit den Appetit bisweilen recht gut an.

Ein unbefriedigendes Ergebnis erzielt man trotz der genannten Maßnahmen oft bei Kranken, die lange Zeit an das Zimmer bzw. an das Bett gefesselt sind, weil sie unter chronischen Infektionen, etwa einer Tuberkulose leiden, oder weil bei ihnen fortgeschrittene maligne Neoplasmen, Blutkrankheiten oder kardiale bzw. renale Insuffizienzzustände vorliegen. Bei diesen Kranken ist nicht nur der Appetitkomplex gestört, der die Vorstellung eines lustbetonten Nahrungsverlangens in sich schließt, sondern es versagt darüber hinaus das reaktive Geschehen, welches als Schutzeinrichtung des Organismus bei veränderter Beschaffenheit der Körpersäfte die elementare Hungerempfindung auslöst.

VII. Allgemeine Behandlung und Pflege des bewußtseinsgetrübten Kranken.

Cerebrale Erkrankungen verschiedenster Genese führen ebenso wie Störungen anderer Organsysteme, wenn sie einen Sauerstoffmangel oder eine Intoxikation des Gehirns bedingen, häufig zur Beeinträchtigung des Bewußtseins. Neben den Krankheitsprozessen des Gehirns und seiner Häute kommen vornehmlich Kollaps- und Shocksymptome des Kreislaufs, Komazustände auf dem Boden eines Diabetes, einer Hypoglykämie oder Hypochlorämie, einer renalen oder hepatischen Insuffizienz und schließlich Infektionskrankheiten und Vergiftungen ursächlich in Frage. Jede Bewußtseinstrübung oder Bewußtlosigkeit erfordert unverzüglich eine spezielle Therapie, die sich aus dem Grundleiden ergibt. Neben der speziellen Behandlung sind aber ärztliche und pflegerische Maßnahmen allgemeiner Art vonnöten, die darauf abzielen, Komplikationen zu verhüten, wie sie infolge der Bewußtseinsstörung besonders leicht zustande kommen.

Jede länger dauernde Beeinträchtigung des Bewußtseins bringt die Gefahr des *Durchliegens* mit sich. Die Haut über vorspringenden Knochenteilen ist durch Druck besonders gefährdet. Beim Kranken, der auf dem Rücken liegt, sind die Hauptpartien über dem Kreuzbein, die Gegend der Schulterblätter wie der unteren Brustwirbelsäule und die Fersen, bei mageren Menschen auch vorspringende Stellen der Rippen bevorzugt zu beachten. Muß der Kranke in Seitenlage gebettet und gehalten werden, dann ist die Haut über dem Trochanter major, der Außenfläche des Ellbogengelenks, der aufliegenden Knöchelpartie und die Haut an der Innenfläche der Kniegelenke von Druckschädigung bedroht. Die rechtzeitige Warnung durch eine Schmerzempfindung, wenn sich die Schädigung einer Hautstelle anbahnt, ist an das erhaltene Bewußtsein und an eine intakte Sensibilität gebunden, versagt also bei bewußtlosen Kranken.

Die ersten sichtbaren Kennzeichen, nach denen bei bewußtseinsgetrübten Patienten jeden Tag sorgfältig gefahndet werden muß, sind Rötung der gefährdeten Hautpartien, Blasenbildung und oberflächliche Defekte. Bisweilen sehr rasch gehen diese initialen Erscheinungen über in tiefer greifende Ulcerationen mit Nekrosen (Decubitus). Die notwendigen prophylaktischen Maßnahmen bestehen darin, gefährdete Partien nach Möglichkeit durch Lagewechsel immer wieder zu entlasten, stets darauf zu achten, daß die Bettunterlage der bedrohten Hautbezirke keine Falten aufweist, sondern glatt gestrichen ist, daß rechtzeitig ein Luftring, ein Luftkissen oder ein Wasserkissen bzw. Watteringe untergelegt werden, und daß diese Körpergegenden täglich gereinigt, sorgfältig abgetrocknet und dann eingepudert werden. Als Puder kommen Zinkpuder und Talkum in Betracht, wohingegen stärkehaltige Puder wegen der Zersetzungsgefahr zu vermeiden sind. Durch Abreibungen mit spirituösen Lösungen (Franzbranntwein, Campherspiritus) dürfte sich eine Kräftigung der Haut erzielen lassen. Ist ein Defekt eingetreten, dann handelt es sich zunächst darum, etwaigen schmierig eitrigen Belag durch Kompressen, die mit physiologischer Kochsalzlösung oder noch besser mit Campherwein getränkt sind, zum Verschwinden zu bringen. Hierauf muß der Defekt mit sterilen, dick mit Salbe bestrichenen Verbänden bedeckt werden. Hierfür eignen sich Lebertransalben oder Zinksalben, letztere etwa von folgender Zusammensetzung: Rp. Zinc. oxyd., Bismut. subgall., Ol. camphor. fort. $\overline{aa}$ 10,0, Acidum carbolicum liqu. 1,0 Morphin. mur. 0,5, Unguent. cereum ad 100,0. Als nützlich wurde auch vielfach eine Marfanil-Prontalbin-Salbe empfunden. Die Reinigung eines Decubitalgeschwürs von dem eitrigen Belag geht mit dieser Salbe besonders gut und schnell vor sich. Es genügt, wenn der dick bestrichene Salbenlappen jeden zweiten Tag oder auch nur zweimal wöchentlich erneuert wird. Pasten und Puder sind bei decubitalen Geschwüren zu vermeiden.

Beim bewußtseinsgetrübten Kranken muß auch die Haut an der Innenseite der Oberschenkel und in der Leistenbeuge, sowie bei Frauen unterhalb der Mammae sorgsam kontrolliert werden, weil sich dort infolge der Einwirkung des Schweißes, der nicht verdunsten kann, Hautschädigungen leicht einstellen.

Neben der Verhütung eines Decubitus ist bei bewußtlosen Kranken der *Blasen- und Darmentleerung* Augenmerk zu schenken. Eine der ersten ärztlichen Maßnahmen bei benommenen Kranken gilt der Feststellung, ob die Harnblase gefüllt ist. Erweist sie sich als gefüllt, dann ist zu katheterisieren, und zwar insofern mit Vorsicht, als im Hinblick auf die Möglichkeit einer Blasenblutung zunächst im Höchstfall 1000 ccm Harn abgelassen werden dürfen und die weitere Entleerung erst etwas später zu erfolgen hat. In der Folgezeit ist gegebenenfalls mindestens zweimal täglich die Blase durch Katheterismus zu entleeren, und es empfiehlt sich, wenn es das Grundleiden nicht verbietet, prophylaktisch Sulfonamide parenteral so lange zu verabreichen, als der regelmäßige Katheterismus erforderlich ist.

Die Darmentleerung beim bewußtlosen Kranken kann nur durch Einläufe, notfalls nach einem Glycerinklistier durch digitale Ausräumung des Rectums vorgenommen werden.

Die bei benommenen und bewußtlosen Kranken meist zu findende Mundatmung führt zu einer *Austrocknung der Mund- und Rachenschleimhaut*, wodurch der Ansiedlung des Soorpilzes Vorschub geleistet wird. Tägliches Aussprayen des Mundes, Pinselung der Mund- und Rachenschleimhaut und des Zahnfleisches, besonders an der Innenfläche der Zähne, mit Boraxglycerin sind vonnöten. Zahnprothesen müssen entfernt werden. Die meist trockenen Lippen sollen mit Glycerin bestrichen und die Schleimhäute der Nase mit Hilfe von Sprays angefeuchtet werden. Nützlich ist es, die Zimmerluft durch Wasserdampf aus dem Bronchitiskessel oder durch im Krankenzimmer aufgehängte große nasse Tücher anzufeuchten.

Bei länger anhaltender Bewußtlosigkeit ist eine *parenterale Flüssigkeitszufuhr* nicht zu umgehen. Diese geschieht am besten mit Hilfe subcutaner oder intravenöser Infusionen. Flüssigkeit kann aber auch rectal, in Form eines Tropfeinlaufes zugeführt werden. Physiologische Kochsalzlösung bzw. die sehr brauchbaren Präparate Tutofusin und Normosal eignen sich sowohl zu Infusionen wie zu Tropfeinläufen. Vor der rectalen Flüssigkeitsverabfolgung ist selbstverständlich der Enddarm zu entleeren.

Als schwieriges Problem gestaltet sich bei den lange währenden Zuständen von Bewußtlosigkeit die *künstliche Ernährung*. Eine solche mittels der Magen- oder Duodenalsonde stößt auf verständliche Schwierigkeiten hinsichtlich der Sondeneinführung. Von sog. Nährklistieren kann man nicht erwarten, daß Calorienträger in nennenswerter Menge zur Resorption gelangen. Daß Traubenzucker vom Rectum aus resorbiert wird, ist höchst unwahrscheinlich. Aus den Nährklistieren, die sich den überkommenen Vorschriften zufolge aus etwa 60 g Dextrose, 5—10 g Alkohol, 3 g Kochsalz und 300 ccm Wasser zusammensetzen, werden wahrscheinlich nur Wasser, Kochsalz und Alkohol aufgesaugt.

Wendet man Tropfeinläufe oder Nährklysmen häufiger an, dann kommt es über kurz oder lang zu Reizzuständen am Mastdarm. Der einzig gangbare und erfolgversprechende Weg, einem bewußtlosen Kranken Nährstoffe zuzuführen, ist demnach nur der, daß man 10—20%ige Traubenzuckerlösung in größerer Menge intravenös infundiert.

VIII. Einige Gesichtspunkte zur internen Allgemeinbehandlung operierter Kranker.

Die *Wasserstoffionenkonzentration* von Blut und Gewebssäften sucht der Organismus durch überaus fein abgestimmte ausgleichende Vorgänge unverändert zu erhalten. Wesentlich beteiligt sind an ihnen die Puffersubstanzen des Blutes, nämlich Eiweißkörper und anorganische Salze, sowie die zu regulierendem Eingreifen befähigten Ausscheidungsorgane. Wenn allerdings Bildung oder Anhäufung von Säuren eine solche Steigerung erfährt, wie im diabetischen oder urämischen Koma sowie beim acetonämischen Erbrechen der Kinder, so genügen diese Einrichtungen nicht mehr, um eine Verschiebung der Wasserstoffionenkonzentration in Richtung auf die Acidose zu verhüten. Beim acetonämischen Erbrechen der Kinder, um einen lehrreichen Sonderfall zu erwähnen, stören geringfügige Infekte, diätetische Schäden oder psychische Alterationen den offenbar konstitutionell labilen Kohlehydrat-Fettstoffwechsel derart, daß es zur Ketonkörperbildung und dadurch zum Erbrechen kommt. Gehäuftes und langdauerndes Erbrechen bedingt einen Hungerzustand mit Glykogenverarmung der Leber und damit eine weitere acidotische Verschiebung. Bemerkenswerterweise geht übrigens das Leberkoma nicht immer mit Acidose einher.

So hohe Grade von Acidose, wie sie bei den eben genannten Zuständen beobachtet werden, haben Operationen als solche nicht zur Folge. Aber alle Narkotica sowie die Eiweißzerfallsprodukte, welche ja in großer Menge bei schweren Eingriffen, bei ausgedehnten Gewebsquetschungen und gangränösen Prozessen zur Resorption gelangen, bahnen immerhin eine unverkennbare Verschiebung nach der acidotischen Seite hin an. Es sind des weiteren Verschiebungen der Wasserstoffionenkonzentration nach der sauren Seite hin zu erwarten, wenn der Operation eine längere Zeit der Nahrungskarenz vorausgeht oder folgt, wenn eine Steigerung der Verbrennungsvorgänge im Fieber statthat, oder wenn Anämien bereits vor dem Eingriff vorgelegen haben bzw. im Anschluß daran entstanden sind. Sofern zu einem oder mehreren dieser Umstände zusätzlich noch ein größerer Verlust an alkalischen Sekreten hinzutritt, etwa durch profuse Diarrhöen, durch Darm- oder Gallefisteln, dann erfährt die Alkalireserve des Organismus eine weitere Herabsetzung. Ein bemerkenswerter Grad von Acidose findet sich bisweilen nach BASEDOW-Operationen. In diesem Zusammenhang ist auch zu erwähnen, daß unmittelbar vor und während der ersten Tage der Menstruation physiologischerweise acidotische Verschiebungen zur Geltung kommen, mit ein Grund, weshalb operative Eingriffe um diese Zeit nach Möglichkeit vermieden werden.

Unter den die Entwicklung *postoperativer Pneumonien* begünstigenden Faktoren kommt der Verringerung der Vitalkapazität eine besondere Bedeutung zu, weshalb im Emphysem, in der senilen Thoraxstarre und im Zwerchfellhochstand bei Adipositas Morbiditätsbedingungen auf der Grundlage einer mechanischen Prädisposition gegeben sind. Postoperativ — insbesondere nach Laparotomien — wirkt sich die Hochdrängung bzw. Ruhigstellung des Zwerchfells sowie die Einschränkung der thorakalen Atemdehnung im Sinne einer Verringerung der Vitalkapazität aus. Eine Hypoventilation in den abhängigen Lungenpartien schafft eine Voraussetzung für die Entstehung von Atelektasen im Unterlappenbereich, die bevorzugt zum Ausgangsort von entzündlichen Erscheinungen werden. Unter den für postoperative Pneumonien als wesentlich zu erwähnenden pathogenetischen Faktoren sind schließlich aseptische und infizierte Embolien, auch Mikroembolien, zu nennen.

Verbesserung der Lungendurchlüftung ist demnach das Ziel einer sinnvollen Prophylaxe. Atemübungen sind zweckentsprechende Maßnahmen, das Atemvolumen zu vergrößern. Im gleichen Sinne, eine Beschleunigung und Vertiefung der Atmung herbeiführend, wirkt sich die als erregender Reiz auf das Atemzentrum zur Geltung kommende postoperative Acidose aus. Eingedenk der Tatsache, daß die für die Bekämpfung postoperativer Schmerzen meist unentbehrlichen Morphiumderivate eine unerwünschte Herabsetzung der Ansprechbarkeit des Atemzentrums auf den Kohlensäurereiz zur Folge haben, soll man stets so niedrig wie möglich dosieren. Unter den Maßnahmen zur Behandlung postoperativ auftretender Pneumonien kommen der Hebung des Gefäßtonus, der Förderung der Expektoration und frühzeitiger Sulfonamidbehandlung grundsätzliche Bedeutung zu. Da der Vagus als Sekretionsnerv und Constrictor der Bronchien anzusehen ist, erscheint auch der Versuch begründet, den Parasympathicuseinfluß durch Calcium zu dämpfen.

Neben der Lunge spielt die *Leber* eine ausschlaggebende Rolle beim Auffangen der als Operationsfolgen auftretenden Störungen im intermediären Stoffwechsel. Eine ausreichende Glykogenspeicherung ist Voraussetzung dafür, daß sie ihre Aufgaben zu erfüllen vermag. Weitgehend obliegt ihr die Aufarbeitung der Eiweißschlacken, die bei jedem Eingriff entstehen. Aus Tierexperimenten weiß man, daß die Leber unter der Einwirkung einer lang dauernden Narkose an Glykogen verarmt. Auch weiß man, daß bei allen am Gallenwegsystem Operierten mit einer Leberschädigung zu rechnen ist. Mit Rücksicht auf den Glykogenbestand der Leber muß es bindender therapeutischer Grundsatz sein, operierte Kranke nie länger fasten zu lassen, als es unumgänglich notwendig ist. Unter Umständen kann es zweckmäßig sein, zur Glykogenanreicherung Traubenzucker mit Insulin zu verabfolgen.

Erfahrungsgemäß erleiden kachektische Träger *maligner Tumoren* besonders häufig postoperative Komplikationen, was nicht zuletzt mit der Störung des Kohlehydratstoffwechsels und der darauf folgenden Steigerung der Bildung von Milchsäure zusammenhängen mag. Mit den schwerwiegenden Eingriffen, wie sie bei Krebskranken meist erforderlich sind, erfährt die Leber, deren Glykogenvorräte oft schon ante operationem weitgehend eingeengt waren, eine ganz besondere Belastung. Je weiter fortgeschritten das Tumorleiden ist, als desto ernster wird bereits vor der Operation die Gefahr einer acidotischen Stoffwechselentgleisung zu beurteilen sein. Stellen sich nun im Zusammenhang mit einem chirurgischen Eingriff bei einem schon anämischen Kranken ein großer Blutverlust, eine Anhäufung von Eiweißzerfallsprodukten und Narkoseschäden ein, so droht der Zusammenbruch aller Stoffwechselvorgänge mit sekundärem Kreislaufversagen.

Oft sind die *Nieren* nach Operationen in ihrer Funktion beeinträchtigt. Um die Ausscheidung saurer Valenzen zu bewerkstelligen und damit unterstützend zum Ausgleich der Acidose einzugreifen, bedürfen sie der Zufuhr von rzichlichen Flüssigkeitsmengen. Häufig kann die anzustrebende Diurese durch Kochsalzinfusionen erzielt werden. Fördernd wirken die Diuretica Coffein, Theophyllin und Diuretin.

Da auch der Sauerstoffmangel im Gewebe eine Störung des Stoffwechselgleichgewichts im Sinne der Begünstigung einer Acidose zur Folge hat, sollte man nach Möglichkeit präoperativ eine *Anämie* zu bessern trachten.

Dumpfe Müdigkeit, Übelkeit, Vertiefung der Atmung, Pulsbeschleunigung und Bewußtseinstrübung sind Erscheinungen, die den Verdacht auf eine nicht mehr gleichgültige Acidose begründen. Unter schließlich immer tieferer und frequenterer Atmung bildet sich ein komatöser Zustand aus. Zu objektivieren ist die Acidose durch die Herabsetzung des Bicarbonatwertes im Plasma mit Hilfe des VAN SLYKEschen Apparates. Natürlich liegt es nahe, diese Störung durch Alkalizufuhr zu beeinflussen. Zu diesem Zweck haben sich intravenöse Injektionen einer 3%igen Natriumbicarbonatlösung bewährt. Nach E. KIRK kann eine frisch hergestellte Lösung ohne Gefahr zur Verwendung kommen, ohne daß das zur Auflösung benutzte Bicarbonatpulver sterilisiert wird. Die Lösung verträgt nämlich die Erhitzung nicht, weil dabei das Bicarbonat Kohlendioxyd abgibt und in das stark alkalische Carbonat umgewandelt wird. Bedauerlich ist es nur, daß das zugeführte Alkali sehr rasch wieder ausgeschieden wird, weshalb nur ein Augenblickserfolg zu erwarten ist. Immerhin kann man einen Kranken mit bedrohlichen acidotischen Zuständen vielleicht über eine akute Gefahr hinwegbringen.

Eine Verschiebung der Wasserstoffionenkonzentration nach der *alkalischen* Seite hin, kenntlich an der Erhöhung des Bicarbonatwertes im Plasma, findet dann statt, wenn saurer Magensaft in größerer Menge erbrochen wird. Gehäuftes, lang anhaltendes Erbrechen bei benigner Pylorusstenose, bei Hyperemesis gravidarum oder bei der Gastrosuccurrhöe von Tabikern, auch bei Erbrechen infolge eines hochsitzenden Ileus, kann zu *tetanischen* Erscheinungen führen (Magentetanie). Therapeutisch wichtig ist der Umstand, daß bei diesen Zuständen ein beträchtlicher Chloridverlust auftritt, welcher den Organismus veranlaßt, zur Aufrechterhaltung der osmotischen Konzentration den Bicarbonatgehalt im Plasma kompensatorisch zu erhöhen. Die Krankheitszeichen des *Chloridverlustes* sind Durst, eingefallenes Aussehen, Apathie, trockene braune Zunge, urinöser Mundgeruch, Blutdruckabfall, Wadenkrämpfe, Cyanose und schließlich *hypochlorämisches Koma* mit Azotämie. Letztere ist dadurch zu erklären, daß Salzverlust und Dehydrierung des Plasmas zur mangelhaften Nierentätigkeit und damit zur Erhöhung des Blutharnstoffwertes führen. Nur bei entsprechender Chloridkonzentration im Blut ist nämlich die Niere zur hinreichenden Ausscheidung der harnpflichtigen Stoffe fähig. Wenn also Kranke mit starkem Erbrechen oder postoperativ nach ausgedehnten Magen- oder Darmresektionen die eben genannten Krankheitssymptome darbieten, dann ist eine Hypochlorämie in Betracht zu ziehen, die ein dankbares therapeutisches Betätigungsfeld darstellt. Die nachweisbare Herabsetzung des Kochsalzspiegels und des Wassergehaltes im Plasma, die Erhöhung der Plasmaproteine, die Vermehrung der Erythrocytenzahl im Kubikmillimeter und die Steigerung des Blutharnstoffwertes sichern die Diagnose. Einen diagnostischen Hinweis liefert auch das Verschwinden der normalen Chlorsilberfällung bei Zusatz von Argentum nitricum zum Harn. Der bedrohliche Zustand ist schnell und leicht zu beheben, wenn rechtzeitig eingegriffen und der Circulus vitiosus durchbrochen wird, der sich dadurch anbahnt, daß die Hypochlorämie zum Erbrechen und damit zum weiteren Salz- und Wasserverlust führt. Die Therapie besteht in der intravenösen Verabfolgung einer 10%igen Kochsalzlösung. Um das gefährliche Krankheitsbild zu beheben, muß man dem Organismus oft große Mengen (bis zu 100 g Kochsalz) zuführen.

Es ist wohl nicht ganz überflüssig hinzuzufügen, daß eine Hypochlorämie durch starkes Erbrechen und durch profuse Durchfälle, sogar vielleicht auch durch sehr ausgiebige Punktionen großer Exsudatmengen zustande kommen kann, praktisch niemals jedoch durch salzarme oder salzfreie Kost.

In Fällen *peripherer Kreislaufschwäche* bei operierten, unfallverletzten oder bakteriell-toxisch geschädigten Kranken kommt es darauf an, entweder durch medikamentös zu erzielende Engerstellung der Blutstrombahn den Gefäßquerschnitt der verminderten Menge zirkulierenden Blutes anzupassen oder die zirkulierende Blutmenge zu vergrößern (SCHWIEGK).

Jede große Blutung beantwortet der Organismus reflektorisch mit dem Versuch, durch Engstellung der Gefäße in ausgedehnten Bezirken und durch Verlagerung von Flüssigkeit aus dem Gewebe in die Blutbahn das entstandene Mißverhältnis zwischen Fassungsvermögen und Inhalt der Strombahn zu beseitigen. Den lebenswichtigen Organen, Gehirn, Herz und Nieren, wird auf diese Weise der zur Aufrechterhaltung ihrer Funktion benötigte Blutbedarf auch weiterhin sichergestellt. In diesem Stadium selbsttätigen ausgleichenden Eingreifens muß weder der Blutdruck schon absinken, noch der Puls bereits weich werden. Nach SCHWIEGK kann der Puls im Gegenteil sogar hart und gespannt sein (Zentralisation des Kreislaufs nach DUESBERG und SCHROEDER). Blaßcyanotische Verfärbung der Haut, ein hochfrequenter kleiner weicher Puls, Absinken des Blutdrucks, kalter Schweiß und Bewußtseinstrübung werden erst beobachtet, wenn der Austritt von Blut aus der Strombahn ein gewisses Maß überschritten hat. Jetzt ist bei ungenügendem Blutrückfluß zum Herzen die Sauerstoffversorgung von Myokard und Atem- und Vasomotorenzentrum nicht mehr gewährleistet. Nicht allein Blutverluste, jeder Flüssigkeitsabzug aus der Strombahn, etwa Austritt von Plasma oder Wasser bei seröser Exsudation, bei Verbrennungen und Erfrierungen sowie Exsikkation führt zu den oben beschriebenen Folgeerscheinungen in der Peripherie. Das therapeutische Handeln wird bei allen derartigen Zuständen von Volumenmangelkollaps (DUESBERG und SCHROEDER) von dem Bestreben beherrscht, die Menge der zirkulierenden Flüssigkeit zu vergrößern, was durch Bluttransfusionen, Plasma- oder Peristoninfusionen geschehen kann.

Kollapszustände, welche sich nach Zufuhr narkotisch wirkender Substanzen oder im Zusammenhang mit fieberhaften infektiösen Schädigungen einstellen, beruhen weitgehend auf einer Erschlaffung peripherer Gefäße, die allerdings eine Tonuserhöhung in einzelnen Gefäßbezirken nicht ausschließt. Zusätzlich mitwirkend kann bei Plasmaaustritt aus geschädigten Capillaren ein gewisser Volumenmangel sein. Überdies mag gleichzeitig eine vielfach anzunehmende toxische Beeinträchtigung des Vasomotorenzentrums eine Rolle spielen. Im Einzelfall sind am Krankenbett die verschiedenen pathogenetischen Faktoren, die zusammenwirkend zum Kollaps führten, wohl kaum aufzuzeigen und in ihrer anteiligen Bedeutung für das Zustandekommen des Kreislaufzusammenbruchs gegeneinander abzugrenzen. Das Syndrom ist gekennzeichnet durch Erhöhung der Pulsfrequenz, Erniedrigung des diastolischen, späterhin auch des systolischen Blutdruckwertes, livide Verfärbung des Gesichts und der Acren und Bewußtseinstrübung. Richtunggebend für das therapeutische Eingreifen ist das Bestreben, eine Tonussteigerung der erschlafften Arteriolenwände zu bewirken. Sympatol, Pervitin und Adrenalin

(Adrenalin am besten als Zusatz zu Dauertropfinfusionen mit Tutofusin oder Normosal) greifen vorzugsweise an den Gefäßen der Peripherie an, während die lebenswichtigen Zentren von Kreislauf und Atmung in erster Linie auf Cardiazol, Coramin, Campher, Coffein, Strychnin und Lobelin ansprechen. Ihrer kurz begrenzten Wirkungsdauer wegen sind alle Analeptica häufig (in Halb- bis Stundenabstand) zu injizieren. Erregend auf das Atem- und Vasomotorenzentrum wirken auch Kohlensäureinhalationen ein. Eine wichtige Vorbedingung zur Verhütung bzw. Bekämpfung postnarkotischer und postoperativer Kollapszustände ist die Vermeidung einer Abkühlung des Kranken bzw. die Gewährleistung seiner raschen Wiedererwärmung. Bei sehr schweren Kollapszuständen erlischt die Ansprechbarkeit der Zentren sowohl als auch der Gefäße in der Peripherie vollständig, so daß Pharmaca keine Hilfe mehr zu bringen vermögen.

Nach DUESBERG und SCHROEDER handelt es sich bei dem verhältnismäßig selten auftretenden *Wundshock* um eine vegetative Regulationsstörung, wobei der Einfluß des Parasympathicus ganz im Vordergrund steht. Das Blut versackt in den erschlafften Gefäßen, vorwiegend des Splanchnicusgebietes. Der oft unregelmäßige Puls weist eine erniedrigte Frequenz auf. Die Extremitäten fühlen sich kühl an. Der Kranke ist apathisch, in schweren Fällen bewußtseinsgetrübt. Wie die genannten Autoren überzeugend nachzuweisen vermochten, ist der Wundshock als Entspannungskollaps zu werten. Therapeutisch empfehlen sie die Anwendung von Hypophysin neben den in der Peripherie angreifenden analeptischen Substanzen.

Die *Venenthrombose* kann aufgefaßt werden als Ausdruck eines von der Norm abweichenden Verhältnisses zwischen Venenwand und Blut. Postoperativ stellt sich eine Verschiebung des Albumin-Globulinquotienten mit relativer Globulinvermehrung ein, was eine Verminderung der elektrischen Ladung der Thrombocyten mit einer Steigerung der Agglutinationstendenz zur Folge hat. Thrombosefördernd wirken postoperativ augenscheinlich auch die Verminderung der Alkalireserve sowie die häufig zu beobachtende Chlorverarmung des Organismus. Wo durch Schädigung der Venenwand, Blutstromverlangsamung und Stromwirbelbildung günstige Voraussetzungen für eine intravasale Gerinnung geschaffen worden sind, beginnt mit einer Plättchenverklumpung der Thrombosierungsvorgang. Leukocyten und Erythrocyten lagern sich in einem Fibrinnetz an. Die kleinen Thromben, die sich in abgebundenen Gefäßen bilden, pflegen trotz der dort herrschenden Stase nicht zum Ausgangspunkt fortschreitender Thrombosen zu werden. Die Frage, in welchem Zeitpunkt die Entstehung der postoperativen Thrombose anzusetzen ist, dürfte kaum eindeutig zu entscheiden sein. Innerhalb der ersten 30 Stunden nach dem Eingriff kann sich bereits eine Thrombose nachweisen lassen; sie kann aber auch noch eine Woche danach oder sogar auch noch später auftreten. Als wesentlich bedingende Faktoren im Zusammenhang mit der Ausbildung von Thrombosen sind die Reaktionslage des Organismus und die Ansprechbarkeit des vegetativen Nervensystems anzusetzen. So findet die augenfällige Abhängigkeit der Morbidität von meteorologischen Einwirkungen eine Erklärung.

Ist eine Thrombose aufgetreten — vorzugsweise werden die Bein- und Beckenvenen befallen — so ist, solange ein begleitendes Ödem nachweisbar bleibt, völlige Ruhigstellung der erkrankten Extremität notwendig. Nach Schwinden des Ödems wird mit Bewegungen im Bett begonnen. Das Aufstehen erfolgt schließlich nach Anlegen einer elastischen Binde oder eines Elastoplastverbandes. Die Forderung, über Wochen strengste Bettruhe innezuhalten, begründet sich im Hinblick auf die stets drohende Emboliegefahr, da erfahrungsgemäß durch Bewegungen, zumal durch das Aufrichten im Bett, das Auftreten einer Embolie begünstigt wird. Eine besondere Gefährdung bedeutet immer die auf dem Stechbecken zu erledigende Defäkation, besonders wenn starkes Pressen notwendig ist. Für leichte Stuhlentleerungen ist deshalb Sorge zu tragen. Ebenso müssen nach Möglichkeit gewaltsame Exspirationen mit Glottisschluß (Husten, Niesen) vermieden werden.

Prophylaktisch begegnet man postoperativen Thrombosen zunächst durch Sicherstellung günstiger Kreislaufverhältnisse zur Vermeidung von Stauungen. Die von manchen Klinikern unterstützte Forderung, den Kranken sehr frühzeitig nach der Operation außer Bett zu bringen, leitet sich ebenfalls aus Erwägungen her, die auf Thrombosenprophylaxe abzielen. Zweifellos ist es sinnvoll, wenn irgend angängig, gleich am ersten Tage nach dem chirurgischen Eingriff Bewegungsübungen der Beine vornehmen zu lassen. Im Hinblick auf die bedeutungsvolle Rolle, die eine in ihrer Funktion geschädigte Leber bei der Auslösung thrombotischer Vorgänge spielt, ist eine prophylaktische Therapie angezeigt, mit welcher die Sicherstellung eines ausreichenden Glykogenvorrates angestrebt wird. Bei mangelhafter Leberfunktion muß nämlich mit vermehrter Thrombinbildung gerechnet werden. Versuche, Thromboseprophylaxe zu betreiben mit Hilfe regelmäßiger Gaben von Sympatol, Thyroxin oder Germanin, führten nicht zu befriedigenden Ergebnissen. Heparin, Dicumarin bzw. Dicumarol, die modernen Thromboseprophylactica, können nur in darauf eingestellten Kliniken zur Anwendung gelangen. Heparin, das körpereigene, gerinnungshemmende Hormon der Wirbeltiere, welches aus Lunge und Leber gewonnen wird, scheint die Thrombokinasewirkung aufzuheben und einen fibrinolytischen Effekt ausüben zu können. Die Cumarine vermindern den Prothrombingehalt. Die Feststellung eines Anstiegs des Prothrombingehaltes und einer Verkürzung der Blutgerinnungszeit post operationem begründet die Anwendung der genannten Mittel. Bei Überdosierung des Heparin und der Cumarine, deren Wirksamkeit darauf beruht, daß sie das Blut intravasal ungerinnbar machen, ist das Auftreten von Nachblutungen im Operationsgebiet zu befürchten. Nur bei laufender Kontrolle von Prothrombingehalt und Gerinnungszeit ist die Möglichkeit für eine individuell angepaßte Dosierung gegeben. Das teure, derzeit bei uns kaum erhältliche Heparin wird in einer durchschnittlichen Tagesdosis von 300 mg, verteilt auf 3—4 Injektionen, intravenös gegeben. Vom Dicumarol bzw. Dicumarin verabreicht man je Tag 300—400 mg peroral, entweder auf einmal oder über den Tag verteilt. Die Dauer der Medikation hängt ab von dem Ausfall der erwähnten regelmäßigen Prüfungen von Prothrombingehalt und Gerinnungszeit. Eine Neutralisation der Heparinwirkung scheint durch Bluttransfusionen, der Cumarinwirkung durch große Dosen von K-Vitamin erzielbar zu sein.

Nicht nur als Prophylactica bei thrombosegefährdeten Kranken sind diese Substanzen nützlich; als zuverlässig wirkende Therapeutica sind sie bei bereits eingetretener Thrombosierung imstande, die fortschreitende Ausbreitung des Prozesses zu verhindern. Eine beginnende Thrombose kündigt sich an durch Anstieg der Pulsfrequenz, manchmal auch der Temperatur, durch Fußsohlenschmerz und eine als „ziehend" bezeichnete Empfindung in der Wade.

Bei einer *Lungenembolie*, die mit Kollapserscheinungen, blaßcyanotischer Verfärbung, Angstgefühl, Atmungsschmerz und Hustenreiz einhergeht, soll zunächst durch Morphiumgaben eine Erleichterung geschaffen werden, zumal in der Beruhigung des Kranken ein wichtiges, weiteren embolischen Schüben vorbeugendes Mittel zu sehen ist. Bei größeren Embolien kann eine Unterstützung des darniederliegenden Kreislaufs mit Excitantien notwendig werden. Von internen Maßnahmen ist noch die intravenöse Verabfolgung von 0,06 g Eupaverin in Erwägung zu ziehen, die nach mehreren Stunden wiederholt werden kann. Ein auffällig rascher Rückgang der Beschwerden wurde mehrfach nach Heparingaben beobachtet. Die sofortige Einleitung einer Heparin- oder Dicumarinbehandlung unter den angegebenen Kautelen könnte imstande sein, frische Anlagerungen thrombotischen Materials an schon gebildete Venenthromben zu verhüten und damit weiteren embolischen Schüben vorzubeugen.

Die Grundsätze zur Behandlung von postoperativ einsetzender kardialer Insuffizienz und von BASEDOW-Krisen, die nach einem chirurgischen Eingriff auftreten, ergeben sich aus den einschlägigen Kapiteln dieses Buches. Das gleiche gilt für die Therapie einer postoperativ beobachteten Verschlimmerung diabetischer Stoffwechselstörungen. Auch hinsichtlich der nach Operationen am Magen-Darmtrakt und am Gallenwegssystem zu berücksichtigenden diätetischen Schonmaßnahmen wird auf die entsprechenden Abschnitte verwiesen.

IX. Unspezifische Reizkörpertherapie.

Mit der unspezifischen Proteinkörpertherapie wird der Versuch gemacht, die Abwehrlage torpider Organismen zu verbessern. Biologische Reaktionen werden durch dieses therapeutische Verfahren in Gang gesetzt. Es ist auf diesem Gebiet viel gesündigt und mancherlei Schaden gestiftet worden. Eine strenge Auswahl der geeigneten Fälle ist notwendig und es muß als Unfug bezeichnet werden, wenn im Beginn jeder Infektionskrankheit Omnadin und bei jedem Ulcus am Magen oder Duodenum krystallisiertes pflanzliches Eiweiß in Form des Novoprotins gespritzt wird. Nur dort, wo ein chronisches Leiden vermuten läßt, daß der an sich mögliche natürliche Heilungsvorgang versagt, hat die Reizkörpertherapie ihre Berechtigung. Im Abbau von Eiweiß, in einer Umstellung des Mineralstoffwechsels, in Reaktionen von seiten des autonomen Nervensystems und in der bei entsprechender Dosierung auftretenden Temperatursteigerung erblickt man die umstimmende Wirkungsweise der Proteinkörper. Einer allgemeinen besseren Durchblutung und einer Mobilisation von Abwehrvorgängen schreibt man den Erfolg bei entzündlichen Affektionen zu. Die Reaktion bei der Proteinkörpertherapie gilt als biphasisch, indem zunächst eine erhöhte, später dann eine erniedrigte Reizbarkeit und Tätigkeit der Lebensvorgänge zu beobachten ist (GOLDSCHEIDER). In ihrer Lebenstätigkeit irgendwie veränderte Zellen werden von der Reizwirkung offenbar mehr betroffen. Von der Stärke des Reizes und der Ansprechbarkeit der Zellen ist die Wirkung abhängig, die in ihren Ausmaßen schwer zu bestimmen und vor allem schwer vorauszusagen ist. Nur große Erfahrung schafft einige Sicherheit auf diesem therapeutischen Gebiet.

Zur Erzielung einer *massiven Reaktion* mit hoher Temperatursteigerung werden vorwiegend verwandt:

1. Milch, 10 Min. lang der Hitzeeinwirkung siedenden Wassers ausgesetzt. In 2—3tägigen Intervallen spritzt man 5—10 ccm intramuskulär und pflegt die Injektionen über 1—3 Wochen hinweg durchzuführen.

2. Pyrifer, ein Polyvaccinepräparat, wird zunächst in einer Dosis von 50 E intravenös gegeben und dann folgen in Abständen von 3—4 Tagen weitere Injektionen, wobei je nach der stattgehabten Reaktion die Dosis auf 100—150 E gesteigert werden kann. Insgesamt ruft man 6—8 Fieberzacken hervor.

3. Hypertherman (Sächsisches Serum Werk Dresden), welches ein Präparat aus Milch mit Zusatz eines aus Milch gezüchteten Colistammes darstellt. Die Dosierung ist die gleiche wie bei nativer Milch.

Mit diesen Mitteln erzielt man in der aufgezeigten Dosis hohes Fieber als Allgemeinreaktion, daneben auch Herdreaktionen, die wahrscheinlich auf eine bessere Durchblutung des geschädigten Gewebes zurückzuführen sind. Mit entsprechend kleineren Dosen und mit anderen Mitteln kann man eine sog. *Schwellenreiztherapie* mit ganz geringfügiger oder nicht merklicher Allgemeinreaktion und auch mit entsprechend geringen Herdreaktionen durchführen. Als Beispiel aus den zahlreichen im Handel stehenden Präparaten sei das Yatren-Casein genannt. Die Behandlung beginnt man vorsichtig mit der intramuskulären Injektion von 0,3 ccm Yatren-Casein schwach. Eine eben feststellbare Temperaturerhöhung und eine nur geringe Herdreaktion sind erwünscht. Nach 2—4 Tagen kann dann die nächste Injektion in einer um 0,1—0,2 ccm größeren Dosis erfolgen. Treten daraufhin zu starke Reaktionen auf, dann wartet man ab, bis die Reaktion wieder völlig abgeklungen ist und gibt bei der folgenden Injektion wieder eine kleinere Menge. Bei zu schwachen Reaktionen darf die Steigerung der Dosis schneller erfolgen. Wird schließlich 1 ccm des schwachen Präparates mit der erwünschten Reaktion beantwortet, dann geht man das nächste Mal zu 0,5 ccm des Yatren-Casein stark über und steigert auch dieses langsam in der geschilderten Weise. Nach 15—20 Injektionen kann man die Kur abschließen. Die bei chronischen Polyarthritiden und hartnäckigen Furunkulosen üblichen Behandlungen mit Eigenblut und Eigenserum dürften auch in das Gebiet der Reizkörpertherapie gehören.

Ohne Zweifel bewährt sich eine Schwellenreizkörpertherapie, unter Umständen auch eine Proteinkörpertherapie mit lebhaften Allgemeinreaktionen bisweilen bei chronischen Polyarthritiden und bei manchen Fällen von Spondylarthritis ankylopoetica. Es liegt nahe, bei diesen krankhaften Störungen eine ausgesprochen torpide Reaktion des Organismus auf einen Infekt hin zu vermuten. Auch Reizzustände peripherer Nerven (Neuritiden und Neuralgien) sind mehrfach mit augenscheinlichem Nutzen einer Reizkörperbehandlung unterzogen worden. Bei der progressiven Paralyse, auch bei lanzinierenden Schmerzen und gastrischen Krisen von Tabikern ist eine Serie kräftiger Temperatursteigerungen, wie sie mit Pyrifer erzielt werden können, erfolgversprechend.

Mit Recht hat sich die Reizkörperbehandlung, vielleicht als unspezifische Desensibilisierungsmethode, beim Asthma bronchiale eingebürgert. Man muß, um den erwünschten Effekt zu erzielen, auf maximale Temperatursteigerungen bedacht sein. Unter Fieber pflegt ganz allgemein ein Nachlassen spastischer Zustände an den Organen, die mit glatter Muskulatur versehen sind, auch an den muskulösen Arterien einzutreten, was möglicherweise auch eine Wirkungskomponente der Reizkörpertherapie beim Asthma bronchiale darstellt.

Auszuschließen von einer angreifenden, d. h. mit starken Allgemeinreaktionen verbundenen Reizkörperbehandlung sind kreislaufinsuffiziente und alte Menschen, vor allem auch jeder Kranke mit irgendeiner Form von aktiver Tuberkulose.

X. Physikalisch-therapeutische Maßnahmen.

1. Massage.

Durch die als Massage auf den Körper einwirkende mechanische Energie wird eine Steigerung der Durchblutung in der Haut, im Unterhautgewebe und in der Muskulatur erzielt. Mit Hilfe von streichenden, reibenden, drückenden, knetenden, vibrierenden oder stoßenden Bewegungen können weiche Gewebspartien gegeneinander oder gegenüber Skeletteilen verschoben werden. Massierende Bewegungen sind darüber hinaus imstande, eine Auspressung weicher Gewebsteile zu bewerkstelligen. Es ist durchaus denkbar, daß eine sehr kräftige Massage, die zu einer Hyperämie der Haut in dem massierten Bezirk führt, auch in denjenigen Eingeweiden, welche dem massierten Hautsegment entsprechen, eine Erweiterung der Gefäße nach sich zieht.

Eine der wichtigsten Indikationen für eine Massagebehandlung ist die umschriebene Elastizitätsveränderung der Muskulatur, wie sie sich in Form des sog. Hartspanns besonders häufig darstellt. Der Hartspann, ein anhaltender muskulärer Spannungszustand, entsteht reflektorisch bei jeder schmerzhaften Gelenkaffektion, sei es nun eine Entzündung im Gelenkbereich, eine Einklemmung, ein Bluterguß, eine Luxation oder eine Fraktur. Auch die als primäre Myalgien (Lumbago, Torticollis) bezeichneten Zustände gehen mit der Erscheinung des Hartspannes einher. Der Hartspann erzeugt Schmerzen, die ihrerseits wieder den Hartspann unterhalten. Jeder länger anhaltende Hartspann birgt in sich die Gefahr einer nachfolgenden Muskelkontraktur mit Elastizitätsverlust und Verkürzung der Muskelfasern. Eine Ankylose des Gelenks infolge von Kapsel- und Bänderschrumpfung liegt dann im Bereich der Möglichkeit. Im Verein mit schmerzlindernden Maßnahmen ist eine Massage imstande, einen Hartspann zu beseitigen. Akut entzündliche Gelenkerkrankungen verbieten allerdings die Massage.

Beim Vorliegen einer schlaffen Haut wird das locker gewordene Unterhautzellgewebe durch Massage wieder straffer. Die Muskulatur erfährt unter entsprechender Massagebehandlung durch Erweiterung der Präcapillaren und durch Eröffnung neuer Capillaren eine Steigerung der Durchblutung und eine Anregung ihrer Stoffwechselvorgänge. Nach Infektionskrankheiten, nach längerem Krankenlager oder nach lange währender Ruhigstellung einer Extremität ist deshalb die Massage ein wertvolles Therapeuticum.

Die Ausscheidung von Flüssigkeit, die sich in der Muskulatur und im Unterhautfettgewebe angesammelt hat, kann durch eine Massagebehandlung begünstigt werden, weshalb diese bei allgemeiner Adipositas gern angewandt wird. Eine im Anschluß an Massagen gesteigerte Diurese ist sehr häufig zu beobachten.

Bisweilen ist bei vorwiegend atonischer Obstipation eine kunstgerechte Massage des Abdomens wirkungsvoll.

Eine weitere Indikation zur Massagebehandlung gibt die Haut mit den Anzeichen einer Kreislaufstörung infolge von capillärer Hyperämie ab. In diesem Falle ist es durch eine Massage möglich, den Widerstand im präcapillären arteriellen Gefäßabschnitt zu senken. Somit fallen manche Kranke mit Hochdruck und Vasomotorenstörungen in den therapeutischen Beeinflussungsbereich einer Massage.

Schlaff gelähmte Muskeln werden mit Erfolg einer Massage unterzogen, weil hierdurch die Atrophie weitgehend hintangehalten werden kann. Spastisch gelähmte Muskeln, etwa nach cerebralen Apoplexien, sind auch zu massieren, und zwar unter dem Gesichtspunkt, Kontrakturen zu verhüten.

Dankbare Objekte einer Massagebehandlung sind ferner narbige Veränderungen im periartikulären Gewebe und örtliche Verwachsungen.

Neuralgien, die oft in enger Beziehung stehen zu myalgischen Erscheinungen und Neuritiden, sofern es sich nicht um einen akuten Reizzustand handelt, können auch mit Hilfe einer sachgemäßen Massage erfolgreich angegangen werden.

Zur Technik der Massage ist zu sagen, daß sie eingehende Schulung und große Übung erfordert. Es ist deshalb gerechtfertigt, die Massage ebenso wie die Krankengymnastik von Personen durchführen zu lassen, die einen entsprechenden Ausbildungsgang durchgemacht haben. Nur eine sehr geübte Hand nimmt die Unebenheiten der Körperoberfläche oder der tiefer gelegenen Gewebsteile wahr und bemerkt Widerstandsunterschiede gegenüber streichenden oder drückenden Bewegungen. Richtige Lagerung und vollkommene Entspannung der zu massierenden Teile sind Voraussetzungen für eine wirksame

Massage. Der Massierte muß sich nämlich in jedem Fall gänzlich passiv verhalten. Entsprechende Hautpflege während einer Massagebehandlung ist dringend geboten. Vorherige Durchwärmung der zu massierenden Partien erleichtert meist die Behandlung und genügend lange Ruhe im Anschluß an die Massage erhöht den therapeutischen Nutzen. Die Art der Massagebewegung richtet sich nach dem zu behandelnden Schaden. Streichende Massagebewegungen, immer in zentripetaler Richtung, begünstigen die Mobilisation der Blut- und Lymphflüssigkeit. Streichungen bilden Anfang und Ende jeder Massagesitzung. Reibende Bewegungen werden vornehmlich bei der Massage des Leibes wegen Obstipation vorgenommen, auch im Hinblick auf das Ziel, Verwachsungen und Narben zu lockern. Durch Knetungen und Klopfen können kontrahierte Muskelpartien gelockert und gleichfalls die Gewebsflüssigkeiten verschoben werden. Diesen Effekt zeitigen auch vibrierende Bewegungen. Klopfende Maßnahmen am Thorax bewirken Lockerung bronchialen Sekrets. Bei Asthma bronchiale sind stark reibende und drückende Massagebewegungen mit den Knöcheln auf den Rippen oft von erstaunlichem Erfolg. Diese Art der Massage ruft eine sehr erhebliche und ziemlich lang anhaltende Hyperämie der derart bearbeiteten Hautpartien und möglicherweise auch gleichzeitig eine Hyperämie tiefer gelegener Partien hervor. Stöße auf die Thoraxwand im Bereich der Herzgegend pflanzen sich bis zum Herzen hin fort, so daß hierdurch eine Erregung des Herzens erzielt werden kann.

Im Falle einer Ganzmassage, die alle Körperteile einschließt, sind klopfende Bewegungen am Hals und am Bauch zu unterlassen. Auch die Mammae bei Frauen müssen ausgelassen werden, ebenso die Gegend oberhalb der Symphyse. Eine Ganzmassage beginnt in der Peripherie und nähert sich allmählich der Gegend des Herzens.

Die Technik einer Massage war falsch, wenn im Anschluß daran anhaltende starke Schmerzen in den massierten Partien auftreten. Eine nicht unangenehme allgemeine Ermüdung stellt sich hingegen häufig, zumal nach Ganzmassage ein.

Kontraindiziert ist eine Massage des Bauches bei einem Gallen- oder Nierensteinleiden, vor allem wenn Steineinklemmungen vorliegen. Auch appendicitische oder cholecystitische Affektionen, Ulcera am Magen-Darm und ileusverdächtige Symptome verbieten eine Massage des Abdomens. Mechanische Erregungen im Thoraxbereich sind bei tuberkulösen Affektionen und bei allen akuten entzündlichen Erkrankungen der Lunge und der Pleura zu unterlassen. Bei hämorrhagischen Diathesen und bei schwerer kardialer Dekompensation ist jegliche Massage, bei Neigung zu Thrombophlebitiden die Massage der betroffenen Extremität kontraindiziert. Frische Verletzungen kommen für eine Massagebehandlung nicht in Frage.

2. Bewegungstherapie.

Behinderungen des Bewegungsapparates können infolge von Gewebsschädigungen, narbigen Bindegewebsbildungen oder Schwächung der Muskulatur auftreten. Außerdem sind mangelhafte Blutversorgung, Störungen im Bereich der Nervenbahnen und schließlich auch Gleitbehinderungen, Verklemmungen und Abscherwirkungen imstande, das normale Ausmaß an Bewegung einzuschränken. Aus dem Gebiet der inneren Medizin kommen für eine Bewegungstherapie all die pathogenetisch verschiedenartigen schwieligen Gelenkkapselveränderungen in Betracht, außerdem jene Krankheitsvorgänge, welche den Gelenkknorpel schädigen oder Veränderungen der gelenkbildenden Knochenteile hervorrufen. Auch die schon erwähnten Muskelkontrakturen und Muskelatrophien geben die Indikation zu einer Bewegungsbehandlung ab. Natürlich sind nur solche Muskeln einer Übungsbehandlung erfolgreich zugänglich, die von ihrer nervösen Versorgung und von der Durchblutung nicht völlig abgeschnitten sind.

Eine Bewegungstherapie hat dann einzusetzen, wenn die akuten Krankheitserscheinungen abgeklungen sind. Alle akuten entzündlichen Zustände und alle Kreislaufkranken, soweit sie körperlich ruhebedürftig sind, müssen von einer Bewegungsbehandlung ausgeschlossen werden, ebenso diejenigen Affektionen, welche mit Blutungen oder entzündlichen Ergüssen in die Gelenke einhergehen. Dem Allgemeinzustand des Kranken ist Rechnung zu tragen, geschwächten Rekonvaleszenten und anämischen Patienten darf natürlich nicht viel zugemutet werden. Ausgeprägtes Ermüdungsgefühl, starke Schmerzen nach den Bewegungsübungen, Fiebersteigerungen und Verschlimmerungen der lokalen Befunde sind Hinweise auf Übertreibungen in der Behandlung.

Zweck der Krankengymnastik ist es, durch den Reiz der Übung die Gewebsneubildung zu unterstützen und Ersatzgewebe zu dehnen, damit Schrumpfungsvorgänge in ihm verhütet werden und es den funktionellen Bedürfnissen des täglichen Lebens möglichst weitgehend angepaßt wird. Vielfach stellt die Bewegungstherapie eine Ergänzung der Massagebehandlung dar. Der funktionelle Reiz, welchen Druck und Zug und stoßende, schwingende oder schüttelnde Bewegungen ausüben, wird in der Krankengymnastik ausgenützt, und zwar mittels aktiver und passiver Bewegungen. Von großer Bedeutung sind die Bewegungsübungen gegen Widerstände, zumal wenn ein Zuwachs von Muskelsubstanz angestrebt wird.

3. Atemgymnastik.

Die Erhaltung bzw. die Verbesserung der Elastizität des Brustkorbs ist das Ziel der Atemgymnastik. Sie sucht es zu erreichen durch eine Steigerung der normalen Ventilation, womit sich der Vorteil einer Erneuerung der Luft in den periphersten Lungenabschnitten verbindet. Der Kranke wird darin geübt, langsam zu inspirieren, wobei er zweckmäßigerweise die Arme seitlich erhebt, bis sich die Hände über dem Kopf berühren. Hierauf erfolgt eine länger als die Inspirationsphase sich hinziehende Exspiration mit einem abschließenden Hustenstoß. Mehrfach hintereinander ausgeführt, erfüllt solche systematische Atmung den angedeuteten Zweck. Den größten Effekt haben die Atemübungen natürlich dann, wenn sie in stehender Körperhaltung vorgenommen werden. Dabei ist der Aufenthalt in reiner, nicht zu kühler Luft erwünscht. Während der Inspiration ist Nasenatmung anzustreben, die Ausatmung geht durch den Mund vor sich.

Mit Hilfe der forcierten Ausatmung wird einer übermäßigen Dehnung der elastischen Elemente im Lungengewebe und in den Rippenknorpeln vorgebeugt, wie sie sich einstellt bei bestimmten Berufen und bei chronischen Hustern. Erwünschte Begleiterscheinungen der Atemgymnastik sind Förderung des Gaswechsels im Blut, mechanische Anregung der Zirkulation, Übung der Beweglichkeit der Wirbel-Rippengelenke und Massage der Bauchorgane durch die ausgedehnteren Zwerchfellexkursionen.

Als Indikationen für die Anwendung einer Atemgymnastik ergeben sich infolgedessen beginnendes Lungenemphysem, mangelhafte Thoraxausbildung im Wachstumsalter, Brustkorbasymmetrien, chronische Bronchitis, leichte kardiale Insuffizienz, Obstipation. Einer Beeinflussung durch atemgymnastische Übungen sind schwartige Folgezustände exsudativer Pleuritiden ganz besonders zugänglich. Bei diesen kann man die Atemübungen einseitig betonen, indem man durch Fixation der gesunden Seite die kranke Seite zu stärkerer kompensatorischer Atmungsleistung veranlaßt. Bei bettlägerigen Kranken, insbesondere höheren Alters, leistet eine sorgfältig überwachte und mehrfach täglich wiederholte Atemgymnastik die besten Dienste hinsichtlich der Verhütung hypostatischer Pneumonien. Der funktionelle Reiz, den die Atembewegungen auf die Beschaffenheit und den Kalkgehalt des Knochens, dieses außerordentlich wandlungsfähigen Gewebes, ausüben, erhellt deutlich aus den schmalen, kalkarmen Rippen der Kyphoskoliotiker.

Kontraindikationen stellen neben allen tuberkulösen Leiden die akuten entzündlichen Erkrankungen des Respirationstraktes dar. Bronchiektatiker sind, wenn sie zu Hämoptoe neigen, vor forcierten Atembewegungen zu warnen, ebenso alle Kranken mit akuten Affektionen des Herzens und der Bauchorgane.

4. Hydrotherapie.

Die Wirkung hydrotherapeutischer Maßnahmen, also der Anwendung von Wasser in verschiedenen Aggregatzuständen und Temperaturen, beruht darauf, daß Kälte und Wärme Hautreize auslösen und daß auch die Tätigkeit von inneren Organen durch Kälte und Wärme beeinflußbar ist.

Bei der Hydrotherapie handelt es sich um Reize auf größere Hautflächen. Der Reiz geht aus von der Temperatur des Wassers und kann verstärkt werden durch einen zusätzlichen mechanischen Reiz, wie er bei feuchten Abreibungen, bei Duschen und Güssen zustande kommt.

Auf Kälte und Wärme sprechen bestimmte Nervenendigungen in der Haut und in manchen Schleimhautbezirken an. Man spricht in der Hydrotherapie von einem Indifferenzpunkt und meint damit eine Temperatur, welche bei ihrer Einwirkung weder das Gefühl von Kälte noch dasjenige von Wärme hervorruft. Die Temperaturempfindlichkeit der Haut ist nicht in allen Bezirken ganz gleichmäßig, aber etwa bei 33—35° C dürfte im allgemeinen der Indifferenzpunkt gelegen sein. Bei Fiebernden liegt er etwas höher.

Oberhalb oder unterhalb des Indifferenzpunktes gelegene Temperaturen üben einen Reiz auf die Hautgefäße aus, und zwar derart, daß Wärme eine Dilatation hervorruft. Lediglich sehr starke Hitze erzeugt zunächst eine rasch vorübergehende Kontraktion der Hautgefäße, woher es kommt, daß im sehr heißen Bad ganz zu Beginn das Gefühl des Fröstelns sich bemerkbar machen kann. Kälte bedingt eine Engstellung der Hautgefäße, der etwas später eine *reaktive Erweiterung* folgt. Solche reaktive Hyperämie, die um so rascher in Erscheinung tritt, je intensiver und kürzer der Kältereiz war, bedingt eine hellrote Farbe und ein Wärmegefühl der Haut. Bei schwächlichen, anämischen und vasolabilen Menschen unterbleibt vielfach diese Reaktion, so daß eine blaßcyanotische Hautfarbe infolge von Capillarlähmung resultiert. Das damit verbundene Phänomen der Gänsehautbildung beruht auf einer Kontraktion muskulärer Elemente in der Haut. Erstreckt sich die Einwirkung von Wärme oder Kälte nicht auf den größten Teil der Haut, sondern lediglich auf kleinere Hautbezirke, dann nimmt trotzdem die gesamte Haut an der entsprechenden Reaktion mehr oder weniger teil. Mit einem der Hautgefäßreaktion entgegengesetzten Verhalten der Gefäße im Splanchnicusgebiet ist zu rechnen.

Ein in der Temperatur unterhalb des Indifferenzpunktes liegendes Bad führt, wie eben dargelegt wurde, zu einer Kontraktion der Hautgefäße, wodurch infolge verringerter Wärmeabstrahlung der Haut zunächst eine Steigerung der Körpertemperatur zustande kommen muß. Das reaktive Geschehen mit der Hautgefäßerweiterung bedingt dann aber eine Senkung der Innentemperatur. Setzt man gleichzeitig mit dem Kältereiz einen mechanischen Reiz, etwa durch Abklatschen der Haut, dann bleibt die initiale Kontraktion der Hautgefäße aus und die vorübergehende Temperatursteigerung wird vermieden.

Die Beeinflussung der Körpertemperatur durch ein kühles Bad ist beim Gesunden nur gering, weil die chemische Wärmeregulation den Kälteeffekt wieder wettmacht, hingegen ist sie beim Fiebernden ausgeprägter. Von der Anwendung kühler Bäder kann infolgedessen mit Erfolg Gebrauch gemacht werden, wenn es sich darum handelt, gesteigerte Körpertemperaturen zu drücken. Der Kranke wird zunächst, da ihm in seinem fieberhaften Zustand ein plötzlicher Kältereiz unangenehm wäre, in ein Vollbad mit einer Wassertemperatur von etwa 35° C gebracht, das dann durch Zugießen kalten Wassers im Laufe einiger Minuten auf 25° C abgekühlt wird. Tritt Frösteln auf, dann ist das Bad abzubrechen.

Um den belastenden Druck auf den Körper zu vermeiden, den ein Vollbad ausübt und der mit etwa 80 kg auf die gesamte Körperoberfläche berechnet worden ist, kann auch eine sog. kühle Ganzpackung in Anwendung gebracht werden, wobei der ganze Körper mit Ausnahme des Kopfes mit einem in kühles Wasser getauchten und ausgewrungenen Leintuch eng umwickelt und dann noch von einer Wolldecke umhüllt wird. Läßt man die Packung nur 20 Min. liegen, dann erzielt man die reaktive Gefäßerweiterung mit vermehrter Wärmeabgabe durch die Haut und verursacht damit eine Wärmeentziehung. Verbleibt hingegen die Packung 2 Stunden und länger, so treten Erwärmung, Wärmestauung und schließlich Diaphorese auf. Ein wärmeentziehender Effekt, der wesentlich weniger anstrengt als eine Ganzpackung, läßt sich auch erzielen, wenn der Kälteeinfluß nur auf begrenzte Hautpartien beschränkt bleibt, z. B. durch kühle Brustwickel oder Wadenwickel, die jeweils nach 20 Min. mehrfach hintereinander erneuert werden müssen.

Ein heißes Bad (38—40° C), ebenso das Dampfbad und die erwähnte lang dauernde Ganzpackung führen zu Wärmestauung. Im Anschluß daran setzt die physikalische Wärmeregulation mit Erweiterung der Hautgefäße und — sofern genügend Flüssigkeit im Körper vorhanden ist — mit Schweißabdunstung ein. Durch heiße Bäder eingeleitete, durch wärmendes Einwickeln nach dem Bad verstärkte und durch diaphoretisch wirkende Getränke unterstützte Schwitzprozeduren finden im Beginn katarrhalischer Infekte häufige Anwendung.

Das Herz reagiert auf warme Bäder mit einer Beschleunigung seiner Aktion, auf kühle Bäder mit einer Verlangsamung. Pulsverlangsamend wirkt auch die lokale Anwendung von Kälte in der Herzgegend (Eisbeutel oder häufig gewechselte kühle feuchte Kompressen), und zwar wahrscheinlich auf reflektorischem Wege. Der Blutdruck erfährt bei kalten wie bei heißen Prozeduren eine vorübergehende Steigerung. Ein heißes Bad bedeutet für das Herz eine sehr erhebliche Belastung, aber auch ein kühles Bad erfordert anfänglich eine Vermehrung der Herzarbeit, allerdings nicht in anhaltender Weise. Am wenigsten beanspruchen lauwarme Bäder (33—36° C) das Herz. Bei der Behandlung von Kranken mit geschädigten Herzen ist auf diese Tatsachen Rücksicht zu nehmen.

Lang dauernde kalte, ebenso heiße Bäder, natürlich auch Dampfbäder, steigern die Verbrennungsvorgänge, weshalb geschwächte Organismen, anämische und abgemagerte Patienten sowie Rekonvaleszenten von solchen Maßnahmen verschont bleiben müssen.

Von den Wickeln, bei denen über das in kühles Wasser getauchte und auf die Haut gelegte Leintuch nur eine wollene Umhüllung gebreitet wird, welche eine Verdunstung der Flüssigkeit zuläßt, unterscheidet sich der sog. feuchtwarme Umschlag dadurch, daß bei ihm das feuchte Leintuch und die wollene Bedeckung durch eine wasserundurchlässige Schicht in Form eines Gummituches oder Billroth-Battists getrennt werden. Die mittlere Schicht muß die innere und die äußere Wollschicht muß den wasserdichten Stoff gut überdecken. Solcher feuchtwarme Umschlag kann 1—3 Stunden liegen bleiben. Nach der anfänglichen Vasokonstriktion kommt es bald zur reaktiven Erweiterung der Hautgefäße mit der entsprechenden Erwärmung bis zur Wärmestauung. Von feuchter Wärme erwartet man eine größere Tiefenwirkung als von trockener Wärme, weshalb sich zum Zwecke der Hyperämisierung tieferer Gewebsteile die feuchtwarmen Umschläge bei Pneumonien und Pleuritiden seit langem großer Beliebtheit erfreuen. Bei ihrer Anwendung nehme man nur Rücksicht auf die Angaben der Patienten, die bisweilen im Zusammenhang mit einer derartigen Prozedur über Angstempfindungen, Beklemmungsgefühle und Hitzeandrang zum Kopf klagen. Feuchtwarme Leibumschläge sind gerechtfertigt bei Ulcusschmerzen, wenn keine Blutung droht, bei Gallenkoliken und bei schmerzhaften Darmspasmen. Es ist beobachtet worden, daß unter der Wärmeanwendung die Magensaftsekretion geringer, der Gallefluß hingegen gesteigert wird. Die spasmenlösende Wirkung lange einwirkender feuchter Wärme steht außer Zweifel.

Spasmolytische und damit schmerzlindernde Eigenschaften bei Krampfzuständen im Bereich des Darmes und der Harnblase haben fernerhin heiße Sitzbäder (40° C). Diese werden auch bei gastrischen Krisen der Tabiker gern angewandt.

Begünstigend für die Zirkulation in den Beinen bei kalten Füßen oder bei intermittierendem Hinken wirken kalte oder warme Fußbäder. Kälte und Wärme im Wechsel angewandt, 3 Min. lang Wärme, 1 Min. lang Kälte, mehrfach hintereinander, erfreut sich mit Recht einer gewissen Beliebtheit. Manche Kranke rühmen derartigen Wechselfußbädern am Abend einen schlaffördernden Effekt nach.

Heiße Unterarm- und Handbäder sind bei Anfällen von Angina pectoris und Asthma cardiale viel im Gebrauch.

In der Übungsbehandlung bewegungsbehinderter Gelenke ist eine unterstützende Wirkung heißer Bäder unverkennbar, weil sich alle Bewegungen im heißen Wasser ausgiebiger und unter geringeren Schmerzen ausführen lassen.

Bei den kühlen Güssen, die unter geringem Druck angebracht werden, ist hauptsächlich der Kältereiz maßgebend, während ein mechanischer Reiz kaum zur Geltung kommt. Kühle Rückengüsse regen die Atmung an und kommen im Verein mit lauwarmen Bädern zum Zwecke der Temperaturherabsetzung (s. Fiebertherapie!) in Anwendung. Zur Beeinflussung eines Anfalls von Asthma bronchiale sind auch kühle Rückengüsse neben kühlen Nackengüssen empfohlen worden. Der günstige Effekt kühler Kompressen in die Nackengegend bei Nasenbluten ist allgemein bekannt. Man nimmt an, daß hierdurch eine Anämisierung der Nasenschleimhaut erzielt werden kann und glaubt, auf diesen Reflex auch die Asthmabeeinflussung zurückführen zu dürfen.

Neben dem thermischen Reiz spielt bei den verschiedenen Duschen der mechanische Reiz eine maßgebende Rolle. Strahlduschen unter großem Druck, Regenduschen, Kapellenduschen und Fächerduschen mit geringerer Druckwirkung auf die zu behandelnde Körperpartie zeitigen eine wohl ziemlich tiefgehende Hyperämie. Sie wirken schmerzstillend und resorptionsfördernd. Kalt, warm oder wechselwarm können sie angewandt werden. Schließlich gibt es auch noch die Dampfduschen. Das Hauptanwendungsgebiet dieser Duschen sind myalgische und neuralgische Beschwerden.

Die Vielgestaltigkeit der Verwendungsweisen hydrotherapeutischer Maßnahmen ist außerordentlich groß und es würde innerhalb dieses Lehrbuches zu weit führen, alle Möglichkeiten aufzuzählen, weshalb eine Beschränkung auf die Grundlagen der Hydrotherapie und die praktisch wichtigsten Verfahren notwendig war.

Bei allen hydrotherapeutischen Maßnahmen ist es erforderlich, darauf zu achten, daß sie beim Kranken nicht unmittelbar nach den Mahlzeiten angewandt werden, daß der Raum, in dem sie zur Ausführung gelangen, nicht kühl, aber auch nicht zu warm temperiert ist, da im letzteren Fall leicht Beklemmungserscheinungen auftreten, daß in dem betreffenden Raum keine Zugluft herrscht und daß schließlich keine dieser Prozeduren ohne ärztliche oder zumindest pflegerische Aufsicht erfolgen darf. Mehrfach wiederholtes Gähnen beim Behandelten ist ebenso ein Hinweis auf die Notwendigkeit, die jeweilige hydrotherapeutische Maßnahme abzubrechen wie eine Veränderung des Aussehens des Kranken und Klagen über Beklemmungen, Kopfdruck und Schwindelgefühl.

Als Anhang zu diesem Abschnitt sei noch erwähnt, daß die Verwendung trockener Wärme eine geringere Wärmestauung nach sich zieht, als sie etwa ein heißes Vollbad oder ein Dampfbad zeitigt, weil innerhalb eines heißen trockenen Milieus die Wärmeabgabe durch die Haut noch erhöht wird durch das Einsetzen der Schweißsekretion. So können starke Schweißausbrüche ohne die Gefahr einer Wärmestauung durch ein Heißluftkastenbad, durch ein Lichtkastenbad oder durch ein heißes Sandbad hervorgerufen werden. Lokale Lichtbäder mit Hilfe kleinerer Kästen für Kopf, Arm, Schulter usw. oder mit Hilfe des Lichtbügels, des elektrischen Heizkissens oder der Diathermie- bzw. Kurzwellenbestrahlung beeinflussen zunächst und am stärksten begrenzte Partien, bleiben aber schließlich nicht ohne begleitende Allgemeinwirkung. Resorptionsförderung bei entzündlichen Exsudaten, Schmerzstillung durch die Beschleunigung von Blut- und Lymphstrom sowie eine Steigerung der bakterіciden Fähigkeiten der Gewebe werden von intensiver trockener Wärme in besonders hohem Grade erwartet.

XI. Einige Richtlinien für die Indikationsstellung zu Bade- oder Klimakuren aus dem Gebiet der inneren Medizin.

1. Herz- und Gefäßkrankheiten.

Ungeeignet für einen Badeaufenthalt sind alle *frischen* Erkrankungen des Herzens, z. B. alle Klappenfehler, deren Entstehung kürzer zurückliegt als ein halbes Jahr. Das gleiche gilt von allen akuten Myokarditiden, gleichgültig ob sie sich im Zusammenhang mit einer Diphtherie, einer Polyarthritis oder einer sonstigen Infektionskrankheit eingestellt haben. Ein frischer Coronarinfarkt ist ebenfalls vollkommen ungeeignet für eine Badekur.

Frischere Erkrankungen des Herzens sollen, wenn sich die notwendige Ruhebehandlung daheim nicht durchführen läßt, bei einer etwaigen Verschickung nur in ein *Schonungsklima*, d. h. in mittlere Höhenlage gebracht werden (Mittelgebirgsort, südlicher Schwarzwald). Im Hochgebirge (über 1000 m) wie an der See herrscht ein sog. Reizklima, welches frischen Herzerkrankungen nachteilig zu sein pflegt.

Ältere Klappenfehler, wenn sie tadellos kompensiert sind, benötigen überhaupt keine Behandlung. Gehen sie mit ganz leichten Dekompensationszuständen des Kreislaufs einher, dann allerdings können sie durch eine Badekur günstig beeinflußt werden. Alle schwerer dekompensierten Klappenfehler müssen erst durch Ruhe und medikamentöse Behandlung in einen dauerhaften Kompensationszustand gebracht werden, ehe es im Bereich der Möglichkeit liegt, durch die Übungstherapie einer Badekur die Kreislaufleistung weiter zu verbessern. Auch alte Myokarditiden erleben durch einen Badeaufenthalt nur dann eine günstige Beeinflussung, wenn keine stärkeren Dekompensationsgrade vorliegen. Handelt es sich um *rezidivierende* Alterationen des Myokards bzw. um rezidivierende Endomyokarditiden, dann liegt häufig ein streuender Eiterherd im Körper vor. In solchen Fällen ist dieser zu entfernen, dann ist dem Myokard eine hinreichende Ruhebehandlung zu widmen und hierauf erst kann die Frage eines Badeaufenthaltes erörtert werden, sofern der Gesamtkreislauf leidlich kompensiert ist.

Das Vorhandensein einer *Arrhythmie* ist für die Indikationsstellung zu einem Badeaufenthalt ebensowenig bedeutsam wie für die Anzeigestellung zur Digitalisbehandlung. Entscheidend ist im wesentlichen immer nur der Gesamtzustand des Kreislaufs. Findet sich eine Arrhythmie irgendwelcher Art zusammen mit einer Kreislaufdekompensation, dann ist eine Badekur kontraindiziert. Eine Badekur darf auch dann nicht eingeleitet werden, wenn eine Arrhythmie, gleichgültig welcher Genese, neueren Datums ist. Die sehr häufig vorkommende *rasche* Form der absoluten Arrhythmie (infektiös-toxische Myokardschädigung, Hochdruck, Coronarsklerose, Hyperthyreose) ist immer ungeeignet für eine Kur in einem Herzbad, da sie oft schon in der Ruhe, zumindest bei stärkeren Belastungen Dekompensationserscheinungen (Atemnot, Leberstauung, Ödeme) zeitigt. Nur wenn es gelungen ist, eine schon länger bestehende absolute Arrhythmie durch dauernde oder intermittierende Digitalisierung in einer langsamen Form und damit den Kranken in einem ordentlichen Kompensationszustand zu halten, dann kann der Frage einer Badekur mit Aussicht auf weitere Kreislaufverbesserung nähergetreten werden.

Die sog. *coronare Insuffizienz*, deren hervorstechendstes Symptom eine stenokardische Empfindung mit dem Gefühl leichter Atemnot im Beginn der Bewegung darstellt, kann durch eine Badekur vorteilhaft beeinflußt werden, sofern dieser Zustand nicht von nachweisbaren Stauungserscheinungen im kleinen oder großen Kreislauf begleitet ist. Es gilt also auch hier wieder der Grundsatz, daß bei deutlicher Dekompensation eine Badekur zu vermeiden ist.

Hochdruckkranke mit nur ganz leichter kardialer Insuffizienz können ein Herzbad mit Aussicht auf Erfolg aufsuchen. Bei ausgeprägten Insuffizienzerscheinungen ist ein Herzbad für einen Hypertoniker ebensowenig indiziert wie für alle anderen Kranken mit versagender Herzleistung. Der kardial voll kompensierte Hochdruckkranke braucht in erster Linie Ruhe und Entspannung, wofür ihm ein mehrwöchiger Aufenthalt in einem Schonungsklima, also in mittlerer Höhenlage, die besten Voraussetzungen bietet.

Die günstige Beeinflussung, wie sie Kranke mit erholungsbedürftigen Herzen in Herzkurorten erfahren, wird im wesentlichen auf die durch den Gebrauch von Kohlensäurebädern erzielte Erweiterung der Coronargefäße und die daraus sich ergebende verbesserte Durchblutung des Herzmuskels zurückgeführt. Darüber hinaus bewirken die Kohlensäurebäder eine Steigerung der Blutzufuhr von der Peripherie zum Herzen hin. Fast mit Regelmäßigkeit findet sich im Kohlensäurebad eine Vergrößerung des Schlagvolumens. Der Indifferenzpunkt eines Kohlensäurebades liegt bei 33—34° C. Mit Bädern von dieser Temperatur beginnt man gewöhnlich die Kur, in deren weiterem Verlauf man dann allmählich mit der Temperatur zurückgehen kann. Kühle Kohlensäurebäder pflegen den Blutdruck etwas zu steigern, während er unter dem Einfluß warmer Bäder meist leicht absinkt. Entsprechend ihrem Prozentgehalt an Kohlensäure unterscheiden sich die Badequellen in ihrem Wirkungsgrad. Beimengungen von Kochsalz oder anderen mineralischen Bestandteilen dürfen bei Abschätzung der Erfolgsaussichten einer Badekur ebenfalls nicht unberücksichtigt bleiben.

Naturgemäß wird der durch eine Badekur erzielbare therapeutische Effekt weitgehend von der Ansprechbarkeit des Organismus bestimmt. Jede Kohlensäurebadekur bedarf hinsichtlich der Wassertemperatur, der Badedauer und der Häufigkeit der Bäder ärztlicher Überwachung. Die Entscheidung der Frage, ob eine Kur in einem Herzbad angezeigt oder zu widerraten ist, hängt entscheidend ab von der Leistungsfähigkeit des rechten Herzens, das in der Lage sein muß, einen vergrößerten Blutzustrom zu bewältigen. Wenn schon ein gewöhnliches Vollbad, ja selbst ein Teilbad eine nicht unerhebliche zusätzliche Kreislaufbelastung darstellt, dann ist einleuchtend, daß empfindliche, schwergeschädigte und insuffiziente Herzen sich der brüsken Wirkung eines Kohlensäurebades nicht gewachsen zeigen.

Bei *Störungen der arteriellen Durchblutung* in der Peripherie (Arteriosklerose, Endangiitis obliterans, Raynaud) kann ein therapeutischer Versuch in den auch für die Behandlung derartiger Zustände gut eingerichteten Herzbädern unbedenklich gemacht werden.

Rezidivierende Thrombophlebitiden sprechen erfahrungsgemäß bisweilen recht gut auf eine systematische Kur in einem Jodbad an. Auf die Vermeidung von Jodschäden ist Bedacht zu nehmen. Die Möglichkeit, daß eine etwa vorhandene Struma durch Jodeinwirkung basedowifiziert wird, darf nicht außer acht gelassen werden. Für jodüberempfindliche Kranke kommt eine Kur nicht in Betracht.

2. Erkrankungen der Atmungsorgane.

Unter den Erkrankungen der Atmungsorgane stellen *chronische Bronchitiden* ihres guten Ansprechens wegen ein besonders dankbares Anwendungsgebiet für den Gebrauch einer Kur dar. Eine gute Beeinflußbarkeit ist für die chronische Bronchitis so kennzeichnend, daß bei Ausbleiben eines Kurerfolges die Möglichkeit eines diagnostischen Irrtums stets in Betracht gezogen werden sollte, zumal sich erfahrungsgemäß Stauungskatarrhe, Lungen- und Hilusdrüsentuberkulosen und beginnende Neoplasmen an den Bronchien häufig unter der Fehldiagnose „chronische Bronchitis" verbergen. Rezidivierende Tracheobronchitiden und rezidivierende oder chronische unspezifische Laryngitiden sind ebenfalls oft erfolgreich durch Trink- und Inhalationskuren angehbar. Die Verordnung eines Kuraufenthaltes ist auch bei Lungenemphysem und Bronchiektasen zu rechtfertigen. Dabei ist zu erwähnen, daß sich das Aufsuchen eines Hochgebirgsortes bei Lungenemphysem nicht bewährt. In die Gesamtheit der an einem Ort zur Verfügung stehenden Kurmittel sind die in ihrer Heilwirkung nicht zu unterschätzenden besonderen klimatischen Bedingungen stets einzubeziehen.

Zum Kurgebrauch geeignet sind Kochsalzquellen und erdig muriatische Wässer, in denen sich neben Kochsalz Calcium- sowie Magnesiumchlorid findet. Außer Kochsalz enthalten alkalisch-muriatische Quellen Natriumbicarbonat, Kochsalzsäuerlinge Kohlensäure. Von Kochsalzquellen spricht man, wenn der Kochsalzgehalt mindestens 1 g je Liter beträgt. Quellen mit über 15 g im Liter werden als Solen bezeichnet. Unter Kochsalzthermen versteht man Quellen mit einer Temperatur von mehr als 20° C. Bei Anwendung in Form von Bädern und Inhalationen wirken diese Quellen expektorationsfördernd und entzündungshemmend auf die Schleimhäute der Atmungswege. Eine Herabsetzung der Infektbereitschaft wird häufig erzielt.

Eine Lungentuberkulose ist unter allen Umständen eine Gegenindikation für eine Bäderbehandlung. Kranke mit frischen exsudativen Schüben bedürfen der Überwachung und Behandlung in einer Klinik oder einem Sanatorium, wo erforderlichenfalls chirurgische Maßnahmen zur Durchführung kommen können. Bei der Ortswahl ist mittlerer Höhenlage, also etwa den mitteldeutschen Gebirgen oder dem Schwarzwald, der Vorzug zu geben. Den starken klimatischen Reizen des Hochgebirges dürfen Tuberkulosekranke nur bei ganz überwiegend produktiv-cirrhotischer Verlaufsform ausgesetzt werden. Wird in einem solchen Fall ein Hochgebirgsaufenthalt in Erwägung gezogen, so ist zu berücksichtigen, daß vegetativ labile, wenig widerstandsfähige Menschen aus der Tiefebene sich oft schlecht der Veränderung der Höhenlage anzupassen vermögen.

Sofern sie sich nicht im Zusammenhang mit einer Pneumonie eingestellt haben, ist es bei *exsudativen Pleuritiden* fast immer gerechtfertigt, eine tuberkulöse Genese anzunehmen, und zwar auch dann, wenn sich ein Lungenherd nicht auffinden läßt und im Exsudat keine Bacillen nachgewiesen werden können. Die in diesen Fällen nach erfolgter Resorption des Exsudates mit besonderem Nachdruck zu fordernde lang ausgedehnte Erholungszeit verbringen die Kranken zweckmäßigerweise an einem Klimakurort mittlerer Höhenlage. Darüber hinaus ist der Gebrauch besonderer Kurmittel nicht angezeigt.

Ein Hochgebirgsaufenthalt bzw. das Aufsuchen eines Seebades kann Kranken mit *tuberkulösen Lymphdrüsenerkrankungen* angeraten werden, da sich die spezifische Adenitis durch ein Reizklima erfahrungsgemäß günstig beeinflussen läßt.

Bei *Heuschnupfen* steht ein Heilerfolg durch Anwendung einer Kur nicht zu erwarten. In schweren Fällen können sich die Kranken durch Aufenthalt in allergenfreier Gegend (Hochgebirge, Nordseeinseln) beschwerdefrei über die Heuschnupfenzeit hinwegbringen. Das Aufsuchen eines geeigneten Kurortes empfiehlt sich bei *Asthma bronchiale*, weil die Kranken unter Ausnutzung der entsprechenden Kureinrichtungen durch günstige Beeinflussung der Begleitbronchitis eine wesentliche Zustandsbesserung erfahren können. Im übrigen ist zu sagen, daß für Asthmakranke ein Aufenthalt in trockener staubfreier Höhenluft im allgemeinen vorteilhaft, ein solcher in feuchten Tälern und Niederungen aber meist ungünstig ist.

3. Rheumatische Erkrankungen.

Akute rheumatische Erkrankungen, zu denen neben der akuten Polyarthritis auch die akuten Myalgien und Neuralgien gezählt werden, scheiden sämtlich für eine Kurortbehandlung aus. Auch wenn sich eine akute Polyarthritis sehr lange hinzieht und schließlich eine subakute Verlaufsform annimmt mit immer wieder neuen Schüben an den Gelenken, ist sie vollkommen ungeeignet für eine Badekur. Man erlebt nämlich alsbald nach dem Beginn einer Bäderbehandlung mit ziemlicher Regelmäßigkeit eine erneute Verschlechterung. Bei der akuten Polyarthritis hat der Grundsatz zu gelten, daß ein als Ausgangspunkt in Frage kommender Eiterherd mehrere Wochen nach dem Abklingen der Gelenkerscheinungen beseitigt werden soll, womöglich erst dann, wenn Temperatur und Senkungsgeschwindigkeit normal geworden sind. In solchen Fällen erübrigt sich meist jede weitere Behandlung. Nur für den Fall, daß die akute Polyarthritis sich sehr lang hingezogen und zu Bewegungsbehinderungen an einigen Gelenken geführt hat, kommt dann, wenn die Herdsanierung erfolgt ist und die Blutsenkungsgeschwindigkeit annähernd normal wurde, eine Badekur zur Verbesserung der beeinträchtigten Gelenkfunktion in Frage.

Bei den *chronischen Verlaufsformen*, die sich anschließen an mehr oder weniger akute polyarthritische Erscheinungen, ist die Festlegung von

Richtlinien, wann eine Badekur mit Nutzen durchgeführt werden kann, außerordentlich schwierig. Man kann nur ganz allgemein sagen, daß eine Kontraindikation für eine Bäderbehandlung besteht, solange noch Exacerbationen mit Temperatursteigerung und schmerzhaften Gelenkerscheinungen in das seiner vorherrschenden Verlaufsform nach chronische Krankheitsgeschehen einbrechen. Solche Zustände sind oft als septische Rheumatoide aufzufassen. Eine Badekur kommt erst nach Abklingen der eigentlichen Krankheitsvorgänge in Betracht. Sobald ein mehr oder weniger unveränderlicher Restzustand erreicht zu sein scheint, kann bei manchen Fällen durch eine Bäderbehandlung zumindest noch eine recht beachtliche Besserung der Gelenkfunktionen erzielt werden. Die nicht ungünstig zu beurteilenden Erfolgsaussichten bei solchen Fällen chronischer Polyarthritis, unter Einschluß der Spondylarthritis ankylopoetica, die in gleichmäßig fortschreitender Entwicklung von Anfang an langsam schleichend verlaufen, geben Veranlassung, zur Durchführung einer Badekur zu raten.

Als Rheumabäder haben Schwefel- und Kochsalzthermen sowie Radiumquellen einen wohlbegründeten Ruf erworben. Auch Moor- und Schlammbäder bewähren sich, diese allerdings lediglich bei Rheumatikern mit ganz chronischem Krankheitsverlauf ohne jede Neigung zu Exacerbationen mit Temperaturanstieg und ohne alle Erscheinungen subakuter Entzündungsvorgänge an den Gelenken. Bei der Entscheidung für einen bestimmten Kurort sind die örtlichen klimatischen Verhältnisse unbedingt zu berücksichtigen, da warme trockene Luft wesentliche Voraussetzung für die Erreichung eines Heilerfolges ist.

Bei chronischen Gelenkbeschwerden, die mit *Knochendeformierungen an den Gelenken* einhergehen, wie sie sich als Folge von Trauma, Überanstrengung und Fehlbelastung einstellen, läßt es sich rechtfertigen, eine Badekur vorzuschlagen, zumal in Ergänzung einer orthopädischen Behandlung oder als unterstützende Maßnahme bei einer Abmagerungskur.

Der Verlauf einer *Gelenktuberkulose* wird im allgemeinen durch einen lang ausgedehnten Aufenthalt an der Nordsee oder im Hochgebirge günstig beeinflußt.

Allgemein gültige Richtlinien für die Aufstellung eines Heilplanes lassen sich niemals festlegen, wenn es sich um die Behandlung *rezidivierender* und vornehmlich *chronischer Myalgien* und *Neuritiden* handelt, weil in diesen Krankheitserscheinungen sehr oft kein Leiden sui generis gesehen werden darf. Rezidivierende Myalgien und Neuritiden beruhen manchmal auf einem leichten Diabetes, auf einer uratischen Diathese oder einem chronischen Nierenleiden. Eine Störung der statischen Verhältnisse, Knochenerkrankungen und Tumoren im kleinen Becken führen häufig zu lange andauernden ischialgiformen Beschwerden. Rezidivierende Entzündungsvorgänge an den kleinen Halswirbelgelenken treten nicht selten unter dem Bilde eines Torticollis in Erscheinung. Die bei Neuralgien und Myalgien differentialdiagnostisch in Betracht zu ziehenden Möglichkeiten sind zu zahlreich, als daß sie sämtlich hier aufgeführt werden könnten. So mögen die vorstehend gegebenen Hinweise genügen, die Forderung zu begründen, bei Klagen über neuritische und myalgische Beschwerden die Benutzung der Kureinrichtungen eines Badeortes nur nach gewissenhafter diagnostischer Klärung des Falles in Vorschlag zu bringen. Auch ist ausdrücklich zu betonen, daß bei Kranken mit chronischen Myalgien und Neuritiden häufig durch eine Herdsanierung bzw. durch einen andersartigen operativen Eingriff oder durch orthopädische Maßnahmen mehr zu erreichen ist als durch den Gebrauch von Kurmitteln.

4. Erkrankungen des Magens und Darms.

Für Kranke mit einer chronischen Begleitgastritis bei Ulcus ventriculi oder duodeni ist es zweckmäßiger, in einem Krankenhaus oder Sanatorium eine strenge Liege- und Diätkur durchzuführen, als einen Kurort aufzusuchen. Liegt einer Gastritis eine maligne Neoplasie oder eine Pylorusstenose zugrunde, so erübrigen sich konservative Kurmaßnahmen von vornherein. Lediglich Kranke, die an einer *chronischen Gastritis* leiden, haben begründete Aussicht, durch einen Kuraufenthalt eine Zustandsbesserung zu erzielen, und zwar nicht zuletzt deshalb, weil sie an einem Kurort Ruhe und nervliche Entspannung finden und damit überhaupt erst die Voraussetzungen für das Eintreten eines Heilerfolges schaffen. Gegebenenfalls sind Infektherde, die eine chronische Magenschleimhautentzündung unterhalten, zu beseitigen, und es muß der Versuch gemacht werden, Essensgewohnheiten, die den Magen zu schädigen geeignet sind, wie zu hastiges Hinunterschlingen ungenügend zerkleinerter Nahrung, dadurch auszumerzen, daß bei dem Kranken Verständnis für solche Zusammenhänge geweckt wird. Stets ist zu berücksichtigen, daß chronische Gastritiden oft auch nur als Begleiterscheinung einer anderen Grundkrankheit zu werten sind, z. B. eines Leberleidens, einer Cholecystopathie oder eines Diabetes.

Bei Hyperacidität wird eine chronische Gastritis durch eine Trinkkur mit alkalischen oder alkalisch-sulfatischen Wässern günstig zu beeinflussen sein; bei Subacidität oder Anacidität empfiehlt sich die Anwendung der säurelockenden warmen Kochsalzquellen oder der Säuerlinge. Die Magensaftsekretion läßt sich auch durch Verabreichung *kleiner* Mengen alkalischer Wässer anregen, weil bei der chemischen Umsetzung ihrer Alkalibestandteile mit der Säure des Magens Kohlensäure und Kochsalz entstehen.

Soweit sie auf einem Unvermögen des Magens, Salzsäure zu bilden, beruhen, begegnet man *chronischen Durchfällen* mit Salzsäuredarreichung. Sie begründen ebensowenig wie chronische Erkrankungen des Colon (Colitis ulcerosa, Colitis membranacea) die Verordnung eines Kuraufenthaltes. Eine chronische *Obstipation* läßt sich durch Kuranwendungen günstig beeinflussen, allerdings wird es auf die Dauer kaum möglich sein, auf eine laufende medikamentöse Behandlung zu verzichten. Bei vorwiegend atonischer Obstipation bewähren sich Trinkkuren mit kalten hochkonzentrierten alkalisch-sulfatischen Wässern; heiße Quellen erweisen sich der ihnen zukommenden krampflösenden Wirkung wegen bei spastischer Obstipation als besonders nützlich.

5. Erkrankungen der Leber und der Gallenwege.

Ikterische Zustände, auch rezidivierende Schübe von Ikterus auf dem Boden einer Schädigung des Leberparenchyms ergeben keine Indikation für Bade- oder Trinkkuren. Die Ausheilung des zugrunde liegenden Krankheitsgeschehens wird vielmehr durch Ruhigstellung gefördert, also Vermeidung aller Maßnahmen, die choleretisch oder stark cholagog wirken. Daß der schicksalsmäßige Verlauf einer *Lebercirrhose* eher durch Kuranwendungen als durch Schonmaßnahmen aufzuhalten sein sollte, ist nicht anzunehmen. In Fällen von Leberparenchymschädigung bei Fettleibigen, Gichtikern und Diabetikern ist die Verordnung eines Kuraufenthaltes durchaus in Erwägung zu ziehen. Von sulfathaltigen Wässern, besonders den warmen alkalisch-sulfatischen Quellen, ist anzunehmen, daß sie die Leberzelltätigkeit im Sinne einer Steigerung der Gallebildung beeinflussen.

Cholecystopathien und *Gallengangsaffektionen* sprechen günstig auf eine Trinkkur mit alkalischen und alkalisch-sulfatischen Wässern an. Handelt es sich um ein Gallensteinleiden, so lohnt der Versuch, durch Trinkkuren in Verbindung mit Wärmeanwendungen, Diätvorschriften und Maßnahmen zur Stuhlregelung eine Verminderung der Anfallsbereitschaft zu erreichen. Es scheint, daß unter einer derartigen Behandlung die eine Cholelithiasis meist begleitenden Entzündungsvorgänge weitgehend zur Ruhe kommen können. Mit einer guten Erfolgserwartung verordnet man solche Kuren auch bei chronischen Cholecystitiden und Cholangitiden mit ihren Folgeerscheinungen (rezidivierende Pankreatitiden, beginnende cholangitische Lebercirrhosen). Wichtig ist es, unter allen Umständen dem Grundsatz Rechnung zu tragen, mit einer Kurbehandlung erst dann beginnen zu lassen, wenn die Krankheit in eine gewisse Latenz eingetreten ist. Bei Häufung von Kolikanfällen, bei akuten Cholecystitiden und bei Gallenblasenempyem ist eine klinische Vorbehandlung durchzuführen, ehe man die geschädigten Organe der großen Beanspruchung aussetzen darf, wie sie die Kuranwendung bedingt.

6. Erkrankungen des uropoetischen Systems.

Bei Nierenerkrankungen akuter und chronischer Art (Glomerulonephritiden, Herdnephritiden, Nephrosen und Nephrocirrhosen) läßt sich von einer Kurbehandlung kein Heilerfolg erwarten. Unspezifische entzündliche Erkrankungen der Nierenbecken und der Blase bedürfen meist nicht besonderer Kuranwendungen. Läßt sich mit Hilfe der neuzeitlichen Harndesinfizientien eine Ausheilung nicht erzielen, dann ist der Verdacht gerechtfertigt, daß eine Tuberkulose der ableitenden Harnwege, ein Nierenabsceß oder ein mechanisches Abflußhindernis vorliegt und der Kranke chirurgischer Behandlung zugeführt werden muß. Bei Steinleiden ist der Gebrauch einer Kur angezeigt, und zwar sowohl bei begleitender fieberloser chronischer Pyelitis als auch bei Fehlen aller Hinweise auf eine Infektion des Nierenbeckens.

Die Wirkung der Bade- und Trinkkuren beruht auf Beeinflussung der Harnreaktion, Verringerung der Harnkonzentration und Ausschwemmung von Stoffwechselschlacken. Kleinere Konkremente können unter dem Einfluß einer gesteigerten Diurese infolge der stärkeren vis a tergo zur Ausscheidung gelangen. Eine Größenverminderung oder Auflösung von Steinen kann durch eine Bade- oder Trinkkur ebenso wenig erreicht werden wie durch medikamentöse Maßnahmen. Bei stark saurem Harn sind alkalische Wässer zu bevorzugen, bei neutraler oder alkalischer Reaktion einfache oder erdige Säuerlinge.

7. Stoffwechselerkrankungen.

Unter Diabetikern erfreuen sich Bade- und Trinkkuren mit alkalischen und alkalisch-sulfatischen Wässern und Schwefelquellen einer gewissen Beliebtheit. Es ist anzunehmen, daß weniger die Kohlehydratstoffwechselstörung als gewisse Begleiterscheinungen eine günstige Beeinflussung erfahren.

Abmagerungskuren bei *Fettsucht* lassen sich auch bei vorwiegend endogener Bedingtheit zweifellos unter Benutzung der an einem Kurort zur Verfügung stehenden Einrichtungen wirksamer durchführen, als es im häuslichen Milieu möglich ist. Alle Bäder, die den respiratorischen Stoffwechsel erhöhen, einschneidende und streng durchgeführte Diäteinschränkungen und Anregung der Darmtätigkeit durch Trinkkuren mit alkalisch-muriatischen oder alkalisch-sulfatischen Wässern begünstigen die Herbeiführung des erstrebten Erfolges.

Für die Behandlung *gichtischer Erkrankungen* werden Trinkkuren mit den gleichen, eben erwähnten Wässern angeraten.

8. Erkrankungen der Schilddrüse.

Nur die Hyperthyreose leichteren Grades ist durch eine Klimabehandlung angehbar. Am besten verbringt man Hyperthyreotiker mit ihrer vegetativen Labilität und nervösen Übererregbarkeit für mehrere Wochen an einen Ort in mittlerer Höhenlage. Im Herbst und im Winter können sie auch aus einem Aufenthalt im Hochgebirge (über 1000 m) Nutzen ziehen, wenn die Kurdauer mit Rücksicht auf die Notwendigkeit der Akklimatisation entsprechend lang bemessen wird. Sehr intensive Sonnenbestrahlung müssen Hyperthyreotiker vermeiden.

Der Erfolg einer Badekur ist bei Hyperthyreosen überaus problematisch. Kontraindiziert sind in jedem Falle jodhaltige Quellen.

Ein Kranker mit ausgeprägtem Basedow kann durch Klimakuren bestenfalls eine geringfügige, kurz anhaltende Besserung erfahren. Im Hinblick auf die Unbeeinflußbarkeit des Leidens mit sonstigen konservativen Maßnahmen sollte, insbesondere bei jüngeren Menschen, das operative Eingreifen nicht unnötig lange hinausgezögert werden.

9. Erkrankungen der blutbildenden Organe.

Bei allen Erkrankungen der hämatopoetischen Organe (mit Ausnahme der Polycythämie) kann von Hochgebirgsaufenthalten eine Unterstützung der sonstigen therapeutischen Maßnahmen erwartet werden. Im einzelnen haben sich besonders für *perniziöse Anämien* schon vor Einführung der Leberbehandlung Kuren im Hochgebirge vielfach gut bewährt. Heutzutage ist bei der sicheren Beeinflußbarkeit perniziöser Anämien durch Leberpräparate eine derartige Maßnahme wohl immer überflüssig. Hingegen ist bei *Leukämien* myeloischer und lymphatischer Art der Versuch einer Beeinflussung durch einen längeren Aufenthalt im Hochgebirge gerechtfertigt, weil hierbei häufig eine Besserung des Blutbilds und des Allgemeinbefindens eintritt.

Beim *Lymphogranulom* und *Lymphosarkom* ist eine möglichst frühzeitige Röntgenbestrahlungsbehandlung angezeigt, so daß hierbei erst im Anschluß an die Röntgenbestrahlungen versucht werden soll, den Allgemeinzustand durch einen Höhenaufenthalt zu heben. *Sekundäre Anämien* erfordern eine Behandlung des Grundleidens (blutende Ulcera des Magens oder Duodenums, Tuberkulose, Genitalblutungen, anacide Gastritis). Ein Badeaufenthalt oder eine Klimakur sind meist zwecklos.

10. Organische Erkrankungen des Zentralnervensystems.

Sie scheiden sämtlich für Bade- oder Klimakuren aus, sofern sie frisch sind oder fortschreitende Tendenz zeigen. Eine Ausnahme machen nur die *Lues cerebri* und die *Tabes*. Diese werden auch mit verhältnismäßig kurz zurückliegendem Beginn der Krankheitserscheinungen erfolgreich in den Jodbädern behandelt. Ausfallserscheinungen nach *cerebralen Apoplexien* soll man erst dann durch eine Badekur zu beeinflussen versuchen, wenn seit ihrer Entstehung mehrere Monate verstrichen sind. Es handelt sich dabei dann um eine Übungsbehandlung gestörter Bewegungsfunktionen, nicht aber um die Beeinflussung des Grundleidens. Dasselbe gilt von der *multiplen Sklerose* und den Schäden nach *Poliomyelitiden, Encephalitiden oder Meningitiden*. Durch Badekuren kann auch bei ihnen nichts anderes angestrebt werden, als daß mit Hilfe einer sinngemäßen Übungstherapie eine teilweise Wiederherstellung von Ausfallserscheinungen begünstigt wird.

Anhang.

XII. Therapeutisch-technische Hinweise.

Aderlaß. Wegen der Kollapsgefahr soll ein Aderlaß immer am liegenden Patienten vorgenommen werden. Eine dicke Nadel, am besten die sog. Flügelkanüle, ist deshalb zweckmäßig, weil bei jenen Zuständen, die einen Aderlaß indizieren, das Blut oft eine erhöhte Viscosität aufweist und in dünnen Nadeln bald gerinnen würde. Vor dem Einstechen spannt man die Haut, wodurch die Vene fixiert wird. Beim Einstich in die Haut ist immer so zu verfahren, daß das Spitzenende der schräg abgeschliffenen Kanülen oder Nadeln der Haut zugekehrt liegt. Die oberhalb der Einstichstelle angebrachte Staubinde bleibt während des Blutabflusses liegen. Die Stauung muß so eingerichtet werden, daß nicht der arterielle Zufluß gedrosselt, sondern lediglich der venöse Rückfluß gehemmt wird. Vom Arzt ausgeführte, unter Druck vorgenommene streichende Bewegungen am Unterarm des Patienten zur liegenden Kanüle hin verstärken den Abfluß des Blutes, desgleichen kräftiges Auf- und Zumachen der Hand seitens des Patienten. Diese Hilfsmittel, vor dem Einstich angewandt, lassen die Venen des Armes etwas mehr hervortreten, so daß die Vene sicherer getroffen wird. Ein heißes Unterarmbad vor der Venenpunktion erleichtert auch oft das Auffinden der Venen. Bei der Venenpunktion ist ebenso wie bei allen anderen Punktionen oder Einspritzungen strenge Asepsis nötig. Nadeln, Kanülen und Spritzen müssen sorgfältig sterilisiert sein. Die Hautstelle, an welcher der Einstich erfolgt, soll vorher mit 70—96%igem Alkohol bzw. mit Äther oder Benzin abgerieben werden.

Intravenöse Injektion. Durch Ansaugen von Blut hat man sich zu überzeugen, daß die Injektionsnadel im Venenlumen liegt. Ist das der Fall, dann wird die vorher zum besseren Auffinden der Vene angelegte Staubinde gelöst. In der Spritze dürfen sich keine Luftblasen befinden. Auf sehr langsames Injizieren der Arzneiflüssigkeit ist stets Bedacht zu nehmen, lediglich Cardiazol und Coramin müssen, wenn sie als Weckmittel bei Narkosezwischenfällen oder bei Vergiftungen Anwendung finden, rasch injiziert werden. Strophanthin, Neosalvarsan, Atophanyl, Calcium und die röntgendiagnostischen Zwecken dienenden Kontrastmittel sind ganz besonders langsam zuspritzen. Sobald sich an der Einstichstelle eine Schwellung entwickelt oder der Kranke über brennende Schmerzen klagt, ist die Injektion abzubrechen. Salyrgan, Novurit, Esidron, Neosalvarsan und Strophanthin können sehr lang anhaltende Schmerzen, Schwellungen und selbst Nekrosen erzeugen, wenn nur wenige Tropfen paravenös gelangt sind. In solchem Falle ist es nützlich, sofort das umliegende Gebiet mit mehreren Kubikzentimetern physiologischer Kochsalzlösung zu infiltrieren, um das paravenös geratene Präparat zu verdünnen. Danach Ruhigstellung des Armes, Alkoholumschläge.

Intramuskuläre Injektion. Die hierfür am besten geeignete Stelle ist der obere äußere Quadrant der Gesäßbacke. Der Kranke soll Seitenlage einnehmen, die Knie etwas anziehen und die Gesäßmuskulatur möglichst locker halten. Wählt man die Streckmuskulatur des Oberschenkels, dann kommen nur die lateral gelegenen Partien in Betracht, weil gegen medial zu Gefäße getroffen werden können. Nach der üblichen vorherigen Desinfektion der Haut an der Einstichstelle spannt man die Haut an und bemüht sich, von ziemlich hoch oben herab mit einem gewissen Schwung die Spitze der entsprechend langen Nadel senkrecht in die Tiefe zu stoßen. Sticht man bei intraglutealer Einspritzung etwas zu tief, dann trifft man auf Knochen, was nichts schadet. Man muß dann nur die Nadel wieder etwas zurückziehen. Vor dem Einspritzen der Flüssigkeit stellt man durch Ansaugen fest, daß die Nadelspitze nicht in einer Vene liegt, da es bei intravenösen Injektionen öliger Lösungen zu Fettembolien kommen könnte. Nach beendigter Einspritzung massiert man mit einem sterilen Tupfer die Partie, in deren Tiefe sich das injizierte Medikament befindet.

Subcutane Injektion. Mit dünner, spitzer Nadel sticht man ruckartig durch die vorher mit einem Desinfiziens abgeriebene Haut, nachdem man diese mit den Fingern gespannt, oder zwischen 2 Fingern eine Falte abgehoben hat. Durch Anziehen des Spritzenstempels uberzeugt man sich wieder, daß nicht zufällig ein Blutgefäß getroffen worden ist. Als Injektionsort eignet sich die Vorderfläche sowie die Außenseite des Oberschenkels, auch die Außenseite des Oberarms und die Gesäßgegend.

Intracutane Injektion. Mittels einer ganz feinen, kurz zugespitzten Nadel kann man weißlich aussehende, charakteristisch gepunktete Hautquaddeln setzen. Die Nadelspitze muß dabei innerhalb der Haut, nicht subcutan liegen. Selbstverständlich lassen sich beim einzelnen Einstich nur wenige Kubikmillimeter, etwa 0,1 ccm intracutan einbringen.

Intrakardiale Injektion. Als Ultimum refugium kann beim Herzstillstand während einer Narkose oder bei Vergiftungen versucht werden, mit Hilfe von $^1/_2$—1 mg Adrenalin intrakardial ein stillstehendes Herz nochmals zum Schlagen zu bringen. Eine lange Nadel wird etwas lateral vom linken Brustbeinrand im 4. oder 5. Intercostalraum medial vom Spitzenstoß eingestochen. Der Herzmuskel setzt der eindringenden Nadel einen deutlichen Widerstand entgegen. Einschießen von Blut in die Spritze zeigt an, daß sich die

Nadelspitze im Vorhof oder in der Kammer befindet. Anschließend an die Injektion fährt man mit den vorher schon angewandten rhythmischen Kompressionen der Thoraxwand fort.

Infusionen. Als Infusion bezeichnet man die Applikation größerer Flüssigkeitsmengen. Die Flüssigkeit — meist handelt es sich um physiologische Kochsalzlösung mit etwaigen medikamentösen Zusätzen — kann subcutan, intravenös und intrasternal infundiert werden. Das die Flüssigkeit enthaltende Vorratsgefäß muß natürlich sterilisiert sein und oben einen Abschluß haben, damit die Sterilität der Flüssigkeit nicht gefährdet wird. Notfalls Bedeckung des Irrigatorgefäßes mit sterilem Mull. Der Abfluß erfolgt durch einen sterilisierten Gummischlauch mit angeschlossener Infusionsnadel. Zur subcutanen Infusion können die Außenseiten der Oberschenkel, das Unterhautgewebe im Bereich der Musculi pectorales und die lateralen Partien der Bauchhaut verwandt werden. Bei intravenösen Infusionen wird zweckmäßigerweise die eingeführte Nadel mit einem Heftpflasterstreifen in der Ellenbeuge befestigt. Bei intravenösen *Tropf*infusionen wird in den Gummischlauch neben einer Klemme ein Tropfenzähler eingeschaltet. Subcutan ist die spritzende Kanüle einzuführen, bei intravenöser Infusion ist das tropfende Ansatzstück des Gummischlauchs auf die eingestochene Kanüle, aus welcher Blut herausfließt, aufzusetzen. Nur so kann das Eindringen von Luft vermieden werden.

Bluttransfusion. Grundvoraussetzung ist eine einwandfrei durchgeführte Blutgruppenbestimmung bei Spender und Empfänger. Unter Beachtung der auf den käuflichen Packungen angegebenen Verwendbarkeitsdauer wird je ein Tropfen der Testsera A und B auf einen Objektträger gebracht. Auf zwei Ecken eines weiteren Objektträgers nimmt man je ein Tröpfchen Blut aus der Fingerbeere oder dem Ohrläppchen des zu Untersuchenden auf und verrührt je einen Blut- und Serumtropfen miteinander. Um Verwechslungen sicher vorzubeugen, kennzeichnet man zweckmäßigerweise die Enden des Objektträgers, so daß eindeutig festliegt, welche der Tropfenmischungen Serum A, welche Serum B enthält. Sorgfältig muß darauf geachtet werden, daß keine Spur des einen Serums in das andere hineingelangt. Die vollständige Durchmischung der Blut- und Serumtropfen wird durch leichtes Schwenken des Objektträgers begünstigt. Nach längstens 5 Min. kann die Prüfung als beendet gelten. Ob eine Reaktion auftritt, beobachtet man am besten über weißem Grund. Stellt sich in beiden Tropfenmischungen eine Agglutination ein, so handelt es sich um Blut der Gruppe AB, erfolgt eine Agglutination nur im A-Serumtropfen, so liegt Gruppe B vor, während Agglutination lediglich im B-Serumtropfen beweisend für die Zugehörigkeit zu Blutgruppe A ist. Die Blutgruppe 0 ist dadurch gekennzeichnet, daß sich in keiner der beiden Tropfenmischungen eine Agglutination einstellt. Läßt das Ergebnis der Prüfung eine eindeutig sichere Beurteilung nicht zu, so muß die Untersuchung mit Testsera einer anderen Packung wiederholt werden.

Auch wenn auf diese Weise Gruppengleichheit im Rahmen des ABO-Systems bei Spender und Empfänger ermittelt worden ist, kann die Vermeidung von Transfusionsschäden nicht mit unbedingter Sicherheit als gewährleistet gelten. A-Untergruppen sowie M-, N- und P-Merkmale bedingen nur sehr selten Transfusionszwischenfälle; hingegen könnte sich die Übertragung Rh-positiven Blutes auf Rh-negative Empfänger etwas häufiger nachteilig auswirken. Blut, welches den Rhesusfaktor (Rh) enthält, veranlaßt im Rh-negativen Empfänger die Bildung von Rh-Antikörpern, und so kann es bei späterer Wiederholung der Zuführung Rh-positiven Blutes zu unangenehmen Antigen-Antikörperreaktionen kommen. Rh-negative Frauen, die eine Frucht mit vom Vater ererbten Rh-positiven Bluteigenschaften tragen, können eine Sensibilisierung erfahren, so daß bei ihnen eine spätere Transfusion von Rh-positivem Blut unter Umständen bedrohliche Störungen zeitigt.

Im Hinblick auf vereinzelte Transfusionszwischenfälle, die auch bei Verwendung einwandfrei gruppengleichen Blutes zur Beobachtung kamen, ist empfohlen worden, jeder Transfusion die biologische Vorprobe nach Oehlecker voraufgehen zu lassen. Es werden dem Empfänger zunächst nur 20 ccm gruppengleichen Spenderblutes intravenös injiziert und erst, wenn im Verlauf von 10—15 Min. keinerlei unerwünschte Reaktionen (auffallende Rötung des Gesichtes, späterhin fahle Blässe, kleiner schneller Puls, Unruhe, leichte Bewußtseinstrübung) auftreten, wird die eigentliche Übertragung vorgenommen. Doch auch nach Anstellung dieser Probe ist noch keine sichere Gewähr dafür gegeben, daß Rh-bedingte Störungen vermieden werden, da sie bisweilen erst eine Stunde nach der Transfusion oder noch später in Erscheinung treten.

Unter Berücksichtigung der Tatsache, daß etwa 15% der Menschen unserer Breiten Rh-negativ sind, wird man vorsichtshalber eine weitere Verträglichkeitsprüfung anstellen müssen, wenn es sich darum handelt, auf Frauen, die geboren haben, Blut zu übertragen, oder bei einem Kranken, der bereits eine Blutübertragung erhalten hat, erneut Blut zu transfundieren. Rh-Testserum steht in Deutschland noch nicht in genügender Menge zur Verfügung. Als zuverlässige Probe ist deshalb der sog. Kreuzversuch in der von Dahr modifizierten Weise zu empfehlen. Mit ihm erfaßt man neben Rh-bedingten Störungen auch solche, die durch blockierende Rh-Antikörper und durch A-Untergruppen hervorgerufen werden können. Der Kreuzversuch gestaltet sich nach DAHR folgendermaßen: Ein Tropfen Serum des Empfängerblutes wird mit einem Tropfen einer Aufschwemmung der Spenderblutkörperchen in physiologischer Kochsalzlösung auf einem Objektträger gemischt. Die erwähnten blockierenden Rh-Antikörper lassen sich nachweisen, wenn man an Stelle der physiologischen Kochsalzlösung menschliches AB-Serum nimmt. Bei der Herstellung der Aufschwemmungen verfährt man in der Weise, daß man einen Bluttropfen auf 1 ccm physiologischer Kochsalzlösung bzw. AB-Serum gibt. Erst nach 20 Min., nachdem man die die Gemische tragenden Glasplättchen mehrfach hin- und hergeschwenkt hat, erfolgt die Beurteilung des Versuches. Eine feinkörnige Verklumpung im Gemisch weist auf Unverträglichkeit hin. Es bedeutet eine noch weitergehende Sicherung, wenn man zwei kleine Röhrchen, welche jeweils 2 Tropfen Empfängerserum und die gleiche Menge einer der beiden genannten Blutkörperchenaufschwemmungen enthalten, für eine Stunde der Temperatur von 37° C aussetzt. Durch teilweise bis vollständige Hämolyse gibt sich in diesen Versuchen die Unverträglichkeit kund. Bei der Kreuzprobe werden demzufolge 4 Versuche angestellt, nämlich 1. die Prüfung des Empfängerserums gegenüber den Spenderblutkörperchen in physiologischer Kochsalzlösung auf dem Objektträger, 2. die Prüfung des Empfängerserums gegenüber den Spenderblutkörperchen in AB-Serum auf dem Objektträger, 3. die Prüfung des Empfängerserums gegenüber den Spenderblutkörperchen, aufgeschwemmt in physiologischer Kochsalzlösung, mittels der Röhrchenmethode, 4. die Prüfung des Empfängerserums gegenüber den Spenderblutkörperchen, aufgeschwemmt in AB-Serum, mittels der Röhrchenmethode.

Der Blutspender muß frei von ansteckenden Krankheiten sein, insbesondere von Syphilis und Tuberkulose und darf in der Anamnese keine Malaria und in der näheren Vergangenheit auch keine Hepatitis epidemica aufweisen.

Von zahlreichen Autoren wird der Übertragung unveränderten Blutes der Vorzug gegeben, also von Blut, das weder defibriniert wurde, noch durch Zusatz von Natrium citricum-Lösung ungerinnbar gemacht worden ist. Für den Bereich der inneren Medizin kommt die unmittelbare Verbindung der Spenderarterie mit der Empfängervene durch eine kurze Kanüle oder durch Gefäßnaht kaum in Betracht, hingegen ist es durchaus möglich, selbst größere Mengen unveränderten Blutes in der Weise zu transfundieren, daß man mit Hilfe dicker, in den Venen von Spender und Empfänger liegender Kanülen mit austauschbaren Spritzen abwechselnd Blut ansaugt und einspritzt. Die verwendeten Spritzen müssen nur immer wieder mit steriler physiologischer Kochsalzlösung durchgespült werden, und die Übertragung hat rasch vor sich zu gehen, damit eine Blutgerinnung in den Kanülen vermieden wird. Auch das einfache Verfahren von OEHLECKER hat sich bewährt, wobei mittels einer mit einem Zweiwegehahn armierten großen Glasspritze das aus der Spendervene angesaugte Blut nach Umstellung des Hahnes in die Empfängervene eingespritzt wird. Diese Transfusionsspritze weist an ihrem Ansatz zwei gebogene Metallrohre auf, die durch eine ganz kurze Schlauchverbindung mit den Kanülen verbunden werden. Weil Bernstein und das Kunstharz Athrombit die Blutgerinnung verhältnismäßig lange Zeit hintanzuhalten vermögen, verwendet man auch, um unverändertes Blut übertragen zu können, Gefäße, die aus diesen Stoffen hergestellt sind. Durch Aderlaß wird ein Athrombitbecher mit Spenderblut gefüllt, der in die große sog. Athrombitröhre entleert wird, welche unten mit einem Conus und einer gekrümmten „Ainit“-Nadel versehen ist. Sobald die Nadel richtig in der Empfängervene liegt, schließt man den Deckel der Röhre und öffnet den am Conus befindlichen Hahn. Mit einem Gebläse kann ein leichter Druck auf den Inhalt der Röhre ausgeübt werden. Durch BECK wurde ein vielfach gebrauchter Bluttransfusionsapparat angegeben, eine Art ventilloser Schlauchpumpe, mit dessen Hilfe ein ununterbrochener Strom unveränderten Blutes vom Spender in den Empfänger übergeleitet werden kann. Die Handhabung ist einfach und ergibt sich aus der dem Apparat von der Herstellerfirma beigegebenen Beschreibung. Nachteilig ist, daß bei längere Zeit währenden Transfusionen Gerinnselbildungen in den langen Schlauchleitungen auftreten können.

Zur Übertragung von Blut, das durch Natrium citricum-Zusatz ungerinnbar gemacht worden ist, ist eine Reihe von Apparaten erdacht worden. Es scheint jedoch, daß der Zusatz von Natriumcitrat Temperatursteigerung und andere unerwünschte Begleiterscheinungen hervorrufen kann. Auch ist anzunehmen, daß unverändertes Blut eine breitere Wirkung entfaltet. Die Verwendung defibrinierten Blutes zu Transfusionszwecken gilt heute mit Recht als überholt. Praktische Bedeutung hat die Übertragung defibrinierten Blutes nur noch in Gestalt der Reinfusion bei schweren abdominellen Blutungen. Das in die Bauchhöhle ergossene Blut wird durch Schlagen mit sterilen Glasstäbchen oder durch Schütteln mit Glasperlen defibriniert und dann reinfundiert.

Pleurapunktion. Der zweckmäßigste Ort für Pleurapunktionen ist, wenn es sich nicht um abgesackte Ergüsse handelt, die Scapularlinie bzw. die hintere Axillarlinie. Die Höhe der Punktionsstelle erläutert Abb. 1. An der untersten Stelle der Dämpfung zu punktieren, bringt die Gefahr einer Durchstechung des Zwerchfells mit sich, zu hoch oben riskiert man ein Anstechen der Lunge, obgleich man unbegreiflicherweise gegen die obere Grenze eines Exsudates hin die Flüssigkeit vielfach leichter ansaugen kann als in den abhängigen Partien. Bei zu wenig tiefem Einstechen kommt es leicht vor, daß die Spitze der Nadel in der auf der Abbildung angedeuteten, bei alten Exsudaten oft vorhandenen und manchmal ziemlich dicken Fibrinschicht steckt. Zur Probepunktion benutzt man, zumal wenn die Möglichkeit besteht, Eiter anzusaugen, eine nicht zu dünne Hohlnadel mit angeschlossener 20 ccm fassender Rekordspritze. Der Einstich soll in der Mitte des Intercostalraumes oder am oberen Rande einer Rippe erfolgen, damit eine Verletzung der Intercostalgefäße und -nerven vermieden wird, die in den hinteren Thoraxpartien im Sulcus costae an der Innenseite des unteren Randes der Rippen verlaufen. Am besten wird die Punktion am sitzenden Patienten vorgenommen. Lokalanästhesie durch eine Novocaininjektion oder Chloräthylvereisung der Einstichstelle ist nur bei sehr empfindlichen Patienten nötig. Der Einstich in die Pleurahöhle soll mit einem ruckartigen Stoß vorgenommen werden, wodurch dem Kranken viel weniger Schmerzen entstehen als bei langsamem Durchbohren der Haut. Sehr schmerzhaft ist das Anstechen des Rippenperiosts. Saugt man nach dem Einstechen kein entzündliches Exsudat oder gestautes Transsudat, sondern schaumiges Blut an, so ist das ein Zeichen dafür, daß sich die Nadelspitze in der Lunge befindet. Bei engen Zwischenrippenabständen erleichtert man sich das Einstechen dadurch, daß man den Patienten veranlaßt, sich bei über den Kopf erhobenem Arm zur Gegenseite zu beugen.

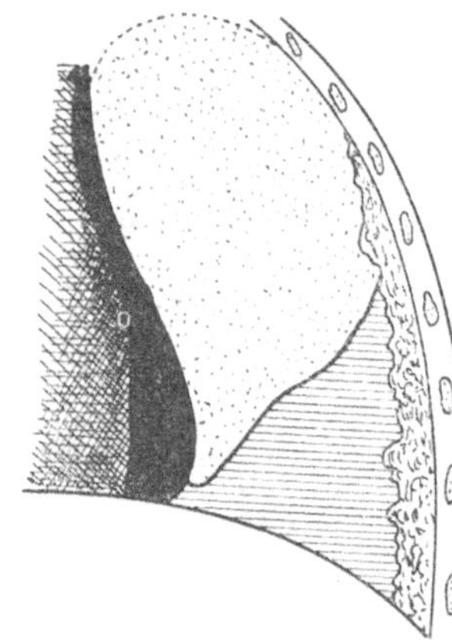

Abb. 1. Punktion eines Pleuraergusses. (Nach ERNST MEYER, Therapeutische Technik.)

Soll sich an die Probepunktion eine ausgiebige Entleerung des Pleuraergusses anschließen, dann verbindet man die liegende Nadel, aus der infolge des meist vorhandenen Überdrucks zunächst Flüssigkeit aus dem Pleuraraum herausfließt, mit einem Schlauch, dessen anderes Ende ein kleines Glastrichterchen trägt. Letzteres wird in ein mit etwas Wasser gefülltes Sammelgefäß eingebracht. Luftleere im Schlauch ist die Voraussetzung dafür, daß es durch Heberwirkung zum Ablaufen des Pleuraergusses kommt. Wenn bei der Entleerung eines Pleuraergusses stärkerer Hustenreiz entsteht, dann ist die Punktion abzubrechen. Das Auftreten eines Lungenödems zeigt eine Gefahr an, welche gebietet, mit der Punktion aufzuhören. Wegen der Möglichkeit eines Kollapses sind bei jeder Pleurapunktion Analeptica bereitzuhalten.

Technik der Pneumothoraxbehandlung. Die verschiedenen, im Handel befindlichen Apparate bestehen sämtlich aus 2 Gefäßen, die nach dem Prinzip der kommunizierenden Röhren miteinander verbunden sind. Das System enthält so viel Wasser, wie es dem Rauminhalt eines Gefaßes entspricht. Das eine dieser Gefäße wird mittels eines Schlauches und einer Punktionsnadel mit dem Pleuraraum verbunden. Durch Heben bzw. Senken des anderen Gefäßes kann Luft unter Druck in den Pleuraraum eingepreßt bzw. aus diesem abgesaugt werden. Wie Abb. 2 schematisch zur Darstellung bringt, ist der mit der Nadel versehene Schlauch auch noch mit einem graduierten Wassermanometer verbunden. Ein T-Stück, besser noch ein Zweiwegehahn ermöglicht es, die Höhe des Drucks im Pleuraraum während der Füllung bzw. wahrend des Absaugens immer wieder zu kontrollieren. Bei Unterdruck in der Pleurahöhle steigt das Wasser in dem zur Nadel führenden Manometerschenkel in die Höhe, während es im anderen Schenkel entsprechend fällt. Bei Überdruck zeigen sich entgegengesetzte Verhältnisse.

Zur Anlegung eines Pneumothorax eignet sich am besten die von DENECKE angegebene, kurz geschliffene, vorn geschlossene Nadel, die an der Seite ihrer Spitze mit einem mehrere Millimeter langen Spalt versehen ist. Der Einstichort ist abhängig vom klinischen Befund. Bei der Anlage eines Pneumothorax wird die Nadel ganz langsam und vorsichtig eingeführt, bis die eben erwähnte seitliche Nadelöffnung gerade im Pleuraspalt liegt. Das kündigt sich dadurch an, daß infolge des dort herrschenden Unterdrucks die Wassersäule im Manometerschenkel, der mit der Nadel verbunden ist, ansteigt. Ausgiebige Schwankungen im Manometerstand, konform der Atmung, zeigen die richtige Lage der Nadel an, so daß dann mit der Füllung begonnen werden kann. Finden sich im Manometer nur geringfügige Schwankungen um den Nullpunkt herum, dann liegt die Nadelspitze innerhalb der Lunge oder innerhalb einer Pleuraschwarte. Bei der ersten Füllung soll man nur etwa 200 ccm Luft einströmen lassen und hierauf zunächst in kürzeren, später in längeren Abständen Füllungen folgen lassen. Während der Einfüllung der Luft ist zwischendurch immer wieder der Druck zu messen. Im allgemeinen soll nicht so viel Luft eingelassen werden, daß der Enddruck stark positiv wird. Bei gut sitzendem Pneumothorax bereiten die Nachfüllungen keine technischen Schwierigkeiten mehr. Längere zeitliche Abstände zwischen den Nachfüllungen sind im späteren Verlauf deshalb möglich, weil sich die Resorption der Luft allmählich immer langsamer vollzieht. Das Einfüllen von Luft wird zur Unmöglichkeit, wenn die Pleurablätter an der Einstichstelle verklebt sind. Die operative Lösung von Adhäsionen ist eine fachärztlich-chirurgische Angelegenheit.

Die Hauptgefahr bei der Pneumothoraxbehandlung besteht in dem Auftreten einer Luftembolie in das Gehirn mit Kollapssymptomen und tonisch-klonischen Zuckungen. Sofortige Entfernung der Nadel und Beckenhochlagerung (Kopf tief!) sind erforderlich. Gelangt Luft in die zur Medulla oblongata führenden Gefäße oder in die Coronararterien, dann kann plötzlicher Tod eintreten. Geringere Gefahren sind mit einem Kollaps infolge der Zerreißung kleinerer Adhäsionen verbunden. Ein je nach der falschen Lage der Nadel im subcutanen Gewebe bzw. zwischen Fascia endothoracica und Pleura parietalis sich verschiedenenorts ausbildendes Emphysem wird über kurz oder lang wieder resorbiert. Unangenehm ist unter Umständen ein mediastinales Emphysem, das infolge einer Lungenverletzung oder eines Überdrucks mit Pleurazerreißung auftreten kann. Werden einmal subpleural gelegene käsige Lungenherde angestochen, dann pflegt es zu einem Pyopneumothorax zu kommen. Er kann auch entstehen als Folge der Perforation einer pleuranahen Kaverne in den Pleuraraum. Im letzteren Fall ist es möglich, daß sich ein Spannungspneumothorax ausbildet, der wiederholtes Absaugen von Luft erforderlich macht.

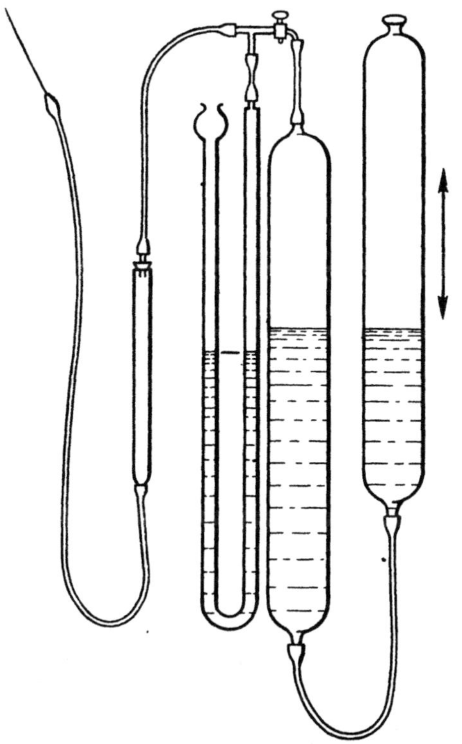

Abb. 2. Schema eines Pneumothoraxapparates. (Nach ERNST MEYER, Therapeutische Technik.)

Perikardpunktion. In halb sitzender Stellung des Kranken wird am linken Rand der verbreiterten relativen Herzdämpfung im 5. oder 6. Intercostalraum eine mit einer Rekordspritze verbundene Hohlnadel eingestochen, und zwar in Richtung zur Körperachse hin. Die Absaugung des perikardialen Exsudates erfolgt mittels Spritzenaspiration. In sehr langsamem Tempo können mehrere 100 ccm abgelassen werden. Übertritt von etwas Luft in den Herzbeutel während des Spritzenwechsels ist ohne Gefahr. Gelangt mit der Entfernung des Perikardergusses die Nadel allmählich an das Herz, so sind Pulsationen deutlich wahrnehmbar. Blutbeimengungen zum Exsudat gelten als Indikation für das Abbrechen der Punktion. Analeptica müssen für Zwischenfälle stets bereit gehalten werden.

Bauchpunktion. Zunächst Entleerung der Harnblase, im Zweifelsfalle mittels Katheterismus. Die Differentialdiagnosen Hydronephrose und große Cyste immer im Auge behalten! Die zweckmäßigste Punktionsstelle zur Entleerung eines freien Ascites findet sich links nicht weit entfernt von der Spina iliaca anterior auf der Linie, die diese mit dem Bauchnabel verbindet. Hautdesinfektion, Lokalanästhesie, wenige Millimeter langer Einschnitt in die Haut mit einem Skalpell und dann ruckartig und unter leichter drehender Bewegung den Troikar in die Bauchhöhle stoßen! Eine Gefahr des Anstechens der Därme besteht nicht, solange diese frei beweglich sind. Nach Entfernung des Stiletts schießt Flüssigkeit gewöhnlich im Strahl heraus. Unbedenklich können gegebenenfalls mehrere Liter Ascites abgelassen werden, am besten durch ein Hebersystem, wie es für die Pleurapunktion bereits erwähnt wurde. Durch die intraabdominelle Druckerniedrigung und den Wärmeverlust kann ein Kollaps auftreten, dem mit den immer bereit zu stellenden analeptischen Mitteln zu begegnen ist. Nach Entfernung des Troikars komprimierender Tampon-Heftpflasterverband und komprimierender Tuchverband um den Leib. Nachsickern von Flüssigkeit bedeutet keine Gefahr.

Sternalpunktion. Die Haut und das Periost des Sternums werden in Höhe der 3. Rippe durch wenige Kubikzentimeter 2%iger Novocainlösung anästhesiert. Die von KORTH und HENNING angegebene Sternalpunktionsnadel hat den Vorteil, daß mittels einer einstellbaren Arretierung das Durchstechen des Sternums bis in das Mediastinum hinein sicher vermieden wird. Nachdem die Nadel die Haut durchstochen hat, wird unter kräftigem Druck der Knochen senkrecht durchbohrt, so daß die Nadelspitze im Markraum liegt, der sich etwa 3—5 mm unterhalb des Periosts befindet. Nach Entfernung des Mandrins wird eine Spritze aufgesetzt. Das Ansaugen der Knochenmarksflüssigkeit verursacht den Patienten einen sehr unangenehmen Schmerz. Therapeutisch hat der sternale Markraum insofern Bedeutung erlangt, als Arneimittel intrasternal ebenso wie intravenös verabfolgt werden können, etwa bei Thrombosierungen der Venen oder im Kreislaufkollaps. Auch intrasternale Infusionen und Bluttransfusionen sind möglich. Bei den Infusionen und Transfusionen muß darauf geachtet werden, daß die Flüssigkeit langsam einläuft, da rascher Einfluß vom Patienten als lästig empfunden wird. Das Eindringen von Luft in den Sternalmarkraum ist selbstverständlich ängstlich zu vermeiden. Eine Kontraindikation für die Sternalpunktion dürfte nur durch ein das Sternum arrodierendes Aneurysma der Aorta gegeben sein.

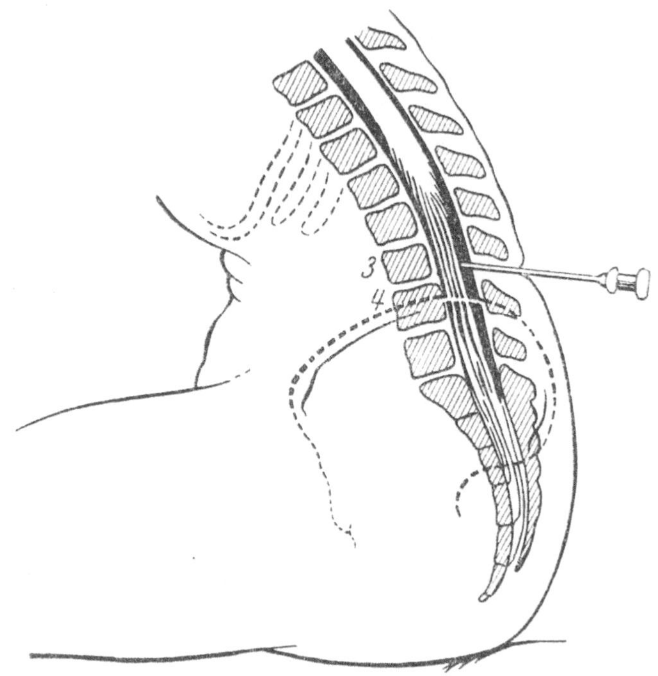

Abb. 3. Lumbalpunktion.
(Nach ERNST MEYER, Therapeutische Technik.)

Lumbalpunktion. Sie kann sowohl am liegenden wie am sitzenden Patienen vorgenommen werden. Von großer Wichtigkeit für das Gelingen der Punktion ist es, daß durch entsprechende Lagerung bzw. Haltung eine möglichst weitgehende kyphotische Krümmung der Lendenwirbelsäule herbeigeführt wird, wodurch die Dornfortsätze auseinanderweichen. Es kommt darauf an, die Nadel genau in der Mitte und enkrecht zur Wirbelsäulenachse einzustechen. Als Punktionsstelle wählt man die Hohe einer Linie,. welche die beiden höchsten Punkte der Darmbeinkämme verbindet. Sticht man so zwischen den Dornfortsätzen des 3. und 4. Lendenwirbels ein, dann läuft man keinerlei Gefahr, das Rückenmark zu verletzen, da dieses nie tiefer als bis zum 2. Lendenwirbel hinab reicht. Eine Lokalanästhesie ist nur bei hypersensiblen Patienten nötig. Abb. 3 veranschaulicht, daß mit leicht kranialwärts gerichteter Nadelspitze in die Tiefe zu stechen ist. Bei zweckentsprechender Wahl der Einstichstelle und bei richtiger Führung der Nadel stößt man nicht auf Knochen, verspürt nur manchmal das Ligamentum supraspinale und in der Tiefe die Dura als leicht zu überwindenden Widerstand. Gerät die Nadelspitze auf Knochen, so ist sie zurückzuziehen und in veränderter Richtung zu führen. 5—7 cm von der Haut entfernt erreicht man bei Erwachsenen den Duralsack, bei Kindern in entsprechend geringerer Tiefe. Liegt die Nadelspitze im Liquorraum, dann fließt nach Entfernung des Mandrins Liquor ab. Der Druck, unter welchem der Liquor zutage tritt, kann beim liegenden Kranken durch ein an die Nadel angeschlossenes graduiertes Steigrohr gemessen werden. Er liegt normalerweise zwischen 80—120 mm Wasser. Druck auf beide Jugularvenen und intraabdominelle Drucksteigerung erhöhen den Liquordruck. Nach der Vornahme einer Lumbalpunktion soll der Kranke zur Vermeidung postpunktioneller Kopfschmerzen 12—24 Stunden lang möglichst flach liegen. Kontraindiziert ist eine Lumbalpunktion bei den raumbeengenden Prozessen in der hinteren Schädelgrube und bei entzündlichen Wirbelveränderungen in Höhe der Punktionsstelle. Bei der Eingabe von

Medikamenten oder Heilseren in den Lumbalsack ist darauf zu achten, daß vorher soviel Liquor abgelassen wird, als man Flüssigkeit einzubringen beabsichtigt, und daß die einzuspritzende Flüssigkeit Körpertemperatur aufweist.

Suboccipitalpunktion. Ihre Gefahren bestehen in der Möglichkeit eines Anstechens der Medulla oblongata oder eines subduralen Gefäßes. Ersteres äußert sich, da durch zu tiefes Einstechen die Hinterstränge verletzt werden, meist durch Schmerzen in einer Extremität. Auch Zuckungen des Kopfes oder einer Extremität, Erbrechen, Cyanose und Schweißausbruch können Folgen einer Verletzung der Medulla oblongata sein. Beim Auftreten eines dieser Symptome ist die Nadel sofort zurückzuziehen, wobei jegliche seitliche Bewegung der Nadel ängstlich vermieden werden muß. Viel gefährlicher als eine leichte Stichverletzung der Medulla oblongata ist im Hinblick auf eine entstehende Blutung die Verletzung eines subduralen Gefäßes, wie sie ganz selten einmal vorkommen kann, wenn eine starke Schlängelung oder ein abnormer Verlauf eines Gefäßes vorliegt. Bei einer solchen Blutung erhält man frisch blutigen Liquor, woraufhin die Punktion abzubrechen und der Kranke mit hochgelagertem Kopf zu betten ist. Sofortige Verlegung auf eine womöglich neurochirurgische Abteilung ist wünschenswert, weil unter sorgfältiger neurologischer Beobachtung des Kranken entschieden werden muß, ob dem infolge der Blutung sich steigernden intrakraniellen Druck durch erneute Zisternenpunktion, durch Lumbalpunktion oder durch operative Freilegung der Zisterne zu begegnen ist.

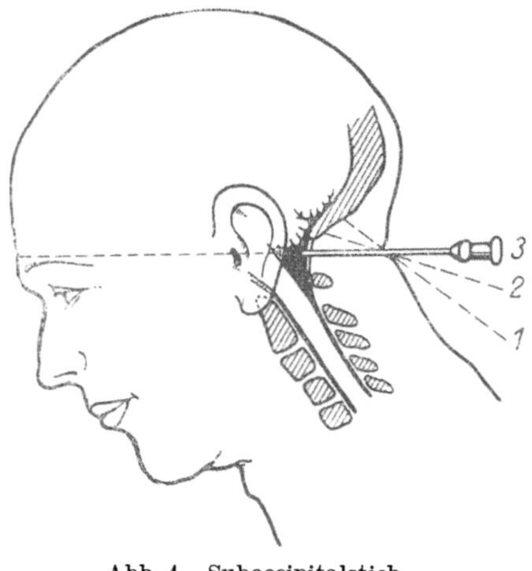

Abb. 4. Suboccipitalstich.
(Nach ERNST MEYER, Therapeutische Technik.)

Die Suboccipitalpunktion kann sowohl beim sitzenden wie auch beim liegenden Kranken ausgeführt werden. Der Kopf des Kranken wird nach vorn gebeugt und festgehalten. Die kurz geschliffene Hohlnadel ist genau in der Mittellinie und senkrecht in der fühlbaren Delle unterhalb der Protuberantia occipitalis externa einzustechen, und zwar in kranialwärtiger Richtung (Lage 1 der Nadel in Abb. 4). Die Nadelspitze erreicht dann die Hinterhauptschuppe. Durch geringfügiges Zurückziehen und wieder Vorstechen der Nadel bringt man diese allmählich in die Lage 3 der Abb. 4. In dieser Situation fühlt man keinen Knochen mehr. Der Geübte kann auch gleich in der endgültigen Richtung einstechen. Infolge der verschiedenen Dicke der Nackenmuskulatur und der Fettentwicklung im Unterhautgewebe variiert die Entfernung von der Haut zur Zisterne außerordentlich stark. Beim sitzenden und nicht pressenden Patienten pflegt der Liquor nicht spontan abzufließen wie bei der Lumbalpunktion, weshalb mit einer Spritze Liquor vorsichtig angesaugt werden muß. Beim liegenden Patienten hingegen tropft der Liquor normalerweise spontan ab. Die anschließende Ruhigstellung des Patienten, wie sie die Lumbalpunktion erfordert, ist nach einer Zisternenpunktion nicht nötig. Zisternal können Medikamente einverleibt werden, z. B. Lobelin, was bei Narkosezwischenfällen und bei Vergiftungen, die das Atemzentrum lähmen, oft von schlagartigem Erfolg ist.

Epidurale Injektionen. Bei Ischias, tabischen Krisen im Mastdarm- und Blasenbereich sowie Coccygodynien können bisweilen mit Erfolg 20—30 ccm einer 1%igen Novocainlösung (ohne Zusatz von Suprarenin!) oder 10 ccm einer 5%igen Antipyrinlösung epidural in den Sacralkanal gespritzt werden. In Knie-Ellenbogenlage des Patienten sticht man nach Desinfektion der Haut zwischen dem unteren Ende des Kreuzbeins und dem Steißbein durch das Ligamentum sacro-coccygeum senkrecht hindurch, senkt hierauf das Ende der Nadel und schiebt sie im Sacralkanal hoch (Abb. 5). Ist die Nadel 5—6 cm tief eingeführt, dann nimmt man die Injektion vor, nachdem man sich durch Ansaugen vorher vergewissert hat, daß weder Blut noch ausnahmsweise einmal Liquor aspiriert wird.

Präsacrale Novocaininfiltration. Zuverlässiger als die epidurale Novocaininjektion und bisweilen erstaunlich gut wirkt bei Ischialgien die von PENDL angegebene präsacrale Applikation von etwa 60 ccm einer $^1/_2$%igen Novocainlösung. Der Kranke wird in eine Stellung gebracht wie zur gynäkologischen Untersuchung, und es wird 2 cm seitlich und hinter der Steißbeinspitze auf der erkrankten Seite eingestochen. Die Nadelspitze ist dann an die Innenfläche des Kreuzbeins zu schieben und in ständiger Fühlung mit dem Kreuzbein tastet man sich in die Höhe, bis die 12 cm lange Nadel vollständig eingeführt ist. Die Spitze der Nadel liegt dann in der Höhe des 1.—2. Foramen sacrale, so daß sämtliche Wurzeln des Plexus lumbosacralis von der eingespritzten Flüssigkeit umspült werden. Die einzige Gefahr bei dieser Injektion ist eine Verletzung des Rectums, die aber vermieden werden kann, wenn man sich mit der Nadelspitze stets sorgfältig in Kontakt mit der Innenfläche des Kreuzbeins hält.

Sympathicusblockade durch Novocaininfiltration. Ein vasodilatatorischer Effekt, kenntlich an sichtbar besserer Durchblutung und Steigerung der Hauttemperatur, kann erzielt werden, wenn eine Novocaininfiltration des sympathischen Grenzstrangs an jenen Stellen durchgeführt wird, von denen aus der Hauptteil sympathischer Fasern zu einer Extremität abgeht. Periphere Durchblutungsstörungen bei der RAYNAUDschen Krankheit oder der Endangiitis obliterans, Erfrierungsschäden, trophische Ulcera, vor allem das kausalgische Syndrom, auch Neuralgien und Neuritiden lassen sich durch eine Sympathicusblockade temporär günstig beeinflussen. Durch eine Resektion des Ganglion stellatum bei derartigen Krankheitszuständen der oberen Extremitäten und durch eine operative Durchtrennung des Grenzstranges im Splanchnicusbereich bei Durchblutungsstörungen der unteren Extremitäten kann dann die Wirkung noch intensiver und anhaltender gestaltet werden.

Bei der Infiltration des Ganglion stellatum wird etwa 2 cm oberhalb des Sternoclaviculargelenks und 1,5—2 cm von der Mittellinie entfernt am inneren Rand des Musculus sternocleidomastoideus senkrecht in Richtung auf den Querfortsatz des 1. Brustwirbelkörpers eingestochen, vor dem das Ganglion stellatum liegt. Erreicht diesen die Nadelspitze, dann werden 20—30 ccm einer 1%igen Novocainlösung injiziert. Das sofortige Auftreten eines HORNERschen Symptomenkomplexes, der nur einige Stunden bestehen bleibt, zeigt an, daß die richtige Stelle getroffen worden ist. Auch die Erwärmung und bessere Durchblutung des zugehörigen Armes macht sich alsbald bemerkbar. Nur selten beobachtete Unglücksfälle bei der Stellatuminfiltration ereignen sich dadurch, daß die Arteria carotis verletzt werden kann, was sich durch Abfluß arteriellen Blutes aus der Nadel zu erkennen gibt, oder daß ein Pneumothorax entsteht, wenn die Lungenkuppe angestochen wird.

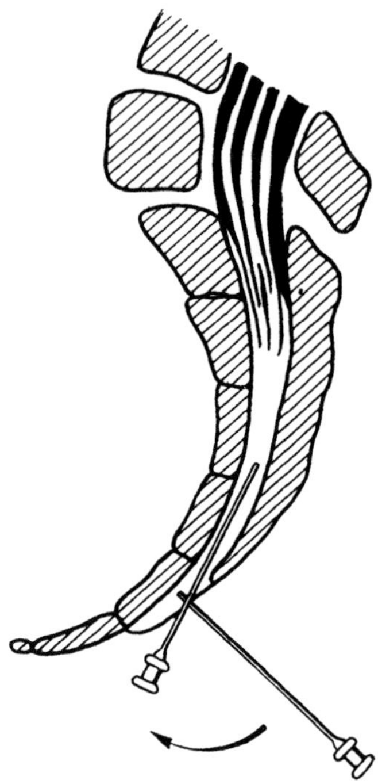

Abb. 5. Epidurale Injektion.

Für die Behandlung von Störungen in den unteren Extremitäten ist der sympathische Grenzstrang zu erreichen, wenn man über der Spina iliaca dorsalis cranialis eingeht und auf den Querfortsatz des 5. Lendenwirbels zusticht. Fühlt man den knöchernen Widerstand, dann führt man die Nadelspitze unter dem Querfortsatz hindurch an die Seitenwand des 5. Lendenwirbelkörpers. Zu weit nach vorne darf man sich nicht wagen, weil dadurch die großen Gefäße vor der Wirbelsäule verletzt werden können. 40—60 ccm einer 1%igen Novocainlösung werden eingespritzt, wobei der Patient Schmerzen und Parästhesien im Bein verspürt.

Bei entsprechender Übung und Vorsicht kann man ohne Gefahr im Bereich der Halswirbelsäule und der beiden obersten Brustwirbel und im Bereich der Lendenwirbelsäule die 1%ige Novocainlösung auch in die Nähe einiger untereinander liegender Foramina intervertebralia injizieren. Es werden auf diese Weise die Spinalganglien umspült. Damit erreicht man eine segmentale Blockierung afferenter und efferenter spinaler und vegetativer Fasern jenseits des Rückenmarks.

Magenspülung. Notwendig ist ein 10—12 mm dicker und etwa 80 cm langer Schlauch, welcher eine lichte Weite von 6—8 mm aufweist, eine abgerundete verschlossene Spitze, eine unmittelbar hinter dem massiven Spitzenteil angebrachte ovale Öffnung und eine ebensolche etwas höher oben auf der entgegengesetzten Seite haben muß. Am besten sitzt der Kranke zur Magenspülung auf einem Stuhl. Sein Kopf muß festgehalten werden, damit ein Ausweichen des Kopfes nach hinten nicht möglich ist. Nachdem das mit Wasser angefeuchtete Schlauchende auf die Zunge gelegt worden ist, wird der Kranke aufgefordert zu schlucken und während des Schluckaktes wird der Schlauch weitergeschoben. Befindet sich das Schlauchende erst einmal im Anfangsteil des Oesophagus, dann läßt sich der Schlauch ohne Schwierigkeit in den Magen hineinschieben. Bei übermäßigem Würgreiz kann vor der Magenspülung die Rachenschleimhaut anästhesiert werden. Der Abstand zwischen Zahnreihe und Kardia beträgt 40—45 cm, so daß an einem graduierten

Schlauch abgelesen werden kann, wenn sein Ende sich im Magen befindet. Ist der Magen gefüllt, dann entleert sich auf Pressen des Kranken hin Mageninhalt durch den Schlauch. Zur Magenspülung wird an den eingeführten Schlauch ein gläsernes Zwischenstück und ein damit verbundener weiterer Schlauch angesetzt. Dieser ist mit einem großen Trichter versehen. Der zunächst tief gehaltene Trichter wird mit lauwarmem Wasser gefüllt. Hierauf ist der Trichter langsam zu heben, so daß das Wasser in den Magen hineinlaufen kann. Bevor sich der Trichter vollkommen entleert hat, wird er schnell wieder gesenkt, woraufhin der mit dem Spülwasser verdünnte Mageninhalt in den Trichter gelangt und ausgegossen wird. Die Prozedur wird so lange fortgeführt, bis nur noch klares Wasser aus dem Magen auszuhebern ist.

Erweist sich eine Magenspülung bei bewußtlosen Kranken, etwa Vergifteten, als notwendig, dann sind Oberkörper und Kopf hochzulagern, damit nicht neben dem Magenschlauch herausgewürgter Mageninhalt in die Trachea fließt. Um nicht bei Bewußtlosen, deren Reflexerregbarkeit aufgehoben ist, den Schlauch versehentlich durch den Kehlkopf in die Luftröhre einzuführen, drückt man mit dem linken Zeige- und Mittelfinger den Zungengrund energisch nach unten und vorn und schiebt den Schlauch in den Oesophagus. Ein vorher zwischen die Zahnreihen geschobener Mundsperrer schützt davor, daß benommene Patienten auf die eingeführten Finger bzw. auf den Schlauch beißen. Gelangt trotzdem die Schlauchspitze in den Kehlkopf, dann äußert sich das durch intensive Cyanose des Kranken und durch rasselndes, den Schlauch passierendes Atemgeräusch. Während der Spülung ist der Kopf des Kranken seitlich zu neigen, auch zu dem Zweck, daß nicht neben dem Schlauch herausgewürgter Mageninhalt in die Trachea gerät.

Duodenalsondierung. Um bei Erkrankungen des Gallenwegsystems cholagoge Substanzen in das Duodenum bringen zu können, oder um nach den Angaben von HENNING über längere Zeit hinweg eine Jejunalsondenernährung Ulcuskranker zu ermöglichen, wird eine etwa 100 cm lange und 5 mm dicke weiche Gummisonde eingeführt, deren Ende eine metallene gefensterte Olive trägt. Am besten legt sich der Kranke selbst das mit der Olive versehene Schlauchende auf den Zungengrund und führt unter langsamem Nachschieben der Sonde Schluckbewegungen aus, bis die Olive in den Anfangsteil des Oesophagus gelangt ist. Hierauf läßt sich die Sonde leicht weiterschieben, wobei man an Hand ihrer Markierungen feststellen kann, wann sich die Olive ungefähr vor dem Pylorus befindet. Dieses dürfte meist der Fall sein, wenn etwa 60 cm der Sonde eingeführt sind. Der Kranke soll dann etwas umhergehen oder rechte Seitenlage einnehmen, immer wieder schlucken und ganz langsam die Sonde weiter vorschieben. Dadurch, daß man den Kranken etwas warme Flüssigkeit neben der Sonde herunterschlucken läßt, wird die Magenperistaltik angeregt und der Übertritt der Olive in das Duodenum erleichtert. Röntgenologisch läßt sich feststellen, ob sich das Sondenende etwa im Magen aufrollt. Von Zeit zu Zeit wird mittels einer Spritze an der Sonde gesaugt. Erhält man alkalische und gallehaltige Flüssigkeit, dann ist das ein Hinweis dafür, daß die Sonde im Duodenum liegt.

Handelt es sich um eine Dauersondierung, dann wird zweckmäßigerweise die Sonde ohne Olive durch die Nase eingeführt. Erscheint die Spitze an der hinteren Rachenwand, so ergreift man sie mit einer Kornzange, zieht sie ganz langsam und behutsam zum Mund heraus und befestigt an ihr die Metallolive. Hierauf wird diese auf den Zungengrund gelegt und vom Kranken geschluckt, am besten gleichzeitig mit warmer Flüssigkeit. Liegt die Olive schließlich dort, wo man sie haben möchte, dann wird das freie Sondenende mit einer Klemme verschlossen, um das Ohr geschlungen und vor und hinter dem Ohr mit Heftpflaster fixiert.

Darmeinläufe. Für Zwecke eines Reinigungseinlaufes nimmt man ein Rohr aus Gummi, wie es der beschriebene Magenschlauch darstellt, nur muß es kürzer sein als dieser. Durch ein Glaszwischenstück wird es mit einem Schlauch verbunden, an dessen Ende der Irrigator oder ein großer Trichter befestigt ist. Das gründlich eingefettete Darmrohr wird bei dem in linker Seitenlage befindlichen Patienten etwa 15—20 cm hoch eingeschoben. Zum sog. hohen Reinigungseinlauf verwendet man $^1/_2$—1 Liter Wasser von Zimmertemperatur mit etwas Seifenzusatz. Der Irrigator ist etwa 1 m hoch zu heben. Die auf den Einlauf hin erfolgende Dehnung des Darmes ist um so größer, je schneller man die Flüssigkeit einlaufen läßt, und der Temperaturreiz auf den Darm ist um so stärker, je kühler man die Einlaufflüssigkeit hält. Handelt es sich um die Beseitigung sehr verhärteter Kotmassen, dann leistet der Zusatz von 100 ccm Glycerin zum Einlaufwasser gute Dienste.

In der Ampulle des Rectums angestauter Kot kann auch mit Hilfe eines Glycerin- oder Ölklistiers zur Entleerung gebracht werden. Durch eine Spritze, die mit einem leicht gebogenen oder auch geraden Hartgummiansatz versehen ist, werden 10 ccm Glycerin mit 10 ccm Wasser vermischt, oder 20 ccm Öl in das Rectum eingegeben, woraufhin nach kurzer Zeit eine Defäkation zu erfolgen pflegt.

Medikamente (Tannin, Argentum nitricum, Chloralhydrat usw.) werden je nach Menge und Zweck mittels eines hohen Einlaufs oder der Klistierspritze verabreicht.

Zur rectalen Flüssigkeitszufuhr oder für Nährklistiere führt man einen dünnen, weichen Katheter in den Darm ein. Nährlösung gibt man in häufigen kleinen Portionen mit Hilfe der Klistierspritze, größere Flüssigkeitsmengen dadurch, daß man den Katheter mit einem längeren Schlauch, der mit einem Tropfenregler versehen ist, verbindet und an den Schlauch den Irrigator anschließt. Das Verfahren des Tropfeinlaufes verhindert einen Dehnungsreiz mit seiner die Peristaltik anregenden Wirkung.

Blasenkatheterismus. Bei der Katheterisierung von Frauen wird nach Spreizung der großen und kleinen Schamlippen die Harnröhrenmündung zwischen Clitoris und Scheideneingang mit jeweils neuem Gaze- oder Wattebäuschchen, welches in Desinfektionslösung getaucht worden ist, 2 oder 3mal betupft. Hierauf ist der sterile Glaskatheter so einzuführen, daß die leicht gebogene Katheterspitze ventralwärts zeigt.

Die Katheterisierung der Harnblase des Mannes gelingt in den meisten Fällen mit einem weichen biegsamem Gummikatheter nach NÉLATON, MERCIER oder TIEMANN und nur verhältnismäßig selten ist ein Metallkatheter erforderlich. Nach Zurückstreifen der Vorhaut und nach Desinfektion des Orificium externum spritzt man zweckmäßigerweise einige Kubikzentimeter des sterilen Gleitmittels in die Harnröhre. Hierauf wird der mit seiner Spitze in das Gleitmittel getauchte Katheter außerordentlich langsam eingeführt. Bei der Verwendung des Metallkatheters, auch halbstarrer Instrumente, ist das Glied kranialwärts zu strecken und gleichsam über den Katheter zu ziehen, damit die gebogene Katheterspitze unter der Symphyse hindurch die Pars prostatica der Harnröhre erreicht. Dann wird der Katheter langsam aus der senkrechten Lage ohne drückende und bohrende Bewegungen zur Waagrechten hin gesenkt, bis die Katheterspitze in die Blase eingedrungen ist.

Handelt es sich um die Katheterisierung einer übermäßig vollen Blase, dann darf nur bei akuter Harnsperre die Blase völlig entleert werden. Bei einer infolge erschwerter Harnentleerung chronisch überfüllten und dilatierten Blase muß zur Vermeidung von Blutungen in die Blase und von sehr unangenehmen krampfartigen Schmerzen so vorgegangen werden, daß in Abständen von 6 Stunden jeweils 500 ccm Urin durch den Katheter, am besten durch den Dauerkatheter, abgelassen werden.

Literatur.

ALTHOFF, H.: Die therapeutische Novocainanwendung in der inneren Medizin. Dresden u. Leipzig: Theodor Steinkopff 1947.

BOHNENKAMP, H.: In Lehrbuch der inneren Medizin. Berlin: Springer 1942.

CURSCHMANN, H. u. A. JORES: Lehrbuch der speziellen Therapie innerer Krankheiten. Berlin u. Heidelberg: Springer 1947.

DAHR, P.: Med. Klin. **1948**, 288. — DUESBERG, R. u. W. SCHROEDER: Pathophysiologie und Klinik der Kollapszustände. Leipzig: S. Hirzel 1944.

FENZ, E.: Behandlung rheumatischer Erkrankungen durch Anästhesie. Dresden u. Leipzig: Theodor Steinkopff 1943.

GOLDSCHEIDER, A.: Therapie innerer Krankheiten. Berlin: Springer 1931. — GROBER, J.: Physikalische Therapie. Jena: Gustav Fischer 1934.

HABELMANN, G.: Die postoperativen Komplikationen. Leipzig: Georg Thieme 1941. — HOFF, F.: Behandlung innerer Krankheiten. Leipzig: Georg Thieme 1943.

KAULLA, N. v.: Moderne Thrombosebekämpfung. Stuttgart: Ferdinand Enke 1946. — KREHL, L.: Entstehung, Erkennung und Behandlung innerer Krankheiten. Berlin: F. C. W. Vogel 1932.

LAMPERT, H.: Heilquellen und Heilklima. Dresden u. Leipzig: Theodor Steinkopff 1934. — LICHTWITZ, L.: In Lehrbuch der inneren Medizin. Berlin: Springer 1934.

MEYER, E.: Therapeutische Technik für die ärztliche Praxis. Leipzig: Georg Thieme 1942.

SCHMIDT, R.: Therapie und Prophylaxe innerer Krankheiten. Berlin u. Wien: Urban & Schwarzenberg 1943. — SCHWIEGK, H.: Klin. Wschr. **1942**, 741.

Sachverzeichnis.

(Die Zahlen der Hinweise auf ausführliche Darstellungen sind kursiv gesetzt.)

GPSR Compliance

The European Union's (EU) General Product Safety Regulation (GPSR) is a set of rules that requires consumer products to be safe and our obligations to ensure this.

If you have any concerns about our products, you can contact us on ProductSafety@springernature.com

In case Publisher is established outside the EU, the EU authorized representative is:

Springer Nature Customer Service Center GmbH
Europaplatz 3
69115 Heidelberg, Germany

Batch number: 10683525

Printed by Printforce, the Netherlands